ENFERMEDADES INFECCIOSAS DE LOS ANIMALES DOMESTICOS

ENFERMEDADES INFECCIOSAS DE LOS ANIMALES DOMESTICOS

Publicado bajo la dirección del Consejero Veterinario
Profesor Dr. sc. med. vet., Dr. med. vet. h.c. JOACHIM BEER
Director del Instituto *Friedrich-Loeffler* de Investigación sobre Patología Animal de la Isla de Riems, de la Academia de Ciencias Agrícolas de la DDR
Con la colaboración de 46 científicos

Traducido del alemán por
JAIME ESAIN ESCOBAR
Doctor en Veterinaria - Diplomado en Bromatología

TOMO I

Editorial ACRIBIA
ZARAGOZA (España)

Título original:
Infektionskrankheiten der Haustiere. 2.ª Auflage
Director de la obra:
Dr. sc. med. vet. Joachim Beer
Editorial:
VEB Gustav Fischer Verlag, Jena (DDR)

1.ª Reimpresión, 1987

I.S.B.N.: 84-200-0516-9

IMPRESO EN ESPAÑA PRINTED IN SPAIN

Depósito legal: Z-513-83 Editorial Acribia - Royo, 23 - Zaragoza

Tipo Línea, S. A. Zaragoza, 1987

AUTORES

Bartha, Adorján, Dr. med. vet.
Abteilungsleiter am Veterinärmedizinischen Forschungsinstitut der Ungarischen Akademie der Wissenschaften
(16.E., 16.1 – 16.3., 16.5. – 16.8., 17.E., 17.1., 17.3.)

Baumann, Gisela, Dr. med. vet.
Wissenschaftliche Oberassistentin im Bereich Pathologie der Sektion Tierproduktion der Veterinärmedizin der Humboldt-Universität zu Berlin
(9.2.3., 9.3.2., 16.4.)

Becker, Curt-Heinrich, Dr. med. vet. habil.
Abteilungsleiter am Zentralinstitut für Herz- und Kreislauf-Regulationsforschung der Akademie der Wissenschaften der DDR
(5.1., 9.1.1., 9.1.2., 18.12., 18.13.)

Beer, Joachim, Vet.-Rat, Professor, Dr. sc. med. vet., Dr. med. vet. h. c.
Bereichsdirektor für Forschung am Friedrich-Loeffler-Institut für Tierseuchenforschung Insel Riems der Akademie der Landwirtschaftswissenschaften der DDR
(1., 4.5., 9.2.2., 9.2.2.1., 17.7., 21., 25.)

Benndorf, Eberhard, Vet.-Rat, Professor, Dr. med. vet.
Bereichsdirektor für MKS-Forschung und -Vakzineproduktion am Friedrich-Loeffler-Institut für Tierseuchenforschung Insel Riems der Akademie der Landwirtschaftswissenschaften der DDR
(7.3., 17.2., 17.6., 17.8.)

Bergmann, Wolfgang, Dr. med. vet.
Wissenschaftlicher Mitarbeiter am Friedrich-Loeffler-Institut für Tierseuchenforschung Insel Riems der Akademie der Landwirtschaftswissenschaften der DDR
(9.2.2., 9.4.)

Eis[illegible]n, Hans-Jürgen, Dr. med. vet.
Abteilungsleiter am Bezirksinstitut für Veterinärwesen in Jena
(4.6.)

Fuchs, Hans-Werner, Dr. med. vet.
Wissenschaftlicher Oberassistent im Bereich Pathologie der Sektion Tierproduktion und Veterinärmedizin der Humboldt-Universität zu Berlin
(14.)

Hahnefeld, Horst, Dr. med.
Wissenschaftlicher Abteilungsleiter am Friedrich-Loeffler-Institut für Tierseuchenforschung Insel Riems der Akademie der Landwirtschaftswissenschaften der DDR
(2., 4.E., 4.2., 4.3., 4.7., 5.E.)

Heinig, Alfred, Professor emerit., Dr. med. vet.
ehem. Wissenschaftlicher Mitarbeiter am Friedrich-Loeffler-Institut für Tierseuchenforschung Insel Riems der Akademie der Landwirtschaftswissenschaften der DDR
(19.3., 19.4.)

Heinrich, Hans-Werner, Dr. med. vet.
Wissenschaftlicher Mitarbeiter am Friedrich-Loeffler-Institut für Tierseuchenforschung Insel Riems der Akademie der Landwirtschaftswissenschaften der DDR
(6.1., 12.1.)

Hoffmann, Hartmut, Vet.-Rat, Professor, Dr. med. vet.
Stellvertretender Institutsdirektor und Bereichsdirektor für Produktion am Friedrich-Loeffler-Institut für Tierseuchenforschung Insel Riems der Akademie der Landwirtschaftswissenschaften der DDR
(5.2., 5.3., 8.2., 9.3.1., 10.3.)
Abteilungsleiter am Bezirksinstitut für Veterinärwesen Potsdam
(23.,

Köhler, Bernd, Dr. med. vet.
Abteilungsleiter am Bezirksinstitut für Veterinärwesen Potsdam
(23.)

Kretzschmar, Christian, Ob.-Vet.-Rat, Dr. med. vet. habil.
Direktor des Bezirksinstituts für Veterinärwesen in Stendal
(17.4.)

Leopoldt, Detlef, Vet.-Rat, Dr. med. vet.
Abteilungsleiter am Friedrich-Loeffler-Institut für Tierseuchenforschung Insel Riems der Akademie der Landwirtschaftswissenschaften der DDR
(4.4., 6.2., 12.4., 12.5.)

Liebermann, Heinrich, Vet.-Rat, Professor, Dr. sc. med. vet.
Bereichsdirektor für Forschung am Friedrich-Loeffler-Institut für Tierseuchenforschung Insel Riems der Akademie der Landwirtschaftswissenschaften der DDR
(3.E., 3.2., 4.1., 6.E., 7.E., 7.2.1., 7.2.2., 8.E., 10.E., 10.2., 12.E., 12.3., 13.1., 17.9., 18.E., 18.1. – 18.11.)

Matthias, Dietrich, Professor emerit., Dr. med. vet. habil.
ehem. Wissenschaftlicher Abteilungsleiter am Zentralinstitut für Herz- und Kreislauf-Regulationsforschung der Akademie der Wissenschaften der DDR
(7.1.1., 7.1.2., 7.1.4., 7.1.5.)

Mészáros, János, Professor, Dr. sc. vet.
Direktor des Veterinärmedizinischen Forschungsinstituts der Ungarischen Akademie der Wissenschaften
(13.4.)

Pitzschke, Horst, Dr. med. vet. habil.
Stellvertretender Direktor und Bereichsleiter am Bezirksinstitut für Veterinärwesen in Jena
(10.1.)

Richter, Wolfgang, Dr. med. vet.
Leiter der Außenstelle Jena am Institut für Impfstoffe Dessau der Akademie der Landwirtschaftswissenschaften der DDR
(11.3.)

Schimmel, Dietrich, Dr. med. vet. habil.
Wissenschaftlicher Mitarbeiter am Institut für bakterielle Tierseuchenforschung Jena der Akademie der Landwirtschaftswissenschaften der DDR
(24.)

Schmidt, Dieter, Dr. med. vet. habil.
Wissenschaftlicher Mitarbeiter am Friedrich-Loeffler-Institut für Tierseuchenforschung Insel Riems der Akademie der Landwirtschaftswissenschaften der DDR
(3.1., 7.1.3.)

Schmidt, Ursula, Vet.-Rat, Dr. med. vet.
Wissenschaftliche Mitarbeiterin am Friedrich-Loeffler-Institut für Tierseuchenforschung Insel Riems der Akademie der Landwirtschaftswissenschaften der DDR
(9.E., 9.1.3., 9.1.4., 9.2.1., 12.6., 12.7., 17.11.)

Schulz, Wolfgang, Vet.-Rat, Dr. med. vet.
Abteilungsleiter am Bezirksinstitut für Veterinärwesen in Stendal
(26., 47.E., 47.2., 49., 50.)

Schulze, Peter, Dr. sc. med. vet.
Abteilungsleiter am Institut für angewandte Virologie Berlin
(19.1., 20.)

Seffner, Wolfgang, Dozent, Dr. sc. med. vet.
Prosektor im Wissenschaftsbereich Veterinär-Pathologie der Sektion Tierproduktion und Veterinärmedizin der Karl-Marx-Universität Leipzig
(11.2., 12.2., 17.5., 20.)

Spieckermann-Ludwig, Christina, Dr. med. vet.
Wissenschaftliche Mitarbeiterin am Friedrich-Loeffler-Institut für Tierseuchenforschung Insel Riems der Akademie der Landwirtschaftsiwssenschaften der DDR
(22.)

Urbaneck, Dieter, Vet.-Rat, Professor, Dr. sc. med. vet.
Stellvertretender Institutsdirektor und Bereichsdirektor für Forschung am Institut für Impfstoffe Dessau der Akademie der Landwirtschaftswissenschaften der DDR
(4.4., 7.2.3.)

Vogel, Kurt, Dr. med. vet., Fachtierarzt für Geflügelproduktion
Leitender Tierarzt im VE KIM Königs Wusterhausen
(5.4., 11.1.3., 17.10., 17.12., 17.13.)

Wehr, Jörg, Dr. med. vet.
Wissenschaftlicher Oberassistent im Bereich Mikrobiologie und Tierseuchenlehre der Sektion Tierproduktion und Veterinärmedizin der Humboldt-Universität zu Berlin
(21., 23.)

Wittmann, Wolfgang, Vet.-Rat, Dr. sc. med. vet.
Wissenschaftlicher Abteilungsleiter am Friedrich-Loeffler-Institut für Tierseuchenforschung Insel Riems der Akademie der Landwirtschaftswissenschaften der DDR
(7.E., 7.1.6., 8.1., 11.E., 11.1.1., 11.1.2., 13.E., 15., 19.5.)

Zimmermann, Horst, Vet.-Rat, Dr. med. vet.
Abteilungsleiter am Bezirksinstitut für Veterinärwesen Rostock
(13.2., 13.3., 19.2.)

INDICE DE MATERIAS. TOMO I

INDICE DE MATERIAS TOMO II

Prologo a la primera edición

El mantenimiento de la salud de los animales domésticos en el marco de la agricultura socialista es un requisito imprescindible para el proceso de producción de la economía planificada. Las enfermedades infecciosas adquieren en este contexto una importancia especial, que debe tomarse en consideración por medio de un diagnóstico rápido y unívoco, una segura valoración de la situación epizootiológica y activas medidas de lucha y profilaxis.

Los conocimientos sobre las enfermedades infecciosas de los animales domésticos han aumentado considerablemente en las dos últimas décadas. En la RDA no existía a disposición de los estudiantes y profesionales veterinarios un libro de texto moderno, que presentara la información correspondiente a esta materia según el estado actual de los conocimientos científicos. Por ello, el editor, junto con un gran colectivo de autores, se ha planteado la tarea de presentar, en forma concisa, sin obviar con ello una serie de detalles, las enfermedades de los animales domésticos producidas por virus, clamidias, rickettsias, micoplasmas, bacterias y hongos.

En cierto modo, la editorial, el coordinador y el colectivo de autores consideran en cierta manera este tratado como una continuación de la obra "Enfermedades Infecciosas" elaborada por R. Manninger, editada originalmente por Hutyra y Marek y publicada en ediciones posteriores por Manninger y Mócsy, con el título de "Patología y Terapéutica Especiales de los Animales Domésticos". Este tratado clásico, aparecido ya en 11 ediciones en alemán y 17 en otros idiomas, fue un compañero insustituible en la carrera y en la actividad profesional de dos generaciones de veterinarios. La última edición está ya agotada desde hace años y está claro que el libro ya no será reeditado nuevamente.

Existía una especial dificultad, derivada del gran número de autores, para reducir las particularidades individuales de los distintos capítulos y garantizar una presentación unitaria de la materia. Esto no se ha logrado seguramente en todos los casos, pero es obligatorio para el coordinador agradecer a todos los colaboradores su buena disposición y sus deseos de adaptarse al carácter de conjunto de la obra. Por otra parte, la intensidad y la amplitud científicas con que en los últimos 20 años se han ido estudiando y conociendo las distintas enfermedades y, como consecuencia, el gran número de fuentes de información disponibles y la propia extensión alcanzada por la materia, hacían necesaria la participación de un colectivo de autores. Sin duda se ha logrado presentar la materia con un contenido específico de información, porque para la mayoría de los capítulos se ha contado con autores que conocen la enfermedad correspondiente a partir de su propio trabajo de investigación.

Por la creciente especialización de la actividad profesional veterinaria y la evidente orientación de la literatura disponible en relación con aquélla, puede plantearse la cuestión de si todavía está justificada la inclusión de las enfermedades infecciosas de todos los animales domésticos en el mismo tratado. Espero que el libro tenga claramente a su favor esa cuestión, especialmente porque se ha prestado particular atención a la etiología, epizootiología, patogenia, diagnóstico, inmunología y profilaxis específica. El gran número de nuevos conocimientos al respecto permiten en muchas enfermedades considerarlos de forma comparada, resultando útiles para comprender la situación de la enfermedad y para su utilización racional en el trabajo práctico.

El presente libro es principalmente un tratado destinado a la práctica y sólo en segundo lugar un texto para estudiantes de veterinaria. A esto responde la decisión tomada sobre la utilización de letra en caracteres normales y letra pequeña. En la práctica se hace necesario, por motivos concretos, consultar en un libro sobre ésta o aquélla enfermedad y sólo después es necesaria en ocasiones una información u orientación general más extensa. Recomiendo a los estudiantes comenzar estudiando primero las introducciones a cada grupo o complejo de enfermedades, presentadas en letra pequeña. Según la importancia económica de las distintas enfermedades en la RDA y el grado de peligro a que nuestros efectivos de ganado están expuestos a consecuencia de la situación epizootiológica internacional por la explotación en grandes colectividades, así como por cuestiones particularmente importantes en algunas enfermedades infecciosas, se ha establecido un criterio selectivo a la hora de consagrar el espacio destinado a las distintas enfermedades. La bibliografía que se indica no debe considerarse como fuente inmediata de información, sino que hace referencia a las aportaciones publicadas en libros y revistas especializados, que aportarán al lector interesado una información mas detallada.

Agradezco a mi mujer, Ilse, la valiosa ayuda técnica prestada en la redacción y corrección de los manuscritos, en la corrección de las pruebas y en la elaboración del índice alfabético de materias. Agradezco al Dr. W. Seffner, Prof. Dr. H. Liebermann, Dr. B. Köhler y Prof. Dr. F. Horsch su colaboración al facilitar material fotográfico y al Prof. Dr. H. Liebermann y Dr. W. Wittmann por las indicaciones dadas para llevar a cabo la clasificación sistemática de los virus. Doy las gracias, por último, a la VEB Gustav Fischer Verlag, Jena, especialmente al Dr. Itterheim, por su buena disposición y colaboración en la elaboración y publicación del libro.

Joachim Beer

Prólogo a la segunda edición

Esta obra ha merecido unánime aceptación por parte de la crítica, de los veterinarios en ejercicio y de los estudiantes de Medicina Veterinaria. De aquí que no haya ninguna razón para variar su concepción a la hora de publicar su 2ª edición.

El coordinador se ha esforzado por proporcionar a cuantos practican la veterinaria un compendio conciso, pero lo más amplio posible, de las diversas enfermedades infecciosas como prontuario para el trabajo diario. En esta empresa era inevitable que el volumen del libro aumentase un tanto, como consecuencia de los avances experimentados por las materias.

Se han incluído los conocimientos científicos nuevos, se han revisado minuciosamente las diversas colaboraciones, se han tenido muy en cuenta los fenómenos inmunológicos, aumentando el capítulo correspondiente con un epígrafe ampliatorio, y las enfermedades víricas se han clasificado de acuerdo con la sistematica vigente en la actualidad. Han sido incluidos 47 enfermedades o capítulos nuevos, y algunos fueron eliminados por razones de síntesis. Varios capítulos o complejos, como, por ejemplo los contagios por micobacterias y las infecciones e intoxicaciones por clostridios, se han sometido a una reelaboración de concepto. Se han añadido 56 figuras y 15 tablas. Siete investigadores se incorporaron al colectivo de autores, mientras que dos quedan fuera del mismo.

Expreso nuevamente mi agradecimiento a cuantos mencioné en el prólogo de la 1ª edición. Sus consejos y ayudas fueron para mí un apoyo fundamental. Doy las gracias también a cuantas personas, pertenecientes o no al grupo de autores, han manifestado con valiosas indicaciones y útiles aportaciones su interés por el éxito de este libro.

El Director de la obra

INDICE DE ABREVIATURAS UTILIZADAS

CE	= Corpúsculos elementales
CoI	= Corpúsculos de inclusión
D	= Decreto
DI	= Dosis infecciosa
Dlm	= Dosis letal mínima
DNA	= Acido desoxirribonucleico
EC	= Efecto citopático
ECG	= Electrocardiograma
ERI	= Ensayo de radioinmunidad
e. t. g.	= En términos generales
g	= Gravedad
HA	= Hemoaglutinación
HE	= Hematoxilina-eosina
Ig	= Inmunoglobulina
i.c.	= Intracerebral
i. cu.	= Intracutánea
i.m.	= Intramuscular
i.n.	= Intranasal
i.p.	= Intraperitoneal
i.t.	= Intratraqueal
i.v.	= Intravenosa
l	= Litro
LPE	= Libre de agentes patógenos específicos
MCA	= Membrana corioalantoidea
mill.	= Millones
ml	= Mililitro
nm	= Nanómetro (= milimicra)
O	= Orden
p.c.	= Percutánea
PC	= Peso corporal
p.i.	= *Post infectionem*
p. inyec.	= *Post injectionem*
p.m.	= *Post mortem*
p.v.	= *Post vaccinationem*
RA	= Reacción de aglutinación
RAGP	= Reacción de agar-gel precipitación
RFC	= Reacción fijación complemento
RHAI	= Reacción de hemoaglutinación-inhibición
RIF	= Reacción de inmunofluorescencia
RN	= Reacción de neutralización
RNA	= Acido ribonucleico
RP	= Reacción de precipitación
Sin.	= Sinónimo
SNC	= Sistema nervioso central
SRH	= Sistema retículo-histiocitario
Subc.	= Subcutáneo
TGL	= Standards de la RDA
TID	= Test de inmuno-difusión
TR	= Test radiactivo
TS	= Test sincicial
UFP	= Unidad formadora de placa
UI	= Unidad internacional

1. Glosopeda o fiebre aftosa
(J. Beer)

(Al.: *Aphthenseuche;* lat.: *Aphthae epizooticae;* ruso : *Ящур* ; ing.: *Foot and mouth disease;* fran.: *Fièvre aptheuse).*

La glosopeda es una enfermedad generalizada y altamente contagiosa, propia de los fisípedos, de evolución aguda y febril en la mayoría de los casos, en el curso de la cual se desarrollan vesículas y erosiones características en el revestimiento epitelial de las mucosas del aparato digestivo, en el surco y rodete de las uñas y en otros lugares cutáneos desprovistos de pelo. Excepcionalmente, pueden observarse casos esporádicos en el hombre y en animales no fisípedos.

Historia. Puede considerarse como primera noticia sobre la existencia de glosopeda la comunicación de Hieronymus Fractastorius, sobre la presencia de una enfermedad en los bovinos de Italia, en 1514. Ya entonces existían observaciones sobre la contagiosidad de la enfermedad. Del siglo XVII, pero sobre todo del XVIII y XIX hay numerosas comunicaciones sobre la enfermedad y su contagiosidad. También se conocen disposiciones sobre determinadas medidas a tomar ante la glosopeda en el siglo XVII y en 1781, se dictó una Orden oficial sobre la preparación de una "vacuna" contra la glosopeda a cargo de los ganaderos en las aldeas ya contaminadas.

La noción de que la glosopeda era una auténtica enfermedad infecciosa, con un agente específico, no se estableció, sin embargo, hasta la segunda mitad del pasado siglo, a lo que contribuyó esencialmente Bollinger. Después de haberse considerado como agentes causales hongos, bacterias, cocos o protozoos, Loeffler y Frosch (1897) consiguieron descubrir la filtrabilidad del mismo, lo que tuvo una significación fundamental para la investigación ulterior de gran número de enfermedades infecciosas de los animales y del hombre, en particular las virosis. Por medio de cálculos se demostró la capacidad de multiplicación del agente. A partir de entonces se inició una investigación amplia sobre la enfermedad y su agente causal. Los resultados más importantes de tal investigación fueron el descubrimiento de la receptividad del cobayo al virus (Vallée, Carré, 1922, en Francia), el establecimiento de las bases de la vacunación (Vallée, Carré y Rinjard, 1926) y el logro de la primera que resultó inocua y eficaz (Waldmann y Köbe, 1938), los progresos en la consecución de una vacuna concentrada (Pyl, 1953) y la introducción de la profilaxis vacunal sistemática, mediante la vacunación anual de todos los efectivos bovinos de la República Democrática Alemana, en los años 1950-1958, por Röhrer.

Presentación. La glosopeda es un problema que afecta a todos los países del globo. Como consecuencia de su fácil transmisión, puede difundirse por todas partes. Contra las mejores normas profilácticas, mediante vacunaciones sistemáticas y otras medidas *ad hoc,* actúan el intenso tráfico mundial, las amplias relaciones comerciales internacionales y los modernos métodos de producción agraria.

Están endémicamente afectados parte de Sudamérica y Asia, así como la mayoría de los países africanos. Pueden mantenerse exentas con éxito otras partes de la tierra, geográficamente aisladas. En Nueva Zelanda todavía no ha aparecido la enfermedad, y en Australia la última vez se observó en 1872. Canadá ha permanecido casi siempre libre. En los EE. UU. no ha existido en los últimos treinta años. En cuanto a Europa, los últimos casos de glosopeda en Irlanda ocurrieron en 1941. También en Finlandia y Suecia es esporádica la fiebra aftosa. La intensa difusión de la enfermedad en las Islas Británicas en 1967 demostró que tampoco supone una protección completa la condición insular. En cambio, el resto de Europa, a consecuencia de sus dilatadas y verdes fronteras, ha sido visitada en periodos de 6-12 años por panzootias, que causaron fuertes pérdidas. Particularmente graves fueron las epizootias de los años 1910-12, 1919-21, 1937-39 y 1950-52. Tras alguno de tales sucesos, persistieron durante un tiempo más o menos largo algunos focos enzoóticos.

Como resultado de la vacunación sistemática de los efectivos bovinos llevada a cabo a partir de 1950, y de la difusión general de la inmunoprofilaxis para impedir una repetición de tales hechos, desde entonces no ha habido

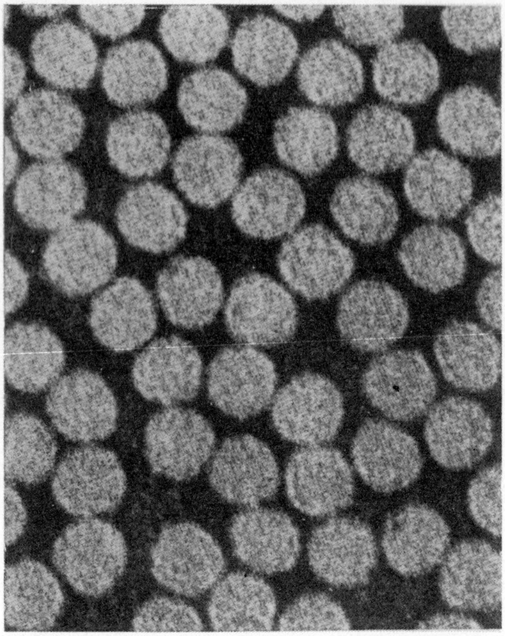

Fig. 1. Virus de la glosopeda; 300.000:1, contraste negativo (Schulze, P.).

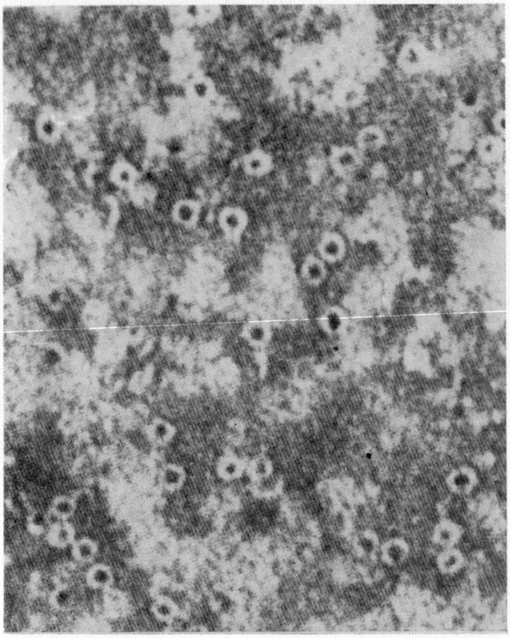

Fig. 2. Subunidades del virus de la glosopeda (componente 12-S); 300.000:1, contraste negativo (Schulze, P.).

más panzootias en Europa, si bien hay que señalar epizootias y casos esporádicos en este o aquel país.

Etiología. El agente de la fiebre aftosa (fig. 1) es uno de los virus más pequeños, de los patógenos para los animales y el hombre. Se ha clasificado en la familia *Picornaviridae.* Sus propiedades lo separan de los *Rhinovirus.* El tamaño que se le atribuía, basado en las investigaciones mediante ultrafiltración y ultracentrifugación, ha resultado ser demasiado pequeño, según ulteriores investigaciones, en especial mediante el microscopio electrónico, por lo que ha tenido que corregirse. De acuerdo con las medidas exactas conseguidas con el microscopio electrónico en los últimos años, tiene un tamaño medio de 21-25 nm. El virus de la glosopeda resiste al éter y al cloroformo y es ácidolábil. Esta formado por RNA y albúmina.

El peso molecular del *virión* de la fiebre aftosa es de 6,3-8,5 x 10^6 Dalton. El coeficiente de sedimentación se sitúa en torno a 146 S. La cápsida, de forma cúbica, tiene estructura icosaédrica. El número y ordenación de los capsómeros y las unidades estructurales todavía no se conocen con exactitud. La cápsida consta de 60 trímeros estructuralmente idénticas y cada 3 trímeros componen la unidad de 12 S. La envoltura protéica del virus está formada, según esto, por 20 unidades de 12 S. El RNA consta de una molécula filamentosa simple.

Junto al virión completo, en el material virulento se presenta además un componente notablemente menor, de 10-12 nm, denominado componente 12-S (fig. 2), también denominado antígeno soluble o antígeno-S, que acaso sea idéntico al capsómero. Es de naturaleza albuminosa y se forma paralelamente a las partículas de mayor tamaño. Su presencia puede detectarse tanto en el proceso de multiplicación del virus en el animal, como en los cultivos hísticos. Acaso se trate de un material albuminoso elaborado en exceso para el virus completo.

El virus de la glosopeda tiene estructura compleja. La infecciosidad está ligada a la partícula vírica completa, la cual está dotada también de un antígeno fijador del complemento y de un componente hemoaglutinante. Todavía no hay acuerdo unánime sobre la naturaleza del antígeno inmunizante, el cual, según se deduce de las constantes de sedimentación, también se designa como componente 146-S. Es posible que se trate de la membrana protéica incólume del virus. Con seguridad no es idéntico al antígeno fijador del complemento. Hay cepas de virus de alta infecciosidad e inmunogenia que, por ejemplo, carecen del antígeno fijador del complemento. La infecciosidad ligada al componente de mayor tamaño (146-S) y el antígeno inmunizante son tipo-específicos, mientras que el antígeno soluble corresponde a varios tipos.

El agente de la glosopeda no es uniforme. Existen diversos tipos de virus, que difieren inmunológicamente. Este hecho se denomina *pluralidad del virus de la glosopeda.* La consecuencia es que los bovinos que estuvieron enfermos, siguen siendo plenamente receptivos y pueden volver a enfermar en corto plazo. En cuanto a virulencia, periodo de incubación, curso clínico y hallazgos de necropsia en los animales afectados, epizootiología y patogenia, no difieren los virus.

Los dos primeros tipos diferentes inmunológicamente fueron descubiertos en 1922 por Vallée y Carré. De acuerdo con su origen, se denominaron O (Oise) y A (Alemania), por haberse introducido con bovinos procedentes de Alemania. Waldmann y Trautwein (1926) pudieron dividir las cepas de virus que estudiaron en la isla de Riems, teniendo en cuenta las propiedades inmunológicas, en tres grupos, que denominaron A, B y C. Su tipo A corresponde al O, el B al A y el C representaba uno nuevo. En 1952, Brooksby descubrió otros tres nuevos tipos inmunológicamente diferenciables, procedentes de Africa, que designó como SAT 1, 2 y 3 (Southern African Territories). En 1954, Brooksby y Rogers comprobaron la existencia de otro tipo en Asia, el ASIA 1. Por lo tanto, se conocen actualmente 7 serotipos de virus de glosopeda. Los tipos O y A especialmente, se dividen en numerosas variantes o subtipos. Hasta ahora se han hallado 11 para el tipo O y 32 para el A. El tipo C no propende a la formación de subtipos. Todavía no está decidida la procedencia de diferenciar serológicamente las cepas de este tipo. El tipo ASIA 1 parece ser también uniforme. Entre las cepas de los diversos tipos SAT se han comprobado a veces diferencias serológicas e inmunológicas. En el SAT-1 por ahora se han registrado 7 variantes, en el SAT-2 tres variantes y en el SAT-3 otras cuatro.

Los *subtipos* poseen las propiedades serológicas e inmunológicas de su tipo y, además, de un antígeno subtipo-específico, por lo general fuertemente predominante. La estructura antigénica subtipo-específica puede modificarse mediante pases experimentales o naturales por animales. Ciertos subtipos representan variantes que desaparecen rápidamente, en tanto que otros se caracterizan por su constancia, como sucede, por ejemplo, con el subtipo A-5, responsable de la panzootia de 1950-1952, que aun hoy día sigue detectándose. La diferenciación de las cepas, establecida por métodos serológicos, por lo general mediante reacción de la fijación del complemento, no proporciona ninguna información sobre el espectro inmunológico de una cepa de virus. Los informes relativos a presuntas transformaciones de un tipo en otro, requieren una cuidadosa interpretación, puesto que experimentalmente todavía no se ha conseguido reproducir tales hechos.

La distinta *virulencia* es resultado de las mutuas relaciones entre el virus y su medio ambiente, es decir, el estado inmunitario del hospedador, la resistencia del mismo y la especie animal de que se trate. Se observa, como era de esperar, una disminución de la virulencia cuando la onda epizoótica afecta a efectivos bovinos parcialmente inmunes frente a dicho subtipo o cepa. Tal virulencia aminorada se mantiene después incluso para los bovinos plenamente receptivos. Cuando el virus está del todo adaptado a una especie, por ejemplo la porcina o la bovina, resulta menos contagioso para otras especies animales. Mediante pasas alternantes entre vaca y cerdo puede exaltarse notablemente la virulencia de las cepas.

En definitiva, en la práctica se encuentran las cepas *tipo-puro* y las *atípicas.* Estas últimas parece ser que tienen una estructura antigénica que las sitúa entre los tipos. Es característica en ellas la inestabilidad de su estructura antigénica en el curso de los pases por animales y su deficiente capacidad inmunizante, incluso frente a ellas mismas. Se presentan preferentemente al final de una onda epizoótica, pero también pueden hallarse al comienzo y entre dos epizootias. Por contra, los virus causantes de las grandes invasiones parecen ser tipo-puros.

El *cultivo del virus* inicialmente realizado en tejido superviviente, todavía se emplea en la actualidad para la fabricación de la vacuna Frenkel, a cuyo efecto se utilizan epitelios linguales de vaca. El virus se multiplica con fines de investigación y producción en cultivos celulares mono-capa o bien en suspensión. Son adecuados numerosos tipos de tejidos. Se utilizan con la máxima frecuencia los cultivos de las células renales de ternera o de cerdo y, más raramente, los renales hámster, ratón y cobayo, y los de fibroblastos de embrión de pollo. Entre las líneas celulares permanentes, resulta particularmente adecuada la BHK. Por regla general, se produce un efecto citopático que acaba destruyendo completamente las células, lo que depende del tipo de células y de la cepa de virus.

La infección artificial con RNA aislado del virus carece de especificidad; pueden infectarse también células que no son receptivas al virus completo; la infección positiva con RNA del virus requiere una concentración superior a la de éste en torno a 1-2 unidades exponenciales de base 10.

La *resistencia* del virus de la glosopeda en el medio ambiente es relativamente alta, pero influyen sobre ella muy intensamente todos los factores presentes. En estado desecado, en presencia de aire seco, temperatura fresca y oscuridad, sigue siendo infeccioso largo tiempo. Ante condiciones adversas es significativamente menos resistente. El virus presente en las células desprendidas de la cubierta de las aftas es notablemente más resistente ante las influencias ambientales que el virus linfático. Los fragmentos de mucosa caídos en los canales abiertos del purín, pueden contener virus activo hasta 39 días, mientras que en los conductos cerrados y en los depósitos, sólamente conserva su infecciosidad durante un día y medio, por la acción del amoniaco. La acción inactivante de la luz ultravioleta depende mucho de la longitud de onda, siendo máxima con una longitud de 26,5 µm. La luz solar inactiva el virus rápidamente. Según la radiación solar (y el modo en que se presente el virus, bien sea libre, bien incluído en epitelio), puede perder su infecciosidad en unos minutos sobre la pradera, o bien conservarla mas de 100 días. Teniendo en cuenta estos aspectos, pueden explicarse los datos tan dispares que se han aportado sobre los periodos de supervivencia del virus en el medio ambiente (tabla 1).

Tabla 1
Supervivencia del virus de la glosopeda

	Tiempo de supervivencia
Desecado en:	
Pelos de bóvido	4 semanas
Sacos	1-20 semanas
Salvado	8-20 semanas
Cristales	2 semanas
Arena de los caminos	11 días
Suciedad de los establos	7 días
Heno	5 días a 15 semanas
En:	
Purín	1 1/2 a 39 días
Aguas residuales	21-103 días

Disponiendo adecuadamente el estiércol, se pierde la infecciosidad como consecuencia del calor de fermentación; respecto a la capa superficial, en el verano ya se inactiva el virus en un día, y con la temperatura de las heladas al cabo de 2-3. La acción del calor a temperaturas de 80-85 °C destruye el virus en menor tiempo; a 85-90 °C en 15-20 segundos y a 100 °C inmediatamente; entre 60-65 °C en 30 minutos. Durante la pasteurización de la leche, se inactiva el virus que pueda existir en ella. En ocasiones, se encuentran cepas termoestables, capaces de resistir temperaturas de 80 °C durante cierto tiempo. La congelación conserva el virus, y a temperaturas inferiores a –20 °C a lo largo de varios años. En estado liofilizado se conserva bien. Una temperatura de –20 °C provoca la descomposición de las partículas víricas en subunidades 12 S no inmunógenas con una velocidad mayor que a temperaturas de +4 °C. y – 65 °C.

Las concentraciones elevadas de sal común, así como la propia sal sólida, y la glicerina, conservan el virus. La acción de la glicerina depende de su concentración. En tanto que al 50 % actúa muy favorablemente, las concentraciones al 10 y 75 % carecen de valor, y al 90 % lo inactivan rápidamente. Como conservadores líquidos se emplean una mezcla de glicerina y solución salina fisiológica al 1:1, así como la solución glicerinada de fosfatos M/15, a pH 6,8. En cambio, el virus es muy sensible a las variaciones de pH, sobre todo hacia la acidez. Muere a 4 °C y pH de 4,0 en pocos segundos; a pH 5,0-6,0 en algunos minutos; a pH 6,5 en 14 horas (pérdida del 90 % de la infecciosidad); a pH 8,0 en 3 semanas (pérdida del 90 % de la infecciosidad), a 9,0 en una semana y a 10,0 en 14 horas (pérdida del 90 % de infecciosidad).

Con la maduración de la carne y la acidificación de la leche, en parte también con los procesos de elaboración, muere rápidamente el virus. En la tabla 2 aparecen los valores medios de supervivencia o inactivación del virus en la carne y la leche, así como en los productos derivados de ellas.

El formaldehído actúa rápidamente y de modo seguro sobre el virus aftoso, inactivándolo con concentraciones del 0,35-1,0 %. Igualmente lo mata en 10 minutos la solución de sosa cáustica, con pH 13,2. A concentraciones del 1-2 % es el desinfectante de elección (pH > 12)

Tabla 2
Plazo de supervivencia del virus de la glosopeda en la carne y productos cárnicos y en la leche y productos lácteos

Material	Tipo de conservación o de preparación	Resistencia del virus o tiempo de destrucción
Carne de animales enfermos	Prerrefrigeración	infectante tras 24 horas no infectante tras 48 horas
	Canales colgadas en recinto a temperatura ambiental alta	no infectantes tras 48 horas
	Carne congelada inmediatamente después del sacrificio	infectante durante 80 días
	Carnes fatigadas	infecciosidad prolongada
	Adobada	infectante hasta 42 días
Pieles	Conservadas con ClNa	infectantes hasta 26 días
Embutidos	Temperatura ambiente	según el proceso de elaboración, la destrucción es muy rápida o tarda hasta 16 días en producirse
Lengua	Salazonada	infectante durante 14 días
Médula ósea	a +4 °C	el virus persiste hasta 76 días
Sangre	a +4 °C	el virus persiste hasta 73 días
Organos de animales enfermos	a + 4 °C	el virus persiste 1-2 meses
Tripas mucosas salaz.	a +4 °C	virus evidenciable aún a los 14 días
Leche completa	Temperatura ambiente	virus infectante durante 25 horas
	En frigorífico	virus infectante durante 12 días
Leche descremada	Temperatura ambiente	virus infectante durante 30 horas
	En frigorífico	virus infectante durante 9 días
Nata	Temperatura ambiente	virus infectante durante 3 días
	En frigorífico	virus infectante durante 10 días
Mantequilla sin sal	Según la temperatura	virus infectante hasta 26 días
Mantequilla con sal	Según la temperatura	virus infectante 4-45 días
Leche agria		libre de virus tras 20 horas
Productos lácteos a partir le leche agria y nata agria		libres de virus
Leche en polvo		infectante durante largo tiempo
Tipos de queso en cuya preparación la leche no se acidifica ni se somete a elevada temperatura		virus evidenciable hasta 24 horas

y la substancia activa de los preparados autorizados comerciales para la desinfección. Para desinfectar los cuerpos e intestinos limpios se añade un 2 % de sosa a la sal común. Los ácidos cítrico o láctico al 0,5 % inactivan en 5 minutos el virus de la glosopeda contenido en el intestino con mucosidad. La carne de los animales infectados sacrificados puede lavarse con una solución de ácido láctico al 2 %. La destrucción del virus en las heces líquidas se hace añadiéndoles ácido sulfúrico.

Receptividad. Son sensibles al contagio natural los fisípedos, aunque en distinto grado según las especies. El primer lugar lo ocupa el ganado vacuno, con una morbilidad de casi el 100 %. Sigue el cerdo. La oveja y la cabra, así como los fisípedos silvestres (venado, corzo, gamo, jabalí, alce, reno, rebeco, antílope, cebú, yack, bisonte, búfalo, camello, llama, girafa, etc.) son menos sensibles que la vaca y el cerdo y, a pesar de exponerse a idéntica infección, pueden ser respetados. No obstante, como consecuencia de la adaptación del virus a cada especie animal, en una epizoótia pueden observarse diferencias, de modo que, por ejemplo, resulten más afectados los cerdos o las cabras que las demás especies.

También se ha diagnosticado la glosopeda en elefantes. En condiciones excepcionales y sólo de modo esporádico, enferman también el perro y el gato, así como el conejo, rata y el erizo. Igualmente es muy poco sensible al virus aftoso el hombre, si bien en toda gran epizootia siempre se observan casos aislados. No enferman los solípedos.

Hay observaciones en el ganado vacuno según las

cuales resultan más receptivos los animales de razas muy productivas, que los de las llamadas razas del país. No se saben las causas por las cuales no enferman a veces los animales receptivos infectados experimentalmente, en tanto que en otros casos pueden resultar afectados algunos individuos de especies resistentes.

(Más datos, al final del capítulo).

Inmunidad. La inmunidad local de base celular se observa en los bovinos ya al 2º día p.i. siendo completa en el momento de la formación generalizada de aftas. Al 5º día aparecen en la sangre anticuerpos neutralizantes, que tienen como consecuencia la defensa humoral; entre los días 6-7, los fijadores del complemento; y entre los días 7-8, los precipitantes. La desaparición de los anticuerpos neutralizantes no significa el fin de la inmunidad, que se estima perdura unos 7 meses, aunque otros autores han hallado una relativa inmunidad al cabo de 11 meses y hasta de 4 años y medio. Ello depende de diferencias individuales del virus y del animal infectado. Las circunstancias son similares en cada especie animal. La inmunidad es tipoespecífica, es decir, los animales no quedan protegidos ante la infección por otro tipo de virus. Es posible observar una cierta protección de grupo, cuando hay una fuerte inmunidad. En general, se establece una buena inmunidad contra las variantes de un mismo tipo. Cuando enferman las hembras gestantes, la inmunidad se transmite pasivamente a la cría por el calostro. La inmunidad de los terneros tiende a desaparecer a partir de la tercera semana de vida y, como máximo, se mantiene 2-3 meses. Depende fundamentalmente de circunstancias individuales que, a su vez, pueden inhibir una inmunidad activa.

Epizootiología. Casi toda infección da lugar a manifestaciones clínicas. Si bien es cierto que en los últimos años se viene informando cada vez con más frecuencia de la existencia de portadores de virus tras superar la enfermedad y que muy recientemente se ha evidenciado la repetida identificación del virus en la mucosa faríngea de animales que enfermaron o inmunizados y luego infectados con virus de la glosopeda (hasta 10 meses p.i.), sin embargo, como ya demostró la experiencia de decenios de lucha contra la enfermedad, la persistencia del virus en el organismo, y su eliminación continuada, no tienen importancia práctica en la epizootiología, aun cuando el virus aislado resulte plenamente virulento para los lechones por vía i.m. Hay que tener en cuenta que los animales inmunes (que estuvieron enfermos o se vacunaron) pueden ser portadores asintomáticos de modo pasajero, si se ponen en contacto con animales clínicamente enfermos. En los búfalos debe ser muy frecuente que la infección adopte curso clínicamente inaparente.

La *principal fuente de infección* la constituyen los animales en periodo de incubación o enfermos agudos. En la vaca, el virus se elimina ya al cabo de 9 horas del contagio. Durante la viremia, que en la vaca dura 18-103 horas, con una media de 66, el virus se halla distribuído por todo el cuerpo. En el epitelio y en la linfa de las aftas que se forman en las mucosas de la parte anterior del aparato digestivo, en la ubre y en las pezuñas, se multiplica el virus, liberándose al romperse aquéllas. La leche contiene virus hasta el final de la enfermedad. Con las heces y la orina se eliminan pequeñas cantidades de virus. La mayoría de las excreciones y secreciones alcanzan la maxima infecciosidad hacia los días 4-5 y la saliva hacia el día 11. Las secreciones y excreciones del cerdo quedan libres de virus, por lo general, el sexto día de la enfermedad. La difusión ulterior puede depender de que el virus se mantenga durante más tiempo en grietas bajo la capa córnea de las pezuñas (en algunos casos hasta 8 meses) y salir al exterior al cortar éstas o abrirse hendiduras a causa del crecimiento progresivo de la capa córnea subyacente, o por otras causas. Es posible que el virus se conserve especialmente en las partículas de suciedad que se adhieren a las pezuñas y en el interior de la doble planta, pero esto es seguramente un acontecimiento raro.

La *entrada del virus* generalmente tiene lugar a través de las mucosas de las vías digestivas y respiratorias altas.

El agente se elimina en cantidades tan elevadas, que un solo animal puede infectar a otros varios miles. Dada la alta contagiosidad del virus, rápidamente se forman amplias *cadenas de infección*, si no se aíslan los animales, se impiden los contactos inmediatos y no se destruye el agente en el medio ambiente. Tras la infección de un animal de un rebaño plenamente receptivo, por regla general se difunde la enfermedad con mucha rapidez, afectando a la totalidad de los efectivos. En una localidad o en una comarca, la difusión puede tener lugar de modo repentino si, como consecuencia de movimientos de ganado, exposiciones, ventas, etc. llegan a los rebaños numerosos animales infectados.

Como fuente principal de infección se considera el ganado vacuno como especie que enferma y es más receptiva, seguida del cerdo. Determinados métodos de explotación, como por ejemplo la trashumancia de las ovejas, pueden constituir especiales posibilidades de difusión. Mediante el transporte de animales, incluídos los silvestres o de parque zoológico, puede difundirse ampliamente la fiebre aftosa. La epizootia europea de los años 1937-39 fue provocada por el transporte de ovejas norteafricanas infectadas hacia el sur de Francia. Los síntomas poco claros, como se presentan en la oveja y la cabra y, a veces, en los lechones, pueden favorecer la difusión. La enfermedad en los animales silvestres no tiene por regla general especial importancia en las epizootias, salvo en los territorios extraeuropeos, en los que estos animales forman grandes manadas o se mantienen en reservas.

La *transmisión* del virus aftoso tiene lugar de modo directo o indirecto. El primero ocurre dentro del rebaño (establo, corralizas, praderas, durante el transporte de animales, en los mercados y exposiciones de ganado, etc.) y, en el marco de la epizootia, carece de gran significación. Como consecuencia de la gran contagiosidad y, en determinadas circunstancias, de la gran tenacidad del agente causal, puede diseminarse éste en mayor o menor medida con los más diversos vectores inanimados o vivos, a los que sólo se precisa que haya llegado la más mínima cantidad de material infectante, variando la difusión con la estructura agraria, que puede influir decisivamente en la tendencia a propagarse de la correspondiente epizootia. Hay ejemplos en los que el virus, portado por diversos materiales, fue llevado a centenares de kilómetros, produciendo allí focos infecciosos.

Entre los portadores inanimados hay que mencionar el piso de los establos y de los vehículos de transporte, las instalaciones estabulares, la paja de la cama, los piensos, el estiércol y el purín, los equipos de alimentación e instrumentos de trabajo (cubos, cestos, horcas, palas, etc), sacos, cuerdas, ropas de los cuidadores del ganado, así como todos los materiales y objetos que se requieren para la explotación de éste. A partir del vector primario contaminado puede pasar el virus al segundo, tercero, etc. Desde los establos y los vehículos de transporte puede llegar el virus al exterior con los excrementos de los animales. Allí puede difundirse por medio del calzado o con las ruedas de los automóviles hacia los ganados, o al pienso, o bien son los animales receptivos los que llegan a estar en contacto inmediato con los lugares contaminados. El virus, adherido al polvo de los caminos e instalaciones de la explotación, puede movilizarse por el viento, siendo arrastrado hacia otros rebaños o sobre los piensos. Con los fuertes vientos de los frentes borrascosos puede producirse incluso una mayor difusión del virus. La significación de estos factores todavía es motivo de controversia.

Investigadores ingleses (Sellers y col. 1969, 1970, 1971, y otros) han señalado en los últimos tiempos la importancia de la transmisión aerógena del virus. Han demostrado que en los alojamientos de los animales se produce un intenso enriquecimiento del aire en virus (los cerdos infectados eliminan treinta veces más virus que bovinos y ovinos). Mediante la inhalación del aire así contaminado es posible que se llegue más rápidamente a alcanzar la dosis infectante sobre las mucosas del aparato respiratorio que mediante la ingestión de piensos contaminados y a través de la mucosa del tracto digestivo. Las personas que cuidan el ganado e inhalan este aire albergan una considerable cantidad de virus sobre las mucosas de sus vías respiratorias y, en determinadas condiciones, transmiten con el aire tanto virus a otras personas, que éstas todavía pueden infectar a los bovinos por vía respiratoria.

La difusión del virus aftoso a grandes distancias, por medio del aire, como sucedió en las últimas epizootias en Inglaterra en el 90 % de las transmisiones, requiere, sin embargo, una revisión crítica. La rápida difusión siguiendo la dirección del viento la favorecen ante todo una temperatura inferior a los 18 °C, una humedad relativa del aire superior al 70 % y los chubascos.

Otra gran posibilidad de transmisión se relaciona con los productos de origen animal, tal como la carne y derivados de ella, sangre, huesos, pieles, pelos, pezuñas y leche y productos lácteos. La maduración de la carne supone la rápida muerte del virus presente en ella, pero la acidificación no afecta ni a la sangre ni a la médula ósea existentes en las piezas cárnicas. En ellas, así como en los órganos y en los ganglios linfáticos de los animales enfermos sacrificados, puede conservar el virus su capacidad infectante durante periodos más largos. Lo mismo ocurre con el tocino en el que se produce acidificación. A la temperatura ambiente, todos estos productos deben considerarse sospechosos en tanto se mantengan sin signos de putrefacción (véase también la tabla 2). Hedger y Dawson (1970) pudieron demostrar la existencia de elevados títulos de virus en la leche enviada a la central, en muchos casos incluso antes de que se sospechara la iniciación de la enfermedad. Según dichos autores, por lo menos 33 horas antes de comenzar los prodromos ya se eliminan grandes cantidades de virus por vía láctea. Por lo tanto, los mataderos y las centrales lecheras constituyen lugares particularmente peligrosos en épocas de epizootia, a partir de los que puede diseminarse el virus con los envases, la devolución de leche y el intenso tráfico de vehículos. También es posible la difusión mediante las aguas residuales y los restos de cocina. Especial riesgo representa el tratamiento de aguas residuales de la zona.

La enfermedad puede introducirse en un país por medio de la carne congelada, pero también con otros productos animales y agrarios.

Como vectores animales intervienen todas las especies animales. Entre las domesticas hay que mencionar especialmente aquellos animales que tienen grandes facilidades de desplazamiento, como el perro, gato y especies aviares y las que, según el tipo de explotación, pueden estar en contacto con diversos ganados, como el caballar. Las ratas, ratones, cricetos (hámsters) y otros roedores dañinos tienen escasa significación en la transmisión, dado su modo de vida; a lo sumo, difunden la enfermedad de un establo a otro, o de una a otra pradera. La mayor parte de los autores tampoco conceden a las aves e insectos gran significación como difusores del proceso y, en todo caso, sólo localmente. El virus de la glosopeda se ha comprobado que permanecía activo al cabo de 91 horas de ser desecado sobre plumas. Desde el punto de vista práctico, en todas estas especies sólo se plantea la transmisión pasiva. Otro tanto cabe decir del hombre, que debe considerarse como el principal difusor de la glosopeda. Como ya indicamos anteriormente, las personas pueden difundir el virus desecado adherido a sus vestiduras y calzado, o también a los pies, manos, brazos y cabello. Son tan variadas las posibilidades de contaminarse el hombre con el virus de la glosopeda al cuidar y relacionarse con animales y sus productos, así como con sus excreciones en las explotaciones agrarias, en el comercio y en la industria de transformación de los alimentos, así como en la intercomunicación de las propias personas, que ello puede influir decisivamente en el curso de la enfermedad. El hombre es el principal difusor, particularmente a largas distancias. Junto con los que cuidan de los animales y los empleados en mataderos y lecherías, intervienen los zootecnistas, técnicos en inseminación artificial, esquiladores de ovejas, herradores, veterinarios y funcionarios economistas, pero también los obreros industriales y empleados que viven en inmediata vecindad con los rebaños, obreros manuales que trabajan en las granjas, tractoristas y conductores de camiones. Corren gran peligro, sobre todo, las explotaciones ganaderas en cuya proximidad hay un tráfico activo de personas, como ocurre en las cercanías de los depósitos centrales de maquinaria, o talleres de reparación, oficinas de grandes empresas agrarias, puestos de venta, oficinas municipales, lavanderías comunitarias, jardines de infancia, escuelas, etc. Otros centros de difusión del virus son las reuniones de personas en restaurantes, instalaciones de baile o deportes, centros comerciales, etc.

Las *condiciones y relaciones económicas*, así como los *factores geográficos*, influyen en la difusión de la enfermedad a escala territorial. Actúan como barreras naturales difícilmente superadas por la enfermedad las montañas, los territorios inadecuados para la cría y explotación ganaderas, los brazos de mar y la situación insular. Ello explica por qué países como Irlanda, Inglaterra y los escandinavos raras veces sean visitados por la enfermedad, o pasen largos periodos sin ella. Por el contrario, existe una constante emenaza sobre las zonas enzoóticas del mundo, cada vez más grande en los últimos decenios como consecuencia de las estrechas relaciones económicas y del tráfico moderno.

Europa ha sufrido frecuentes ondas epizoóticas que, inicialmente, han sido muy violentas, resultando más benignas al cabo de cierto tiempo, por enfermar más débilmente los animales y disminuir la morbilidad. Por regla general, cada onda epizoótica tiene un carácter peculiar, determinado por la distinta virulencia y propiedades patogénicas del agente causal, su diversa contagiosidad y su adaptación a determinadas especies animales.

La *explotación higiénica y el estado de nutrición* de los animales receptivos también ejercen acción sobre el curso de la enfermedad. Igualmente influyen en el carácter de la epizootia los factores climáticos, el cambio de verano a invierno, así como de estación seca a la de lluvias, la intensidad de la radiación solar, la forma de manejo y el tipo e intensidad del sistema agrícola.

Finalmente, el *estatus inmunitario* del rebaño influye decisivamente en la situación epizootiológica. La substitución de los animales infectados por sus descendientes, crea en el curso de unos años un rebaño que vuelve a ser receptivo y, con ello, se reproducen las condiciones para una nueva onda epizóotica. Por supuesto, esto se refiere sólamente al serotipo correspondiente. Como ya indicamos antes, entre los diversos tipos no hay reacciones inmunitarias cruzadas. Al concluir las grandes ondas epizoóticas, se observa con frecuencia la presentación de nuevos tipos o variantes, que provocan ondas epizoóticas secundarias y recidivantes.

La vacunación anual sistemática de todos los efectivos bovinos de un país, lo que ha venido haciéndose en la República Democrática Alemana desde hace más de 15 años, junto con las vacunaciones llevadas a cabo en otros países, asociadas a peligros inminentes de enfermedad, han influído tan duraderamente sobre la enfermedad que ya no se presentan grandes panzootias.

La difusión de la epizootia suele ser en oleadas y evoluciona con frecuencia de modo que se presenten infecciones aisladas, lejos del propio rebaño, que se llaman "salpicaduras". A partir de ellas, transcurrido cierto tiempo de enriquecimiento, puede luego tener lugar una difusión masiva, de tipo torrencial.

Patogenia. La fiebre aftosa es una enfermedad infecciosa cíclica. A partir del punto de penetración de este virus dermotropo en la mucosa o en la parte de la piel desprovista de pelo, para lo que ayudan los pequeños defectos, se desarrolla un afta primaria, que representa la primera consecuencia de la multiplicación vírica y, por regla general, sólo se observa tras la infección experimental, porque en la natural no suele aparecer en lugares visibles y, además, en esta estadio faltan los síntomas clínicos de la enfermedad. A partir de la infección experimental, comienza su desarrollo tras 14-16 horas.

Según sabemos actualmente, el virus pasa a la sangre, con lo que llega a los órganos afines primarios. Si en ellos tiene lugar una intensa multiplicación del virus, aparece una viremia generalizada, caracterizada por la presencia de las aftas secundarias después de unas 48 horas de producido el contagio, con manifestaciones generales febriles. Al cabo de 2-4 días del estadio de generalización, desaparece el virus de la sangre.

Los lugares de predilección para las aftas secundarias son las mucosas tegumentarias del tracto digestivo anterior, la piel desprovista de pelo de la cabeza y de la ubre, así como la de los alrededores de las pezuñas. Están particularmente atacados aquellos lugares que fisiológicamente están expuestos a una irritación mecánica permanente. El virus puede fijarse también en la musculatura cardíaca y esquelética, multiplicándose en ellas.

El desarrollo del afta comienza al degenerar y lisarse grupos de células situadas en el estrato espinoso del epitelio. Se produce el acúmulo de una pequeña cantidad de líquido, que da lugar a la formación de una vesícula. Al fundirse varias vesículas próximas forman una gran afta con linfa de aspecto acuoso, cuya base está formada por las células que han quedado del estrato espinoso y del germinativo, mientras que la cubierta deriva del estrato superficial. Las aftas de mayor tamaño son multiloculares, como resultado de la existencia de puentes celulares que unen la zona basal y parte superficial. El corion está hiperémico. Al reventarse la vesícula, fluye la linfa. La cubierta desgarrada del afta se necrosa y se desprende. La capa superior de la epidermis prolifera rápidamente, de modo que el defecto epidérmico se cura.

Síntomas clínicos. En el *ganado vacuno*, el periodo de incubación dura en la infección natural de 2 a 7 días y, en casos excepcionales, hasta 11. Los primeros signos de enfermedad consisten en elevación de la temperatura corporal de 1,5 a 2,5 °C, llegando en los animales jóvenes hasta 41 °C, acompañada de aceleración del pulso. Rápidamente se presentan trastornos del estado general, con disminución del apetito, retardo de la rumia y detención del peristaltismo. Los animales mastican perezosamente, degluten con lentitud y finalmente cesan de comer. En cambio, aumenta la ingesta de agua. Al abrir la boca se produce como un chasquido, a consecuencia del incremento de la secreción salivar. La saliva, espesa, fluye y pende de la boca formando largos hilos (fig. 3). Es frecuente que el pesebre esté sumamente ensuciado con ella.

La alteración de la ingestión de alimentos y de la actividad digestiva tiene su origen en los procesos inflamatorios que se desarrollan en la parte anterior del aparato digestivo. La mucosa bucal inicialmente está caliente y enrojecida. Pronto aparecen vesículas del tamaño de una nuez hasta el de un huevo en la cara interna de los labios, dorso y lados de la lengua (fig. 4), encías y rodete dentario, en los carrillos, en el hocico y aberturas nasales. La cubierta de las vesículas se abomba ligeramente, pero no cambia de color, se rompen al cabo de 1-3 días, con lo que fluye la linfa y se aprecia el fondo del afta, de color rojo intenso. La membrana se torna quebradiza y acaba por desprenderse. Las erosiones, netamente delimitadas, son dolorosas para el animal y se epitelizan pasados 1-2 días, aunque durante cierto tiempo persiste una mácula de tono descolorido, gris-amarillento hasta pardo que, finalmente, desaparece.

Con la iniciación de la re-epitelización vuelve el apetito. Esporádicamente, aunque en algunos brotes de modo frecuente, se produce un fuerte edema lingual, lo que determina que la lengua se mantenga fuera de la boca, la cual no puede cerrarse; esto constituye una grave complicación, que posiblemente tiene origen alérgico.

Muy raras veces se encuentran aftas en la conjuntiva, en los alrededores de los ojos y en la piel de la base de los cuernos. Las dificultades repiratorias pueden derivarse del edema inflamatorio y, en ocasiones, de la formación de aftas en las vías respiratorias, pero en la mayoría de los casos tienen su origen en los trastornos de la actividad cardíaca, consecuencia de las lesiones del músculo cardíaco.

Los animales permanecen con los ojos saltones e inexpresivos, sin moverse del sitio, o están constantemente echados, cuando resultan afectadas varias extremidades, siendo difícil moverlos para levantarlos. Las aftas de las patas se de-

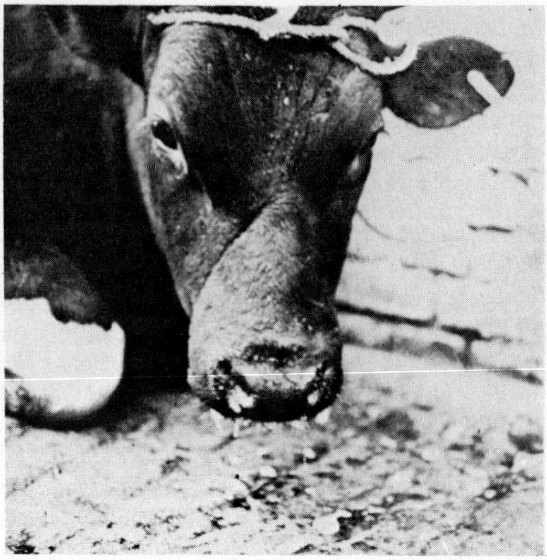

Fig. 3. Glosopeda. Ternero enfermo con flujo salivar y eliminación de secreción por los orificios nasales; obsérvese también la saliva acumulada en el suelo (Foto Scharf).

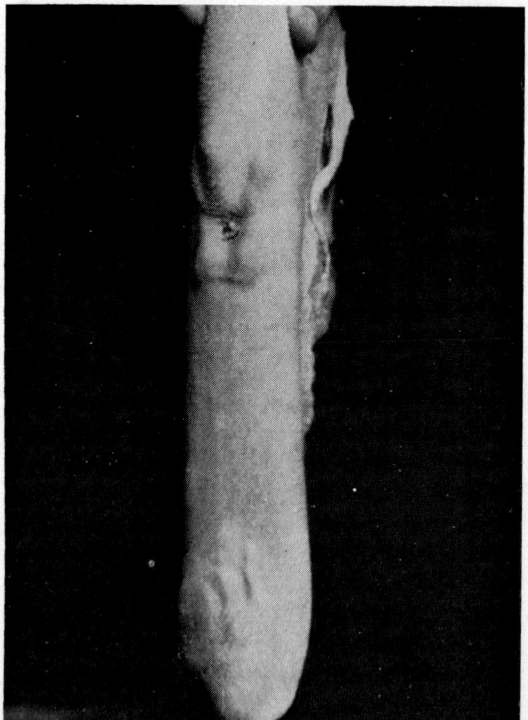

Fig. 4. Glosopeda. Lengua de bóvido con aftas sin romper (Foto Scharf).

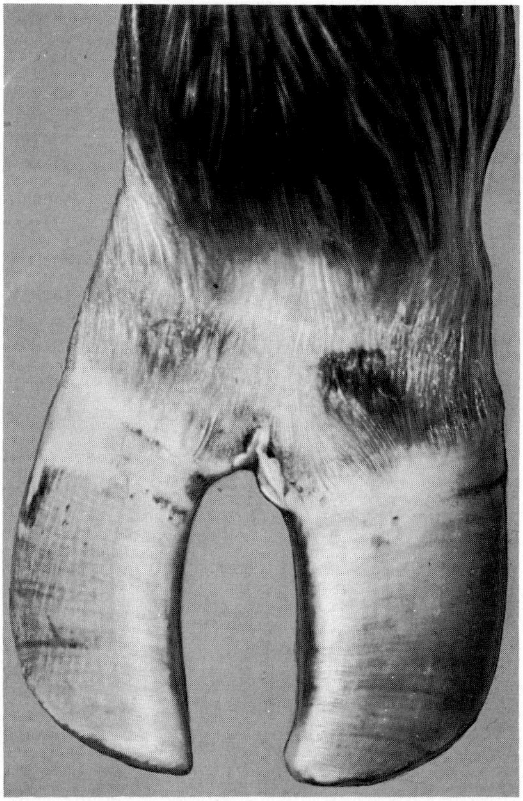

Fig. 5. Glosopeda. Afta reventada en el espacio interdigital de un bóvido (cara anterior) (Foto Scharf).

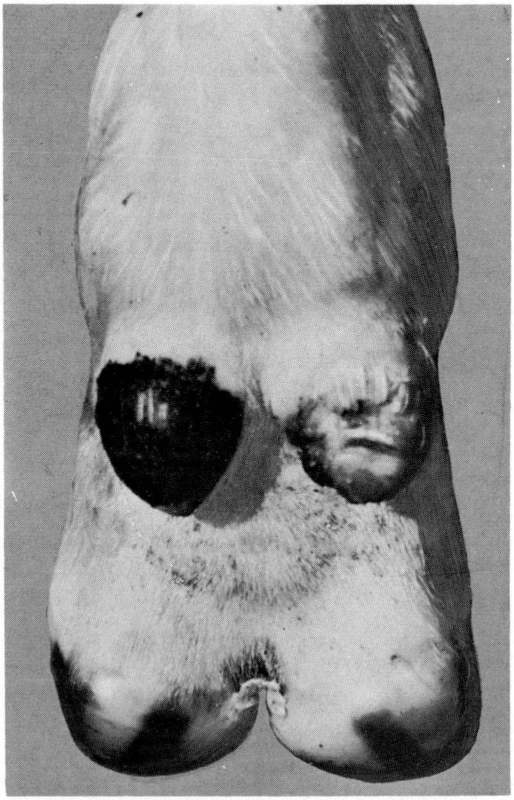

Fig. 6. Igual que la figura 5, pero vista por la cara posterior (Foto Scharf).

sarrollan generalmente al mismo tiempo que las de la mucosa bucal. Está afectada la piel del rodete y la del espacio interdigital (figs. 5 y 6), así como el pulpejo. Antes de la aparición de las aftas, entre las que alcanzan el mayor tamaño las del espacio interdigital, ya se nota aumento de la temperatura local y sensibilidad dolorosa. El desarrollo de las aftas podales es similar al de las que aparecen en la boca, pero la linfa forma costras pardas al mezclarse con la suciedad del suelo. Bajo ellas tiene lugar lentamente la cicatrización. Si el curso no se complica, al cabo de 8-14 días de haberse reventado las aftas se produce la curación, con desaparición de la cojera. El pigmento reaparece transcurridas varias semanas. Como complicación nada rara cuando se presentan amplias aftas en el rodete y en el pulpejo, que pueden extenderse bajo la capa córnea, se llega a la separación de la piel y del rodete coronario de la pezuña, con desprendimiento de ésta. Como consecuencia de la separación entre la zona córnea del pulpejo y de la palma, aparece un espacio hueco con nueva formación córnea, que conduce a una doble palma. La formación de grietas córneas de este tipo es muy frecuente. La cojera puede aparecer también sin que se adviertan aftas podales. En tal caso, se debe al acúmulo de linfa en los espacios subcorneales, o a lesiones focales de la musculatura esquelética. Estas últimas están producidas por el componente miótropo del virus. Las lesiones en forma de degeneración de Zenker se limitan por lo general a grupos musculares aislados, cursan casi siempre de modo asintomático y constituyen hallazgos casuales de necropsia. También el virus es responsable directo de las lesiones del músculo cardíaco. En un elevado porcentaje de animales enfermos se comprueban alteraciones del ECG. Puede presentarse taquicardia y arritmia.

En los **terneros**, incluso cuando la enfermedad tiene carácter benigno ocupa un primer plano la lesión cardíaca. Sin que aparezcan lesiones en la piel ni en las mucosas, los animales enferman con frecuencia con graves síntomás generales, muriendo al cabo de 12-30 horas a consecuencia de una miocarditis. Esto explica también los elevados porcentajes de mortalidad entre los animales jóvenes.

Las ondas epizoóticas de curso maligno se deben a virus de alto poder patógeno, representado, sobre todo, por un fuerte componente miotropo. Además, se presentan en vacunos adultos las intensas lesiones cardíacas, de curso mortal, al tiempo que regresa la formación de aftas o incluso falta. En estos casos, el proceso puede comenzar con manifestaciones morbosas alarmantes. Consisten los síntomas en intenso abatimiento, pulso acelerado, inmovilidad, convulsiones, accesos de furor y bramidos. Con frecuencia, el carácter maligno se advierte cuando tras el curso típico inicial, al cabo de unos 5-7 días se produce un súbito empeoramiento. Los animales pierden el apetito, que habían comenzado a recuperar, se tambalean, rechinan los dientes, tiemblan, respiran con dificultad, se caen al suelo y mueren pronto.

En las **vacas lecheras**, casi siempre aparecen aftas en la piel de la ubre del área de los pezones. Pueden llegar a alcanzar el tamaño de un huevo de paloma, y estallan al cabo de una semana, o bien se rompen más tempranamente al ordeñar. Cicatrizan bajo la costra que se forma. La piel de los alrededores está enrojecida y toda la ubre puede aparecer tumefacta. En cambio, ni el parénquima mamario, ni los conductos galactóforos enferman, pese a que el virus se encuentra en la leche. En conjunto, las alteraciones de la leche carecen de significación práctica. Se ha demostrado la existencia de un incremento en el contenido de grasa y sales. Por el contrario, hay una disminución de la producción, dependiente del periodo de lactación, que supone 1/8-3/4 del total. La disminución repentina y notable de la producción láctea total de un rebaño puede ser el primer signo de la presencia de la enfermedad. Peterson (1958) comprobó que, en los primeros 30 días siguientes a la infección, la disminución de la producción de leche se aproximaba a un 28 %. En un mismo periodo de lactación, por regla general, la producción de leche ya no vuelve a los niveles anteriores.

También se encuentran aftas en la vulva y en el atrio vaginal. Como consecuencia del contagio intrauterino del virus, pueden nacer terneros con lesiones de glosopeda. De vez en cuando hay abortos o malpartos con terneros muertos.

Los síntomas antes descritos no siempre aparecen. La fiebre, e incluso la formación de aftas, pueden faltar por completo. Esto último se observa sobre todo cuando se trata de animales caquécticos, o también en bovinos de razas rústicas del país, que resisten a la enfermedad, o que tienen una inmunidad parcial. Las malas condiciones higiénicas o la atención descuidada de los animales enfermos favorecen las infecciones bacterianas secundarias y retrasan la curación. *Corynebacterium pyogenes*, el bacilo de la necrosis y otros agentes inflamatorios y piógenos dan lugar a úlceras, focos purulentos, abscesos y necrosis en la lengua y otros lugares de la boca, en las pezuñas (panadizo) con complicaciones en articulaciones y vainas tendinosas, así como a septicemia y decúbito. Las mamitis pueden ser frecuentes y, por ejemplo, la estreptocócica, favorecida por el ordeño inadecuado, consecuencia de los procesos dolorosos que afectan a los pezones y por las erosiones que aparecen en las aberturas de los mismos, puede actuar intensamente. También pueden aumentar los procesos entéricos (salmonelosis). Las infecciones crónicas, como la tuberculosis y posiblemente también la brucelosis, pueden reactivarse. Como consecuencia de los trastornos del equilibrio hormonal puede observarse adelgazamiento, revestimiento piloso erizado, anestro, agalactia y otras alteraciones después de haber pasado la glosopeda. Además, se ha comprobado también la presencia de parálisis y de manifestaciones de neuritis.

En la **oveja**, el periodo de incubación comprende 2-8 días en la infección natural. Frecuentemente la enfermedad es de curso leve, sobre todo en las ovejas más viejas. Tal ocurre en especial cuando se forman aftas en la mucosa bucal exclusivamente, mientras que, en la mayoría de los casos, se respeta la lengua.

Las aftas apenas alcanzan el tamaño de una lenteja, se forman con gran rapidez y desaparecen pronto, sin que los animales eliminen saliva, ni produzcan ruidos de chasquido. En ocasiones se observa tumefacción del labio superior o también en el área de los carrillos.

Por supuesto, tratándose de rebaños ovinos, destacan en primer término las manifestaciones clínicas de la afección en las pezuñas. Los animales cojean y parte de ellos evita más tarde todo movimiento. Las aftas asientan en la mitad superior del pulpejo, en el borde coronario y en el espacio interdigital. Comienzan a aparecer en torno al 5º día de la enfermedad. Probablemente por ello el contagio de un rebaño discurre con lentitud. Excepcionalmente se forman aftas en las ubres, vulva, vagina o prepucio. Además de la fiebre, como síntomas del trastorno general pueden observarse respiración y pulso acelerados, depresión y anorexia. Hay informes relativos a frecuentes abortos y considerables muertes neonatales, cuando la enfermedad se ha presentado durante la paridera. Los corderos mueren tras un rápido empeoramiento de su estado general, como consecuencia de las graves lesiones del músculo cardíaco. Los factores externos influyen decisivamente en la gravedad del proceso en un rebaño, así como en la presentación de complicaciones. La estabulación de los rebaños infectados y dejar a los animales en reposo en un albergue seco, en buenas condiciones higiénicas, puedén contribuir a un curso benigno. En cambio, la conducción del rebaño por caminos pedregosos o con lodo, o por rastrojos, o tenerlo con cama deficiente, pueden agravarlo.

En la **cabra**, el curso de la enfermedad es la mayoría de las veces benigno. No obstante, en algunas ocasiones o en determinados territorios enferman numerosos animales y el curso puede ser incluso maligno. Al contrario de lo que sucede en la oveja, resultan afectados en las patas escasos animales. En cambio, en toda la mucosa bucal, con excepción de la lengua, se forman aftas que alcanzan hasta el tamaño de una judía. Son de pared muy delgada y estallan enseguida, por lo que también se encuentran raramente. Dejan erosiones de color rojo intenso, de bordes dentados, que constituyen un hallazgo típico en la cabra, descrito como estomatitis erosiva. La curación sin complicaciones dura hasta 3 semanas. Los trastornos generales suelen ser escasos. Es muy constante la rinitis. En la zona cefálica el pelo se eriza, de manera que la cabra adopta un aspecto extraño, que se califica como "cabeza gorda". La parte inferior de las patas está más caliente que de ordinario, pero no se forman aftas en las pezuñas.

El **cerdo** enferma por lo general al cabo de 2-3 días de incubación, habiéndose fijado fechas extremas entre uno y 12 días. En cuanto a la frecuencia de presentación de aftas, ocupan el primer lugar las pezuñas, seguidas de la jeta. Tratándose de cerdas en lactación, son frecuentes las aftas en la piel de las mamas. En cambio, se observan con menos frecuencia las lesiones en la mucosa bucal, aunque no se pueden controlar con tanta facilidad como en las otras especies animales. En cerdos de más de 8 semanas de edad el curso y las manifestaciones generales no son por lo común graves. En cambio, en los lechones se producen la mayoría de las veces fuertes pérdidas. En parte es responsable de ello la supresión de la secreción láctea de las madres enfermas, aunque también interviene destacadamente el carácter miotropo del virus, como sucede en los animales jóvenes de otras especies. Al cabo de un corto periodo de enfermedad, los animales sucumben de miocarditis, sin que hayan aparecido las lesiones en las mucosas ni en la piel. También en los cerdos de recría puede observarse con frecuencia idéntico cuadro. Las lesiones del miocardio son más raras en los cerdos adultos.

Un caminar rígido indica el comienzo del proceso morboso en las pezuñas. La parte distal de las extremidades está mas caliente de lo normal. Por fin, aparece la cojera. Se presentan aftas en el pulpejo y, sobre todo, en el rodete coronario (fig. 7), donde confluyen con frecuencia formando una ampolla, fácilmente apreciable en forma de un abultamiento blanquecino, que también puede notarse bien mediante palpación y, en caso necesario, rompiendo la membrana vesicular. Al desgarrarse el afta pueden producirse hemorragias, que dan paso a la formación de costras. En este estadio, los animales yacen con frecuencia largo tiempo y se desplazan hacia adelante apoyándose en las articulaciones carpianas. En ocasiones se desprende la pezuña, sobre todo al arrear a los cerdos de ceba durante el transporte o después del mismo (por ejemplo, cuando se los conduce al matadero), lo que

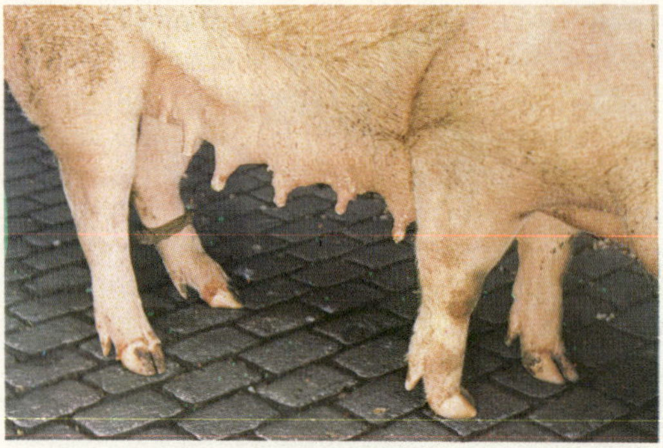

Fig. 7. Glosopeda. Cerda enferma con aftas en las mamas y en la porción coronaria de las pezuñas (Foto Scharf).

obliga al sacrificio de urgencia. En la jeta se encuentran a veces numerosas vesículas o defectos epiteliales. En cerdos adultos se forma con frecuencia un afta hasta del tamaño de un huevo de gallina, de color parduzco, en el borde dorsal de la jeta (fig. 8). En la cavidad oral, las aftas se localizan en la lengua y en las encías. En las mamas de las cerdas en lactación las aftas alcanzan tamaños de guisantes o de judías, siendo muy numerosas con frecuencia (fig. 9). Al mamar los lechones las rompen, dejando unas erosiones extraordinariamente dolorosas. Al formarse las aftas secundarias, aparece una temperatura febril, entre 40-41 °C,

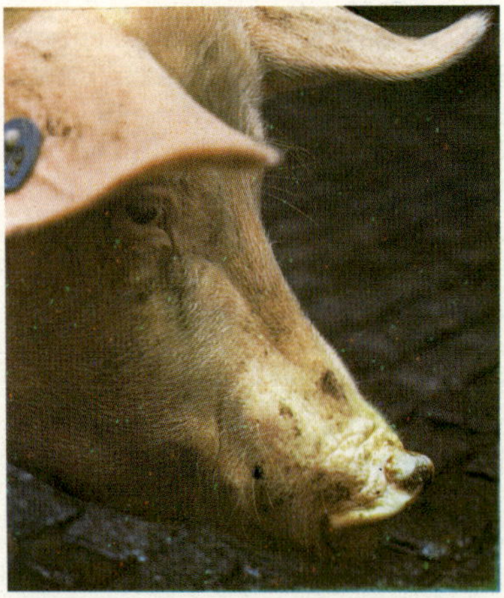

Fig. 8. Glosopeda. Afta en el borde dorsal de la jeta de un cerdo (Foto Scharf).

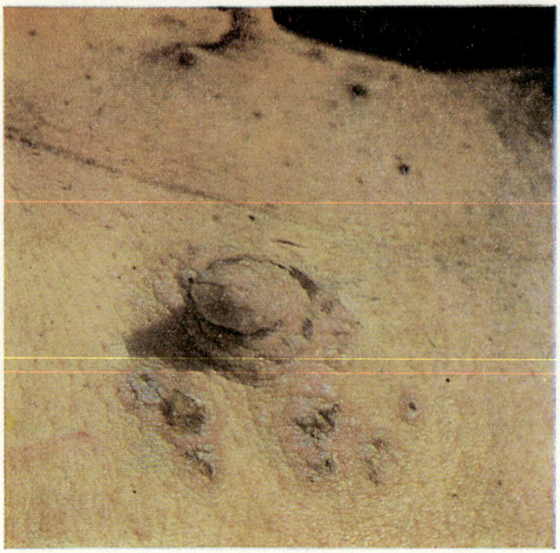

Fig. 9. Glosopeda. Aftas en las mamas de una cerda (Foto Scharf).

que puede continuar durante unos 4 días. Los síntomas típicos descritos pueden faltar en un alto porcentaje de los animales de una piara. Frecuentemente aparece sólo un andar rígido pasajero, aumento de la temperatura en la parte distal de las extremidades y ligera elevación de la temperatura corporal.

Pronóstico y pérdidas económicas. En general, la glosopeda tiene curso benigno y ocasiona una mortalidad del 2-3 %, incluso hasta un 5 %. El pronóstico es desfavorable en terneros y lechones, así como en los casos de evolución maligna de la enfermedad. En tales ocasiones la mortalidad puede estar entre el 50 y el 70 %.

La glosopeda constituye la epizootia aguda más importante desde el punto de vista económico, pudiendo influir gravemente sobre la economía popular de un país. Los perjuicios son consecuencia de la pérdida de leche durante la enfermedad y la disminución constante en el periodo posterior, que Müssemeier ha cifrado en un 10 %; pérdida de carnes por la disminución del valor zootécnico y por la instauración de infecciones bacterianas crónicas. Según una regla general que propone Röhrer, un bovino afectado por la fiebre aftosa pierde 1/3 de su valor en mercado. También tienen importancia fundamental, desde el punto de vista económico, las medidas de inmovilización y aislamiento,

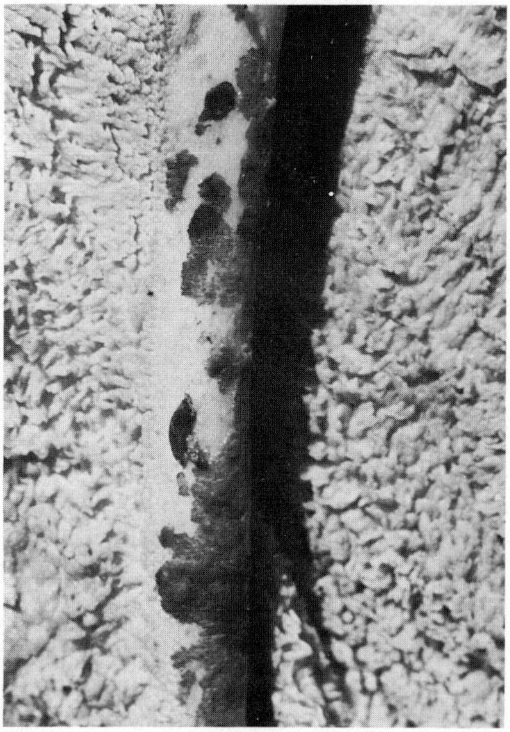

Fig. 10. Glosopeda. Erosiones y escaras en un pilar de la panza de un bóvido (Foto Scharf).

necesarias dada la elevada contagiosidad del virus y que pueden afectar a un gran territorio.

Anatomía patológica. En la necropsia se encuentran las aftas y erosiones que quedan en los lugares donde las hubo, tanto en la mucosa tegumentaria del esófago como en la de los pre-estómagos de los rumiantes (fig. 10). En la panza, en el librillo y, muy raramente, también en la mucosa bucal, cabe hallar procesos primarios de formación de costras, que se desarrollan por imbibición hialina y coagulación del epitelio, en el que también puede penetrar sangre de los capilares del cuerpo papilar. Aftas, erosiones y costras se observan, sobre todo, en los pilares de la panza.

Como consecuencia directa o indirecta de la multiplicación del virus, se presentan lesiones del músculo cardíaco en terneros, corderos y lechones, frecuentemente como única alteración. En la glosopeda maligna constituyen la principal causa de muerte. Macroscópicamente aparecen como bandas y máculas irregulares amarillas hasta gris-blanquecinas, distribuídas principalmente en la pared del ventrículo izquierdo y en el septo interventricular, que se evidencian claramente en las superficies de corte (corazón atigrado). La investigación histológica muestra que se trata de procesos degenerativos y reaccionales. Inicialmente se forman zonas de infiltración grasa, en las que se instaura un proceso degenerativo granuloso, hialino-costroso y vacuolar, que puede conducir a una completa miolisis. En parte de los casos también se presentan reacciones inflamatorias, caracterizadas por infiltración de leucocitos, principalmente polinucleares, y por la activación de los endotelios capilares y de las células mesenquimatosas. Se asocia esto con la infiltración inflamatoria del intersticio en el foco y sus alrededores, con presencia de células linfoides, plasmaticas y conectivas, y formación de tejido de granulación (cicatrices cardíacas). Todo el músculo cardíaco puede también sufrir la degeneración parenquimatosa, o sólamente exhibir una estasis venosa general y en el ventrículo izquierdo, que denotan una muerte apoplética atribuíble a trastornos en el sistema de excitación cardíaco. Igualmente por la acción del virus, en la musculatura del esqueleto, principalmente en los animales jóvenes y en algunas ondas epizoóticas con particular abundancia, se producen lesiones consistentes en degeneración hialino-amiloidea de Zenker. Mientras que en terneros, bovinos jóvenes, lechones y corderos se forman por lo general focos multiples diseminados en diversos grupos musculares, en los bovinos adultos el proceso es más localizado, afectando sobre todo a la musculatura de la parte alta del muslo. A tales focos pueden llegar agentes patógenos secundarios, con lo que se forman flemones, abscesos, procesos icorosos y secuestros. Histológicamente pueden demostrarse también en tales músculos lesiones degenerativas, inapreciables macroscópicamente. Con preferencia están afectados los músculos más activos, como el diafragma y la musculatura lingual.

En las mucosas del cuajar y del intestino delgado se aprecian petequias y edema focal difuso. Las *plicae spirales* del cuajar a veces aparecen convertidas en protuberancias engrosadas y gelatinosas. También puede haber en el cuajar costras de color pardo oscuro y úlceras. La mucosa del intestino grueso puede estar hiperémica. Puede haber también aftas completamente aisladas en las mucosas de la faringe, cavidades nasales, laringe, tráquea y bronquios. Se pueden hallar petequias subserosas en la pleura parietal, pericardio y en el corazón. Con frecuencia contiene el saco pericárdico una cantidad de serosidad superior a lo normal. Se ha descrito la existencia de edema en la mucosa faríngea, enfisema pulmonar intersticial y edema pulmonar. Por regla general, el bazo, el hígado y los riñones están inalterados. Faltan las lesiones inflamatorias en el sistema nervioso central. Las infecciones bacterianas secundarias y las enfermedades infecciosas crónicas superpuestas pueden modificar el cuadro necrópsico. La neumonía por deglución puede ser la causa inmediata de muerte.

Diagnóstico. Basándose en los hallazgos clínicos del estadio de formación de las aftas, puede establecerse con facilidad y seguridad el diagnóstico, si la enfermedad afecta simultáneamente a muchos animales del rebaño o si hubo riesgo de contagio. La presentación esporádica fuera de las grandes ondas epizoóticas, o cuando sólo están afectados algunos animales aislados, en especial en manadas con inmunidad parcial y hallazgos clínicos escasos, así como cuando se trata de ovejas y cabras, hacen difícil el reconocimiento de la fiebre aftosa.

El diagnóstico debe confirmarse mediante la demostración del antígeno vírico con ayuda de la reacción de fijación del complemento, que permite también diferenciar el tipo y la variante, lo que, por razones epizootiológicas y como base para la posible vacunación, es preciso conocer. Para la demostración y diferenciación del antígeno es necesario disponer de la parte superior de aftas frescas, que se colocarán en glicerina-m/15 y solución tampón fosfatada, en proporción 1:1, para enviarlas al laboratorio competente, que en la República Democrática Alemana es el Instituto Friedrich Loeffler, de la isla de Riems (en España, al Servicio de Patología del I.N.A.A, Madrid). También pueden enviarse las cubiertas de las aftas en sal comun cristalizada, aunque supone un retraso en la investigación a realizar en el Instituto, por el lavado necesario para eliminar la sal.

Entre los métodos serológicos de demostración del agente causal, y para el diagnóstico de los tipos, en todos los países se ha impuesto como más utilizable la fijación de complemento, según Traub y Möhlmann (1943). También la reacción de precipitación en gel de agar y la suero-neutralización son aplicables. La reacción de fijación del complemento no siempre basta para la diferenciación segura de tipo y variante. Entonces debe emplearse la inmunización cruzada, por regla general en bovinos. Con el fin de perfeccionar la reacción de fijación del complemento se viene trabajando intensamente en los últimos 20 años para la determinación del tipo de virus en la glosopeda. Su sensibilidad ha podido aumentarse gracias al método modificado de Marucii (1957, 1958) (consistente en la fijación en frío, según el método de Kolmer, empleando tampón de Veronal, que contiene iones de Ca y Mg).

Al mismo tiempo puede llevarse a cabo la determinación del virus con este material de investigación. Con frecuencia se cultiva el virus a fin de tener dispuesta la cepa de campo, siendo a veces necesario cuando el material original no es adecuado y la reacción de fijación del complemento no da resultado o lo proporciona poco claro.

Antaño, la demostración directa del virus se realizaba mediante inoculación del material a investigar por vía intradérmica en la lengua de un bovino, con lo que podían evidenciarse mínimas cantidades del virus, o bien mediante la inoculación intradérmica plantar en las extremidades posteriores del cobayo, o por inoculación intraperitoneal en ratones lactantes. Hoy día, en la mayoría de los casos la comprobación del virus se hace mediante cultivos hísticos siendo los más adecuados los monocapa de células renales de ternero o de lechón.

En casos especiales, también es posible la investigación serológica de la sangre.

Para el **diagnóstico** diferencial hay que tener en cuenta 3 enfermedades que, como la glosopeda, se caracterizan por la formación de vesículas en la mucosa bucal:

– la estomatitis vesicular (10.2.) en la que debe prestarse particular atención a la receptividad del caballo;

– el exantema vesicular del cerdo (3.1.), en el que enferman los porcinos y, en ocasiones, el caballo, pero no los bovinos;

– la enfermedad vesiculosa del cerdo, muy parecida a la glosopeda (4.1.), pero que sólo ataca a los suidos.

La diferenciación diagnóstica de estas cuatro enfermedades se expone en las tablas 3, 4 y 5 del capítulo 4.1.

La viruela mamaria de la vaca (18.2.) y la estomatitis papulosa bovina (18.3.) no forman en los lugares afectados – la mama y la mucosa bucal – vesículas, sino erosiones y proliferaciociones, de las que no pueden obtenerse cubiertas de aftas denudando el corion con los dedos. También debe tenerse en cuenta la infección por el virus de la mamilitis bovina (17.3.) (véase la tabla 15).

En caso de cojera, debe diferenciarse el panadizo, que suele cursar de modo crónico y que, sobre todo en la oveja, se presenta como enfermedad del rebaño (pedero, 44.2.). Las lesiones por cauterización no son contagiosas y, por lo general, son fáciles de diferenciar por el curso de la enfermedad. La fiebre catarral maligna de los bovinos (17.2.) se presenta esporádicamente. Lo mismo que en ésta, también falta la formación de aftas en la lengua azul (5.1.), la peste bovina (9.3.1.), el complejo diarrea vírica/enfermedad de las mucosas de los bovinos (7.2.1.) y la rinotraqueítis infecciosa bovina infecciosa/vulvovaginitis pustulosa infecciosa bovina (17.1.), que deben tenerse en cuenta en el diagnóstico diferencial. En estas enfermedades, al lado de ulceraciones focales, en parte de los animales hay lesiones inflamatorias difusas de las mucosas, faltando las aftas en las pezuñas.

Tratamiento. Dada la alta morbilidad y la rápida difusión de la epizootia, así como lá escasa influencia que tienen las medidas terapéuticas en la enfermedad, el tratamiento de los animales ocupa un lugar secundario. Debe evitarse el innecesario contacto con los animales, a fin de no favorecer la difusión del agente causal. Pese a todo, debe tratarse de aminorar las perdidas económicas con recursos terapéuticos.

En primer lugar figura la aplicación de suero hiperinmune o de convalecientes. Sin embargo, la seroterapia tiene escaso valor y, especialmente, no puede mejorar el cuadro típico de la enfermedad. Aplicada al comienzo de la dolencia, puede favorecer el desarrollo de un curso más benigno, incluso previniendo la presentación de lesiones del músculo cardíaco, lo que tiene particular importancia tratándose de animales jóvenes y en las formas malignas de la enfermedad. La dosis de suero de convaleciente supone 1,0 ml/kg de peso vivo, y de suero hiperinmune 0,3-0,4 ml/kg. Según Thamm (1965), mediante la aplicación de suero a los animales jóvenes amenazados de la infección aguda, es decir, tan pronto como ha aparecido la glosopeda en el rebaño, las bajas en lechones y corderos pueden reducirse a la décima parte. Esta aplicación de suero inmune corresponde a una inmunización pasiva anterior al contagio y aventaja con mucho al tratamiento seroterapéutico.

Los perjuicios derivados de la enfermedad, especialmente la pérdida de peso, pueden aminorarse eliminando las condiciones ambientales adversas. Dejar tranquilos a los animales, mantenerlos en condiciones de manejo irreprochables (limpieza, buena climatización de los albergues, plazas adecuadas, con buena cama) y una dieta idónea son condiciones que contribuyen a un curso favorable. La administración de forraje, heno tierno, ensilado de maíz, remolacha o patatas cocidas, agua con salvado, cocimiento de trigo, o leche, aminoran el efecto irritativo mecánico sobre la mucosa bucal, de modo que los animales, a pesar del dolor, todavía comen y conservan sus fuerzas. Hay que evitar los piensos concentrados y los voluminosos y groseros. Debe proporcionarse suficiente agua. La turba es una buena cama y, por su contenido en ácido húmico, el virus muere con rapidez, y posiblemente se acelere la curación de las aftas existentes en las pezuñas. En los animales en pastoreo la glosopeda se presenta generalmente de modo mas violento. En ellos, por otro lado, las posibilidades de tratamiento son menores. Thamm (1965) señaló que los cerdos mantenidos en cebaderos enfermaban más gravemente y perdían las pezuñas con mayor frecuencia que los explotados de otro modo. En consecuencia, recomienda suprimir la alimentación automática e implantar escarbaderos de emergencia.

Es conveniente someter al tratamiento de las heridas todos los defectos epiteliales de la cavidad oral, de la mama y de las pezuñas. Se lavará la boca con agua, con el 1/2 % de vinagre o con solución de tripaflavina (1/1.000), 2-3 veces al día. Tras lavar las pezuñas con agua jabonosa, pueden rociarse las erosiones y úlceras con desinfectantes débiles muy diluídos y cubrirlas con pastas de alquitrán y aceite de hígado de bacalao, pasta de óxido de cinc y aceite de hígado de bacalao, linimento de creolina o de lisol, o con lechada de cal espesa, entre otros preparados, o bien con polvos secantes (tanoformo, sulfato de cobre con polvo de corteza de roble, polvo de carbón de madera o animal, etc.). Posteriormente puede ponerse en torno a las pezuñas un vendaje que, por fuera, puede recubrirse con alquitrán de madera, dejándolo hasta la curación.

Los defectos epiteliales apreciados en la ubre deben lavarse con agua templada, con solución de ácido bórico al 2 % o con solución jabonosa, pincelándolos antes y después del ordeño con aceite de hígado de bacalao. Según Götze, el tratamiento local de los pezones con aceite de hígado de bacalao tiene efecto preventivo, con lo que se evitan graves lesiones. Las reacciones inflamatorias intensas se someterán al tratamiento general de las heridas.

Cuando se trate de glosopeda maligna, debe concederse primordial atención al control de la actividad cardíaca, especialmente entre los días 5-7 de la enfermedad. Cuando haya trastornos funcionales cardíacos (taquicardia o arritmias) debe evitarse toda clase de movimientos al animal. El tratamiento no le intranquilizará tampoco. La administración de alimentos y de bebidas debe reducirse. Con el agua de bebida pueden administrarse preparados estimulantes, tales como alcohol en forma de vino o aguardiente, infusión de valeriana, bromuro sódico, etc. Además están indicados los preparados específicos para el corazón y la circulación. Durante la convalecencia debe seguir prestándose la máxima atención a la exploración cardíaca.

Profilaxis y lucha. En aquellos países que, como sucede con todos los europeos, se ven afectados por ondas de glosopeda, aunque la enfermedad no se afinque permanentemente en ellos, las medidas para prevenir la epizootia y para luchar contra la elevada contagiosidad del virus y los graves perjuicios económicos que se derivan de los brotes de la dolencia son idénticas. Comprenden medidas de policía sanitaria veterinaria legales e higiénicas y las de inmunoprofilaxis, pudiendo dividirse en medidas permanentes de defensa contra la enfermedad procedente del exterior, y medidas encaminadas a luchar contra la epizootia una vez establecida en el país. Los métodos de vacunación desempeñan un gran papel en la prevención y lucha contra la glosopeda.

Inmunización pasiva. Se practicó ya en el pasado siglo, mediante la inyección de suero de convalecientes o sangre de los mismos, obtenidos a partir de bovinos que habían pasado la infección natural. La aplicación de suero bovino hiperinmune, que en los años veinte del siglo actual se empleó de modo sistemático en la lucha antiaftosa, y que durante la epizootia de 1937/38 tuvo todavía gran significación, ha sido sustituida en los años siguientes por la inmunización activa. Dondequiera que se practique en la actualidad la vacunación, ha perdido mucha importancia la inmunización pasiva.

El suero inmune todavía se utiliza para la protección de los animales no vacunados durante el transporte (al matadero, exposiciones, ferias de venta, etc.). Además, el empleo del suero inmune está indicado para mejorar el curso de las formas graves y para la protección de los animales jóvenes (véase el epígrafe "Tratamiento"). En caso de gran necesidad todavía se recurre en la actualidad al suero de convalecientes, obtenido a partir de efectivos bovinos o porcinos afectados al cabo de 2-3 semanas de su curación clínica y después de haber realizado la desinfección final. Cuando tuvo lugar la amplia difusión de la fiebre aftosa en los porcinos en los años de 1962 y 1963, en la República Demócrática Alemana se obtuvieron buenos resultados con la aplicación de suero de bovinos convalecientes, y menos favorables con el de porcinos (Thamm, 1965). La dosificación del suero hiperinmune la fija el fabricante, pudiendo estimarse como valor indicativo unos 30-40 ml/100 kg y para el suero de convalecientes un mínimo de 50 ml, hasta llegar al doble de la dosis del suero hiperinmune. La disposición 5ª para la prevención y lucha contra la glosopeda, del 4 de enero de 1963 establece para los lechones 20-30 ml y para las cerdas madres 80-100 ml de suero de convalecientes (normas para la obtención de suero y sangre de convalecientes de fiebre aftosa pueden consultarse en Thamm, 1965). La sangre de convalecientes que en caso de necesidad obtienen los veterinarios prácticos debe aplicarse subcutáneamente en varios puntos de inyección. El suero hiperinmune polivalente tiene un título de 6 a 20 veces superior al de la sangre y suero de convalecientes, por lo que, desde el punto de vista de la actividad, debe recurrirse a él. El valor protector del suero depende de la fracción gammaglobulínica. Kasansky (1961) empleó con éxito gamma-globulina en lechones lactantes, habiéndola obtenido a partir de suero de convalecientes de glosopeda.

La ventaja del suero inmune frente a la vacuna consiste en que protege inmediatamente. Como inconveniente hay que citar que su protección sólo dura unos 10 días, periodo en el que, por lo general, todavía no ha concluído la diseminación del virus a partir del foco de infección, de manera que la inmunización pasiva no proporciona ninguna base suficientemente eficaz para luchar contra la epizootia.

Inmunización activa. La habitual inmunoprofilaxis activa, empleada actualmente en todo el mundo, fue creada en el año 1938 por Waldmann y Köbe, con el desarrollo y aplicación de la vacuna a base de adsorbato formolado. Dichos autores combinaron la inactivación con formalina, ya conocida, con la adsorción al hidróxido de aluminio. Waldmann, Pyl, Hobohm y Möhlmann idearon también un método original para la producción industrial de esta vacuna inactivada en la isla de Riems.

Las vacunas que se emplean en la práctica se parecen mucho entre sí. Las diferencias radican en la multiplicación y obtención del virus, en la actividad de la vacuna contra uno, dos o tres tipos de virus, y en el espectro antigénico e inmunitario de las cepas de virus empleadas. También hay variaciones en cuanto a los métodos de inactivación y a los aditivos (por ejemplo, con o sin saponina), así como en el método empleado para eliminar las bacterias e impedir la contaminación. El virus se presenta en forma inactivada. Su aplicación en los últimos 25 años ha demostrado su inocuidad, pues sólo de modo excepcional, se ha informado sobre la presentación de glosopeda tras la vacunación.

En la vacuna clásica de Riems, el virus bruto se obtiene a partir de bovinos previamente inyectados por vía intramucosa en la lengua con virus de elevada infecciosidad. Al cabo de 24 horas, de las aftas que se han formado se recogen la cubierta y la linfa (por término medio, 30 gramos de material con un título de 10^7 - $10^{8,5}$ DI_{50} para la vaca, por cada 0,1 ml) que inicialmente se congelan y luego se trituran mecánicamente, se homogeneizan y extraen en solución tampón, purificando mediante centrifugación, para, finalmente, filtrar. Mar tarde tiene lugar la adsorción a hidróxido de aluminio en autoclave con agitación constante, y la inactivación con formalina durante 24 horas a la temperatura de 25 °C.

Un notable progreso en la producción de vacuna supuso el desarrollo de la denominada vacuna concentrada, obtenida por Pyl. En el proceso de filtración para eliminar la contaminación bacteriana se perdía aproximadamente el 50 % del virus. El material de salida no podía filtrarse a la concentración deseada (máximo del 6 %), porque en tal caso las pérdidas víricas todavía eran mayores, por obstrucción de los poros del filtro. Esto obligaba a aplicar dosis inmunizantes por res vacuna de 30 y hasta 60 ml. Cuando Pyl y col. demostraron que el virus de la fiebre aftosa tolera el tratamiento por el cloroformo, y que bacterias y hongos sucumben y son disueltos por esta sustancia, se vió la posibilidad de eliminar la filtración y de preparar la vacuna según se deseara, con lo que la dosis vacunal se redujo a 5 ml para los bóvidos y 3 ml para la oveja.

La vacuna de Frenkel, elaborada por este autor (1947), difiere de las primeras vacunas mencionadas en el método de obtención del virus bruto. Se recogen las lenguas de bovinos sacrificados, se limpian y desinfectan; seguidamente, con una máquina especial se fragmenta el epitelio en trocitos o rodajas finos y se pasan a un medio nutritivo en el que sobrevive el epitelio durante cierto tiempo, en el curso del cual puede multiplicarse el virus aftoso que se adicione. Ello tiene lugar en 20-24 horas, a 37 °C, moviendo el material y añadiendo oxígeno. Pueden emplearse recipientes desde unos pocos litros de capacidad (frascos de vidrio) hasta de varios cientes de litros (tanques de acero).

La posibilidad de producir una vacuna en cultivos tisulares (multiplicación del virus en medios celulares) se hizo realidad cuando Bachrach y col. (1955), así como Sellers (1955), lograron cultivar el virus en medios hísticos a base de células renales de cerdo y de ternero. El virus así conseguido resultó plenamente adecuado para la producción de vacuna. El virus se multiplica en monocapa (estacionaria ó en rotación), así como también en medios con suspensión celular. Junto con cultivos celulares primarios, actualmente se emplea para la producción una línea celular permanente, la BHK 21.

Todas las vacunas mencionadas contienen antígeno de uno, de dos o de tres tipos de los virus presentes en Europa, es decir, O, A y C; son, pues, monovalentes, bivalentes o trivalentes. En las vacunas polivalentes, los diversos antígenos víricos se encuentran en idéntica proporción. La actividad de la vacuna frente a cada uno de los tipos puede ser, no obstante, diferente. Por un lado, la inmunización contra el tipo O no es por regla general tan eficaz, desde luego, como frente a los otros tipos; por otra parte, la aplicación de vacunas polivalentes supone una pérdida de actividad frente a cada uno de los tipos. Esto ocurre particularmente con la vacuna trivalente en comparación con las mono o bivalentes, ya que, por lo general, no se logra con ella una protección de idéntica intensidad ni de igual duración contra los tres tipos de virus.

Cepas de virus serológicamente semejantes pueden comportarse de modo distinto desde el punto de vista inmunológico. Hay cepas que no inmunizan ni contra ellas mismas, ni contra otras homólogas, de tal manera que resultan inadecuadas para la producción de vacuna.

Según Röhrer (1967), para la producción de vacuna son adecuadas las cepas con amplio espectro inmunizante y fuerte actividad inmunógena.

En los bovinos se alcanza una protección vacunal suficiente al cabo de 10-14 días, siendo máximo el grado de protección hacia las 3-4 semanas de la vacunación. A los 4-5 días de la aplicación ya se pueden demostrar anticuerpos neutralizantes en el suero, los cuales alcanzan la cúspide hacia la 5ª semana, permanecen constantes durante largo tiempo y disminuyen paulatinamente mas tarde, para alcanzar al cabo de 4-6 meses los mismos valores observados en la primera semana siguiente a la vacunación. La inmunidad conseguida experimentalmente, tras la vacunación única habitual, dura unos 6-8 meses y, en condiciones naturales, posiblemente más. Como duración maxima de la inmunidad se han señalado 18 meses, pero hay grandes variaciones de unos individuos a otros. En terneros hijos de vacas inmunes, los anticuerpos adquiridos con el calostro trastornan el desarrollo de la inmunidad hasta que han pasado algunos meses. Los terneros reciben actualmente en la RDA una dosis de vacuna al cabo de 1-2 meses. Los terneros de vacas inmunes ya forman anticuerpos en las primeras semanas de su vida, de modo que si fuera preciso ya pueden vacunarse a esa edad. La duración de la inmunidad y el grado de la misma dependen fundamentalmente del contenido antigénico y del tipo de vacuna de que se trate.

Mediante vacunación repetida (según Mackowiak y col., lo más práctico es a los 3-4 meses de la primera vacunación), la protección inmunitaria se refuerza considerablemente. Este proceder puede ser necesario en condiciones epizoóticas especiales y en la primera vacunación de animales jóvenes; en estos casos, la vacunación con producto monovalente contra el tipo de virus presente supone el aprovechamiento de la denominada inyección de recuerdo (*booster effect* de los anglosajones) sobre la inmunidad básica lograda con la vacuna trivalente previa. La inmunización pasiva perjudica el establecimiento de la inmunidad activa, si se practica entre 30 días antes y 10 después de la vacunación.

La vacuna adsorbida-formolada, aplicada subcutáneamente, forma un nódulo que inicialmente está constituido por una cápsula conjuntiva y una cavidad amarilla, ocupada por una masa pastosa. Ulteriormente, todo pasa a ser tejido de granulación, que al cabo de los meses todavía es fácilmente palpable. Si la inyección se aplica por vía subfascial o intramuscular, pueden formarse flemones y abscesos, con trastornos generales.

La vacuna adsorbida-formolada debe conservarse a 2-7 °C. Las temperaturas más elevadas disminuyen su actividad. La congelación destruye también su eficacia. La adición de glicerina impide la congelación, de modo que permite su conservación a temperaturas inferiores a 0 °C.

La vacunación se practica en el ganado vacuno y en los pequeños rumiantes, pero también pueden protegerse eficazmente los porcinos con una vacuna de gran valor, inactivada, especialmente preparada para esta especie. Los lechones nacidos de cerdas vacunadas 4 semanas antes del parto resultan inmunes hasta un mes después del nacimiento. Frecuentemente se utilizan como inactivante la etiletilenimina y como coadyuvante el dietilamino-etil-dextrano. Además se están realizando trabajos encaminados a conseguir una vacuna a base de cepas de virus aftoso debilitadas, particularmente aplicables al cerdo. Tales vacunas también pueden tener ventajas para la inmunización de los rumiantes.

En la República Democrática Alemana, para la protección de las piaras porcinas se dispone de vacuna adsorbida y de vacuna viva.

Dada la rápida renovación de los efectivos porcinos, por razones ecológicas no es posible la vacunación profiláctica rotativa en superficie. La vacuna inactivada monovalente contra los tipos O, A y C se aplica por decisión estatal en las zonas amenazadas cuando aumenta el riesgo de epizootia, por ejemplo, en la frontera, dada la presencia de la misma en los países vecinos, o bien en vacunaciones en anillo rodeando al foco de infección.

En cambio, se aplica la vacuna de virus vivo, siempre monovalente O, A ó C, en grandes explotaciones porcinas ya infectadas o sospechosas de contagio. Con ella puede detenerse la marcha de la infección, gracias a la rápida instauración del efecto protector, de manera que permanece sana una parte más o menos grande de la piara y, con ello, se acorta la duración del contagio.

Gracias a esta medida preventiva a base de vacuna adsorbida específica para el cerdo aplicada a animales inmovilizados o en anillo en casos de particular amenaza, y a la vacuna viva en el propio ganado infectado para anular la epizootia, ya ha entrado el cerdo en el sistema de medidas inmunoprofilácticas de prevención y lucha contra la fiebre aftosa.

La amplia aplicación de medidas profilácticas de vacunación obligó a prestar atención a la posible presentación de alergias postvacunales. Entre los diversos tipos de vacunas hay pocas diferencias, pero significativas estadísticamente. Estimadas en general, puede decirse que las alergias son raras. En una a amplia casuística, se observaron en el 0,05 % de los animales vacunados, pero pueden ser más frecuentes. Las alergias se producen por sustancias empleadas en la producción de la vacuna, especialmente antibióticos, restos celulares, etc. En suma, la cuasa no se ha esclarecido completamente. Hay que distinguir dos tipos de alergias: la precoz y la tardía. Baljer y Mayr (1971) demostraron la existencia de un paralelismo entre la alergia de tipo precoz (urticaria y edema) y los trastornos de la gestación. En éstos, que se presentan entre las 10 horas y los 14 días siguientes a la vacunación, según dichos autores debe reconocerse la participación causal de la vacuna, siempre que puedan excluirse otras causas específicas.

Defensa permanente contra la glosopeda de origen exterior. Las medidas se fundamentan especialmente en la vigilancia veterinaria del ingreso y tránsito de animales fisípedos, de productos animales, de otros artículos agrarios y del tráfico de personas y mercancías. Deben establecerse de acuerdo con la situación epizoótica de los países problema con los que haya contactos (según estén afectados enzoóticamente o se hallen libres de la enfermedad), y según que haya un peligro de epizootia pasajero pero grande, en relación con la existencia de ondas epizoóticas. Animales, mercancías, personas y medios de transporte deben someterse a medidas de desinfección. Aparte, se establecerán las cuarentenas reglamentarias. Puede llegarse incluso a la supresión total, durante algún tiempo, de toda clase de importaciones, entradas y tránsitos.

La situación geográfica de un país puede permitir diferenciar el riesgo de epizootia. Los países que cuentan con fronteras naturales difíciles de sobrepasar están mucho menos amenazados que aquellos cuyas fronteras son una simple prolongación de praderas, sobre todo cuando, como sucede con la República Democrática Alemana en Europa Central, se encuentran en un núcleo económico. Particular atención merece la protección de los países europeos frente a la introducción de tipos exóticos de virus, cuya difusión por la ampliación de las relaciones comerciales y el tráfico está hoy más favorecida que antes. El riesgo es particularmente grande, dado que los efectivos fisípedos de la República Democrática Alemana y de toda Europa carecen de toda protección frente a esos tipos.

En numerosos países europeos, en el marco de la prevención constante de la introducción de la enfermedad se está realizando la vacunación sistemática contra los tipos A, O y C, o ésta ya se ha llevado a cabo. Tal ocurre en Holanda, Bélgica, Francia, URSS, República Federal Alemana, Suiza y otros países (España, entre ellos). El primer país que adoptó esta decisión fue la República Democrática Alemana. Tomando como base la ley sobre la inmunización vacunal de los bovinos contra la glosopeda, del 6 de septiembre de 1950, en el otoño de 1950/51 se vacunó toda la cabaña bovina con vacuna O-A. Una vez conseguida la vacuna concentrada en el Instituto de la isla de Riems, la vacunación obligatoria se practicó desde 1958 todos los años, logrando con ello mantener la ganadería bovina de la República Democrática Alemana libre de epizootias. La vacunación anual de todos los efectivos vacunos de un país con vacuna adsorbida y formolada ha demostrado ser un proceder óptimo en la defensa contra la glosopeda. La vacunación anual supone una inyección de recuerdo que refuerza el nivel inmunitario, en particular respecto a las diversas variantes. La vacunación sistemática no puede impedir por completo la presentación de casos aislados y esporádicos de la enfermedad. Sin embargo, la inmunidad de la totalidad de los efectivos, como ha demostrado la experiencia, no permite el desarrollo de una epizootia.

Ante la proximidad de una onda epizoótica, puede resultar práctico llevar a cabo, sobre esa inmunidad básica, una nueva vacunación contra el tipo o la variante problema en una zona suficientemente amplia del territorio amenazado. También deben vacunarse en este caso los pequeños rumiantes y los porcinos.

Lucha contra una epizootia de glosopeda establecida en el país. Tiene por finalidad bloquear y eliminar las fuentes de infección. Por lo general consiste en la aplicación rigurosa de las medidas higiénicas y de inmunoprofilaxis antiepizoóticas. Condición imprescindible para que la lucha sea fructífera es la notificación inmediata de la presentación de la enfermedad.

Puede resultar conveniente enviar al matadero o matar de otro modo los animales enfermos y los sospechosos de estar contagiados. Este procedimiento de eliminación, el llamado "stamping out" de los anglosajones, se empleará cuando exista la probabilidad de que con él pueda erradicarse la epizootia, y si consideraciones económicas hacen aconsejable la decisión. La eliminación rápida del rebaño afectado, y con ello la pronta anulación de las medidas de restricción del tráfico, pueden resultar más favorables económicamente que la vigencia prolongada de medidas higiénicas antiepizoóticas, que pueden pesar sobre los intereses económicos de una explotación, una zona o todo un territorio. Por lo general esto sólo es realizable cuando se trata de un pequeño rebaño. El "stamping out" como base de la lucha contra la glosopeda sólo es realizable en países que, por su situación geográfica, tienen pocos peligros, y aun en ellos el resultado es problemático, según se comprobó con la epizootia de los años 1968-69 en Inglaterra. El sacrificio obligatorio tiene aplicación general en Europa cuando se presenten por primera vez los tipos exóticos del virus de glosopeda, porque entonces no se dispone inmediatamente de vacuna y los fisípedos son plenamente receptivos. En tales casos deben sacrificarse todos los animales, quemándolos o enterrándolos profundamente de inmediato en el mismo lugar. Por otro lado, también es posible enviar al matadero los animales, siempre que se tenga rigurosamente en cuenta que en el transporte y sacrificio de los mismos no pueda producirse la difusión del virus.

El rebaño y la granja afectados, es decir, los efectivos enfermos o sospechosos de contagio, deben inmovilizarse, estableciendo un área en torno a ellos igualmente prohibida, para llevar a cabo la inmunización en anillo en torno suyo. Si fuera preciso, también cabe establecer incluso una zona de observación. En tales zonas, amenazadas de manera perfectamente definida y uniforme, se llevarán a cabo las medidas precisas para anular la posibilidad de difusión del agente morboso, de manera que se rompa la cadena de la infección. Deben programarse escalonadas, con intensidad decreciente desde la granja afectada al territorio de aislamiento e inmovilización, hasta la zona de protección, y consisten en:

- Constantes medidas de desinfección (ver resistencia).
– Restricción del tráfico con animales (prohibición de sacrificios, comercio, cubriciones, traslados de animales; inmovilización de los animales, manteniendolos atados con cadena).
– Regulación del abastecimiento de piensos.
– Almacenamiento, desinfección y eliminación de excreciones animales.
– Medidas especiales para el tratamiento de la leche y otros productos animales, así como para su salida al mercado.
– Vestir ropa de trabajo protectora especial.
– Restricción de la posibilidad de contacto con la población que habite en el área afectada, así como su salida de ella (prohibición de abandonar la granja infectada y el área de restricción de desplazamientos, prohibición de reuniones de todo tipo, cierre de los restaurantes y escuelas, incluyendo la regulación de los horarios escolares [por ejemplo, estancia en la escuela durante todo el día], abastecimiento especial de los habitantes de la zona, prohibición de visitas de extraños y de todo tipo de tráfico).
– Divulgación entre entre la población de las características de la enfermedad y del objetivo de las medidas de lucha que se toman, etc.

Los detalles de realización se hallan en los textos legales correspondientes. En caso de que haya un serio peligro de contagio o de difusión del mismo, incluso pueden ser recomendables precauciones especiales, como la prohibición de las exposiciones agrícolas, los concursos de ganado, etc.

A los 14 días de curado el último caso de enfermedad de un rebaño o de eliminarse todo el ganado fisípedo de una explotación, se realizará la desinfección final y una vez efectuada la misma por el veterinario titular, se levantarán las medidas de restricción de desplazamientos.

El método de transmisión artificial del virus de un animal a otro aparece en la bibliografía antigua como inmunización de urgencia. Se trata de la aftización o sistema de la toalla, en el que primero se pasaba un paño por la boca de un animal enfermo y luego se restregaba por la boca de otro sano, o bien se daba pienso previamente contaminado con saliva virulenta. No es otro caso que un método de contagio artificial, y no puede llamarse inmunización activa. Cuando se administra previamente a todos los animales suero hiperinmune, en ciertos casos puede conseguirse que pasen una enfermedad leve o casi asintomática. Pero con una cepa de virus de alta virulencia, como sucede con la glosopeda maligna, puede haber considerables pérdidas. A pesar de todo, desde el punto de vista económico resulta a veces inconveniente que la infección curse de un modo lento en una explotación bovina o porcina grande, lo que obliga a prolongar las medidas de inmovilización y aislamiento. Si se llega a decidir el contagio artificial, entonces han de ponderarse cuidadosamente pros y contras y, sobre todo, deberán llevarse a cabo las medidas de desinfección, aislamiento e inmovilización, dado que, cuando se produce una enfermedad experimental simultánea en numerosos animales, se liberan grandes cantidades de virus.

La inmunoprofilaxis se lleva a cabo mediante la vacunación en anillo de todos los fisípedos, con vacuna monovalente del tipo de virus causal, o bien con una vacuna a base del propio virus que provoca la epizootia. La preparación de una vacuna suficientemente eficaz no siempre está exenta de problemas (véase "Etiología"). Cuando la epizootia muestra intensa tendencia a la difusión y cuando se producen brotes en territorios de elevada densidad ganadera y con explotaciones intensivas, fácilmente se rompe el anillo al resultar sobrepasado antes de que se haya establecido la protección inmunitaria. En cierta medida, en tal situación se va detrás de la epizootia. Como ya hemos indicado, mediante la vacunación en superficie se establece una situación epizootiológica que permite mantener bajo control, incluso en tales condiciones, los focos de infección, aplicando la inmunización de recuerdo en anillo.

Legislación veterinaria. En todos los países, la lucha contra la glosopeda se realiza por medio de la legislación veterinaria. En la República Democrática Alemana están en vigor: la Orden N° 3 "Prevención y lucha contra la glosopeda, tipos O, A y C", de 16.4.1974 (Public y Notif. del Ministerio de Agricultura, Bosques y Alimentación 1974, pág. 64) y la Ley del 6.9.1950 sobre vacunación protectora de bóvidos contra la glosopeda en versión de la Ley de Desarrollo de 11.6.1968, según lo dispuesto en el punto § 18 de la Disposición Complementaria núm. 2 del 3.8.1973 sobre la Ley de Epizootias de 11.8.1971, así como lo ordenado en la Disposición Complementaria núm. 2 referente a la antedicha Ley de Desarrollo. El tratamiento que debe darse a la carne de animales enfermos o sospechosos viene regulado en la Norma núm. 7 complementaria de la Ley de Inspección de Carnes de 24.12.1971 (Public. y Notif. del M. de Agricultura, Bosques y Alimentación 1972, pág. 25).

En españa, aparte de la Ley y Reglamento de Epizootias, el Ministerio de Agricultura dicta periódicamente decretos, disposiciones y órdenes diversas, para acomodar la lucha a cada situación.

Glosopeda humana. La transmisión al hombre es poco frecuente y, la mayoría de las veces, tiene lugar por leche de vacas afectadas, siendo más rara como consecuencia del contacto inmediato con partes del cuerpo animal enfermo, al ordeñar, sacrificar reses o cuidarlas. También se han descrito infecciones de laboratorio. Lo más llamativo es la formación de aftas en los labios, encías, dorso y bordes de la lengua, precedidas de un enrojecimiento. Después de rota la cubierta de las vesículas, aparecen defectos del epitelio que curan pronto. En casos aislados también se forman aftas en las conjuntivas, en las manos, sobre todo en la punta de los dedos, en la base de las uñas y en la superficie volar de los dedos, así como en los dedos de los pies y en la cara y, más raramente, en todo el cuerpo. Como complicación pueden aparecer úlceras de difícil curación. Los síntomas que pueden observarse son cansancio, fiebre, dolores cefálicos y articulares, mareos, contracturas gástricas, vómitos, diarrea y trastornos circulatorios.

ANEXO AL APARTADO "Receptividad". El virus de la glosopeda puede *multiplicarse* en el ratón joven y otros animales recién nacidos (rata, conejo, gato), en el cobayo, erizo, embrión de pollo y cultivos celulares. También son receptibles al virus de la glosopeda los ratones lactantes y ratones gestantes. Este virus puede adaptarse mediante pases alternantes al ratón adulto, rata y hámster.

Tras contagio i.p. de ratones de 3-5 días de edad, el virus se acumula en los músculos esqueléticos y miocardio; los animales mueren 2-10 días p.i. con el cuadro clínico de una parálisis fláccida de las extremidades. Para aislar el virus, titulación de éste y para el test de neutralización, se recurrirá al ratón muy joven.

Como consecuencia del contagio del cobayo a través de la escarificación realizada en la piel de la planta de una extremidad posterior, se forma una vesícula al cabo de 24-48 horas. Tras una fase de viremia que se traduce en aumento de la temperatura corporal, entre 2 y 5 días después del contagio aparecen aftas en las plantas de las otras extremidades y en la mucosa bucal.

La adaptación al embrión de pollo puede conseguirse a través de pollitos de un día. Los embriones de pollo conviene infectarlos por vía i.v., enriqueciéndose el virus en los músculos cardíaco y gástrico.

Bibliografía.

Röhrer, H. (1967): Maul- und Klauenseuche (MKS). In: H. Röhrer, Handbuch der Virusinfektionen bei Tieren. Bd. II, 23. VEB Gustav Fischer Verlag, Jena.

Rolle, M., u. Mayr, A. (1966): MKS-Virus und die dazugehörige Krankheit. Mikrobiologie und allgemeine Tierseuchenlehre, 3. Auflage, S. 470. Ferdinand Enke Verlag, Stuttgart.

Sellers, R. F. (1971): Quantitative aspects of the spread of foot and mouth disease. Vet. Bull. 41, 431.

Thamm, H. (1965): Leitfaden zur Bekämpfung der Maul- und Klauenseuche. VEB Gustav Fischer Verlag, Jena.

Vetterlein, W. (1954): Das klinische Bild der Maul- und Klauenseuche beim Menschen, aufgestellt aus den bisher experimentell gesicherten Erkrankungen. Arch. exper. Vet.med. 8, 541.

2. Infecciones por rhinovirus

(H. Hahnefeld)

Los rhinovirus miden 20-30 nm., son cúbicos y poseen una cadena de RNA resistente al éter. Constituyen un género independiente en la familia de los Picornavirus. Se pueden distinguir de los Enterovirus por su sensibilidad a los ácidos (inactivación a pH 5), la distinta velocidad de inmersión en CsCl (1,40-1,45 g/cm^3) y por la falta de estabilización ante el Cl_2Mg a 50 °C. Se asientan en la mucosa de las vías respiratorias altas del hombre, vacunos, caballo y gato. Evidentemente, en el intestino no se multiplican, puesto que los rhinovirus sólo en raras ocasiones pueden encontrarse en las heces.

El **aislamiento** en cultivos de tejidos exige, en ciertas cepas, determinadas condiciones. Posiblemente como consecuencia de su adaptación a las condiciones que reinan en las vías nasales, los rhinovirus del hombre y del ganado vacuno se multiplican mejor a 33 ° que a 37 °C. El espectro de células sensibles es variable. La mayoría de los rhinovirus del hombre (cepas H) y los rhinovirus bovinos sólamente se multiplican en cultivos celulares de la correspondiente especie. Otras cepas de rhinovirus humanos (cepas M) se multiplican también en cultivos de células renales de mono. Un espectro celular más amplio muestran los rhinovirus equinos, los cuales se pueden multiplicar en cultivos celulares de caballo, conejo, criceto, perro, mono y hombre. En el hombre y la vaca, el aislamiento de los rhinovirus a veces sólamente se logra en cultivos de órganos homólogos procedentes de mucosa nasal o traqueal. Los rhinovirus no se cultivan en el embrión de pollo.

Los rhinovirus del hombre y de la vaca no son patógenos para los pequeños **animales de laboratorio.** Los rhinovirus equinos en monos, conejos y cobayos dan lugar a infecciones subclínicas, con viremia y formación de anticuerpos.

Los **rhinovirus bovinos** se aíslan tanto a partir de terneras con síndromes respiratorios, como a partir de las sanas. En las experiencias de transmisión experimental no son evidentemente patógenos para los terneros. Probablemente necesiten la acción concomitante de otros factores nocivos para producir la infección. Su estructura antigénica no es uniforme. Todavía no se ha llevado a cabo su exacta tipificación.

Los **rhinovirus equinos** (virus respiratorios equinos) se presentan como agentes de enzootias estabulares. En los caballos adultos causan faringitis febril, con tumefacción de los ganglios linfáticos, tos y secreción nasal. Idénticos síntomas se presentan también en los caballos experimentalmente infectados. Son virus transmisibles al hombre. Serológicamente pueden diferenciarse dos tipos (tipo 1 y tipo 2).

El **virus de la glosopeda,** que pertenece a los rhinovirus, dada su especial significación se estudia independientemente (1.).

Los **rhinovirus del hombre,** que antaño se designaban como grupo ERC (ECHO-virus tipo 28, rhinovirus, coryzavirus) provocan en los individuos adultos coriza y en los niños también bronquitis, laringitis y bronconeumonía. Hasta ahora se han diferenciado 90 tipos serológicos. La multiplicidad de tipos antigénicos probablemente sea una causa de las infecciones de coriza que con frecuencia son recurrentes, y de la falta de una eficaz inmunoterapia.

Bibliografía

Liebermann, H. (1978): Taxonomie der Viren. In: H. Röhrer, Handbuch der Virusinfektionen bei Tieren, Bd. VI/1, 17. VEB Gustav Fischer Verlag, Jena.

3. Infecciones por calicivirus

(H. Liebermann)

Los representantes del género *Calicivirus* de la familia *Picornaviridae* poseen una cadena lineal de RNA con un peso molecular de 2,5-2,8 x 10^6 Dalton. El RNA de las partículas víricas posee propiedades infectantes e informativas; este componente constituye el 22 % del virión. La constante de sedimentación del RNA está entre 35-38 S. El diámetro del virión es de 35-40 nm.

Las partículas víricas no poseen lípidos ni hidratos de carbono. Su peso molecular es de 10 x 10^6 Dalton.

Aunque el Comité Internacional de Nomenclatura de virus ha clasificado los calicivirus como género de la familia *Picornaviridae,* estos virus se distinguen por varias propiedades físico-químicas de los enterovirus (4.) y rhinovirus (2.). Los calicivirus tienen un aspecto "deshilachado" y un pérfil de contraste fácilmente reconocible con ácido fosfowolfrámico. Por el contrario, las enterovirus y rhinovirus manifiestan escasos o níngún detalle estructural (fig. 11.). El diámetro de las calicivirus, con 35-40 nm, es significativamente mayor que el correspondiente (24-30 nm) a los restantes integrantes de la familia *Picornaviridae.* Por ello y por las diferencias fisicoquímicas entre los calicivirus y los otros géneros de la familia *Picornaviridae* (coeficiente de sedimentación, coeficiente de extinción, número de polipéptidos de gran tamaño), se propuso no clasificarlos dentro de las *Picornaviridae,* sino como una familia de *Caliciviridae* independiente. Por lo que respecta a la estabilidad frente a los ácidos, los calicivirus se sitúan entre las enterovirus y rhinovirus; son estables a pH 5 y lábiles a pH 3.

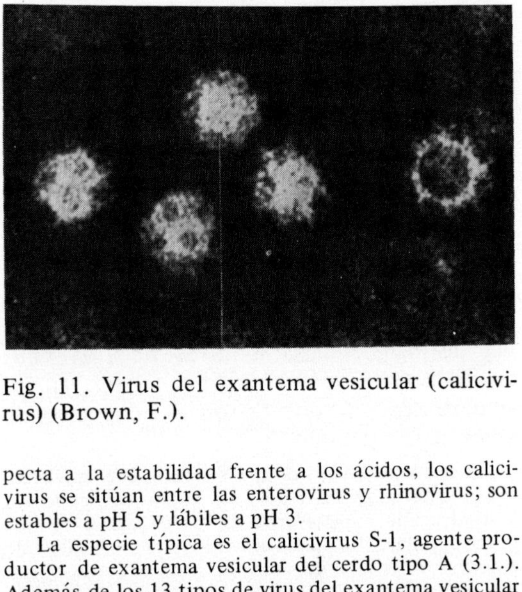

Fig. 11. Virus del exantema vesicular (calicivirus) (Brown, F.).

La especie típica es el calicivirus S-1, agente productor de exantema vesicular del cerdo tipo A (3.1.). Además de los 13 tipos de virus del exantema vesicular del cerdo, pertenecen a este género el calicivirus felino (3.2.) y probablemente el virus de los leones marinos de San Miguel (3.1.).

3.1. Exantema vesicular

(D. Schmidt)

(Al.: *Bläschenausschlag des Schweines, Bläschenexanthem* lat.: *Exanthema vesiculare* ; ingl.: *Vesicular exanthema of swine;* fran.: *Exanthéme vésiculeux.)*

El exantema vesicular (EV) es una enfermedad aguda, febril, causada por virus, que clínicamente se parece mucho a la glosopeda (1.), a la enfermedad vesicular del cerdo (4.1.) y a la estomatitis vesicular (10.2.). A diferencia de la glosopeda, la enfermedad sólamente afecta al cerdo y, ocasionalmente, al caballo. Además de las pérdidas económicas producidas por el EV, es de particular importancia la confusión con la glosopeda. Todo caso de EV debe por ello considerarse sospechoso de glosopeda y tratarse convenientemente, hasta asegurar el diagnóstico.

El EV no puede diferenciarse clínica ni virológicamente de la enfermedad de los leones marinos de San Miguel, aceptándose su identidad con el EV, aunque todavía no se ha demostrado en todos sus aspectos. Esta enfermedad, que resulta de interés por lo que respecta a la epizootiología del EV, se describe al final del capítulo.

Historia y presentación. El EV se observó por primera vez en el año 1932, en EE. UU. Al principio, se identificó con la glosopeda, pero en años siguientes, tras los infructuosos intentos de transmisión experimental a vacunos y cobayos, se consideró que tenía etiología independiente.

En los años 1952 y 1953, la enfermedad, que anteriormente sólo había sido observada en California, se difundió por otros 42 estados norteamericanos. Después de aplicadas las adecuadas medidas de lucha, desde el año 1960 ya no se han registrado nuevos brotes de enfermedad en Norteamérica.

Etiología. El agente de la EV es un virus RNA que pertenece a los calicivirus. Posee un diámetro de 27-35 nm y tiene una constante de sedimentación de 140 S. Serológicamente se han distinguido hasta ahora 19 tipos del virus del EV, de los que 13 existen todavía en los laboratorios y 6, que fueron aislados antes de 1948, se han perdido.

El cultivo del virus de la EV se consigue en medios tisulares de riñón de cerdo y en embrión de pollo. En la realización de la prueba de las placas, se forman placas grandes y pequeñas. El virus formador de grandes placas es muy virulento para el cerdo, mientras que el agente que da lugar a la formación de pequeñas placas es poco virulento o avirulento. Al continuar el cultivo, el virus formador de grandes placas sólo continúa formando este tipo de placas, mientras que el virus formador de pequeñas placas produce gran número de estas y unas pocas grandes. Ambas variantes formadoras de placas se diferencian también por las alteraciones morfológicas que provocan en el nucleolo y en la periferia de las células infectadas.

Dentro de las células infectadas, el virus de la EV se acumula en estructuras membranosas con aspecto cisternoide. Tales cisternas evidentemente no representan el lugar de la multiplicación del virus. Probablemente sirvan para el transporte y liberación del virus.

El éter no ataca al virus del EV. El virus mantiene su infecciosidad a la temperatura del frigorífico durante 2 años, y a la del laboratorio durante seis semanas. Se ha demostrado que todas las partes corporales investigadas para comprobar su contenido en virus (piel, patas, hocico, musculatura, huesos, bazo, glanglios linfáticos, vísceras y sangre) todavía seguían siendo infecciosas al cabo de cuatro semanas de conservacion a la temperatura de 7 °C.

La inactivación completa de una suspensión del virus procedente de lesiones epiteliales se produce a 62 °C durante una hora. Con valores de pH $\geqslant$ 12,6 y $\leqslant$ 3,0 el virus es destruído.

Receptividad. Además del cerdo, son sensibles a la infección intradérmica con el virus del EV el caballo, el criceto y el perro. No obstante, dependiendo del tipo de virus y de la resistencia individual del animal de experimentación, no siempre se producen lesiones típicas. No son sensibles la vaca, oveja, cabra, ratas blancas y silvestres, ratones blancos, conejos, erizos y cobayos.

Inmunidad. Después de pasar el EV, los animales permanecen inmunes durante varios meses, pero sólo frente al mismo tipo de agente productor. También se inmunizan los animales por infecciones subclínicas no manifiestas.

Epizootiología. La difusión del virus de la EV tiene lugar, principalmente, por la administración como alimento de residuos cárnicos portadores del virus. Por contacto directo, el virus sólamente puede difundirse en los primeros cinco días de la enfermedad.

Síntomas clínicos y pronóstico. Tras un periodo de incubación que va desde 40 horas hasta 8 días, la temperatura corporal de los cerdos infectados se eleva a 40,5-41,5 °C. Al mismo tiempo, se presenta decaimiento y anorexia. Unas 12 horas más tarde aparecen en las pezuñas, pezones y mucosa bucal las primeras lesiones en forma de aftas, que clínicamente no difieren de las que se presentan en la glosopeda. Las aftas se rompen al cabo de 24-48 horas. La viremia que va ligada a la enfermedad comienza aproximadamente unas 48 horas antes de la formación de las aftas y concluye 36 horas después. La eliminación del agente causal dura unas 84-108 horas. La temperatura corporal desciende a continuación de la rotura de las aftas. La generalización, con formación de aftas secundarias, se ha observado en los cerdos de más edad pero nunca entre los lechones. En el proceso de curación de las lesiones, en la mayoría de los casos sólo se presentan complicaciones en las pezuñas (infecciones bacterianas secundarias y desprendimiento de la pezuña). La mortalidad es muy baja, salvo en los lechones.

En la fase aguda de la enfermedad el animal puede perder un 5-10 % de su peso corporal.

Diagnóstico. Antaño, el diagnóstico se aseguraba inyectando el agente causal a cerdos, vacas y caballos, animales que reaccionan de modo distinto ante los agentes causales del EV, glosopeda (1.) y estomatitis vesicular (10.2.). Son aconsejables los metodos de laboratorio (reacción de precipitación en gel de agar, fijación de complemento y prueba de la formación de placas). Actualmente es preciso diferenciar también la enfermedad vesicular del cerdo (4.1.).

Para llevar a cabo las reacciones serológicas, que sirven también para la diferenciación de los tipos, pueden emplearse tanto el virus del EV procedente de cerdos infectados, como el aislado en medios tisulares.

Terapéutica y profilaxis. Los animales enfermos deben tratarse sintomáticamente.

Para la profilaxis ha resultado eficaz la cocción de todos los residuos de cocina empleados para la alimentación del cerdo. Mediante la cocción, el control rutinario de su inocuidad, sacrificio obligatorio de los efectivos infectados, desinfección, restricción de los movimientos de los animales y la cuarentena, ha podido lucharse eficazmente contra la enfermedad y someterla a control.

Con la inyección de suero hiperinmne contra el EV se consigue un cierto grado de protección. Experimentalmente se ha conseguido proteger a los cerdos contra la infección por EV con una adsorbo-vacuna de hidróxido de aluminio.

Relaciones con la enfermedad de los leones marinos de San Miguel (ELMSM) y demás mamíferos marinos. A partir de leones marinos californianos fue aislado por vez primera en 1972 el virus de la ELMSM, que no puede diferenciarse morfológica, química, física y clínicamente del virus del EV. Posee el mismo espectro de animales receptores y presenta 4 tipos serológicamente distintos. Los índices de neutralización entre los tipos de virus de la ELMSM y los del EV tienen los mismos valores que entre los tipos de virus del EV. De estos datos se deduce que el virus de la ELMSM es idéntico al virus del EV. Se han encontrado anticuerpos contra tres de los 4 tipos de virus de la ELMSM en jabalíes, cabras salvajes y zorros, pero todavía no se han detectado anticuerpos contra tipos de virus del EV en mamíferos marinos. Por eso todavía no está claro si el EV del cerdo procede de la ELMSM de los mamíferos marinos o si ambas enfermedades tienen un origen común.

Bibliografía

Bankowski, R. A. (1965): Vesicular exanthema. Advances Vet. Sci. (Academic Press, New York and London) **10**, 23.
Schmidt, D. (1967): Vesikuläres Exanthem des Schweines. In: H. Röhrer, Handbuch der Virusinfektionen bei Tieren, Bd. **II**, 703. VEB Gustav Fischer Verlag, Jena.
Sawyer, J. C. (1976): Vesicular exanthema of swine and san miguel sea lion virus. J. Amer. Vet. Med. Ass. **169**, 707.

3.2. Infección del gato por calicivirus (H. Liebermann)

(Infektiöse Katzenrhinitis, Virusschnupfen)

La infección por calicivirus es un proceso infeccioso de coriza, por lo general de curso benigno, propio de los gatos. Los aislamientos del virus que se han conseguido en diversos países permiten deducir la difusión global de la infección.

Etiología. El agente causal, teniendo en cuenta sus propiedades fisicoquímicas, se incluye entre los calicivirus. Los virus poseen un monofilamento de RNA, posiblemente tienen simetría icosaédrica, con 32 capsómeros y un diámetro de 35-40 nm. Son resistentes al cloroformo y éter e inestables a pH 3. La síntesis tiene lugar en el citoplasma. Todas las cepas de calicivirus felino conocidas y estudiadas hasta ahora pertenecen sólo a un serotipo, que se denomina calicivirus felino serotipo 1. Se sospecha que la cepa Bürki 135/2 podría constituir una serotipo independiente, lo que todavía queda por demostrar.

La multiplicación de estos virus, lo mismo que los virus de la rinotraqueítis de los felinos, tiene lugar en el área laríngea. Los calicivirus felinos se eliminan a través de las mucosas nasal y conjuntival. Fundamentalmente se transmiten por medio de gotitas. Dada la gran resistencia de los virus, si se exceptúa ante los ácidos, con frecuencia están contaminados los alojamientos, las jaulas de transporte y, posiblemente también, las salas de espera y las consultas.

Síntomas clínicos y anatomía patológica. La infección por calicivirus cursa de modo más leve que la de la rinotraqueítis (17.9.). Al cabo de un periodo de incubación de 1-2 días (infección experimental) los animales estornudan y muestran ligera secreción nasal y lagrimal, esta última asociada a una conjuntivitis serosa. Durante algunos días puede estar ligeramente elevada la temperatura corporal. El pronóstico es favorable. El coriza cura, por regla general, al cabo de 1-2 semanas sin tratamiento. A veces, como consecuencia de infecciones bacterianas o víricas secundarias, las manifestaciones morbosas pueden durar varias semanas.

Desde el punto de vista anatomopatológico, se presentan amplios procesos inflamatorios catarrales, desde agudos a crónicos.

Diagnóstico. Sólo el laboratorio puede decidir claramente si un coriza es producido por picornavirus, por herpesvirus (17.9.), clamidias (21.7.), micoplasmas, o si se trata de infecciones mixtas por los agentes mencionados.

Los picornavirus felinos pueden demostrarse en cultivos celulares, con retracción y lisis de las células, que permiten la diferenciación fácil de los herpesvirus.

Terapéutica y profilaxis. Están indicados los antibióticos de amplio espectro para el tratamiento del coriza del gato.

Los gatos enfermos deben ser cuidadosamente atendidos por los dueños. Deben serles administrados los alimentos que les apetezcan. Está contraindicada la hospitalización.

Las vacunas contra el calicivirus felino (vacunas vivas y atenuadas) han dado buenos resultados en experiencias de campo y en el laboratorio, tanto tras la infección experimental como en la sueroconversión. Pueden administrarse tanto solas (monovalentes) como junto con vacunas contra la rinotraqueítis felina (vacunas bivalentes) y finalmente con vacunas contra la panleucopenia (vacunas trivalentes).

Bibliografía

Bittle, J. L., u. Rubic, W. J. (1975): A feline calicivirus vaccine combined with feline rhinotracheitis and feline panleukopenia vaccine. Feline Practice **5** (6), 13 -15.

4. Infecciones por enterovirus
(H. Hahnefeld)

Los enterovirus son un grupo de agentes infecciosos para el hombre y diversas especies animales, con afinidad primaria por el tracto digestivo, en el que se multiplican de modo pasajero y, en la mayoría de los casos, sin manifestaciones clínicas. Algunos de ellos muestran una afinidad adicional por otros órganos, cuyo ataque secundario puede dar lugar a manifestaciones morbosas evidentes. Los enterovirus se encuentran con preferencia en individuos jóvenes.

El descubrimiento de los enterovirus está estrechamente ligado al estudio de la poliomielitis humana. En experiencias de aislamiento vírico a partir de heces, líquido de lavados faríngeos, líquido cerebroespinal y otros materiales procedentes predominantemente de niños, se encontraron además del virus de la poliomietis otros virus con distinta estructura antigénica, pero idénticas propiedades fiísico químicas. Se trata de los coxsackivirus (así llamados por la ciudad de Coxsacki, en los EE. UU.), que pueden aislarse mediante la inoculación de ratones lactantes, y de los ECHO-virus (enteric cytopathogenic human orphanvirus) en cuya expresión la voz *"orphan"* significa huérfano, ya que estos virus no pudieron adscribirse a ningún cuadro patógeno específico. La demostración de los Echovirus se consigue exclusivamente con ayuda de cultivos celulares. A propuesta del Comité para los Enterovirus (1957), estas tres especies de virus se situaron en el grupo de los enterovirus. En los años siguientes también se incluyeron en el grupo de los enterovirus numerosos agentes presentes en el tracto digestivo de monos, bovinos, porcinos, gallinas, ratones y otras especies animales.

Con diámetro de 20-30 nm, los enterovirus pertenecen al grupo de los virus pequeños. El virión es una nucleocápsida desnuda de estructura icosaédrica, que está formada por un filamento único, el genoma del virus y proteína. Se cree que la estructura de la cápsida está compuesta por 32 capsómeros. Estos están formados por 60 subunidades protéicas. Para realizar cultivos celulares puede aislarse RNA infectante por extracción con fenol a partir de partículas víricas. El RNA del virus de la poliomielitis es también infectante para cultivos celulares, que resultan insensibles al virus completo.

Los enterovirus forman un género independiente dentro de la familia *Picornaviridae.* Los enterovirus se distinguen de los rhinovirus, que también forman un género dentro de los Picornavirus, se inactivan a pH 5 y normalmente se encuentran en la nasofaringe, por su estabilidad a pH 3. Otras diferencias consisten en la densidad en cloruro de cesio, que en los enterovirus es de 1,32-1,35 g/cm^3, mientras que los rhinovirus del hombre con 1,38-1,41 y los del caballo con 1,43-1,45 poseen densidades mayores. Para el cultivo in vitro ambos virus tienen necesidades distintas, así la temperatura óptima para el cultivo de los rhinovirus es de 30-33 °C, y a 37 °C resultan inhibidos, mientras los enterovirus se multiplican bien a esta temperatura.

El cultivo en medios hísticos es posible sin dificultades, con la excepción de la mayor parte de los virus coxsackie A . El espectro de células sensibles está limitado en la mayoría de los casos a los hospedadores homólogos. Para los enterovirus humanos también son adecuados los cultivos celulares de primates. Algunos enterovirus de bovinos y de roedores se pueden cultivar en medios tisulares de diferentes especies animales y también en embrión de pollo. Para el cultivo del virus son adecuados los de monocapa, las líneas celulares estables y los cultivos hísticos diploides.

La reproducción del virus tiene lugar en el citoplasma, donde se encuentran los viriones formando acúmulos en ordenación cristalina. Las células productoras de virus mueren rápidamente apareciendo lesiones morfológicas típicas. El efecto citopático se manifiesta por retracción y densificación crecientes del citoplasma y del núcleo, hasta llegar la lisis de la célula. En cultivos con medios líquidos pueden distinguirse dos tipos de efecto citopático, uno en forma de degeneración focal, adoptando las células forma redonda, y otro de degeneración diseminada con polimorfismo celular. En la formación de placas en agar (fig. 14) se pueden diferenciar tres tipos morfológicos, consistentes en placas redondas con límites netos y centros claros, placas redondas con bordes imprecisos y escaso tamaño y placas de bordes irregulares.

Los pases sucesivos en cultivos celulares de enterovirus patógenos pueden determinar inicialmente un incremento en su virulencia, y más tarde una atenuación de la misma. De esta manera se obtienen mutantes inmunógenas de virulencia atenuada pero valiosas desde el punto de vista inmunógeno, que pueden aplicarse como vacunas de virus vivo. Las cepas vacunales atenuadas del virus de la poliomielitis manifiestan diversas carcterísticas en cultivo (marcadores genéticos in vitro), por medio de las cuales pueden diferenciarse de cepas virulentas. Concuerdan con la falta de neurovirulencia para el mono. 1. La característica de temperatura (rct-40-marker o T-marker), definida por la escasa multiplicación a temperaturas supraóptimas (40 °C). 2. La característica del bicarbonato (d-marker), definida por la reducción del número y diámetro de las placas en cultivos en agar de escaso contenido de bicarbonato sódico. 3. El carácter MS (MS-marker), definido por una peor multiplicación en la línea celular estable de riñón de mono MS (*monkey stable*) en comparación con cultivos primarios de células renales de mono. La multiplicación de virus en cultivos celulares resulta en muchos enterovirus selectivamente inhibida por la guanidina y el 2-α-hidroxibenzilbenzimidazol.

En numerosos ECHO-virus y enterovirus bovinos, así como en algunas coxsackivirus, existen hemoaglutininas y esporádicamente también en los enterovirus porcinos y de los monos. Están ligadas a las partículas víricas y componentes de la cápsida. ECHO-virus y coxsackivirus aglutinan hematíes humanos del grupo O y del mono. Los enterovirus bovinos tienen con frecuencia un amplio espectro de hemoaglutinación. Los enterovirus porcinos y del mono raramente aglutinan eritrocitos de otras especies. La HA resulta específicamente inhibida por antisueros homólogos; la RHAI se comporta específicamente en cada tipo.

La estructura antigénica de los enterovirus se caracteriza por la presencia de antígenos específicos de tipo y de grupo. La diferenciación de los tipos antigénicos, a menudo muy numerosos, en los distintos enterovirus puede llevarse a cabo por la RN cruzada, la RFC cruzada y la RAGP; en los virus hemoaglutinantes puede realizarse también por la RHAI. La existencia de cepas primarias en virus del mismo tipo, así como el parentesco antigénico entre cepas de distintos tipos, pueden dificultar la diferenciación.

Los enterovirus poseen una considerable resistencia frente a los agentes físicos y químicos. A temperaturas de -70 °C a -20 °C la infecciosidad permanece inalterada durante varios meses o años. En frigorífico el cultivo de virus se mantiene varias semanas sin gran pérdida de su actividad. A temperaturas superiores a 45 °C se produce una rápida inactivación. Los cationes divalentes como el $MgCl_2$ en solución 1 molar tienen un efecto estabilizante a 50 °C. Esto constituye una característica singular de los enterovirus. También las proteínas, sobre todo de la leche, pero también las de la nata y helados, tienen un cierto efecto protector. La pasteurización correctamente hecha debería bastar para destruir los enterovirus presentes en la leche. En aguas superficiales a 9-15 °C mantienen su infecciosidad más de 200 días. La luz ultravioleta y las radiaciones ionizantes tienen un rápido efecto inactivador. En cambio los enterovirus son resistentes frente a los disolventes orgánicos y detergentes tales como éter, cloroformo y desoxicolato sódico, a causa de poseer estructuras carentes de lípidos. En ensayos de precipitación en frío con metanol y etanol el virus no resulta alterado.

Entre los desinfectantes, el ácido peracético muestra una especial actividad, puesto que en solución al 0,2 % inactiva a los enterovirus en pocos minutos. La cloramina T (100 mg/l), yodo (30 mg/l) y lejía sódica (2 %) en el agua de conducción (8-10 °C) tienen el mismo efecto al cabo de 1 hora. Formalina (2 %) y fenol (2 %) en las mismas condiciones tienen escaso efecto. Frente a la desecación y putrefacción, los enterovirus son relativamente sensibles.

La epidemiología y epizootiología de los enterovirus humanos y animales se caracteriza por su dispersión mundial. La presentación regional limitada, como ocurre con el virus de Teschen, constituye una excepción o es algo que viene determinado por el espacio vital en que se desenvuelve la especie afectada, como en los enterovirus del mono. En los enterovirus humanos y bovinos y en la zona templada se observa una presentación favorececida por la estación del año, como ocurre en verano y otoño. A este respecto son de importancia epidemiológica como agentes causantes de focos los enterovirus del hombre y del cerdo: constituyen la fuente de infección más importante los individuos de la misma especie con infecciones inaparentes. Son una excepción los virus coxsackie-B5 humanos, que infectan al cerdo y pueden producir la enfermedad vesiculosa de éste (4.1.). Los virus se eliminan en gran cantidad durante varias semanas con las heces y también al principio con secreciones faríngeas. La difusión del virus se produce con la suciedad y las heces, así como por medio de vectores indirectos, teniendo un destacado papel los animales domésticos, las moscas, los animales salvajes y las aguas residuales.

Los **enterovirus humanos** se dividen en 3 especies con numerosos tipos serológicos que pueden ser causa de diversos cuadros morbosos, sobre todo durante la infancia.

El **virus de la poliomielitis** con los tipos serológicos 1, 2 y 3 es el agente causal de la poliomielitis acuta Heine-Medin, es decir, la parálisis infantil. También puede causar meningitis abacteriana y formas de curso abortivo febriles. Los virus de la poliomielitis en condiciones naturales sólo son patógenos para el hombre. Experimentalmente pueden infectarse con los tipos 1-3 monos y ratones, y también los embriones de pollo con el tipo 2.

En los **coxsackievirus** se diferencian dos grupos según la naturaleza de las lesiones histopatológicas en los ratones lactantes. Los virus del grupo A (24 serotipos) producen miositis en la musculatura estriada, que se manifiesta clínicamente en parálisis flácidas. Los representantes del grupo B (6 serotipos) dan lugar a miositis focales y a inflamaciones necrotizantes de la grasa de la nuca y de la cabeza, así como encefalitis con paresia espástica y pancreatitis. En el hombre, los virus del grupo A son causa de herpangina, de meningitis aséptica, encefalitis y afecciones paralíticas, así como de conjuntivitis, eflorescencias cutáneas y procesos patológicos de las vías respiratorias altas. Los virus del grupo B se consideran responsables del síndrome denominado pleurodinia (mialgia epidémica, enfermedad de Bornholm), de casos de meningitis abacteriana, miocarditis y encefalomiocarditis de los recién nacidos, miopericarditis, pancreatitis y faringitis febriles.

Los **Echovirus** (34 serotipos) con pocas excepciones no son patógenos para los ratones lactantes, monos y otros animales de laboratorio/ El Echovirus-9, tras pases en cultivos hísticos, provoca en los ratones lactantes miositis y paresias parecidas a las de coxsackievirus A. Esta acepa se clasifica así mismo con el nombre de coxsackie-virus A23.

También el Echo-virus 6 se parece a los coxsackievirus por su capacidad de ocasionar la enfermedad de Bornholm y carditis en el hombre. Igualmente es patógeno para ratones lactantes. Las infecciones por echovirus del hombre se caracterizan por el cuadro clínico de una meningitis abacteriana, encefalitis, afecciones paralíticas, exantema febril y procesos febriles de los tractos respiratorio e intestinal. Parte de los Echo-virus pueden provocar sólamente infecciones subclínicas.

En comparación con los del hombre, los **enterovirus de los animales** todavía se han investigado de modo insuficiente. Esta afirmación es particularmente válida para los orphan-enterovirus de los animales, que se cultivan en medios celulares, en los que provocan efectos citopáticos. Sabemos poco sobre las relaciones causales con cuadros clínicos específicos en sus hospedadores.

Los **enterovirus bovinos,** antes denominados virus ECBO (enteric cytopathogenic bovine orphan virus) están muy difundidos en terneros y novillas. En los animales estudiados se han encontrado en un 23,3 % de animales de 0-6 meses y en el 17,7 % en animales de 7-30 meses. En bóvidos de 3-5 años no han podido evidenciarse. La identificación del virus se ha llevado a cabo a partir del tracto intestinal en terneros sanos y enfermos, del tracto respiratorio en síndromes respiratorios leves, en afecciones ulcerosas del tracto genital, así como de material procedente de abortos. Los enterovirus bovinos que se presentan en forma de numerosos tipos antigénicos se pueden dividir según la RN con cepas víricas de referencia en dos grupos: los componentes del grupo 1 aglutinan los hematíes rhesus, mientras que los del grupo 2 no presentan este tipo de hemoaglutinación. Algunas cepas provocan en ratones destetados, tras un tratamiento con corticoides, una miocarditis similar a la producida por el virus coxsackie. En terneros que no han tomado calostro aparece fiebre y diarrea en infecciones experimentales. La importancia etiológica de los enterovirus bovinos todavía está poca clara. Se sospecha que puedan ocasionar trastornos de la gestación y probablemente también azoospermia.

Los **enterovirus porcinos** son los enterovirus animales mejor estudiados. Entre ellos están algunos patógenos, como el virus de la enfermedad de Teschen (4.2.) y el de la enfermedad de Talfan (4.3.), emparentado con el anterior, el virus de la enfermedad vesicular del cerdo (4.1.) y los SMEDI-virus (4.4.). Otros son apatógenos y algunos otros sólo en infección experimental producen polioencefalomielitis, polioencefalomielitis y neumonía, ó únicamente neumonía. Los virus de Teschen y de Talfan son los agentes productores en el cerdo de una afección paralítica similar a la poliomielitis del hombre, que en el caso del virus de Talfan tiene curso benigno. El virus de la enfermedad vesicular del cerdo (4.1.) ocasiona una afección en esta especie animal parecida a la glosopeda y no es distinguible del coxsackievirus B-5 del hombre.

Se conocen como SMEDI-virus a un grupo de distintos serotipos de enterovirus porcinos que pueden producir infección intrauterina del feto y su muerte en cerdos. Los enterovirus apatógenos, antes denominados ECPO-virus (enteric cytopathogenic porcine orphan virus), se han aislado de lechones sanos y enfermos; tampoco en condiciones experimentales producen enfermedad alguna. En las leches están ampliamente difundidos. En el tracto intestinal de cerdos de 1-2 semanas se han identificado en el 56-79 % de los animales estudiados, y en porcinos de 3-5 meses hasta en el 59 %. Por su estructura antigénica los enterovirus porcinos se dividen en 10 grupos serológicos, de los que los virus de Teschen de Talfan representan el tipo 1.

A los **enterovirus aviares** pertenecen los agentes productores de la encefalomielitis aviar (4.6.) y de la hepatitis vírica de los patos (4.5.). El virus de la encefalomielitis aviar provoca en pollos de 1-4 semanas afecciones agudas del SNC, que causan graves pérdidas. El virus se transmite por vía transovárica. El virus de la hepatitis de los patos determina graves lesiones hepáticas y gran número de bajas en patitos de 3-20 días. La infección se produce por vía digestiva y se sospecha que también por vía transovárica. Todavía no está claro si en la gallina se presentan también los orphan-virus de las aves denominados ECAO-Virus (enteric cytopathogenic avian orphan virus).

Mientras los **enterovirus de los monos,** aislados preferentemente en monos Rhesus y Cynomolgus, parecen ser apatógenos, entre los **enterovirus del ratón** se encuentran los agentes productores de la encefalomielitis murina, que puede producir afecciones de curso similar a la poliomielitis.

Bibliografía

Liebermann, H. (1978): Taxonomie der Viren. In: H. Röhrer, Handbuch der Virusinfektionen bei Tieren. Bd. VI/1, 17. VEB Gustav Fischer Verlag, Jena.

4.1. Enfermedad vesicular del cerdo
(H. Liebermann)

(Al.: *Bläschenkrankeit des Schweines;* lat.: *Morbus vesicularis suum;* ingl.: *Swine vesicular disease;* fran.: *Maladie vésiculeuse du porc).*

La enfermedad vesicular del cerdo (EVC) es un proceso infeccioso de los porcinos producido por un enterovirus, que se caracteriza por la presencia de vesículas en las extremidades, el hocico y la mucosa bucal y, en las cerdas madres, en la mama.

Historia y presentación. La EVC se diagnosticó por primera vez en octubre de 1966 en Italia.

Tras la presencia de la enfermedad en Hong-Kong en 1971, se diagnosticó desde octubre de 1972 en Inglaterra, Austria y la R.P. de Polonia, y también en Francia, en las dos Alemanias, Bélgica, Holanda, Italia, Suiza y Japón.

Etiología. El agente productor de la EVC es un miembro del género *Enterovirus* de la familia *Picornaviridae.* Entre las distintas cepas existen escasas diferencias antigénicas. El virus de la EVC está estrechamente emparentado con el virus Coxsackie B5 del hombre. Los estudios comparados realizados hasta ahora permiten sospechar que las cepas del virus de la EVC de brotes epizoóticos de distintos años podrían ser variantes correspondientes en el tiempo del virus Coxsackie B5.

El virus tiene un diámetro de 30-32 nm y estructura esférica. Es estable frente al cloroformo, éter, tripsina y ácidos y es estabilizado por cationes divalentes. Su genoma consta de un fragmento lineal de cadena única de RNA con un peso molecular de $2{,}5 \times 10^6$ Dalton. La replicación se lleva a cabo en el citoplasma de las células.

El virus de la EVC se multiplica en cultivos celulares de órganos de cerdo produciendo un marcado efecto citopático con formación de placas. Se alcanzan títulos especialmente altos en la línea celular IB-RS-2 y algo menores en la PK15 y cultivos de células renales de cerdo. También los cultivos celulares primarios humanos y de ratón resultan adecuados para la replicación del virus. En cultivos celulares primarios de riñón de bovido y tiroides, en células BHK-21 y en la línea celular del conejo RK18 no se ha observado replicación vírica ni efecto citopático.

El virus de la EVC es estable en un amplio margen de pH (2-12,5). Su resistencia frente a las influencias del medio ambiente es grande. En las heces de animales enfermos mantenidas a una temperatura de 12-17 °C se conserva infectante después de 138 días. En locales infectados el virus ha podido aislarse después de 50 días, y en el purín a los 68 días. En carne de cerdo mantenida a –20 °C, el virus ha podido aislarse todavía después de transcurridos 11 meses. El salado y adobado de la carne no hacen desaparecer el virus. El salami fabricado con carne de animales enfermos y ahumado a diversas temperaturas contenía todavía virus a los 100 días. La acidificación natural de la carne después del sacrificio no destruye el virus; 13 días después de aquél todavía puede aislarse en ganglios linfáticos y médula ósea. A 60 °C se destruye en 30 minutos. En la leche se inactiva en 2 minutos a 60 °C.

Receptividad. En condiciones naturales enferman los cerdos de todas las razas y edades. Se han observado también casos espontáneos de la enfermedad en jabalíes.

Otros animales domésticos, como el ganado vacuno, oveja, cabra, caballo, aves, perro y gato, que pueden tener contacto con cerdos enfermos no muestran síntomas de la enfermedad. Los estudios serológicos sobre anticuerpos específicos de la EVC en bóvidos que han tenido contacto con cerdos enfermos resultan negativos. La infección experimental de bóvidos, conejo, hámster, cobayo, caballo, asno y pollo no provocan la aparición de síntomas de la enfermedad ni la replicación del virus.

El animal de laboratorio de elección es el ratón. Tras la infección experimental por vías intracerebral o intraperitoneal, enferman los ratones lactantes con síntomas nerviosos centrales. En el estadio final de la enfermedad se observó en los animales de experimentación parálisis. El periodo de incubación de los ratones fue de uno o dos días tras la inoculación. Murieron 5-10 días después de la inyección. El virus puede demostrarse en el cerebro, médula espinal y musculatura de los ratones. En los ratones supervivientes se han detectado anticuerpos específicos, lo que indica la presencia de infecciones sin manifestación de síntomas.

No hay ninguna duda sobre la patogenicidad del virus de la EVC para el hombre por contacto en el trabajo de laboratorio, de tal manera que la EVC debe considerarse como zoonosis.

Inmunidad. No existen en la literatura datos exactos sobre la duración de la inmunidad después de la EVC. Teniendo en cuenta la variabilidad del tiempo en que los anticuerpos neutralizantes son demostrables después de la enfermedad clínica y subclínica, la inmunidad debe ser muy distinta en los diferentes individuos. En animales que han estado clínicamente enfermos, puede admitirse un periodo de inmunidad de más de un año (toda la vida).

Epizootiología. El virus de la EVC es eliminado por los animales enfermos con el líquido contenido en las aftas, heces, orina, saliva y por las vías respiratorias. La eliminación del virus se realiza tanto en el periodo de incubación, como durante la enfermedad. La difusión en los corrales, naves y cochiqueras se produce por contacto directo e indirecto. Las mayores concentraciones del virus se observan en el suelo y en el entorno inmediato de los animales enfermos. Principalmente la infección se contrae por contacto a través de heridas o escoriaciones cutáneas, siguiendo los contagios nasales y orales. La infección aerógena no juega en la EVC un papel tan importante como en la glosopeda.

Como factor importante en la difusión de la EVC se señalaron ya en 1972 los desperdicios de cocina. El virus contenido en canales y otros tejidos de cerdo infectados llega a través de desperdicios de matadero, carnicería o de cocina, o con el agua residual o de lavado al pienso destinado a otros cerdos y provoca nuevas infecciones. Partiendo de estos focos primarios se forman otros secundarios por intercambios, traslado de cerdos con vehículos o medios de transporte (camiones, vagones de ferrocarril, barcos) contaminados, naves o corrales infectados, estiércol, instrumentos, personas y en algunos casos por roedores, aves e insectos.

Bóvidos y óvidos que han tenido contacto con cerdos infectados no constituyen peligro de epizootia. Los intentos de demostración del virus en bovinos resultan negativos o permiten identificar durante cortos periodos de tiempo escasas cantidades de virus en faringe, leche y muestras rectales. Esto indica que estos animales pudieron ser durante un corto periodo de tiempo portadores mecánicos de virus, sin que exista multiplicación de éste. Tras el contacto inmediato experimental de ovejas con cerdos enfermos y aunque no se produjeron síntomas, se pudieron identificar al cuarto y séptimo días grandes cantidades de virus en muestras faríngeas. En 6 de 8 ovejas se demostró también un aumento de los anticuerpos neutralizantes que duró 6 meses.

En las grandes explotaciones de recría y cebo porcinos la enfermedad afecta sólo a algunas naves. Como tanto en condiciones naturales como experimentales se presentan infecciones asintomáticas, es posible una difusión incontrolada. Se puede dar una infección subclínica, durante la cual puede no haber eliminación del virus (Burrows y col., 1973). En condiciones de stress el virus puede eliminarse periódicamente (Mann y col., 1975). La curación de las lesiones no significa que los animales convalecientes queden inmediatamente libres de gérmenes. Según Dhennin y col. (1975), se ha observado una eliminación del virus tres meses después de la inoculación experimental.

En estudios serológicos por medio de la RN se ha determinado un escaso número de resultados positivos en animales procedentes de zonas con focos de la enfermedad y la falta de positividad en áreas libres de EVC.

Patogenia. Tras la penetración del virus en el organismo se multiplica en el punto de entrada en los ganglios linfáticos regionales. A las 24-48 horas el virus pasa al torrente sanguíneo y linfático y provoca una viremia primaria, que cursa sin síntomas claros. El virus pasa posteriormente a otros tejidos y órganos, en los que vuelve a multiplicarse. En las 24-72 horas siguientes aparece una viremia secundaria y diseminación del virus por todo el organismo. La viremia va acompañada de los títulos máximos en el suero sanguíneo en el segundo a quinto días de postinfección. Durante la enfermedad el virus es detectable en la carne y en todos los órganos. En este momento el virus pasa a los fetos a través de la placenta en las cerdas gestantes y parece multiplicarse en ellas; por ello se observan abortos y lechones muertos al nacer. En relación con la reacción inmunológica específica y el aumento de los anticuerpos neutralizantes comienza a decrecer la cantidad de virus al quinto día y desaparece completamente de la sangre, órganos y tejidos entre los días octavo y duodécmo. El incremento de la inmunidad específica se acompaña del retroceso de las lesiones anatomo-patológicas, y de la curación, lo que generalmente ocurre en tres semanas. La inactivación del virus por la reacción inmunitaria específica del organismo puede justificar la lucha contra la EVC con metodos conservadores (véase lucha contra la enfermedad).

Síntomas clínicos y pronóstico. El periodo de incubación dura 2-7 días (tras la infección experimental en el rodete coronario, 2-4 días). La enfermedad comienza con apatía, disminución del apetito y fiebre. La formación de aftas se observa especialmente en las patas traseras, el rodete coronario, el espacio interdigital y el pulpejo de las pezuñas, pero también en el disco del hocico y en la mucosa de la boca (lengua), así como en las mamas de las cerdas madres. Las vesículas tienen una pared de espesor variable, en parte están divididas en compartimentos y contienen un líquido seroso. Los animales afectados están echados con mucha frecuencia, cojean o muestran una marcha dando pasitos cortos. Como complicaciones se han observado panadizos y desprendimiento de las pezuñas. Entre el 2 y el 10 % de los animales muestran trastornos del sistema nervioso central, que se manifiestan en movimientos forzados hacia adelante y hacia atrás, marchas circulares, frotamientos con el hocico, muerden y roen los objetos existentes en la porqueriza, hacen movimientos de remo con las extremidades, hay rotación ocular, contracturas tetánicas y trastornos de la sensibilidad. En estos casos, la temperatura asciende hasta 42 °C, muriendo los animales posiblemente por colapso circulatorio. Los lechones de cerdas que padecen trastornos del sistema nervioso central mueren a consecuencia de la agalactia de la madre. Se distinguen formas de curso agudo y subagudo. En la primera, la EVC se difunde muy rápidamente y afecta al cabo de unas horas o pocos días aproximadamente al 90 % de los animales de la explotación. En las formas de curso subagudo, sólamente unos pocos animales muestran vesículas y el proceso se difunde lentamente. La EVC, dentro de una misma explotación, puede cursar de modo distinto de unas porquerizas a otras, es decir, en unas agudamente y en otras de modo subagudo. Además, tanto en condiciones naturales, como experimentales, se producen infecciones asintomaticas, que se detectan por la aparición de anticuerpos específicos en el suero.

La morbilidad en los distintos focos epizoóticos oscila entre 10-15 % y 80-100 %.

El pronóstico de la EVC es favorable y esto es válido también en el caso de los lechones enfermos, contrariamente a lo que ocurre en la glosopeda, pero en los animales con síntomas del sistema nervioso la mortalidad se eleva considerablemente. Los lechones de cerdas enfermas pueden morir a consecuencia de la agalactia de la madre.

Anatomía patológica. Se puede comprobar la formación de aftas en las extremidades, el hocico y la mama, así como en la lengua y en el resto de las mucosas de la boca. Las aftas no son diferenciables de las existentes en la glosopeda (1.). En los cerdos que clínicamente no muestran síntomas del sistema nervioso central pueden demostrarse también lesiones encefalíticas (proliferación de células de glía, infiltrados perivasculares, etc.).

Diagnóstico. La enfermedad vesicular del cerdo se diagnostica mediante el cuadro clínico, la demostración de antígenos en las envolturas de las aftas con la ayuda de la fijación del complemento y pruebas de inmunofluorescencia así como por el aislamiento y caracterización del virus. La reacción de fijación de complemento utilizando suero hiperinmune antiglosopeda de los tipos O, A, C y A22 con antígeno de la enfermedad vesicular porcina siempre da resultados negativos. También son útiles para el diagnóstico la RAGP y la RN. Esta última se recomienda especialmente para el estudio serológico de núcleos porcinos o para la valoración del estado de infección de grupos de animales o de territorios o regiones. En Gran Bretaña y Austria los títulos de anticuerpos neutralizantes de 1:45 y superiores se consideran positivos, y los títulos 1:16 a 1:32 dudosos. En la RDA los títulos a partir de 1:4 se consideran sospechosos y a partir de 1:8 positivos. No hay relaciones de parentesco entre el virus de la EVC con los otros tres virus que producen lesiones vesiculares del cerdo, es decir, glosopeda (1.), exantema vesicular (3.1.) y estomatitis vesicular (10.2.) (véanse tablas 3 y 4). Difieren también en sus características fisico-químicas y morfológicas (váse tabla 5).

Es de la mayor importancia el **diagnóstico diferencial** con la glosopeda (1.) . Además de las inoculaciones experimentales en mucosa oral (lengua) de la vaca, proporciona datos diagnós-

Tabla 3
Receptividad de diversas especies frente a los virus de la glosopeda de la estomatitis vesicular, del exantema vesicular y de la EVC

Especie animal	Glosopeda	Estomatitis vesicular	Exantema vesicular	EVC
Caballo	−	+	±	−
Vaca	+	+	−	−
Cerdo	+	+	+	+
Oveja	+	+	−	(+)
Hombre	(+)	(+)	−	(+)

Tabla 4
Resumen del comportamiento de los virus de la glosopeda, de la estomatitis vesicular, del exantema vesicular y de la EVC en distintos cultivos celulares (según Nardelli, 1968)

Cultivo celular	Virus: Glosopeda	Estomatitis vesicular	Exantema vesicular	EVC
Fibroblastos gallina	Sin EC	EC en 2-3 días	Sin EC	Sin EC
Riñón de cerdo	EC en 1-3 días	EC en 1-3 días	EC en 1-3 días	EC en 1-3 días
PK 15	Sin EC	EC	Sin realizar	EC en 2-4 días
IB-RS-2	EC en 1-3 días	EC	Sin realizar	EC en 1-3 días
Riñón de ternero	EC en 1-3 días	EC en 1-3 días	Sin EC	Sin EC
Tiroides de ternero	EC	Sin realizar	Sin estudiar	Sin EC
Riñón de ratón	EC	Sin realizar	Sin estudiar	EC en 1-3 días
Riñón de cobayo	EC	EC	Sin estudiar	Sin EC
Riñón de conejo	EC	Sin realizar	Sin estudiar	Sin EC
KHK 21	EC en 1-3 días	EC	Sin estudiar	Sin EC

ticos valiosos y útiles para la diferenciación la investigación histológica del cerebro de cerdos enfermos. En los casos en que se sospeche la existencia de EVC, junto con la reacción de fijación de complemento para glosopeda debe realizarse la investigación histológica de muestras cerebrales.

Tratamiento. No existe tratamiento de los animales enfermos.

Profilaxis. Para evitar la introducción de la enfermedad en explotaciones libres de ella, deben cumplirse todas las medidas de higiene veterinaria que aseguren la producción en condiciones industriales. Hay que controlar y vigilar el comercio, tráfico y transporte de los animales, así como los productos de matadero, piensos, material de embalaje, camas y movimientos del personal. El transporte de animales

Tabla 5
Propiedades fisico-químicas de los virus de la glosopeda, de la estomatitis vesicular, del exantema vesicular y de la EVC (según Nardelli, 1968)

Característica	Glosopeda	Estomatitis vesicular	Exantema vesicular	EVC
Estabilidad a pH 5	Lábil	Estable	Estable	Estable
Estabilización con cationes divalentes a 50°C	No estabilizable	Sin estudiar	No estabilizable	Estabilizable
Resistencia al éter	Resistente	Lábil	Resistente	Resistente
Coeficiente sedimentación (S)	140	625	160-170	150
Densidad de flotación (g/ml)	1,43	1,20	1,37	1,34
Tamaño (nm)	24	175 x 65	35-40	30-32
Morfología	Casi esférica	Forma de proyectil con relieves superficiales	Casi esférica con zonas oscuras	Casi esférica

debe realizarse en vehículos perfectamente desinfectados para eliminar el agente etiológico. Los residuos de matadero y de cocina sólamente deben emplearse en la alimentación de animales si se han cocido.

En la importación de cerdos y en la exportación de reproductores es necesaria la realización de análisis serológicos para demostrar que se hallan libres de EVC.

En la profilaxis y lucha contra la EVC se utilizan medidas de protección contra epizootias e inmunobiológicas. La relación entre ambas posibilidades es distinta en los diferentes países.

En principio se pueden distinguir:

– Países en los que sólo se utilizan medidas de protección frente a epizootias.
– Países que además emplean métodos inmunoprofilácticos.

Por lo que respecta a las medidas de protección contra esta epizootia, se pueden utilizar tres vías; la 1ª consiste en el sacrificio obligatorio (stamping out) basado en los mismos principios que en el caso de la glosopeda. Toda colectividad porcina infectada es sacrificada y eliminada en el mismo lugar, quemando los cadáveres y enterrándolos. Este es el método más radical y más caro, pero no siempre el más eficaz. Se ha puesto en práctica desde 1972 en Gran Bretaña y también en otros países (por ejemplo, República Federal Alemana y Japón).

La 2ª vía es el sacrificio de los animales enfermos en el matadero. Las canales son destinadas exclusivamente para conservas o libradas al consumo después de tratarse por el calor. El transporte de los animales enfermos al matadero, posibles faltas de organización durante el sacrificio y en la desinfección de los distintos locales y medios de transporte pueden, sin embargo, contribuir a la diseminación del virus de la EVC.

La 3ª vía consiste en el aislamiento de los animales del foco de infección, para impedir la difusión de la enfermedad. Se ha utilizado este método en Italia, Francia y Austria. En este procedimiento es el proceso inmunológico que tiene lugar en el organismo de los animales aislados el medio para neutralizar el foco de infección. Sin embargo, los anticuerpos del suero no impiden la eliminación del virus, la cual puede producirse durante 3 meses. Antes de levantar las medidas de inmovilización se recomienda introducir animales testigos negativos en la colectividad para demostrar la inexistencia de virus y controlarla serológicamente.

Los otros métodos consisten en emplear la vacunación, además de las medidas de protección descritas, para crear una situación inmunitaria homogénea a modo de círculo en torno al brote epizoótico. Se logra utilizando vacunas inactivadas en Gran Bretaña, Francia y RDA.

Con cualquiera de los diversos métodos, el virus debe eliminarse por medio de una cuidadosa limpieza y desinfección con desinfectantes activos.

En Gran Bretaña se emplea como desinfectante una solución al 1 % de sosa cáustica. La eficacia aumenta con la temperatura. Las superficies y objetos resistentes al fuego deben flamearse. La desinfección debe repetirse después de 2 y 8 semanas. El estiércol debe apilarse y desinfectarse biotérmicamente. El virus contenido en las fosas de purin es inactivado por elevación del pH a más de 12,5 utilizando lejía de sosa y dejándola actuar durante algunos días. En Francia se utiliza para la desinfección de naves porcinas vehículos de vapor de agua y se flamean las estructuras y objetos resistentes al fuego. En Austria la desinfección de las granjas y vehículos se hace con formol al 5 % y los locales de los mataderos se desinfectan con un potente chorro de vapor.

Las medidas a poner en práctica dependen de la situación socioeconómica y epizootiológica, de la importancia de la colectividad afectada, tipo de explotación, de las condiciones locales y otros factores. Las medidas persiguen en primer lugar eliminar el brote epizoótico, con lo cual en cada país debe establecerse en cada caso el destino de la colectividad infectada y la zona de inmovilización donde se ha declarado la epizootia.

Las medidas a tomar en caso de epizootia de EVC se basan en los principios siguientes:

– Notificación y declaración obligatorias;
– Confirmación del diagnóstico y situación epizootiológica;
– Inmovilización de la granja o colectividad afectada,
– Eliminación higiénica de los animales muertos mediante transporte adecuado a los centros de eliminación de las canales;
– Impedir la difusión de la enfermedad y que se

introduzca en otras explotaciones inmovilizando el foco afectado, instalación de baños desinfectantes, interrupción de la circulación y traslado de animales y limitación de la entrada de personas, sacrificio controlado de la colectividad infectada, desinfección rigurosa de las granjas afectadas por el brote y del matadero donde se hayan sacrificado los animales enfermos (lejía de sosa al 3 %, vapores de formalina al 5 %, incineración).

O bien:

– Espera hasta la curación espontánea de la colectividad afectada con o sin vacunación, desinfección repetida e introducción de animales testigos para comprobar la desaparición del virus.

– Intervención de la carne de cerdo de colectividades infectadas (hasta demostrar la ausencia de virus) para destinarla a conservas o embutidos cocidos y escaldados, y obligación de cocer y desinfectar otros productos de matadero (pieles).

– Apilamiento adecuado del estiércol y desinfección del purin.

En la RDA la lucha contra la EVC está regulada por el Decreto núm. 11 referente a la O. de Epizootias "Prevención y lucha contra la enfermedad vesicular del cerdo" de 25.10.1976 (Publ. Notif. del M. de Agricultura, Bosques y Alimentación, 1976, pág. 24).

La enfermedad en el hombre. La infección EVC aparece en el hombre como contagio por virus coxsackie B_5 en forma de una enfermedad parecida a la gripe. Están amenazadas sobre todo las personas con posible contacto profesional con el virus, como operarios de laboratorio, veterinarios y ganaderos.

Bibliografía

Malicki, K., u. Wiśniewski, J. (1978): Vesikuläre Schweinekrankheit (Übersetzung). Fortschrittsberichte für die Landwirtschaft und Nahrungsgüterwirtschaft. Bd. **16**, Heft 4, AdL der DDR, Institut für Landwirtschaftliche Inf. u. Dok.

Nardelli, L., Lodetti, E., Gualandi, G., Burrows, R., Goodridge, D., Brown, F., u. Cartwright, B. (1968): A foot and mouth disease syndrome in pigs caused by an enterovirus. Nature **219**, 1275.

4.2. Enfermedad de Teschen
(H. Hahnefeld)

(Al.: *Ansteckende Schweinelähme;* lat.: *Encephalomyelitis enzootica suum;* ingl.: *Teschen disease;* fran.: *Maladie de Teschen).*

La enfermedad de Teschen (ET) es una polioencefalomielitis no purulenta, contagiosa, que se presenta en los cerdos de todas las edades, y que se caracteriza clínicamente por parálisis flácidas y síntomas cerebrales, sin trastornos sensoriales, no siendo raro que conduzca a la muerte de los animales afectados. Es producida por un virus que junto con su afinidad por el tracto digestivo también tiene propiedades neurotropas.

Historia y presentación. La ET se diagnósticó por primera vez en el año 1929 por Trefny (1930) en los alrededores de la ciudad de Těšín (Teschen) en Checoslovaquia, y por Klobouk (1931, 1933), quien la describió como una nueva virosis. Se presenta con su característico curso clínico grave sólamente en Europa Central y en la isla de Madagascar.

La distribución geográfica en la Europa Central comprende Checoslovaquia y Austria, así como las regiones fronterizas de Polonia, Yugoslavia y Hungría. En estos países, la ET adquiere carácter enzoótico. Ocurren brotes esporádicos de la enfermedad en Suiza, Norte de Italia, Francia y en ambas repúblicas alemanas.

La infección era particularmente intensa al comienzo y final de Segunda Guerra Mundial. En el año 1952, en el principal territorio de distribución geográfica de la ET, es decir Checoslovaquia, estaban afectados 14.801 municipios con 65.597 explotaciones. Las pérdidas, incluyendo los sacrificios obligatorios, alcanzaron a 124.417 cerdos, es decir, el 2,53 % de los efectivos porcinos.

Desde entonces, gracias a la práctica de intensas medidas de lucha, con aplicación de vacunas, la ET ha retrocedido intensamente en los países afectados enzoóticamente. Actualmente no se observan en Europa casos evidentes de enfermedad. También en la isla de Madagascar la enfermedad ha sido ampliamente con-

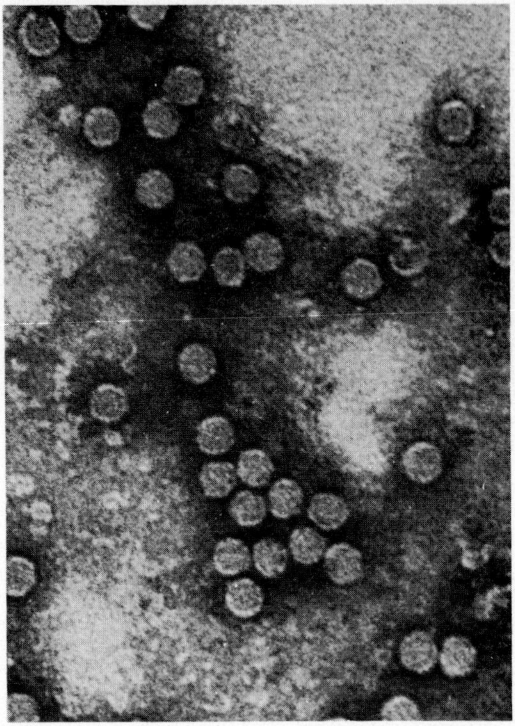

Fig. 12. Virus de la enfermedad de Teschen; 160.000:1; contraste negativo.

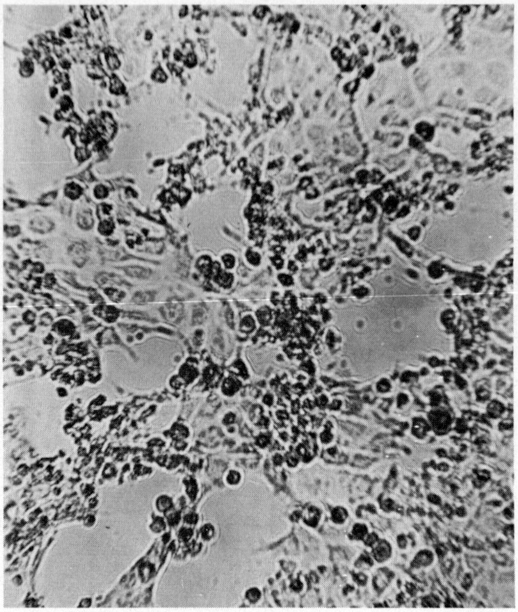

Fig. 13. Efecto citopático del virus de la enfermedad de Teschen en un cultivo de células renales de cerdo, 24 horas después de la inoculación (Foto Scharf).

trolada con la ayuda de vacunaciones profilácticas.

Etiología. El virus de Teschen es un componente del grupo de los enterovirus porcinos pertenecientes a la familia *Picornaviridae.* La partícula vírica es desnuda y mide 25 nm de diámetro, contiene una sola cadena de RNA, rodeada de una envoltura protéica o cápsida, de estructura icosaédrica (fig. 12) y compuesta por un número desconocido de capsómeros. La constante de sedimentación es de 158 S ± 3 %.

Desde el punto de vista inmunológico, el virus de Teschen es unitario y claramente separable del resto de los enterovirus del cerdo y de otros virus. En el virus de Teschen pueden diferenciarse dos subtipos (Mayr, 1961):

Subtipo 1, con las cepas Konratice, mutantes Tübingen, Bozen y Reporyje.
Subtipo 2, con las cepas Tirol y Talfan (4.3.).

La cepa Reporyje acaso represente un tercer subtipo.

Los representantes de ambos subtipos muestran diferente comportamiento en el campo eléctrico y en la cromatografía en DEAE-celulosa, lo que probablemente corresponda a diferencias en sus cargas superficiales.

La multiplicación del virus en histocultivos renales de lechones, constituye el método de elección. El virus se multiplica también en cultivos primarios de otros tejidos homólogos tales como pulmón, corazón, testículos y ovarios, así como en líneas celulares permanentes procedentes de riñón de lechones. En cultivos hísticos heterólogos de animales donantes no se ha logrado hasta ahora el cultivo del virus.

Ya a las 7 horas p.i. pueden demostrarse alteraciones citopáticas en el núcleo de las células en cultivo. Se manifiestan por picnosis, densificación de la zona perinuclear y cromatolisis.

Mayr y Schwöbel (1957) distinguen dos fases en el curso del efecto citopático. En la fase inicial las células se redondean, sus contornos aparecen netamente marcados, muestran creciente densificación y granulación. En la fase final de lisis las células se destruyen dando masas amorfas. Entre la intensidad del EC y el título del virus no existe al parecer ninguna relación directa. Pueden encontrarse títulos máximos cuando sólamente está destruído 1/3 del cultivo celular (fig. 13). El método de las placas se aplica para la determinación cuantitativa del virus y anticuerpos (fig. 14).

El cultivo sucesivo del virus en medios hísticos

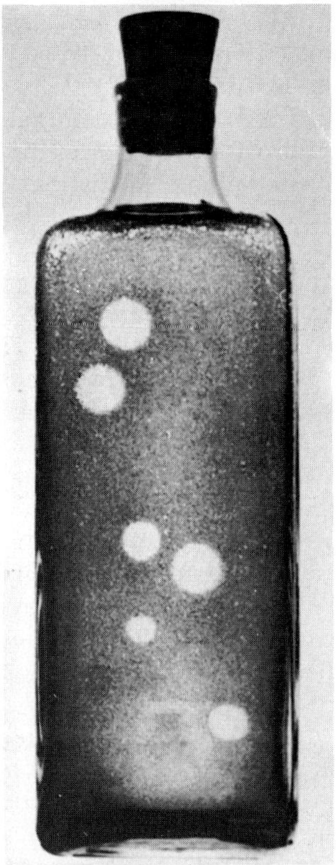

Fig. 14. Formación de placas por el virus de la enfermedad de Teschen en un cultivo de células renales de cerdo, 4 días después de la inoculación (Foto Scharf).

conduce a una modificación de determinadas propiedades biológicas y físicas del mismo. Por ejemplo, el título de infecciosidad de los cultivos aumenta continuamente hasta el pase número 38, y a partir de entonces permanece al mismo nivel. En cambio, a partir de los pases 9 a 11 por células renales de lechones, disminuye la virulencia para éstos. El virus procedente del pase número 90 ya no produce en los lechones ningún tipo de enfermedad mediante inoculación intracerebral e intraespinal. La afinidad por el tracto digestivo también disminuye; el virus que ha sido pasado múltiples veces por los cultivos apenas si se multiplica en el intestino y sólamente se elimina durante unos pocos días (Hecke, 1964).

El virus es claramente resistente a las modificaciones del pH. Permanece estable a pH 2,5-9,5 y a la temperatura de 4 °C durante 24 horas. A valores de pH más bajos, rápidamente se inactiva. A pH 11,8 se reduce al 50 % su infecciosidad. La acción de los ultrasonidos durante 15 minutos no ejerce efectos nocivos sobre el virus. Es relativamente lábil al calor y se inactiva a 50 °C en 20 minutos. Por el contrario, con el frío permanece estable bastante tiempo. Virus mantenido en hielo seco durante 11 años era todavía infectante. En agua de bebida o aguas superficiales y a temperaturas de 9-15 °C permanece estable 200 días. El virus soporta la desecación y la putrefacción durante 3 semanas al menos. La conservación del virus en purín de cerdo depende de la temperatura. Puede llegar a ser de 25 días a la temperatura de 9 °C.

Como desinfectantes son adecuadas la formalina en solución al 2 % o una solución al 2 % de cloruro cálcico o cloramina (2,5 g/l), así como lejía de sosa al 2 %. A temperatura de 8-10 °C y actuando durante 1 hora, estos productos tienen un seguro efecto inactivante; pero la solución de formalina al 2 % tiene sólo un parcial efecto viricida. El fenol (2 %) es en estas condiciones prácticamente inactivo. Cuando se trate de desinfectar purín, deben lograrse las concentraciones correspondientes finales. El tiempo de actuación debe alcanzar 24 horas.

Receptividad. El espectro de hospedadores está limitado exclusivamente a la familia de los porcinos. Se observa la enfermedad natural, aparte de en los cerdos domésticos, también en el jabalí y en los cerdos de Madagascar. Entre los cerdos domésticos, todas las edades y razas son receptivas. No obstante, enferman más frecuentemente los animales jóvenes que los adultos, en particular los lechones recién destetados y los de recría.

La infección experimental sólo se consigue en el hospedador natural, teniendo más probabilidades con cerdos destetados de 10-12 kg de peso, por vía intracerebral. Es más irregular en los resultados la infección por vía oral y la intranasal.

Inmunología y epizootiología. Tras la infección natural, en el curso de brotes de la enfermedad se producen con frecuencia infecciones latentes y contaminación muda del efectivo, cuya consecuencia es la formación de inmunidad activa. La descendencia de cerdas inmunes resulta protegida durante las primeras semanas de vida por los anticuerpos calostrales. A consecuencia de ello Hecke (1951, 1956) sólo observó generalmente 1,2-1,4 casos clínicos a intervalos de dos semanas en una comunidad. En colectividades afectadas por la ET raramente enferma, según Diernhofer (1940), más del 50 % de los cerdos. En la primera semana resultan afectados el 20 %, en la segunda el 10 %, en la tercera el 5 % y en la cuarta sólo el 2 %. La difusión de la enfermedad tiene lugar en primer término por las deyecciones o el estiercol portador de virus. El virus se elimina en escasa cantidad con la saliva y la secreción nasal, y no se difunde con la orina.

La principal fuente de infección la constituyen los cerdos que se encuentran en periodo de incubación, los enfermos abortivos, y los que padecen una infección inaparente. En la mayoría de los casos, el contagio no conduce a un proceso morboso clínicamente manifiesto. El virus se multiplica en el intestino de los animales y durante semanas puede eliminarse con sus heces. Como consecuencia, los animales infectados de modo inaparente desempeñan un papel importante en la difusión del virus y constituyen un peligro especial para su entorno. A ello hay que añadir que durante los estadios de incubación y prodrómico se eliminan con las heces mayores cantidades de virus que al establecerse las parálisis, y que los animales infectados de modo inaparente se comportan a los efectos de producción intestinal de virus y eliminación del mismo, de modo semejante a los cerdos clínicamente enfermos. El virus se multiplica también en el intestino y se elimina por las heces en los cerdos inmunes. En lechones de cerdas con anticuerpos de la ET la multiplicación entérica del virus y su eliminación resultan inhibidas por los anticuerpos calostrales.

Las carnicerías en las que se sacrifican cerdos con infección latente se convierten muchas veces en peligrosos focos de contagio. El virus puede distribuirse en amplios territorios con los productos de matadero infectados. Como fuente de infección, aparte de las deyecciones portadoras de virus tiene también importancia la sangre de los cerdos sacrificados en estadio virémico. Otros vectores abióticos capaces de desempeñar un papel indirecto en la difusión de la enfermedad son los residuos de matadero y de cocina, el agua, las aguas residuales, el terreno y la suciedad. A ellos hay que añadir la máxima significación que adquieren en la difusión el hombre y el tráfico de animales. Se sospecha que también las ratas puedan difundir mecánicamente el virus de una explotación a otra. Sin embargo, no desempeñan ningún papel como hospedadores intermediarios. Acaso sea también posible la diseminación del virus por las moscas, en un cierto contorno.

El contagio se produce principalmente por vía oral, con el pienso infectado. También es posible la infección por vía nasal. Tras el contagio oral con pequeñas cantidades de virus, el contenido vírico de las deyecciones alcanza un máximo de $10^{-5,5}$ (dosis infectante-cultivo$_{50}$) y la excreción de virus se mantiene durante un tiempo particularmente largo, que puede alcanzar hasta 50 días después del contagio. En condiciones naturales, parecen desempeñar un papel nulo o escaso otras vías de infección, tales como el contacto directo de un animal con otro, o la inhalación de polvo portador de virus.

El carácter epizoótico de la enfermedad no es explosivo. Son típicas la peculiar distribución discontínua y la gran diseminación de los casos de enfermedad, lo que se traduce en que la presencia de enfermos en un territorio hasta entonces libre de la enfermedad no significa que hayan de aparecer al mismo tiempo nuevos brotes en los contornos más próximos. Sin embargo, poco después (al cabo de unas semanas) pueden aparecer nuevos casos de enfermedad a cierta distancia del foco infeccioso primario. A veces, al cabo de un año de intervalo sin aparecer enfermos puede de nuevo hacer acto de presencia la enfermedad en el mismo territorio.

Con toda probabilidad, contagian todos los cerdos afectados por la infección con el virus de Teschen, sumamente contagioso. No obstante, sólo en parte de los animales puede llegar el agente al sistema nervioso central y provocar síntomas clínicos. En el mayor número de casos la infección permanece limitada al tracto digestivo. El proceso discurre sin manifestaciones clínicas, pero da lugar a la formación de inmunidad, que restringe la manifestación evidente del proceso. Las peculiaridades del carácter epizoótico de la ET están determinadas por el predominio de las infecciones clínicamente inaparentes y por el status inmunitario derivado de ellas.

Tras la desaparición de las clásicas manifestaciones paralíticas de la ET, en Europa se está produciendo un cambio en la forma y presentación de la enfermedad. Consiste en un predominio de los brotes clínicamente poco manifiestos con virus de Teschen débilmente virulentos, que ocasionan un cuadro paralítico relativamente benigno en cerdos jóvenes conocido por enfermedad de Talfan (4.3.). Los virus de Talfan se presentan enzoóticamente en todos los países con elevada producción porcina. Por lo que respecta a la actividad antigénica, se asemejan a los virus patógenos de Teschen. Como se producen afecciones de distinta gravedad clínica, también en cerdos de más edad, y el virus de Talfan tras pocos pases en cultivos celulares ocasiona parálisis y meningoencefalitis en lechones gnotobióticos, estos procesos requerirán en el futuro particular atención.

Patogenia. Los síntomas paralíticos son consecuencia de la infección secundaria del sistema nervioso central, al que llega el virus por la vía hemática o nerviosa. Así pues, la ET constituye una infección vírica cíclica. En el curso de la misma pueden diferenciarse tres estadios:

– El estadio entero-linfático, en el cual el virus se multiplica en el epitelio intestinal y en los ganglios linfáticos regionales.

– El estadio virémico, en el que tiene lugar la generalización del agente a través de la sangre.

– El estadio neural, que se caracteriza por la multiplicación del virus en el sistema nervioso central.

El proceso infeccioso puede interrumpirse en cada uno de estos estadios. En la clínica se dan toda clase de situaciones intemedias, desde las formas paralíticas hasta las abortivas y las inaparentes. Tras la penetración oral, el virus se localiza inicialmente en la faringe, así como en las porciones posteriores del intestino y en los ganglios linfáticos, multiplicándose en el epitelio y acaso también en los tejidos linfáticos. En este estadio enterolinfático, el virus se puede demostrar a partir de las 24 horas en cantidades considerables en las amígdalas y en los ganglios linfáticos laríngeos, así como en los intestinos delgado y grueso. Al segundo día también se encuentra en los ganglios linfáticos mesentéricos. Hasta el octavo día todavía se descubre virus en las amígdalas y en el intestino delgado. A partir de este periodo y durante

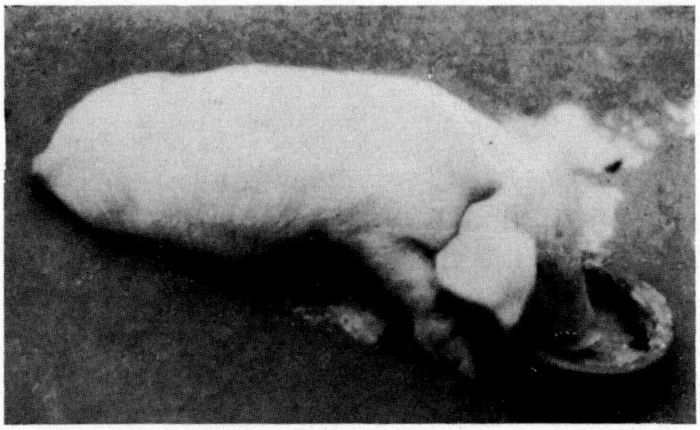

Fig. 15. Enfermedad de Teschen, fase paralítica. (Foto de archivo: Departamento de Medicina Interna de la Sección de Producción Animal y Medicina Veterinaria de la Universidad Karl Marx, Leipzig).

varias semanas, sólamente se encuentra en el intestino grueso.

En la mayoría de los animales la infección se limita a este estadio, en el que no se observan manifestaciones morbosas. Sin embargo, tales infecciones clínicamente mudas pueden descubrirse por métodos serológicos.

En otros casos, el virus puede pasar a la corriente hemática a través de los ganglios linfáticos regionales. Tras la infección oral, el virus se halla entre los días tercero y quinto, durante breve plazo, en la sangre. Al quinto día también se encuentra en el hígado, ganglios hepáticos, riñones, bazo y músculo diafragmatico. Clínicamente, este estadio virémico puede pasar inadvertido o ir acompañado de fiebre.

La afección del sistema nervioso central conduce al estadio neural, con el que comienza una segunda fase de multiplicación vírica, que conduce a lesiones histológicas en el cerebro y la médula espinal, de cuya localización e intensidad depende el grado de gravedad de las manifestaciones clínicas. En la infección nasal el virus también es capaz de avanzar desde la región olfatoria y por las vías neurales de los Fila olfactoria hasta el bulbo olfatorio, donde puede demostrarse ya al cabo de 24 horas. La ulterior difusión por el sistema nervioso central probablemente se produzca a través de las vías olfatorias.

El antígeno vírico demostrable con el FAT se encuentra en las infecciones intracerebrales, intranasales y por contacto, en las células endoteliales de los capilares del cerebro y cerebelo, en este caso especialmente en las células de

Purkinje. Las neuronas del cerebro y del tálamo exhiben fluorescencia distinta y muy esporádicamente las de la médula espinal.

Síntomas clínicos. Tras un periodo de incubación de 10-20 días (7-35), comienza el estadio prodrómico (estadio pre-paralítico) con síntomas inespecíficos como fiebre, depresión y pérdida del apetito. Estas manifestaciones persisten durante 1-3 días. El estadio paralítico siguiente se manifiesta con trastornos motores, caracterizándose por marcha insegura y vacilante. Los trastornos atáxicos se presentan principalmente en el tercio posterior. Coincidiendo con la presentación de las parálisis, la fiebre remite rápidamente y la temperatura llega a alcanzar valores subnormales en muchas ocasiones. El apetito no disminuye (fig. 15). La conciencia permanece inalterada.

Los signos de inflamación cerebral como el nistagmus, opistótonos, temblor muscular, contracturas tónico-clónicas, parálisis laríngea y lingual, así como hiperestesias y parestesias, se presentan con frecuencia, Según predominen los síntomas medulares o cerebrales, clínicamente puede diferenciarse una forma mielítica y otra cerebro-espinal de la ET. Esta forma cerebro-espinal, que es rara, se presenta preferentemente en animales jóvenes, cursando siempre de modo agudo. En la forma mielítica se observan presentaciones agudas, subagudas y crónicas.

En el curso abortivo, los animales muestran manifestaciones de parálisis de corta duración y poco marcadas clínicamente, que curan sin que el animal llegue a tumbarse.

Pronóstico. La forma cerebro-espinal termina letalmente en el 80-90 % de los casos, y la mielítica en el 20-50 % de los mismos. Los animales que curan tardan a veces semanas en recuperar su motilidad plena. Pueden quedar contracturas articulares, atrofias musculares y parálisis parciales.

Anatomía patológica. En la necropsia practicada en el estadio paralítico agudo, aparte de las alteraciones del sistema nervioso central y del músculo cardíaco, no exhiben marcadas lesiones los órganos. Con frecuencia se encuentra edema meníngeo y una repleción vascular de los vasos meníngeos y cerebrales. La degeneración grasa del músculo cardíaco, que se observa no raras veces, probablemente derive de una hipoxidosis funcional, consecutiva a la alteración por el proceso inflamatorio de los centros medulares vegetativos.

El cuadro histopatológico de las lesiones del sistema nervioso central corresponde a una polioencefalomielitis no purulenta. Las lesiones inflamatorias se encuentran más intensamente manifiestas en la médula espinal; comprenden lesiones degenerativas de las células nerviosas, con neuronofagia y multiplicación de la glía (fig. 16). Las lesiones de los vasos se caracterizan por infiltrados vasculares y perivasculares, situados con predilección en la substancia gris de las astas ventrales y dorsales. Las lesiones más intensas se encuentran en las porciones cervical y lumbar de la médula, donde también se encuentra el virus en la maxima concentración del sistema nervioso central.

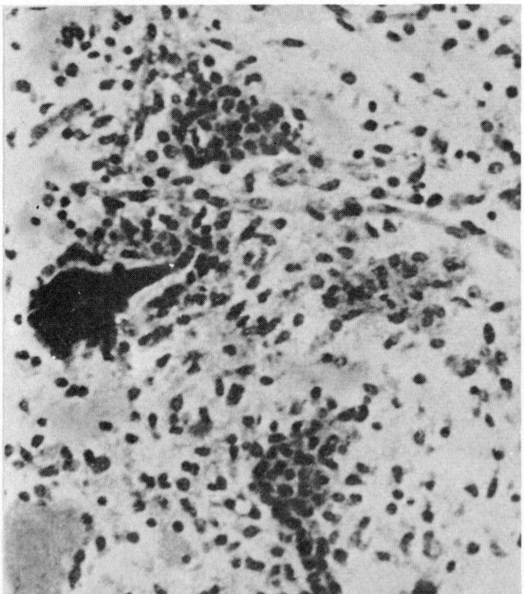

Fig. 16. Enfermedad de Teschen. Grandes células ganglionares motoras de la médula lumbar en diversos estadios de degeneración, en parte con neuronofagia avanzada; 270:1 (Fischer, K., 1958; foto Scharf).

Un hallazgo habitual es la meningitis linfocitaria moderada en la base del encéfalo. Igualmente se encuentra en diversos sectores del cerebro y del cerebelo, así como en la médula espinal.

Diagnóstico. Sólo con recursos clínicos no es posible diagnósticar la enfermedad de Teschen, lo que se consigue, en primer lugar, mediante la demostración del virus y el estudio histológico del sistema nervioso central. Este último método proporciona resultados rápidos y relativamente más seguros, siendo de gran significación práctica lo mismo ahora que antes. No obstante, para asegurar definitivamente el diagnóstico debe aislarse el virus en cultivos celulares (y, en caso preciso, mediante inoculación animales) e identificarse en pruebas de neutralización o de inmunofluorescencia, con ayuda de antisueros específicos. Para el aislamiento del virus se necesitan, empleando cultivos tisulares, de 1 a 2 semanas, y para la inoculación a animales, hasta 5 semanas.

El diagnóstico serológico consiste en la demostración de los anticuerpos en la sangre de los cerdos infectados. Los anticuerpos neutralizantes se encuentran en la sangre con títulos de hasta 1/256, 6-9 días antes de la aparición de las parálisis. En el curso de la enfermedad los títulos suben, permaneciendo por lo menos 280 días después de la convalecencia. Los títulos de 1/64 deben considerarse positivos y entre 1/16 y 1/32 dudosos. Los inferiores deben estimarse como inespecíficos. Los anticuerpos precipitantes comienzan a aparecer a partir del 2º-3º día de la enfermedad. En la prueba de la precipitación no parecen presentarse reacciones inespecíficas.

En el **diagnóstico diferencial** deben separarse otras enfermedades del sistema nervioso central y del aparato locomotor, que producen reacciones generales clínicas, lesiones histológicas y síntomas de parálisis parecidas. Se trata de la enfermedad de Aujeszky (17.4.), rabia (10.1.), polioencefalomielitis causadas por otros enterovirus porcinos, la enfermedad de Glässer (36. 1.1.), la peste porcina clásica (7.2.3.), listeriosis (29.), el mal rojo (30.1.), las salmonelosis (31.2.), la peste porcina africana (14.) y las intoxicaciones por potasio y solanina.

La distinción entre la enfermedad de Teschen y la de Talfan (4.3.) es muy difícil, requiriendo complicadas investigaciones. Para su separación deben tenerse en cuenta las elevaciones de las ondas epizoóticas, así como los hallazgos clínicos e histológicos. La enfermedad de Talfan produce en los lechones y cerditos de recría ataxias y paresias pasajeras, que pueden parecerse a las formas de curso abortivo de la enfermedad de Teschen. Correspondiendo al curso clínico benigno, son menos intensas las lesiones histopatológicas del sistema nervioso central. La diferenciación del agente causal se consigue mediante la reacción de neutralización cruzada con antisueros subtipoespecíficos, ya que los virus de la enfermedad de Talfan hasta ahora conocidos pertenecen al subtipo 2.

Tratamiento y profilaxis. No es posible influir terapéuticamente sobre la enfermedad.

Para la inmunización activa contra la enfermedad de Teschen se han conseguido vacunas a base de cultivos en cerebro y en medios tisulares. Se emplean en forma inactivada o viva. El prototipo de vacuna con virus de origen cerebral es la adsorbato-formalinada de Traub (1941). El material de partida está formado por una suspensión de cerebro y medula espinal de lechones infectados experimentalmente, inactivada con formalina y adsorbida con hidróxido de aluminio.

Con las vacunas hísticas inactivadas por el formol se obtiene una protección del 80 %, aproximadamente. Las vacunas a base de virus vivo, obtenidas por Mayr (1958) mediante sucesivos pases en histocultivo, proporcionan una protección, con una sola aplicación, del 83,3 % y del 86,6 % por vía oral o subcutánea, respectivamente. La vacunación debe realizarse en cerditos de más de 6 semanas de edad. La inmunidad se desarrolla en 2-3 semanas y dura unos 6-8 meses. Repitiéndola a las 3-6 semanas puede elevarse el título de anticuerpos. Los lechones de 30-45 días de edad sólo reaccionan en un 50 % y, en los de menos de 30 días, la vacunación carece, prácticamente, de sentido.

Las vacunas con productos de origen cerebral y cultivos hísticos inactivados se han empleado ampliamente en Checoslovaquia, Yugoslavia, Polonia y Madagascar. Los animales vacunados no eliminan virus. Complicaciones tales como parálisis o accidentes vacunales se observan raramente.

Lucha. Los métodos que se llevan a cabo en Europa Central en la lucha contra la enfermedad de Teschen comprenden medidas de sacrificio obligatorio, desinfección y cuarentena. Cuando el proceso aparece epizoóticamente y en brotes esporádicos, deben sacrificarse todos los efectivos enfermos y los sospechosos de contagio. En el caso de que la enfermedad adopte una presentación estacional, junto con los sacrificios citados deben aplicarse también las vacunaciones.

En la RDA, las bases legales están incluídas en la "Orden para luchar contra la peste porcina clásica y la parálisis porcina" del 3 de febrero de 1955. Según esta disposición, debe procederse a declarar al veterinario del distrito la aparición o la sospecha de casos de enfermedad de Teschen. Una vez comprobada oficialmente la enfermedad, la autoridad veterinaria ordenará la separación de todos los animales enfermos y sospechosos. Más tarde se procederá a realizar indagaciones sobre la duración de las manifestaciones sintomáticas sospechosas, así como las relativas a la venta o cesión de animales a partir de la piara problema. Se restringirá el tráfico personal a/ó desde la granja contaminada. Se prohibirán las visitas y exposiciones. No deben enviarse cerdos sospechosos de enfermedad. Todos los efectivos de una granja contaminada se sacrificarán en la sala de infecciosos de un matadero. La explotación contagiada debe someterse a una desinfección final, una vez eliminados los animales. La repoblación de las instalaciones no se hará antes de transcurridas 8 semanas.

Las normas de desinfección regulan la instalación de esterillas de desinfección, la inmovilización de las aguas residuales, purín y estiércol en la misma granja, la permanente desinfección de los pasillos de servicio, el amontonamiento del estiércol, evitación de los perros, gatos y aves de corral, la esterilización de la carne de los animales sacrificados y la cocción de los residuos de cocina antes de emplearlos como alimento.

De acuerdo con la Orden Complementaria 2 a la Ley de Epizootias de 3.8.1973, referente a la parálisis contagiosa del cerdo, en la RDA existe obligación de investigar la enfermedad periódicamente y, según el punto § 17 (4), también de denunciarla en cualquier momento.

Bibliografía

Hahnefeld, H., u. Hahnefeld, E. (1969): Die Teschener Krankheit. In: H. Röhrer, Handbuch der Virusinfektionen bei Tieren. Bd. IV, 159. VEB Gustav Fischer Verlag, Jena.

Hecke, F. (1956): Das Virus, die Epidemiologie und Bekämpfung der ansteckenden Schweinelähmung. Arch. exper. Vet.med. **10**, 720.

Mayr, A. (1961): Degrees of variation of the virus of Teschen disease and relationship to other enteroviruses of swine. Bull. Off. internat. Epizoot. **56**, 106.

4.3. Enfermedad de Talfan
(H. Hahnefeld)

(Sin.: *Parálisis enzoótica de los lechones, poliomielitis porcina, paresia enzoótica benigna de los lechones;* al.: *Enzootische Ferkellähmung;* lat.: *Poliomyelitis suum,* ing.: *Talfan disease, benign enzootic paresis*).

Bajo el nombre de enfermedad de Talfan se incluyen las polioencefalomielitis de los lechones; son de naturaleza benigna, cursan con ataxias y parálisis de las extremidades y son producidas por virus de Teschen de escaso poder patógeno. A causa del ligero carácter epizoótico y de la problemática de veterinaria legal que de ello se deduce, parece adecuado plantear la diferenciación de esta enfermedad con la enfermedad de Teschen clásica (4.2.).

Historia y presentación. Harding y col. (1957) describieron la enfermedad por primera vez en Gran Bretaña, dándole el nombre del lugar donde apareció, una montaña de Gales. Son idénticas a ella las parálisis de los lechones observadas en Dinamarca, Suecia, Noruega, Irlanda y RDA. Virus semejantes al que causa la enfermedad de Talfan y anticuerpos neutralizantes frente a este virus se encuentran distribuídos por todo el mundo. También se han hallado en cerdos sanos y en los afectados de otras enfermedades.

Etiología. Los virus de Talfan muestran las propiedades físico-químicas de los virus de Teschen, clasificándose, como éstos, en el género *Enterovirus,* de la familia de los Picornavirus. La composición antigénica no está plenamente esclarecida en todas las cepas, correspondiendo al subtipo 2 de Teschen (Mayr, 1962).

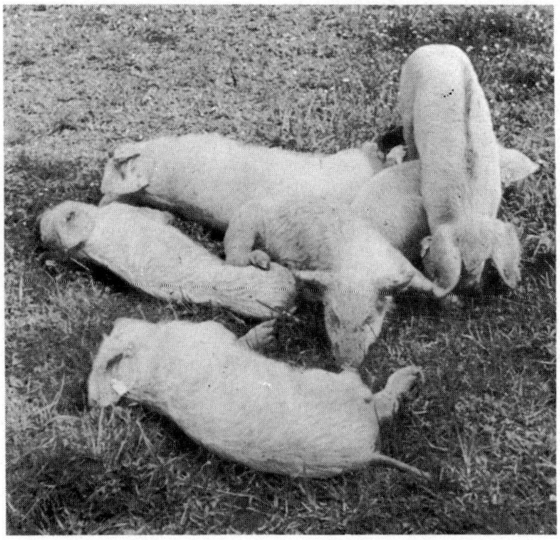

Fig. 17. Enfermedad de Talfan. Cerdos jóvenes enfermos. (Foto de archivo: Departamento de Medicina Interna de la Sección de Producción Animal y Medicina Veterinaria de la Universidad Karl Marx, Leipzig).

Receptividad y epizootiología. Los virus de Talfan son patógenos para el cerdo, exclusivamente. Son receptivos los lechones de 3-16 semanas de edad. La infección se produce, principalmente, por medio de las deyecciones, a través de las cuales puede eliminarse el virus durante varias semanas, tras la ingestión oral del mismo. La enfermedad se presenta de modo enzoótico y acostumbra a desaparecer a las pocas semanas. Están afectadas las grandes explotaciones, en las que enferman sobre todo los lechones recién adquiridos o las camadas de las cerdas compradas. En la mayoría de los animales el contagio pasa inadvertido clínicamente, aunque da lugar a la formación de anticuerpos sueroneutralizantes.

Inmunidad. Los animales que superan la enfermedad, así como los que la padecen de forma clínicamente inaparente, desarrollan inmunidad. Los lechones son protegidos en las primeras semanas de vida por los anticuerpos calostrales.

Síntomas clínicos. Las manifestaciones clínicas de la enfermedad se instauran después de un periodo de incubación de 9-13 días, sin estadio prodrómico apreciable. Consisten en ataxias y paresias, que la mayoría de las veces afectan a los cuartos traseros. Faltan las reacciones generales, o sólo son muy leves. En las formas de evolución más grave pueden aparecer parálisis en todas las extremidades (fig. 17). Por regla general, faltan los síntomas cerebrales. Al cabo de unos pocos días o semanas se produce la curación, casi siempre sin dejar secuelas de la enfermedad. A veces queda para toda la vida debilidad del tercio posterior.

Anatomía patológica. La necropsia no proporciona hallazgos característicos. Las lesiones histológicas del sistema nervioso central concuerdan con las manifestaciones clínicas. Las alteraciones más notables se hallan en la substancia gris del asta ventral de la médula espinal. Consisten en infiltraciones linfocitarias perivasculares, así como en gliosis difusa y focal. La degeneración de las células ganglionares y la neuronofagia se observan raras veces. También aparecen en la sustancia blanca infiltrados vasculares y focos de glía dispersos. La intensidad del proceso inflamatorio es máxima en la médula lumbar, disminuyendo en sentido craneal. En varias ocasiones se ha señalado la pérdida de la mielina en los cordones dorsales.

Diagnóstico. No puede establecerse sobre bases clínicas. Son fundamentales el cuadro histopatológico, el aislamiento del agente en cultivos renales de lechón y su identificación mediante el empleo de antisueros neutralizantes subtipoespecíficos. El resultado debe confirmarse mediante la transmisión intracerebral del virus a lechones de 20 días de edad. El diagnóstico serológico (suero-neutralización en histocultivo) es significativo para investigar la explotación y para esclarecer la situación epizootiológica. Como valor límite de las reacciones positivas se estima un título de 1:20 en la reacción de neutralización.

El diagnóstico diferencial debe tener en cuenta sobre todo la diferenciación de la enfermedad de Teschen (4.2.). Debe pensarse también en la enfermedad de los temblores, hipopotasemia y enfermedad de los edemas (32.2.1.).

Profilaxis. Las medidas profilácticas pueden limitarse al aislamiento de los animales enfermos. Dada la escasa importancia económica de la enfermedad, no hay normas legales de policía veterinaria.

4.4. Trastornos de la reproducción de origen vírico en el cerdo
(D. Urbaneck y D. Leopoldt)

Los trastornos de la reproducción en el cerdo que cursan con partos de fetos muertos (stillbirth), momificación (mumification), muertes embrionarias (embryonic death) e infertilidad (infertility) se conocen en la literatura internacional como infección SMEDI. El concepto de síndrome SMEDI o virus SMEDI procede de las iniciales de las palabras inglesas con que se designan los síntomas mas importantes.

Historia y presentación. Los trastornos de la reproducción observados preferentemente en grandes explotaciones porcinas y en relación con la PPC fueron vinculados etiológicamente por vez primera por Dunne y col. en 1965 con agentes de la familia de los Enterovirus. Estos autores introdujeron el concepto de virus SMEDI para los aislamientos realizados. Cartwright y Huck señalaron sin embargo en 1967 que un complejo de síntomas idéntico podría ser causado también por parvovirus, lo que parece confirmarse cada vez más hasta el momento presente.

La mayoría de los autores han logrado la identificación directa e indirecta de enterovirus y parvovirus por métodos de aislamiento y serológicos. El aislamiento frecuentemente posible de ambos virus en animales aparentemente sanos, la identificación de infecciones latentes de parvovirus y enterovirus en cultivos primarios de células renales de cerdo y la presentación ocasional de parrovirus en tripsina de cerdo así como dificultades iniciales en la reproducción experimental de la enfermedad, complicaron la posibilidad de establecer claramente las verdaderas relaciones entre hallazgos serológicos y el cuadro clínico observado. Sólo la infección fetal intrauterina directa en diversas fases de la gestación despejó las dudas. Respecto a los parvovirus, Joo y col., así como Mengeling y Cutlip lograron independientemente en 1976 aumentar significativamente, por vía de contagio oral e intranasal, la tasa de lechones nacidos muertos de cerdas gestantes libres de gérmenes frente a animales testigos no infectados.

Se han descubierto hasta ahora trastornos de la reproducción de origen vírico en muchos países (USA, Inglaterra, Japón, Hungría, URSS, RFA, Bélgica, Polonia, Checoslovaquia, RDA).

Etiología. Los virus SMEDI, como enterovirus que son, contienen RNA. Poseen un diámetro de unos 30 nm, son resistentes al éter, cloroformo, tripsina a un pH de 3,5, así como al tratamiento por el calor a 56 °C durante 2 horas; se multiplican en cultivos de células renales embrionarias de cerdo. Los virus SMEDI no son serológicamente unitarios, los serotipos conocidos hasta ahora pueden clasificarse dentro de los 8 serotipos de enterovirus porcinos establecidos por Dunne y Wang (1972).

El parvovirus porcino (PVP) es un virus DNA desprovisto de envoltura, de simetría cúbica y con un diámetro de 20-28 nm. Es estable al cloroformo, éter, tripsina, ácidos y al calor. Posee propiedades hemoaglutinantes frente a los eritrocitos de cobayo, rata, ratón, mono, pollo, gato y personas del grupo O. En todos los estudios realizados hasta ahora no han podido demostrarse diferencias antigénicas notables entre las distintas cepas.

La elevada tenacidad de los enterovirus del PVP les hace resistentes frente al medio ambiente y asegura su capacidad de supervivencia durante meses. No se conoce hasta ahora el régimen más adecuado de desinfección; sin embargo, el tratamiento con formol parece eliminar la infecciosidad del PVP.

Epizootiología. El PVP, como los enterovirus, debe estar ampliamente difundido en las explotaciones porcinas. En favor de ello están los estudios serológicos, habiéndose detectado en el 50 % de las cerdas de todas las edades anticuerpos neutralizantes del PVP; además, se ha aislado en numerosas ocasiones PVP en lechones enfermos y sanos de explotaciones con y sin trastornos de la reproducción.

La fuente de infección mas importante es el animal infectado. Hasta que se establece una inmunidad activa en 10 días aproximadamente, este virus es eliminado sobre todo con las heces y la orina, y en los verracos con el esperma. En una colectividad porcina, a consecuencia de un contagio pueden detectarse después de algunas semanas elevadas tasas de anticuerpos contra los enterovirus y parvovirus. Se consideran vías naturales de infección la oral y nasal.

Las colectividades infectadas en alguna ocasión continúan siéndolo enzoóticamente, pudiendo aparecer infecciones latentes. En estos casos, la infección se manifiesta sólo en cerdas gestantes de nuevo ingreso y no afectadas previamente. En explotaciones de reproducción, y por infecciones por PVP, después de un largo periodo pueden aparecer eliminadores permanentes inmunotolerantes.

Los virus SMEDI y el PVP son difundidos sobre todo por el comercio de animales con reproductores infectados. La elevada tenacidad de estos virus posibilita también su introducción indirecta por personas, vehículos de transporte y utensilios. Se admite también la transmisión de la enfermedad, sobre todo del PVP, por roedores.

Síntomas clínicos. Las infecciones naturales y experimentales cursan asintomáticamente después del nacimiento en animales de todas las edades. Unicamente los fetos, que resultan infectados por vía intrauterina antes del día 70 de gestación, es decir, antes de alcanzarse la inmunocompetencia, mueren en parte, son reabsorbidos, momificados ó abortados, o nacen lechones vivos pero muy debilitados. La enfermedad se manifiesta por la aparición de trastornos de la reproducción transitorios, pero abundantes, en colectividades recientemente infectadas (síndrome SMEDI).

Patogenia. Tras la penetración oral del agente productor se origina una viremia y resultan afectados todos los órganos. En cerdas gestantes se ha comprobado el paso a través de la placenta y consecuentemente la infección de los fetos, tanto por los enterovirus, como por el PVP. Se admite hipotéticamente que cuando todavía no está establecida la inmunocompetencia, las células precursoras hematopoyéticas son masivamente afectadas por el virus y destruidas, por lo que los fetos mueren. Si los fetos corresponden a plazos posteriores a los 70 días de gestación y son por tanto inmunológicamente reactivos, su desarrollo no resulta afectado.

Intrauterinamente se forman ya anticuerpos; los lechones recién nacidos pueden tenerlos en elevados títulos, pero también pueden eliminar simultáneamente el virus. Se sospecha que no todos los cerdos que resultan infectados dentro de los primeros 70 días de gestación mueren, sino que un escaso porcentaje de ellos toleran la infección. Estos animales eliminan el virus durante el resto de su vida y cuando se convierten en reproductores muestran los trastornos de la reproducción señalados.

Anatomía patológica. Las lesiones producidas por la infección de virus SMEDI consisten en los lechones nacidos muertos, en edemas subcutáneaos y del mesenterio, especialmente el intestino grueso, hidrotórax e hidropericardio. También se describen hemorragias petequiales en la corteza cerebral y en la corteza renal. En el encéfalo y médula oblongada se observan lesiones histológicas consistentes en edema, hemorragias e infiltrados linfocitarios perivasculares y proliferación de la glía. En las infecciones por PVP, aparte de las alteraciones ya señaladas en los fetos (momificación), no hay referencias seguras de lesiones anatomopatológicas. Narita y col. (1975) y Joo y col. (1977) han descrito una meningoencefalitis incipiente.

Diagnóstico. Ante la aparición del síndrome SMEDI está justificada la sospecha clínica de una infección por enterovirus y/o PVP. El diagnóstico se realiza por métodos virológicos y serológicos.

Para identificar los enterovirus se utilizan órganos especialmente de lechones nacidos vivos, pero muy debilitados (tonsilas, intestino delgado, recto, heces), obteniéndose los mejores resultados a partir de lesiones encefalíticas. El cultivo del virus puede realizarse en células renales de cerdo, que a 3-6 días, en pases sucesivos cada 24-48 horas, muestran un efecto citopático.

La identificación directa de PVP por aislamiento en cultivo celular también es posible, aunque es difícil de conseguir. Es requisito necesario para ello la inoculación de un cultivo celular todavía en crecimiento en un 50-80 %, así como la exclusión de factores inhibidores específicos e inespecíficos en los medios de cultivo y en los aditivos séricos.

Por métodos de laboratorio se pueden detectar anticuerpos con la reacción de suero-neutralización contra cepas de referencia correspondientes a enterovirus y PVP como antígeno, siendo necesarias pruebas de estandarización previas a causa de las amplias oscilaciones del título.

Para la identificación de anticuerpos contra el PVP es mejor la RHAI que la suero-neutralización. La RIF también se ha probado y parece adecuada para la identificación de PVP, sobre todo en muestras de órganos de fetos momificados.

Diagnóstico diferencial. Deben tenerse en cuenta la leptospirosis (51.2) y brucelosis (40.2), así como la PPC (7.2.3) y la enfermedad de Aujeszky (17.4).

Profilaxis. Los conocimientos actuales sobre los trastornos de la reproducción de origen vírico en el cerdo no son suficientes para poder plantear los procedimientos más idóneos de lucha, ni sus indicaciones. Actualmente lo más importante es evitar con adecuadas medidas higiénicas sanitarias la introducción del virus en las explotaciones.

El estudio serológico de muestras correspondientes a colectividades y comarcas permite controlar los movimientos comerciales de animales y ofrecen la posibilidad de excluir de las compras a los animales infectados.

Bibliografía:

Cartwright, S. F., u. Huck, R. A. (1967): Viruses isolated in association with herd infertility, abortions and stillbirth in pigs. Vet. Rec. **81**, 196.

Dunne, H. W., Wang, J. T., Clark, C. D., Hokanson, J. F., Morimoto, T., u. Bubash, G. R. (1969): The effects of in utero viral infection on embryonic, fetal, and neonatal survival: A comparison of SMEDI (porcine picorna) viruses with hog cholera vaccinal virus. Can. J. Comp. Med. **33**, 244.

Dunne, H. W., u. Wang, J. T. (1972): Immune response to porcine enteroviruses: Effect of antigenic variations on classification. J. Amer. Vet. Med. Ass. **160**, 613.

Jastrzebski, T. (1969): Enterovirusinfektionen. In: H. Röhrer, Handbuch der Virusinfektionen bei Tieren. Bd. **V/2**, 923. VEB Gustav Fischer Verlag, Jena.

Joo, H. S., u. Johnson, R. H. (1976): Porcine parvoviruses: a review. Vet. Bull. **46**, 653.

4.5. Hepatitis vírica de los patos
(J. Beer)

(Al.: *Virushepatitis der Ente;* rus.: *Вирусный гепатит утят*; ingl.: *Duck virus hepatitis;* fran.: *l'hépatite virale du caneton*).

La hepatitis vírica de los patos es una enfermedad infecciosa que se difunde violentamente entre los efectivos infectados y que, en patitos hasta de 2-3 semanas de edad, causa grandes pérdidas.

Historia y presentación. Después de la primera comunicación realizada por Levine y Fabricant sobre la presencia de una virosis en los patitos en Long Island, en 1950, hasta entonces desconocida, en años sucesivos se observaron repetidos casos de enfermedades de la misma naturaleza. El primer diagnóstico en Europa lo realizaron Asplin y McLauchlan (1954) en Inglaterra.

Entre tanto la enfermedad pudo comprobarse en numerosos países de Europa, Africa y Asia. Los primeros casos observados en la RDA se registraron en 1960.

Etiología. Produce la enfermedad un virus que contiene RNA, de 20-40 nm de tamaño y estructura cúbica. Los conocimientos adquiridos sobre él en los últimos años lo califican como representante del género de los *Enterovirus.*

Son adecuados para el cultivo los huevos embrionados de gallina y de pata, así como los cultivos hísticos. Puede cultivarse bien en medios a base de fibroplastos de embrión de gallina y de pato, así como en células renales de embrión de pato, produciendo efecto citopático. También pueden emplearse huevos embrionados de pata para su cultivo. La muerte de los embriones de 9-11 días de edad, inoculados por vía alantoidea, se produce a los 3-6 días. Con ciertas restricciones, se consideran características las lesiones que aparecen en los embriones infectados, consistentes en edema del tronco, cabeza y patas, tumefacción del hígado, con hemorragias, necrosis y zonas amarillas o blancas, enanismo, depósitos verdosos y alteración del color de las membranas y líquidos del huevo y del hígado. El virus puede demostrarse tanto en el líquido alantoideo, como en los órganos internos y en el cerebro de los embriones. Tras la infección de embriones de pato mediante inoculación por vía alantoidea en el día 14 de incubación, se produce la muerte en 24-28 horas, aunque algunos investigadores, según la dosis infectante, observan la muerte entre los días 3 y 5. Con pases sucesivos del virus, el plazo de muerte se acorta, sin modificación del título del virus.

La resistencia del virus es muy alta. Continúa vivo al cabo de más de 10 semanas sobre instalaciones de cría que no se hayan sometido a limpieza, y más de 37 días en heces húmedas bajo un cobertizo fresco. Al cabo de 700 días a la temperatura de 2-4 °C todavía era infeccioso un líquido embrionario. En un medio exento de células, todavía puede conservar su vitalidad el virus mantenido a 37 °C durante 21 días. Muere el agente a 62 °C durante 30 minutos, pero no a 56 °C al cabo de 60 minutos.

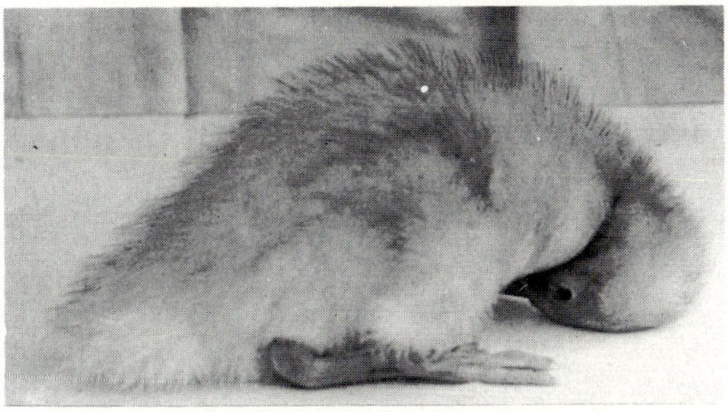

Fig. 18. Hepatitis vírica de los patos. Patito enfermo.

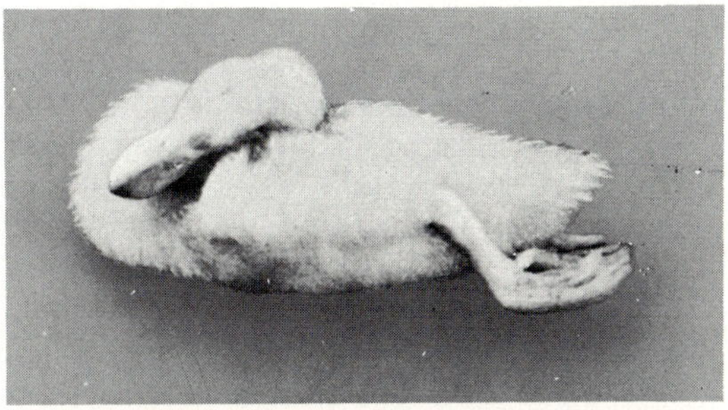

Fig. 19. Hepatitis vírica de los patos. Pato muerto con opistótonos y extremidades posteriores extendidas hacia atrás.

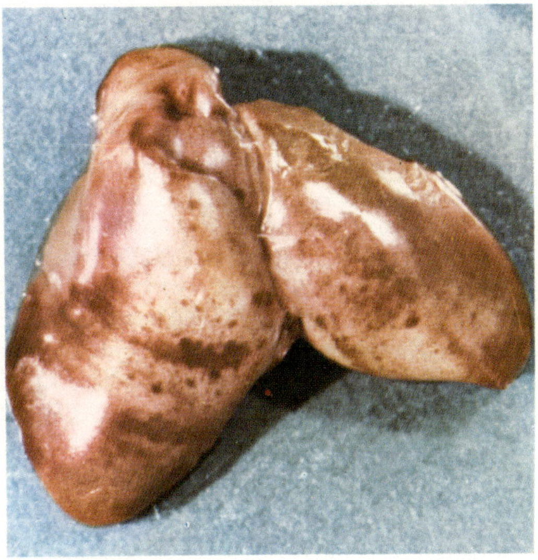

Fig. 20. Hígado de un patito muerto de hepatitis vírica. Tumefacción, coloración palidecida e intensas hemorragias (Thamm, H. y col., 1967).

Receptividad. Son receptivos sólamente los patos, enfermando especialmente los patitos de 3-20 días de edad. A partir de la 4ª-5ª semana de edad sólamente se presentan muertes de modo esporádico. Los patitos de un día pueden infectarse experimentalmente por las vías intramusculares, intranasal y oral. El virus es apatógeno para la gallina, incluso para pollitos de un día. La infección deja tras sí una inmunidad que duran toda la vida.

No se conoce ningún animal pequeño de laboratorio que sea receptivo.

Inmunidad. La infección deja tras sí una inmunidad permanente. Se transmite de padres a hijos a través del huevo.

Epizootiología. El agente es sumamente contagioso. Puede comprobarse su presencia en la mucosidad traqueal. Se elimina preferentemente por las heces, en las que aparece ya a las pocas horas de contagio. En patos infectados aparentemente sanos, en los que puede persistir el agente productor hasta 10 semanas, se ha comprobado la eliminación del virus durante 8 semanas. La infección natural horizontal se produce, sobre todo, por vía oral y acaso también por vía aerógena. También se ha podido comprobar la presencia del virus en el vitelo de patas de puesta infectadas y en los correspondientes embriones, que murieron durante la incubación. Todavía no existe unanimidad respecto a la significación epizootiológica de la transmisión por los huevos de incubar. Tienen un papel decisivo como fuentes de infección la cama y las instalaciones contaminadas, junto con los alimentos y la bebida. De unos nacimientos a otros, dentro de una misma explotación, puede variar la mortalidad. Todavía se desconoce la significación de los eliminadores permanentes y de las aves silvestres como reservorios del virus y transmisores del mismo, así como el modo de difusión de la enfermedad a largas distancias.

Síntomas clínicos. Es característico el curso extraordinariamente violento de la enfermedad, con un rápido ascenso, corta cúspide y brusca caída de la gráfica de mortalidad en los patos de pocas semanas de edad, lo que ha de relacionarse con el corto periodo de incubación y una fácil transmisión. En la infección natural, el periodo de incubación comprende 1-5 días, que se reducen a 1-2 en la infección experimental. Las primeras manifestaciones clínicas pasan con frecuencia inadvertidas, apareciendo repentinamente las primeras muertes. La duración de la enfermedad casi siempre es menor de 24 horas; suele incluso durar sólo entre 3 y pocas horas. Los animales rechazan el pienso, están abatidos y somnolientos. Permanecen echados sobre la quilla esternal y apoyan la cabeza sobre el suelo (fig. 18), algunos caen de lado y realizan movimientos incoordinados con patas y cabeza. Poco antes de morir adoptan una postura característica, con cuello y cabeza vueltos (opistótonos) y patas extendidas hacia atrás (fig. 19).

Pronóstico. Las tasas de mortalidad se fijan entre 3-95 %. Los animales gravemente afectados ya no se recuperan. En grandes explotaciones puede reproducirse la enfermedad con cada nuevo lote de nacimientos.

Anatomía patológica. Cuando el curso es sobreagudo pueden faltar las alteraciones patológicas en los órganos. En los casos de evolución aguda hay tumefacción hepática, frecuentemente con coloración rojo-amarilla y, sobre todo, numerosas hemorragias subserosas, desde el límite de la visibilidad hasta el tamaño de una lenteja (fig. 20). Además, pueden estar aumentados de tamaño el bazo y los riñones, estos últimos con fuerte congestión vascular. El corazón parece estar "cocido", los pulmones se presentan hiperémicos y, en parte, con alteraciones inflamatorias. En algunos casos hay pericarditis y en los sacos aéreos se encuentra un exudado amarillento, con copos de fibrinas. En armonía con la duración de la enfermedad, el cuadro histopatológico del hígado muestra procesos degenerativos (esponjamiento de la estructura celular, degeneración vacuolar, degeneración hidrópica, necrosis focal) o inflamatorios (acúmulos de células mononucleares en el espacio de Glisson, proliferación de los conductos biliares y del tejido conjuntivo [cirrosis], activación del sistema retículo-histiocitario, formación en los animales que han resistido la infección de granulomas hasta de 3 mm de diámetro). Se han descrito cuerpos de inclusión intracitoplásmicos de 1-3 μm de diámetro en los hepatocitos y en las células del SRH del hígado, que pueden evidenciarse con tinciones especiales, como la floxina-tartracina o el método de Noble. En los casos de más duración, también pueden presentarse focos necróticos miliares en un bazo hiperplásico.

Diagnóstico. Se basa en el cuadro clínico, el curso atropellado y los hallazgos de la necropsia. La demostración del virus puede llevarse a cabo inoculando huevos de gallina embionados, de 9-11 días de incubación, comprobando las lesiones típicas en los embriones muertos, o mediante la neutralización del virus problema con suero inmune. Los anticuerpos específicos pueden ponerse en evidencia mediante la suero-neutralización en huevos embrionados o en histocultivos, así como por la reacción de precipitación en gel de agar.

El **diagnóstico diferencial** debe tener en cuenta el botulismo (46.10), la peste de los patos (17.12), la ornitosis (21.1), la salmonelosis (31.3), intoxicaciones, micotoxicosis (56.) y la distrofia muscular enzoótica de los patos jóvenes.

Tratamiento y profilaxis. No se conoce ningún tratamiento medicamentoso.

Puede lograrse la protección de los patitos mediante la inyección intramuscular de 0,5-0,75 ml de un suero hiperinmune, o suero de convalecientes. La protección dura de 10-12 días. Reuss (1959) recomienda la vacunación de los patitos de 3-4 días de edad con una cepa de virus pasada 70 veces por huevo. En las explotaciones crónicamente infectadas es aconsejable la inmunización con una cepa viva de virus de las reproductoras antes del periodo de puesta. Asplin (1961) recomienda tres métodos para las grandes explotaciones con presencia enzoótica de la hepatitis vírica: 1º inyección de 0,5 ml de suero hiperinmune a cada patito, tan pronto como aparecen los primeros casos de la enfermedad; 2º vacunación intramuscular de las patas reproductoras 2-4 semanas antes de la recogida de los huevos de incubar, utilizando una cepa vírica atenuada; 3º vacunación de los patitos por picadura en la membrana natatoria, con vacuna viva.

Mediante medidas higiénicas se debe reforzar la inmunización de los efectivos contaminados, y prevenir la infección en los exentos de ella. Cría, recría y cebo deben mantenerse estrictamente separados, incluso en lo que respecta al personal. También deben criarse separadas las camadas de distinta edad. Las instalaciones de cría deben limpiarse y desinfectarse cuidadosamente tras cada utilización, y los recipientes de pienso y bebida diariamente. En las instalaciones para cebo con hepatitis vírica enzoótica sólo deben introducirse patos que, como mínimo, tengan 5 semanas de edad.

Bibliografía

Tempel, E., u. Beer, J. (1968): Die Virushepatitis der Enten. In: H. Röhrer, Handbuch der Virusinfektionen bei Tieren. Bd. III/2, 1019. VEB Gustav Fischer Verlag, Jena.

Thamm, H., Ihlenburg, H., u. Marwitz, T. (1967): Zur Virushepatitis der Enten — Virologische Diagnose und Bekämpfung. Mh. Vet.-Med. **22**, 973.

4.6. Encefalomielitis aviar
(H.-J. Eisengarten)

(Sin.: *Temblor epidémico, temblor epizoótico;* Al.: *Aviäre Enzephalomyelitis, Ansteckende Gehirn-Rückenmark-Entzündung des Geflügels;* ruso: *Птичий энцефаломиелит* ; ingl.: *Epidemic tremor, Infectious avian encephalomyelitis, Avian encephalomyelitis;* fr.: *Encéphalo-myélite aviaire*).

La encefalomielitis aviar es una virosis, principalmente de las gallinas, aunque los síntomas clínicos sólo aparecen en los pollitos, consistiendo en progresivos trastornos de la coordinación, con temblores, sobre todo en la cabeza y el cuello.

Historia y presentación. Elisabeth Jones (1932, 1934) observó y describió por primera vez la enfermedad en pollitos de dos semanas de edad, demostrando que el agente pasaba a través de los filtros bacterianos.

En años sucesivos, sobre todo después de 1950, aparecieron nuevas publicaciones relativas a brotes de la enfermedad en todas las partes del mundo, particularmente en los países con avicultura intensiva. En la RDA se diagnosticó por primera vez en 1967.

Etiología. El virus de la encefalomielitis pertenece al grupo de los RNA-virus, clasificado en el género de los Enterovirus de la familia *Picornaviridae.* Las mediciones llevadas a cabo por Krauss y Veberschär (1966) con el microscopio electrónico concordaron con las realizadas por filtración, dando un tamaño de 20-30 nm.

El virus se multiplica en cultivos celulares (cerebro y fibroblastos de pollo, páncreas y riñón de pollo) sin producir efecto citopático, sin formación de placas ni de corpúsculos de inclusión. El virus resiste el tratamiento con cloroformo, éter y tripsina. La glicerina no inhibe su multiplicación.

La resistencia del virus al calor es grande. Los extractos de cerebro de embrión de pollo no pierden título al cabo de varias semanas de conservación en frigorífico (+ 4 a + 6 °C). La conservación a temperatura ambiente provocó la pérdida de un décimo del título al cabo de un mes.

Receptividad e inmunidad. Espontáneamente, la infección se presenta en faisanes y gallinas. Estas últimas son sensibles al virus en todas las edades, pero el proceso se observa sobre todo en pollitos hasta de 3 semanas.

Calnek y col. (1961) han logrado infectar experimentalmente pichones, patitos y pollitos de pintada. Las aves silvestres posiblemente actúen como reservorios del virus. Hasta ahora no se ha conseguido producir la enfermedad en mamíferos.

La infección deja tras sí una inmunidad que, en general, se mantiene durante el resto de la vida útil de los padres.

Epizootiología. El virus es sumamente contagioso. La infección puede transmitirse horizontal y verticalmente. Las gallinas ponedoras eliminan virus con los huevos durante unas 3 semanas después del contagio, y en las heces a lo largo de 5-12 días. Los pollitos nacidos de huevos infectados difunden el virus por medio de las heces, infectando a otros pollitos receptivos. Los pollitos hijos de gallinas contaminadas poseen anticuerpos transmitidos por el huevo, que los protegen frente a la infección natural. Las gallinas jóvenes mantenidas aisladas pierden en unas 10 semanas la inmunidad materna y son totalmente receptibles al virus. Una infección contraída en esa edad o más tarde cursa sin síntomas clínicos perceptibles. En los pollitos predomina la infección vertical a través del

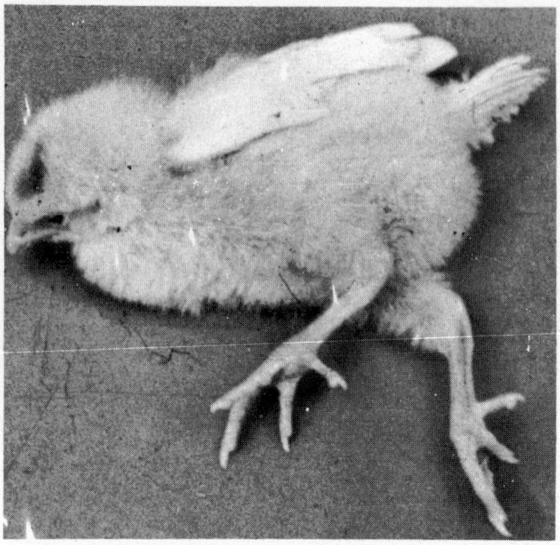

Fig. 21. Encefalomielitis aviar. Manifestaciones de parálisis en un pollito enfermo. El sensorio no está afectado.

huevo; en gallinas jóvenes y adultas predomina la infección horizontal por ingestión de heces que contienen virus..

Síntomas clínicos. En las gallinas adultas, el único signo de la infección es una ligera disminución de la producción huevera. La capacidad de eclosión de los huevos puede disminuir hasta en un 20 %, pero más tarde se recupera y se mantiene sin notable merma. Los trastornos de la locomoción que ya se observan en los embriones disminuyen su capacidad de eclosión.

Los síntomas clínicos apreciables se presentan, en parte, inmediatamente después del nacimiento. Los pollitos que han adquirido la infección a través del huevo enferman entre los días 1-7 de vida. Los animales infectados por vía oral muestran los primeros signos de enfermedad pasado el día 10°. Esta manifestación patológica se caracteriza por la gran variabilidad de duración del período de incubación. El momento de la infección y el grado de inmunidad materna determinan el cuadro clínico de la enfermedad en los pollitos.

En el contagio natural, tras una incubación de 10-30 días, aparecen los pollitos abatidos y somnolientos, con movimientos incoordinados y utilizando sus alas como sostén. Los pollitos se caen de lado o dorsalmente (fig. 21) y se apoyan sobre el metatarso. No se acercan a comer ni a beber, observándose en casos aislados temblores. La cifra de mortalidad depende de las condiciones de manejo de la explotación (los pollitos paralíticos resultan aplastados, aparte de estar impedidos para comer y beber).

Pronóstico. La morbilidad oscila entre el 5 y el 90 %, siendo la letalidad del 10 al 70 %. Muchos pollitos curan rápidamente. La puesta de las aves convalecientes y la de las que no enfermaron se iguala.

Anatomía patológica. El cuadro de necropsia no es patognomónico. En los pollitos son frecuentes las degeneraciones grasas del hígado, la tumoración hiperplásica del bazo y una enteritis moderada. Histológicamente puede apreciarse en el cerebro y en la médula espinal una encefalomielitis no purulenta, especialmente en la sustancia gris del cerebelo, de la médula oblongada y de la espinal. En el estadio inicial se produce degeneración de las células ganglionares, apareciendo más tarde los infiltrados vasculares y perivasculares.

En la sustancia gris del tronco cerebral se hallan proliferaciones de la glía, así como en la médula oblongada y en la espinal. Se considera típica la proliferación glial sobre todo en la capa granulosa y en la molecular del cerebelo (neuropodio).

Diagnóstico. La anamnesis y los síntomas clínicos permiten raras veces establecer el diagnóstico. Un importante medio auxiliar de diagnóstico es la investigación histológica del cerebro y de la médula espinal de varios pollitos. Proporciona datos inequívocos la demostración del virus y de los anticuerpos.

Para comprobar la existencia del virus se infectan pollitos plenamente receptivos con una suspensión de cerebro, por vías intracerebal, intravenosa o intraocular.

Enferman al cabo de 10-17 días; acto seguido se estudiará histológicamente el cerebro de los mismos. Es posible aislar el virus mediante inyección de material en el saco vitelino de huevos en el 5° de incubación, procedentes de gallinas exentas de encefalomielitis. Los pollitos que nazcan se observarán hasta el 10° día de edad, para apreciar los síntomas clínicos.

Los *anticuerpos* se demuestran mediante la sueroneutralización y la inoculación a huevos embrionados.

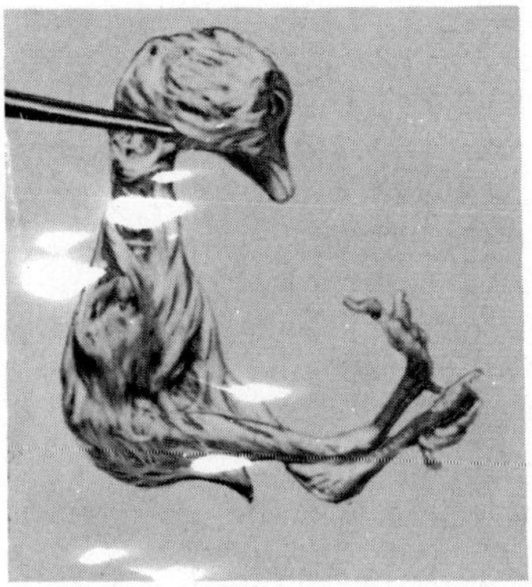

Fig. 22. Encefalomielitis aviar. Embrión con lesiones características: parálisis, atrofia muscular y postura anormal.

En el test con huevos incubados se investiga la presencia de anticuerpos maternos en el vitelo. En el saco vitelino de huevos incubados durante 5 días se inyectan 100 DI_{50} huevo de una cepa vírica de encefalomielitis adaptada al embrión de pollo. A los 15 días de incubación se abren los huevos y se investigan los embriones para comprobar si hay lesiones específicas del virus (parálisis, atrofia muscular, enanismo, fig. 22). En el caso de que se adviertan tales alteraciones, las gallinas carecen de anticuerpos y, tanto ellas como sus pollos, son completamente sensibles a la encefalomielitis aviar.

Si más del 50 % de los embriones de una partida resultan plenamente móviles (muestra tomada al azar de 30 huevos), debe considerarse como inmune el efectivo, en cuyo caso no cabe esperar que se produzcan pérdidas de pollitos significativamente económicas por la encefalomielitis.

En el **diagnóstico diferencial** deben excluirse la enfermedad de Newcastle (9.21.; diferencias anatomopatológicas e histológicas – encefalitis no purulenta – y por identificación del virus), enfermedad de Marek (17.10.; se presenta predominantemente sólo a partir de la 6ª semana de vida, lesiones histológicas en nervios periféricos del sistema autónomo) y encefalomalacia (los animales comienzan a aparecer enfermos a partir de los 21 días de edad). La imagen histológica de las lesiones en el cerebelo se caracteriza por hemorragias, focos de desmielinización y vacuolización.

Tratamiento y profilaxis. No es posible tratar con éxito los pollitos enfermos, pero el proporcionarles condiciones ambientales óptimas puede contribuir a disminuir las pérdidas.

La transmisión de los anticuerpos maternos desde el huevo de incubar al pollito se aprovecha para proteger a los pollitos y vacunar a los reproductores. Se emplean vacunas vivas (cepa enterotropa de encefalomielitis) y adsorbovacunas inactivadas. Dada la escasa mano de obra requerida en su aplicación (administración en el agua de bebida, o instilación en el buche del 2-5 % de los animales) se prefieren las vacunas vivas. En la vacunación con cepas vivas se tomará en consideración que:

– No deben tenerse en la granja gallinas carentes de anticuerpos contra la encefalomielitis, de las que se obtengan huevos de incubar, pues, de lo contrario, pueden enfermar los pollitos de ellas obtenidos.

– En la población debe haber pollitos de menos de 4 semanas procedentes de padres que no hayan pasado la enfermedad.

– Los animales a vacunar deben tener más de 10 semanas de edad (a esta edad, los anticuerpos maternos ya no interfieren el desarrollo de la inmunidad).

Con preferencia, sólo se inmunizarán determinadas aves para la reproducción. Para mantener una producción continuada de huevos, Dorn (1970) recomienda vacunar también gallinas jóvenes, que sólo se mantendrán para la puesta.

Policía veterinaria. Las normas para llevar a cabo las medidas inmunoprofilácticas en las instalaciones avícolas de la agricultura socialista, y en los complejos destinados a la producción industrial de carne de ave, se recogen en la disposición del Departamento Veterinario del 6.2.1969 de la RDA, que regula la práctica de la vacunación contra la encefalomielitis.

Bibliografía

Dorn, P., u. Schindler, P. (1970): Zur Vakzinierung gegen aviäre Encephalomyelitis (AE) bei Endprodukt – Junghennen. Berl. Münch. tierärztl. Wschr. **83**, 320.

Luginbuhl, R. E., u. Helmboldt, C. F. (1972): Avian encephalomyelitis. In: Hofstad u. Mitarb.: Diseases of poultry, 6th ed. The Iowa State University Press, Ames, Iowa, U.S.A.

Schmidt, U. (1969): Die aviäre Encephalomyelitis. In: H. Röhrer, Handbuch der Virusinfektionen bei Tieren. Bd. **IV**, 349. VEB Gustav Fischer Verlag, Jena.

Westbury, H. A. (1978): The pathogenesis of infectious avian encephalomyelitis. Aust. Vet. J. **54**, 68.

4.7. Infecciones por virus de la encefalomiocarditis (Cardiovirus). (H. Hahnefeld)

Los virus de la encefalomiocarditis, antaño denominados virus parapoliomielíticos, tienen un tamaño de 25 nm, contienen RNA, son resistentes al éter y poseen simetría cúbica. Se clasifican en el género *Enterovirus*.

Estos virus son relativamente termorresistentes, aglutinan los hematíes ovinos y pueden cultivarse en medios celulares de ratón y mono, así como en embrión de pollo. Desde el punto de vista antigénico, todas las cepas están estrechamente relacionadas entre sí, pareciendo constituir un solo tipo.

Son receptivos los ratones, ratas, cricetos, cobayos y monos. Los virus de la encefalomiocarditis también se han aislado a partir de mapaches y mosquitos.

Algunas cepas, como la Columbia-SK y la MM, fueron aisladas a partir de casos humanos de poliomielitis abortivas o letales, en experiencias de transmisión a monos y roedores, considerándose en principio como relacionadas con los virus de la poliomielitis. El virus de la encefalomiocarditis y el virus Mengo pudieron cultivarse a partir de monos enfermos. Los virus de la encefalomiocarditis pueden hallarse en elevadas concentraciones en las aguas superficiales.

En los roedores el contagio produce lesiones inflamatorias en la musculatura cardíaca y en la del esqueleto, así como en el sistema nervioso central. También en monos se halló virus de la encefalomiocarditis, y en el hombre meningitis aséptica y encefalomielitis.

Entre los animales de explotación zootécnica se han observado brotes aislados en cerdos en algunos territorios subtropicales. Los animales afectados mostraban degeneración hepática y procesos inflamatorios del músculo cardíaco. La letalidad alcanzó hasta un 80 %.

Ratas y ratones son presumiblemente los reservorios del virus. Los roedores infectados eliminan durante mucho tiempo el virus con las heces, de cuya forma pueden transmitirlo a otras especies animales y al hombre. Virus de la EMC se han aislado sobre todo a partir de ratas, pero ocasionalmente también de animales salvajes, domésticos y de personas.

5. Infecciones por reovirus
(H. Hahnefeld)

Los reovirus (cuyo nombre procede de las iniciales de las palabras inglesas "respiratory enteric orphan viruses") se aislaron inicialmente a partir de niños y monos sanos, pero también en casos en que se presentaban síntomas entéricos y respiratorios, así como de cultivos de células renales de monos no inoculados previamente y se incluyeron en el grupo de los ECHO-virus 10. Posteriormente, fueron separados de este grupo a causa de su tamaño y de su diferente efecto citopático. Por tener constituido su genoma en forma de doble cadena de RNA, se denominaron Diplornavirus.

A la familia de los **Reoviridae** pertenecen todos los virus desprovistos de envoltura, que por su diámetro de 60-80 nm constituyen el grupo de los virus de tamaño medio (fig. 23), poseen un genoma constituido por varios segmentos de doble cadena de RNA y presentan una cápsida icosaédrica con 32 o 92 capsómeros estructurada a base de 2 cubiertas protéicas.

La familia de los reovirus se divide en los géneros *Reovirus, Orbivirus* (latín orbis = ciudad) y *Rotavirus* (latín rota = rueda). En sus propiedades físico-químicas exhiben diferencias (tabla 6). Serológicamente no están emparentados. Los reovirus poseen una considerable resistencia a los agentes físico-químicos, sobre todo frente al calor. También son resistentes al éter y al desoxicolato sódico. La formalina los inactiva muy lentamente en las concentraciones ordinarias. La estabilidad frente al pH es diversa; mientras los géneros Reovirus y Rotavirus son estables a pH 3, los Orbivirus, que son transmitidos por insectos, resultan inactivados a pH inferior a 6.

Los ratones lactantes son especialmente sensibles al contagio experimental. Muchos reovirus son cultivables en el embrión de pollo, apareciendo lesiones de carácter variólico en la MCA.

Para multiplicar el virus en cultivos celulares se dispone de un amplio espectro de células receptibles, de las que unas corresponden a especies animales en las que se presentan infecciones naturales por reovirus, mientras que otras células pueden proceder de especies que espontáneamente no resultan afectadas, como el cobayo y gato. Además pueden utilizarse líneas celulares permanentes de origen humano, la línea celular de riñón de hámster BHK-21, la línea L de ratón y las células PK-15 de riñón de cerdo para el cultivo del virus. Los cultivos en rotación dan, en general, mejor resultado que los cultivos estáticos.

La síntesis y maduración del virus tienen lugar en el citoplasma, en células en división en relación evidente con el aparato miótico. La multiplicación del virus va unida a la producción de un efecto citopático típico de los reovirus, formándose cuerpos de inclusión acidófilos intracitoplásmicos, que pueden contener partículas víricas en disposición pseudocristalina. El efecto citopático se manifiesta por un redondeamiento celular en el caso de los reovirus que afectan a las mamíferos, mientras que los reovirus aviares producen sincitios celulares. Sólo algunos reovirus son capaces de formar placas, que presentan tamaño y morfología diversos.

Muchos reovirus pueden aglutinar hematíes de distintas especies. Las hemoaglutininas están unidas a las partículas víricas y localizadas en estructuras de las cápsidas víricas. Además de los eritrocitos de los animales espontáneamente afectados, también pueden ser aglutinados hematíes de otras especies, sobre todo de oveja, cobayo y humanos del grupo O. La hemoaglutinación tiene lugar en general a temperaturas de 4-37 °C y a pH 6-8. Los receptores de los eritrocitos para la hemoaglutinina de los reovirus no resultan

Tabla 6
Características físico-químicas de los géneros *Reovirus, Orbivirus* y *Rotavirus* (según Flewett y Woode, 1978)

Género de virus	Segmentos RNA de doble cordón	Peso molecular RNA	Densidad CsCl	Constante de sedimentación	Polipéptidos	Tamaño virus en nm	Capsómeros estructurales	Estabilidad ante ácidos, *p*H3
Reovirus	10	12-15 x 10^6	1,38	630	7	60-75	92	Estable
Orbivirus	10	12 x 10^6	1,36	550	10	55-80	32	Lábil
Rotavirus	11-12	11-14 x 10^6	1,36 y 1,38	550-530	5-10	55-66	32	Estable

afectados por el enzima del *Vibrio cholerae* degradador de tales receptores, pero lo son por el peryoduro potásico.

Entre los componentes del género **Reovirus** hay que distinguir los que se presentan en los mamíferos, hombre, mono, bóvidos, óvidos, perro y ratón, y las cepas aviares aisladas en el pollo. En los reovirus de los mamíferos pueden distinguirse con la RN y con la RHI los serotipos 1, 2 y 3, que presentan un estrecho parentesco antigénico, especialmente entre los tipos 1 y 2 y poseen un antígeno común detectable con la RFC. Las cepas aisladas en el hombre no pueden distinguirse serológicamente de las de procedencia animal. En los reovirus aviares pueden diferenciarse con la RN 5 serotipos que no están emparentados antigénicamente con los reovirus de los mamíferos.

Los reovirus de los serotipos 1-3 poseen una hemoaglutinina para los eritrocitos humanos de los 4 grupos sanguíneos. Los reovirus del tipo 3 aglutinan también eritrocitos de oveja y bóvido. En los reovirus aviares no se han podido comprobar propiedades hemoaglutinantes frente a eritrocitos humanos y de pollo.

Los constituyentes del género Reovirus se presentan en todo el mundo. Se transmiten horizontalmente, como los enterovirus, con las heces y las secreciones nasofaríngeas.

Clínicamente, las infecciones con los serotipos 1-3 transcurren asintomáticamente o con síntomas respiratorios y entéricos no característicos. En los niños pueden provocar catarro faríngeo febril, exantema y diarrea; en los adultos ligero resfriado con estornudos. Los bóvidos y óvidos muestran síntomas respiratorios y probablemente también entéricos. En el mono y en el perro aparecen manifestaciones respiratorias. Los reovirus aviares producen afecciones respiratorias.

Al género **Orbivirus** pertenece el virus productor de la lengua azul (5.1), el virus de la peste equina africana (5.3), el de la fiebre hemorrágica epizoótica del ciervo, los virus Changuinola, el virus de la fiebre de las garrapatas del Colorado, el virus Corriparta, el virus Eubenangee, los virus Kemerovo y el virus Palyam. Los receptores naturales de estos virus son la oveja, équidos, perro, ciervo, ratón y otros roedores, así como las aves. La transmisión del virus se lleva a cabo por insectos hematófagos, especialmente mosquitos y garrapatas, de tal manera que ecológicamente se trata de arbovirus (7.). Algunas cepas, como el virus Eubenagee y el Palyam, han sido aisladas en mosquitos. En cambio, entre los orbivirus se encuentra también el virus de la bursitis infecciosa aviar (5.4), que no es transmitido por insectos; además se distingue de los demás componentes del género por su resistencia al cloroformo y estabilidad a pH 3.

En distintos orbivirus aparecen cepas antigénicamente diferentes, que pueden clasificarse en numerosos serotipos afines con ayuda de la RN. Estos poseen también generalmente antígeno fijador del complemento común. En algunos orbivirus se han detectado propiedades hemoaglutinantes, que faltan en otros.

La presentación de las infecciones por orbivirus está limitada geográficamente y según las estaciones del año; se corresponde con las zonas de distribución de los insectos. Las infecciones víricas transmitidas por mosquitos aparecen en regiones de clima tropical y subtropical de Africa y Asia (zonas de difusión más importantes de la lengua azul y peste equina africana), Centro y Sudamérica (virus Changuniola), norte de Australia (virus Corriparta y Eubenangee) e India (virus Palyam). Las infecciones por orbivirus transmitidas por garrapatas se presentan en la zona templada de Norteamérica (fiebre de las garrapatas del Colorado, fiebre hemorrágica epizoótica del ciervo), así como en Europa oriental y Asia oriental, pero también en Egipto y Sudán (virus Kemerovo). La bursitis infecciosa aviar, no transmitida por insectos hematófagos, se presenta en todo el mundo, independientemente de la estación del año.

Las infecciones por virus del género **Orbivirus** provocan en los animales graves enfermedades sistemáticas de carácter epizoótico. Entre ellas están la lengua azul de la oveja (5.1), peste equina africana (5.3), fiebre hemorrágica epizoótica del ciervo y la bursitis infecciosa aviar (5.4). Las infecciones con el virus de las garrapatas del Colorado ocasionan en el hombre ligeras afecciones febriles, mientras que las infecciones por el virus Kemerovo cursan clínicamente con el cuadro de una encefalitis benigna.

Los virus comprendidos en el género **Rotavirus** son un grupo de agentes creado recientemente, que en 1976 fueron incluidos en la familia de los Reovirus. Por ello y porque ecológica y epizootiológicamente forman un grupo especial, serán tratados en un capítulo parte (6).

Bibliografía

Liebermann, H. (1978): Taxonomie der Viren. In: H. Röhrer, Handbuch der Virusinfektionen bei Tieren. Bd. VI/1, 17. VEB Gustav Fischer Verlag, Jena.

5.1. Lengua azul
(C. H. Becker)

(Al.: *Blauzungenkrankheit;* ruso: Синий язык; ingl.: *blue tongue, mouth sickness, soremuzzle* (amer.); fran.: *fièvre catarrhale).*

La lengua azul es una virosis contagiosa, transmitida por mosquitos picadores, que afecta principalmente a la oveja; es de presentación estacional y cursa con manifestaciones

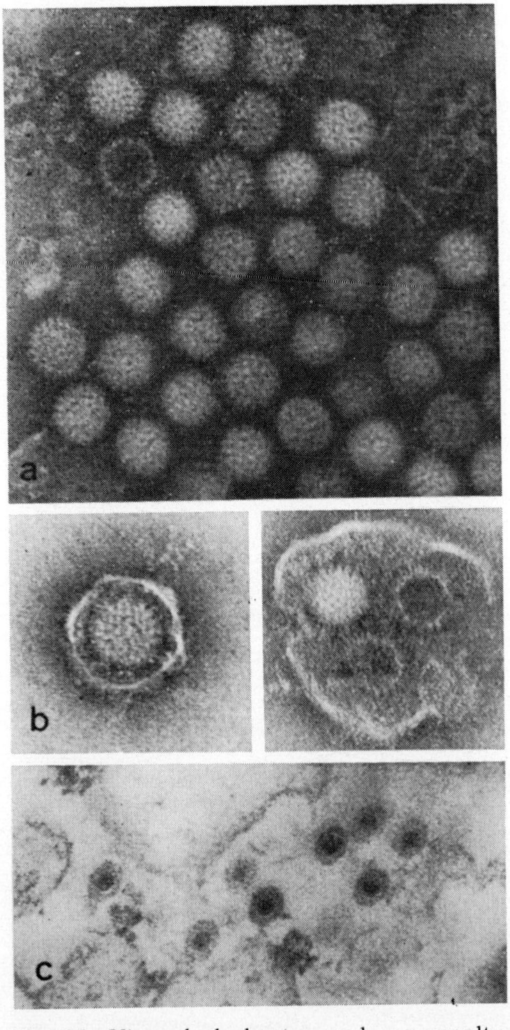

Fig. 23. Virus de la lengua azul con envoltura (a y b), 156.000:1, contraste negativo, y en células BHK-21 (c), 80.000:1, fijación con OsO_4 (Els, H. G., y Lecatsas, G.).

inflamatorias gangrenosas de la mucosa bucal y de las pezuñas, así como con lesiones de los músculos del esqueleto.

Historia y presentación. La naturaleza vírica de la enfermedad, presente en Sudáfrica desde el comienzo de la cría de merinos, fue reconocida por primera ver por Theiler (1906), quien ya preparó una vacuna aplicable a base de virus vivo.

Con la II Guerra Mundial, comenzó a difundirse la enfermedad por Sudán hacia Chipre e Israel (probablemente desde 1924); en 1948 desde Texas a los estados occidentales y meridionales de EE. UU.; hacia la Península Ibérica y, desde 1960, en Oriente Próximo hasta la India. En 1975 se observaron algunos casos serológicamente positivos en bóvidos clínicamente sanos, incluso en Canadá también al norte de los 45 ° de latitud.

Etiología. El virus es icosaédrico (Fig. 23), de 50-100 nm, con doble filamento de RNA, clasificado en el género *Orbivirus* de la familia Reoviridae (5.). Dado que se multiplica en artrópodos (transmisores) y vertebrados (receptores), desde el punto de vista ecológico es considerado en ocasiones como un arbovirus (7.).

Hasta ahora se conocen, por lo menos, 16 serotipos que tienen en común un antígeno fijador del complemento, no infeccioso, cuya integridad inmunológica se conserva inclusive tras la fragmentación.

El virus está compuesto por 7 polipéptidos, de los que 2 rodean en forma de envoltura protéica difusa la cápsida. Se cultiva bien en células fetales renales de cordero, ternero, hámster, así como en células hepáticas Chang, Hela, HB_2 y amnióticas humanas. Se multiplica en embriones de pollo de 8 días, que deben mantenerse primero 24 horas a 35 °C y luego a 32 °C.

El virus se conserva durante un año en sangre citratada a 4 ° C, estando su pH crítico entre 6,1-6,3. Incluso la solución de formalina al 3 % tarda en destruirle 48-72 horas. Es relativamente estable frente al éter y cloroformo, pero es sensible a la lejía de sosa al 3 %.

Receptividad. Aparte de los portadores latentes (diversas razas ovinas africanas más o menos resistentes y roedores silvestres), resultan muy afectadas las ovejas importadas por Africa. Cabras y bovinos sólo enferman en raras ocasiones, aunque parece ir en aumento la virulencia frente a estos animales (evolución antigénica).

Experimentalmente, además de los cérvidos, pueden infectarse los hámsters recién nacidos por inyección intracerebral.

Inmunidad. Todas las cepas conocidas del virus de la lengua azul provocan inmunidad frente al virus, pero la protección completa sólo se desarrolla contra la cepa homóloga. Otras cepas rompen la inmunidad y determinan la aparición de las enfermedades típicas, pero de curso generalmente leve que, sin embargo, puede adquirir carácter grave. El efecto pro-

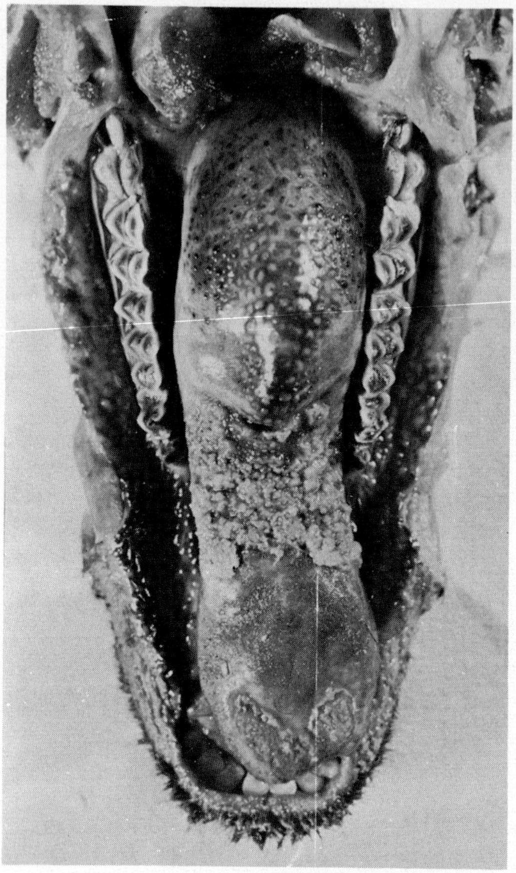

Fig. 24. Lengua azul. Pérdida de la mucosa en gran parte de la superficie de la lengua e infección secundaria (McGowan, 1953).

tector frente al virus homólogo se prolonga en la mayoría de las cepas entre 10 días y 12 meses después de la inyección.

Epizootiología. Para que se produzcan epizootias con numerosas bajas son condiciones previas la existencia de una población ovina plenamente receptiva, la presencia de portadores de virus (ovejas infectadas, otros rumiantes o roedores silvestres con infección latente) y un territorio de pastizales en el que abunden los mosquitos (*Culex* spp.). Como el virus se mantiene en el mosquito, como máximo, 4 semanas después de la toma de sangre, es posible eliminar completamente la enfermedad mediante el exterminio de todos los animales de sangre caliente portadores de virus. Aunque la sangre ovina todavía contiene regularmente virus a los 60 días de la infección, y la bovina a los 49 días (a veces durante 3 años), siendo posibles nuevas ondas epizoóticas más tarde en algunas ocasiones, la difusión por contacto no es posible. La transmisión parenteral se logra con la máxima seguridad por vía intradérmica. La aparición estacional de la enfermedad durante los meses húmedos de febrero hasta abril, en Sudáfrica, concuerda con el periodo de vuelo de los insectos.

Patogenia. Tras una fase hematógena, el virus epiteliotropo alcanza entre los días 5º y 11º p.i. su máxima concentración en el bazo, tonsilas y ganglios linfáticos regionales y luego en la sangre, donde en los eritrocitos puede detectarse una cantidad de virus 10-100 veces superior a la de los leucocitos. La reacción febril que aparece en este momento caracteriza el comienzo de la enfermedad clínica, que dura semanas o meses, durante la cual el virus va desapareciendo progresivamente de la sangre. Los fetos y embriones (especialmente de 5-6 semanas de gestación) de madres infectadas contienen virus y pueden mostrar hipoplasias cerebrales y acortamiento de las extremidades. Las lesiones de las mucosas de la cabeza, del rodete coronario y de la musculatura pueden achacarse a la multiplicación del virus en el endotelio de los pequeños vasos, lo que provoca hiperemias y trastornos de la permeabilidad con alteraciones inflamatorias de la coagulación y trombosis capilar en regiones corporales periféricas. Las lesiones pasan desde ser procesos inflamatorio-degenerativos (degeneración vacuolar y emigración leucocitaria con formación de erosiones) a necrosis o infecciones bacterianas mixtas ulcerativas. Al cabo de 6 semanas p.i. los órganos parenquimatosos están libres de virus. Es destacable la temprana aparición de anticuerpos neutralizantes en sangre, que pueden coexistir durante largo tiempo con un elevado título de virus.

Síntomas clínicos. La elevación de la temperatura hasta 40-42,5 °C, primer síntoma que aparece tras un periodo de incubación de 2-7 días, acompañada de inapetencia y somnolencia, duran unos 5-7 días. Estas manifestaciones pueden desaparecer de modo abortivo, con fiebre y pérdida del apetito inapreciables. Pero también puede desarrollarse una forma aguda, con fuerte hipertemia, hiperemia y catarro de las mucosas cefálicas. Caracterizan el curso de la enfermedad, que dura 2-20 días. las inflamaciones, gangrena y edema cefálico, en ocasiones la neumonía por deglución consecutiva a las tumefacciones faríngeas inflamatorio-edematosas, la formación de costras en los ollares y la disnea (100 movimientos respiratorios por minuto); una vez desaparecidos los síntomas cefálicos, se desarrolla la pododermitis, se cae la lana y, en ocasiones, sobreviene diarrea y la muerte. La forma subaguda puede prolongarse a lo largo de todo el año, exclusivamente con síntomas poco pronunciados, concluyendo finalmente con la muerte.

Pronóstico. Desde el punto de vista del individuo es difícil de establecer, porque sucede a veces que ovejas gravemente enfermas curan rápidamente, mientras otras, aparentemente sanas, pueden morir bruscamente. Siempre es grave el pronóstico cuando hay diarrea sanguinolenta e infecciones secundarias en las mucosas cefálicas. En general, la gravedad del curso clínico se valora teniendo en cuenta las infecciones secundarias y la sobrecarga corporal de los animales. Con una morbilidad del 10-50 %, la letalidad alcanza hasta el 90 %, pero generalmente está entre 2-30 %.

Anatomía patológica. Hiperemia, petequias, edema y cianosis de las mucosas cefálicas, comenzando en la cara interna de los labios. Las erosiones de las mucosas que contactan con los dientes permiten la entrada posterior de gérmenes patógenos secundarios (fig. 24). La coronitis, que aparece a los 9-12 días del comienzo del primer síntoma, arrastra consigo el desarrollo de un proceso podal progresivo, que puede llegar hasta la exungulación. Cuando vuelve a padecerse la enfermedad, a consecuencia de la reinfección con cepas heterólogas del virus, las reiteradas inflamaciones del borde del rodete perióplico pueden dar lugar a la formación como de un anillo en la base de la pezuña. Se observan estrías de sangre en la parte anterior del tracto digestivo y, menos frecuentemente, en el intestino. En ocasiones, destacan en primer lugar las enteritis catarrales-hemorrágicas. También son apreciables las hemorragias en mio, epi y endocardio y en la musculatura del esqueleto; más raramente en las cavidades nasales, tráquea, pleura, vejiga urinaria y uréteres, siendo patognomónicas las presentes en la base de la arteria pulmonar. Los edemas son frecuentes, sobre todo en el espacio intermandibular, en los intersticios musculares del esqueleto, en los pulmones y en el pericardio, tórax y abdomen. La linfoadenitis regional es la regla, mientras que las tumefacciones esplénicas sólo aparecen cuando hay complicación con bacterias secundarias. Se ven necrosis debidas primariamente al virus, en forma de máculas o bandas en la musculatura del tronco y en el miocardio. Histológicamente tienen interés las hemorragias producidas por rotura de los capilares y por diapedesis en la parte anterior del cuerpo, así como las necrosis de la media de las arterias pulmonares y de sus *vasa vasorum.*

Diagnóstico. El diagnóstico precoz puede establecerse clínicamente al principio por el incremento de la salivación y del flujo nasal y, más tarde, por gingivitis y cojeras, mientras que la elevación de la temperatura habitualmente pasa desapercibida.

La identificación del virus se realiza a partir de eritrocitos de ovejas sospechosas lavados y tratados con ultrasonidos (inoculación intravascular de 0,1 ml a embriones de pollo de 10-13 días). Para el diagnóstico rápido se utiliza hoy la RIF en cultivo celular o la RHAI pasiva.

Entre los 10 días y los 12 meses después de la aparición de los primeros síntomas, o en casos sospechosos, el diagnóstico puede realizarse con la RFC. La RN en cultivos de células renales de cordero ha resultado útil para el diagnóstico y sobre todo para diferenciar diversas cepas de virus de la lengua azul.

El suero con propiedades neutralizantes posee ya, 30 días después de la infección la concentración máxima y puede utilizarse hasta el 12º mes. Protege eficazmente a los cultivos celulares contra virus homólogo, incluso diluido sólamente en la proporcion 10^{-1}; por el contrario, el virus heterólogo es neutralizado sólo en diluciones de 10^{-5} a 10^{-6} (diferenciación de cepas) con éxito.

También se ha utilizado en el diagnóstico la RAGP.

En el **diagnóstico diferencial** hay que excluir la peste bovina (9.3.1.), la glosopeda (1.), la viruela ovina (18.6.) y el ectima contagioso (18.7.), que pueden transmitirse por contacto. La fiebre del valle del Rift (8.1.), la enfermedad de Nairobi (8.2.) y la hidropericarditis (22.2.) no cursan con las típicas lesiones de las mucosas cefálicas. La enfermedad de Ibaraki (5.2.) puede diferenciarse de la lengua azul por la RFC.

Tratamiento y profilaxis. Sólamente es posible la terapia sintomática. Profilácticamente, está indicado evitar las zonas bajas abundantes en mosquitos, y la vacunación de todo el rebaño. Hoy día se aplica anualmente en primavera, unas 3-6 semanas antes del esquileo y de la monta, una vacuna polivalente (con 14 cepas), viva, obtenida en cultivos hísticos por Howell (1963), destinada a cubrir al amplio espectro antigénico del virus.

Con ocasión de la penetración de la enfermedad en un país hasta entonces libre de ella, se recomienda la vacunación obligatoria en el foco inicial, obteniéndose buenos resultados incluso en los rebaños donde ya hay enfermos, así como la eliminación de éstos y la vacunación profiláctica en todo el resto del país. De este modo, el virus que haya podido pasar el invierno en individuos aislados convalecientes, o en animales que no hayan enfermado, al llegar la temporada de vuelo de los mosquitos al año siguiente se encuentra con una población ovina inmune. Esto es lo que sucede, sobre todo en los países situados al sur del paralelo 45. Igualmente se suspenderán absolutamente los permisos de exportación de vacunos y ovinos (por ejemplo, hacia Australia), dado que es muy dudoso que pueda tener eficacia la cuarentena, a la vista de que el virus puede estar en la sangre por lo menos durante 4 meses. Hasta ahora no se ha demostrado la introducción de la enfermedad a consecuencia de importaciones de productos cárnicos.

Bibliografía

Becker, C.-H. (1968): Bluetongue. In: H. Röhrer, Handbuch der Virusinfektionen bei Tieren. Bd. **III/2**, 1167. VEB Gustav Fischer Verlag, Jena.

Blood, D. C., u. Henderson, J. A. (1974): Bluetongue. In: Veterinary Medicine, 4. Aufl., London: Baillière Tindall.

Erasmus, B. J. (1975): The Bluetongue Symposium. Aust. Vet. J. **51**, 165.

Goltz, J. (1978): Bluetongue in cattle: A review. Canad. Vet. J. **19**, 95.

Howell, P. G. (1963): Bluetongue. Emerging diseases of animals. FAO Agricultural Studies, Rom **61**, 106.

5.2. Enfermedad de Ibaraki

(H. Hoffmann)

(Ing.: *Ibaraki disease*).

La enfermedad de Ibaraki es una afección de los bóvidos de carácter agudo y epizoótico, ocasionada por un virus, de duración breve y con mortalidad relativamente escasa, que clínicamente se caracteriza por fiebre, estomatitis y dificultades de la deglución. Es transmitida probablemente por artrópodos hematófagos.

Historia y presentación. La enfermedad fue descubierta en Japón en 1959 como epidemia específica de los animales. Por la similitud en lo que respecta a epizootiología, clínica, patología y agente productor de la enfermedad de la lengua azul (5.1.), se denominó inicialmente como "blue tongue like disease" y finalmente se conoce por enfermedad de Ibaraki, prefectura japonesa en donde el virus fue aislado por vez primera. En 1950 y 1951 se produjeron brotes espizoóticos, pero la enfermedad se denominó "fiebre epizoótica bovina" o "influenza bovina", confudiéndose durante muchos años con la "enfermedad de los tres días" (10.3.).

Se admite que la enfermedad está muy extendida en las zonas tropicales y templadas del lejano oriente; el Japón constituye probablemente el punto más septentrional del área de difusión de la enfermedad. Anticuerpos neutralizantes han podido detectarse en el suero sanguíneo de bóvidos de Taiwan y de la isla de Bali (Indonesia).

Etiología. La enfermedad es producida por un orbivirus de la familia *Reoviridae* (5.). Es un virus de doble cadena de RNA, resistente al éter, cloroformo y desoxicolato, sensible a la tripsina y muy lábil a pH ácido. La partícula vírica es esférica, mide aproximadamente 55 nm de diámetro y carece de envoltura. La capsida está compuesta por una capa simple de 32 capsómeros.

El virus de la enfermedad de Ibaraki puede multiplicarse en cultivos primarios de células de ternero, cordero y renales de hámster, así como en células BHK-21, HmLu-1 y L e induce un efecto citopático. También se multiplica en embriones de pollo y en cultivos de fibroblastos de embrión de pollo. No se multiplica en cultivos primarios de células renales de caballo, de cerdo y de células HeLa. Todos los aislamientos de virus realizados hasta ahora resultan ser inmunológicamente idénticos con la RN cruzada. La estructura antigénica del virus presenta considerables diferencias frente a otros virus del género *Orbivirus.*

El virus es relativamente estable a 4 °C e insensible a la congelación y descongelación sucesivas; en cambio, pierde rápidamente su infecciosidad a -20 °C.

Receptividad. En condiciones naturales sólo son receptibles los bóvidos. La oveja no manifiesta reacciones clínicas ni siquiera después de ser infectada experimentalmente.

El virus puede inocularse i.c. a ratones lactantes; en cambio, el conejo y cobayo son refractarios.

Inmunidad. La inmunidad parece ser de corta duración una vez padecida la enfermedad. Después de la vacunación pueden detectarse anticuerpos durante unos 3 años.

Epizootiología y patogenia. La enfermedad no se transmite por contacto. Su carácter estacional, su regular aparición hacia el final del verano y en otoño, y el hecho de que no aparezca en zonas altas, permiten sospechar que sea transmitida por insectos, siendo el más probable el género *Culicoides.*

La enfermedad aparece de repente en determinadas zonas y afecta al 1,2-2 % de la población bovina. El virus está presente en sangre en el momento culminante de la fase febril de la enfermedad y es accesible, por tanto, a los insectos hematófagos transmisores. Parecen darse con frecuencia infecciones inaparentes.

Síntomas clínicos y pronóstico. Después de un periodo de incubación de 4-12 días hay un abrupto aumento de la temperatura a unos 40 °C. Hematológicamente existe una leucopenia. La fiebre se mantiene 2-3 días y más raramente 7-10 días ó más, y va acompañada de anorexia, lagrimeo, salivación espumosa y atonía de panza. Hay también edema de la conjuntiva y de las mucosas oral y nasal. El curso de la enfermedad es generalmente leve; los animales se recuperan por completo en 2-3 días. No obstante, en algunos casos se desarrollan erosiones y lesiones necróticas en las fosas nasales, boca y rodete coronario. En el 20-30 % de los animales afectados y unos 7-10 días después del comienzo de la enfermedad aparecen manifestaciones de parálisis debidas a graves alteraciones de la musculatura estriada de la lengua, laringe, faringe y esófago; como consecuencia se produce la protrusión de la lengua y marcadas dificultades en la deglución. Estas dificultades deglutorias determinan deshidratación, adelgazamiento y neumonía por aspiración, que pueden ocasionar la muerte. El 30-40 % de los animales que manifiestan clínicamente dificultades de la deglución, adelgazan considerablemente y deben sacrificarse por no ser posible su recuperación. La mortalidad es del 5-10 %.

Anatomía patológica. En los animales gravemente enfermos, además de erosiones y úlceras en la cavidad bucal y abomaso, aparecen lesiones características en la musculatura lingual, en la laringe, faringe y esófago. Consisten en degeneración y necrosis de la musculatura estriada, que suelen ir acompañadas de hematomas. Lesiones similares pueden aparecer ocasionalmente también en la musculatura esquelética del tórax y extremidades.

Histológicamente, en los bordes de las úlceras y zonas de necrosis de las mucosas se observan degeneraciones epiteliales con vacuolización y destrucción de los núcleos celulares.

Diagnóstico. Los trastornos de la deglución son el dato clínico más importante para poder sospechar la presencia de esta enfermedad. El diagnóstico debe asegurarse por aislamiento e identificación del virus en cultivos celulares con ayuda de la RN.

Diagnóstico diferencial. Deben tenerse en cuenta especialmente la enfermedad de los tres días de los bóvidos (10.3.) y la lengua azul (5.1.). En la primera faltan los típicos trastornos de la deglución y el agente causal puede identificarse al microscopio electrónico sin duda alguna como un rabdovirus. La lengua azul, al contrario de lo que ocurre con la enfermedad de Ibaraki, puede provocarse fácilmente en la oveja.

Tratamientos y profilaxis. Las medidas terapéuticas deben paliar la posible deshidratación; consisten en la aplicación i.v. repetida de suero fisiológico o en la administración de agua con sonda esofágica.

Para la profilaxis de la enfermedad se dispone en Japón de una vacuna liofilizada, atenuada mediante pases por embrión de pollo.

Bibliografía

Omori, T. (1970): Ibaraki Disease: A bovine epizootic disease resembling Bluetongue. Nat. Inst. Anim. Hlth. Quart. **10**, Suppl., 45.

5.3. Peste africana de los équidos (H. Hoffmann)

(Al.: *Africanische Pferdesterbe, Pferdesterbe;* lat.: *Pestis equorum;* ruso: *Чума лошадей, Африканская чума однокопытных* ingl.: *African horse sickness, Equine plague;* fran.: *Peste équine)*

La peste africana de los équidos es una virosis aguda de los solípedos, transmitida por insectos hematófagos, que cursa con elevada mortalidad, en la que pueden distinguirse hasta cuatro formas clínicas diferentes.

Historia y presentación. La enfermedad se conoce en Sudáfrica desde 1700 y, evidentemente, estaba asentada en este territorio cuando los primeros colonizadores europeos introdujeron sus caballos y mulos. La enfermedad se cobraba altos tributos con la aparición de brotes periódicos cada 8-10 años. En 1854, de un total de 160.000 caballos, murieron en el territorio de El Cabo más de 70.000.

La pluralidad del agente ya fue conocida por Theiler, quien en 1905 llevó a cabo las primeras experiencias de inmunización mediante vacunación simultánea. Witworth (1929) y Walker (1930) en Kenia, y Du Toit y Alexander (1930) en Onderstepoort (Sudáfrica), prepararon vacunas formoladas a base de bazos infecciosos de caballo. Aunque estas vacunas eran inocuas, no resultaban muy eficaces. La adaptación del virus al ratón blanco, que logró Nieschulz (1933), fue el comienzo del desarrollo de vacunas vivas polivalentes plenamente eficaces.

Entre 1944 y 1966 la peste equina se extendió por Oriente Medio, India y Norte de Africa, llegando a España en 1966. Se sacrificaron 600 caballos que habían tenido contactos sospechosos y se vacunaron más de 600.000 cabezas formando una zona de protección. Gracias a estas medidas, la enfermedad desapareció del continente europeo. Entre 1974-1977 la enfermedad ha desaparecido en diversos países del oeste y sur de Africa.

Etiología. La peste africana de los équidos es producida por un RNA-virus pantotropo que puede detectarse en todos los tejidos de los animales enfermos en elevada concentración. Se trata de un *Orbivirus* de la familia *Reoviridae* (véase tabla 6). Ecológicamente es un arbovirus (7.). Se multiplica en artrópodos y vertebrados y es transmitido por aquéllos a estos últimos. Al microscopio electrónico no puede distinguirse del virus de la lengua azul (5.1.). Entre ambos virus existen diferencias en lo que respecta a la estructura proteica de la envoltura vírica, de tal manera que no se observan reacciones serológicas cruzadas. La partícula vírica es de forma icosaédrica y tiene un diámetro de 55 nm.

El virus es resistente al éter, pero sensible al cloroformo, siendo destruido por una concentración de éste del 4,8 % a temperatura ambiente en 10 minutos. Con β-propiolactona al 0,1-0,4 % es inactivado, conservando su capacidad inmunógena.

McIntosh (1958) logró agrupar todas las cepas sudafricanas en 7 tipos de virus inmunológicamente diferentes, por medio de la reacción de neutralización cruzada. Howell (1962) evidenció otros dos nuevos tipos; el tipo 8, procedente también de Africa, mientras que todas las cepas de Oriente, Norte de Africa y España resultaron del tipo 9. Entre unos y otros tipos hay un parentesco antigénico, observándose reacciones cruzadas también en la reacción de fijación del complemento. Recientemente se ha aislado en Kenia un nuevo serotipo (cepa Kabete G-75) que no es neutralizado por ningún antisuero contra los 9 serotipos conocidos hasta ahora (Davies y Lund, 1974).

Los 9 serotipos del virus de la peste africana de los équidos se han adaptado al ratón blanco y a una línea celular permanente. Por término medio, con 100 pases sucesivos por cerebro de ratón puede atenuarse el virus de tal manera, que puede aplicarse como virus vacunante. Son adecuadas para el cultivo y atenuación del virus en cultivos hísticos las líneas celulares BHK-21, MS y Vero. En las células MS el virus se adapta con facilidad y provoca un intenso efecto citopático al cabo de 2-3 días; en células Vero forma grandes inclusiones citoplásmicas.

El virus aglutina los hematíes de caballo. Al menos el virus del tipo 9 aglutina también los eritrocitos de conejo y pollo. Los eritrocitos de oveja y bóvidos no resultan aglutinados.

El material suspendido en suero salino fisiológico sigue siendo infeccioso al cabo de unos 6 meses de mantenido a + 4 °C. A congelación profunda (de -20 a -30 °C), las sales de Na, Ca y Mg menguan la duración de la vitalidad del virus. Añadiendo 5 % de lactosa, sacarosa, glucosa, suero o glicerina, puede, en cambio, conservarse la infecciosidad. Entre pH 6,0 y 10,4 el virus es relativamente estable. A pH de algo menos de 6 y superior a 11,0 y a temperaturas de más de 60 °C, el virus se inactiva rápidamente.

Receptividad. En condiciones naturales enferman los solípedos y los perros. De los primeros, el caballo es el más sensible. La receptividad del asno y de los híbridos es variable.

En las cabras produce el virus una reacción febril, pero no son posibles los pases sucesivos. La vaca, oveja y cerdo son resistentes.

Con excepción de los conejos, son sensibles al virus de la peste de los équidos todos los animales de laboratorio. Para el aislamiento del virus, en ciertas circunstancias son más útiles los hurones que el ratón blanco.

Inmunidad. Los caballos adquieren una inmunidad natural duradera en los países afectados por la enfermedad. La inmunidad aparece tras la vacunación al cabo de 5 meses y dura 6 años por lo menos, cuando no toda la vida del animal. En Chipre, 11 años después del brote epizoótico pudieron identificarse anticuerpos neutralizantes en el 95 % de los caballos de más de 11 años como consecuencia de la vacunación.

Epizootiología y patogenia. La peste africana de los équidos no se transmite por contacto y sólo se presenta en las estaciones en que están activos los insectos. Se ha comprobado que actúan como transmisores insectos picadores de las especies *Anopheles stephensi, Culex pipiens* y *Aedes aegypti.* Los insectos transmiten la infección al realizar la toma de sangre hasta 5 semanas después de la adquisición del virus. Igualmente pueden intervenir como transmisores *Stomoxys calcitrans, Phlebotomus* y *Simulium* spp. También cabe suponer que existan especies transmisoras entre los insectos americanos y europeos.

La reaparición de la enfermedad en los territorios enzoóticos, durante los meses estivales no puede atribuirse a la pervivencia del virus en la población equina. En los équidos convalecientes y sanos no se ha podido demostrar hasta ahora la existencia del virus. Por lo tanto, tampoco pueden tomarse en consideración como reservorios del virus, puesto que la enfermedad, tras haber aparecido en territorios hasta entonces libres de ella, desaparece junto con los vectores con el comienzo del periodo de heladas, y vuelve a presentarse cuando reaparecen los vectores; pero de otra parte, en los territorios enzoóticos la virosis persiste, incluso en ausencia de solípedos. El problema de los reservorios del virus por ahora no ha podido resolverse. Como resultado de un estudio serológico de la fauna salvaje de Kenia se admite que cebras y elefantes tengan un importante papel en la transmisión del virus. (Davies y Otieno, 1977).

No obstante, desde el punto de vista epizootiológico tiene importancia la observación de que la enfermedad pueda saltar por encima de territorios donde no hay équidos. Así sucedió cuando alcanzó la isla de Chipre sin que hubiera habido importación de équidos. A partir del Pakistán occidental, la enfermedad atravesó el desierto de Thar, llegando a Jaipur, en la India, a más de 1.000 millas de distancia. Se sospecha que intervinieron mosquitos picadores infectados, llevados por aviones.

Piercy (1951) describió un brote de infección natural en una jauría de 35 lebreles que habían comido carne cruda de caballo enfermo. Enfermaron 31 perros, de los que 7 murieron. Los perros reaccionaron incluso tras la aplicación oral del virus vacunal con la formación de anticuerpos fijadores de complemento y anticuerpos neutralizantes del virus.

Síntomas clínicos. El periodo de incubación, tras la infección natural, es de 6-16 días pero en el transporte y comercio internacionales de caballos se consideran 40 días. Se diferencian cuatro formas, según el curso: la abortiva, la pulmonar aguda, la edematosa-cardíaca y la mixta.

La *forma abortiva* no es raro que curse de modo subclínico. La temperatura corporal oscila, durante 4-5 días, entre 40-42 °C. Explorando cuidadosamente los animales, pueden comprobarse enrojecimiento de las conjuntivas, pulso acelerado, disminución de la ingesta de pienso y, en ocasiones, disnea. Al cabo de un corto plazo, se establece la curación espontánea. Esta forma se observa con frecuencia en asnos y en caballos parcialmente inmunes, habiendo conducido al conocimiento de la pluralidad antigénica del agente causal.

La *forma pulmonar aguda* es la más grave y, por lo general, en 3-5 días conduce a la muerte. La fiebre va seguida con frecuencia en pocas horas del edema pulmonar. Los animales enfermos están con las patas delanteras abiertas y dilatados los ollares, tosen, sudan, hasta que con creciente disnea expulsan espuma por los ollares. La hipoxia respiratoria conduce rápidamente al colapso y a la muerte. Por lo general, los perros enferman de la forma pulmonar.

La *forma edematosa-cardíaca* subaguda es la dominante en los brotes de Oriente y se manifiesta clínicamente con un cuadro muy característico. Llama la atención el fuerte edema cefálico, que se presenta tras unos cuantos días de fiebre contínua; como consecuencia, las fosas supraorbitarias están prominentes y la lengua sobrepasa con frecuencia los labios. Muchas veces los ojos aparecen saltones. Aunque los animales conservan el apetito y en la mayoría de las ocasiones siguen comiendo hasta la muerte, en algunos casos raros puede observarse parálisis del esófago. Los progresivos fallos cardio-circulatorios conducen, al cabo de unos 10-12 días, a la muerte.

En la *forma mixta* pueden predominar los síntomas pulmonares o los cardio-circulatorios. El edema pulmonar y los fallos cardiocirculatorios conducen por lo general a la hipoxia y la muerte.

Pronóstico e importancia económica. La tasa de mortalidad oscila entre 80-95 %.

Esta enfermedad constituye una amenaza para la población mundial equina y pone en peligro el aprovisionamiento de las poblaciones de aquellos países en los que los équidos representan una ayuda insustituíble en la agricultura, como animales de labor y bestias de carga.

Anatomía patológica. El edema pulmonar y las lesiones del miocardio son hallazgos de necropsia constantes en los animales muertos de la enfermedad. Además de la miocarditis, generalmente se observan hemorragias en el músculo cardíaco. En la forma de evolución subclínica se aprecia sobre todo hidrotórax, edema subpleural y ascitis. También es característico en ella el edema subcutáneo en la región cefálica y faríngea. Ni el bazo ni los ganglios linfáticos están tumefactos. En la mayoría de los casos la mucosa gástrica está edematosa y, en ocasiones, aparecen erosiones en el fundus. Generalmente, el hígado aparece algo tumefacto. La corteza renal está hiperémica.

Diagnóstico. Las manifestaciones clínicas y hallazgos anatomopatológicos son generalmente tan típicos, que en los territorios enzoóticos hacen innecesarios otros análisis de laboratorio. El virus puede aislarse por pases i.c. en ratones de 5 días, en hurones o en líneas celulares (BHK-21, Vero, MS). Como material de partida pueden utilizarse suspensiones de tejido pulmonar, esplénico o hepático o también de sangre extraída durante la fase febril.

Para la demostración del antígeno en material de necropsia o en cultivos celulares infectados puede aplicarse la RIF o la RAGP. La RIF directa sobre material de necropsia sólo puede realizarse a partir de bazo lo más fresco posible.

El antígeno resulta probablemente destruido en los tejidos por reacciones enzimáticas y se conserva sólo unos 30 días a -40 °C. La RIF es específica de grupo; los antisueros necesarios se obtienen por hiperinmunización de cobayos, conejos o caballos. En la RAGP se forman en 24-48 horas a 37 °C dos líneas de precipitación cuando se difunde tejido esplénico emulsionado positivo frente a suero hiperinmune de caballo, conejo o pollo.

La tipificación se realiza por la RN con antígenos específicos de conejo u oveja en ratones lactantes o cultivos celulares, resultando los más adecuados los de células MS y BHK-21.

La demostración de anticuerpos en suero se lleva a cabo con la RFC, la RIF directa e indirecta, la RHAI y la suero-neutralización; sólo esta última es específica para cada tipo, mientras que las tres primeras son específicas de grupo.

Para el comercio y transporte internacional de caballos la OIE recomienda en el Código Zoosanitario Internacional el empleo de la RFC para el estudio serológico de los animales sospechosos. Existe un método standard (Anexo 5.3.1. del Código). A este respecto debe tenerse en cuenta que en el suero de animales convalecientes aparecen anticuerpos fijadores del complemento a partir de la tercera semana aproximadamente p.i.; en el suero de animales vacunados, sólo son demostrables anticuerpos fijadores del complemento durante un año; el suero a analizar debe separarse dentro de las 24 horas tras la sangría, puesto que, de lo contrario, la porción de suero con propiedades anticomplementarias es muy alta. La microtécnica de la RFC es ventajosa para realizar estudios sobre poblaciones vacunadas con objeto de comprobar su eficacia. La RFC tiene la desventaja de que con ella no pueden demostrarse con seguridad infecciones ya prolongadas. A cambio, los anticuerpos neutralizantes son identificables en el suero de animales sospechosos durante mucho tiempo.

La RIF ha desplazado en parte, a casusa de sus ventajas metodológicas, a la RFC en el diagnóstico de rutina (demostración de anticuerpos específicos de grupo). En la suero-neutralización y en la RIF se emplean células BHK-21 como sustrato para la multiplicación del virus y sueros hiperinmunes conjugados de cobayo y conejo.

Diagnóstico diferencial. Debe tenerse en cuenta la arteritis equina (7.3.), por estar en ella el cuadro caracterizado también por fiebre, edema palpebral, inflamaciones de las mucosas, edemas en las extremidades y abdomen, así como por acúmulos de líquido en las cavidades peritoneal y pleural. Entre ambos agentes patógenos no existe parentesco antigénico.

Tratamiento. Carece de sentido.

Profilaxis. En 1949 se amplió el espectro de las vacunas polivalentes contra la peste africana de los équidos hasta 8 cepas. Las investigaciones serohemáticas permitieron comprobar que los équidos vacunados desarrollaban una sólida inmunidad frente a cada uno de los tipos de virus incluídos en la vacuna. Cuando en los años 60 se procedió a la inmunización, la vacuna provocó fuertes reacciones vacunales en el 10 % aproximadamente de los asnos y mulos, y en parte también en caballos, con fuertes trastornos del sistema nervioso central, que dieron lugar a cegueras y, y en la mitad de los animales enfermos, a la muerte.

Estos accidentes vacunales impulsaron el desarrollo de nuevas vacunas.

Entretanto, se han difundido ampliamente con óptimos resultados y sin reacciones postvacunales las vacunas vivas, mono y polivalentes, basadas en el cultivo en células MS. Con la aplicación en superficie de vacunas vivas elaboradas con virus atenuados se puede neutralizar por completo la epizootia fuera de la comarca enzoótica, en caso de brotes epidémicos.

Como vacunación para el transporte, en territorios libres de peste africana de los équidos, así como para la primovacunación de animales especialmente valiosos, se emplea una vacuna inactivada obtenida en cultivos tisulares MS (Ozawa y Bahrami, 1966).

La inmunización pasiva carece de interés en la práctica.

Como protección territorial se recomienda un tratamiento cuidadoso con insecticidas en spray de las cabinas de pasajeros, contenedores y boxes de transporte de aviones procedentes de los países afectados por la enfermedad y la ausencia de caballos en un círculo de varios kilómetros en torno a los aeropuertos internacionales. Esto resulta tanto más necesario, cuanto frente a nuevas cepas, como la Kabete G-75 de Kenia, no hay protección vacunal posible con las vacunas actuales. En la importación de équidos deben efectuarse observaciones de 40 días y llevar a cabo pruebas serológicas para excluir la peste equina.

De acuerdo con el punto § 17 (3) de la Disposición Complementaria 2 a la Orden de Epizootías de 3.8.1973 (GBL de la RDA I 1973, pág. 469), en caso de sospechar la existencia o comprobar la presencia de peste equina en la RDA, hay obligación de informar de ello inmediatamente – en el plazo de 6 horas – al director del Departamento de Veterinaria del Ministerio de Agricultura, Bosques y Alimentación, a través de los veterinarios municipal y provincial. Según el Apéndice 2 a la Disposición Complementaria 2, la peste equina se incluye entre las epizootias que requieren parte periódico.

Bibliografía

Davies, F. G., u. Lund, L. J. (1974): The application of fluorescent antibody techniques to the virus of African horse sickness. Res. Vet. Sci. **17**, 128.

Hazrati, A., Mastan, B., u. Bahrami, S. (1968): The study of African horsesickness virus by the agar double-diffusion precipitation test. 1. Standardization of the technique. Archs. Inst. Razi **20**, 49.

Maurer, F. D., u. McCully, R. M. (1963): African horsesickness – with emphasis on pathology. Amer. J. Vet. Res. **24**, 235.

Mornet, P., u. Gilbert, U. (1968): La peste équine. Les maladies animales a virus. Collection de monographies. L'expansion Scientifique Francaise, Paris.

Ozawa, Y., Hazrati, A., u. Erol, N. (1965): African horsesickness live-virus tissue culture vaccine. Amer. J. Vet. Res. **26**, 154.

Parker, J. (1976): African horse sickness. Vet. Rec. **98**, 204.

Reid, N. R. (1961): African horse sickness. The 1959–1960 epizootic of African horse sickness in the Near East Region and India, and a note on technical assistance provided by the Food and Agricultural Organization of the United Nations. Brit. Vet. J. **117**, 137.

5.4. Bursitis infecciosa aviar
(K. Vogel)

(Sin.: *Enfermedad de Gumboro, nefrosis aviar;* al.: *Infektiöse Bursitis des Huhnes, Gumboro-Krankeit, Ansteckende Bursa-Krankheit;* lat.: *Bursitis infectiosa gallinae;* ingl.: *Avian nephrosis, Infectious avian nephrosis, Gumboro disease; Infectious bursal disease, Kidney-liver syndrome in chickens).*

La bursitis infecciosa de la gallina es una virosis súmamente infecciosa, de curso sobreagudo o agudo, con manifestaciones de enteritis, lesiones en la bolsa de Fabricio y muertes, afectando a pollitos y aves jóvenes.

Historia. La bursitis infecciosa pudo demostrarse por primera vez en Gumboro, lugar del estado meridional americano de Delaware, en el año 1957, recibiendo por ello el nombre de este toponímico. Cosgrove (1962) la denominó nefrosis aviar (avian nephrosis), a consecuencia de los procesos degenerativos del epitelio tubular renal que acompañan a la bursitis. Sin embrago, estas lesiones no son sólo características de la enfermedad, sino que también las provocan determinadas cepas del virus de la bronquitis infecciosa.

Presentación. Hasta ahora, la bursitis infecciosa se ha diagnosticado en Australia, Bélgica, RFA, Israel, Suiza, URSS, EE. UU. y otros países. Sin embargo, es probable que se presente en todos los países con avicultura intensiva. Inicialmente sólo se observó en broilers, pero más tarde se apreció de modo cada vez más frecuente en pollitos y animales de recría de las explotaciones de aves de puesta.

Etiología. El "agente infeccioso", desde 1962, es un virus resistente al éter y al cloroformo, que mide 60-65 nm y, por propiedades físicas, químicas y electronópticas, se clasifica en el grupo de los reovirus.

Se cultiva en embriones de pollo con efecto embriopático, y en fibroblastos de embrión de pollo, provocando también un efecto citopático. Resiste durante 5 horas la temperatura de 56 °C y 30 minutos la de 60 °C. A 70 °C, lo mismo que en medios fuertemente alcalinos con pH 12, se destruye en 30 minutos, pero no en medios fuertemente ácidos, con pH 2, al cabo de una hora de acción.

Las pruebas llevadas a cabo con el virus frente a diversos desinfectantes, dieron los siguientes resultados: el fenol y el mertiolato carecen de acción; inactivan el virus la formalina al 5 %, y la solución de cloramina al 5 %, durante 10 minutos.

Receptividad, inmunidad. La bursitis infecciosa aparece espontáneamente sólo en la gallina, atacando a animales de 2-11 semanas de edad (excepcionalmente hasta 18), pero, sobre todo, a los de 3-6 semanas. La enfermedad se presenta en un periodo en el que está en plena acción la bolsa de Fabricio, importante órgano para la fabricación de anticuerpos y con ello, para sufrir la bursitis infecciosa. Los pollitos de un día son poco o nada receptivos al virus, posiblemente como consecuencia de la presencia de anticuerpos maternos. En consecuencia,

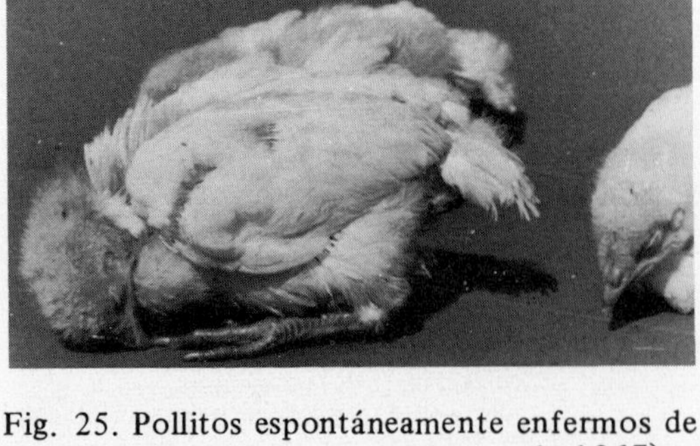

Fig. 25. Pollitos espontáneamente enfermos de bursitis infecciosa (Landgraf, H. y col., 1967).

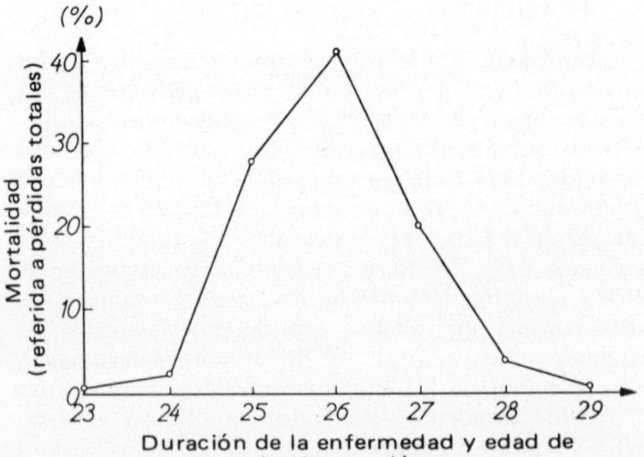

Fig. 26. Tasa de mortalidad característica en un brote de bursitis infecciosa en pollos de una explotación de broilers (Parkhurst, R. T., 1964).

para la infección experimental se usan animales de más de 21 días.

Epizootiología. El virus de la bursitis infecciosa, sumamente contagioso, se transmite directamente por contacto de un animal a otro, e indirectamente por agentes intermediarios portadores del virus (pienso, agua de bebida, cama, heces, polvo, utensilios del gallinero, enseres, ropa del personal, insectos). El material contaminado continuaba siendo infeccioso al cabo de 52 días (pienso), 122 días (recinto del gallinero) y un año, no sólo por las vías digestiva y respiratoria, sino también evidentemente por los huevos de incubar.

Cuando aparece por primera vez en una explotación, la bursitis infecciosa cursa de modo más grave que cuando su presentación es repetición. Inicialmente se presenta en un solo gallinero, o en un departamento del mismo, extendiéndose al cabo de días, a veces pasadas 2-3 semanas, a otros gallineros o departamentos. La mayoría de las veces enferman también las crianzas sucesivas, sobre todo si no se desinfectaron completamente los alojamientos y, como suele suceder en las naves de producción de broilers, cuando se procede a renovar los animales cinco veces al año, con lo que, aproximadamente, cada 10 semanas hay nuevos pollitos en los mismos locales. Por otra parte, también puede ocurrir que la bursitis infecciosa se presente circunscrita enzoóticamente, respetando a algunas poblaciones de recría.

Síntomas clínicos. La bursitis infecciosa aparece casi siempre de modo brusco, con muertes. Tras el estadio agudo, que dura 4-5 días, se pasa a la fase descendente del proceso, de 3-4 días de duración. Los animales afectados no toman pienso ni agua, muestran síntomas de intensa alteración del estado general, eliminan heces amarillentas, fluídas y espumosas, y no se mueven ni cuando se los ahuyenta. En el estadio final (fig. 25) están completamente debilitados, permanecen echados en el suelo, no reaccionan con movimientos defensivos cuando se les toca, y muestran el borde superior de la cloaca claramente prominente, como consecuencia del aumento del tamaño de la bolsa de Fabricio, palpable digitalmente.

Pronóstico. Los brotes de bursitis infecciosa se prolongan generalmente durante 5-9 días, por término medio 7,5 días. La cifra de bajas se eleva rápidamente en los primeros días, cayendo enseguida a partir del 4º día (fig. 26). La morbilidad es de un 1-30 %, rara vez hasta un máximo del 70 %, siendo la mortalidad del 0,5-20 %. Morbilidad y mortalidad son tanto más elevadas cuanto más desfavorables sean las condiciones de explotación y más jóvenes los animales afectados.

Anatomía patológica. La mayoría de los animales muertos se encuentran en buen estado de carnes. Sólo cuando la enfermedad lleva un curso lento puede aparecer caquexia. Son características de la bursitis infecciosa las siguientes lesiones: exicosis de la musculatura del esqueleto, equimosis subcutáneas y en el perimisio externo de la musculatura de la pechuga, patas y alas; hemorragias en el corazón, serosas (especialmente la de la molleja) y mucosas (en particular en el ventrículo sucenturiado y el intestino, incluso la válvula íleocecal); riñones tumefactos y pálidos por el depósito de uratos; hígado con bandas superficiales amarillas y, con frecuencia, con lesiones necróticas parecidas a infartos, en sus bordes; bolsa de Fabricio muy dilatada, alcanzando el tamaño de una avellana o una cereza, raras veces como una nuez, con inflamación necrótico-hemorrágica. Sobre su mucosa, la mayoría de las veces difusamente enrojecida e infiltrada de hemorragias, en ocasiones de color parduzco, se observan con frecuencia depósitos sanguíneos desecados, en parte fibrinosos.

Histológicamente se aprecian lesiones en los órganos ricos en tejido linfático, sobre todo en la bolsa de Fabricio, bazo, timo y tonsilas cecales. En la bolsa de Fabricio se observa el cuadro de una inflamación purulento-necrótica, con elementos linfáticos y llamativa picnosis en el centro de los folículos.

Diagnóstico. Puede establecerse comprobando las lesiones descritas y considerando el cuadro clínico y el curso de la enfermedad (curvas de mortalidad). Se conocen los siguientes métodos para demostrar la existencia del agente causal: la prueba del pollito, consistente en inocular por vía intramuscular a pollitos de 3 semanas un centrifugado o filtrado del homogeneizado obtenido de riñón y bolsa de Fabricio de animales enfermos; el cultivo del virus en la cavidad corioalantoidea y en el

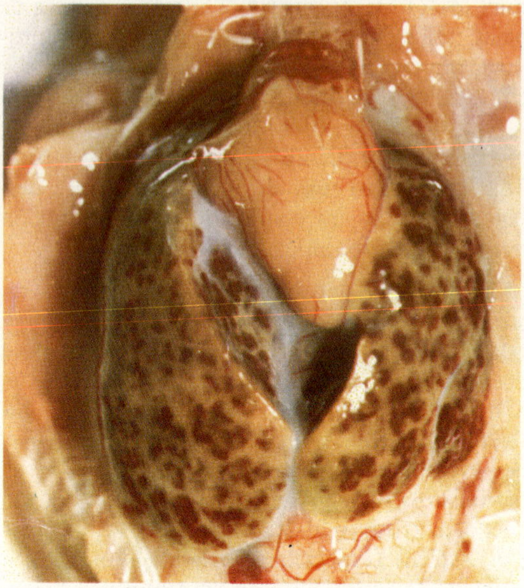

Fig. 27. Bursitis infecciosa. Embrión de pollo muerto 5 días después de inocularle en el 9º día de incubación material infectado conteniendo virus. Presenta necrosis característica en el hígado, cuya coloración se ha vuelto amarillenta, hemorragias en la dermis y zonas blanquecino-amarillentas en forma de bandas en el miocardio (Landgraf, H. y col., 1967).

vitelo de embriones de pollo de 7-9 días (prueba del embrión de pollo) o en fibroblastos de embrión de pollo de 2 días de cultivo (prueba del histocultivo). Los embriones de pollo experimentalmente infectados exhiben, sobre todo, hemorragias subcutáneas y en el área renal; coloración verdosa, tumefacción y necrosis hepática, más zonas listadas en la musculatura cardíaca. Son adecuadas para la comprobación de anticuerpos las reacciones de receptividad de los embriones de pollo, la suero-neutralización y la precipitación en gel de agar.

El **diagnóstico diferencial** debe excluir las intoxicaciones debida a sulfamidas u hongos (síndrome hemorrágico), el síndrome nefritis-nefrósico (cfr. bronquitis infecciosa, 12.6.), la enfermedad de Newcastle (9.2.1.) y la estafilococia (26.7.).

Tratamiento y profilaxis. La aplicación de medidas terapéuticas (administración de antibióticos, sulfamidas y otros quimioterápicos, vitamina A, gluconato cálcico, etc.) no ejerce ninguna influencia en la bursitis infecciosa. Parte de los animales resiste la enfermedad cuando, al iniciar la bebida, se supera la exicosis primaria. Mediante la administración de suero de convalecientes es posible amortiguar los brotes amenazadores de bursitis infecciosa o reducir notablemente las pérdidas.

Puede lucharse contra la bursitis infecciosa y prevenir su presentación aplicando las medidas preventivas y profilácticas empleadas contra la enfermedad de Marek (17.10.) (higiene de la incubación, cría y explotación). Es posible la inmunoprofilaxis con cepas víricas de bursitis infecciosa cultivadas en embriones de pollo y atenuadas con el paso por los mismos. Mediante una vacuna a base de virus vivo, aplicada con el agua de bebida a pollos de 4-12 días, es posible protegerlos unas 9 semanas ante el máximo riesgo de infección. Las reacciones que aparecen 10-15 días después de la vacunación deben valorarse como indicadoras de la inmunización. Las bajas que se registran como consecuencia de la vacunación sólo suponen un 1/25 de las pérdidas resultantes de los brotes de esta enfermedad.

6. Infecciones por rotavirus
(H. Liebermann)

En 1969 se describieron por Mebus y col. nuevos virus de la diarrea del ternero que posteriormente y por su gran similitud, pero también sus diferencias, con los reovirus, se denominaron "reovirus-like agents". De acuerdo con los resultados de las investigaciones de muchos autores, este grupo de virus, a propuesta del Equipo de Trabajo sobre Reovirus (Report of the WHO/FAO Committee for Comparative Virology, 1976) se clasificó como género *Rotavirus* (rota = radio) en la familia *Reoviridae* (5.).

Los **rotavirus** no se distinguen morfológicamente entre sí, pero claramente, en cambio, de los géneros Reovirus y Orbivirus (véase tabla 6). Poseen una cápsida de doble envoltura. Cuando la porción externa de esta envoltura está presente, el diámetro es de 65-75 nm; cuando falta, de 50-55 nm. Una capa externa de capsómeros parece situarse sobre las puntas de la capsida interna. Con ello las partículas víricas adquieren el aspecto de una corona radiada, carácter del que el virus ha tomado el nombre (fig. 28).

Los rotavirus se parecen en su morfogénesis y morfología más a los orbivirus que a los reovirus. Los orbivirus y rotavirus, pero no los reovirus, se forman en vesículas de retículo endoplásmico para constituir partículas de doble envoltura. Sin embargo, la capa externa de los orbivirus es amorfa o difusa, pero la de los rotavirus es nítida y claramente visible en preparaciones de contraste negativo. Cuando falta la capa externa, ambos géneros de virus se asemejan mucho, aunque los orbivirus poseen un diámetro mayor. Los reovirus son atacados por la quimotripsina, pero no los rotavirus, lo que parece deberse a la presencia de una glicoproteína en la envoltura protéica externa. Los rotavirus son casi tan ácido-resistentes (pH 3) como los reovirus.

La presencia de la capa externa de la cápsida es necesaria para la infecciosidad del virus. La relación particulas víricas/infecciosidad es aproximadamente 1000 veces mayor en los virus con envoltura intacta que en las que no la poseen.

Las diferentes isodensidades de 136 g/ml y 138 g/ml (ClCs) se refieren a partículas completas y a las que no disponen de envoltura externa.

Los rotavirus son estables frente al éter y cloroformo y poseen 32 capsómeros. El genoma de los rotavirus consta de una doble cadena de RNA, que se compone de 11-12 segmentos. En partículas purificadas de rotavirus se ha identificado una RNA-polimerasa RNA-dependiente. Poseen 5-10 polipéptidos (no hay datos coincidentes en la bibliografía).

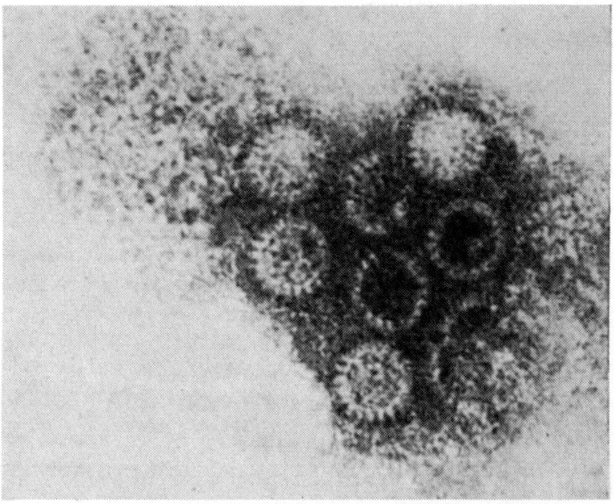

Fig. 28. Rotavirus bovino; 160.000:1, contraste negativo (Solisch, P.).

Todos los rotavirus conocidos tienen un antígeno común, que es demostrable con RIF, RFC, RAGP e inmunomicroscopía electrónica. Esta reacción de grupo va unida a la capa interna de la cápsida. Sin embargo, los rotavirus son diferenciables entre sí por la RN, aunque aparecen algunas reacciones cruzadas.

Los rotavirus bovinos y humanos no están emparentados antigénicamente con los tipos 1, 2 y 3 de reovirus, reovirus canino, virus de la lengua azul y orbivirus.

Los rotavirus son **patógenos para el tubo digestivo.** La transmisión se produce por vía oral. La especie típica es el virus Nebraska (6.1.) ó NCDV (neonatal calf diarrhoea virus), que es el mejor caracterizado hasta ahora. Al género Rotavirus pertenecen también el virus EDIM (epidemic diarrhoea of mice), el virus SA 11 (aislado de lavados intestinales de oveja y bóvido), los rotavirus humanos (productores de gastroenteritis agudas en niños), del cerdo (productores de una enfermedad parecida a la GET [6.2.]), del caballo (gastroenteritis del potro), de la oveja (gastroenteritis en corderos), del conejo (gastroenteritis de los conejos), del ciervo y antílopes y seguramente también de otras especies animales.

Como los rotavirus de una especie pueden transmitirse a otra y provocar infecciones, no es seguro que en los aislamientos de rotavirus de animales, el virus aislado constituya o no un rotavirus característico de la especie afectada. Por ello es necesario tipificar por neutralización cruzada el virus aislado, para lo cual deben utilizarse preferentemente sueros de animales gnotobióticos, ó – en caso de no existir – de animales libres de anticuerpos naturales frente a los rotavirus.

Los representantes del género Rotavirus son ubicuitarios y es característico en ellos el producir enfermedades preferentemente en animales jóvenes.

Bibliografía

Flewett, T. H., u. Woode, G. N. (1978): The Rotaviruses. Arch. Virol. **57**, 1.

6.1. Infecciones por rotavirus en los bóvidos
(H.-W. Heinrich)

La infección por rotavirus en el ganado vacuno se manifiesta por un proceso de carácter agudo que cursa con diarrea y que afecta a los terneros recién nacidos o muy jóvenes.

Historia y presentación. En 1968, Mebus y col. (1969) identificaron en los Estados Unidos un virus nuevo similar a los reovirus, en muestras de heces de terneros con diarrea.

La infección por rotavirus de los bóvidos está difundida en todo el mundo y tiene especial importancia en grandes concentraciones animales.

Etiología. La denominación primitiva del rotavirus era "reo-like-virus" o NCO (**n**eonatal **c**alf **d**iarrhoea) virus. Las partículas víricas tienen un diámetro de 50-70 nm y son resistentes al éter y cloroformo.

Aglutina los eritrocitos humanos del grupo O, de conejo y de cobayo. La RHI es específica del tipo. La multiplicación *in vitro* se produce en cultivos de células renales de ternero con aparición de efecto citopático. El elevado contenido de glicoproteínas en la envoltura externa de los rotavirus es responsable de su extraordinaria resistencia frente a los enzimas proteolíticos.

El virus es estable a pH entre 3 y 11 y muy resistente a la influencia de la temperatura. A temperatura ambiente se conserva infectante durante un año.

Receptividad. En su medio natural son receptibles a la infección por rotavirus todos los terneros hasta la segunda semana de vida; sin embargo, se presentan también infecciones clínicamente manifiestas en animales adultos. Son posibles infecciones cruzadas entre rotavirus de diversas especies de mamíferos, pero nada se sabe sobre su importancia práctica (Wood y Bridger, 1975).

Inmunidad y epizootiología. Superada la infección, las terneras quedan inmunes, puesto que la presencia constante del virus en el ambiente provoca una protección duradera de la mucosa intestinal.

La infección tiene lugar en las primeras horas de vida. Tras unos 5 días se produce una protección inmunitaria activa. Como la inmunidad calostral no puede ejercer una protección absoluta frente a las infecciones de la mucosa, debe esperarse una presentación de la enfermedad en el 100 % de los animales con la llegada de una determinada presión infectante. Más del 50 % de los procesos diarreicos no aclarados bacteriológicamente están producidos por rotavirus. Acres y col. (1977) han demostrado en el 15 % de los colectivos estudiados una doble infección por serotipos de *Escherichia coli* formadores de toxinas y rotavirus.

Como los rotavirus son muy resistentes a las influencias ambientales y en el momento culminante de la multiplicación vírica en el intestino son eliminadas 10^8 partículas víricas/gramo de heces, resulta muy difícil interrumpir la cadena de infección, tanto más cuanto que hay que contar también con vacas madres eliminadoras de virus. Por la presencia constante de animales receptibles corren peligro especialmente las grandes instalaciones de producción de terneros durante el periodo de partos. En las infecciones de una colectividad son también importantes los portadores latentes del virus, así como los más diversos vectores. La penetración del virus tiene lugar por vía oral, bastando 10^3 partículas infectantes para desencadenar la enfermedad. La incidencia máxima del proceso se da durante el invierno.

Patogenia. Los rotavirus infectan las células

epiteliales diferenciadas del intestino delgado. La infección detectable con la RIE se limita siempre a los dos tercios distales de las vellosidades. A consecuencia de la multiplicación del virus, las células epiteliales degeneran y se descaman. Con ello los enzimas unidos a la membrana de las células epiteliales, especialmente la lactasa, no pueden completar la digestión del contenido intestinal. La fermentación bacteriana de la lactosa provoca el descenso del pH, por aumento de ácidos grasos de cadena corta, que no pueden ser contrastados por el poder tampón del contenido intestinal. La alteración provocada por el carácter ácido del contenido digestivo en el epitelio del colon ocasiona una reabsorción insuficiente de agua y el cuadro clínico de diarrea. El proceso se agrava por la exudación, inflamación y mayor secreción que se produce por la participación de serotipos de *E. coli* productores de toxinas. La sustitución del epitelio descamado se hace por células cuboides inmaduras procedentes de las criptas, que no poseen antígenos y que son resistentes a nuevas infecciones.

Síntomas clínicos y pronóstico. En infecciones experimentales y tras un periodo de incubación de 1-3 días aparece depresión y anorexia, seguidas de una diarrea típica acuosa y amarillenta. Al avanzar la enfermedad aumenta la cantidad de moco en las heces. La temperatura corporal es normal o está ligeramente aumentada. En un curso clínico sin complicaciones las manifestaciones clínicas no duran más de 2-3 días. La mortalidad, según el efecto de otros factores favorecedores, oscila entre menos del 1 % y más del 50 %. Formas de curso especialmente grave deben considerarse debidas a infecciones paralelas con cepas de coronavirus y/o serotipos de *E. coli* productores de enterotoxinas.

Anatomía patológica. Lesiones anatomopatológicas son sólo apreciables en el intestino delgado. El contenido es acuoso y amarillento, estando presentes coágulos de leche sin digerir. A partir de la mitad del yeyuno hasta el íleon aparece una enteritis catarral.

Según el estadio de la enfermedad, se pueden observar acortamientos de distinta intensidad en las vellosidades.

Diagnóstico. Por los síntomas y curso del proceso en una colectividad puede establecerse un diagnóstico clínico que permita sospechar la enfermedad. Sólo es determinante la identificación del agente productor, que puede realizarse por la RIF en frotis de heces y en cortes de tejido intestinal, por microscopía electrónica de material reciente, prueba radioinmunológica, test de inmunoabsorción ligada a enzimas, (ELISA), RHAI, RFC y métodos electroforéticos. Tienen importancia práctica la RIF y la microscopía electrónica. La demostración del virus en cultivos celulares precisa el tratamiento previo con un polianión.

La demostración de anticuerpos es posible con los métodos serológicos conocidos; sin embargo, son de valor limitado para el diagnóstico, puesto que no pueden diferenciarse los anticuerpos pasivos de origen calostral de los adquiridos activamente por la presencia de la enfermedad.

Diagnóstico diferencial. Son de especial interés la diarrea colibacilar (32.1.1.) y las infecciones por coronavirus (12.1.) (Acres y col., 1977). Para poder diferenciarlas, es necesaria la identificación del agente productor.

Tratamiento y profilaxis. Un tratamiento etiológico sólo puede dirigirse contra las infecciones bacterianas secundarias. Recientemente se ha recomendado el empleo de preparados de ácido húmico (v. gr., Kalumin) en explotaciones con abundantes procesos diarréicos en terneros jóvenes y en el animal enfermo. Además es necesaria una terapia sintomática para evitar la exicosis que se presenta rápidamente.

A esto se unirán medidas sanitarias. Todavía no existen en la práctica medidas inmunoprofilácticas suficientes.

Bibliografía

Acres, S. D., Saunders, J. R., u. Radostits, O. M. (1977): Acute undifferentiated neonatal diarrhea of beef calves: the prevalence of enterotoxigenic *E. coli*, Reo-like (Rota) virus and other enteropathogens in cow-calf herds. Can. Vet. J. **18**, 113.

Woode, G. N., u. Bridger, J. C. (1975): Viral enteritis in calves. Vet. Rec. **96**, 85.

6.2. Enfermedades similares a la gastroenteritis transmisible del cerdo (D. Leopoldt)

Son enfermedades de carácter epizoótico, que se parecen a la gastroenteritis transmisible porcina (GET; 12.2.) y cursan con diarrea, vómitos y pérdida de peso por deshidratación.

Historia y presentación. La mayor seguridad alcanzada en el diagnóstico de la GET ha permitido poner de manifiesto en los últimos años y en varios países procesos diarréicos en cerdos que no satisfacen los criterios de diagnóstico laboratorial de la GET.

Fue en Inglaterra, en 1971, donde por ver primera se descubrió una enfermedad similar a la GET denominada "diarrea epidémica" que afectaba a cerdos destetados y de cebo. En 1972 se comprobó en USA la presencia de una enfermedad parecida a la GET relativamente difundida en grandes colectividades y se relacionó etiológicamente con rotavirus. Con el término "diarrea epidémica de tipo II" designó Woode (1977) procesos diarréicos aparecidos en cerdos de todas las edades.

Se admite que las enfermedades similares a la GET se presentan en muchos países.

Etiología. Con la identificación de un rotavirus, la reproducción de la enfermedad, la demostración de estos virus por medio de la RIF en el epitelio de las vellosidades intestinales afectadas y el reaislamiento del virus, se ha demostrado experimentalmente la existencia de un agente etiológico de la enfermedad similar a la GET.

Según estudios de Chasey y Cartwright (1978), se cumplen los mismos criterios en un aislado similar a un coronavirus, diferenciable de los virus de la GET y HE.

Permanece pendiente la cuestión de hasta qué punto también otros virus, por ejemplo enterovirus, bien aisladamente ó en combinación con agentes no víricos, pueden desencadenar diarreas similares a la GET en la práctica.

Receptividad e inmunidad. Las enfermedades clínicas producidas por rotavirus aparecen sobre todo en lechones. La "diarrea epidémica de tipo I" se ha observado exclusivamente en lechones destetados y en cerdos de cebo. Para otros autores pueden resultar afectados con síntomas clínicos manifiestos cerdos de todas las edades.

En la práctica se observa que poco después del contagio se desarrolla inmunidad. Se admite que paralelamente a la GET, para la protección de los lechones lactantes es necesaria la formación de una inmunidad lactógena con una elevada proporción de IgA s-específica en la leche de las madres. La inmunidad activa debe desplegar su actividad en la mucosa del intestino delgado.

Epizootiología. En las infecciones por rotavirus se comprueba la aparición repentina de diarreas que comienzan, por lo general, en cerdos lactantes ó de destete de 3-6 semanas. Posteriormente es posible que el proceso afecte a animales más jóvenes. En otros casos, probablemente provocados por partículas víricas del tipo de las coronavirus, el proceso se caracteriza por resultar afectados simultáneamente animales de todas las edades.

En el caso de la GET, el curso de la enfermedad es retardado. Toda una nave, según su tamaño, puede resultar afectada en 1-3 semanas. Se observan recrudecimientos del proceso y nuevos casos a intervalos de 4-7 días.

Se sospecha que los agentes productores de la enfermedad similar a la GET están ampliamente difundidos y que para que el proceso se desencadene es necesaria la participación de un número de factores hasta ahora desconocidos.

Síntomas clínicos. En una infección por rotavirus en lechones SPF y sin que hayan tomado calostro, aparecen síntomas en el curso de 16-18 horas, independientemente de si se trata de partículas víricas de origen porcino o bovino. En la práctica se da un periodo de incubación de 2-4 días.

Los animales enfermos presentan una diarrea acuosa o pastosa, gris verdosa o grisácea amarillenta, de desagradable olor, que se mantiene 3-8 días. Pueden observarse vómitos, pero más raramente que en la GET. En los casos en que resultan afectados animales de todas las edades, la intensidad de los síntomas generales, como falta de apetito, somnolencia y tendencia al decúbito en los animales de más edad, es mayor que en la GET. Los cerdos de destete, de cebo y adultos pueden morir cuando el curso del proceso es agudo.

Pronóstico. En animales algo mayores y adultos es favorable generalmente. Si el proceso dura más de 7-8 días, hay una considerable pérdida de peso. Al contrario de lo que ocurre en la GET, en animales de más edad se producen muertes que llegan al 10 % como máximo. Los lechones hasta de 3 semanas resultan más grávemente afectados. La tasa de mortalidad es del 20-30 %; inferior, en todo caso, a la de los brotes agudos de GET.

Anatomía patológica. Las lesiones macroscópicas e histológicas se corresponden ampliamente con las de la GET y se aprecian casi exclusivamente en el intestino delgado. Este aparece dilatado y de pared adelgazada por la intensa repleción de líquido. El número y longitud de las vellosidades están reducidos y su epitelio de revestimiento presenta vacuolización en forma de tumefacción hidrópica. En las cepas más profundas se puede observar una ligera o mediana activación de las células del sistema recitulo-histiocitario. Las diferencias con la GET estriban en la afección particularmente regular del epitelio del duodeno.

Diagnóstico. Actualmente se realiza de forma indirecta por exclusión de la GET, utilizando la suero-neutralización y la RIF con sueros positivos de GET.

La falta de anticuerpos de GET serológicamente demostrables en casos sospechosos de esta enfermedad indica la presencia de la enfermedad similar a la GET. La demostración clara de la existencia de esta enfermedad requiere la utilización de conjugados séricos monoespecíficos.

Las primeras investigaciones positivas con inmunomicroscopía electrónica permiten confiar en la posibilidad de un diagnóstico etiológico rápido, pero exigen instalaciones y técnicas virológicas especiales.

Tratamiento y profilaxis. No se conocen medios terapéuticos. La difusión conscientemente favorecida del proceso a toda la colectividad puede contribuir a un acortamiento de la etapa de bajas en lechones lactantes por medio de la inducción de una inmunidad vehiculada a través de la leche. No existe hasta ahora ninguna inmunización activa con vacunas vivas ni inactivadas.

En mayor medida que en el caso de la GET, las medidas de protección deben consistir en el mantenimiento estricto de condiciones óptimas de alimentación y manejo. Los cerdos con diarrea aguda deben retirarse del comercio y transporte y aislarse en la propia explotación.

7. Infecciones por togavirus
(W. Wittmann y H. Liebermann)

La familia de los togavirus comprende virus esféricos con un diámetro de 40-70 nm. En íntimo contacto con su envoltura externa lipoprotéica, que contiene además lípidos celulares y glucoproteidos específicos víricos, existe una nucleocápsida icosaédrica (fig. 29). La isodensidad (ClCs) es de 1,25 g/cm^3. La multiplicación de los togavirus tiene lugar en el citoplasma y maduran por gemación. El genoma consta de una sola molécula de RNA de cadena única, con un peso molecular de 4 x 10^6 Dalton, que puede actuar como RNA-mensajero.

La familia **Togaviridae** se divide en los géneros *Alphavirus* (antiguamente, grupo Arbovirus A), *Flavivirus* (antes, grupo Arbovirus B), *Rubivirus* (= virus de la rubeola) y *Pestivirus* (=grupo de virus de la enfermedad de las mucosas). Todas las especies del género *Alphavirus* y probablemente todas las del género *Flavivirus* se multiplican tanto en artrópodos como en vertebrados.

Los **Alphavirus**, con la especie típica de virus Sindbis, están serológicamente emparentados entre sí, pero no con otros togavirus. A este género pertenecen actualmente unas 20 especies distintas, de las que el "Eastern equine encephalomyelitis virus" (agente productor de la encefalomielitis equina del oeste americano [7.1.1.]), el "Western equine encephalomyelitis virus" (productor de la encefalomielitis equina del oeste americano [7.1.1.]) y el virus de la encefalomielitis equina venezolana (7.1.2.), tienen especial importancia en medicina veterinaria.

Los **Flavivirus**, con la especie típica del virus de la fiebre amarilla, están serológicamente emparentados entre sí, pero no con los otros togavirus. Algunos se multiplican en mosquitos y otros en garrapatas con transmisión transovárica. Algunos no tienen hospedador artrópodo conocido, pero otros se transmiten por artrópodos y también sin vector alguno. Según los vectores transmisores, los flavivirus pueden dividirse en varios subgrupos:

– Virus transmitidos por mosquitos: virus del dengue tipos 1, 2, 3 y 4, virus de la encefalitis japonesa (7.1.4.), virus de la encefalitis del valle de Murray (7.1.5.), virus de San Luis, virus de Wesselsbron (7.1.6.), virus del Nilo occidental y otros 18 virus.

– Virus transmitidos por garrapatas: virus del louping ill (7.1.3.), virus de la meningoencefalitis rusa de primavera-verano, y otros 12 representantes más.

– Virus de vector desconocido: 16 virus de los que aquí no va a tratarse.

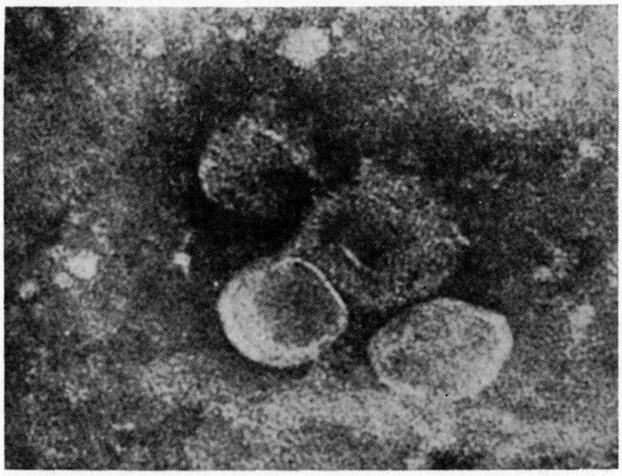

Fig. 29. Virus de la diarrea vírica/enfermedad de las mucosas de los bóvidos (togavirus); 160.000:1, contraste negativo (Solisch, P.).

El género **Rubivirus** comprende – según los conocimientos actuales – sólo el virus de la rubeola que, por sus propiedades físico-químicas es un típico representante de los togavirus; sin embargo, no tiene relaciones serológicas con los otros togavirus. Como único hospedador vertebrado se conoce sólo el hombre, en el que la transmisión congénita tiene especial importancia médica, por las fetopatías que produce.

El género **Pestivirus**, con la especie típica, que es el virus de la enfermedad de las mucosas (7.2.1.), es físicamente un togavirus típico. Sus representantes no se multiplican fuera de los vertebrados. Aparecen sólo reacciones serológicas cruzadas con especies del propio género, pero no con otros togavirus. A este género pertenecen el virus de la "border disease" (7.2.2.) y el virus de la peste porcina (europea) (7.2.3.).

Posibles representantes de la familia *Togaviridae* son el virus de la arteritis equina (7.3.) y el virus láctico-deshidrogenasa.

Tienen interés ecológico unos 200 componentes de la familia de los togavirus.

Arbovirus. La denominación de "Arbovirus" procede de la unión de los prefijos de las palabras inglesas arthropod-borne y hace referencia a la trasmisión de estos virus por artrópodos. Esta denominación ya no se utiliza en sentido taxonómico, sino únicamente con sentido ecológico y especialmente para aquellos virus que tienen un ciclo biológico tanto en artrópodos como en vertebrados. Por ello pertenecen al grupo ecológico de los arbovirus:

– Todos los representantes de los géneros **Alphavirus** y **Flavivirus** de la familia **Togaviridae**.
– Casi todas las especies de la familia **Bunyaviridae** (Enfermedad de Nairobi de la oveja [8.2.], fiebre del valle del Rift [8.1.], etc.).
– La mayoría de los representantes del género **Orbivirus** de la familia **Reoviridae** (peste africana equina [5.3.], lengua azul [5.1.], etc.).
– Todas las especies de la familia **Arenaviridae** (virus Amapari, virus Tacaribe, etc.).
– Algunos **rhabdovirus** (estomatitis vesiculosa [10.2], enfermedad de los tres días de los bóvidos [10.3.].
– Otros virus (por ejemplo, **Iridovirus**).

7.1. Infecciones por Alphavirus y Flavivirus

7.1.1. Encefalomielitis equina americana

(D. Matthias)

(Al.: *Amerikanische Pferdeenzephalomyelitis, Seuchenhafte Hirnrückenmarkentzündung der Pferde, Amerikanische Hirnrückenmarkentzündung;* ingl.: *Equine encephalomyelitis*)

La encefalomielitis equina americana (EE) es una inflamación del encéfalo y de la médula espinal, de carácter contagioso y curso agudo; está producida por un virus que afecta a los caballos y mulos, aunque puede presentarse también en el hombre y en las aves. Aparece durante los meses de verano y otoño frecuentemente en forma de brotes epizoóticos o también esporádicamente en casi todos los estados que componen la parte continental de Estados Unidos, especialmente en el oeste, medio oeste y sur en la forma occidental más leve (WEE), y en los estados de la costa atlántica y otras zonas como forma oriental y maligna (EEE).

Historia y presentación. Meyer, Harrig y Howitt lograron aclarar en 1931 a raíz de un gran brote epizootiológico de la enfermedad en California la etiología y la naturaleza de la misma, que ya aparecía enzoóticamente desde hacía mucho tiempo en Estados Unidos y de la que enfermaron y murieron, por ejemplo en 1892 y 1897 en Tejas, miles de caballos.

También es enzoótica la enfermedad en territorios de Canadá vecinos a los Estados Unidos, predominando especialmente casos producidos por el virus occidental. El virus oriental se ha demostrado en Panamá, Méjico, Brasil, Cuba y en la República Dominicana; en cambio, en Argentina predomina el virus occidental. Además de en el continente americano, se han observado casos de la enfermedad producidos por el virus oriental en Filipinas, Egipto y Siria. En Europa se han descrito casos en caballos, sobre todo en Italia entre 1943 y 1948, que corresponden a la enfermedad producida por el virus de la EE. En 1957 se observó el tipo occidental en garrapatas, topos y musarañas de una zona boscosa de Eslovaquia, donde también se produjo un caso mortal en el hombre en 1958.

Etiología. La enfermedad está causada por dos virus filtrables ultravisibles que pertenecen al género *Alphavirus* de la familia *Togaviridae* y ecológicamente al grupo A de los arbovirus (7.). Tienen un diámetro de 30-50 nm, poseen RNA, son lábiles al éter y al cloroformo y pueden multiplicarse fácilmente en embriones de pollo y en cultivos celulares. Por diferencias en la virulencia y en el comportamiento serológico e inmunológico, pueden distinguirse dos tipos de virus de la encefalitis equina: el occidental y el oriental.

Receptividad. Además de los caballos y mulos, son sensibles a ambos tipos de virus por inoculación intracerebral el mono, ternero, cabra, perro, ciervo, gallina, paloma, pato, conejo doméstico y de monte, cobayo, rata, ratón blanco, hámster y numerosas aves silvestres. Sólo son sensibles al virus oriental el cerdo, oveja, gato, erizo y diversas especies de aves. El virus de la EE se ha podido demostrar en un gran número de animales silvestres, como por ejemplo, el faisán, paloma torcaz, patos, gorriones, pavo, ardilla, ciervo, mono, serpientes y ranas.

Para la transmisión artificial de la EE en animales de experimentación, los cobayos jóvenes han resultado los más sensibles, siendo las vías más seguras de inoculación la intracerebral y la subcutánea; el tiempo de incubación es de 1-4 ó de 4-10 días. También pueden infectarse fácilmente la rata, el mono y los pollitos de medio día.

Epizootiología. La EE alcanza su punto culminante en el oeste en los meses de julio a septiembre y en la parte oriental de agosto a octubre (enfermedad estacional). Como demuestra la identificación de anticuerpos neutralizantes en caballos que clínicamente parecen sanos, pueden padecer estos animales la enfermedad de forma asintomática. Los animales más jóvenes parecen resultar más afectados que los más viejos.

La infección natural se produce por artrópodos hematófagos. Desde que en 1941 Hammon y col. lograron aislar por primera vez el virus en insectos infectados espontáneamente, se ha comprobado muchas veces que el virus occidental se presenta sobre todo en *Culex tarsalis*, mientras que el virus oriental es más frecuente en *Culiseta melanura.* Además de los mosquitos, deben tenerse en cuenta otros artrópodos hematófagos, como, por ejemplo, ácaros del pollo y de otras aves, y especialmente las garrapatas.

Muchas especies de animales domésticos y salvajes constituyen fuente de infección para los insectos, sobre todo una serie de mamíferos salvajes, especialmente roedores, que han demostrado con frecuencia poseer anticuerpos contra el virus de la EE. Lo mismo ocurre con aves domésticas (faisanes, patos, palomas) y en mayor medida con aves silvestres, en las que se ha podido comprobar un contenido de virus en la sangre tan alto, que es suficiente para infectar mosquitos receptibles. Todo parece indicar que la transmisión del virus de un ave a otra puede considerarse como cadena principal de la infección y que las aves representan la fuente potencial de virus para el contagio de los équidos a través de los mosquitos. A causa de la breve duración de la fase virémica, así como del escaso título del virus en sangre, los équidos, bóvidos y cerdo no pueden considerarse como reservorio del virus. El caballo y también el hombre podrían constituir más bien el punto final en la transmisión del virus.

Patogenia. El virus manifiesta marcado neurotropismo, así como una afinidad por el sistema vascular. Después de la infección periférica, puede comprobarse en los caballos un alto contenido de virus en la sangre al comenzar la fiebre tres días antes de la aparición de síntomas encefalíticos; sin embargo, desciende tan rápidamente la viremia, que la sangre está libre de virus dos días más tarde. La localización no uniforme de las lesiones en el encéfalo indica que el virus pasa directamente de la sangre al SNC, aunque, probablemente, llega también desde la mucosa nasal por los vasos linfáticos del nervio olfatorio al espacio subdural. También podría llegar por las vías linfáticas del nervio acústico.

Síntomas clínicos. El periodo de incubación, que en la inoculación intracerebral es de 3-8 días, alcanza en la enfermedad natural 1-3 semanas. Por lo general, la enfermedad comienza con una elevación de la temperatura hasta 41,0 °C ó más. En la forma sobreaguda, de 6-12 horas de duración, destaca la presencia de trastornos cardíacos y respiratorios de carácter grave, así como estados de excitación. También pueden aparecer paraplejias. En la enfermedad de curso agudo o subagudo, tal como generalmente se presenta, se pueden observar frecuentemente en la fase inicial hiperestesias de los sentidos del oído y del tacto, además de hiperemia y tinte ictérico de las mucosas; posteriormente se aprecia aturdimiento o sopor, cansancio, bostezos, rechinar de dientes, manifestaciones de dolor, falta de apetito, peristaltismo reducido, estreñimiento y espasmos musculares fibrilares. Se produce parálisis de los labios, alteraciones o dificultades en la deglución, trastornos visuales y ceguera; más adelante se observan posiciones corporales no naturales, paso titubeante y somnolencia. No obstante, aparecen también excitaciones y movimientos bruscos, espasmos y nistagmus. El pulso y la respiración están generalmente acelerados y son irregulares. A las 18-36 horas de duración de la enfermedad la temperatura desciende, estando por debajo de lo normal en la fase final. Aparece respiración de Cheyne-Stokes. La duración de la enfermedad suele ser de 3-8 días; raramente es más prolongada (hasta 20 días) y más raramente todavía es más corta (1-2 días). El líquido cefalorraquídeo está aumentado y muestra pleocitosis de 12-30 células/mm^3 (linfocitos y leucocitos).

El curso de la enfermedad causada por el virus oriental es generalmente más rápido y grave a consecuencia de su mayor virulencia, caracterizándose además por una mayor mortalidad.

Pronóstico. En la enfermedad producida por el virus oriental es especialmente desfavorable, alcanzando la mortalidad más del 90 %; en la EE provocada por el virus occidental, con un porcentaje de muertes de sólo el 20-30 %, el pronóstico es más favorable. El debilitamiento creciente, trastornos cardíacos, neumonía por cuerpos extraños y sepsis a consecuencia de decúbito producen la muerte de los animales enfermos. Los caballos que resisten la enfermedad pueden padecer trastornos motores y visuales. Puede producirse en ocasiones la curación completa en el proceso de curso leve ocasionado por infección con el virus occidental.

Anatomía patológica. El cuadro anatomopatológico, a excepción de una marcada ictericia, es poco característico. Más destacadas resultan las lesiones histopatológicas del SNC, especialmente en la sustancia gris, en la que aparecen degeneración y necrosis de las células ganglionares, con neuronofagia, proliferaciones de las células de la glía, infiltración difusa del parénquima por leucocitos polinucleares, infiltrados perivasculares y lesiones de meningitis. Resultan especialmente afectados la corteza cerebral, el tálamo y el hipotálamo. En los núcleos de las células ganglionares se encuentran cuerpos de inclusión, que tienen gran semejanza con los corpúsculos de Joest-Degen de la enfermedad de Borna; sin embargo, en la EE no son específicos. En los restantes órganos no se observan lesiones histológicas esenciales.

Diagnóstico. Es posible por identificación del virus en el momento de la elevación inicial de la temperatura, así como en el curso posterior de la enfermedad mediante determinación de anticuerpos neutralizantes y fijadores del complemento en el suero sanguíneo. Más recientemente ha adquirido importancia para el diagnóstico rápido de la EE la RHAI. Para el diagnóstico postmortem, como las lesiones de encefalomielitis son inespecíficas, puede ser necesaria la identificación del virus, bien inoculando animales de experimentación o, más recientemente, por inmunofluoresciencia.

Tratamiento. Se recomienda: inyección i.v. de glucosa contra la exicosis, cateterización de las vías urinarias, laxantes contra el estreñimiento, mantener a los animales en pie colgados, agua fría o bolsa de hielo en la cabeza, sulfonilàmida en dosis diarias de 11,5-15,5 g y sulfato de anfetamina (benzedrina) (100 mg s.c. y tres horas después otros 25 mg). En la enfermedad producida por el virus oriental parece tener efecto favorable el ioduro sódico (5 g por cada 50 kg de peso vivo i.v.), especialmente cuando se administra i.v. junto con tetramicina cuatro veces por semana. En la fase inicial de la enfermedad, la administración de 200-1000 ml de suero inmune parece tener resultados favorables.

Profilaxis. Deben adoptarse medidas sanitarias generales, como aislamiento de los animales enfermos o sospechosos, prohibición del transporte o venta de équidos entre zonas afectadas y libres de la enfermedad, y protección de los équidos contra las picaduras de mosquitos.

La mejor medida profiláctica es la inmunización de los animales con riesgo de contraer la enfermedad, que puede llevarse a cabo inoculando intradérmicamente a los animales dos veces separadas por 14 días una vacuna formolada preparada a partir de tejido encefálico o de embrión de pollo, recomendándose en los territorios fronterizos con epizootía una alternancia entre los virus oriental y occidental. Una vez aparecida la enfermedad, los animales todavía sanos de un rebaño pueden protegerse pasivamente con suero hiperinmune. También puede utilizarse una vacuna con virus vivo obtenida en embrión de pollo, que produce una inmunidad de rápido desarrollo.

La enfermedad en el hombre. Se observó por primera vez en 1934 por Howitt, que aisló el virus de la EE a partir de líquido cefalorraquídeo de un hombre. Una las mayores epidemias se produjo en 1941 en Dakota del Norte y Dakota del Sur, Minnesota y Manitoba, donde resultaron afectadas 3.000 personas, con una mortalidad del 8-15 %. La patogenia de la EE en el hombre todavía no está del todo clara. Los síntomas clínicos y las lesiones anatomopatológicas del SNC se asemejan a los de la encefalitis de San Luis. El periodo de incubación es de 5-10 días. También hay una serie de publicaciones en las que se describen infecciones humanas con el virus oriental de la EE. En el 60 % de los pacientes humanos quedan secuelas de la enfermedad, que llegan hasta trastornos de las facultades intelectuales.

Bibliografía

Matthias, D. (1969): Die Amerikanische Pferdeenzephalomyelitis. In: H. Röhrer, Handbuch der Virusinfektionen bei Tieren. Bd. IV, 487. VEB Gustav Fischer Verlag, Jena.

7.1.2. Encefalomielitis equina venezolana (D. Matthias)

(Al.: *Venezuelische Pferdeenzephalomyelitis;* ingl.: *Venezuelan equine encephalomyelitis*)

Esta enfermedad tiene en el caballo una gran semejanza con la encefalomielitis equina oriental, destacando, sin embargo, con más frecuencia una infección generalizada (7.1.1.).

Historia y presentación. Después de la aparición de una encefalomielitis epizoótica en caballos y mulos en Colombia en 1935, Venezuela resultó afectada en 1938 por esta enfermedad. Se registraron además casos en Argentina, Ecuador, Trinidad, Panamá y en diversas regiones de Norteamérica.

Etiología. Como causa de esta enfermedad, Kubes y Rios (1939) descubrieron un virus, inmunológicamente diferente del de la encefalomielitis equina americana oriental y occidental. El virus de la encefalomielitis equina venezolana (EEV) pertenece al género *Alphavirus* de la familia *Togaviridae* y es ecológicamente arbovirus (7.). Este es un virus RNA de 40-80 nm de diámetro, termolábil y sensible al éter y que puede multiplicarse en cultivos celulares de diversos animales vertebrados.

Receptividad. Además de los caballos, mulos y asnos, el virus de la EEV ha sido aislado en gran número de mamíferos salvajes y en algunas especies de aves. En la infección experimental se han mostrado especialmente sensibles el conejo, cobayo, y ratón. Son también receptibles al virus la paloma, mono, rata, perro, gato y pequeños rumiantes. El contagio natural se produce por picaduras de mosquitos.

Epizootiología. Los hospedadores naturales del virus de la EEV son probablemente ciertas especies de pequeños roedores salvajes que habitan en terrenos pantanosos tropicales. Además de la transmisión por mosquitos, parece jugar un papel en la EEV la infección por contacto.

Síntomas clínicos. La reacción febril se establece después de un periodo de incubación de 24-72 horas. Clínicamente los animales enfermos manifiestan depresión, diarrea, dolor abdominal, pulso duro y acelerado, inapetencia y rápida pérdida de peso. En la enfermedad de curso benigno la temperatura corporal vuelve a ser normal pasados 2-4 días; en cambio, la fiebre persiste en los procesos graves y los animales se debilitan paulatinamente hasta morir en el curso de 2-4 días. Las manifestaciones encefalíticas son similares a las de la encefalomielitis americana. La muerte se produce en 2-4 días. La mortalidad alcanza el 90 %.

Anatomía patológica. En la necropsia no se observan lesiones importantes macroscópicamente. Histológicamente, la médula ósea muestra una desaparición casi completa del tejido hematopoyético, y los ganglios linfáticos y bazo exhiben amplias hemorragias. El encéfalo de los caballos que no han presentado síntomas clínicos de encefalitis muestra a lo sumo pequeñas hemorragias; si, por el contrario, se observaron manifestaciones clínicas, aparece una encefalitis no purulenta.

Diagnóstico. Como en la encefalomietis equina americana, se realiza identificando el virus o por medio de la RN, de la RFC o de la RHAI.

Tratamiento y profilaxis. Se han descrito buenos resultados terapéuticos con dosis diarias intravenosas de 10-20 ml de terpentina pura.

Profilácticamente se emplean vacunas formoladas. En las zonas afectadas o en peligro de serlo debe organizarse una lucha generalizada contra los mosquitos; los équidos deben espolvorearse con pesticidas para protegerlos contra los insectos, que transmiten la enfermedad.

La enfermedad en el hombre. El virus de la EEV es altamente infeccioso para el hombre, incluso por contacto, como lo demuestra la frecuencia de infecciones laboratoriales. En el curso de brotes epizoóticos de la enfermedad en los équidos el hombre ha resultado afectado en no pocas ocasiones; así, por ejemplo, en 1961/62, de 32.000 personas afectadas en Colombia, Venezuela y Panamá murieron 190. La identificación del virus en las secreciones nasofaríngeas demuestra el contagio en el hombre por las vías respiratorias altas, así como la transmisión de la enfermedad sin que sea necesaria la picadura de insectos vectores. El cuadro clínico, que se desarrolla después de un periodo de incubación de unos 2-5 días, tiene gran parecido con el de la influenza. En el 32 % de los casos de personas afectadas se han observado síntomas nerviosos de grado diverso.

Bibliografía

Matthias, D. (1969): Die Venezuelische Pferdeenzephalomyelitis. In: H. Röhrer, Handbuch der Virusinfektionen bei Tieren. Bd. IV, 573. VEB Gustav Fischer Verlag, Jena.

7.1.3. Louping ill

(D. Schmidt)

(Al.: *Spring- oder Drehkrankheit des Schafes;* fran.: *Tremblante du mouton)*

El louping ill (LI) es una enfermedad del SNC predominantemente de la oveja, que en Escocia y norte de Inglaterra, territorios en los que se halla más difundida, ocasiona grandes pérdidas económicas.

Historia y presentación. La enfermedad se observó por primera vez en el norte de las Islas Británicas a finales del siglo XVIII. Un siglo más tarde se descubrió su relación con la presencia de garrapatas. En 1931 se comprobó que el agente productor era un virus.

En la actualidad, el LI se ha observado también en Francia, Unión Soviética, Finlandia, Suecia, Polonia, Bulgaria e Irlanda.

Etiología. El virus del LI pertenece al género *Flavivirus* de la familia *Togaviridae.* Por multiplicarse en artrópodos y en vertebrados fue clasificado en el grupo ecológico de los arbovirus (7.). Por experiencias de ultracentrifugación se sabe que tiene un diámetro de 22-27 nm. El virus posee una sola cadena de RNA. Por su contenido en RNA de un 7-8 % se distingue esencialmente de otros virus.

El cultivo del virus del LI puede realizarse en la MCA y en la vesícula vitelina de huevos embrionados y en cultivos en monocapa de células de embrión de pollo, células renales de cerdo, en la línea celular permanente "Detroit 6" y – con menores resultados – en cultivos de células HeLa. En todos estos cultivos celulares el virus produce un efecto citopático con necrosis celular completa y destrucción de la monocapa de células. La MCA de los huevos embrionados de gallina muestra ya 20-24 horas después de la inoculación enturbiamientos y opacidades focales, engrosamiento de la capa celular externa y necrosis posterior de las células.

En el frigorífico y en glicerina al 50 % el virus se conserva después de la desecación durante meses; por el contrario, a temperatura ambiente sólo tiene capacidad infectante durante pocos días. A 60 °C es destruído en 2 minutos. No es resistente al fenol (al 0,5 %). Por la acción de la luz en presencia de azul de metileno en una dilución de 10^{-5} se produce la inactivación fotodinámica del virus en pocos minutos.

Receptividad. Es particularmente receptible la oveja, de tal manera que esta enfermedad aparece sobre todo en esta especie. Ocasionalmente se han observado contagios naturales en caballos, bóvidos, cabra, ciervos, gallo rojo silvestre y también en el hombre.

Para la infección experimental resultan sensibles el mono, la rata y el ratón.

Inmunidad. Una vez pasada la enfermedad queda una sólida y prolongada inmunidad. Los animales quedan simultáneamente inmunizados frente al virus de la encefalitis rusa de primavera-verano. También puede haber inmunidad cuando los animales únicamente manifiestan el acceso febril inicial; o bien cuando, tras inyección de virus altamente diluido procedente de cultivos celulares, presentan sólo una ligera elevación de la temperatura, sin otros síntomas. Los anticuerpos calostrales de madres inmunes protegen a los corderos lactantes durante los primeros 3 meses de vida. Durante este periodo no es posible la inmunización activa. Las ovejas inmunizadas activa y pasivamente quedan protegidas contra un contagio subc., pero sólo las inmunizadas activamente quedan protegidas frente a una infección i.c.

Epizootiología. En los animales se ha comprobado que hasta ahora la única posibilidad de transmisión de la enfermedad se produce por picadura de la garrapata *Ixodes ricinus.* Para que se lleve a cabo la transmisión de la enfermedad es preciso que la garrapata haya absorbido el virus de animales enfermos en el estadio previo de ninfa, o bien la ninfa en la fase anterior de larva. La transmisión transitoria del virus de generación en generación de garrapatas, tal como se conoce en la *Ixodes persulcatus* con el virus de la encefalitis rusa de primavera- verano, no se ha observado con el virus del LI en *Ixodes ricinus.* Las garrapatas sirven por ello al virus como vectores, pero no como reservorios. El LI se presenta con mayor frecuencia a comienzos de verano o al principio del otoño. Sin embargo, nunca se produce una amplia difusión de la enfermedad.

Síntomas clínicos. Después de 1-18 días de incubación, aparece en la oveja un acceso febril de 3-4 días. En este momento el virus se encuentra en la sangre, pero no en el SNC. A un periodo afebril consecutivo sigue otro ascenso de la temperatura, en el curso del cual el virus penetra en el SNC. Los animales muestran apatía, temblores musculares, contracciones, convulsiones y salivación. A las pocas horas o a los dos días no son capaces de sostenerse en pie. Aparecen echados en decúbito lateral y realizan violentos movimientos de pedaleo. Posteriormente puede presentarse paresia de las extremidades. Poco antes de la muerte de los animales puede comprobarse la presencia del virus en el SCN. La mortalidad oscila entre el 10 y 50 %. Tras la curación quedan a veces claudicaciones y anquilosis.

Anatomía patológica. Después de la penetración del virus en el SNC puede comprobarse histológicamente una encefalomielitis no purulenta. Las lesiones tisulares se caracterizan por una marcada hiperemia, focos de infiltración perivascular, acúmulos de células mononucleares y escasos polinucleares neutrófilos en las meninges y en la masa medular, especialmente del cerebelo. En las células de Purkinje aparecen considerables lesiones; su picnosis y desaparición resultan ser la causa de la ataxia cerebelosa. También hay lesiones en el bulbo raquídeo y en la médula espinal. La sustancia de Golgi de las neuronas sufre claras alteraciones, una vez que el virus ha penetrado en el interior de las células. A una hipertrofia, que va acompañada de la disminución del número de elementos filamentosos de Golgi y de la cantidad de la sustancia de Golgi en las células, sigue la destrucción del material. En la oveja, al igual que en el mono y el cerdo, no aparecen inclusiones celulares. En procesos de curso crónico se produce tejido conjuntivo de nueva formación.

Diagnóstico. Como los síntomas clínicos son poco claros, para confirmar el LI se precisa la demostración de anticuerpos específicos o del antígeno. La prueba se realiza con cultivos de células de embrión de pollo o en el ratón. Además de la RN, se utilizan también la RFC y la RHAI. Mientras la RN resulta muy específica, los otros dos procedimientos mencionados ponen de manifiesto frecuentemente reacciones inespecíficas con otros virus del mismo género. Más recientemente se ha utilizado la RIF para la demostración del virus del LI.

Diagnóstico diferencial. Los síntomas clínicos que aparecen en el LI se parecen a los de muchas otras enfermedades del SNC, especialmente la enfermedad de Traber (19.1.), rabia (10.1.), fiebre de las garrapatas producida por rickettsias (22.3.) y la listeriosis (29.).

Desde el punto de vista virológico, serológico e inmunológico, el virus del LI exhibe un estrecho parentesco con otros Flavivirus. Por ello se admitía antiguamente que los virus del LI, de la encefalitis checa transmitida por garrapatas y de la encefalitis rusa de primavera-verano, serían cepas de una única especie vírica. La diferenciación del virus del LI de otros virus se logra sólo por la combinación del análisis serológico con pruebas de receptividad de distintas especies animales y tipos de cultivos celulares. Tiene también interés en el diagnóstico diferencial la inactivación del virus del LI por el desoxicolato sódico, con cuya prueba puede diferenciarse de los virus resistentes a esa sustancia, como el virus de la poliomielitis humana, de la encefalomielitis del ratón, de la encefalomiocarditis y del virus Coxsackie.

Tratamiento y profilaxis. El tratamiento de los animales enfermos tiene sólo carácter sintomático.

En cuanto a la profilaxis, además de la lucha contra las garrapatas, puede llevarse a cabo una inmunización activa o pasiva de los animales expuestos a la enfermedad. Las vacunas utilizadas para ello se preparan a partir de embriones de pollo o de encéfalo de ratón que contenga el virus. Como estas vacunas preparadas con virus inactivado no siempre proporcionan resultados satisfactorios, se está ensayando la posibilidad de emplear vacunas con virus vivo.

Enfermedad en el hombre. En el hombre se han observado casos de esta enfermedad por contagios laboratoriales y por contacto con animales enfermos. Se admite que la eliminación del virus del LI con la leche de hembras enfermas puede producir infecciones. Tras un periodo de incubación de pocos días, se ha observado en el hombre, al igual que en la oveja, un proceso que cursa en dos fases. La 1ª fase, en la que el virus está presente en sangre, muestra frecuentemente el cuadro de una infección inespecífica. Sin embargo, en este momento puede aparecer ya una ataxia. En la 2ª fase hay sensación de vértigo, inseguridad, meningismo, ataxia, somnolencia, vómitos, desorientación, trastornos visules y auditivos e incontinencia. Sólo en raras ocasiones aparecen anomalías en los reflejos. El proceso tiende a la curación. También pueden detectarse serológicamente infecciones inaparentes.

Bibliografía

Schmidt, D. (1969): Louping ill. In: H. Röhrer, Handbuch der Virusinfektionen bei Tieren. Bd. V, 471. VEB Gustav Fischer Verlag, Jena.
Starke, G., u. P. Hlinak (1974): Grundriß der Allgemeinen Virologie, 2. Auflage. VEB Gustav Fischer Verlag, Jena.

7.1.4. Encefalitis japonesa
(D. Matthias)

(Al.: *Japanische Enzephalitis;* ing.: *Japanese B encephalitis)*

Esta encefalisis endémica en Japón en el hombre, que se presenta predominantemente en los meses de verano y que también ocasiona muertes, abortos y muerte de los fetos en el cerdo, aparece además en China, Corea, islas de Pacífico y región extremo oriental de la Unión Soviética.

El agente productor, perteneciente a los Flavivirus de la familia *Togaviridae* y ecológicamente a los arbovirus (7.), es transmitido por mosquitos, especialmente por diversas especies locales de *Culex* (en Japón principalmente *Culex taeniorhynchus*). Se consideran reservorios del virus determinadas aves salvajes, especialmente de la familia de las garzas, pero también los équidos, bóvidos, cerdo, cabra, oveja, perro y otros mamíferos.

En el **hombre** el virus produce un cuadro clínico con fiebre poco característica, dolores de cabeza y, en casos graves, síntomas de una encefalitis. En el hombre la enfermedad tiene un curso generalmente más pronunciado que la encefalitis de San Luis, con cuyo agente productor el virus de la encefalitis B japonesa tiene parentesco inmunológico. El diagnóstico se realiza generalmente por medio de la RFC; la identificación del virus es sólo posible post mortem. No se conoce tratamiento específico.

7.1.5. Encefalitis del valle de Murray
(D. Matthias)

Esta enfermedad, producida por un virus, apareció inicialmente en Australia, especialmente en las regiones del valle de Murray, así como en Nueva Gales del Sur, Queensland, Victoria y Papúa (Nueva Guinea), en el hombre, presentándose bajo la forma de encefalomielitis aguda y siendo idéntica a la enfermedad X observada en Australia años atrás. Excepto en el caso del mono, la enfermedad es transmisible a otras especies animales, especialmente a la oveja y ratones jóvenes.

La transmisión del virus, de tamaño menor a los 50 nm y perteneciente al género **Flavivirus** de los togavirus (7.), se realiza por mosquitos, constituyendo las aves acuáticas sus reservorios. La enfermedad se presenta en el hombre en todas las edades, pero en los niños el curso es particularmente grave. Las lesiones meningíticas y encefalíticas que en ella aparecen muestran una cierta semejanza con las de la poliomielitis. La mortalidad es del 70 % aproximadamente.

7.1.6. Enfermedad de Wesselsbron
(W. Wittmann)

Cuatro años después de la primera descripción de la fiebre del valle del Rift (8.1.) aparecieron en un rebaño de ovejas en el territorio de Wesselsbron (Estado libre de Oranje) síntomas típicos de la fiebre del valle del Rift. Se demostró que se trataba de una enfermedad distinta.

El **agente productor** es un togavirus del género *Flavivirus* y ecológicamente un arbovirus. Es transmitido por mosquitos *(Aedes caballus* y *A. circumluteolus).* El virus de la enfermedad de Wesselsbron no está emparentado con otros togavirus o arbovirus que pueden presentarse en esa región. Es patógeno para el cerdo, caballo, cobayo y conejo.

La **epizootiología, clínica** y **patología** de la enfermedad de Wesselsbron son parecidas a las del valle del Rift, por lo que no hay que entrar aquí en detalles.

En varios países se ha introducido **profilácticamente** una vacuna mixta que contiene virus neurotropos de las enfermedades del valle del Rift y de Wesselsbron.

7.2. Infecciones por pestivirus

7.2.1. Diarrea vírica/enfermedad de las mucosas de los bóvidos
(H. Liebermann)

(Al.: *Schleimhautkrankheit der Rinder;* ruso: *Вируная диарея/болезнь слизистых крупного рогатого скота*; ingl.: *Bovine virus diarrhoea/Mucosal disease;* fran.: *Maladie muqueuse des bovines*)

La diarrea vírica/enfermedad mucosa (DV/EM) es una enfermedad infecciosa de los bóvidos generalmente subclínica, raramente de carácter grave o mortal, causante de afecciones en las mucosas del tracto digestivo.

Historia. En 1946 Olafson y col. describieron una enfermedad en los bóvidos desconocida hasta entonces, en la que destacaba una diarrea. La enfermedad se pudo transmitir por material orgánico libre de bacterias (sangre y suspensión de bazo) y por eso recibió el nombre de diarrea vírica.

Más tarde, Ramsey y Chivers (1953) observaron otro cuadro clínico, que recordaba al de la diarrea vírica, pero que cursaba con escasas contagiosidad y morbilidad, pero con mortalidad bastante superior a la diarrea vírica. A causa de las intensas lesiones erosivas y ulcerativas que aparecían en todo el tubo digestivo, esta enfermedad se denominó enfermedad de las mucosas. Gillespie y col. pudieron comprobar en 1961 la identidad de un virus aislado de un animal que padecía la enfermedad de las mucosas con el virus de la diarrea vírica (cepa Oregón C24V). Esta observación condujo a denominar virus de la diarrea vírica/enfermedad de las mucosas a la cepa Oregón C24, así como a aquellas cepas víricas que coincidieran serológicamente con ella.

Hoy se consideran ambas enfermedades víricas, denominadas diarrea vírica y enfermedad de las mucosas, como formas de expresión distintas de una misma infección provocada por el mismo tipo de virus.

Presentación. La DV/EM se presenta en todos los países en que se explota el ganado vacuno. En contradicción con la aparición esporádica de la forma grave y a menudo mortal de la EM, el virus de la DV/EM está ampliamente extendido en los efectivos de ganado vacuno.

Etiología. El virus de la DV/EM pertenece al género *Pestivirus* de la familia *Togaviridae* (7.) Los viriones son esféricos, de 40-70 nm de diámetro y poseen una envoltura lipoproteica que contiene lípidos celulares y glucoproteidos víricos específicos, a la que está estrechamente unida una nucleocápsida icosaédrica.

Los virus de la DV/EM son sensibles al éter, cloroformo, desoxicolato y tripsina y tienen una isodensidad en ClCs de 125 g/cm^3. El coeficiente de sedimentación es de 90 S. El genoma consta de una molécula de una sola cadena de RNA con un peso molecular de 4 x 10^6 Dalton.

La replicación del virus tiene lugar en el citoplasma y su maduración se produce por gemación. La multiplicación se realiza en cultivos celulares de bóvido y óvido, resultando particularmente adecuados los cultivos de células testiculares. El efecto citopático es bastante característico; se forman áreas en las que las células muestran un citoplasma vacuolizado y granuloso o ya retraído, y núcleos intensamente picnóticos (fig. 30). Las cepas débiles o no citopatógenas pueden identificarse con métodos indirectos (interferencia, método END, véase 7.2.3., RIF).

Al contrario de lo que ocurre con los restantes componentes de la familia *Togaviridae* (géneros *Alphavirus* y *Flavivirus*), no hay replicación en invertebrados. El virus de la DV/EM tiene sólo un serotipo, aunque un gran número de variantes serológicas.

Según Gutekunst y Malmquist (1963, 1964, 1965), el virus de la DV/EM posee dos antígenos. Uno de ellos está unido a las partículas infecciosas e induce la formación de anticuerpos neutralizantes; el otro es soluble y determina la producción de anticuerpos precipitantes y fijadores del complemento.

A temperaturas entre + 4 °C y −80 °C el virus es estable. Los rayos ultravioletas producen una inactivación completa del virus en breve tiempo. A pH 3,2 el título del virus desciende en 6 horas en más de 10^2.

Es de gran importancia práctica el estrecho parentesco existente entre el virus de la DV/EM y el de la peste porcina clásica. Ambos virus tienen las mismas propiedades físico-químicas y pueden ponerse de manifiesto recíprocamente por medio de la RAGP y de la RIF. El virus de la DV/EM, apatógeno para el cerdo, provoca ya 5 días después de la inoculación una inmunidad estable y prolongada (más de 1 año) frente a contagios posteriores por el virus de la peste porcina clásica.

Receptividad e inmunidad. Además de los bóvidos pueden enfermar las ovejas, cerdos, cabras, conejos, alces, búfalos, llamas y alpacas. Las razas de mayores rendimientos parecen estar particularmente predipuestas a sufrir el contagio.

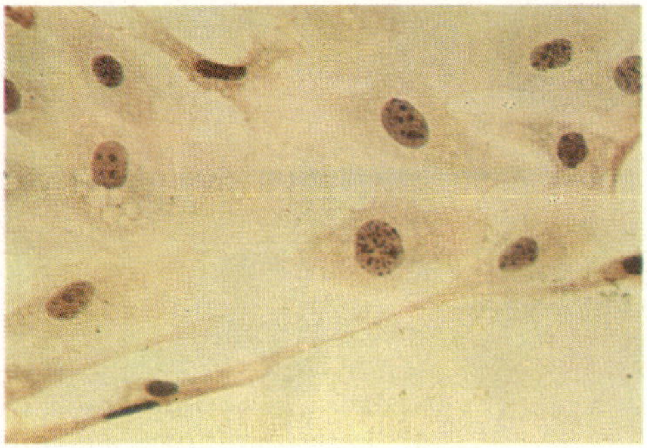

Fig. 30. Virus de la DV/EM. Efecto citopático en cultivo celular de riñón de ternero; picnosis celular y vacuolización del citoplasma.

Tras el contagio natural, se supone que la inmunidad dure toda la vida.

Epizootiología. Pueden enfermar bóvidos de todas las edades, sin embargo resulta más afectado el ganado vacuno de edad comprendida entre 3 y 18 meses. La DV/EM puede presentarse durante todo el año. Los animales enfermos eliminan el virus por las mucosas de la región de la cabeza (secreciones nasales, oculares y saliva), así como por las heces, infectando el agua y el pienso.

El virus ingresa en el organismo por las vías oral y aerógena o a través de las mucosas. La infección cursa en la población regularmente con síntomas suaves o de forma subclínica. Pero también se registran formas sobreagudas y agudas. La DV/EM puede presentarse en una granja de manera explosiva, aunque también puede prolongarse durante semanas. En la posterior difusión del virus juegan principal papel los animales infectados y el traslado de los mismos.

Aun cuando el virus de la DV/EM puede aislarse con frecuencia de bóvidos enfermos, los contagios experimentales sólo acostumbran a provocar una forma suave o subclínica de diarrea vírica, caracterizada por un breve periodo febril, heces de consistencia blanda y constitución de inmunidad. Hasta ahora permanecen prácticamente desconocidos los factores que en el contagio natural provocan el cuadro de la enfermedad de las mucosas.

Como ha podido comprobarse en extensas investigaciones serológicas, el grado de morbilidad de los bóvidos es en los diversos países de un 20-95 %. Por persistir el virus también en presencia de anticuerpos neutralizantes en los linfocitos y macrófagos y ser capaz de multiplicarse, los animales con reacción sérica positiva deben considerarse como eliminadores potenciales del virus. El lábil equilibrio agente causal-hospedador puede deshacerse a favor del virus cuando el organismo ve mermada su capacidad inmunitaria, lo que lleva consigo la eliminación del virus a través de todas las excreciones y secreciones. Además de la difusión del virus con las heces, secreción óculo-nasal, saliva y orina, reviste importancia epidemiológica la salida del virus en cuestión con la leche. En ella se aprecia la máxima infecciosidad desde el 4º hasta, como mínimo, el 9º día p.i. (hasta $10^{3,8}$ de cultivo ID_{50}/ml). Es posible el contagio diaplacentario del feto durante la etapa virémica. Se ha apuntado también la posibilidad de que vectores vivos actúen como portadores de la DV/MD.

Patogenia. La vía de entrada del virus en el organismo no influye sobre el curso de la enfermedad. Entre 1 y 4 días p.i. comienza la fase virémica, en la cual el virus es evidenciable en el plasma, unido a eritrocitos y leucocitos, hasta que hacen su aparición los anticuerpos neutralizantes. El virus se difunde por las vías sanguínea y linfática, siendo evidenciable en casi todos los órganos. Concentraciones de virus particularmente elevadas aparecen en las membranas de la cabeza e intestino, vías respiratorias medias y bajas, bazo, ganglios linfáticos, páncreas, adrenales y glándulas salivares. Igual que sucede en la peste porcina, el antígeno vírico DV/EM se descubre mediante la RIF en las paredes de los vasos sanguíneos de todos los tejidos, donde provoca lesiones inflamatorias y degenerativas. Simultáneamente aparecen lesiones destructivas en los ganglios linfáticos, acompañadas de un empobrecimiento de células mononucleares. La leucopenia que se observa algunos días p.i. indica así mismo la alteración del sistema linfático. Entre los días 9º y 16º p.i. hacen su aparición anticuerpos neutralizantes, que eliminan de la sangre el virus libre. Sin embargo, éste puede persistir en los linfocitos periféricos a pesar de la presencia de anticuerpos neutralizantes, pudiéndose aislar a partir de dichas células. La multiplicación del

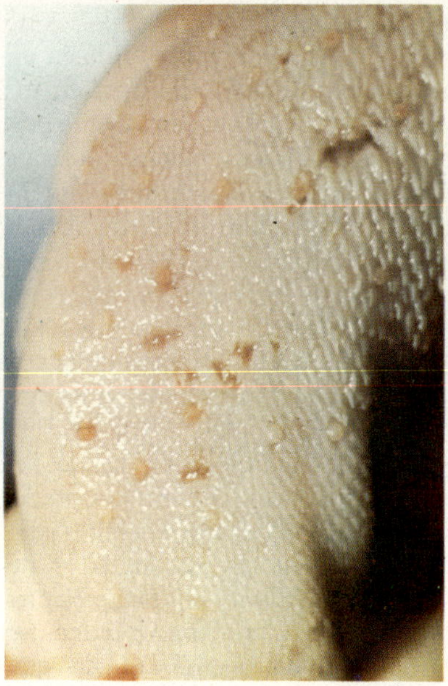

Fig. 31. Erosiones semejantes a picaduras en la mucosa lingual de un bóvido con diarrea vírica/enfermedad de las mucosas (Foto: Scharf).

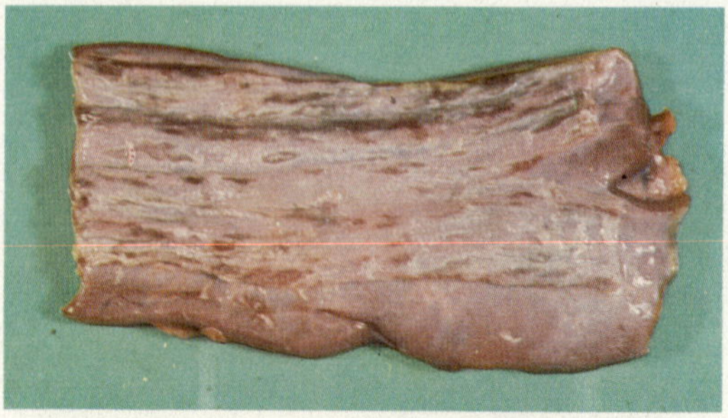

Fig. 32. DV/EM. Típicas erosiones a manera de grietas y franjas en el esófago (Seffner, W.).

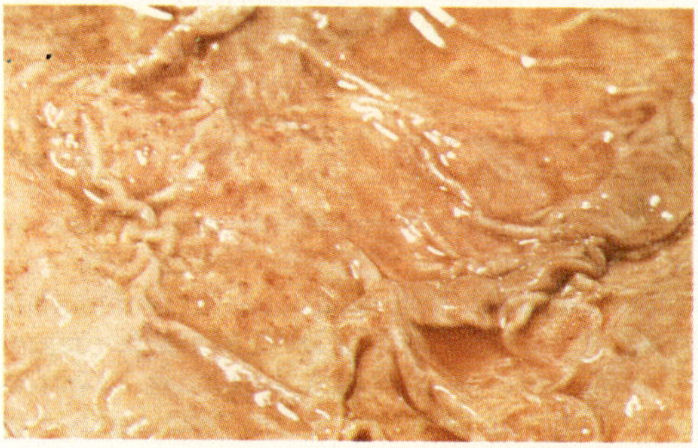

Fig. 33. DV/EM. Petequias y erosiones en la mucosa gástrica de un bóvido (Foto: Scharf).

virus en los linfocitos y macrófagos altera de tal forma el metabolismo celular, que las células infectadas ya no son capaces de multiplicarse, sintetizar anticuerpos ni producir interferona, con lo cual resulta beneficiada la multiplicación de otros virus y microorganismos. Así, v. gr., un contagio experimental con el virus de la rinotraqueítis infecciosa bovina (RIB; 17.1.1.) dos días después del contagio de la DV/EM originó una evidente inhibición de la inmunidad humoral y celular, retardando la curación. Se estima que con la depresión de las defensas específicas e inespecíficas provocada por el virus DV/EM con la simultánea actuación del virus parainfluenza (Pl–) 3 (9.2.2.), de presentación ubicuitaria, que igualmente disminuye la actividad de los macrófagos a la vez que altera el mecanismo ciliar del epitelio de tráquea y bronquios, pueden multiplicarse sin freno los microorganismos ingresados (por ejemplo, pasterelas) y dar lugar al conocido cuadro de neumonías de curso enzoótico. Numerosas referencias bibliográficas señalan la presencia conjunta de virus DV/EM y Pl–3 en poblaciones con graves cuadros patológicos respiratorios. También hay que considerar la presencia simultánea de la DV/EM y la RIB.

Síntomas clínicos. El periodo de incubación es de 2-14 días. Las primeras manifestaciones de la enfermedad consisten en elevación generalmente bifásica de la temperatura y leucopenia. Además aumenta el flujo salivar, aparece un flujo nasal mucoso, hay tenesmo, flujo lagrimal y diarrea incoercible. Las heces pueden estar mezcladas con sangre, fibrina y jirones de mucosa. En este estadio se observan erosiones y ulceraciones en los labios, lengua, encías y paladar duro; ocasionalmente también en la piel interdigital. Los síntomas generales son: pérdida completa de apetito, aumento de la sed, depresión, cese de la producción de leche y de la rumia, adelgazamiento y deshidratación. Las hembras gestantes pueden abortar. Se han descrito malformaciones en terneros a consecuencia de contagios de la madre con el virus de la DV/EM. A veces aparecen cojeras producidas por infosura.

Es frecuente que los síntomas descritos sólo aparezcan parcialmente. Predomina una forma de curso subclínico o leve. Pueden presentarse también, aunque raramente, formas de curso crónico.

También hay referencias bibliográficas sobre manifestaciones patológicas respiratorias provocadas por el virus de la DV/EM, como tos, flujo nasal y neumonía. En la presentación de afecciones respiratorias graves debe participar el efecto negativo citado más arriba sobre el sistema defensivo que, de acuerdo con los gérmenes sinérgicos actuantes en cada caso, infecciones secundarias y otros factores favorecedores, motiva la presentación de neumonías de curso más o menos grave. De aquí que no sea posible describir ningún cuadro clínico uniforme para las enfermedades respiratorias provocadas por la DV/EM. Tomando como base investigaciones serológicas del curso seguido por las afecciones, Phillip y Darkyshire (1971) evidenciaron en Gran Bretaña la participación de la infección DV/EM en el 15 % de estas enzootias.

El **pronóstico** es desfavorable cuando existen lesiones de las mucosas y deshidratación.

Anatomía patológica. El cuadro anatomopatológico varía según las distintas formas clínicas de la enfermedad. Destacan erosiones, úlceras, hemorragias, edemas y focos inflamatorios en la mucosa de todo el tubo digestivo (figs. 31-33). Las lesiones intestinales pueden ser a veces tan escasas, que no explican la intensa diarrea. Histológicamente se observa en las lesiones de la mucosa una degeneración vacuolar del estrato espinoso con retracción de la cromatina parecida a la cariorrexis, formando gruesos grumos, hipercromatosis parietonuclear y necrosis celular subsiguiente, así como una picnosis celular eosinófila primaria.

Diagnóstico. El diagnóstico a base del cuadro clínico y lesiones de la enfermedad debe asegurarse mediante identificación del agente productor o por análisis serológicos.

El aislamiento del virus con ayuda de cultivos de células testiculares de ternero se logra en los animales vivos a partir de sangre, heces y moco nasal, y en los animales muertos a partir de lesiones de las mucosas, ganglios linfáticos y de diversos órganos. Además, por medio de la RIF, que también puede realizarse con sueros hiperinmunes marcados de peste porcina clásica, y de la RAGP, puede demostrarse el antígeno vírico en los órganos.

Por examen serológico de parejas de sueros – obtenidos a intervalos de 2-3 semanas – puede comprobarse un aumento del título al menos cuádruple, significativo para el diagnóstico, en la segunda muestra de sangre.

Finalmente, pueden realizarse inoculaciones experimentalmente en terneros exentos de anticuerpos de la DV/EM y comprobar luego la presencia de anticuerpos en el suero de estos animales.

Diagnóstico diferencial. Esta enfermedad debe diferenciarse de la rinotraqueitis infecciosa bovina (17.1.1.), fiebre catarral maligna (17.2.), estomatitis papulosa (18.3.), glosopeda (1.), diarreas de invierno de etiología desconocida, infecciones por adenovirus (16.1.) y especialmente peste bovina (9.3.1.). Se han descrito infecciones mixtas con otros virus (estomatitis).

Tratamiento y profilaxis. No se conoce un tratamiento específico. El tratamiento sintomático no suele tener éxito.

Para la profilaxis de la DV/EM se utilizan en diversos países vacunas, por lo general en combinación con componentes de RIB y Pl–3. Las vacunas se fabrican a partir de virus modificado en cultivos celulares y más rara vez de virus lapinizado. Son inocuas las vacunas vivas aplicadas por vía parenteral e i.n. No se ha podido evidenciar la transmisión por contacto del virus vacunal a animales receptibles. Los accidentes vacunales registrados con el cuadro de una grave VD/MD se interpretan como consecuencia de activarse infecciones latentes con el virus vacunal. Para una seroconversión del 95 % hacen falta 630 cultivo-ID_{50} por dosis vacunal. A los 10-14 días p.v. aparecen anticuerpos neutralizantes, que alcanzan su punto máximo 6 semanas p.v. Los anticuerpos neutralizantes pueden persistir en el ternero durante 3-12 meses después de efectuar la vacunación protectora de las madres. Esta inmunidad pasiva interfiere la constitución de una protección inmunitaria activa tras vacunar, lo cual debe tenerse en cuenta en los programas de inmunización.

Con las vacunas inactivadas se practica por lo regular una inmunización en dos aplicaciones, la primera durante los primeros días de vida, y la segunda antes del traslado al establecimiento de recría. La aplicación de las vacunas inactivadas se hace por vía parenteral. Aprovechando la transmisión diaplacentaria del virus en madres seronegativas y la capacidad formadora de anticuerpos del feto inmunocompetente, la madre se inmunizará en el último tercio de la gestación por 2 veces separadas por un intervalo de 4 semanas, con lo que a la vez se consigue inmunizar activamente al feto.

Es posible, así mismo, la inmunización pasiva con sueros hiperinmunes.

Los informes referentes a eficacia apenas permiten establecer una exacta comparación y sacar conclusiones fidedignas, especialmente en vacunaciones combinadas, debido a las distintas condiciones de comprobación. Esto se refiere en particular a la valoración de la eficacia del componente vírico DV/EM en vacunaciones combinadas para combatir la neumonía enzoótica.

Bibliografía

Dinter, Z. (1968): Mucosal disease. In: H. Röhrer, Handbuch der Virusinfektionen bei Tieren. Bd. III/2, 721. VEB Gustav Fischer Verlag, Jena.

Heinrich, H.-W. (1981): Virusbedingte Durchfallerkrankungen des Kalbes. Fortschrittsberichte Landwirtschaft. Institut f. Landwirtschaftliche Information und Dokumentation der AdL der DDR (im Druck).

7.2.2. Enfermedad de la frontera ("border disease") de los ovidos

(H. Liebermann)

La enfermedad de la frontera se caracteriza por el nacimiento de corderos dotados de un revestimiento de pelo anormal y exhibiendo un temblor tónico-clónico en todo su cuerpo *(hairy shaker)*.

Historia y presentación. Esta enfermedad fue descrita por primera vez en el año 1959 en la zona fronteriza (*border country*) entre Inglaterra y Gales. Ocasionalmente se ha diagnosticado también en otros países, como Nueva Zelanda y Australia, aunque, en virtud de los anticuerpos evidenciados en ovejas contra el virus de la diarrea vírica/enfermedad de las mucosas (DV/EM), estrechamente emparentado, podría presentarse en toda Europa y en otras partes de la Tierra.

Etiología, epizootiología, síntomas clínicos y anatomía patológica. La enfermedad de la frontera es resultado de un contagio intrauterino del feto ovino por un representante de los pestivirus de la familia *Togaviridae* (7.).

A pesar de la amplia presentación de anticuerpos (10 % de reacciones positivas en ovejas), igual que sucede con la DV/EM, los cuadros clínicos patológicos son raros. Suelen ir acompañados de una deficiente mielinización del SNC.

Bibliografía

Sands, J. J., u. Harkness, J. W. (1978): The distribution of antibodies to border disease virus among sheep in England und Wales. Res. Vet. Sci. 25, 241.

7.2.3. Peste porcina clásica

(D. Urbaneck)

(Lat.: *Pestis suum;* al.: *Schweinepest;* ruso: *Чума свиней*; ingl.: *Swine fever, Hog cholera;* fran.: *Peste porcine).*

La peste porcina clásica (PPC) es una enfermedad infecciosa producida por un virus, que cursa de forma aguda con procesos hemorrágico-septicémicos o de formas subaguda o crónica con alteraciones clínicas y anatomopatológicas variables, predominando sin simbargo procesos inflamatorios pulmonares y gastrointestinales.

Historia. Esta enfermedad fue descrita por primera vez en 1833 en Norteamérica. Se cree que para entonces también había aparecido en Europa. Con la apertura de las vías de comunicación y la intensificación de la producción porcina, la PPC se extendió por todo el mundo. En 1844 se consideraban afectados en los Estados Unidos nueve estados y en 1867 se señala la pérdida del 15-60 % de los efectivos de cerdos. En 1862 la PPC apareció en Inglaterra y hasta el final del siglo se extendió por todos los países europeos.

Durante mucho tiempo permaneció desconocido el agente causante de la PPC y durante muchos años se consideró como tal el *Bacterium suipestifer (Salmonella cholerae-suis).* Sólo con la comprobación de la etiología vírica por De Schweinitz y Dorset (1903) entró la PPC en una fase en la que su estudio detallado permitió sentar las bases para establecer una lucha sistemática contra ella.

En Alemania la PPC se describió por ver primera en 1894 por varios autores. A pesar de la demostración de su etiología vírica por Ostertag y Stadie (1906) y por Uhlenhut y col. (1908), las medidas de lucha contra ella no tuvieron éxito a causa de la definición y delimitación poco clara (véase 34.4) de la PPC con respecto a otras enfermedades del cerdo. La PPC se extendió considerablemente y entre 1913 y 1914 alcanzó su punto álgido con 27.000 explotaciones afectadas. El descenso del comercio de cerdos durante la primera guerra mundial redujo la extensión de la enfermedad a unas 2.000 explotaciones en los años 1918-1920. Merced al establecimiento de severas medidas de lucha (sacrificio incruento y cocción inmediata), pudo mantenerse esta situación durante muchos años e incluso disminuir considerablemente la incidencia de la enfermedad. A consecuencia de las importaciones de carne de cerdo como provisiones para mantener las existencias durante la guerra, en 1939 aumentó considerablemente el número de casos de PPC. La disminución de la producción porcina durante la segunda guerra mundial redujo de nuevo considerablemente la incidencia de PPC. Al nuevo avance de la PPC en los años posteriores a 1946 contribuyeron decididamente los desperdicios de cocina de las tropas americanas utilizados como alimento de cerdos. Una lucha sistemática permite amortiguar la peste porcina hasta su extinción.

Presentación. La PPC se halla extendida por todas las partes del mundo. Están afectados la mayoría de los países con producción intensiva de cerdos. Los países libres de peste porcina son una minoría. En Europa la alta incidencia de PPC aparecida después de la segunda guerra mundial en muchos países se ha logrado detener e incluso reducir de forma importante, a base de enérgicas medidas de lucha. En la mayoría de los países aparecen todavía no obstante casos esporádicos de PPC. Sólo algunos países del sur y del oeste de Europa (Italia, Grecia, España y Portugal) están todavía considerablemente afectados. Están libres de PPC desde hace muchos años Dinamarca, Finlandia, Irlanda, Islandia, Noruega y Suecia.

También la RDA está libre de PPC. En ocasiones se registran brotes esporádicos de PPC tras el ingreso de virus procedente de otras naciones.

En el continente americano Canadá está exento de PPC desde hace muchos años. Todos los demás países están afectados con mayor o menor intensidad. En los últimos años el grado de incidencia se ha reducido notablemente en Estados Unidos. En Africa están afectados la mayoría de los países. En Asia la peste porcina está ampliamente difundida. Unicamente en los países de Asia menor y centroasiáticos, en los que por motivos religiosos la producción porcina carece de importancia económica – a excepción de Chipre –, tiene un escaso papel o incluso no se presenta. Australia ha podido reducir considerablemente la incidencia de PPC, de manera que hoy sufre sólo casos aislados.

Etiología. El virus de la PPC es un RNA-virus de pequeño tamaño, perteneciente al género *Pestivirus* de la familia *Togaviridae* (7.) (Magnusson y col., 1970).

El virus de la PPC es un corpúsculo esférico que consta de una porción central (nucleoide) y de una envoltura externa (cápsida). El diámetro total de la partícula vírica alcanza 40 ± 3 nm según los datos de la microscopía electrónica. La cubierta tiene un espesor de 6 ± 1 nm. El tamaño del antígeno soluble se ha calculado en 12-15 nm. Se han evidenciado 3 polipéptidos estructurales con un peso molecular de p 36 (proteínas, 36 kilodalton), gp 46 (glucoproteido, 46 kilodalton) y p 55. El virus de la PPC se multiplica en cultivos celulares en presencia de actinomicina D y mitomicina C, es decir, la replicación tiene lugar sin síntesis de RNA DNA-dependiente. Es poco resistente al calor; a 56 °C es inactivado en 60 minutos y a 60 °C en 10 minutos. A causa de los componentes lipídicos de su envoltura, el virus de la PPC es sensible al éter, cloroformo y desoxicolato. El dimetilsulfóxido (al 10 %) – un estabilizador de los lipoproteidos – protege al virus contra la acción destructora de los ciclos rocío-congelación. El cloruro magnésico no tiene acción estabilizante. La tripsina no reduce, o lo hace muy poco, la infecciosidad del virus de la PPC. En agargel-electroforesis el virus se comporta como la fracción alfa-globulina del suero de cerdo. Valores de pH entre 5 y 10 no afectan a su capacidad infectante; en medio ácido, a pH 3, y en medio alcalino, a pH 12, el virus se destruye rápidamente.

La **tenacidad** del virus de la PPC frente a la influencia del medio ambiente es relativamente elevada. El frío conserva bien el virus. En carne refrigerada el virus conserva su capacidad infectante por lo menos 35 días y en carne congelada 95 días. La maduración de la carne no influye sobre la infecciosidad del virus. Los órganos contaminados conservados en frigorífico tienen todavía capacidad infectante después de 3-6 meses. La salazón tiene también poco efecto sobre el virus; se ha demostrado la existencia de éste en el jamón después de 181 días, así como en otras experiencias después de 6 semanas de tratamiento con salmuera, e inmediatamente almacenado en seco durante 80 días. También en material orgánico desecado o en secreciones o excreciones conserva su infecciosidad durante largo tiempo: en las secreciones oculares 13-15 días, raspaduras cutáneas y piel 8-9 días, sangre en papel secante hasta 40 días, sangre adherida a sacos de pienso hasta 20 días, heces 7 días, y orina 5 días.

La acción de los rayos ultravioleta sobre el virus de la PPC es escasa; por ejemplo, suero que contenga virus es todavía infeccioso depués de 5-9 horas de recibir directamente los rayos solares.

La putrefacción determina en cambio una rápida inactivación del virus de la PPC. Por eso, la orina y las heces pierden la capacidad infectante a los pocos días. En los órganos en putrefacción el virus se conserva sólo 3-4 días y, según otras fuentes, 1-2 semanas como máximo.

Los mejores desinfectantes son las lejías concentradas. Con lejía de sosa al 2 % – añadiéndole 3-5 % de lechada de cal – el virus de la PPC es inactivado en la sangre en 2 horas y en la orina en 15 minutos, en el suelo y en las paredes de vehículos de transporte de ganado y de cochiqueras se inactiva en una hora. El cloruro de cal (1:5 – 1:20) es igualmente activo. La sensibilidad del virus a las altas temperaturas ofrece otras posibilidades de desinfección. La cocción y el escaldado lo destruyen, en general, con seguridad. Con fines prácticos resultan adecuadas las temperaturas siguientes:

– para ropa, vestimenta, sacos, toldos y lonas de vehículos, etc.: cocción a 78 °C durante una hora o ebullición durante 30 minutos;
– para carne y productos cárnicos: cocción en pequeños trozos hasta que el interior tenga una coloración gris y la carne no desprenda líquidos;
– para pieles: escaldado.

El virus de la PPC puede multiplicarse in vitro con los mejores resultados en cultivos de células de cerdo, a partir de médula ósea, bazo, testículo, pulmón, riñón y leucocitos. Además se multiplica en *cultivos celulares* de muchas otras especies de mamíferos, con excepción de riñón de gato, BHK 21, DON, líneas celulares de primates y cultivos celulares humanos. Entre las líneas celulares permanentemente mantenidas en cultivo son en especial adecuadas los cultivos PK-15, en los que el virus de la PPC puede alcanzar una concentración de 10^7-10^8 UFP/ml. Con ayuda de anticuerpos fluorescentes se ha podido determinar exactamente el ciclo de replicación del virus de la PPC en cultivo celular (PK 15). El periodo de latencia después de la inoculación es de 5 horas. Luego se produce un aumento exponencial de las partículas infectantes hasta 15 horas después de la inoculación, al que sigue una fase constante de multiplicación del virus durante algunos días. Las partículas víricas formadas permanecen ligadas a las células y sólo el 1 % de ellas se encuentran libres en el medio.

Al inocular el virus de la PPC se forma una *interferona* durante el ascenso de la temperatura, que confiere a las células una considerable resistencia contra otros tipos de virus y frente a una superinfección de PPC. La interferona puede encontrarse sobre todo en el suero y en órganos con abundantes elementos del sistema retículo endotelial. El punto culminante de la actividad antivírica se observa 24-72 horas después de alcanzar la temperatura máxima, desciende muy rápidamente y desaparece a las 96-120 horas.

El virus de la PPC posee un estrecho *parentesco* con el virus de la DV/EM. Se han demostrado reacciones serológicas cruzadas con la RAGP, en RN en cultivo celular, por medio de la RIF y con la reacción de conglutinación-adsorción del complemento. El parentesco antigénico puede también ponerse de manifiesto por medio de pruebas de inmunización cruzada (Huck, 1962). Mantenidos en cultivo celular ambos virus, aparece una interferencia opuesta. También existe gran semejanza en las propiedades físico-químicas: tipo de ácido nucléico, membrana con contenido lipídico, labilidad frente a los disolventes de las grasas (éter y cloroformo), tamaño y morfología.

No se ha observado hasta ahora pluralidad (tipos y variantes) del virus de la PPC. Son de gran importancia las *oscilaciones de la virulencia.* Hay toda una serie de estados de transición entre cepas altamente virulentas de PPC y otras débilmente o casi avirulentas. Durante cada brote epizoótico pueden observarse de forma más o menos destacada estas modificaciones de la virulencia. Por pases sucesivos en animales altamente receptibles se produce una exaltación de la virulencia, sobre todo cuando la transmisión tiene lugar durante el punto culminante de temperatura y existe una falta de producción de inmunidad. Por el contrario, la virulencia se reduce cuando el contagio tiene lugar después de sobrepasar el punto álgido de la enfermedad, se ha establecido la producción de anticuerpos o existe una más prolongada persistencia del virus.

Resulta de especial importancia práctica la adaptación del virus de la PPC al conejo y a distintas líneas celulares. Por este procedimiento se obtienen cepas víricas atenuadas que pueden utilizarse como vacunas vivas. Las cepas víricas de PPC lapinizadas, que han alcanzado un elevado número de pases, determinan al ser inoculadas al conejo (en el 60-95 % de los casos) aumento de la temperatura y leucopenia (al 3º a 5º días), produciendo también lesiones anatomopatológicas (hemorragias petequiales y necrosis en el tejido linforreticular).

Receptividad. La enfermedad natural producida por el virus de la PPC se limita a los animales del género *Sus*. Son especialmente receptibles las razas de cerdos domésticos altamente seleccionadas. Los jabalíes y otros suidos salvajes, el cerdo vietnamita y otras razas poco seleccionadas desde el punto de vista zootécnico manifiestan una cierta resistencia natural contra la PPC.

Experimentalmente, el virus de la peste porcina se multiplica en toda una serie de animales domésticos y de laboratorio, así como en cultivos celulares de distintas especies. Entre las especies animales receptivas están el caballo, ganado vacuno, búfalo, ciervo, cabra, cobayo, conejo, ratón, perro, gato, gato montés, faisán y erizo. Tras la inoculación del virus de la PPC a estas especies, no aparecen síntomas de la enfermedad.

Inmunidad. La inmunidad activa generada tras superar espontáneamente la peste porcina es muy variable. En un elevado porcentaje de animales persiste el virus de la PPC durante largo tiempo (hasta 10 meses), pudiendo ser excretado. Los factores ambientales que constituyan stress pueden provocar la explosión de la enfermedad cuando actúan sobre cerdos con la infección latente. La intensidad de la inmunidad individual depende de muchos factores, en especial de la virulencia/capacidad inmunógena del virus de la PPC y también del curso seguido por la enfermedad, edad de los animales, estado de carnes y de salud y capacidad de reacción de los mismos. Una elevada presión infecciosa es capaz de romper en muchos casos la inmunidad de producción espontánea y consecuente a cursos de la enfermedad crónicos o atípicos.

La protección activa contra el contagio por virus de la PPC se basa en una inmunidad humoral y celular. Los anticuerpos formados contra virus de la PPC completamente virulento pertenecen a los tipos de inmunoglobulinas IgM, IgD, IgA e IgG. Todas cuentan con actividad neutralizante. Salvo la IgM, exhiben también propiedades precipitantes y fijadoras de complemento. Los anticuerpos neutralizantes están en correlación con la intensidad de la inmunidad. El máximo índice de neutralización se alcanza después de superar la enfermedad producida por virus de máxima virulencia; a él le siguen las vacunas vivas y las vacunas inactivadas. En la fase aguda de la enfermedad (5-9 días p.i) aparecen primero a partir del día 7º las pesadas inmunoglobulinas de efecto neutralizante (19-S, IgM). Cuando la inmunidad se encuentra ya completamente desarrollada (entre 3 semanas y 4 meses p.i), prevalece la IgG. En la fase subaguda de la enfermedad, alrededor del 40 % de los animales exhiben, además de anticuerpos neutralizantes, otros precipitantes con título relativamente alto. En el curso letal de la peste sólo se detecta un escaso aumento de las inmunoglobulinas. Hasta ahora se conoce poco sobre el componente defensivo celular en la inmunidad contra la PPC.

La protección que se presenta ya 36-48 horas después de aplicar vacuna viva obedece a una interferencia (se ha evidenciado interferona). En algunos animales puede presentarse una fase de disposición aumentada hacia el contagio (adinia) tras vacunar con virus inactivado o atenuado, pero esto no tiene transcendencia práctica. En la transmisión intrauterina del virus de la PPC al feto carente todavía de competencia inmunitaria puede presentarse una inmunotolerancia y persistir en lábil estado hasta después del parto.

La constitución de una inmunidad activa contra la PPC puede resultar alterada por anticuerpos de la enfermedad de acción inmunosupresiva. Resulta decisiva para esto la proporción antígeno/anticuerpo. Se origina inmunidad cuando hay sobreabundancia de antígeno de la PPC, lo que hasta ahora se ha conseguido en la práctica con la correspondiente graduación de la mezcla suero-virus en la vacunación simultánea, dejando transcurrir un plazo (2 semanas, aproximadamente) entre la vacunación activa y la inmunización pasiva, o bien mediante aplicación de vacunas vivas con alto contenido de virus. Los lechones de cerdas inmunizadas toman con el calostro y la leche anticuerpos maternos, alcanzando a las 24 horas de vida títulos en el suero sanguíneo semejantes a los de la madre. La vida media de los anticuerpos ingeridos contra la PPC es de unos 13 días. Por esta razón, los lechones nacidos de cerdas inmunes se hallan protegidos por lo menos durante 4 semanas frente a un contagio de PPC.

Epizootiología. La transmisión y difusión del virus de la PPC se realizan principalmente de forma horizontal dentro de la misma población, con preferencia por contacto directo de animal a animal o indirectamente por pienso o portadores intermediarios infectados. En las explotaciones afectadas de producción de lechones es de gran importancia también en formas de curso atípico y crónico la transmisión vertical de la madre infectada al feto, por contagio a través de la placenta.

La transmisión directa del virus de la PPC tiene lugar por medio del comercio o la compra e introducción posterior en las explotaciones de portadores del virus. De esta manera, el virus de la PPC se extiende sobre todo mediante cerdos que se encuentran en el periodo de incubación o que proceden de explotaciones o colectividades inadvertidamente enfermas de PPC o infectadas de forma latente o crónica. Como eliminadores permanentes juegan un especial papel los animales desmedrados. Los cerdos salvajes enfermos de PPC pueden en ocasiones contribuir también a la difusión de la enfermedad. El virus eliminado principalmente por la orina, pero también por las secreciones conjuntivales y nasales, heces y pústulas, puede penetrar por vía oral, aerógena, a través de la mucosa conjuntiva o de pequeñas heridas de la piel. En general, las tonsilas constituyen la puerta de entrada hacia el interior del organismo del virus de la PPC. Raramente se encuentra en el estómago e intestino. A través de la piel el contagio se produce por heridas y con fricción repetida de material contaminado. La penetración del virus a través de la mucosa genital en el coito es de escasa importancia.

El contagio artificial, además de por las vías mencionadas, puede realizarse por vías s.c., i.m. é i.v. Cuando la vacunación se practica inadecuadamente, la difusión parenteral juega un gran papel en colectividades porcinas afectadas.

La transmisión indirecta se produce en primer lugar por medio de la carne, productos cárnicos y residuos de matadero de animales infectados. El agua residual de matadero y de cocinas puede contribuir a la difusión de la enfermedad. Están especialmente expuestas a la infección las explotaciones de cebo de cerdos en que se aprovechan restos de cocina y de comida, a no ser que se lleve a cabo un tratamiento por el calor de dichos productos residuales. Las importaciones de carne de cerdo de países afectados por la enfermedad se han considerado en los últimos años como causas de brotes de PPC en países libres de ella o donde se presentan casos esporádicos. También las pieles de cerdo pueden transmitir la enfermedad.

El virus de la PPC puede ser difundido por personas, utensilios de granja, vehículos de transporte, paja, pienso y sacos para éste, que hayan estado en contacto con material infectante (excrementos y sangre de cerdos infectados). El virus desecado, que se conserva durante mucho tiempo, desempeña en la transmisión un importante papel. Un proceso de peste porcina entre los jabalíes puede introducirse en las colectividades de cerdos domésticos a través de paja recogida en el monte y utilizada como cama. Por otra parte, la peste porcina puede transmitirse a una determinada población de jabalíes si éstos llegan a tomar contacto con estiércol o cadáveres de cerdos infectados. En ocasiones, el virus de la PPC es introducido pasivamente por roedores, como ratas y ratones, y otros mamíferos, así como por gallinas. Las moscas y mosquitos, en los que puede subsistir sangre infecciosa durante 7 días, transmiten también en ocasiones el virus. La transmisión de la enfermedad por lombrices de tierra es dudosa, ya que en ellas el virus de la PPC no se mantiene durante mucho tiempo.

El curso de la PPC en una población es influenciado por la virulencia del virus, la magnitud de la colectividad, las técnicas de alimentación y de manejo y las barreras higiénicas establecidas en las naves de explotación o en los complejos formados con ellas. Mientras en las pequeñas colectividades la mayoría de los animales resultan por lo general infectados simultaneamente, en los grandes complejos de cebo porcino la enfermedad suele aparecer inicialmente en una o en unas pocas unidades o boxes de la explotación y se transmite más o menos rápidamente a las unidades vecinas, según sean las condiciones higiénicas generales y las medidas de desinfección que se establezcan.

Patogenia. La fase de multiplicación inicial del virus de la PPC transcurre en el tejido linforreticular de la puerta de entrada (tonsilas y ganglios linfáticos regionales). Aplicado parenteralmente, el virus puede detectarse ya a las 6 horas de la inoculación en los ganglios linfáticos regionales, en los que se multiplica muy rápidamente. Dentro de las primeras 24 horas después de la infección aparece en la sangre. En el tejido linforreticular, especialmente en el bazo y ganglios linfáticos, se produce una segunda fase de multiplicación del virus, para lo cual prefiere éste las grandes células reticulares y otros elementos del SRH, especialmente las células adventicias de los vasos. El máximo contenido vírico en sangre se alcanza en general al 6º-8º días después de la inoculación. Tan rápidamente como el virus de la PPC aparece en la sangre, es también eliminado; así, ya al primer día después de la penetración del virus, la orina y las secreciones óculo-nasales son infectantes. La eliminación del virus a través de la orina, heces, glándulas salivares y lagrimales, así como por la mucosa nasal, se mantiene hasta la muerte. Es especialmente elevado el contenido vírico en la orina.

En el 30-50 % de los cerdos que han sobrevivido a una infección espontánea de PPC, que se les haya inyectado simultáneamente virus virulento y suero inmune o que hayan resultado infectados por vía intrauterina, puede persistir el virus de la PPC durante largo tiempo después de la inoculación (a veces hasta 5 meses) en los órganos (principalmente ganglios linfáticos, bazo y médula ósea). Estos portadores del virus representan un especial peligro por la posibilidad de eliminación del agente causal con la orina y heces y la diseminación del mismo por subproductos cárnicos y de matadero. Como causa de la persistencia del virus se acepta la formación deficitaria de anticuerpos, que se da especialmente en cerdos desmedrados.

La producción de anticuerpos séricos específicos se establece muy pronto. Los anticuerpos neutralizantes (19S-Ac, IgM) pueden detectarse ya del 7º al 11º días post infección. Los anticuerpos precipitantes (IgA, IgG) aparecen como muy pronto 16 días después del contagio experimental y en la enfermedad espontánea al final de la 3ª semana.

La peste porcina cursa en los casos típicos con tres fases de reacción morfológica del organismo: la primera fase después de la penetración del virus se caracteriza por lesiones proliferativas (desde el 1º y 2º días postinfección) y regresivas (desde el 2º y 3ᵉʳ días p.i.) en el tejido linforreticular, especialmente en los ganglios linfáticos y en el bazo. La segunda fase de la enfermedad se caracteriza por lesiones vasculares graves y trastornos de la circulación sanguínea, que pueden conducir a la aparición de amplios procesos de necrosis tisular. Las lesiones de los vasos sanguíneos comienzan ya el 1ᵉʳ día p.i. con ligera tumefacción endotelial y edema de la íntima. En los días 3-4 de la enfermedad se transforman en graves procesos de necrosis unidos a infiltraciones de plasma en las paredes vasculares. Estas lesiones, denominadas en conjunto degeneración fibrinoide, van parejas a trastornos locales y generales de la circulación. Los trastornos de la permeabilidad vascular son el punto de partida para posteriores alteraciones degenerativas e inflamatorias en los diversos órganos; van acompañadas en general por proliferaciones del SRH. Se presentan acusadas alteraciones del metabolismo enzimático, especialmente del sistema de coagulación. La formación y liberación de quimotripsina inducida por el virus desempeña a este respecto papel esencial. En el terreno de la fisiopatología, la PPC puede incluirse entre las coagulopatías por agotamiento. En la tercera fase destacan amplias lesiones inflamatorias como consecuencia de los trastornos circulatorios e infecciones bacterianas secundarias en diversos órganos (especialmente tubo digestivo y pulmón).

La muerte se presenta a consecuencia de insuficiencia circulatoria generalizada, insuficiencia cardíaca, lesiones inflamatorias del SNC ó procesos inflamatorios bacterianos secundarios en los aparatos respiratorio y digestivo.

Síntomas clínicos. El curso clínico de la PPC es variable. De acuerdo con los síntomas clínicos, se distinguen dos formas: típica y atípica.

Las causas de la variabilidad del cuadro clínico todavía no están del todo claras. Sin embargo, sabemos que son de particular importancia la virulencia y capacidad antigénica del virus de la PPC, así como la forma de reacción y el estado de nutrición de los cerdos. Un virus muy virulento en animales correctamente nutridos produce generalmente una forma aguda de curso típico. La coincidencia de un virus débilmente virulento y una nutrición deficitaria (por ejemplo, en cerdos desmedrados) suele producir un curso clínico crónico o atípico de la enfermedad.

El periodo de incubación depende de la virulencia del virus y de la forma de la enfermedad. En general es de 4-6 días, con un intervalo de oscilación de 2-20 días.

La peste porcina en su forma típica puede presentar cursos sobreagudo, subagudo o crónico y, en la mayoría de los casos, termina con la muerte.

En la *forma sobreaguda,* que sólo aparece en muy pocos casos por aplicación parenteral del virus, la muerte se presenta en 1-2 días o inmediatamente, con el cuadro de un colapso circulatorio, o bien, además de un aumento de la temperatura a 41,5 °C aparecen graves manifestaciones generales (abatimiento, marcha tambaleante, diarrea, enrojecimiento de la piel) sin síntomas típicos de peste porcina.

En la *forma de curso agudo,* la más frecuentemente observada y que dura algunos días, se pueden apreciar síntomas característicos de la enfermedad a los 2-3 días. La elevación de la temperatura se presenta ya al 2º o 3er día p.i., incluso antes de que aparezcan trastornos apreciables del estado general del animal. Es característica de la PPC la presencia bastante constante de una fiebre de 40,5-41 °C; raramente es inferior (40-40,5 °C) ó superior (42 °C). Si el curso de la enfermedad es mortal, la curva de temperatura, después de un máximo claramente apreciable desciende bruscamente poco antes de la muerte. Cuando la fiebre aumenta, los animales se muestran decaídos, indiferentes y rechazan el pienso. Generalmente se establece desde el primer momento una conjuntivitis catarral y purulenta, y a veces rinitis. Entre los primeros síntomas, además de un aturdimiento y ligeros trastornos motores, los animales muestran marcha oscilante, caminan sobre las puntas de las pezuñas, pisan con los menudillos y cruzan las extremidades posteriores. Al avanzar la enfermedad se observan también espasmos. Los trastornos circulatorios se manifiestan en la piel, preferentemente en la jeta, orejas, parte posterior del abdomen, cara interna de las extremidades, periné y cola, en forma de hemorragias puntiformes y zonas irregulares de color rojo azulado (fig. 34). Las petequias se observan en la piel mejor después del sacrificio. Además de las hemorragias, que pueden ser del tamaño de un guisante y capaces de producir la descamación de las capas superficiales de la epidermis, y de la cianosis, aparecen lesiones cutáneas claramente circunscritas, de tamaño igual o superior a un guisante, necróticas, recubiertas por una especie de costra marrón negruzca. Las alteraciones del tracto gastroentérico se traducen en vómitos y diarreas, alternando a veces con estreñimiento. Las

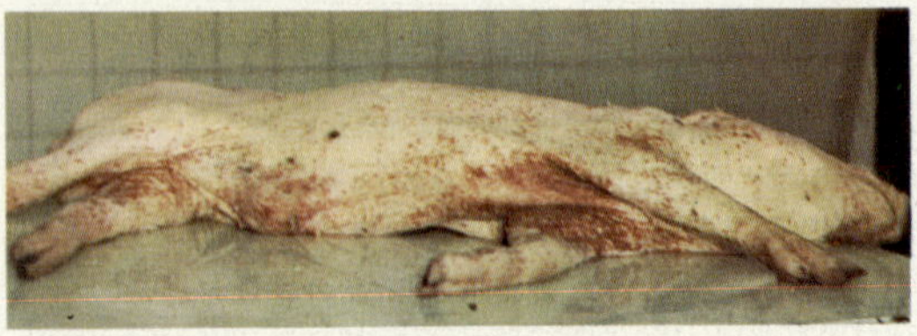

Fig. 34. Peste porcina. Cerdo muerto con hemorragias.

heces presentan un color gris amarillento y olor fétido parecido al de la caries.

El cuadro hemático se caracteriza en el estadío agudo de la enfermedad por anemia y leucopenia intensas. Los eritrocitos presentan policromatofilia y poiquilocitosis y poseen corpúsculos internos, también llamados corpúsculos de Heinz (en los animales infectados experimentalmente el 80-100 %, frente a un 0,15 % en los cerdos sanos). Los reticulocitos disminuyen de repente; el 2° ó 3er días p.i. no existen reticulocitos o son extraordinariamente escasos. En la serie blanca destaca una intensa neutropenia con linfocitosis relativa (hasta el 75 %), los eosinófilos disminuyen también en número y las plaquetas están considerablemente aumentadas. En el punto álgido de la enfermedad aumentan considerablemente las globulinas α_{2-5}, α_{2-8}, β_{2-1} y β_{3-1} del suero sanguíneo, mientras que las fracciones α_{1-5} y β_{-2} disminuyen. Las gammaglobulinas γ_{1-2} y γ_{2-1} aumentan claramente después de la primera semana p.i. En la infección con virus débilmente virulento de la PPC puede demostrarse sólo un escaso aumento de la globulina α_2.

En las *formas subaguda y crónica de la enfermedad* destacan alteraciones en el tubo digestivo y aparato respiratorio. A este respecto juegan un papel especial las salmonelas (31.2.), que pueden ocasionar una intensa enteritis difteroide y necrótica. De gran importancia son también las pasterelas (34.4), que determinan la difusión e intensificación de los procesos neumónicos. También puede ocultar en ocasiones el cuadro de la PPC crónica infecciones dobles por distintos tipos de virus, entre ellos se encuentran sobre todo la viruela porcina (18.5) y la enfermedad de Aujeszky (17.4). La infección doble más importante es la de la neumonía enzoótica (24.4.). Según qué aparato o sistema resulte más afectado por los agentes secundarios, destacan síntomas de una grave afección del tubo gastroentérico o del aparato respiratorio. En infecciones inestinales graves hay diarrea acuosa, sanguinolenta, en la que aparecen estrías de fibrina. Los procesos inflamatorios graves del pulmón se manifiestan por flujo nasal mucopurulento. En la forma crónica de la enfermedad la temperatura no está aumentada de manera constante, sino que suelen presentarse accesos febriles claramente separados entre sí. En la piel se pueden encontrar, en las formas subaguda y crónica de la enfermedad, manifestaciones de estasis, necrosis por compresión y eczemas costrosos difusos, que pueden tener como consecuencia la aparición de edema de estasis, necrosis total y pérdida de tejidos en los pabellones auriculares y punta de la cola, así como inflamaciones necrótico-purulentas e icorosas. En ocasiones aparece también una coloración ictérica de la piel. El cuadro hemático se normaliza en la forma crónica. A causa de las infecciones bacterianas secundarias pueden aparecer leucocitosis más o menos intensas. Los cerdos que han sobrevivido a las formas subaguda y crónica de la enfermedad, muestran generalmente el cuadro típico del animal desmedrado.

La *forma atípica* de la PPC se caracteriza por la presentación de un proceso latente con síntomas nada típicos. Las reacciones de la temperatura corporal son muy variables. Se echa de menos una fiebre que se mantenga varios días. Aaparecen síntomas de carácter respiratorio, intestinal o del SNC, sin mostrar características especiales. La forma atípica puede aparecer también bajo el cuadro de desmedro en los cerdos de recría o de mortalidad de los lechones.

Pronóstico. Cuando aparecen los síntomas clínicos característicos de la enfermedad, el curso es generalmente mortal. Los casos crónicos y atípicos tienen mayores posibilidades de supervivencia. Sin embargo, las medidas higiénicas de lucha contra la enfermedad exigen el sacrificio de todos los animales enfermos o sospechosos de estarlo, o incluso el sacrificio incruento de todo el colectivo de animales.

En los primeros brotes de la enfermedad o en colectividades recientemente afectadas y no vacunadas mueren el 90-100 % de los animales. En explotaciones en las que se aplicó vacuna al cristal violeta, la infección se difunde por lo general más lentamente y las bajas suelen ser bastante más escasas, puesto que sólo enferman con la forma típica de la enfermedad aquellos individuos que no hayan desarrollado una inmunidad suficiente. Sin embargo, la enfermedad continúa progresando.

En explotaciones destinadas a la reproducción y coincidiendo con procesos crónicos o de carácter silente con síntomas clínicos no característicos, como por ejemplo desmedro, trastornos de la gestación o muerte de lechones, se producen considerables bajas en los animales jóvenes (10-65 % aproximadamente). Las formas de curso latente, que pueden desarrollarse en explotaciones dedicadas a la producción de lechones al vacunar las cerdas madres, sólo se hacen evidentes por la aparición esporádica de casos de la enfermedad coincidiendo con situaciones de stress.

Anatomía patológica. Las lesiones anatomopatológicas de la PPC son, al igual que el curso clínico, muy variables. Además de un cuadro lesional típico y característico, con alteraciones pertenecientes a la PPC aguda, subaguda y crónica, se presentan casos con hallazgos de necropsia no característicos o incluso negativos. Las lesiones anatomopatológicas no guardan siempre correlación con la gravedad de los síntomas clínicos.

El *cuadro característico de necropsia* de la PPC aguda se corresponde con alteraciones hemorrágico-septicémicas. Destacan hemorragias petequiales, que aparecen muy pronto en el curso de la enfermedad. Las localizaciones preferentes de las hemorragias son la corteza renal, que presenta un color marrón achocolatado (fig. 35), las papilas renales, así como la mucosa de la pelvis renal y de la vejiga de la orina (fig. 36), la laringe (fig, 37),

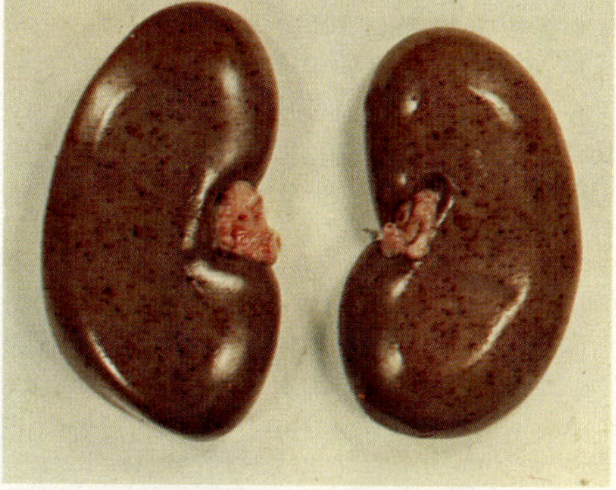

Fig. 35. Peste porcina. Numerosas hemorragias petequiales en la corteza renal de color arcilloso.

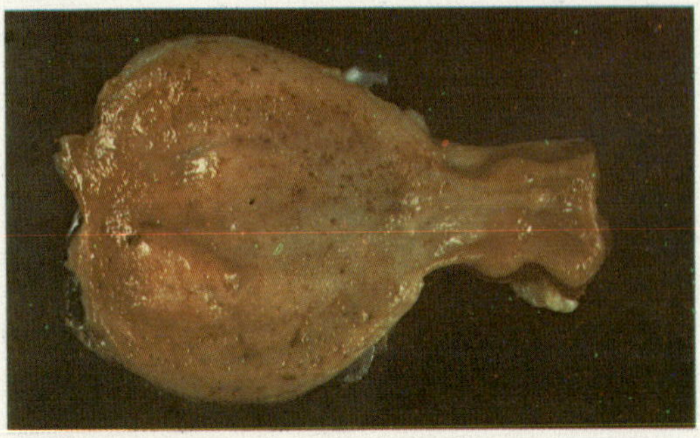

Fig. 36. Peste porcina. Numerosos focos de hemorragias petequiales y de mayor tamaño er la mucosa de la vejiga urinaria (Foto: Scharf).

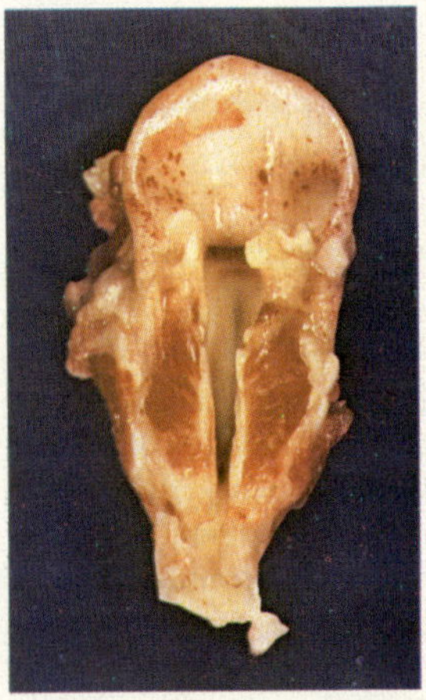

Fig. 37. Peste porcina. Hemorragias en la mucosa de la epiglotis (Foto: Scharf).

el intestino grueso y el recto, y la piel externa (fig. 34), los glanglios linfáticos, las membranas serosas, las mucosas gástrica y del intestino delgado y los pulmones. A veces se observan focos hemorrágicos de mayor tamaño, sobre todo en la pelvis renal y en la vejiga de la orina. Destacan también una intensa tumefacción medular, marmorización rojiza e infarto hemorrágico de los glanglios linfáticos (fig. 38). El cuadro característico se completa en la mayoría de los casos con conjuntivitis y rinitis catarrales y una intensa gastroenteritis hemorrágico-catarral con focos difteroides (fig. 39). En las cavidades bucal y faríngea se observan en algunos casos necrosis de la mucosa de tamaño igual o superior a un guisante. En los pulmones puede encontrarse una neumanía crupal lobulillar. Un hallazgo especialmente característico de peste porcina son los infartos esplénicos múltiples (fig. 40). Se presentan por lo general en forma de infartos mixtos, frecuentemente hemorrágicos y raramente anémicos, y se observan sobre todo en los bordes de la vís-

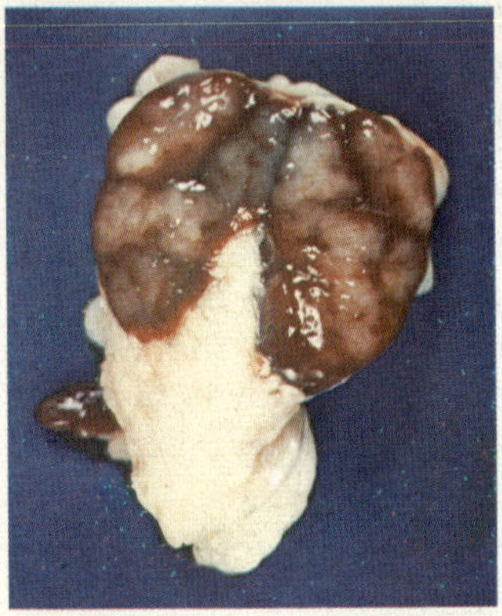

Fig. 38. Peste porcina. Inflamación medular, marmorización roja e infarto hemorrágico de un ganglio linfático mesentérico (Foto: Scharf).

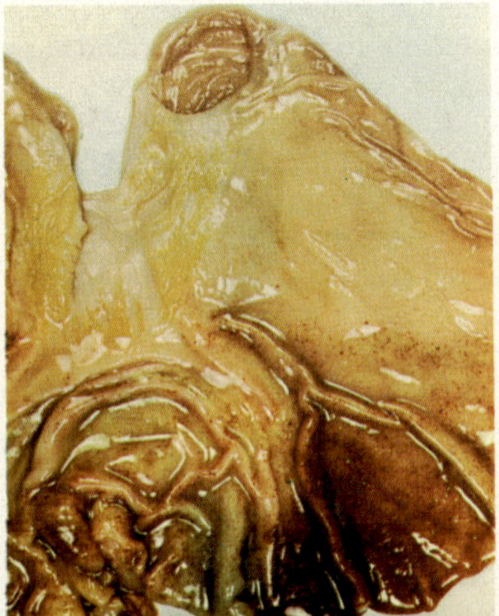

Fig. 39. Peste porcina. Gastritis catarral y hémorrágica con petequias principalmente en la porción fúndica (Foto: Scharf).

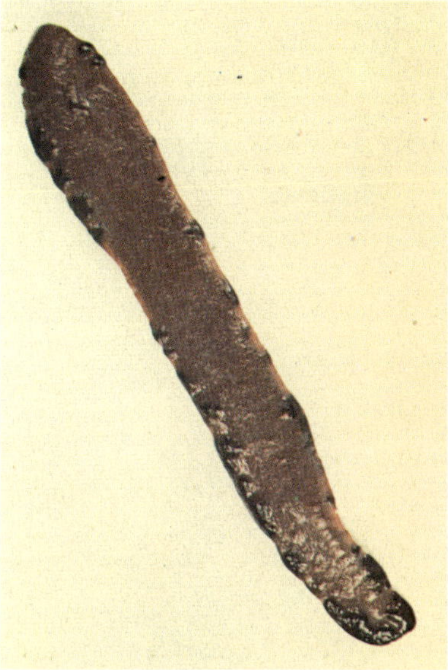

Fig. 40. Peste porcina. Infarto hemorrágico múltiple del bazo.

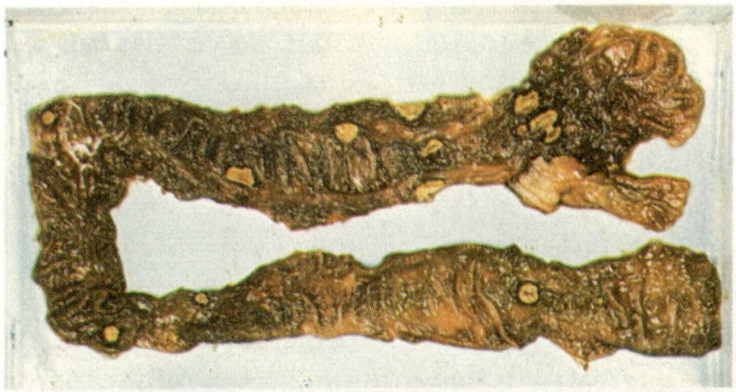

Fig. 41. Peste porcina. Focos inflamatorios (botones) difteroides estratificados en la mucosa del intestino grueso (Foto Scharf).

cera. Su aparición es variable. Pueden faltar por completo en muchos casos, y observarse en otros en un 30-40 %. Además de estas lesiones, el bazo muestra repleción sanguínea variable, pero no tumefacción.

En las *formas de curso subagudo y crónico* destacan en la necropsia las lesiones producidas en distintos órganos por las infecciones bacterianas secundarias, mientras que las alteraciones de la PPC aguda aparecen con mayor o menor intensidad. En el tracto gastroentérico se forman focos inflamatorios difteroides estratificados, particularmente en el intestino grueso, denominados botones pestosos (fig. 41). Se desarrollan a partir de tapones necróticos miliares de los folículos linfáticos solitarios de la mucosa intestinal. Además de estas lesiones, que tienen carácter circunscrito, se pueden observar también procesos difteroides en forma de bandas o áreas irregulares, sobre todo en el ciego y colon. En los pulmones aparecen amplias lesiones neumónicas de carácter crupal, que asientan preferentemente en los lóbulos apicales. Frecuentemente existen también focos inflamatorios purulento-necróticos. En tales casos, la pleura también está afectada por un proceso inflamatorio serofibrinoso. En el 65-75 % de los casos crónicos de PPC se ha observado en distintas porciones del esqueleto, particularmente en las costillas (sobre todo de la 6ª a la 8ª), un engrosamiento macroscópicamente visible de la zona de crecimiento óseo. Esta deficiente osificación de las epífisis se debe a trastornos del recambio mineral durante la fase aguda de la enfermedad, a alteraciones de la regulación vascular local y anomalías metabólicas. Histológicamente, estas alteraciones pueden observarse ya en la fase aguda.

Las lesiones de la piel se han descrito ya en el cuadro clínico.

Los casos de PPC con *cuadro lesional no característico* se dan sobre todo en formas de curso sobreagudo, atípico o crónico de la enfermedad. Generalmente se presentan neumonías catarrales y purulentas o fibrinonecróticas con pleuritis fibrinosa. No suelen poder diferenciarse de una neumonía enzoótica complicada por infecciones secundarias. Como causa de muerte se observan también gastroenteritis catarrales sin las lesiones características de la PPC. Son especialmente frecuentes de observar (50-60 %) lesiones no características en la necropsia de cerdos desmedrados con formas clínicas de curso crónico o atípico de la enfermedad.

Las *lesiones histopatológicas* confirman la observación macroscópica de que en la peste porcina los vasos sanguíneos están preferentemente alterados. Se aprecian principalmente lesiones regresivas en los precapilares y en las venas postcapilares. En la fase aguda de la enfermedad se produce edema de la íntima y de la media, infiltración de líquido plasmático y degeneración o necrosis circunscritas o generalizadas de estas capas de la pared vascular, que se manifiestan principalmente bajo la forma de degeneración fibrinoide. Estos procesos conducen, con o sin la formación de trombos, a la obliteración parcial o total del vaso.

En las fases subaguda o crónica de la enfermedad aparecen en los vasos alteraciones progresivas en forma de proliferaciones de las células endoteliales y adventicias. Son también hallazgos histológicos característicos las lesiones proliferativas y degenerativas en el tejido linforreticular, especialmente de los ganglios linfáticos, bazo, tonsilas y de las placas de Peyer. Destacan también la hiperemia, disminución del número de linfocitos, proliferación de células reticulares, degeneración celular en los centros germinativos, necrosis parenquimatosa focal y aumento del número de leucocitos eosinófilos.

En el SNC se observan en muchos casos lesiones inflamatorias. Se trata de una meningoencefalitis no purulenta linfocitaria difusa (fig. 42). La frecuencia de la encefalitis alcanza el 70-95 %; la mielitis se observa en el 35 % de los casos aproximadamente. Además se presenta con bastante regularidad una coroiditis linfocitaria focal. Estos infiltrados del plexo son también importantes para el diagnóstico.

Lesiones vasculares en el encéfalo pueden observarse ya 4 horas después de la aparición del virus de la PPC en la sangre (Potel, 1955/56) en forma de tumefacción endotelial. Más tarde aparece una exudación serosa moderada (encefalitis serosa) y se observan infiltrados inflamatorios vasculares, compuestos principalmente por linfocitos y en menor grado por histiocitos y células plasmáticas. También pueden presentarse lesiones vasculares regresivas (degeneración y necrosis fibrinoides). En el parénquima del encéfalo se encuentran focos de proliferación de la glía. Es rara la degeneración de las células ganglionares.

Diagnóstico. Para poder establecer con exactitud el diagnóstico de la PPC, es necesario por lo general practicar varios métodos, ya que la mayoría de los procedimientos no ofrecen una seguridad suficiente, y sólo son concluyentes en caso positivo. La seguridad de los distintos procedimientos de diagnóstico se señala en la tabla 7. En general, se utilizan para la realización del diagnóstico los exámenes epizootiológicos, clínicos, anatomopatológicos e histopatológicos, así como – empleados actualmente de forma creciente – los resultados de los análisis virológicos y serológicos. En casos especialmente difíciles pueden utilizarse también con fines diagnósticos las inoculaciones experimentales.

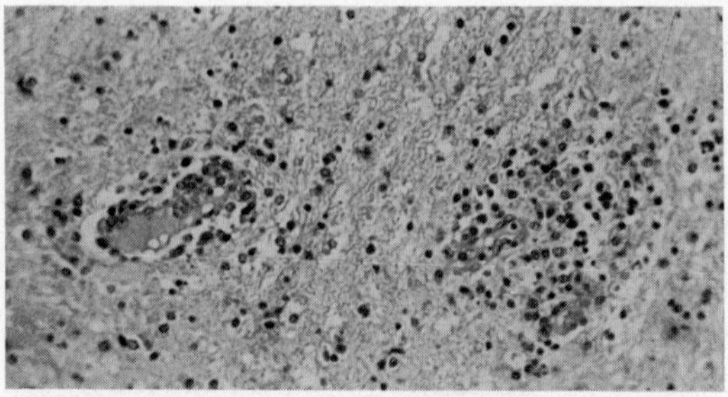

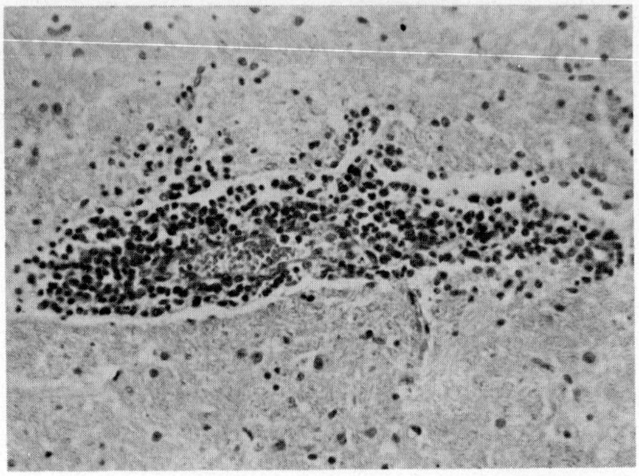

Fig. 42. Peste porcina. Infiltración vascular linfocitaria y proliferación focal de la glía en el SNC; 164:1; tinción HE.

En lo que respecta a *datos epizootiológicos,* deben tenerse en cuenta sobre todo la situación de la enfermedad, las compras o movimientos de animales en general, especialmente los animales introducidos recientemente en la explotación, el contacto con otras colectividades de cerdos, contactos con personas y vehículos, procedencia de los piensos y difusión de la enfermedad en la explotación y en otras colectividades. En la enfermedad presentada epizoóticamente de forma aguda enferman, después de los primeros casos de muerte, casi todos los animales de una misma nave o explotación en un periodo de 3-7 días. En grandes establecimientos con naves separadas, el proceso de aparición de la enfermedad en toda la explotación se establece según las posibilidades de transmisión de nave a nave, dependiendo de la tec-

Tabla 7
Fiabilidad de los métodos de laboratorio más utilizados en el diagnóstico de la PPC

Métodos de investigación	Resultados positivos					
	Forma típica			Forma latente o crónica		
	Horrens y col. (1969)	Meyling y Schjerning-Thiesen (1968)	Matschulat (1968)	Witte y Liess (1970)	Korn y col. (1970)	Meyling Schjerning-Thiesen (1968)
Examen histológico del encéfalo	50-90 %	–	68 %	–	–	–
Determinación del virus o de antígenos						
RIF en material procedente de órganos	–	Bazo 90 % Tonsilas y ganglios linfáticos 100 %	93 %	56 %	–	Bazo 40 % Tonsilas 70 % Ganglios linfáticos 40 %
RIF en cultivos celulares	95 %	100 %	–	67 %	29 %	0 %
Métodos de END o EVT	95 %	–	–	–	–	–
RAGP	46 %	50 %	–	–	–	30 %
RFC		40 %	–	–	16 %	10 %
Determinación de anticuerpos						
RN		–	–	27 %	84 %	
RAGP		–	–	–	77 %	

nología aplicada, del sistema de organización del trabajo y de la utilización o puesta en práctica de medidas de higiene y sanidad veterinaria. El curso crónico de la PPC, que principalmente se da en explotaciones con fines reproductores y de cría de lechones, se caracteriza por la aparición de abortos, animales que nacen muertos a término, debilidad de los animales que nacen vivos y casos de peste en lechones, mientras que en los animales adultos sólo se presentan casos leves de la enfermedad.

El *cuadro clínico* proporciona importantes datos sobre la peste, cuando aparecen los síntomas característicos de las formas aguda o subaguda. Para el diagnóstico hematológico se toma como criterio la leucopenia registrada en el 50 % de los cerdos infectados (menos de 8.000-10.000 leucocitos/ml) y la aparición de corpúsculos de Heinz en los eritrocitos (aumento superior al 50 %) (Matthias, 1965). Para la determinación del número de leucocitos puede utilizarse una modificación de la prueba de Schalm.

A consecuencia de la variabilidad de las *lesiones anatomopatológicas,* ocurre a veces que sólo después de reunir los hallazgos observados en varios animales se obtiene el cuadro en conjunto de las alteraciones características de PPC. Por esta razón deben examinarse varios animales muertos o enfermos sacrificados. El diagnóstico anatomopatológico se apoya sobre la suma de todos los hallazgos correspondientes a PPC (véase el apartado de "Anatomía patológica)". Las lesiones típicas se encuentran por lo general en animales no vacunados y recientemente enfermos. En la forma latente y atípica de la enfermedad (animales vacunados, animales de explotaciones de reproducción crónicamente enfermos) el diagnóstico anatomopatológico suele fallar al realizarlo en un solo animal.

Para efectuar el *diagnóstico histopatológico* puede recurrirse a las lesiones vasculares fibrinoides del bazo y ganglios linfáticos y a la aparición de una meningoencefalitis no purulenta diseminada. En el 85 % aproximadamente de los casos agudos y subagudos de PPC se com-

Fig. 43. Identificación inmunohistológica del antígeno del virus de la peste porcina en el bazo por el método de la inmunofluorescencia de contraste. Fluorescencia verde-amarilla positiva en células del reticulum; 80:1.

prueba la existencia de meningoencefalitis no purulenta, cuando se examinan varias porciones del encéfalo (por lo menos 3-5). En los casos crónicos, especialmente en animales desmedrados, las observaciones hechas en el encéfalo son sólo condicionalmente significativas, puesto que otras infecciones víricas del cerdo, como por ejemplo la enfermedad de Aujeszky y las infecciones por adeno y enterovirus pueden ocasionar también una panencefalitis difusa no purulenta.

A causa de las desventajas de las inoculaciones experimentales en animales, se ha tratado de encontrar otros procedimientos específicos de diagnóstico de la PPC. La mayoría de las pruebas desarrolladas (reacción cutánea alérgica, reacción anafiláctica en el cobayo, prueba de Pandy, prueba de la amilasa pancreática, prueba de hemolisis pancreática) no resultan útiles para realizar un diagnóstico seguro. Por eso se han introducido los *procedimientos* de examen *virológico* y *serológico*, ya suficientemente acreditados, con los que se pueden poner de manifiesto específicamente antígenos y anticuerpos de PPC. El valor de los métodos virológicos en infecciones con cepas víricas de PPC débilmente virulentas disminuye de forma considerable; en tales casos es necesario hacer uso simultáneo de varios procedimientos distintos.

Para la *comprobación del antígeno vírico de PPC* se emplean principalmente tres métodos:

– *Técnica de inmunofluorescencia.* Con esta técnica puede comprobarse la presencia del virus de la PPC en material orgánico o tras su cultivo en cultivos celulares.

Para comprobar la presencia de antígeno vírico de peste en material orgánico pueden utilizarse cortes por congelación de tejido en fresco o de improntas o extensiones desecadas de bazo, tonsilas, ganglios linfáticos y riñones. El virus de la PPC se localiza principalmente en las células reticulares y de las paredes de los senos del tejido linforreticular, células adventicias de los vasos, células epiteliales de las criptas tonsilares y túbulos renales (fig. 43).

Las ventajes de la RIF consisten sobre todo en que el diagnóstico puede realizarse en el curso de pocas horas, es relativamente sencilla y ocasiona gastos mínimos. La seguridad del diagnóstico en casos de curso agudo de PPC alcanza el 95-100 %. En las formas de curso atípico o crónico sólo el 30-60 % de los casos manifiestan una reacción positiva. Para realizar un diagnóstico seguro por medio de la RIF es necesario por ello examinar varios animales clínicamente enfermos (por lo menos 3). Además debe utilizarse material orgánico fresco y reciente, puesto que el antígeno vírico de PPC sólo puede comprobarse durante 2 días y la autolisis y putrefacción influyen sobre el resultado de la reacción.

Las cepas víricas lapinizadas de PPC pueden demostrarse también con la RIF. El antígeno se encuentra sobre todo en las tonsilas y bazo. Sólo se conocen reacciones serológicas cruzadas con el virus de la DV/EM (7.2.1.), que, por otra parte, aparece muy raramente de forma espontánea, por lo que apenas produce falsas reacciones positivas.

La identificación del virus de la PPC en cultivos celulares por medio de la RIF aumenta las posibilidades diagnósticas, especialmente en formas de curso latente de la enfermedad con hallazgos clínicos y anatomopatológicos atípicos, es decir, cuando estamos en presencia de una infección con virus de PPC débilmente virulento. Para el cultivo del virus resultan especialmente adecuadas las células PK15 y las células renales de embrión de cerdo. Los primeros virus de PPC pueden identificarse a las 5 horas del comienzo del cultivo. Aparece una fluorescencia específica muy marcada – disminuyendo paulatinamente en intensidad – 15-76 horas después de la inoculación del cultivo celular. La identificación del virus de la PPC por medio de la RIF en cultivos celulares puede realizarse por los métodos END de exaltación de la enfermedad de Newcastle y ETV de exaltación del virus de Teschen (véase a continuación). Utilizando material esplénico para realizar la inoculación, pueden detectarse el 90-95 % de los brotes de PPC. Para aislar virus débilmente virulentos de infecciones latentes se ha manifestado como particularmente sensible una técnica en dos etapas, en la cual se utilizan primero cultivos de leucocitos y luego de células PK-15.

– *Técnica de cultivos celulares para la identificación indirecta del virus de la PPC.* Esta técnica indirecta de demostración del virus se utiliza en cultivos celulares porque el efecto citopático aparece sólo con determinadas cepas del virus de la PPC y bajo concretas condiciones metodológicas.

Los métodos indirectos de identificación se basan en el principio de que la presencia del virus de la PPC en el cultivo celular aumenta considerablemente la citopatogenia de otros virus. Así, en el *método END* (Exaltación del virus de la Newcastle disease, Kumagai y col., 1958) se incrementa el efecto citopático de la cepa Miyadera del virus de la enfermedad de Newcastle en células de testículo de cerdo joven, cuando el virus de la PPC está presente en las mismas células. En el mismo hecho se basa el *método ETV* (Exaltación del Virus de Teschen, Kubin, 1962), que utiliza el virus de la enfermedad de Teschen como indicador. Mucho más complicado técnicamente, y por ello mucho menos difundido, es el *método HEIC* (H*emagglutination* e*xaltation and* i*nhibition of* C*PE*, exaltación e inhibición por hemoaglutinación del efecto citopático, Nishimura, 1963).

El valor diagnóstico de los dos primeros métodos de exaltación del efecto citopático mencionados es aproximadamente el mismo. En general pueden detectarse el 90-95 % de los casos experimentales y espontáneos de PPC de curso típico. En presencia de virus débilmente virulento la fiabilidad también se reduce (20 %); en tales casos resulta útil realizar algunos pases por cultivos celulares. Las cepas lapinizadas del virus de la PPC no son detectables con los dos métodos de exaltación mencionados.

– *Reacción de precipitación en gel de agar* según Ouchterlony. Para detectar el antígeno de PPC con la RAGP el tejido más adecuado resulta ser el pancreático de animales sospechosos, puesto a reaccionar con suero hiperinmune de PPC de cerdo o mejor de conejo. En el 50 % de los cerdos infectados aparece una línea específica de precipitación. La comprobación del antígeno es sólo suficientemente segura durante la fase aguda de la enfermedad; después de la segunda semana de ésta desciende, y sólo se logra raramente después de la tercera semana. El porcentaje más elevado de reacciones positivas se ha observado a los 5-15 días de comenzada la enfermedad. En la infección experimental, la seguridad del método utilizando suero es del 97-99 % al 5º día p.i. A causa de la especificidad de la reacción, la RAGP resulta adecuada para el diagnóstico colectivo, cuando se investigan varios animales.

Entre los procedimientos de diagnóstico serológico consideraremos la demostración de *anticuerpos neutralizantes y precipitantes.* Los anticuerpos fijadores del complemento no son utilizables con fines diagnósticos a causa de su escasa frecuencia.

a) La *prueba de la suero-neutralización* se lleva a cabo con diversas variantes, utilizándose en principio las técnicas empleadas para la determinación del antígeno vírico de PPC.

– Prueba del cultivo celular: se mezcla el suero sospechoso con una concentración conocida de virus de PPC y, después de un tiempo concreto de interacción, se comprueba el efecto de neutralización en cultivo celular por medio de los métodos de exaltación de los virus de las enfermedades de Newcastle o de Teschen. Otra variante de la RN consiste en utilizar cepas víricas citopatógenas de PPC (Cornell A, virus persistente A -VPA), que permiten valorar la neutralización en el cultivo celular sin otras manipulaciones inmediatas. La seguridad de estos métodos para la demostración de anticuerpos se cifra en un 88 % aproximadamente.

– Prueba de inhibición de la inmunofluorescencia: para ello se incuban, a 37 °C durante 30 minutos en una cámara húmeda, cortes obtenidos por congelación de un órgano que contenga gran cantidad de virus o un cultivo celular infectado, después de la fijación y recubiertos por el suero problema inactivado; después de lavar abundantemente se comprueba con la técnica corriente de la RIF, utilizando el conjugado específico, si el antígeno vírico de PPC había sido ya captado por el suero problema en la primera fase de la reacción. La prueba de inhibición de la inmunofluorescencia ofrece la ventaja de que puede realizarse también en laboratorios en que no se trabaja con cultivos celulares.

b) En la *prueba de precipitación en gel de agar,* para la identificación de anticuerpos precipitantes de la PPC se hace reaccionar suero sospechoso frente a una concentración constante de antígeno vírico de PPC. A este respecto, la calidad del antígeno pancreático y la coincidencia de los anticuerpos séricos utilizados son factores decisivos para la especificidad y la fidelidad de los resultados. Los anticuerpos precipitantes pueden identificarse en general en el 70-77 % de los animales que padecen en especial la enfermedad crónicamente y en los que se encuentran en convalecencia. Al ir desapareciendo el antígeno vírico de la PPC, aumentan de forma constante a partir de la segunda semana los anticuerpos precipitantes; en la 3ª-5ª semanas pueden darse un 32 % de resultados positivos, y en la 6ª-12ª semanas el 90 %. La RAGP es también adecuada como prueba colectiva para la detección de anticuerpos en formas de curso crónico.

La *transmisión experimental de la enfermedad en el cerdo* posibilita el diagnóstico específico por medio de la identificación del virus de la PPC.

Las muestras a utilizar con mejores resultados son las procedentes de ganglios linfáticos, bazo, tonsilas y riñones. Después de la aplicación parenteral se toma diariamente la temperatura corporal. Si los cerdos utilizados en la experiencia no mueren de PPC, es necesario llevar a cavo una reinfección con virus virulento de peste a los 21 días, para comprobar si se desarrolló inmunidad. La transmisión experimental de la enfermedad tiene las desventajas de su elevado coste, más larga duración y su fallo cuando se utilizan escasas cantidades de virus o virus incapaces de infectar (putrefacción y efectos de otro tipo), así como cepas víricas poco virulentas o debilitadas. Estas últimas sólo pueden detectarse con métodos especiales (Korn y Liebke, 1957). Por eso, este procedimiento ha perdido importancia con el desarrollo de métodos específicos de diagnóstico serológicos y virológicos.

Una serie de enfermedades plantean dificultades de **diagnóstico diferencial** con la PPC a causa de la similitud en aspectos epizootiológicos, clínicos y anatomopatológicos. Entre ellas están:

Peste porcina africana (14.): No es posible diferenciarla con criterios exclusivamente clínicos o anatomopatológicos. En caso de sospecha, deben practicarse los procedimientos de diagnóstico ya mencionados, incluida la inoculación experimental (véase también el capítulo 14.).

Infecciones por salmonellas (31.2.): Puede diferenciarse por la tumefacción esplénica de carácter hiperémico y el resultado del examen bacteriológico. Una enteriris difteroide extendida de forma difusa o úlceras aplanadas con borde destacado, así como focos miliares de necrosis hepática, apuntan hacia una salmonelosis crónica. Frecuentemente las salmonelas están presentes como agentes secundarios.

Disentería (54.): Caracterizada por la presencia de pseudomembranas necróticas, caseosas o con el aspecto de un espolvoreado de salvado en la mucosa del intestino grueso, así como edema subseroso en el colon contorneado y frecuentemente gastroenteriris hemorrágica. No hay petequias en las mucosas ni en las subserosas.

Mal rojo (30.1.): Se diferencia por la tumefacción hiperémica del bazo, riñones tumefactos y de color rojo oscuro, manchas en la piel de color rojo ladrillo y por el resultado de las pruebas bacteriológicas.

Neumonía enzoótica (24.4.): Proceso limitado al aparato respiratorio; neumonía catarral o secundariamente crupal y purulenta; no hay septicemia hemorrágica.

Infecciones por pasterelas (34.4.): El cuadro anatomopatológico permite diferenciarlas por la neumonía crupal y por la falta de procesos septicémicos marcados y de alteraciones intestinales típicas de la PPC. Con frecuencia las pasterelas aparecen como agentes secundarios.

Carbunco bacteridiano (45.): La forma septicémica se diferencia por la tumefacción hemorrágica del bazo, edema sero-hemorrágico en los ganglios linfáticos y en el tejido conjuntivo, así como por las lesiones degenerativas graves de los órganos parenquimatosos y por el resultado del análisis bacteriológico; presentación por lo general en casos aislados, sin alcanzar la enfermedad un carácter masivo.

Infección por virus SMEDI (4.4.): Enfermedad producida por un enterovirus o picornavirus en las cerdas gestantes; muestra similitud con la PPC crónica en las explotaciones destinadas a la reproducción. La enfermedad puede producir notables trastornos en la reproducción; la infección aparece principalmente en cerdas recientemente introducidas en la explotación.

Enfermedad de Teschen (4.2.), enfermedad de Aujeszky (17.4.) y rabia (10.1.): Similitud por los síntomas nerviosos de carácter central y lesiones encefalomielíticas; diferenciación por la ubicación de las lesiones inflamatorias en el SNC, que en las enfermedades mencionadas se localizan en la sustancia gris, mientras que en la PPC tienen carácter difuso.

Infección producida por *Eperythrozoon suis:* Diferenciable por la falta de lesiones hiperplásicas o necróticas en los órganos linforreticulares y de alteraciones inflamatorias en el tubo digestivo y en los pulmones, así como por el examen hematológico; diagnosticable por la observación microscópica del agente productor en los eritrocitos.

Intoxicaciones agudas: Similitud en el curso clínico; en la intoxicación por cumarina, presencia también de hemorragias múltiples; diferenciación por el estudio de la epizootiología.

En casos de PPC latente puede pensarse también, a causa del cuadro clínico, en diarrea producida por coli (32.2.1.), viruela porcina

(18.5.) y enteririts parasitarias (sobre todo por *Strongyloides ransomi)*.

Una infección por virus de la DV/MD, que por lo regular tiene curso latente, puede en ocasiones alterar la RN, en virtud de un bajo título de anticuerpos de neutralización cruzada; en tal caso es recomendable identificar el virus mediante pruebas sobre animales (bóvido positivo; cerdo negativo) o con cultivos celulares.

Profilaxis y lucha contra la enfermedad. Para prevenir y combatir la PPC se utilizan medidas higiosanitarias e inmunobiológicas. Las relaciones entre ambos grupos de medidas son distintas en los diferentes países:

En principio deben diferenciarse:

– Países que sólo se apoyan en medidas higiosanitarias,
– Países en que se utilizan preferentemente medidas higio-sanitarias y que sólo emplean vacunas como medida auxiliar,
– Países en que ambos procedimientos tienen importancia idéntica, y
– Países en los que la vacunación es fundamental.

Las medidas dependen del estado y del objetivo de la lucha contra la PPC, en relación, a su vez, con la situación de la enfermedad y las condiciones socio-económicas. En países con brotes esporádicos o débilmente afectados por la enfermedad, en los que se pretende suprimir la PPC, destacan las medidas higio-sanitarias, mientras que en situaciones enzoóticas de la enfermedad se prefiere la vacunación para evitar pérdidas económicas mayores y para ir reduciendo paulatinamente la extensión y gravedad de la enfermedad.

Las medidas higio-sanitarias tienen como principal objetivo el de suprimir por completo el foco de la enfermedad, dictándose disposiciones para los colectivos infectados y para la zona declarada clausurada o en cuarentena como barrrera local contra la enfermedad. En las explotaciones y colectividades con PPC, las medidas se basan en los siguientes principios:

– Declaración obligatoria de la enfermedad.
– Comprobación de los datos importantes para el diagnóstico, así como comunicación de los datos epizootiológicos.
– Marcaje de la granja o efectivo.
– Eliminación adecuada de los animales muertos por medio de un transporte correcto a la instalación de destrucción de cadáveres de animales.
– Medidas para impedir la introducción de la enfermedad en otros lugares prohibiendo el tráfico de animales, establecimiento de baños y barreras desinfectantes, limitación del paso y entrada de personas, desecho de los animales enfermos y sacrificio controlado de todos los efectivos; medidas de desinfección en las explotaciones afectadas y en el matadero después del sacrificio controlado; tienen también especial valor la lucha contra insectos y roedores.
– Regulación y control de la carne de cerdo procedente de colectividades infectadas (obligación de someterla a cocción, utilización para conservas y desinfección de otros productos de matadero, como por ejemplo salado de pieles añadiendo sosa al 2 %, escaldando jamones y embutidos a 80 °C durante 15 minutos, etc.).
– Extracción adecuada del estiércol; almacenamiento y retención forzosa de líquidos y purines hasta el levantamiento de la barrera y controles sanitarios, o adicionarles lejía de sosa hasta alcanzar un pH de 11.

Las instrucciones para la desinfección en la PPC son, en general, las siguientes:

– Desinfección de suelos, paredes, vehículos de transporte, mataderos e instrumentos y aparatos empleados en ellos, equipos, utensilios y objetos que se sospeche que puedan estar contaminados con el virus de la PPC. Se utilizará lejía de sosa al 2 %, lechada de cal al 1:5 u otros desinfectantes industriales que permitan alcanzar un pH de 11. Previamente es necesario realizar un lavado y limpieza a fondo. Añadiendo lechada de cal al 1:20 a la solución de lejía de sosa, la superficie desinfectada se hace más fácilmente visible y permite controlar la desinfección.
– La madera y otros objetos de poco valor deben quemarse.
– Los pasillos, entradas y salidas deben limpiarse de heces y tierra hasta 10 cm de profundidad y desinfectarse con lechada de cal al 1:20.
– El estiércol debe amontonarse (para que fermente y aumente su temperatura), cubrirse con paja, estiércol de caballo o turba (10 cm), así como con tierra (10 cm), y mantenerse así 3 semanas.

Si existe un peligro grande de difusión de la

enfermedad, se establecerá una barrera sanitaria con las siguientes características:
– Clausura de la zona o comarca.
– Control del tráfico de animales.
– Observación de los animales sospechosos de contagio.
– Prohibición de las matanzas domiciliarias.

Una profilaxis general y constante de la PPC comprende las medidas siguientes:
– Obligación de calentamiento hasta ebullición de los desperdicios o residuos de cocina inmediatamente antes de suministrarlos a los animales.
– Cuarentena en la introducción de cerdos en la zona o en las granjas.
– Aislamiento de las grandes colectividades porcinas del medio que les rodea y restricciones en la entrada y salida de personas.
– Enterramiento de los órganos de jabalíes muertos o eviscerados (a 1 m de profundidad).
– Prohibición de utilización de paja o hierba para cama recogida en el campo.
– Vacunación.

Las **medidas inmunobiológicas** contra la PPC se pratican tanto para la lucha, como para la profilaxis. Para combatir la PPC resultan útiles únicamente las inoculaciones de rápido efecto, como la suero-vacunación o la aplicación de vacunas que contengan virus vivo. Para la profilaxis se emplean además vacunas inactivadas.

La **inmunización pasiva** con suero inmune específico, cuyo efecto sólo dura 2-3 semanas y que se utilizaba principalmente para el transporte, ferias y exposiciones de ganado, etc., se ha abandonado en muchos países a cambio de la inmunización activa, que resulta de mayor eficacia. También se ha prohibido la aplicación de suero en colectividades infectadas, porque existe el peligro de que queden portadores y eliminadores del virus, con lo que no sería posible erradicar la PPC.

Las vacunas útiles para la **inmunización activa** contra la PPC y sus principales propiedades se resumen en la tabla 8.

La inmunización activa de colectividades especialmente expuestas a la enfermedad es un eficaz complemento de las medidas higio-sanitarias para la erradicación de la PPC y en los países y comarcas enzoóticamente afectados es una medida imprescindible para reducir las pérdidas producidas por esta en-

Tabla 8
Propiedades más importantes de las vacunas contra la PPC

Vacunas	Edad de los animales vacunados	Reacción después de la vacunación					
		Fiebre	Leucopenia	Otras reacciones clínicas	Lesiones anatomopatológicas	Muertes por vacunación	Eliminación del virus vacunal
VCV	a partir de 8 sem.	+	+	–	±	–	–
Vacuna tisular adsorbato	a partir de 3 sem.	+	+	–	–	–	–
VVV lapinizada con grado insuficiente de modificación	a partir de 4 sem.	+	+ (75 %)	+ (75 %)	+	sin suero 25-60 % con suero 2-3 %	12 días aprox. (50 %)
VVV lapinizada con grado suficiente de modificación	a partir de 1-2 días	±	± ó –	0-4 %	–	–	–
VVV en cultivo celular	a partir de 1-2 días	–	–	–	–	–	–
Vacuna de la diarrea vírica/enfermedad de las mucosas	a partir de – 1-2 días	–	–	–	–	–	–

fermedad e impedir su difusión. En explotaciones industriales de ganado porcino se utiliza la inmunoprofilaxis contra la PPC porque el sacrificio controlado de tales colectividades, al aparecer algún brote de la enfermedad, no sería económicamente soportable.

La *suerovacunación* (Dorset y col., 1908), es decir, la aplicación simultánea de virus virulento de PPC (sangre) y de suero inmune, procedimiento ampliamente extendido por todo el mundo, la utilizan hoy sólamente unos pocos países donde la enfermedad es enzótica, puesto que presenta una serie de desventajas. A causa del inconstante valor inmunitario del suero, de la virulencia variable del virus de la PPC y del diferente estado de salud de los animales vacunados, aparecen portadores del virus capaces de eliminarlo durante muchos meses. De esta manera existe constantemente el peligro del virus, que impide finalmente la erradicación de la PPC.

Entre las vacunas inactivadas contra la PPC los mejores resultados se han obtenido con la *vacuna al cristal violeta* (VCV) creada por Dorset (1930). Esta vacuna se ha utilizado con éxito en muchos países como medida profiláctica contra la PPC y ha contribuido de forma importante a erradicar focos enzoóticos de la enfermedad. Sin embargo, su utilización para combatir brotes de ésta y en colectividades ya infectadas no está indicada, porque la producción de inmunidad requiere un periodo de tiempo relativamente prolongado. Frente a las nuevas vacunas con virus vivo de PPC, la VCV presenta algunas desventajas: la edad óptima de los animales para ser vacunados es de 2-3 meses, protección vacunal completa a las 2-3 semanas después de la segunda vacunación, duración de la inmunidad de 6 meses con una sola aplicación (con aplicación en dos veces 8 meses), inmunidad en el 80 % de los animales vacunados, eliminación de virus tras infección de prueba con virus virulento en el 20 % de los animales inmunes, stress relativamente elevado para el organismo y costes de preparación muy altos. A causa de esta serie de inconvenientes, es cada vez mayor el número de países que abandonan la utilización de la CVC.

Además de la CVC se han utilizado hasta ahora en proporciones limitadas una vacuna formolada a partir de bazo y ganglios linfáticos de cerdo, una vacuna tisular al eucaliptol, y una vacuna obtenida en cultivo de tejidos e inactivada con luz ultravioleta.

El empleo de *vacunas con virus vivo* (VVV)

Eficacia de la vacuna y reacción tras contagio experimental				Factores económicos	
Comienzo efecto protector	Duración	Magnitud	Eliminación	Conservación de la vacuna	Forma de aplicación
14-21 días	8 meses	80 %	2-7 días	2 años	2 veces parenteral
14-21 días	6 meses	90 %	?	1 año	2 veces parenteral
3-5 días	12 meses	95-100 %	?	1 año	1 vez parenteral
3-5 días	12 meses	95-100 %	–	1 año	1 vez parenteral (aerógena)
3-5 días	24 meses	95-100 %	–	1 año	1 vez parenteral (aerógena)
3-5 días	12-24 meses	90 %	?	2 años	1 vez parenteral (aerógena)

contra la PPC se debe a las observaciones de Koprowski y col. (1946) y de Baker (1946), quienes comprobaron que el virus de la PPC puede adaptarse al conejo, disminuyendo o perdiendo incluso su virulencia para el cerdo. De otros sistemas de atenuación probados hasta ahora, sólo han resultado adecuados para la preparación de vacunas vivas contra la PPC los cultivos celulares.

Las VVV de PPC empleadas hasta ahora se diferencian principalmente por el distinto grado de atenuación del virus, hecho que se pone de manifiesto al vacunar cerdos jóvenes o de resistencia disminuida. Por eso no pueden considerarse y valorarse unitariamente estas vacunas. Fundamentalmente, cada cepa vacunal de virus de la PPC se distingue de las otras del mismo por el procedimiento de adaptación seguido y por el grado de atenuación. Para clasificarlas adecuadamente, en la práctica puede procederse a agruparlas según las cepas vacunales de virus vivo utilizadas. Según esto, existen:

a) Cepas víricas lapinizadas de PPC con insuficiente grado de modificación para el cerdo.
b) Cepas víricas lapinizadas de PPC con suficiente grado de modificación para el cerdo.
c) Cepas víricas de PPC adaptadas a cultivos celulares.
d) Cepas vacunales heterotípicas (virus de la DV/EM).

A las del grupo a) pertenecen la mayoría de las VVV de PPC utilizadas hasta finales de los años 60. Según el material de procedencia para la preparación de la vacuna, se dstinguen vacunas originarias de tejidos de conejo y vacunas de origen porcino. Estas vacunas sólo pueden aplicarse en forma de suerovacunación, inyectando simultáneamente suero inmune de PPC. Sin la administración de suero, los animales vacunados, especialmente los cerdos jóvenes, reaccionan en un elevado porcentaje con fiebre y síntomas clínicos de la enfermedad. Se produce una intensa viremia y el virus vacunal es eliminado en la aplicación de altas dosis inmunizantes. En casos de muerte, que sin aplicación de suero pueden aparecer en un 5-20 % ó hasta un 60-70 % de los animales vacunados, se presentan las lesiones anatomopatológicas típicas de PPC. A causa de la elevada leucopenia ocasionada por la vacunación, se producen frecuentemente infecciones bacterianas secundarias. Otro peligro de la utilización de estas vacunas vivas es que, por los pocos pases realizados, puede aparecer en cerdos receptibles un aumento de la virulencia y surgir así cepas víricas capaces de ocasionar infecciones latentes de PPC (véanse otras propiedades en la tabla 8).

Con respecto a las del grupo b), en las dos últimas décadas se han obtenido cepas víricas lapinizadas de PPC que poseen un alto grado de atenuación y no manifiestan las desventajas anteriormente mencionadas. A este grupo pertenecen las vacunas vivas preparadas a partir de una cepa vírica lapinizada china de PPC, que se ha utilizado en gran medida fundamentalmente en los países socialistas, la vacuna denominada "Suiferina", y algunas vacunas vivas de peste preparadas en los Estados Unidos. Estas vacunas vivas pueden aplicarse sin la administración simultánea de suero, son soportables por animales de todas las edades, provocan sólo una escasa y breve reacción febril en un pequeño porcentaje de los animales vacunados, no producen leucopenia, no son eliminadas o en todo caso sólo por algunos animales vacunados, sin producir inmunidad por contacto, y crean una notable inmunidad (véase tabla 8).

En las vacunas del grupo c), las cepas víricas adaptadas hasta ahora a cultivos celulares están tan atenuadas que, al igual que las del grupo anterior, generan una considerable inmunidad sin ocasionar un apreciable stress al organismo (véase tabla 8). Su elevada eficacia permite su aplicación aerógena con gran economía de mano de obra.

Las vacunas vivas adaptadas a cultivos celulares se han aplicado en la Unión Soviética, RDA y Japón, y sólo experimentamente en algunos otros países.

En el grupo d), la posibilidad de inmunización contra la PPC con una vacuna viva heteróloga se basa en la reacción cruzada serológica entre el virus de la DV/EM y el de la PPC (véase "Etiología"). Las propiedades de estas vacunas probadas en el campo experimental son muy prometedoras (véase tabla 8).

Las vacunas vivas contra la peste porcina sirven muy bien para la inmunización combinada (mezcla de los componentes en la fabricación: vacunas asociadas, ó antes de la vacunación: complejo vacunal), habiendo alcanzado importancia en la práctica la combinación con 1, 2 ó 3 sustancias vacunales más (vacuna viva contra el mal rojo, enfermedad de Aujeszky y *Salmonella cholerae-suis*).

En la RDA, las normas legales epidemiológicas vienen expresadas en el Apéndice número 2 a la VO de Epizootias sobre "Prevención y lucha contra la peste porcina" de 16.1.1974 (Public. y Disp. del Ministerio de Agricultura, Bosques y Alimentación 1974, pág. 61).

La inmunoprofilaxis vacunal contra la PPC se apoya en la RDA en los siguientes principios:

– Se realizará la vacunación profiláctica de todos los efectivos porcinos alimentados con residuos de cocina, así como de todas las explotaciones y establecimientos de cebo porcino con elevado grado de concentración de animales.
– En las explotaciones destinadas a la reproducción y obtención de lechones no se vacunarán los animales, con excepción de aquéllas que no estén completamente separadas de instalaciones de engorde.
– Si aparecen brotes nuevos de la enfermedad, puede disponerse la vacunación en anillo en torno al foco y, si la epizootia se agrava, podrá disponerse la vacunación de comarcas enteras.
– Los animales destinados al engorde en cebaderos deben encontrarse en el mismo estado vacunal.
– La vacunación de cerdos destinados a engorde puede no realizarse cuando la explotación correspondiente recibe animales de su propio centro de producción de lechones.
– Los cerdos desmedrados no deben vacunarse, sino desecharse.
– Cuando aparezca un brote de la enfermedad en una colectividad grande puede vacunarse, con permiso especial, con vacuna viva de peste porcina clásica (cepa C de virus vacunal), debiéndose tener en cuenta: 1º, que sea vacunada toda la colectividad con excepción de los animales febriles o clínicamente enfermos, los cuales, al igual que los cerdos que enferman después de realizada la vacunación, se someterán a sacrificio controlado; 2º, se llevarán a cabo medidas especiales de desinfección y, 3º, que sólo se levantarán las restricciones de cuarentena epizoótica si, después de los oportunos análisis, no se detecta la presencia de virus de PPC.

Bibliografía

Aert, A. van, Aynaud, J. A., Bachmann, P. A., Horzinek, M., Maess, J., Mussgay, M., u. Torlone, V. (1969): Properties of hog cholera virus. Bull. Off. internat. épizoot. **72**, 671.

Beer, J., Urbaneck, D., Heinicke, W., Schwedler, H., u. Wittmann, W. (1972): Neue Wege bei der Bekämpfung und Prophylaxe der Schweinepest in der Deutschen Demokratischen Republik. Mh. Vet.-Med. **27**, 489.

Beer, J., Wittmann, W., Lehnert, E., Tesmer, S., Glaner, M., Kaden, V., u. Karge, E. (1978): Die Immunprophylaxe und -metaphylaxe gegen Schweinepest in der Deutschen Demokratischen Republik mit Schweinepest-Lebendvirusvakzine „Riems". Mh. Vet.-Med. **33**, 543.

Engler, E., Urbaneck, D., u. Olechnowitz, A. F. (1970): Der immunhistologische Nachweis des Schweinepestvirus mit einem Kontrastimmunfluoreszenzverfahren. Mh. Vet.-Med. **25**, 232.

Fuchs, F. (1968): Schweinepest. In: H. Röhrer, Handbuch der Virusinfektionen bei Tieren. Bd. **III/1**, 16. VEB Gustav Fischer Verlag, Jena.

Hoorens, J., De Meurichy,, Leunen, J., Art, L. van, u. Thoonen, J. (1969): Diagnostic de la peste porcine. Bull. Off. internat. épizoot. **72**, 789.

Röhrer, H., u. Urbaneck, D. (1967): Grundzüge einer allgemeinen Pathologie und Pathogenese der Viruskrankheiten der Tiere. In: H. Röhrer, Handbuch der Virusinfektionen bei Tieren. Bd. **I**, 45. VEB Gustav Fischer Verlag, Jena.

Schulze, P. (1972): Virusbedingte Krankheiten. Schweinepest. In: R. Neundorf u. H. Seidel, Schweinekrankheiten. VEB Gustav Fischer Verlag, Jena.

Urbaneck, D. (1971): Gegenwärtiger Stand der Anwendung diagnostischer und immunbiologischer Maßnahmen zur Bekämpfung und Prophylaxe der Schweinepest. Fortschrittsberichte Landwirtschaft, Institut für Landwirtschaftliche Information und Dokumentation der DAL, Berlin, Bd. **9**, H. **5**.

7.3. Arteritis infecciosa de los équidos
(E. Benndorf)

(Al.: *Infektiöse Arteriitis des Pferdes;* ingl.: *Equine viral arteritis;* fran.: *Fièvre typhoide du cheval)*

Esta enfermedad vírica se parece a la rinoneumonitis (19.5.). Sin embargo, tiene un curso agudo y en ella se presentan acusados síntomas clínicos en animales de todas las edades. En el cuadro clínico, durante la fase aguda de la enfermedad se producen abortos en gran parte de las yeguas gestantes.

Historia y presentación. La arteritis infecciosa de los équidos se observó por vez primera en 1957 en relación con un brote de aborto vírico en yeguas (Doll y col., 1957).

En 1965 se diagnósticó por primera vez en Europa, concretamente en Suiza, y más tarde también en Austria. Debido a la identificación ocasional de anticuerpos neutralizantes en el suero sanguíneo, también se presume su existencia en otros países europeos y en la India.

Etiología. El agente causal es un virus RNA esférico, que contiene lípidos, de 55 nm de diámetro, con un núcleo interno de 25-35 nm y que se clasifica dentro de la familia *Togaviridae* (7.).

Es resistente a la tripsina, termolábil y es inactivado a pH bajo por el éter y cloroformo. En cultivos celulares primarios de tejido renal de caballo, hámster, gato, cerdo y conejo, así como en cultivos celulares permanentes (BHK 21/13, células pulmonares de hámster, células Vero y Jinet, células E. Derm-NBL-6, HT-7 y HS), se multiplica en el curso de 3-5 días produciendo un marcado efecto citopático. No se multiplica, en cambio, en huevos embrionados de gallina.

Receptividad. Espontáneamente son sólo receptibles al virus los équidos de todas las edades tanto machos como hembras.

Los pequeños animales de laboratorio, tales como ratón, hámster, conejo y cobayo, no pueden ser infectados por el virus.

Inmunidad. Hasta ahora nada se sabe sobre la existencia de inmunidad después de pasar la infección natural. Ensayos efectuados con virus atenuado dejan tras de sí una prolongada inmunidad, presumiblemente para toda la vida.

Epizootiología y patogenia. El virus se elimina con todas las secreciones y excreciones. El contagio tiene lugar por vía aerógena o por contacto directo. Los animales convalecientes de la enfermedad pueden convertirse en eliminadores permanentes (por ejemplo, los sementales infectados pueden transmitir el virus durante muchos años con el semen). La infección se presenta preferentemente de forma esporádica, por lo general con escasa tendencia a la difusión. En caso de extenderse epidémicamente, puede ser un peligro para la cría caballar. Por haberse evidenciado anticuerpos neutralizantes en caballos clínicamente sanos, se estima posible la existencia de infecciones inaparentes.

El contagio tiene lugar a través de la mucosa naso-faríngea, afectando luego a las células pulmonares y ganglios linfáticos bronquiales. En la fase siguiente de generalización, el virus se distribuye por todo el organismo (viremia).

Síntomas clínicos. La enfermedad tiene un carácter agudo y cursa con graves manifestaciones clínicas. Hay aumento de la temperatura, conjuntivitis, edema en los párpados y en las extremidades, dificultad respiratoria, cólico, diarrea, aturdimiento, debilidad muscular y decaimiento general del organismo. En los sementales se observa además inflamación de los testículos y del escroto. La morbilidad es superior al 50 %. Las yeguas gestantes abortan en el 50 % de los casos durante la fase aguda de la enfermedad. El cuadro hemático muestra una leucopenia, que en realidad corresponde a una linfopenia.

El **pronóstico** es, en general, bueno. La mortalidad se sitúa entre 3 y 5 % y sólo excepcionalmente en casos de curso más grave es superior, situándose en torno al 30 %.

Anatomía patológica. En esencia, las lesiones consisten en hemorragias en las membranas serosas, edema pulmonar, edema del tejido mediastínico, derrames pleurales, edema de las vísceras abdominales, enteritis catarral, colitis y tiflitis catarral, hemorrágica y difteroide, hemorragias e infartos del bazo y procesos degenerativos en el hígado y riñones.

Las lesiones histopatológicas aparecen principalmente en las paredes vasculares de las pequeñas arterias musculares. Consisten en focos necróticos de la capa muscular, que al desaparecer los núcleos celulares confieren a esta capa un aspecto hialino y eosinófilo. La adventicia está edematosa y, al igual que la media, presenta infiltración linfocitaria. El endotelio y la íntima están sólo afectados en los vasos gravemente alterados, como en la submucosa del intestino en casos de trombosis e infarto.

Diagnóstico. Puede realizarse tomando como base los síntomas clínicos en unión del resultado de los exámenes anatomopatológicos macro y microscópicos. Para asegurar o confirmar el diagnóstico, puede hacerse la identificación directa del virus a partir del pulmón y bazo de fetos abortados, en la sangre de caballos enfermos durante el periodo febril y a partir de tejido esplénico de animales muertos de la enfermedad. El suero de los animales convalecientes contiene regularmente anticuerpos neutralizantes y fijadores del complemento.

Desde el punto de vista del **diagnóstico diferencial**, la arteritis infecciosa se distingue de la rinoneumonitis (17.6.) por el curso agudo y por la intensidad de sus síntomas clínicos. Faltan cuerpos de inclusión característicos, en cambio, en la rinoneumonitis. Para diferenciar serológica e inmunológicamente ambas enfermedades, pueden emplearse la RN y la RFC, así como experiencias de inmunización cruzada.

No se sabe nada referente a **tratamiento** y **profilaxis** específicos.

Bibliografía

Benndorf, E. (1968): Die Arteriitisvirusinfektion der Pferde. In: H. Röhrer, Handbuch der Virusinfektionen bei Tieren. Bd. III/2, 789. VEB Gustav Fischer Verlag, Jena.

Bürki, F. (1966): Further properties of equine arteritis virus. Arch. ges. Virusforschg. **19**, 123.

Crawford, T. B., u. Henson, J. B. (1972): Viral arteriitis of horses. Advances Exper. Med. Biol. **22**, 175.

8. Infecciones por Bunyavirus
(H. Liebermann)

Con objeto de reunir los arbovirus más o menos serológicamente emparentados, se constituyó originariamente el supergrupo Bunyamwera. A él pertenecen por lo menos 11 serogrupos que comprenden más de 88 especies víricas distintas. Los miembros de los grupos séricos exhiben un estrecho parentesco serológico y en ocasiones comprenden sólo unas pocas especies víricas. Se han descrito virus morfológica y morfogenéticamente representativos de los diversos serogrupos. No son diferenciables entre sí. Las investigaciones realizadas hasta ahora sobre las propiedades físicas de estos virus, como son la velocidad de sedimentación, densidad y composición polipéptida, indican así mismo la existencia de estrechas relaciones dentro del supergrupo Bunyamwera. Entre ellos se cuenta un número de rales de arbovirus serológicamente ajenos y de miembros de serogrupos menores se pudo comprobar que una serie de virus de reciente aislamiento o ya anteriormente catalogados tampoco se diferenciaban del virus Bunyamwera. Entre ellos se cuenta un número de importantes agentes patógenos para el hombre y animales domésticos. A la unidad morfológico-morfogenética del supergrupo Bunyamwera venían así a añadirse nuevos virus que, sin mostrar ninguna relación serológica con él, coinciden no obstante con el mismo en la morfología y demás propiedades físico-químicas.

A efectos de clasificación se propuso la creación de la familia **Bunyaviridae**, posteriormente ratificada. Comprende más de 130 virus del grupo ecológico de los arbovirus. La especie típica es el virus Bunyamwera. Al género *Bunyavirus* pertenecen como mínimo 84 especies víricas, que pueden subdividirse atendiendo a su parentesco antigénico en 10 grupos serológicos y algunas especies de virus sin agrupar. La mayoría son transmitidos por mosquitos, otros por garrapatas (grupo Tete), y cierto número por vía transovárica.

La nucleocápsida de estos virus se diferencia de la de los mixovirus por la falta de aspecto de raspa de pescado y porque dicha nucleocápsida se deshace fácilmente en fragmentos. A cambio, la hélix de los bunyavirus está ligeramente retorcida y puede devanarse sin dificultad (Melnick, 1971). Las partículas víricas se forman mediante "brotes" (*budding*) del aparato de Golgi y de las membranas del retículo endoplasmático, para acumularse en las cisternas de los orgánulos.

No se evidencian partículas precursoras (*precursor particles*). La mayoría de las partículas permanecen aisladas o en grupos; las partículas víricas se liberan mediante exocitosis y también por citolisis. Los viriones son redondos, ovalados o alargados, con un diámetro medio de 98 nm. Las partículas víricas extracelulares tienen un reborde a manera de membrana rodeado por un halo desgarrado o una capa de prominencias superficiales. La densidad de las partículas varía de acuerdo con la fijación, tinción y calidad de la fotografía.

La multiplicación no resulta bloqueada por inhibidores de la DNA-transcriptasa. Las partículas rotas liberan un componente ribonucleoproteido en forma de largos filamentos cuyo diámetro es de 2-2,5 nm. En la envoltura existe por lo menos un glucoproteido específico del virus (Gajdamovic y Zhdanov, 1974).

Revisten importancia en medicina veterinaria el virus de la enfermedad de Nairobi de la oveja y cabra (8.2.) y el de la fiebre del valle del Rift (8.1.).

8.1. Fiebre del valle del Rift
(W. Wittmann)

(Al.: *Rifttalfieber;* ruso: *Лихорадка Долины Рифт*; ingl.: *Rift Valley fever;* fran.: *Fièvre de la Vallée du Rift*)

La fiebre del valle del Rift, que aparece en territorios del sur y del este de Africa, produce elevada mortalidad en corderos y terneros jóvenes, así como abortos en ovejas y bóvidos. También puede enfermar el hombre.

Historia. La primera descripción detallada de esta enfermedad, así como diversos datos sobre contagios experimentales, fueron publicados por Daubney y Hudson (1931).

Etiología. El virus se ha incluido en la recién creada familia *Bunyaviridae* (8.); ecológicamente es un arbovirus. Se multiplica en huevos embrionados de gallina y en numerosos sistemas de cultivos celulares, produciendo en éstos alteraciones citopáticas. Inactivan el virus el éter al 25 % y la bilis de mono Rhesus (1: 1000). El virus es relativamente resistente y puede cultivarse a partir de material (preferentemente sangre) que haya permanecido algunos días a temperatura ambiente o congelado durante varios meses. Por pases i.c. repetidos en ratón, la cepa pantotropa puede transformarse en una cepa neurotropa.

Receptividad e inmunidad. Se conocen infecciones naturales en ovejas, bóvidos y en el hombre.

Experimentalmente pueden infectarse las cabras, monos y condicionalmente también los cerdos, además del ratón, hámster y rata. El caballo, conejo, cobayo y las aves son resistentes.

Superada la enfermedad, se estima que los animales quedan inmunes para toda su vida. Los corderos de madres inmunes reciben con la leche calostral una protección de unos 5 meses de duración.

Epizootiología. El contagio natural se produce a través de mosquitos (*Eretmapodites chrysogaster,* diversas especies del género *Aedes)*; los monos, ratas y bóvidos constituyen reservorios naturales del virus; las aves de paso contribuyen a difundir la enfermedad. La inmunidad que se establece después de la enfermedad determina la aparición de largas pausas entre las epizootías.

Síntomas clínicos. Los corderos recién nacidos muestran manifestaciones clínicas agudas después de un plazo de incubación de 24-48 horas. Es típica la presentación de fiebre repentina de unos 40 °C, apatía, flujo nasal, mucosas con zonas de turbidez y diarrea maloliente; rara vez aparecen vómitos 12-20 horas antes de la muerte. La mortalidad alcanza el 95 %. En las ovejas y bóvidos (forma subaguda) los síntomas son semejantes; las ovejas gestantes abortan. La tasa de mortalidad alcanza el 20 %.

Anatomía patológica. Predomina la aparición de una necrosis hepática focal. La necrosis afecta en los corderos a todo el hígado (coloración clara); en los animales de más edad, la necrosis está más delimitada (hígado con manchas) o es sólo visible histológicamente. Los riñones están hiperémicos, los pulmones no suelen mostrar alteraciones (en ocasiones hiperemia y edema). Las alteraciones intestinales son múltiples; los ganglios linfáticos mesentéricos aparecen tumefactos. Sólo en Sudáfrica se han señalado lesiones esplénicas.

Diagnóstico. No es difícil en los territorios en que suele presentarse la enfermedad, si aparece en la época del nacimiento de los corderos. El examen histológico del hígado e inoculaciones al ratón o al cordero disipan posibles sospechas. Debe diferenciarse de la enfermedad Wesselsbron (7.1.6.).

Tratamiento y profilaxis. No se conoce la existencia de tratamiento. Es posible la administración de suero hiperinmune.

En Sudáfrica se utiliza una vacuna de virus neurotropo cuya administración en animales gestantes sólo es posible condicionalmente, a causa del peligro de aborto que entraña. Más recientemente se han propuesto vacunas innocuas de cultivos celulares inactivados.

La enfermedad en el hombre. El contagio tiene lugar por animales infectados. Después de 4-6 días aparece un cuadro clínico similar al dengue; la curación se establece en algunas semanas. Hasta ahora se conoce la aparición de diversas complicaciones (trastornos visuales) y un caso de muerte.

Bibliografía

Wittmann, W. (1968): Das Rifttalfieber. In: H. Röhrer, Handbuch der Virusinfektionen bei Tieren. Bd. III/2, 1117. VEB Gustav Fischer Verlag, Jena.

8.2. Enfermedad de Nairobi de la oveja y la cabra (H. Hoffmann)

(Al.: *Nairobi-krankheit des Schafes und der Ziege;* ruso: *Болезны Найроби* ; ingl.: *Nairobi sheep disease;* fran.: *Maladie de Nairobi du mouton*)

La enfermedad de Nairobi de la oveja y la cabra es una afección vírica transmisible por garrapatas que cursa con una gastroenteritis hemorrágica aguda y febril. Se observó por vez primera en la región de Nairobi (Kenia, Africa Oriental), de la que tomó el nombre. Su territorio de difusión es similar al de su vector de transmisión.

Historia. Presentación. Montgomery describió por primera vez en 1910/11 una gastroenteritis hemorrágica epidémica que atacaba a las ovejas y cabras de las inmediaciones de Nairobi (Kenia, Africa Oriental) con una mortalidad del 70-90 %. La presentación de la enfermedad en el territorio citado fue el motivo de la denominación "Nairobi sheep disease" (NSD).

La enfermedad se ha evidenciado también un Uganda y en la región del lago Kivu (Congo-Rwanda) con el nombre de enfermedad de Kisenyi. Las investigaciones serológicas colectivas realizadas permiten sospechar que la enfermedad se extiende por un territorio bastante mayor, que incluye Etiopatía y llega hasta Mozambique, Zululandia, Bechuanalandia y el desierto de Kalahari.

En el norte de Somalia se presentó en 1969-1972 una grave epizootia de NSD que afectó al 80 % de las poblaciones de ovejas y cabras existentes en la comarca atacada.

Etiología. El virus de la NSD se incluye en la recién creada familia *Bunyaviridae* (8.). Ecológicamente es un arbovirus. Se trata de un virus RNA cuyas partículas, entre esféricas y ligeramente ovaladas y de doble envoltura, se asemejan en su estructura a los mixovirus. Tiene propiedades que provocan en el animal infectado la formación de anticuerpos neutralizantes del virus, fijadores del complemento y precipitantes. No se han podido evidenciar aglutininas. En la RFC se manifiestan todas las cepas como uniformes hasta el presente; es poco probable que el agente causal exhiba pluralidad.

El virus de la NSD se ha adaptado al ratón y al cultivo celular de riñón de hámster (células BHK-21/13). El ratón blanco es el más importante animal de laboratorio.

Receptividad e inmunidad. En condiciones naturales sólo son receptibles a la enfermedad la oveja y la cabra, siendo ésta última bastante menos sensible. Han aparecido algunos casos circunstanciales de la enfermedad en gacelas mantenidas en cautividad y en el hombre.

Los animales que sobreviven a la enfermedad adquieren una inmunidad duradera.

Epizootiología y patogenia. La enfermedad no se transmite por contacto. En el estadío febril de la misma puede comprobarse la presencia del virus en la sangre y los tejidos de los animales enfermos, siendo así fácilmente accesible a las garrapatas parásitas transmisoras. El virus es vehiculado principalmente por la garrapata castaña de las ovejas (*Rhipicephalus appendiculatus*), en la que puede persistir hasta 871 días. Está demostrada la transmisión ovárica del virus desde las garrapatas hembras a su descendencia. Ocasionalmente actúan también como transmisoras las especies *Rhipicephalus pulchellus* y *Amblyomma*. A causa de la larga permanencia del virus en la garrapata y en su descendencia, parece ser únicamente de importancia epizootiológica como reservorio del virus la población de garrapatas infectadas, aunque según resultados experimentales también podría incluirse en este contexto la rata de campo *Arvicanthis abyssinicus nubilans*, ampliamente extendida en Africa.

En las regiones con la NSD en forma enzoótica hay que contar especialmente con la enfermedad en los animales reproductores comprados o importados. En las comarcas hasta el momento indemnes constituyen un particular peligro los rebaños nómadas que llegan de forma incontrolada desde áreas infectadas. En las epizootias de grandes dimensiones son afectadas hasta el 80 % de las poblaciones animales.

Síntomas clínicos y pronóstico. El periodo de incubación en condiciones naturales es de 4-15 días. (por lo regular, 5-6). Posteriormente aparece fiebre elevada (más de 41 °C), que se mantiene sobre 40 °C durante 3-7 días. Se instaura diarrea 1-3 días después del comienzo de la fiebre. La gastroenteritis se hace cada vez más intensa y hemorrágica. En la mitad aproximadamente de los casos se observa flujo nasal mucopurulento, a veces mezclado con sangre. Las ovejas gestantes abortan frecuentemente. La muerte se presenta la mayoría de las veces 1-5 días después de recuperar la temperatura corporal la normalidad; 24 horas después de desaparecer la fiebre no puede ya comprobarse la presencia del virus en la sangre de los animales enfermos.

El 30-90 % de los animales enfermos mueren a consecuencia de la intensa gastroenteritis febril.

La morbilidad es en las ovejas del 30-70 %, y la mortalidad del 30-90 %. En las cabras cursa la infección siempre con bastante más suavidad; la mortalidad en esta especie suele ser sólo de un 10 %.

Los contagios experimentales realizados en óvidos se vieron acompañados por una intensa y peculiar leucopenia. Al iniciarse la fiebre disminuyeron los leucocitos a 4.800/mm^3. En el 7° día p.i. sólo se evidenciaban 1.700 leucocitos/mm^3. Como término medio, el número de leucocitos disminuía hasta ser el 40-70 % de la cifra inicial.

Anatomía patológica. La gastroenteritis hemorrágica aparece especialmente marcada en los pliegues longitudinales del abomaso, en la parte posterior del íleon y en todo el colon. El hígado y bazo están normales. Histológicamente se observa nefritis glomérulo-tubular, degeneración hialina de las fibras musculares miocárdicas y necrosis por coagulación de la vesícula biliar.

Diagnóstico. En las zonas en que aparece la garrapata transmisora bastan generalmente los hallazgos clínicos, epizootiológicos y anatomopatológicos para establecer el diagnóstico. En los brotes nuevos corresponde principal papel a la identificación del agente causal. La elevada sensibilidad de los ratones lactantes permite aislar el virus con la relativa facilidad. La infección se consigue generalmente bien tanto mediante inoculación i.c. como i.p. de material portador de virus.

Las inoculaciones experimentales a ovejas inmunes y sensibles permiten aclarar los casos dudosos; en caso positivo, la típica leucopenia de la enfermedad proporciona valiosa información adicional. Como material de partida se utiliza sangre virémica y suspensión de tejido esplénico.

El antígeno de la NSD puede evidenciarse en triturados de bazo con la RAGP, prueba realizable en cualquier laboratorio periférico.

Trabajando con suero hiperinmune conjugado de oveja pudieron Ohder y col. (1970) determinar en células BHK-31/13 una fluorescencia específica ya desde las 18 horas p.i. La identificación directa del antígeno de la NSD mediante la RIF requiere, sin embargo, un tratamiento más prolijo.

En la determinación de los anticuerpos precipitantes se obtienen resultados óptimos con la RAGP. En comparación con ella, revisten importancia secundaria la RFC y la RN.

Aparecen anticuerpos precipitantes en el suero sanguíneo entre 1 y 2 días después de la viremia, persistiendo un año o más. Anticuerpos fijadores del complemento pudieron evidenciarse durante 6-9 meses. Los anticuerpos neutralizantes se descubren con cepas de virus de la NSD adaptadas a células BHK-21 con el test de reducción en placa, en lugar de la RN sérica practicada antes sobre ratón. Sin embargo, no proporciona datos seguros.

Mejores resultados se obtienen con la RIF indirecta y con la HA indirecta recientemente desarrollada por Jessett y col. (1976). Esto queda reservado para laboratorios centrales relativamente bien dotados. Mediante la RIF y la HA indirecta pueden evidenciarse anticuerpos NSD todavía 15 meses después de la enfermedad.

Diagnóstico diferencial. Se tomarán en consideración la babesiosis, fiebre del valle del Rift (8.1.), peste de los pequeños rumiantes (9.3.1.), envenenamientos por metales pesados y plantas y la hidrocarditis infecciosa (22.2.). En particular, la peste de los pequeños rumiantes puede originar una sintomatología muy parecida. La diferenciación se efectuará con toda seguridad mediante la RAGP.

Tratamiento y profilaxis. No se conoce ninguna terapéutica específica.

El empleo de la vacuna viva creada por Terpstra (1969) tropieza con el inconveniente de no multiplicarse el antígeno en el cerebro de ratón en la forma que fuera deseable. Las vacunas preparadas con virus vivo sobre cultivos celulares sólo pueden utilizarse en zonas infectadas, ya que el virus vacunal atenuado en las células BHK-21/13 es transmitido por las garrapatas. Es evidente que todavía quedan por resolver las dificultades que presenta la fabricación de una vacuna a base de cultivos celulares.

De lo dicho se desprende que las medidas encaminadas a impedir la difusión de la enfermedad aún se ven reducidas sobre todo a combatir enérgicamente las garrapatas vehiculadoras mediante baños regulares semanales de los rebaños con acaricidas, así como a controlar los núcleos de ganado nómadas.

La enfermedad en el hombre. En determinadas condiciones, el agente causal también puede ser infeccioso para el hombre, por lo que esta enfermedad debe incluirse entre las zoonosis transmitidas por artrópodos. La enfermedad comenzó en un muchacho de 16 años de Uganda con dolores de cabeza, fiebre y algias abdominales. La temperatura recuperó su valor normal en el 4° día de enfermedad, si bien persistieron dolores en la espalda durante 14 días. Se han podido evidenciar repetidamente anticuerpos neutralizantes en sueros sanguíneos humanos.

Bibliografía

Munderloh, U. (1977): Die Nairobi Sheep Disease – eine synoptische Darstellung der Erkrankung sowie Untersuchungen zum Verhalten des Erregers in vivo und in vitro. Vet.-med. Diss., München.
Terpstra, C. (1969): Nairobi sheep disease. Studies on virus properties, epizootiology and vaccination in Uganda. Proefschrift, Utrecht.

9. Ortomixovirus y paramixovirus
(Ursula Schmidt)

Andrewes y col. incluyeron en 1955 en el grupo de los **mixovirus** diversas especies víricas que afectan al hombre y a los animales, caracterizadas por mostrar una particular afinidad hacia determinadas mucinas. Nota especial es su propiedad de aglutinar los hematíes del hombre, mamíferos y aves. Posteriormente, con ayuda de métodos de investigación más perfeccionados pudo demostrarse que una serie de especies víricas del grupo mixovirus se apartaban en algunas propiedades del resto de los componentes del mismo: de ahí que se propusiera el nombre de "paramixovirus". En lugar de los mixovirus se ha introducido recientemente el concepto "ortomixovirus" (Melnick, 1971). En el III Congreso de Virología, celebrado en Madrid (1975), fueron admitidas ambas familias como independientes entre sí por el Comité Internacional de Clasificación.

Los representantes de las dos familias son virus RNA. Se cultivan relativamente bien tanto en huevo incubado de gallina, como en diversos sistemas celulares. En el embrión de pollo, la multiplicación del virus provoca en la mayoría de los casos la muerte del mismo. Con la identificación de hemoaglutininas se comprueba la multiplicación del virus. En el cultivo celular, la multiplicación del virus se realiza en sistemas celulares homólogos y heterólogos preferentemente en el interior del plasma celular. De aquí que se presenten alteraciones citoplasmáticas conducentes a la destrucción parcial o total del "cesped" celular. En este caso son evidenciables las hemoaglutininas con ayuda de la hemoadsorción.

Ambas familias, incluidos sus subgrupos antigénicos, son diferenciables entre sí tanto morfológica como serológica e inmunológicamente. Las dos son relativamente resistentes frente a influencias externas, y en parte también al calentamiento. En cambio, exhiben gran sensibilidad frente a los disolventes de las grasas.

Los **ortomixovirus** se presentan en dos formas: como partículas esféricas de 80-100 nm y como partículas filamentosas hasta de 4.000 nm de longitud. Las partículas largas predominan en los aislados recientes, para desaparecer mediante pases por huevo a favor de la forma esférica. La superficie de las partículas se encuentra recubierta densamente por dos clases distintas de prominencias, de las cuales las que tienen forma de bastoncillo desarrollan actividad hemoaglutinante, mientras que las otras tienen aspecto fungiforme y son responsables de la actividad neuraminidásica. En el virión se halla la nucleocápsida enrollada en hélice simétrica que, tras separar la membrana, se observa en piezas de 50-150 nm de longitud (8-9 nm de diámetro), conteniendo el genoma vírico por lo menos en 6 partes. El RNA no es infeccioso. También se ha evidenciado una proteína capsídica (nucleoproteína), no glucosídica, que lleva los determinantes antigénicos y se utiliza para la identificación del tipo sérico de los virus de la influenza por medio de la RFC. La tercera proteína de membrana, también llamada proteína matriz, no está glucosilada y también posee propiedades antigénicas; es la fracción principal, en peso, de los polipéptidos del virión.

La hemoaglutinina es responsable de la adsorción del virión a los receptores celulares y de la inducción de anticuerpos neutralizantes, mientras que la neuraminidasa impide la salida del virión de las células infectadas. De aquí que pueda desempeñar cierto papel en la difusión del virus por el cuerpo.

A los ortomixuvirus pertenecen los **virus de la influenza** en sus tres tipos, A, B y C, presentes preferentemente en el hombre. El serotipo A está siendo aislado de manera creciente en cerdos (9.1.1.), caballos (9.1.2.) y, especialmente, en aves. En virtud de su espectro de hospedadores y de antígenos superficiales, el virus de la influenza A se divide en subtipos cuya nomenclatura ha sido exactamente definida por la WHO teniendo en cuenta los siguientes extremos;

– Tipo antigénico de la ribonucleoproteína.
– En virus de la influenza animales, la especie animal.
– El origen geográfico.
– El número de orden en el lugar de aislamiento.
– El año en que fue aislada la cepa; detrás se colocan entre paréntesis los subtipos numerados especie-específicos de la hemoaglutinina (H) y de la neuraminidasa (N); por ejemplo: A/Hong-Kong/1/68 (H_3N_2).

Una propiedad peculiar del virus A de la influenza es la de modificar de tal manera su identidad, que la inmunidad homóloga consecuente a una infección sólo produce una escasa o inexistente protección contra el siguiente contagio. Como causa de esto se han citado dos fenómenos, a saber: el "drift" antigénico y el "shift" antigénico.

Se dice que existe "drift" antigénico cuando, dentro de un grupo de cepas relacionadas entre sí por antígenos externos e internos, se registra una pequeña variación en la configuración de los antígenos de la envoltura. Entonces, cada variante producida sustituye a la existente en el momento. La prevalencia selectiva de las variantes antigénicas sirve evidentemente para vencer la resistencia inmunológica del hospedador. Se conoce la existencia de "drift" antigénico en la influenza A y, en menor medida, también en la influenza B.

"Shift" antigénico sólo se observa en la influenza A. Esta otra forma de variación se caracteriza por la súbita y viva modificación de los antígenos de la envoltura. Cursa siempre con la producción de cepas "nuevas", contra las cuales no cuenta la población con ningún tipo de inmunidad. Tales virus ocasionan siempre grandes pandemias.

Existe una serie de informes referentes a **infecciones por virus de la influenza A en aves.** Especialmente en los últimos años se han aislado numerosos subtipos en las aves domésticas y silvestres, y también fuera de Europa. Estos hechos están cobrando creciente atención.

De acuerdo con lo dispuesto por la WHO (1971), el **virus de la peste aviar clásica,** aislado por primera vez por Centanni y Savonuzzi en 1900 y reconocido en 1955 como virus de la influenza, pertenece al subtipo Hav 1 del virus de la influenza. La cepa A/FPV/Dutch/27 se considera que fue la causa de la epizootia de los años 1925-1927. Al mismo subtipo pertenecen tanto la cepa A/Chicken/Germany/34, muy virulenta, como la cepa avirulenta A/Turkey/Origen/71. En cambio, la cepa vírica virulenta de la influenza aviar A/Chicken/Scotland/5 pertenece al subtipo HAV 5. En la situación actual (Meulemans y col., 1979), sólo se consideran "peste aviar" las infecciones por cepas muy virulentas del virus de la influenza A en las aves. La caracterización de estas cepas víricas se realiza determinando el tipo de hemoaglutinina y la actividad neuraminidásica; además, determinando el tiempo medio de muerte en el embrión de 9-11 días, el índice de patogeneidad en pollitos de 10 días y el índice de patogeneidad i.v. en pollitos de 6 semanas de edad, tal como se practica con el virus de la enfermedad de Newcastle. Sin embargo, de acuerdo con los conocimientos hasta ahora existentes, no hay ninguna correlación entre la virulencia y la clasificación serológica. Es necesaria una mejor clarificación científica, particularmente en lo que respecta a profilaxis y lucha. Es preciso aclarar, así mismo, si desempeñan papel, y en caso afirmativo hasta qué punto, los reservorios de infecciones mutuas de mamíferos y aves y si es posible recombinar los subtipos víricos animales y humanos.

Las partículas de los **paramixovirus** son deformables y pleomorfas. Su tamaño varía entre 120 y 300 nm. El virión consta de una envoltura con "espinas" que envuelve la nucleocápsida helicoidal simétrica (fig. 44). En cortes ultrafinos, la membrana de la envoltura vírica se asemeja a la célula del hospedador. Las espinas son el substrato morfológico para una hemoaglutinación y el enzima neuraminidasa. La nucleocápsida es una formación helicoidal atravesada longitudinalmente por un canal; mide unos 8 nm de diámetro, 1.000 nm de largo, y sus volutas tienen un paso de tornillo de 4-6 nm. Puede ser flexible (virus de la enfermedad de Newcastle) o rígida (virus de la parainfluenza tipo 1). El número de subunidades de la cápsida se estima en 2.400-2.800. La membrana envolvente rodea una cápsida que contiene una molécula de RNA en un único cordón. El RNA no es infeccioso.

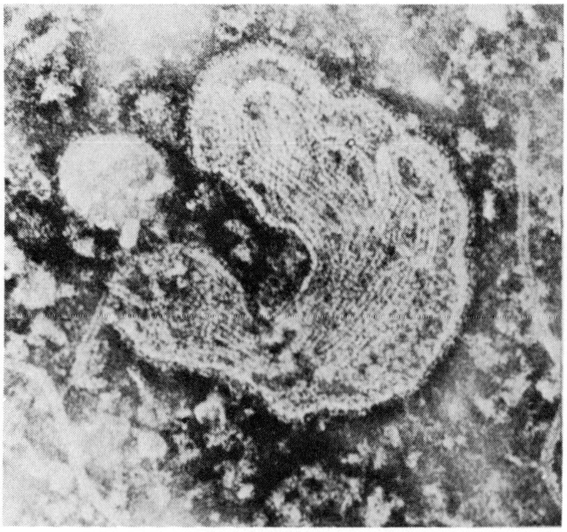

Fig. 44. Paramixovirus; 86.000:1, contraste negativo (Solisch, P.).

A la familia de los **Paramyxoviridae** pertenecen los géneros *Paramyxovirus* (con neuraminidasa), *Morbillivirus* (sin neuraminidasa) y *Pneumovirus.*

Son representantes del género primeramente citado el virus de la enfermedad de Newcastle (9.2.1.), virus de la parainfluenza que pueden aislarse en el hombre, mamíferos y aves coincidiendo con síntomas respiratorios (especialmente en la vaca [9.2.2.] y perro [9.2.3.]), y el virus de la parotiditis del hombre.

A los **morbilivirus** pertenecen el virus del sarampión, del moquillo del perro (9.3.2.) y el virus de la peste bovina (9.3.1.), así como el virus de la peste de los pequeños rumiantes (9.3.1.).

Entre los **neumovirus** se conocen hasta el presente el virus de la neumonía del ratón y el Respiratory-Syncytial-Virus, evidenciado en el hombre, mono, bóvidos (9.4.) y aves. Todavía queda por decidir si pertenece a este género el virus de la panencefalitis esclerosante subaguda.

9.1. Infecciones por ortomixovirus

9.1.1. Influenza del cerdo
(C.-H. Becker)

(Sin.: *Gripe de los lechones;* al.: *Schweineinfluenza, Shope's Schweinegrippe;* lat.: *Influenza suis;* ingl.: *Swine influenza;* amer.: *Hog flu;* ruso: *Инфлуэнца свиней*).

La influenza porcina es una neumonitis infecciosa de curso agudo, que afecta a los cerdos de todas las edades, producida por el *virus Influenza A suis,* neumótropo, con la cooperación del *Haemophilus (H.). suis* (36.1.).

Historia y presentación. Al mismo tiempo que se presentaba la pandemia gripal de finales de 1918, apareció en los EE. UU., por primera vez en el cerdo, una infección pulmonar totalmente semejante, con elevada morbilidad, pero con baja letalidad. La enfermedad, que volvió a aparecer y a difundirse, fue atribuída inicialmente al *H. suis,* pero, en 1931, Shope pudo demostrar a la vez el efecto inmunizante de la infección y el estrecho parentesco existente entre los agentes de las influenzas porcina y humana.

Al principio, la influenza porcina se limitó principalmente a Norteamérica (presentándose todos los años de modo estacional), Sudamérica y Australia, mientras que en Europa se dieron a conocer de modo variado diversos casos de influenza porcina (Inglaterra, Suecia, Hungría, Polonia, Checoslovaquia) una vez concluída la II Guerra Mundial. No obstante, se ha comprobado que en Inglaterra, Suecia y toda Europa, la neumonía enzoótica del cerdo (24.4.) ocupa un lugar mucho más destacado. Las cepas del virus aisladas en Checoslovaquia y Polonia poseían débiles relaciones antigénicas con los virus de influenza humana. Incluso en los EE. UU., lo mismo que en Europa, se interpreta actualmente que muchas de las neumonías enzoóticas porcinas, antaño incluídas bajo el nombre de "influenza del cerdo", o eran infecciones dobles, o, pura y simplemente, se trataba de neumonía enzoótica porcina (Young y Underdahl, 1955).

Etiología. El *virus Influenza A suis* es un virus estable, en comparación con el de la influenza humana, con los tipos A, B, C y varios subtipos. El agente desarrolla su propia acción patógena sobre todo en unión del *H. suis,* bacilo gramnegativo, con tendencia al pleomorfismo, y débilmente patógeno. El virus, al igual que el influenza A del hombre, con el que está estrechamente relacionado, mide 80-120 nm, tiene propiedades hemoaglutinantes y citopáticas, y es escasamente resistente.

El virión está compuesto del antígeno V, de unos 100 nm de tamaño (con propiedades aglutinantes, infecciosas, tóxicas, interferentes e inmunizantes, tipo y cepa-específicas), del antígeno S, soluble, de unos 10 nm de diámetro, que posee factores tipoespecíficos. Ambos antígenos fijan el complemento. Se ha demostrado la existencia de corpúsculos de inclusión en el plasma de las células infectadas. De los cultivos celulares, son particularmente adecuados para la multiplicación del virus los preparados a base de células pulmonares y renales de primates, lechones, hurón y fibroblastos de embrión de pollo. Pueden infectarse los embriones de pollo de 7-12 días de edad.

Receptividad. Por vía aerógena, los cerdos de cualquier edad son plenamente receptivos al *virus de la influenza A,* pero no a los *virus de la Influenza B y C.* En cerditos jóvenes, también la infección parenteral da lugar a una pasajera elevación de la temperatura y a la formación de anticuerpos. Hasta ahora, aparte del cerdo, sólo se ha observado la receptividad espontánea al virus de la influenza porcina en el hombre y en la rata.

Experimentalmente, en cambio, también pueden infectarse por vía intranasal los hurones y ratones blancos. En el caso de los ratones, con frecuencia sólo enferman tras haber dado al virus varios pases por el hurón o el embrión de pollo, así como algunos pases ciegos. Con cepas adaptadas al ratón, el máximo contenido vírico se alcanza ya en el segundo día siguiente al contagio en el pulmón. Al contrario de lo que sucede en el cerdo, en el ratón no se requiere la intervención de bacterias secundarias para que se formen graves procesos neumónicos. La infección por contacto no se produce en el ratón, pero sí se conoce en la rata. El contagio experimental en cricetos, conejos y cobayos sólo consigue establecer un estado pasajero de portador de virus y la formación de anticuerpos.

Inmunidad y epizootiología. La transmisión por vía aerógena sólo permite la difusión epizoótica de la infección cuando se albergan grandes poblacionas porcinas en espacios reducidos. La propia difusión epizoótica resulta facilitada por la existencia de factores ambientales debilitantes, tales como enfriamientos propios de la estación al comenzar el invierno. El comercio de los animales contribuye a la difusión de la enfermedad, incluso panzoóticamente, cuando se descuidan las medidas de cuarentena en las importaciones. Esto resulta favorecido por el hecho de que la multiplicación del virus en los pulmones ya alcanza el máximo a las 24 horas del contagio, perdura 4 días y desciende progresivamente hacia los 27 días. Los cerdos curados ya no eliminan virus a partir de los 38 días de la infección, según se deduce de experiencias de contacto.

Dejando a un lado el contagio directo, también es posible el mediato a través de virus desecado sobre partículas de polvo. Son características la contaminación repentina y simultánea de diversos lugares, que afecta a todos los porcinos de la zona, y la desaparición de la onda epizoótica al cabo de unas pocas semanas.

El virus, que a causa de la inmunidad instaurada, ya no puede demostrarse en los siguientes 9 meses, según Shope (1941) pasa a los nematodos pulmonares del cerdo (*Metastrongylus elongatus* y *Choreostrongylus pudendotectus*), con cuyos huevos llega a la tierra, tras haber pasado por los bronquiolos y el tubo digestivo del cerdo. Las lombrices de tierra, hospedadores intermediarios de los nematodos broncopulmonares portadores del virus, serán comidas más tarde por los cerdos, alcanzando las larvas los pulmones por la vía hemática. Podrían llevar el virus de forma enmascarada, no demostrable, para dar lugar a reacciones neumónicas cuando se produjera el primer *stress* debido al clima. Este ciclo puede requerir 1-32 meses. La reaparición del virus tiene lugar habitualmente al cabo de una pausa de 9 meses, al producirse una nueva generación de lechones desprovistos de defensas inmunitarias contra aquél.

Patogenia. Síntomas clínicos. Después de que el virus, adquirido por vía aerógena, ha llevado a cabo varios ciclos de multiplicación en el epitelio de las vías respiratorias altas sin producir inicialmente lesiones celulares, tiene lugar la invasión masiva, sobre todo del epitelio bronquiolar y alveolar, entre los días 2-3 después de la infección (en cerditos de un día, ya a las 12-24 horas p.i.). A consecuencia de ella, bien por la multiplicación del virus en el citoplasma, bien por la acción de componentes tóxicos, se produce vacuolización y descamación celulares. Entre los días 3-6 post-infeción, se desarrolla una intensa inflamación de bronquios y peribronquios. A partir de este instante, coincidiendo con la supresión de la multiplicación del virus, se regeneran los defectos epiteliales gracias a la actividad de las membranas basales. Este proceso, de rápido curso y relativamente carente de peligro para el animal, adquiere importancia cuando va acompañado por *H. suis*, con aparición de neumonía intersticial y afecciones pulmonares complicadas.

Pronóstico. Incluso cuando hay infección mixta con *H. suis*, puede ser favorable. Si faltan los factores de stress (mala higiene, enfriamientos climáticos, transporte, agentes patógenos secundarios, emigraciones de los áscaris), a pesar de llegarse en esta enfermedad a una morbilidad de casi el 100 %, la letalidad oscila en torno al 1-4 %.

Anatomía patológica. En la necropsia de los cerdos sacrificados después de 3-4 días de enfermedad, llama la atención una hiperemia moderada de la mucosa de revestimiento del tracto respiratorio superior. También pueden hallarse los bronquios y bronquiolos llenos de mucosidad, detritus celulares, descamación epitelial, linfocitos y cilios. El parénquima pulmonar aparece con áreas inflamatorias grandes, de color rojo y bien demarcadas, sobre todo en los lóbulos cardíaco y apical. Los ganglios linfáticos regionales están tumefactos y edematosos en gran medida, y los folículos linfáticos intrapulmonares hiperplásicos. Cuando la enfermedad tiene mayor duración, el mucus está mezclado con sangre en los bronquiolos y se aprecia exudado pleural serofibrinoso.

El examen microscópico permite determinar la presencia de agentes bacterianos a lo sumo entre las masas de exudado de los bronquiolos. Caracterizan el cuadro histológico la amplia reacción a base de células redondas en las áreas peribronquiales, los alvéolos atelectásicos y conteniendo leucocitos, con los tabiques interalveolares engrosados por la presencia monohistiocitaria, así como la dilatación de los espacios linfáticos y presencia de infiltrados de células redondas en los septos interlobulares, seguidos más tarde de redes de fibrina ricas en leucocitos depositadas sobre la pleura visceral.

Diagnóstico. Para el diangóstico, debe intentarse el aislamiento del agente causal tras concentrar mediante adsorción, elución y centrifugación.

A tal efecto resulta adecuada la inoculación de suspensión pulmonar en el saco vitelino de embriones de pollo de 7-8 días, la infección intranasal de ratones jóvenes y de hurones, así como la siembra en cultivos celulares de riñón de cerdo. La investigación se considera negativa cuando, al cabo de tres resiembras, el líquido sospechoso de los cultivos celulares sobrevivientes 3-6 días no aglutina los hematíes de pollo ni los de cobayo. La diferenciación de las cepas se lleva a cabo con la RAGP, RHAI ó test de inhibición de la neuraminidasa empleando antisueros de lechones, conejos, hurones, y ratas infectados. Los antígenos superficiales diferenciables que son la hemoaglutinina y la neuraminidasa (15 y 9 diferentes) permiten la exacta determinación del agente causal y su entronque ó parentesco con cepas aisladas en otros lugares.

Los métodos serológicos son menos confirmatorios. En explotaciones porcinas se encuentran anticuerpos inhibidores de la aglutinación, incluso cuando apenas pudo demostrarse repetidamente la existencia del virus a lo largo de un año. Es adecuada la sueroneutralización en ratones blancos y en cultivos celulares.

En determinados casos se emplean también la fijación del complemento, la precipitación en gel de agar, el test de la absorción cuantitativa y las pruebas de la virulencia e interferencia en ratones blancos.

Como no hay lesiones patognomónicas, para el **diagnóstico diferencial** debe advertirse el curso característicamente rápido de la epizootia, en oposición al de tipo subagudo a crónico de las afecciones pulmonares del cerdo (neumonía enzoótica, 24.4.). También debe excluirse la pleuroneumonía por *Haemophilus* (36.1.2.).

Tratamiento y profilaxis. Da resultado la terapia sintomática.

Aunque es posible la inmunización activa, sin embargo no es práctica habitual. La baja letalidad, junto con la inmunidad que persiste prácticamente a lo largo de toda la vida, después de haber superado la infección natural, hacen innecesaria la vacunación sistemática. Cuando se produjeron brotes en Checoslovaquia, se empleó con éxito una vacuna contra la influenza. Como en otros países, en la RDA, donde hasta ahora no se ha demostrado la enfermedad, rigen también las normas generales de cuarentena y prohibición de importación de cerdos procedentes de países con epizootias de influenza.

La enfermedad en el hombre. El virus de la influenza porcina aislado por Shope debía de tratarse del prototipo A de la pandemia humana de gripe de 1918-1919, que provocó un total de víctimas cercano a los 21 millones. No obstante, desde 1930 ya no se han vuelto a aislar del hombre agentes gripales tan próximos al de la influenza porcina, pese a que en los EE. UU. anualmente se producen epizootias en el cerdo. Se ha comprobado repetidas veces en los últimos tiempos la posibilidad de la infección del cerdo y otros animales domésticos con cepas de virus gripal humano, incluído el tipo B; así debería tener lugar en la naturaleza la combinación entre subtipos aviares, animales y humanos, con el correspondiente intercambio de hospedadores. Realmente, nuevos estudios efectuados en la URSS y USA abogan porque el *virus de la Influenza A suis* (New Jersey) sería capaz de adaptarse a la especie humana inclusive sin ninguna recombinación.

Bibliografía

Doletzko, H., Szczygiełska, J., u. Parnas, J. (1967): Vergleichende Studien über die Menschen- und Tier-Influenzaviren. Zbl. Vet.-Med., B, 14, 259.

Easterday, B. C., In: Dunne, H. W., u. Leman, A. D. (1975): Diseases of swine, 4th Edit., Iowa State University Press; Ames, 141.

Haagen, E. (1964): II. Durch Influenzaviren hervorgerufene Infektionen. Viruskrankheiten des Menschen, Bd. I, 59. D. Steinkopff Verlag, Darmstadt.

Pehl, K. H. (1967): Schweineinfluenza. In: H. Röhrer, Handbuch der Virusinfektionen bei Tieren. Bd. II, 765. VEB Gustav Fischer Verlag, Jena.

9.1.2. Influenza equina

(C.-H. Becker)

(Sin.: *Bronquitis infecciosa o epizótica;* al.: *Pferdeinfluenza, Seuchenhafter Husten, Hoppergartener Husten, Pferdegrippe;* lat.: *Influenza equi;* ruso: *Инфлюэнца лошадей*; ingl.: *Epizootic cough in horses, equine influenza* (amer.); fran.: *Bronchite infectieuse ou epizootique).*

La influenza equina es una afección aguda del tracto respiratorio de los solípedos de toda clase de edades, producida por el *virus de la influenza A equi* 1 y 2, caracterizándose por su elevada contagiosidad. El síntoma patognomónico es la tos pertinaz, frecuentemente seca. La tasa de letalidad, en sí baja, puede elevarse decisivamente como consecuencia de la intervención de circunstancias higiénicas inadecuadas o por sobrecarga corporal de los animales.

Historia y presentación. Después de un largo tiempo en que las enfermedades respiratorias de naturaleza vírica del caballo se incluían bajo los epígrafes comunes de "influenza", "catarro de las vías respiratorias altas", o "gripe vírica", y que incluso hasta hace pocos años figuraban en los manuales la "tos infecciosa" o el "Hoppergaten de los caballos" sin identificar etiológicamente con la infección genuina por el virus de la *Influenza A equi* 1 y 2, en el momento actual está asegurada la identidad de estos procesos. De igual manera, se han separado inequívocamente de la influenza el complejo rinoneumonitis-aborto vírico (infección por *Herpesvirus equi*) (17.6.), la arteritis equina (7.3.), la parainfluenza 3 y las infecciones por rino y adenovirus. Resulta de ello que los datos relativos al desarrollo histórico y la distribución geográfica de la enfermedad en el periodo previo al esclarecimiento etiológico de la misma, han de valorarse con mucha prudencia.

La amplia difusión de la enfermedad se deduce del resultado de las encuestas serológicas. Un 60-80 % de los animales estudiados, y aun porcentajes superiores, son portadores de anticuerpos contra el *virus Influenza A equi* 1, mientras que se han encontrado menos regularmente frente al de la *Influenza A equi* 2.

Epizootias de influenza equina correctamente estudiadas se observaron por primera vez en Suecia (1955) y, posteriormente, también en Checoslovaquia (A equi 1 Praga 56), Polonia, Rumanía, Canadá, EE. UU. (inicialmente A equi 1 [1960], 3 años más tarde A equi 2 Miami 63), Sudamérica (A equi 1 y 2), URSS, así como Escandinavia, Holanda, Inglaterra (A equi 1 Cambridge 63), Méjico (A equi 1 Méjico 64), India 1964, Francia (A equi 2 Alfort 65), RFA (A equi 2 Munich 66), Austria y Hungría, Suiza, Japón (A equi Tokio 71) y Finlandia.

Etiología. El *virus Influenza A equi* concuerda con los otros mixovirus (cf. 9.) en cuanto a características morfológicas, físicas y bioquímicas.

En la envoltura lipoproteica externa del virión están las prominencias (antígenos V) que soportan la hemoaglutinina y la neuraminidasa, y en el interior el complejo proteínico RNA, es decir, la nucleocápsida helicoidal simétrica. Sus proteínas constituyen el antígeno fijador de complemento (antígeno S) común a los subtipos 1 y 2. Por sí misma, la nucleocápsida carece de propiedades infecciosas; las inmunizantes son insignificantes.

El virus puede cultivarse en embriones de pollo de 11 días de edad, inoculándolo en la cavidad amniótica. El tipo A equi 2 produce un efecto citopático sobre los cultivos de células renales de embrión bovino, de pollo y criceto. No parece ser adaptable al cultivo sobre células renales de caballo y de cerdo, HeLa ó AN.

Las investigaciones comparativas llevadas a cabo sobre 17 cepas de influenza A procedentes del hombre, caballo, cerdo y gallina demostraron que, a la vista del parentesco antigénico existente entre los subtipos, no es posible establecer entre ellos una separación neta. En consecuencia, para clasificarlos debe recurrirse más a la especificidad de hospedador que a la especificidad antigénica (Tumova y Pereia, 1968). Entre los virus de la influenza presentes en el caballo no hay inmunidad cruzada. Incluso cuando los títulos son muy elevados, es tan baja contra el antígeno S común como contra otros tipos de virus de influenza. La infección del caballo por virus de influenza A de origen humano o porcino, así como por el virus de influenza B (en Australia), se ha publicado en diversas ocasiones, pero hasta ahora no se ha confirmado de modo definitivo (Paccaud y col. 1966).

Desde el punto de vista de su escasa resistencia al calor y de la estabilidad ante el pH (5,2-7,8), concuerdan los datos relativos a los virus de influenza del cerdo y del caballo. De todos modos, la infecciosidad de las cepas A disminuye rápidamente, en general, a pH en torno a 5,6, mientras que las cepas A de origen equino comienzan a sufrir idéntico efecto a pH de 4-5. Inactivan al virus las sustancias oxidantes, metales pesados, detergentes, alcohol y formalina.

Receptividad. No se conocen infecciones naturales por el *virus de la influenza A equi* en otros animales que no sean los équidos, demostrados con seguridad.

La transmisión experimental del virus es posible en cerdos y bovinos. Tampoco enferma espontáneamente el hombre, y sólo después de haber estado expuesto a dosis extremadamente elevadas, por vía intranasal, es apreciable la formación de anticuerpos.

Inmunidad. Mientras que las cepas del subtipo A equi 1 crean una sólida inmunidad que dura por lo menos 1 año, las cepas más virulentas del subtipo A equi 2 sólo protegen durante unos pocos meses, pudiendo dar lugar a la presentación de la enfermedad en ondas epizoóticas repetidas. Como la inmunización cruzada entre ambas cepas es desdeñable, pueden aparecer simultánea o sucesivamente ambas infecciones en la explotación.

Epizootiología. Es necesario el contacto inmediato de los animales para la transmisión espontánea de la enfermedad, pues el papel de los vectores animados o inanimados, supuesto que exista, es de segundo orden absolutamente. Sólo la vía aerógena provoca la enfermedad clínica. Por ello, corren especialmente peligro las yeguadas y las concentraciones equinas, incluyendo los concursos hípicos, etc. sobre todo entre los meses de abril y octubre. Desde la decadencia de la cría equina, debe considerarse como principal responsable de la difusión de la enfermedad el transporte relacionado con tales actividades. Los caballos infectados eliminan virus por lo general sólo durante los 3-6 días siguientes a la infección.

El virus de influenza tipo A, que es el más difundido, se sospecha que siempre estuvo presente en todo el mundo, mientras que el subtipo A equi 2, más virulento apareció por primera vez en Europa en los últimos años, evidentemente por una transformación mutativa que desde Florida se difundió en 1963 en oleadas.

Patogenia. Después de haberse multiplicado el virus en el lugar inicial de penetración, es decir, en la mucosa nasal, donde da lugar a degeneración, lisis y descamación del epitelio, con intensa infiltración celular inflamatoria, provoca inflamación de las vías respiratorias superiores; inicialmente, el pulmón no suele resultar afectado. El rápido progreso de la infección por el epitelio de la bifurcación bronquial, provoca ya en los primeros 2-4 días de la infección la aparición de síntomas clínicos (fiebre, tos). Junto con esta difusión continua del virus, según se deduce de experiencias realizadas con ratones también se produce una fase virémica pasajera. La intensa formación de moco y la hiperemia originan rinitis, traqueítis, oclusiones bronquiolares y focos atelectásicos en los pulmones. También se ha descrito edema alveolar y periarteritis en los pulmones. Si en estos primeros días de enfermedad no se cuidan debidamente los animales, o si las condiciones higiénicas dejan que desear, no es raro que se establezcan complicaciones bacterianas causantes de una bronconeumonía crónica, que sigue su propio curso. La complicación por infección bacteriana secundaria se conocía como "enfermedad de Bruselas". Se encuentran preferentemente estreptococos hemolíticos.

Síntomas clínicos. Ya al cabo de 2-3 días, duración del periodo de incubación, aparece coriza, ligera al principio y más tarde seromucosa, así como tos frecuente, consecuencia de la bronquitis y bronquiolitis agudas. La elevación brusca de la temperatura (39,5-41,5 °C), acompañada de aceleración de la respiración y del pulso, se mantiene durante 10-36 horas, pero puede también aparecer con oscilaciones durante los primeros días. Si más tarde vuelven a observarse nuevas elevaciones de temperatura, hay muchas probabilidades de que exista una complicación bacteriana. Cuando se trata de la infección vírica no complicada, en el plazo de 2-10 días deben desaparecer todos los síntomas, incluída la hiperalgia de los músculos del esqueleto que se observa frecuentemente. La infección secundaria puede traducirse en catarro nasal purulento, formación de abscesos en los ganglios linfáticos de la cabeza y bronconeumonía, así como en trastornos cardio-circulatorios.

La sintomatología es ciertamente similar en lo fundamental en las infecciones con las cepas A equi 1 y 2, pero, como consecuencia de la diferente virulencia de una a otra cepa y de la situación inmunitaria, higiénica o meteorológica en que se encuentre el ganado, puede variar considerablemente. Así sucedió en Suiza, en 1965, con ocasión de un brote epizoótico producido por virus de la influenza A equi 2, donde hasta los casos no complicados siguieron un curso grave; durante 1-6 meses, según los casos, no pudieron trabajar los animales (Gerber, y Löhrer, 1966).

Pronóstico. Con una morbilidad del 50-100 %, la enfermedad puede causar una letalidad muy variada. Si bien cuando las condiciones de mantenimiento son adecuadas sólo cabe esperar hasta un 5 % de bajas, sobre todo en potros de menos de 2 años de edad, en cambio, cuando se producen infecciones bacterianas secundarias, la mortalidad puede elevarse hasta por encima del 30 %, en especial si los animales no reciben cuidados adecuados. Aunque la virulencia del agente debe considerarse como un factor importante, por lo general la infección vírica pura termina con la *restitutio ad integrum* al cabo de 2-3 semanas.

Anatomía patológica. El cuadro necrópsico y el substrato histopatológico no son muy expresivos. Los procesos inflamatorios agudos de las mucosas del tracto respiratorio superior se manifiestan bajo la forma de reacciones catarrales e hiperémicas, a las que microscópicamente corresponde una movilización de leucocitos polimorfonucleares. La descamación epitelial de las mucosas respiratorias, la bronquiolitis y peribronquitis, con engrosamiento intersticial del parénquima pulmonar de los entornos, va acompañada con frecuencia de procesos defensivos locales contra los agentes saprofíticos presentes y las infecciones bacterianas secundarias. Sin embargo, cuando se ha desarrollado una buena reacción linfohistiocitaria y hay una notable hiperplasia de los folículos linfáticos intrapulmonares, el epitelio se regenera rápidamente y la inflamación desaparece.

Las complicaciones se presentan en forma de procesos purulentos de las mucosas y ganglios linfáticos regionales, de bronconeumonías purulentas, neumonías intersticiales, periarteritis y edema pulmonar, así como de conjuntivitis purulenta. Pero también se comprueban degeneraciones del músculo cardíaco y del hígado, glomérulo- y túbulonefrosis, incluso en la infección pura con *virus de la influenza A equi* 2 sin complicación bacteriana.

Diagnóstico. La falta de especificidad de los síntomas y lesiones dificulta notablemente el diagnóstico, lo que en el pasado tuvo como consecuencia que se clasificaran afecciones infecsiosas pulmonares de diversa etiología bajo el epígrafe común de "gripe equina". Mientras que la rápida difusión de la enfermedad en la explotación, la fiebre pasajera y la tos constante en los animales sólo pueden considerarse como valiosas indicaciones, para el diagnóstico exacto lo más adecuado es la hemoaglutinación-inhibición (virus tratado con éter, frente a hematíes de paloma). También es conveniente valorar la marcha de la enfermedad por medio de la reacción de hemoaglutinación-inhibición, estando indicado el estudio de los animales que se infectaron inicialmente, mientras que los que están padeciendo la enfermedad pueden diagnosticarse serológicamente con la fijación del complemento. Sin embargo, hay que efectuar por lo menos 2 análisis en el curso de 3 semanas para evitar las notables oscilaciones que en ocasiones se producen en el título. También es rápida y segura la inmunofluorescencia, bien por el método directo dentro de las 24 horas, bien con embriones de pollos, transcurridos 3 días. El aislamiento del agente causal es posible en cultivo celular 5 días después de la aparición de los síntomas clínicos.

Desde el punto de vista del **diagnóstico diferencial**, aparte de las sustancias irritativas químicas o alérgicas, que generalmente no provocan elevación de temperatura, hay que mencionar otras virosis. Así sucede con la rinoneumonitis (17.6.), que se ve sobre todo en animales jóvenes y que en yeguas jóvenes gestantes provoca con frecuencia el aborto 1-4 meses más tarde. La arteritis vírica (7.3.) provoca, junto a trastornos respiratorios, edematización general del tejido conjuntivo, fotofobia y gran tendencia al aborto (50-80 %) hacia el final de la enfermedad. Además, debe diferenciarse la pleuroneumonía infecciosa equina (25.).

En la medida de lo posible, deben excluirse en el laboratorio (aislamiento de los virus, métodos serológicos) algunas enfermedades como las infecciones por adeno (16.3.), rino (2.) ó herpesvirus (17.6.) y para-influenza-virus.

Tratamiento y profilaxis. Sobre las infecciones agudas no se puede influir con medicamentos, si se exceptúa el eficaz empleo de los sueros inmunes en potros. La aplicación de sulfamidas y antibióticos puede evitar o hacer más leves las infecciones bacterianas secundarias. Es decisivo prestar a los animales desde las primeras manifestaciones de la enfermedad toda clase de cuidados, y mantenerlos en observación a lo largo de un periodo de convalecencia de 3 semanas, después de desaparecidos los síntomas.

Es posible la plena protección profiláctica con adsorbato-vacuna de hidróxido de aluminio bivalente contra los tipos A equi 1 y A equi 2. A ser posible, la primera y segunda dosis deben aplicarse en el 3º y 5º mes de edad (con revacunación cada 6 meses hasta transcurrido el segundo año de vida); en los caballos adultos con un intervalo de 2-3 meses. En tal caso la revacunación debe realizarse anualmente, a ser posible en enero-febrero; si existen sobrecargas o exposiciones corporales intensas, se efectuará 2 veces por año. La inmunidad está plenamente constituida 1-3 semanas después de la vacunación. En la RDA la vacunación se lleva a cabo lo más pronto a partir del 6º mes de vida y con un intervalo de 4 semanas, realizándose anualmente una vacunación doble con un intervalo de 4 semanas.

La respuesta inmunitaria a la vacuna inactivada, cuyo valor antigénico se potencia mediante el empleo habitualmente de diversos coadyuvantes, es comparable a la resultante del padecimiento natural de la infección, según se deduce de la investigación serológica. Una segunda inoculación puede elevar el nivel de protección (protección suficiente para 6-9 meses). Actualmente no se dispone de vacunas vivas exentas de reacción general.

La aplicación de una vacuna contra la influenza humana no puede tener éxito en el caballo, ya que los anticuerpos inmunizantes van dirigidos exclusivamente contra el antígeno externo del virus (V, específico del tipo). Las cepas humanas sólamente tienen en común con las A-equi el antígeno interno S, propio de la especie.

Ante un brote de influenza equina deben tomarse medidas de aislamiento (declaración obligatoria). La explotación afectada permanecerá cerrada. Debe impedirse la incorporación de caballos y la salida de los mismos. El aislamiento se levantará una vez pasadas 4 semanas después de la curación del último enfermo.

Bibliografía

Blaškovič, D., Szanto, J., Kapitánčik, B., Leššo, J., Lackovic, V., u. Skarda, R. (1966): Experimental pathogenesis of A/equi 1 influenza virus infection in horses. Acta virol. **10**, 513.

Bürki, F., Böckmann, J., Oulehla, J., u. Sihalin, M. (1976): Parenterale Influenzaimpfungen beim Jungpferd — Schutzvermögen, Schutzdauer, humorale Antikörper im Blutserum und Nasensekret. Wiener tierärztl. Mschr. **63**, 377.

Pehl, K. H. (1967): Virusbedingte Infektionskrankheiten des Respirationstraktes beim Pferd. In: H. Röhrer, Handbuch der Virusinfektion bei Tieren. Bd. II. VEB Gustav Fischer Verlag, Jena.

9.1.3. Influenza del pato

(Ursula Schmidt)

(Al.: *Enteninfluenza;* ruso: *Грип уток* ; ingl.: *Duck influenza, duck flu,* fran.: *Influenza des canards).*

La influenza de los patos es una enfermedad infecciosa gripoide, que afecta especialmente a las mucosas cefálicas de los animales infectados. El órgano primariamente afín es, evidentemente, la conjuntiva. Además, es característica la tumefacción del seno cefálico.

Historia y presentación. En 1956, Koppel y col. dieron a conocer por primera vez una infección vírica de los patos en Checoslovaquia, de caracteres influenzoides, que había provocado grandes pérdidas. Posteriormente aparecieron comunicaciones procedentes de Escocia, Inglaterra, URSS, Italia, EE. UU. y RFA. En la bibliografía en lengua alemana se publicaron trabajos relacionados con el aislamiento de algunas cepas víricas. En el curso de investigaciones de rutina también se ha aislado el virus a partir de patos clínicamente sanos.

Etiología, receptividad y epizootiología. De acuerdo con sus propiedades y morfología, el virus de la influenza del pato pertenece a los mixovirus, tiene RNA, es sensible al éter y al cloroformo, lábil ante el calor y se inactiva con valores bajos de pH, así como con la hidroxilamina. Se ha calculado su tamaño en 60-100 nm.

Todas las cepas aisladas de aves poseen un antígeno grupo-específico, idéntico al del tipo de los virus A de la influenza humana. Las cepas pueden clasificarse en 6 grupos.

Las cepas de virus de influenza aviar carecen evidentemente de especificidad de hospedador y propenden a la variación antigénica, particularmente las del grupo 6. El origen de las infecciones con virus de influenza en las diversas especies aviares no está suficientemente esclarecido. Se sospecha que existen relaciones con las infecciones del hombre y de los mamíferos.

Síntomas clínicos. El cuadro clínico que se observa tras la infección es uniforme en casi todos los casos. En primer lugar destaca la tumefacción del seno infraorbitario. Además, los animales enfermos muestran respiración acelerada, pico cianótico y abatimiento. Cuando se les intranquiliza, se produce rápidamente la muerte por insuficiencia respiratoria. Igualmente hay poliserositis y pericarditis. Enferman preferentemente los animales jóvenes, de 10-21 días, sobre todo cuando las condiciones de explotación son inadecuadas. La morbilidad es elevada y, en cambio, la mortalidad es relativamente baja. De todos modos, la infección concomitante con salmonelas, micoplasmas u otros agentes, puede provocar elevadas pérdidas. Parece ser que el lugar primario por el que tiene afinidad el virus es la conjuntiva.

Anatomía patológica. Junto con tumefacción del hígado, bazo y riñones, se presenta un engrosamiento coriáceo de los sacos aéreos, los cuales aparecen muchas veces llenos de masas de fibrina. Histológicamente puede apreciarse hiperemia pulmonar y neumonía intersticial. En los bronquios, además, se advierte en ocasiones multiplicación de las células epiteliales de carácter focal, con hiperplasia de las glándulas mucosas e infiltrados celulares subepiteliales.

Diagnóstico. Puede obtenerse mediante demostración del virus o de los anticuerpos. En el primer caso pueden inocularse embriones de pollo con suspensiones de pulmón, tráquea bazo e hígado. En caso positivo, los embriones infectados mueren entre 60 horas y los 5 días postinfección, y los líquidos obtenidos del huevo aglutinan una suspensión de hematíes de gallina al 0,5 %. Para separar el virus de otros igualmente hemoaglutinantes, así como para su especificación ulterior, deben emplearse las reacciones de hemoaglutinación-inhibición o de fijación del complemento.

El contagio experimental de animales con vistas a la identificación del virus sólo debe usarse con ciertas condiciones, porque es muy difícil de reproducir el cuadro típico de la enfermedad. Sin embargo, los animales infectados forman anticuerpos específicos.

Otra posibilidad de demostrar el virus consiste en inocular cultivos de fibroblastos de embrión de pollo con material previamente pasado por embrión de pollo para, finalmente, realizar la hemoadsorción.

Pueden emplearse la sueroneutralización, la hemoaglutinación-inhibición y la hemoadsorción para demostrar la existencia de anticuerpos.

Profilaxis. No existen una profilaxis ni lucha sistemática contra la influenza de los patos. La mejor profilaxis es el mantenimiento de adecuadas condiciones de explotación. En circunstancias irreprochables de mantenimiento, la influenza no provoca en la mayoría de los casos trastornos graves en el aparato respiratorio, o incluso cursa de modo inaparente.

Bibliografía

Schettler, C. H. (1970): Isolierung, Charakterisierung und biologische Eigenschaften eines von Enten stammenden Influenza-A-Virus der Gruppe 6. Zbl. Vet.-Med. B **17**, 817.

Vrtiak, O. J., Sitková, M., u. Haladej, S. (1969): Der Nachweis von Antikörpern gegen einige Geflügelinfluenza- und -parainfluenzaviren beim Geflügel (Tschech.). Fol. vet., Košice **13**, 51.

9.1.4. Peste aviar
(Ursula Schmidt)

(Sin.: *Peste aviar clásica, europea o lombarda;* al.: *Geflügelpest, Europäische, lombardische oder klassische Geflügelpest, Hühnerpest;* lat.: *Pestis gallinarum;* ruso: *Чума птиц;* ingl.: *Fowl pest, chicken plague;* franc.: *Peste aviaire*).

La peste aviar (PA) "clásica" tiene en muchas de sus características un considerable parecido con la enfermedad de Newcastle (ND) (9.2.1.), también llamada peste aviar "atípica", de tal manera que antaño se consideraron las dos enfermedades como una sola. La introducción de los modernos métodos virológicos permitió separar claramente ambas.

Historia y presentación. La primera descripción exacta de las manifestaciones clínicas de la peste aviar y, al mismo tiempo, el reconocimiento de que era una enfermedad independiente del cólera de las gallinas, se encuentra en el *Handbuch der Ornithoiatrie* (1880). Los autores eligieron como denominación de la enfermedad la expresión "typus exsudativus gallinarum"' en atención a los procesos exudativos que aparecen en las serosas de los animales muertos de este proceso. Cabe aceptar que la enfermedad ya de antiguo causaba pérdidas en los gallineros, debiendo asignarse a ella algunas de la atribuídas al cólera de las gallinas, en ciertos aspectos de curso parecido.

En 1894 se presentó la primera epizootía de peste aviar en Novara y Piamonte (Italia), difundiéndose desde estas zonas y sin llegar a extinguirse en largo tiempo. Por la intervención de un italiano vendedor ambulante de aves, la enfermedad pasó al sur de Alemania en 1901, año en que también se difundió por el mundo, produciendo en todas partes grandes pérdidas. La exposición de avicultura de Braunsweig, que tuvo lugar en 1901, ofreció excelentes condiciones para la difusión de la enfermedad, que recibió entonces el nombre de *Braunschweiger Geflügelseuche* (peste aviar de Braunsweig). Nuevas epizootias se produjeron en los años 1904, 1907 y 1910, cuya repercusión económica fue pequeña en comparación con la onda epizóotica de 1925-1927.

Al incluirse la peste aviar entre las enfermedades de declaración obligatoria, su eliminación tuvo lugar, en general, con relativa rapidez en todos los casos. En los últimos años la peste aviar ha vuelto a cobrar importancia (ver punto 9.).

Etiología. Virus de la influenza A (subtipo Hav 1) (ver 9.).

Receptividad. El repertorio de hospedadores naturales comprende las gallináceas, patos y gansos. El contagio experimental también se logra en palomas, ratones y cobayos.

Síntomas clínicos y anatomía patológica. Tras la infección con el virus de la peste aviar, se presentan en la gallina alteraciones clínicas que no pueden diferenciarse con seguridad de las observadas en la enfermedad de Newcastle (9.2.1.). Otro tanto sucede con las lesiones anatomopatológicas. En la gallina se presenta en ocasiones una peritonitis.

Diagnóstico. Se basa en los hallazgos epizootiológicos, clínicos y anatomopatológicos. Un indicio de la existencia de PA es el plazo extraordinariamente corto de incubación de la enfermedad, a veces inferior a 24 horas. La identificación directa del virus se realiza mediante inoculación de embrión de pollo o de cultivos celulares, poniendo en práctica los métodos de trabajo normalizados en la RDA. La multiplicación del virus se evidencia con ayuda de la HA ó de la hemoadsorción sobre eritrocitos de gallina. Los detalles ténicos para esto vienen también expuestos en el Standard ND de Virus, de cumplimiento obligatorio a nivel nacional (RDA) y en el seno de la RGW.

Acto seguido se procede a efectuar el **diagnóstico diferencial** entre el virus de la PA y el de la ND. A tal fin sirven los siguientes métodos:

– RHAI con el suero standard de la influenza A (suero de la PA) y suero standard ND (en el comercio: antígeno desecado de la peste aviar "Dessau", inclusive suero hiperinmune homólogo).
– Determinación del espectro de HA en glóbulos rojos de gato, perro, gallina y caballo (el virus de la PA aglutina los eritrocitos de todas las especies mencionadas, mientras que el virus de la ND no aglutina los eritrocitos de gato y caballo).
– Determinación del tipo de antígeno HA.
– Determinación del índice de neuraminidasa.
– Diferenciación morfológica con ayuda del microscopio electrónico, atendiendo a la estructura interna de las partículas víricas.

Profilaxis y lucha. Se llevan a cabo poniendo en práctica las medidas de protección contra epizootias. En lo posible, se desistirá de la inmunoprofilaxis. Si se utilizan vacunas de virus vivo, no puede excluirse la diseminación del mismo, máxime estando sin aclarar todavía las causas y premisas del fenómeno del "drift" y el "shift".

Bibliografía

Anonym (1970): Fowl pest. Vet. Rec. **87**, 723.
Horzinek, M. C. (1979): Komp. d. allg. Virologi. Paul Parey Verlag, Berlin-Hamburg.
Meulemans, G., u. Mitarb. (1979): Ann. méd. vét. **123**, 109.
Schmidt, U. (1968): Die Geflügelpest. In: H. Röhrer, Handbuch der Virusinfektionen bei Tieren Bd. **III/1**, 283. VEB Gustav Fischer Verlag, Jena.
Wrigley, N. G. (1979): Electron microscopy of Influenza virus. Brit. Med. Bull. **35**.

9.2. Infecciones por paramixovirus

9.2.1. Enfermedad de Newcastle

(Ursula Schmidt)

(Sin.: *Peste aviar asiática, pseudopeste o peste atípica;* al.: *Asiatische oder atypische Geflügelpest, Newcastle-Krankheit, Pseudovogelpest;* ruso: *Ньюкасла болезнь, Ложная чума курuц* ; ingl.: *Avian pneumo-encephalitis, Raniket disease).*

La enfermedad de Newcastle (Newcastle disease, ND) es una virosis contagiosa de las aves de corral. Cuando el curso es agudo, predominan en el cuadro clínico los síntomas septicémicos, mientras que cuando la enfermedad progresa más lentamente destacan los síntomas de encefalomielitis.

Historia y presentación. A comienzos de 1926 se demostró en diversas áreas de la isla de Java la existencia de una virosis que provocaba extraordinarias pérdidas y que se extendió con celeridad a las restantes islas circundantes. De acuerdo con los síntomas observados, se creyó que se trataba de peste aviar "clásica". Kraneveld y Picard, así como Nasoetin, reconocieron sin embargo que se encontraban ante una enfermedad independiente, a la que denominaron "pseudofowl plague", es decir, pseudopeste aviar. La enfermedad se difundió rápidamente por todo el archipiélago índico. En el otoño del mismo año pasó desde allí con un barco a Newcastle (Inglaterra), donde Doyle (1926-1927) la describió por primera vez en Europa. Por haber sido observada en aquel lugar, recibió la denominación, todavía en uso, de "Newcastle disease" (enfermedad de Newcastle).

A partir de dichos lugares, la enfermedad de Newcastle se difundió nuevamente con rapidez hacia Filipinas, China, Manchuria, Japón y Corea. Luego fueron atacadas también Australia, Malaca, Birmania, Ceilán y parte de Africa. En Inglaterra tuvo lugar un nuevo brote en 1933. Hacia 1935 llegó la enfermedad de Newcastle a la costa norteamericana del Pacífico. Después de 1940 fueron contagiados el resto de América, Egipto y todos los países de Europa.

En 1949 Schäfer, Schramm y Traub lograron obseservar al microscopio electrónico por primera vez el virus de la enfermedad de Newcastle. Un año más tarde, los mismos autores pudieron demostrar definitivamente que los agentes de la enfermedad de Newcastle y de la peste aviar eran distintos, por lo que la primera debía considerarse como una virosis aviar independiente.

De acuerdo con un informe elaborado por Dobons, en 1952 estaba la enfermedad de Newcastle difundida por todo el mundo. En principio, esta es la situación hoy en día, si bien la significación económica de la virosis ha descendido en los últimos años.

En el transcurso del tiempo, la forma septicémica inicial con muertes agudas ha evolucionado hacia una forma crónica. En 1953 se dió a conocer en la India la existencia de una enfermedad de Newcastle de curso leve, con manifestaciones nerviosas en primer término.

En Alemania, la enfermedad de Newcastle se demostró por primera vez en 1941, en Hannover. Mediante el sacrificio de todos los efectivos aviares afectados pudo yugularse el brote. En 1942 se importaron, procedentes de Hungría, gallinas congeladas y faisanes vivos contaminados con el virus de Newcastle. A partir de la Silesia de entonces se infectaron todas las explotaciones avícolas de las localidades por donde pasaba el ferrocarril, o a las que se destinaron los envíos y, en muy poco tiempo, ya se había declarado la enfermedad en todos los estados alemanes de aquella época. La falta de rigurosas medidas veterinarias de control de epizootias durante la II Guerra Mundial e inmediatamente después de ella, impidió la yugulación de los correspondientes brotes. Además, la constante importación de aves a partir de los países vecinos contaminados constituía una fuente de contagios continuados. Según datos de Köhler (1952-1953) relativos a la evolución anual de la enfermedad de Newcastle en el área de Hannover, ya se aprecia la tendencia al contagio enzoótico de la RFA que, desde entonces, continúa progresando.

En la RDA aumenta desde 1949 la amenaza de sus efectivos avícolas. El máximo de contagio, que cursa de modo periódico, se alcanzó en los años 1952/53. Posteriormente, el máximo de la cúspide epizoótica anual disminuyó, pero el número de contagios alcanzó en cambio en marzo de 1957 su máximo, con 1.300 explotaciones infectadas en 330 municipios. En total, se perdieron en la RDA en ese mes 42.066 gallinas. La pérdida de huevos se cifró en 10 millones de unidades. Desde 1965, con amplios intervalos exentos de la enfermedad, todavía hay denuncias aisladas relativas a la presencia de la virosis.

Etiología. El agente es un ARN-virus de la familia *Paramyxoviridae.* Su forma es esferoide y el tamaño del virión alcanza 100-200 nm. En su interior se encuentra la nucleocápsida dispuesta helicoidalmente, la cual aparece con frecuencia libre en las preparaciones electrónico-microscópicas (fig. 44). El conjunto está rodeado por una membrana lipoide de 10-15 nm, de la que arrancan prominencias de 8-10 nm de longitud, correspondientes al componente hemoaglutinante.

En general, el virus de la ND se conserva contagioso entre pH 6 y 9. Existen, sin embargo, estudios cuyos resultados indican que la infecciosidad persistía todavía después de largos depósitos a pH 4 y 11. En carne de ave congelada, el virus de la ND se conserva todavía contagiante al cabo de 838 días.

Receptividad. Inmunidad. Al contrario que el virus de la peste aviar, el de la enfermedad de Newcastle tiene un espectro de hospedadores relativamente amplio. En el transcurso del tiempo, aparte de la gallina, se han conocido numerosos casos de enfermedad natural en otros animales. En primera línea figuran las aves domésticas, es decir, patos, gansos, palomas, faisanes y pintadas. También desempeñan algún papel las aves silvestres, como los faisanes y las perdices. Además, se han publicado casos en cormoranes, grajos, lechuzas, gorriones, águila pescadora y papagayos. En los zoos, hasta ahora se han observado enfermedades en avestruces africanas, buitres de cabeza blanca, tucanes, lechuzas, bucero, águila marina, martín-pescador gigante y, probablemente, también en grulla coronada, cigüeña, buitre pintado, buho vulgar y pájaro secretario. La infección cursa en la mayoría de los casos con carácter crónico y manifestaciones cerebrales, pero, en casos aislados, también puede ser aguda. Pueden enfermar así mismo de modo manifiesto los mamíferos, aunque ello carece de importancia práctica. También es receptible el hombre.

Tanto la superación natural de la enfermedad, como la vacunación con vacuna de virus vivo o adsorbato-vacuna, originan inmunidad de duración variable.

Epizootiología. La transmisión del virus de la enfermedad de Newcastle tiene lugar por medio de los animales con infección inaparente o manifiesta, que albergan el agente. Son infecciosas las secreciones y excreciones de los tractos digestivo y respiratorio superiores, las heces y los productos de excreción de los riñones. Además, es posible la diseminación del virus por medio de la sangre durante la fase de viremia. En la mayoría de los casos, la transmisión tiene lugar por gallinas vivas a los gallineros hasta entonces libres y, menos frecuentemente, por supuesto, por medio de animales que se encuentran enfermos en fase aguda que por los que se hallan en estadio de incubación. También se sospecha que, en ocasiones, pueda haber eliminadores permanentes del virus. Tanto en la infección experimental, como en la vacunación con vacunas a base de virus vivo, puede eliminarse el mismo hasta 21 días postinfección con las heces y secreción nasal. Todavía pudo hallarse el virus en la médula ósea al cabo de 70 días postinfección, y en una muestra de vitelo a las 10 semanas de un brote de la enfermedad.

La infección de un nuevo hospedador puede tener lugar de modo directo o indirecto. De un lado desempeña gran papel la presencia del virus en los residuos de matadero y en la carne. La alimentación con desperdicios de matadero, huevos o sus cáscaras, o cualquier otro alimento infectado es muy peligrosa. También pueden ser infectantes las plumas. Por otra parte, también puede producirse el contagio mediante el aire, polvo o agua.

También debe atribuirse un cierto papel en la transmisión a los vectores vivos, a cuyo efecto debe pensarse en los roedores dañinos y en los pájaros que tienen acceso a los gallineros infectados. También hay informes sobre la intervención de artrópodos y algunas lombrices de tierra.

La introducción de la enfermedad en un país exento de ella tiene lugar, principalmente, por medio de la importación de aves.

Síntomas clínicos. La enfermedad de Newcastle se manifiesta en la gallina al cabo de 4-5 días de incubación, inicialmente con disminución del apetito. Con la subida de la temperatura corporal hasta 44 °C, los animales empiezan a manifestar creciente somnolencia e indiferencia. Con sus plumas erizadas, se echan luego en las partes más oscuras del gallinero. A partir de las puntas de la cresta, toda la región cefálica puede tomar un color azul-violáceo. Los ojos duelen, por lo que permanecen cerrados. Hay tumefacción conjuntival. Con frecuencia aparecen las mucosas bucal y faríngea cubiertas de un moco viscoso, que se evacúa presionando sobre el pico. Es notoria la respiración dificultada, emitiendo los animales un sonido peculiar. En ocasiones se presenta diarrea. La enfermedad progresa lentamente, a veces predominan los síntomas encefalomielicos, apareciendo parálisis que se inician en las extremidades y se dirigen hacia la cabeza, o bien contracciones espasmódicas y movimientos de pista. En ocasiones los animales caen repentinamente en posición lateral y mantienen sus extremidades retorcidas, con movimientos de contracción involuntarios y bruscos. Poco antes de la muerte pueden observarse ataques frenéticos. En los casos agudos, la enfermedad lleva a la muerte al cabo de 2-4 días. En tales ocasiones, la mortalidad es del 90 al 100 %. También pueden presentarse casos sobreagudos, de tal manera que, animales aparentemente sanos la tarde anterior, al día siguiente se encuentran muertos en el gallinero. No siempre es tan característico el curso. Con frecuencia se presentan formas mixtas, en las que sólo se observan parte de los síntomas descritos.

Cuando el curso es crónico, ocupan el primer plano los síntomas del sistema nervioso, disminuyendo entonces la mortalidad. A veces enferman de modo preferente los pollitos, observándose tortícolis y parálisis de las extremidades. Tratándose de animales adultos, por el contrario, si se exceptúa una disminución de la puesta, que se mantiene largo tiempo, pueden faltar los síntomas típicos.

En los últimos años se ha presentado la enfermedad bajo tres formas clínicas, principalmente:

– Síntomas predominantemente respiratorios y nerviosos, con una duración de la enfermedad que varía desde unos pocos días hasta 4 semanas, y una mortalidad del 10-60 %, aproximadamente.
– Manifestaciones clínicas en los animales jóvenes que recuerdan el cuadro de la micoplasmosis (24.6.).
– En animales adultos sólamente disminución de la puesta y, en ocasiones, síntomas respiratorios. Faltan en absoluto las bajas.

Anatomía patológica. El grado de las lesiones patológicas varía y depende del curso de la enfermedad. El hallazgo necrópsico correspondiente no depende sólamente del curso general de la enfermedad, sino que puede ser distinto de unos animales a otros en un mismo gallinero. En casos sobreagudos, la necropsia puede resultar totalmente negativa. Las lesiones típicas de la enfermedad de Newcastle sólo aparecen en el curso agudo, al cabo de 2-4 días de enfermedad. Pueden hallarse petequias y equimosis en todas las serosas, especialmente en la grasa peritoneal, en el esternón, epicardio, sobre todo a lo largo del surco coronario y, más raramente, en el pericardio. También hay hemorragias en la mucosa traqueal y laríngea. La mucosa del ventrículo sucenturiado está tumefacta, así como las piapilas. En los conduc-

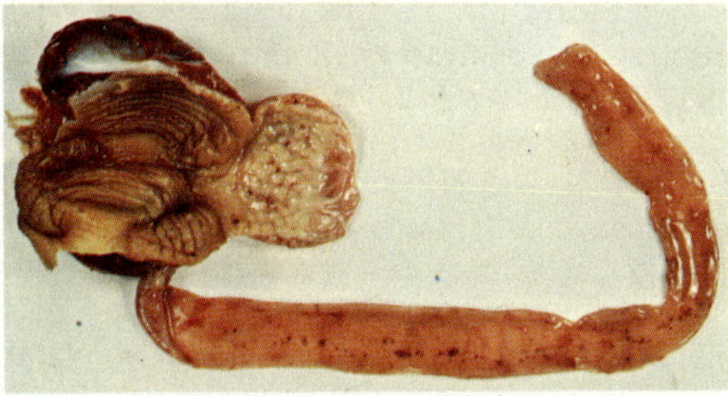

Fig. 45. Enfermedad de Newcastle. Hemorragias en el estómago glandular y duodeno en la forma aguda (Foto: Scharf).

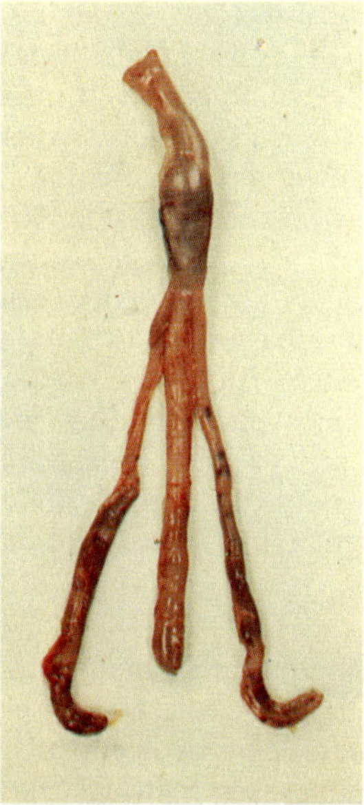

Fig. 46. Enfermedad de Newcastle. Hemorragias en los intestinos ciegos en la forma aguda (Foto: Scharf).

tos excretores de las glándulas se advierten hemorragias, con frecuencia muy numerosas; a veces, incluso necrosis (fig. 45). De vez en cuando aparecen hemorragias bajo la cutícula de la molleja. En el resto del aparato digestivo puede presentarse desde simple hiperemia submucosa hasta necrosis, con toda clase de formas de inflamación. El duodeno es por lo general el tramo más frecuentemente afectado. Junto con hemorragias puntiformes en número y tamaño variables (fig. 45), que dan al intestino con frecuencia la apariencia de haber sido regado con sangre, también se presentan lesiones de diverso grado en las placas foliculares linfáticas. En casos extremos predominan los depósitos difteroides en el cuadro anatomopatológico. En tales oportunidades, la mucosa intestinal parece como si hubiera sido espolvoreada con salvado, o también se forman tapones botonoides caseosos. Los ciegos están afectados sobre todo a nivel de los folículos de la confluencia, en la zona más estrecha (fig. 46). También puede mostrar petequias la cloaca. La tumoración esplénica sólo se observa excepcionalmente. En casos subagudos, las alteraciones septicémicas intestinales son menos marcadas. En los crónicos pueden faltar por completo, ocupando el primer plano la afección primaria del sistema nervioso. Las lesiones encefálicas corresponden a una encefalitis no purulenta.

Diagnóstico. La variabilidad del cuadro clínico de la enfermedad de Newcastle implica en muchas ocasiones dificultad para su diagnóstico, obligando a emplear numerosos métodos para asegurarlo. En este contexto entra también el esclarecimiento de la epizootiología, siendo un instrumento auxiliar valioso la historia clínica. Como indicativos sirven los datos relativos al carácter de la enfermedad. Además, debe tomarse en consideración el cuadro clínico. No raras veces forman la base clínica de la enfermedad de Newcastle los síntomas respiratorios o las paresias que recuerdan a la enfermedad de Marek. Como los datos que se consideraban clásicos en el tracto gastro-intestinal son cada vez menos frecuentes, sólo en un limitado número de casos permite el cuadro anatomopatológico un diagnóstico seguro. La investigación histológica puede emplearse para ampliar la imagen anatomopatológica. En ocasiones se diagnóstica una encefalitis o una neuritis no purulenta. Dado que tales hallazgos no son absolutamente específicos, sólo deben tomarse como indicios de la presencia de la enfermedad de Newcastle, aunque también deben tomarse en consideración para el diagnóstico diferencial las encefalitis no purulentas de otras enfermedades.

El método diagnóstico más seguro es la demostración del virus en los animales enfermos o muertos. El aislamiento del agente se logra inoculando material sospechoso a embriones de pollo.

Como material de partida sirven los extractos de bazo, cerebro y pulmones tratados con antibióticos, o bien las suspensiones de ovarios o de folículos de los mismos. En la médula ósea, el virus se comprueba con irregularidad. Los mejores resultados se obtienen con material cefálico o esplénico. Casi todos los métodos de inoculación conocidos provocan el contagio del embrión de pollo. Los mejores rendimientos de virus se obtienen mediante la inoculación en la cavidad alantoidea a través del polo romo. El ritmo de la infección depende de la virulencia de la cepa, de la edad de los embriones y de la temperatura de incubación. Los más adecuados son los embriones de pollo de 10 días incubados a 37 °C. Si en el material inoculado hay virus de Newcastle, éste se multiplicará en el embrión y sus envolturas, conduciendo finalmente a su muerte. En el mismo momento de la muerte del embrión, el título del virus en el líquido alantoideo alcanza su máximo. Si en ese punto no se interrumpe la incubación, en poco tiempo disminuyen los títulos hemoaglutinantes e infectantes de modo notable. Los embriones infectados suelen mostrar hemorragias. Tras la infección con cepas de virus de lenta multiplicación, también hay neumonías, junto con anormalidades del desarrollo.

Para demostrar que, efectivamente, la muerte del embrión se debe al virus de la enfermedad de Newcastle, hay que practicar una reacción de hemoaglutinación con el material del huevo, a cuyo efecto se pone sobre un portaobjetos de porcelana blanca una gota de líquido alantoideo, mezclándola con otra de suspensión de hematíes de gallina. Cuando hay virus de Newcastle, se produce la glutinación de los eritrocitos. Por el contrario, las suspensiones de los órganos de gallinas enfermas no dan hemoaglutinación, de modo que el diagnóstico sólo es factible transmitiendo el agente al embrión de pollo.

Recientemente se emplean los cultivos hísticos para aislar el virus, que se multiplica en cultivos de fibroblastos de embrión de pollo, diversos sistemas celulalares de origen humano y en cultivos celulares de riñón de cerdo. No obstante, la demostración de la existencia del virus en los cultivos celulares no siempre es fácil, dado que no siempre se produce el efecto citopático paralelamente a la multiplicación del virus. Por ello, para la demostración de la especificidad es más adecuada la reacción de la hemoadsorción que la observación del efecto citopático. Estudios comparativos sobre el aislamiento del virus de la enfermedad de Newcastle en cultivos celulares y en embriones de pollo dieron resultados semejantes en 136 casos, de un total de 152 muestras sospechosas. En 8 casos sólo reaccionaron positivamente los cultivos hísticos y en otros 8 únicamente el embrióm de pollo. Mediante la hemoadsorción pudo comprobarse el virus en todos los casos.

El aislamiento del virus sólo se consigue en los estadios iniciales de la enfermedad o si el curso es muy agudo. Cuando la enfermedad adopta la forma crónica, el diagnóstico ha de basarse en evidenciar los anticuerpos específicos, a cuyo efecto es de aplicación la reacción de hemoaglutinación-inhibición. Así pues, la demostración de los anticuerpos inhibidores de la hemoaglutinación es adecuada para el diagnóstico en los animales vivos, sobre todo en aquellas poblaciones en que el proceso cursa con escasas manifestaciones clínicas. Todos los animales que hayan sido infectados espontáneamente o por vía experimental con virus de Newcastle activo, o bien los que hayan recibido virus inactivado, forman anticuerpos hemoaglutinantes.

Para identificar los anticuerpos se mezclan en tubitos cantidades iguales de diluciones crecientes del suero problema con cantidades semejantes de virus a concentración constante, que suponga el doble o el cuádruple del título final hemoaglutinante del mismo. Sirve como indicador una suspensión de hematíes de gallina al 0,5 %. Si hay anticuerpos en el suero, comenzando en la dilución más baja del mismo hasta una determinada dilución final, se produce la inhibición de la hemoaglutinación.

La reacción de sueroneutralización tiene menos importancia práctica para el diangóstico de la enfermedad de Newcastle, porque requiere más tiempo y mano de obra. En general, los títulos de anticuerpos proporcionados por la reacción de hemoaglutinación se corresponden ampliamente con los aportados por la hemoaglutinación-inhibición, aunque la elevación del título de la neutralización no ocurre al mismo tiempo que la del título de hemoaglutinación-inhibición, aparte de que los títulos logrados con ambos métodos mostrarán ciertas diferencias en sus máximos y en cuanto a su ulterior evolución.

La fijación del complemento, que se emplea con frecuencia en el hombre para la demostración de la enfermedad de Newcastle, en avicultura tiene un papel de segundo orden. La principal razón es que los sueros inmunes de numerosas especies de aves no fijan el complemento en presencia de antígenos homólogos, pese a que con otros métodos pueda comprobarse un alto título de anticuerpos. Con ayuda de la fijación del complemento indirecta se han logrado en ocasiones resultados útiles, aunque el método carece de interés práctico.

En los últimos años también se ha probado la utilidad de la precipitación en gel de agar para el diagnóstico de la enfermedad de Newcastle. Con este método se ha podido demostrar la existencia de anticuerpos precipitantes en animales que habían superado la infección con virus Nescastle o que habían sido hiperinmunizados con él. La reacción es negativa tras la vacunación con adsorbato-vacunas. Son más adecuadas como antígeno para la reacción las membranas corioalantoideas infectadas que los líquidos del embrión. No se obtuvieron resultados positivos con extractos de órganos.

Inmediatamente antes de comenzar en el organismo infectado por virus de Newcastle la formación de anticuerpos, se presentan las autoaglutininas o reacción-aglutininas (R-aglutininas), demostrables en la sangre y capaces de aglutinar también los eritrocitos; sin embargo, no son idénticas a las hemoaglutininas víricas. El título de las autoaglutininas se eleva inmediatamente después de la infección y comienza a descender en el momento en que se incrementa el título de los anticuerpos. Pese a todo, para el diagnóstico de la enfermedad se ha recurrido a la demostración de estas aglutininas, siguiendo una técnica que se parece a la de la hemoaglutinación, pero que en vez de emplear suero hemático de animales vivos, utiliza coágulos cardíacos o sangre no coagulada, así como suspensiones de músculo cardíaco, hígado o bazo de animales muertos. Después de la elución en la estufa de las aglutininas presentes en el material de partida, se procede a su dilución en serie y, finalmente, se mezclan con hematíes de carnero. En caso positivo se forma un botón semejante al que aparece en la hemoaglutinación. Esta técnica se ha mejorado posteriormente y en la actualidad constituye una parte fundamental del diagnóstico de la enfermedad de Newcastle. De todos modos, no hay unanimidad en cuanto a los títulos límite, considerándose como positivo en la mayoría de los casos un título de 1:32 a 1:40.

Se llega a un diagnóstico seguro cuando es posible emplear muchos métodos auxiliares, con lo que siempre puede demostrarse la infección de un gallinero.

Para el diagnóstico de rutina resulta adecuado el siguiente método: Primero debe practicarse la necropsia, y, si en las mucosas laríngea, traqueal e intestinal aparecen las lesiones características de la enfermedad de Newcastle, y la historia clínica apunta la sospecha de la misma, se decidirá el método de investigación a seguir en armonía con el cuadro necrópsico.

Si los antecedentes no hacen sospechar la enfermedad de Newcastle, pero sí los hallazgos de necropsia, se tratará el caso como sospechoso, emprendiendo la investigación de laboratorio, que, inicialmente, se limitará al examen serológico. Si con ello, unido al informe previo y la necropsia, no se esclarece la sospecha, se investigará entonces la presencia del virus mediante cultivo. Siempre que en las dos primeras diluciones de la reacción de hemoaglutinación-inhibición se aprecien resultados positivos, también se procederá al cultivo del virus. Cuando se consigue identificar el virus, el diagnóstico es firme. Si el resultado de los intentos de cultivo del virus fuera negativo, ante la persistencia de la sospecha fundada de existencia de enfermedad de Newcastle se llevará a cabo una investigación complementaria para demostrar la presencia de anticuerpos en los animales vivos del gallinero de procedencia.

La relación diagnóstico-diferencial de la enfermedad de Newcastle con otras afecciones de las gallinas es variada. En primer lugar hay que diferenciarla de la peste aviar (9.1.4.). Considerando esto preciso, deben emprenderse las siguientes acciones:

– Reacciones serológicas e inmunológicas cruzadas con la hemoaglutinación-inhibición y pruebas de inmunidad.
– Hemoaglutinación, determinando el tipo de la misma, el espectro de eritrocitos y los gradientes del receptor.
– Prueba de la infección experimental en embriones de pollo, pollitos y ratones blancos.

La enfermedad de Newcastle debe diferenciarse además de diversas infecciones de las vías respiratorias altas. Cuando, en el curso crónico, aparecen en primer plano paresias y parálisis, deben deslindarse la encefalomiolitis aviar (4.6.) y la enfermedad de Marek (17.10.). Cuando el curso es agudo, hay que excluir el cólera de las gallinas (34.8.), que cursa de modo parecido.

Tratamiento. Legalmente está prohibido el tratamiento de las gallinas con la enfermedad de Newcastle, ya que dichas medidas contribuyen a difundir más esta enfermedad.

Profilaxis. La introducción de la enfermedad de Newcastle en un gallinero puede prevenirse mediante la aplicación de medidas higiénicas antiepizoóticas. Son requisitos para ello las instalaciones, parques y piensos irreprochables. Igualmente puede prevenirse la transmisión por medio del agua, con bebederos de agua corriente.

La transformación de la antigua forma de explotación avícola en la moderna cría masiva en grandes instalaciones hace necesarias medidas todavía más estrictas. Es favorable disponer de diversas posibilidades de aislamiento dentro del área principal circunscrita de la explotación, con lo que, en caso de brote epizoótico, pueden ponerse en práctica eficaces medidas de aislamiento. En todo caso, la cría, cebo y recría deben realizarse en locales separados. Disponer de esterillas empapadas en lejía sódica a la entrada de los locales aminora los riesgos de difusión de la enfermedad a través del calzado del personal que cuida de las aves. Si los operarios están concienciados sobre los riesgos de la enfermedad de Newcastle y, además, cambian de ropa al entrar en los gallineros y corrales, casi siempre puede impedirse la introducción de la virosis. Se prohibirá la entrada de personas ajenas.

El sacrificio de animales sólamente debe practicarse en espacios cerrados, en grandes instalaciones con mataderos de aves. Todos los desperdicios, lo mismo que los animales muertos, deben eliminarse en condiciones de inocuidad. Los animales comprados nunca se incorporarán inmediatamente al resto de las gallinas de la explotación, sino que deben ponerse en cuarentena, por ejemplo, una cuarentena de contacto durante 14 días, con lo que los riesgos de aparición de la enfermedad de Newcastle se reducen.

Tiene gran importancia la inmunización profiláctica, que puede llevarse a cabo activa y pasivamente.

La inmunización pasiva no es adecuada en la práctica, ya que resulta relativamente cara y, por ello, antieconómica.

Para la *inmunización activa* se han desarrollado numerosas vacunas, muchas de las cuales están en uso. Como fuente de virus para la preparación de la vacuna se utilizaron inicialmente órganos de gallinas infectados como base del producto. Traub (1943/44) consiguió la primera vacuna utilizable en la práctica contra la enfermedad de Newcastle. Se trataba de una vacuna preparada a base de embrión de pollo, con inactivación del virus por medio de formalina, y adsorción al hidróxido de aluminio. La protección se iniciaba de 8-14 días después de la inoculación y se mantenía durante 8 meses. Dedié y Starke (1952) lograron una notable mejora desde el punto de vista del efecto inmunizante de la vacuna, para lo cual, en vez de emplear todo el huevo embrionado, sólo aprovecharon la membrana corioalantoidea y el líquido alantoideo. Además, disminuyeron la cantidad de hidróxido de aluminio y de formalina en proporción con el virus.

La mayoría de las actuales *adsorbato-vacunas* del comercio están preparadas siguiendo este método. La vacuna que se fabrica en la RDA contra la peste aviar con la marca "Dessau" protege contra un contagio de prueba con 10^9 dosis mortales del virus. La inmunidad dura por lo menos 14 meses. Esta vacuna tiene 2 años de plazo de validez y lo más pronto que debe emplearse es en pollitos de 14 días hasta 3 semanas. El uso de la propiolactona en lugar de la formalina para la inactivación del virus no mejoró la calidad de la vacuna. La dosis de ésta que los diversos autores estiman conveniente para lograr una inmunidad óptima se cifra generalmente en 1 ml, consiguiéndose con ella una protección que, por término medio, dura 3-12 meses. Con dosis mayores se obtienen promedios mejores de inmunidad. Los resultados óptimos se logran con la doble inoculación, debiendo dejar transcurrir 3 semanas entre la primera y la segunda aplicación. El grado de inmunidad no sólo depende de la vacuna, sino también del estado sanitario del animal vacunado. No son raros los fallos de inmunidad atribuibles a infecciones concomitantes.

También se han preparado recientemente vacunas inactivadas, a base de virus obtenidos en cultivos celulares de diversos orígenes. La inmunidad lograda con ellas es suficiente, pero el título de neutralización del suero de los animales vacunados ha resultado ser notablemente inferior al conseguido con las vacunas de embrión de pollo.

A pesar de los buenos resultados obtenidos con el empleo de vacunas inactivadas en la lucha contra la enfermedad de Newcastle, no en todos los casos resulta satisfactoria la protección vacunal. Por ello se investigó la posibilidad del empleo de cepas de virus de Newcastle atenuadas experimentalmente, o de baja virulencia, en la inmunización. Hoy día se conoce una amplia gama de *vacunas vivas contra la enfermedad de Newcastle.*

Merece mención especial la cepa B_1, también llamada vacuna Hitchner. Se trata de una cepa de virus de Newcastle casi avirulenta (lentógena), especialmente adecuada para la inmunización de pollitos, que en las aves ponedoras no provoca merma de la puesta y, sin embargo, las inmuniza. La inmunidad dura de 2 a 6 meses. Es aconsejable la triple vacunación: a los 6 días, a las 6 semanas y a los 6 meses. La aplicación puede realizarse por vía respiratoria, oral o intramuscular. La vacuna B_1 se emplea en Europa, Asia y Africa.

Pertenece al mismo grupo la cepa "F", igualmente adecuada para la inmunización de pollitos, pero sólo aplicable con el agua de bebida, pues empleada de otro modo puede provocar síntomas clínicos. Otra cepa apatógena de virus es La Sota, cuyas propiedades son parecidas a las de la cepa "F". Comparando las 3 vacunas mencionadas, aplicadas con el agua de bebida, se obtuvieron con la cepa La Sota títulos de hemoaglutinación-inhibición superiores a los de la cepa B_1, pero con la primera se presentaron más frecuentemente síntomas respiratorios con concentraciones víricas bajas, y la eliminación de virus fue en ellas de la máxima intensidad. No se produjeron enfermedades por contacto con los animales vacunados. Tras la inmunización con la cepa "F", murieron en cambio el 20 % de los animales de contacto no vacunados, y el 25 % si se vacunó con la cepa B_1. También proporcionan buena inmunidad las cepas Roakin, Beudette y Haifa, pero provocan síntomas clínicos de diversa intensidad, que pueden afectar tanto al tracto respiratorio como al sistema nervioso. El número de animales con reacción vacunal oscila entre el 2 y 13 %.

En los países contaminados con variable constancia por el virus de Newcastle, se ha empleado para vacunar la cepa vírica Herdfordshire, que proporciona una inmunidad duradera. Sin embargo, sólo puede aplicarse en aves de 4 semanas de edad, produciendo con frecuencia notables pérdidas vacunales. Mientras que las vacunas inactivadas se aplican preferentemente por vías intramuscular o subcutánea, con las vacunas vivas también son posibles otras formas de aplicación que exigen menos trabajo. Es óptima la vacunación aerógena, aunque no puede practicarse con todas las vacunas de Newcastle, porque algunas de ellas favorecen los efectos secundarios respiratorios. En este modo de aplicación debe disponerse de un virus vacunal de elevado título infectante (10^7). La nebulización ("spray") debe aplicarse en un local cerrado, en forma de gotitas del menor tamaño posible.

El método más cómodo es la inmunización oral con el agua de bebida, pero la inmunidad que se consigue es relativamente escasa. Con el fin de prolongar la duración de la inmunidad y aminorar las reacciones vacunales, también se practica a veces la vacunación combinando una cepa lentógena y otra menos atenuada de virus de Newcastle. Asimismo, es posible la combinación de una vacuna de virus vivo y otra de adsorbato.

La comparación entre las adsorbato-vacunas y las preparadas con virus vivos ha dado la mayoría de las veces resultados muy diferentes. No obstante, en muchos casos la inmunidad proporcionada por la adsorbato-vacuna ha durado tanto como la conseguida con las vacunas con virus vivo (18 meses y más). La mayor exigencia de mano de obra y la instauración más tardía de la inmunidad resultantes del empleo de la adsorbato-vacuna constituyen inconvenientes, que se compensan, sin embargo, con la falta de complicaciones vacunales. También se logran buenos resultados con las vacunaciones de recuerdo. En cuanto a la elección de la vacuna y tipo de aplicación, deberá considerarse si se trata de proteger frente a una posible invasión epizoótica, o bien si la enfermedad de Newcastle se presenta enzoóticamente en el país.

Policía veterinaria. El hecho de que durante largo tiempo no estuviera claro que la enfermedad de Newcastle y la peste aviar eran dos enfermedades independientes, ha tenido como consecuencia el que ambas hayan figurado bajo la expresión "peste aviar" entre las enfermedades de declaración obligatoria, siendo combatidas en consecuencia. En primer término se dispuso la eliminación de todos los animales infectados. En casos excepcionales se admitió más tarde, para dismijuir las pérdidas económicas, la vacunación con una adsorbato-vacuna inactivada. Con los métodos citados se obtuvieron buenos resultados, logrando controlar con relativa rapidez los brotes aislados.

En los últimos tiempos ha cambiado fundamentalmente la situación. Mientras que las primeras disposiciones legales hasta la socialización de la agricultura sólo preveían medidas a adoptar en caso de epidemia, en la actualidad se concede de manera decidida mucha mayor atención a la protección y prevención de la salud en los grandes establecimientos avícolas.

Mediante la Ley de Actuación Veterinaria de 20.6.1962 y la VO de Epizootias de 11.8. 1971, el poder legislador ha dictado una serie de medidas contribuyentes a garantizar la continuidad en la producción. Consisten éstas en:

– Normas y especificaciones de medicina veterinaria para la organización y funcionamiento de establecimientos industriales productores de carne de ave y huevos.
– La Orden para asegurar en términos generales los establecimientos industriales agrícolas y de productos alimenticios.
– La AO sobre entrega y recepción de animales de explotación zootécnica.
– La vigente Orden de Higiene.
– Programas de alarma epizoótica en los establecimientos pecuarios.
– Programas de manejo de diversas especies animales y directrices de explotación.
– La AO para la realización de la inspección de canales y carnes de aves.
– Diversos TGL (Standards) para la explotación de las gallinas.

La enfermedad en el hombre. En ocasiones también puede el hombre padecer la enfermedad de Newcastle. Corren peligro especialmente las personas que intervienen en la preparación de vacunas y las que trabajan en explotaciones donde hay animales infectados, o donde se sacrifican. Los síntomas son parecidos a los de la gripe; en primer término, una conjuntivitis uni o bilateral. También se han publicado casos de afección renal. El diagnóstico puede llevarse a cabo con la reacción de hemoaglutinación-inhibición o el aislamiento del virus. No se conoce terapia específica.

Bibliografía

Prokof'eva, M. T., Bogdanov, V. G., u. Šuk, V. V. (1969): Die Anwendung von avirulenter Pseudogeflügelpestvakzine aus dem Stamm La-Sota in Wirtschaften (ukrain.). Veterynarija, Kyev **24**, 72.

Schmidt, U. (1968): Die Geflügelpest. In: H. Röhrer, Handbuch der Virusinfektionen bei Tieren. Bd. **III/1**, 285. VEB Gustav Fischer Verlag, Jena.

9.2.2. Infección bovina por el virus de la parainfluenza-3
(J. Beer y W. Bergmann)

(Al.: *Parainfluenza-3-Virus-Infektion des Rindes;* ingl.: *Bovine parainfluenza type 3 virus infection)*

La parainfluenza bovina tipo 3 (Pl-3) es una infección del tracto respiratorio ampliamente difundida, que se presenta sobre todo en grandes explotaciones vacunas. En terneros puede causar de modo pasajero síntomas leves; la mayoría de las veces cursa de modo latente. Se acepta que el virus provoca una afección de los órganos respiratorios del ternero (9.2.2.1.) junto con otros virus y asociado a bacterias, clamidias y micoplasmas, así como bajo la acción de agentes de stress.

Historia y presentación. Chanock y col. (1958) consiguieron aislar el virus Pl-3 por primera vez a partir de niños lactantes y niños pequeños que padecían una afección de los órganos respiratorios. Reisinger y col. (1959) publicaron el primer trabajo demostrativo del virus Pl-3 en vacunos y de anticuerpos Pl-3 en estos mismos animales. Hoerlein y col. (1959) hicieron lo propio en los EE. UU. en relación con la neumonía enzoótica de los terneros, allí conocida como enfermedad del transporte ("shipping fever"), de gran significación.

A partir de entonces, en muchos puntos de la tierra han aparecido trabajos sobre la infección por el virus Pl-3. La primera comunicación en la RDA sobre la presencia de anticuerpos contra el virus Pl-3 en vacunos se debe a Perlberg (1966); la demostración del virus en estos animales la realizaron Bergmann y Liebermann (1967).

Etiología. El virus Pl-3 pertenece a la familia *Paramyxoviridae* (cf. 9.). La figura 44 muestra la cápsida helicoidal.

Tiene acción hemoaglutinante, hemoadsorbente y hemolítica, y posee un antígeno fijador del complemento. El virus se cultiva en medios hísticos a base de células renales de ternera y en el amnios de embriones de pollo de 14 días de edad. En cultivos tisulares provoca un efecto citopático que se traduce en la aparición de células redondeadas, sincitios y células gigantes multinucleadas, formando también inclusiones citoplasmáticas e intranucleares eosinófilas.

La infecciosidad, la multiplicación, las propiedades patógenas y la actividad inmunizante están asociadas a la compleja partícula vírica. El virus Pl-3 de los vacunos puede diferenciarse de otros paramixovirus de origen animal mediante las reacciones de neutralización, hemoaglutinación-inhibición, inmunofluorescencia y fijación del complemento. Abinanti y col. (1959) demostraron entre otros la existencia de amplias analogías entre las cepas bovinas y humanas de virus Pl-3.

Receptividad. Son receptivos plenamente los bovinos de todas las edades. El porcentaje de animales con anticuerpos y el título medio correspondiente aumentan en los rebaños enzoóticamente infectados a medida que se eleva la edad de las reses.

También se ha aislado el virus y se han demostrado anticuerpos en ovejas, caballos y búfalos acuáticos.

El virus se multiplica en el pulmón del criceto sin provocar síntomas clínicos, ni lesiones pulmonares apreciables macroscópicamente.

Inmunidad. Los terneros tienen cierto grado de inmunidad en las primeras semanas de su vida, tras haber tomado suficiente cantidad de leche de vacas inmunes. Pese a la existencia de anticuerpos humorales, son posibles los contagios. En el curso de la vida, un animal puede padecer una o dos reinfecciones. Tienen gran significación los anticuerpos de las mucosas.

Epizootiología. La infección tiene lugar por vía aerógena. En una explotación, el contagio se inicia con la introducción de vacunos enfermos o con infección latente, afectando a todos los animales. Dada la amplia difusión del virus y el fácil acceso a las reses, las explotaciones masivas corren mayores riesgos que las pequeñas. Cuando se concentran terneros en grandes efectivos, como consecuencia de la inmunidad insuficiente o nula en parte de los animales se produce una amplia infección, que, dada la sensibilidad de los terneros para las infecciones secundarias, puede constituir la base de enfermedades clínicas graves. El contagio se facilita especialmente en el otoño. En todos los países, incluida la RDA, el porcentaje de animales con anticuerpos contra el virus PL-3 oscila entre 80-100 %; prácticamente, todas las explotaciones tienen animales reaccionantes.

Síntomas clínicos y pronóstico. En los animales con infección natural, dadas las infecciones secundarias que se producen regularmente, no pueden separarse los síntomas exclusivamente debidos al virus Pl-3. Tras la infección experimental, pueden presentarse en terneros ligeras afecciones respiratorias, consistentes en traqueobronquitis con tos y fiebre, debilidad, inapetencia, lagrimeo, edema conjuntival y secreción nasal seromucosa. En casos aislados también se han observado síntomas de enteritis. Otros autores sólo pudieron demostrar serológicamente la infección, sin hallazgos clínicos.

El pronóstico es favorable. La enfermedad dura 1-2 semanas.

Anatomía patológica. Se encuentran focos neumónicos principalmente en los lóbulos anteriores y, más raramente, en otras áreas pulmonares. Histológicamente se advierte bronquitis y peribronquiolitis con abundantes infiltrados de células reondas, hiperplasia del epitelio bronquiolar con necrosis y descamación, así como formaciones de sincitios epiteliales en la pared alveolar. Al comienzo de la enfermedad pueden demostrarse inclusiones celulares citoplásmicas y nucleares, de naturaleza eosinófila. Los ganglios linfáticos pulmonares están tumefactos.

Diagnóstico. Se establece mediante la identificación del agente causal en cultivos celulares de riñón de ternera, o de los anticuerpos séricos. Tras la infección experimental, la demostración del virus se consigue con máxima seguridad en la secreción nasal hasta los 6-7 días postinfección, con el título más alto al 4º día. Al 10º día es excepcional evidenciar el virus. En la práctica las infecciones se determinan cuando ya se han producido infecciones secundarias, periodo en que ya no hay virus, pero en el que por lo general, hay ya también elevados títulos de anticuerpos. La presencia de anticuerpos se comprueba con la reacción de hemoaglutinación-inhibición y, más raramente, con la neutralización y la hemoadsorción-inhibición en cultivos hísticos, o con la fijación del complemento. Mientras que con las dos primeras reacciones los anticuerpos pueden demostrarse a lo largo de un año, sólamente fijan el complemento los sueros de los animales que se han infectado poco tiempo antes. Según Dinter (1968) el periodo corresponde a más de 2 meses.

Tratamiento y profilaxis. La terapia sólamente tiene sentido cuando se han producido infecciones bacterianas secundarias (cf. 9.2.2.1.).

Para la inmunoprofilaxis se han elaborado vacunas formoladas y vacunas vivas atenuadas a base de virus Pl-3, cultivado en medios hísticos. La vacuna formolada, que contiene virus inactivado y a la que se añade un coadyuvante, se combinaba frecuentemente con otros agentes víricos y bacterianos, sobre todo con antígeno de *Pasteurella,* pero no ha demostrado plenamente su eficacia. La vacuna viva se aplica por las vías intranasal, intramuscular o combinando ambas. En la RDA se dispone de una vacuna viva (vacuna Pl-3 Riems) de la que se aplicarán 2 ml por vía i.n. Una segunda aplicación 14 días más tarde, precisamente por vía i.m., acentúa y prolonga la acción protectora. La utilización precoz en poblaciones de terneros con problemas por virus Pl-3 hace que la vacunación reduzca la mortalidad, a la vez que mejoran los aumentos de peso corporal. En muchos países, la inmunoprofilaxis se emplea ampliamente, aunque todavía no ha logrado un reconocimiento general. Schoop y Wachendörfer (1962) han utilizado con éxito suero de convalecientes, cuya eficacia debe atribuirse a su acción polivalente contra los agentes que intervienen en la neumonía enzoótica. Es decisivo para la prevención de infecciones y de los efectos secundarios graves, la mejora de las condiciones de explotación y la aplicación de medidas higiénicas antiepizóoticas cuando se reúnen animales jóvenes. Por razones económicas de la explotación, esto último es difícil de realizar. Dada la gran difusión de la infección entre los efectivos bovinos y la frecuencia de las infecciones latentes, no cabe pensar en la actualidad en un retroceso de la enfermedad.

Bibliografía

Beer, J., u. Jacobeit, Irmgard (1969): Untersuchungen über die Bedeutung von Infektionen mit Parainfluenza-3-Virus in Jungrinderbeständen. Mh. Vet.-Med. **24**, 457.

Bergmann, H., u. Liebermann, H. (1967): Isolierung und Charakterisierung boviner Parainfluenza-3-Virus in der DDR. Arch. exper. Vet.med. **21**, 1485.

Dinter, Z. (1968): Parainfluenza-3-Virus-Infektion beim Rind. In: H. Röhrer, Handbuch der Viruskrankheiten bei Tieren. Bd. **III/2**, 741. VEB Gustav Fischer Verlag, Jena.

9.2.2.1. Enfermedades infecciosas de los órganos respiratorios de los terneros y bóvidos jóvenes

(J. Beer)

(Al.: *Infektionskrankheiten der Respirationsorgane des Kalbes und Jungrindes, Enzootische Pneumonie, Bronchopneumonie;* ingl.: *Shipping fever*)

Las enfermedades infecciosas de las vías respiratorias y de los pulmones de terneros y bovinos jóvenes dan lugar con creciente frecuencia a situaciones graves desde el punto de vista higiénico-epizoótico y a considerables pérdidas económicas en las explotaciones vacunas, en especial cuando se agrupan animales de diversa procedencia. Se presentan en todos los países con cría bovina intensiva en grandes unidades, adquiriendo importancia creciente en los últimos 10 años con el progreso de la bovinotecnia. Desde el punto de vista etiológico y patogénico, se identifican con la llamada enfermedad o fiebre del transporte ("shipping fever"), afección de los órganos respiratorios de terneros y bovinos jóvenes, descrita en los EE. UU. y favorecida por factores externos, sobre todo por el transporte.

Etiología. De los resultados de los diversos trabajos realizados para esclarecer la etiología, parece probable que la enfermedad de los órganos respiratorios es consecuencia de la acción combinada de diversos agentes patógenos y la intervención de factores ambientales. En primer término de la cuestión figura el virus de la parainfluenza-3 (9.2.2.). No obstante, no pueden equipararse las infecciones por el virus de la parainfluinza-3 con la "enfermedad del transporte" como en parte ha hecho Dinter (1968). Experimentalmente no pueden provocarse los graves cuadros clínicos y anatomopatológicos que se observan en la práctica. Cuando la afección pulmonar es máxima, intervienen con frecuencia pasteurelas (34.3.) y, a veces, otros agentes bacterianos, como estreptococos (27.2.) y *Corynebacterium pyogenes* (28.1.2.). Además, aparte de otros, también pueden ser responsables clamidias (21.4.), micoplasmas (24.), adenovirus (16.1.), el virus de la rinotraqueítis infecciosa bovina (17.1.), el del complejo "diarrea vírica/enfermedad de las mucosas" (7.2.1.), Respiratory-Syncytial-virus (9.4.), rinovirus (2.) y reovirus (5.).

El mejor método para reproducir la enfermedad es el contagio combinado con virus de parainfluenza-3 y *Pasteurella multicida.* En los últimos tiempos abundan las comunicaciones sobre la participación de *P. haemolytica.*

Hasta ahora no ha sido posible aclarar la etiología y determinar terminantemente las circunstancias que conducen a la enfermedad, porque los hallazgos clínicos y anatomopatológicos no son específicos de un agente determinado, los agentes mencionados se encuentran muy difundidos en estado de latencia, y las lesiones más destacadas del proceso natural hasta ahora sólo han podido provocarse parcialmente de modo experimental.

La razón de esto hay que buscarla en la intervención de factores externos, que no pueden reproducirse con exactitud en los experimentos, así como en cierto grado de inmunidad que ya tienen los animales experimentales en la mayoría de los casos. Según experiencias recientes, el transporte de los animales es un fuerte agente de stress.

Liebermann y Bathke (1969) dividen las infecciones respiratorias de los bovinos en 3 grupos. La clase primera la forman las producidas exclusivamente por virus y está constituida por la rinotraqueítis infecciosa bovina y el complejo "diarrea vírica/enfermedades de las mucosas". La segunda clase se inicia con virus, complicándose por las infecciones secundarias. La tercera abarca todas las infecciones bacterianas.

Estudiaremos aquí el grupo segundo. No obstante, es evidente que en esta agrupación se simplifica una situación compleja.

Receptividad, inmunidad y epizootiología. Los diversos agentes causales se encuentran en numerosos efectivos bovinos, aunque entre los rebaños aislados y las grandes explotaciones y, a veces, incluso entre determinados grupos de animales, hay diferencias por lo que respecta a ciertos serotipos o cepas particularmente virulentas. Dependiendo de la presencia casual del agente etiológico y del proceso infeccioso en un momento determinado, que es función de la capacidad de resistencia del animal influída por el medio ambiente, llega a establecerse un cierto equilibrio, difícil de valorar, entre el agente y el nivel inmunitario del rebaño. Este equilibrio se altera como consecuencia de la acción de factores de stress (enfriamientos, deficiencias en la nutrición, factores de manejo, sobre todo un microclima inadecuado, transporte, etc.), o por el traslado del animal y su incorporación a una nueva explotación. Como consecuencia, aparecen manifestaciones clínicas. La enfermedad es más frecuente en invierno y primavera.

La acción inmunógena de los diversos agentes causales es variable. Los terneros adquieren anticuerpos maternos con el calostro; su grado de inmunidad depende del agente, del contenido en inmunoglobulina del calostro, de que se haya ingerido en el momento oportuno una cantidad suficiente del mismo, y de la capacidad individual de adsorción del ternero. En general, los virus proporcionan una protección más elevada que las bacterias. Durante la fase de recién nacidos, que viene a durar unas 6 semanas, los terneros están protegidos suficientemente contra las infecciones víricas presentes en el establo gracias a los anticuerpos del calostro. En consecuencia, las virosis aparecen, por lo general, en terneros de edad avanzada y en bovinos de menos de un año de edad. Si los terneros son apartados tempranamente del medio materno y se los lleva a un ambiente donde hay otros virus y bacterias específicas, contra los cuales no traen ninguna protección, pueden enfermar de virosis ya en las primeras semanas de su vida. Los demás terneros pueden resultar afectados más tarde por el síndrome patológico y la consecutiva multiplicación de los agentes etiológicos. El rápido pase sucesivo del agente de unos animales a otros puede exaltar su virulencia, agravando el curso de la enfermedad.

Síntomas clínicos y pronóstico. Junto con los síntomas respiratorios (flujo nasal, tos, respiración dificultosa y conjuntivitis) se presentan trastornos del estado general de intensidad variable, fiebre elevada y pérdida de fuerzas. La enfermedad dura por lo general 2-3 semanas. Influyen en la gravedad de la misma, en cada animal y en el rebaño, las condiciones favorables o desfavorables del ambiente, y las circunstancias epizootiológicas.

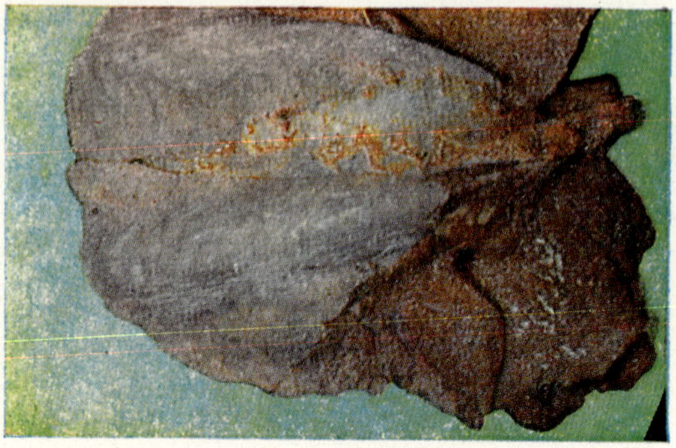

Fig. 47. Neumonía catarral supurada en un ternero; infección mixta (Schimmel, D.).

Con frecuencia, la morbilidad llega al 100 %; raras veces queda por debajo del 50 %. La mortalidad puede alcanzar el 25 %, pero en ocasiones sólo existe una baja cifra de pérdidas. Al cabo de semanas de curso grave pueden desaparecer paulatinamente las manifestaciones clínicas, influyendo en ésto las medidas higiénicas y terapéuticas; a veces se produce bruscamente una recaída grave. La enfermedad va acompañada de. un retraso en el desarrollo de los animales.

Anatomía patológica. En los animales muertos o sacrificados tras el curso grave de la enfermedad, llama la atención en la necropsia la neumonía catarral purulenta o catarral-cruposa. Están afectados principalmente los lóbulos anteriores y las zonas más profundas del cardíaco (fig. 47). La existencia de lesiones serocruposas o hemorrágico-cruposas de los lobulillos pulmonares indican la participación de pasterelas, en tanto que los procesos purulentos y los caseosos apuntan a las infecciones secundarias por estreptococos y *Corynebacterium pyogenes*. Cuando la enfermedad es menos grave, el hallazgo puede limitarse a la existencia de bronquiolitis y bronquitis, así como peribronquitis con infiltración de células redondas en su mayor parte, y leucocitos neutrófilos más o menos abundantes, demostrables en el examen histológico. Los ganglios bronquiales y mediastínicos están tumefactos.

Hay además traqueítis y rinitis. La neumonía atípica o intersticial se considera como una infección por clamidias. Martin (1969) describió una rinitis atrófica en animales jóvenes, combinada siempre con inflamación de la mucosa nasal y afecciones pulmonares.

Diagnóstico. El complejo morboso en que hemos reunido diversas infecciones de los órganos respiratorios de los bovinos jóvenes puede diagnosticarse en base a la exploración clínica y al análisis epizootiológico del rebaño. Debe incluirse el intento de aislamiento de los agentes etiológicos a partir de frotis nasales de los animales vivos y de los órganos de los muertos o sacrificados. Pese al aislamiento de un determinado agente causal, no puede asegurarse sin más su participación etiológica, dado que también puede hallarse en animales sanos. La conclusión respecto al significado de los agentes etiológicos de la enfermedad puede obtenerse estudiando la evolución de los títulos tras investigaciones serológicas reiteradas en muchos animales de la explotación. Es de importancia la exclusión, o la demostración, de la rinotraqueítis infecciosa bovina (17.1.1.) y el complejo diarrea vírica/enfermedad de los mucosas (7.2.1.). El cuadro anatomopatológico, aparte de los datos citados en el epígrafe correspondiente, no aporta información esencial relativa a los agentes etiológicos.

Tratamiento. Los componentes víricos del proceso infeccioso no pueden ser influídos terapéuticamente. Como es probable que las manifestaciones clínicas graves sean en la mayoría de los casos efecto de los agentes secundarios, es conveniente tratarlas con sulfonamidas y/o antibióticos (penicilina, estreptomicina, cloranfenicol, tetraciclina). Mediante los antibióticos de amplio espectro tambien se actúa sobre la posible presencia de clamidias y micoplasmas. Se recomienda que el tratamiento dure por lo menos 5 días, con aplicación intravenosa o intramuscular. Con ello, Gründer y Peters (1970), en experiencias de tratamiento, sólo lograron recuperar plenamente en la clínica el 50-75 % de los animales. Por otra parte, se han recomendado 2-3 tratamientos con quimioterápicos (sulfadimidina o Vetaphen 30-40 ml/día, por vía subcutánea o intraperitoneal, ó Supracid 5-10 g/día por vía oral) y/o antibióticos (cloranfenicol 10-15 ml/día intramuscular, ursociclina 5-10 ml/día, intramuscular). La valoración del efecto del tratamiento antibiótico en un rebaño osciló en la práctica desde "sin resultados", hasta "ligera mejoría" ó "buenos resultados". Cuando la etiología de la enfermedad no se puede aclarar, el complejo de factores que intervienen es tan variado, que apenas es posible una valoración exacta. El tratamiento adecuado de muchos animales enfermos en una gran explotación a lo largo de gran periodo de tiempo, plantea también problemas económicos. De ahí que deba concederse a la profilaxis la máxima atención.

Profilaxis. Todavía no es posible lograr una plena protección vacunal. La concentración de los animales en establecimientos de recría y de cebo, necesaria desde el punto de vista económico, exige disponer de un material animal en estado inmunitario uniforme, lo cual sólo puede conseguirse mediante medidas de inmunización sistemáticas. Las vacunas antivíricas hasta ahora desarrolladas (cfr. las enfermedades correspondientes), que actualmente se emplean de modo considerable, no han resuelto todavía el problema. Hay datos variables sobre los resultados conseguidos con vacunas inactivadas y otras a base de virus vivo atenuado monovalentes, contra dos agentes (parainfluenza-3 y pasterelas) o contra varios (parainfluenza-3, pasterelas, reovirus etc). En la RDA se dispone de la vacuna PI-3 Riems, vacuna IBR/IPV Riems y de una vacuna antipasterela, comercializada con la marca "Dessau", y el correspondiente suero hiperinmune. También se han conseguido solamente resultados variables con cepas de micoplasmas procedentes de casos de bronconeumonía.

Por todo ello, debe concederse el máximo valor al establecimiento de normas higiénicas generales en la recría de terneros, especialmente si se piensa que las enfermedades de la recría no constituyen el principal dominio de la inmunoprofilaxis. Sólamente deben estabularse juntos animales clínicamente sanos y, del mismo modo, únicamente han de reunirse los animales procedentes de ganaderías contaminadas, y los de establos no contaminados en otro lado. Hay que evitar a los animales todos los factores ambientales que actúen como predisponentes, atendiendo especialmente a las condiciones del microclima. Puesto que los terneros son más resistentes a medida que van avanzando en edad, debe diferirse lo más posible la integración en grandes manadas (a la edad de 4 semanas). Según otros autores, es más favorable el traslado a la edad de 5-10 días. En este caso, los terneros sólamente han recibido calostro en el establo de origen. Tiene la mayor importancia procurar que los terneros reciban prontamente y en cuantía suficiente leche calostral. Además, hay que tratar de poner en práctica las siguientes normas:

– Asegurar durante las 8 primeras semanas de vida del animal un manejo con escasos contactos, a fin de restringir la posibilidad de contagio.
– Disponer de unidades estabulares higiénicas desde el punto de vista infeccioso ("microentornos"), completamente separadas entre sí.
– Producción escalonada, de tal manera que los animales de distintas edades no tengan contactos mutuos.
– Limpieza y desinfección periódica de las unidades estabulares en los intervalos en que queden vacías a tal fin.
– Programación de planes de rotación, etc.

Bibliografía

Bárta, O. (1967): Erfahrungen bei der Aufzucht von Kälbern in Großbeständen. Mh. Vet.-Med. **22**, 121.
Dinter, Z. (1968): Parainfluenza-3-Virus-Infektion beim Rind. In: H. Röhrer, Handbuch der Virusinfektionen bei Tieren. Bd. **III/2**, 741. VEB Gustav Fischer Verlag, Jena.
Liebermann, H., u. Bathke, W. (1969): Zum Schutz großer Jungrinder-Aufzuchtbestände vor erregerbedingten Krankheiten aus virologischer und bakteriologischer Sicht. Vet.-Med. Inf. **6**, 134.
Martin, J. (1969): Atrophische Rhinitis bei Jungrindern. Mh. Vet.-Med. **24**, 219.

9.2.3. Tos de perrera, traqueobronquitis infecciosa del perro

(Gisela Baumann)

(Al.: *Infektiöse Tracheobronchitis, Infektiöse Laryngotracheitis;* ruso: *Ларинготрахеит собак*; ingl.: *Kennel cough, Infectious canine tracheobronchitis, infectious trachebronchitis of dogs, contagious respiratory disease of dogs;* fran.: *Toux de chenil*).

La expresión "tos de perrera" ó *kennel cough* comprende muy variadas formas patógenas del tracto respiratorio del perro; todas ellas son muy contagiosas y se presentan con frecuencia en grandes efectivos caninos; están producidas por un contagio mixto de agentes microbianos en combinación variable, con la regular participación de virus.

Historia y presentación. Desde principio de los años 40 se difundió en la bibliografía la opinión de que el virus del moquillo no era el único agente causal de afecciones respiratorias infecciosas en el perro. Con distintas denominaciones se intentó, en base a su limitación al tracto respiratorio y a los síntomas clínicos, diferenciar el síndrome del cuadro del moquillo del perro. Prier (1956) denominó la afección "kennel cough" de acuerdo con el síntoma que se advertía con mayor frecuencia en los repetidos brotes de esta enfermedad respiratoria que se producían regularmente en las grandes concentraciones de perros, a pesar de haber eliminado de ellas el moquillo con las correspondientes medidas inmunoprofilácticas. En la búsqueda de la causa de la tos de perrera se evidenciaron desde 1962, además de bacterias y micoplasmas, diversos agentes víricos, unos ya conocidos y otros aislados por primera vez, comprobándose su significación etiológica mediante la reproducción de la enfermedad.

En la actualidad, la descripción de casos, el aislamiento del agente causal y los resultados de los análisis serológicos procedentes de Norteamérica, Europa, Japón y Australia abogan por la amplia difusión de la tos de perrera a nivel mundial.

Etiología. De acuerdo con los conocimientos actuales, la tos de perrera es una enfermedad infecciosa factorial de etiología múltiple. Los estudios virológicos han permitido aislar varias especies de virus, en su mayoría ubicuitarios. Los ensayos de transmisión demostraron que los diversos virus sólo eran capaces por sí mismos de provocar infecciones mayormente suaves o inaparentes; en cambio, en mutua colaboración, acompañados de infecciones bacterianas secundarias y estimulados por factores no microbianos favorecedores del contagio, provocan formas patológicas respiratorias.

Entre los virus se cuentan adenovirus, reovirus y virus de la influenza, parainfluenza y herpes. El espectro etiológico no siempre es el mismo en los diversos países; también sucede que las mismas especies víricas participan en cuantías diferentes en los correspondientes procesos infecciosos.

Repetidamente se ha aislado un virus que, en base a su próximo parentesco con el virus SV5, se incluye entre los virus de la parainfluenza-2

(Pl-2). El *Herpesvirus canis* (17.8), conocido como causa de infecciones generalizadas en cachorros recién nacidos, ha sido evidenciado repetidas veces, coincidiendo con la tos de perrera, en animales de más de 3 semanas de edad. Las lesiones halladas en casos de enfermedad natural y experimental señalan que el adenovirus canino (CAV) tipo 1, además de la hepatitis contagiosa canis clásica (16.4.), es capaz de provocar afecciones localizadas cuando llega al tracto respiratorio tras contagios aerógenos. También se ha comprobado la participación de otro adenovirus (CAV tipo 2) en procesos de tos de perrera. Los contagios con reovirus de los tipos 1 y 2 tienen escasa importancia; en cambio, es muy alto el grado de difusión del reovirus tipo 3. Una parte de las enzootias de tos de perrera podría atribuirse a la acción conjunta de esta especie vírica y de la cepa humana A2/ Hong-Kong/68 (H3N2) del virus de la influenza.

Del amplio espectro de bacterias aisladas en los casos de tos de perrera corresponde el papel más influyente sobre el curso de la enfermedad especialmente a bordetelas, estreptococos, estafilococos y micoplasmas. Aplicando por vía aerógena *Bordetella bronchiseptica* y *Mycoplasma cynos* se consigue provocar síntomas respiratorios. Sin embargo, la clarificación de su significado como agentes patógenos primarios requiere más investigaciones.

Receptividad, inmunidad y epizootiología. El virus Pl-2 se encuentra ampliamente difundido en la población canina de USA y Europa Occidental, sin distinción de edad ni raza; en cambio, la infección exhibe notables diferencias consecuentes a la forma de manejo y concentración de los animales. La rápida tendencia a la difusión de las infecciones por virus Pl-2 es causa de que el 3 % de los perros de una población experimental exhiban anticuerpos antes de la ingestión, pasando a ser este porcentaje del 72 % seis semanas más tarde. Los niveles altos de anticuerpos sólo prevalecen corto tiempo. En casos experimentales de tos de perrera, los valores eran ya bajos o negativos a los 3-4 meses p.i. Se consigue aislar el virus en cachorros en tiendas de venta de estos animales y también en perros enfermos de más edad. La transmisión del agente causal por vía aerógena o por contacto provoca en perros receptibles afecciones respiratorias, con preferencia de escasa intensidad, la eliminación del virus durante 5-9 días con la secreción nasofaríngea, y un incremento del título de anticuerpos. El papel del perro en la epizootiología del virus Pl-2, en cuyo espectro de hospedadores también figura el hombre, permanece todavía oscuro. No se han apreciado contagios cruzados de epizootias de Pl-2 entre el perro y el hombre.

De acuerdo con las investigaciones serológicas y virológicas, la existencia de infecciones con Herpesvirus canis es escasa entre los perros adultos. La difusión del agente causal es más lenta que la del virus Pl-2 (ver más detalles en el punto 17.8.).

El 42-45 % de los perros de EE. UU. tienen anticuerpos contra los CAV-1 y CAV-2. En Inglaterra y en la RFA son igualmente frecuentes los anticuerpos contra CAV-2. Los títulos de anticuerpos resultantes de contagios experimentales permanecen estables durante meses. Los dos adenovirus caninos provocan por vía aerógena en condiciones naturales y experimentales una discreta afección respiratoria, que pasa a ser de gran intensidad y de terminación frecuentemente mortal si se recurre a la instilación endobronquial. Puede efectuarse el contagio aerógeno por gotitas en animales testigos receptibles. La vacunación contra el virus de la Hepatitis contagiosa canis confiere en ocasiones una inmunidad parcial para el CAV-2 que no impide el contagio, pero sí las lesiones pulmonares.

Mientras que los animales mantenidos en aislamiento en USA exhiben un título escaso o nulo, se determinaron cifras significativas de anticuerpos por lo menos para uno de los tres tipos de reovirus en el 80 % de los perros de una clínica animal. Un estado inmunitario provocado por infecciones con reovirus-3 ha sido evidenciado en la RFA aproximadamente en el 65 % de los perros adultos sanos y en el 88 % de los animales en edad de cachorros. Los informes referentes a la patogeneidad del reovirus 1 son contradictorios. Mediante contagio experimental se pudieron provocar unas veces síntomas respiratorios, y otras únicamente reacciones serológicas. Se ha citado un rápido incremento post infectionem del nivel de anticuerpos.

Con motivo de una epidemia de influenza humana en la zona asiática de la URSS con silmultánea aparición de afecciones respiratorias en la población canina, pudo aislarse en personas y animales el virus de la influenza A2/Hong-Kong/68 (H3N2), con los correspondientes anticuerpos. Las enfermedades en los perros iban siempre precedidas de infecciones de influenza en los propietarios. Con posterioridad se registraron también reacciones serológicas contra la variante Hong-Kong del virus de la influenza. Tras cesar una epizootia de tos de perrera, se apreció un rápido retroceso de los hallazgos serológicos positivos en el transcurso de 3-6 meses. La aplicación experimental de este virus por vía i.n. (instilación o aerosol) provoca infecciones subclínicas con eliminación de virus durante 3-5 días, sin que tenga lugar transmisión a animales en contacto.

Ninguno de los agentes mencionados es capaz por sí solo, según las pruebas experimentales, de provocar enfermedad clínicamente significativa en perros sanos objeto de manejo correcto. Un contagio con estos virus débilmente virulentos y ampliamente difundidos entre los animales sanos, prepara el terreno, sin embargo, para el asentamiento de otros agentes víricos, a partir de cuya acción exaltadora de la virulencia se produce el paso desde la infección inaparente a la enfermedad propiamente dicha, con rápida difusión en los grandes efectivos de perros consecuente a una alta contagiosidad. Simultáneamente, estos fenómenos ofrecen un sustrato ideal para las infecciones bacterianas secundarias. La presentación de una infección mixta de esta clase se ve favorecida por la adición de factores no microbianos, capaces de ejercer influencia favorable para la infección cuando reducen las defensas corporales. Entre ellos se cuentan los enfriamientos, transporte, cambios de dieta y de ambiente, deficiencias alimentarias y manejo deficiente (hacinamiento), que, sobre todo en los establecimientos en que cambian frecuentemente las poblaciones, aumentan considerablemente el riesgo de sufrir la enfermedad, pasando a constituir problema la tos de perrera.

Síntomas clínicos. Pronóstico. El cuadro clínico, no específico de un agente causal, varía mucho de acuerdo con la edad, nivel inmunitario, estado de carnes, manejo y otras circunstancias ambientales. Los síntomas aparecidos después de un plazo de incubación de 2-6 días van desde tos ligera, que puede ir acompañada por un flujo nasal seroso o mucopurulento (frecuentemente también con flujo ocular), pasando por una laringotraqueítis o traqueobronquitis caracterizadas por accesos de tos seca y convulsiva, hasta graves manifestaciones bronconeumónicas. La duración de las formas patológicas leves se cifra en 7-14 días, mientras que las bronquitis pueden prolongarse durante semanas.

Prescindiendo de las afecciones suaves de curación espontánea, los casos con sintomatología marcada se consideran benignos si se adoptan oportunamente las adecuadas medidas terapéuticas e higiénicas. Sin embargo, es corriente que se presenten formas de curso grave y terminación mortal, casi siempre a consecuencia de infecciones bacterianas secundarias.

Anatomía patológica. Las lesiones anatomopatológicas provocadas experimentalmente con las especies víricas responsables de la tos de perrera se describen en los contagios por virus Pl-2 como rinitis y bronquiolitis de naturaleza catarral, así como neumonía intersticial. El contagio por Herpesvirus canis provoca focos de condensación gris-rojizos que macroscópicamente se advierten repartidos de manera uniforme por todos los lóbulos pulmonares, así como finas necrosis múltiples focales del epitelio de la mucosa nasal, tonsilas, bronquiolos y alvéolos; también hay infiltrados celulares intersticiales de escasa intensidad, formados preferentemente por macrófagos. En la mucosa nasal hay gran número de CoI eosinófilos intranucleares tipo Cowdry A, que en los pulmones sólo aparecen, en cambio, esporádicamente en la zona marginal de las necrosis epiteliales. El cuadro de autopsia subsiguiente a la infección aerógena coincide considerablemente con el de ambos adenovirus caninos y exhibe en el tejido pulmonar lesiones circunscritas en forma de una neumonía intersticial proliferativa focal que afecta a todos los lóbulos pulmonares, con procesos necrosantes de posterior presentación en bronquios y bronquiolos. CoI nucleares del tipo Cowdry A aparecen frecuentemente en el estadio inicial de la enfermedad en el epitelio de las mucosas nasal y bronquial, así como en el tejido de los septos alveolares. Los contagios por reovirus 1 se caracterizan por necrosis focales e infiltración granulocitaria de las paredes de los pequeños bronquiolos y alvéolos, con subsiguiente restitución epitelial y reacción inflamatoria proliferativa interalveolar.

Diagnóstico. La anamnesis, síntomas clínicos, lesiones anatomopatológicas y observaciones histológicas únicamente permiten establecer un diagnóstico de sospecha, debido a tratarse de características no específicas de ningún agente patógeno. La determinación de la especie de virus actuante, sobre todo la **diferenciación diagnóstica** de las formas respiratorias del moquillo (9.3.2.), queda reservada a los métodos de identificación virológicos y serológicos, así como a las pruebas de inmunofluorescencia (ver en los distintos agentes causales).

Tratamiento. No se conoce ninguna terapia etiológica para estas infecciones víricas. El tratamiento quimioterápico de las infecciones bacterianas secundarias, utilizando especialmente antibióticos de lenta reabsorción aplicados como aerosoles sobre las mucosas, impide la presentación de formas de curso grave y estimula la curación.

Profilaxis. En la prevención, como consecuencia de carecer de procedimientos inmunoprofilácticos eficientes, tuvieron hasta ahora importancia principal las medidas higiénicas como la desinfección, cuarentena y condiciones óptimas de manejo.

Una vacuna de virus vivo Pl-2 no protegió contra una infección experimental efectuada con el mismo virus, pero en cambio impidió la presentación clínica de la enfermedad y disminuyó la duración y concentración de la eliminación de virus. La combinación de la vacuna Pl-2 con otra vacuna contra el moquillo del perro, Hepatitis contagiosa canis, *Leptospira icterohaemorrhagiae* y *Leptospira canicola* se manifestó inocua y eficaz. Los perros vacunados contra la Hepatitis contagiosa canis exhiben una inmunidad parcial frente al CAV-2. Mayr y Bibrack (1977) han informado sobre la creación de una vacuna combinada contra la tos de perrera, que contiene reovirus tipo 3, virus Pl-2 (SV5) y virus de la influenza A2/Hong-Kong (H3N2) inactivados con formalina. Esta vacuna produce en perros de más de 8 semanas de edad inmunizados dos veces, y que luego recibieron inoculaciones anuales de recuerdo, una resistente inmunidad y con ello la ruptura de la cadena infecciosa. También se manifiesta adecuada para vacunaciones de urgencia por vía i.v. de animales amenazados por la infección.

Bibliografía

Appel, M., u. Bemis, D. A. (1978): The canine contagious respiratory disease complex (kennel cough). Cornell Vet. **68**, Suppl. 7, 70.

Bibrack, B. (1974): Neue Virusinfektionen des Hundes. Berl. Munch. tierärztl. Wschr. **87**, 265.

Bibrack, B., u. Gass, H. (1978): Praxiserfahrungen mit einer neuen Zwingerhusten-Kombinationsvaccine. Berl. Munch. tierärztl. Wschr. **91**, 81.

Thompson, H., Wright, N. G., u. Gornwell, H. J. C. (1975): Contagious respiratory disease in dogs. Vet. Bull. **45**, 479.

9.3. Infecciones por morbilivirus

9.3.1. Peste bovina (incluyendo la peste de los pequeños rumiantes)

(H. Hoffmann)

(Al.: *Rinderpest* ; lat.: *Pestis bovina;* ruso: Чума крупного рогатого скота ; ingl.: *Cattle plaque;* fran.: *Peste bovine*)

La peste bovina es una grave enfermedad vírica de carácter epizoótico y que ocasiona numerosas bajas; presenta el cuadro de un proceso septicémico agudo con alteraciones necrótico-inflamatorias de las mucosas. Puede afectar también a otros rumiantes salvajes y domésticos y al cerdo.

Historia y presentación. La peste bovina ha ocasionado en Europa desde hace muchos siglos un enorme número de bajas entre la población bovina a lo largo de panzootías regulares. Parece ser que ya en el siglo IV se extendió por todo el continente con las invasiones de los bárbaros. En los siglos posteriores la enfermedad era consecuencia de las grandes incursiones guerreras. En el siglo XVIII murieron en Europa a consecuencia de la enfermedad aproximadamente 200 millones de bóvidos. Las grandes pérdidas económicas producidas por la peste bovina fueron el verdadero motivo para la creación de las primeras Escuelas de Veterinaria en Europa, comenzando con la de Alfort en el año 1762. Como últimas apariciones importantes de la enfermedad en Europa pueden mencionarse la epizootía de Bulgaria hacia el final de la guerra de los Balcanes , en el año 1913, y el brote aparecido en Bélgica en el año 1920, en el que, en virtud de las estrictas medidas legales veterinarias, sólo murieron alrededor de 2000 bóvidos. Desde entonces Europa está exenta de peste bovina, a excepción de dos brotes en Roma y Trieste, en los años 1949 y 1954, que, sin embargo, gracias a rigurosas medidas legales veterinarias pudieron ser yuguladas en el foco primario.

El último brote habido en Alemania se registró en 1879. En 1711 apareció el prusiano "Edicto sobre la peste bovina", y en 1793 se dan ya las primeras noticias sobre inmunización. Se trataba de hacer pasar la enfermedad a grupos de bóvidos, en cada caso de no más de "25 cabezas", mantenidos en establos rigurosamente aislados y sometidos a la acción de virus natural atenuado.

Africa parece resultar afectada por la enfermedad, procedente de Oriente Próximo, ya al comienzo del siglo XIX. La panzootía de peste bovina que afectó a todo el continente africano en el último decenio del siglo XIX, fue una de las mayores catástrofes naturales descritas en la historia de la Humanidad. Las bajas alcanzaron el 90-95 % de la población bovina. Un testigo ocular describió la situación en la cuenca de Engaruka de la siguiente manera: "... estaba todo sembrado de restos de bóvidos y de hombres... eran tantos y yacían tan próximos unos de otros; que los buitres habían olvidado su capacidad de volar" (citado por Branagan y Hammond, 1965).

Presentación. En el momento actual la enfermedad es enzoótica en una amplia zona del continente africano que se extiende aproximadamente desde los 20° de latitud norte hasta los 15° de latitud sur.

Según datos oficiales de la OIE (1978), entre 1976 y 1978 se presentó la enfermedad únicamente en Mauritania, Sudán, Etiopía y Malí. La campaña internacional iniciada en el año 1962 bajo el título "J.P.-15" (joint project) contra la peste bovina, ha contribuido decisivamente a la disminución de la enfermedad en el continente africano. Constituye un problema el hecho de que la peste bovina persista en zonas con elevada densidad de animales salvajes, como ocurre en el Serengeti, donde sólo puede combatirse con dificultad. Parece ser que en algunas pequeñas zonas con abundante población salvaje de Africa Oriental circulan cepas del virus de la peste bovina de escasa virulencia entre los grandes antílopes y búfalos, que inclusive resultan inofensivas para los bóvidos locales.

Esta enfermedad epidémica ha disminuido considerablemente en Asia en los últimos años. En Oriente Próximo se registraron los últimos brotes en 1974 (Líbano) y 1976 (Kuwait). En el Lejano Oriente, la enfermedad parece quedar circunscrita sólo a Nepal e India. En este último país ha disminuído mucho el número de brotes desde que en 1954 se puso en práctica el "Plan para la erradicación sistemática de la peste bovina". Durante 1959 se registraron todavía unos 8.000 brotes de peste bovina en todo el país; en 1977 quedaban reducidos a 100 en 5 Estados.

América del Norte y Sur, Australia y Nueva Zelanda están exentas de la enfermedad.

Etiología. La peste bovina está producida por un virus pantotropo que origina la alteración grave y selectiva del tejido linfático. Debido a sus características estructurales y funcionales, el agente causal se considera perteneciente al género *Morbillivirus,* de la familia *Paramyxoviridae* (9.). El virus de la peste bovina se estima que es inmunológicamente uniforme, desconociéndose cualquier pluralidad del mismo.

Recientemente se ha considerado al virus de la peste de los pequeños rumiantes como especie vírica independiente. Se halla emparentado inmunológicamente con el virus de la peste bovina, con el que, sin embargo, muestra ciertas diferencias (Hamdy y col., 1975).

La imagen obtenida con el microscopio electrónico del virus de la peste bovina corresponde a la del agente causal de la enfermedad de Newcastle y de otros grandes mixovirus. Las partículas víricas tienen forma esférica, miden 200-700 nm de diámetro y contienen debajo de una envoltura con prominencias superficiales densos ovillos de cordones de RNA como nucleocápsida. Respecto a las propiedades del virus de la peste bovina, ver también los puntos 9. y 9.3.2.

En el aspecto inmunológico, el virus de la peste bovina está emparentado con los agentes causales del sarampión del hombre y del moquillo del perro (9.3.2.), lo que obedece a la similitud de determinados componentes de la nucleocápsida.

La estructura antigénica muestra en los tres virus mencionados diferencias específicas. Los sueros del moquillo canino y del sarampión humano son capaces de neutralizar in vitro al virus de la peste bovina; a la inversa, el suero de la peste bovina neutraliza a los agentes productores del sarampión y del moquillo. Sin embargo, los bóvidos pueden ser inmunizados contra la peste bovina sólo con dosis extremadamente altas de virus del moquillo. Generalmente no resisten una infección de prueba con el virus de la peste bovina. Por lo regular, los bóvidos son refractarios al contagio con virus del sarampión, el moquillo o la peste bovina. Con determinadas cepas de virus del sarampión adaptadas a células de riñón de ternero es posible, sin embargo, provocar una viremia en el cebú y conseguir una cierta protección contra la peste bovina.

El material orgánico procedente de animales enfermos de peste bovina posee tres antígenos precipitantes distintos, de los que uno es termolábil, inestable a la putrefacción y sensible al formol. La RAGP pone de manifiesto una estrecha semejanza antigénica entre los virus de la peste bovina y del moquillo. En cambio, entre la peste bovina y el sarampión no hay reacción cruzada. El virus de la peste bovina, al contrario que el del saramión, tampoco tiene carácter hemoaglutinante. Sin embargo, los sueros de animales enfermos de peste bovina inhiben incluso a bajas concentraciones la hemoaglutinina del virus del sarampión. Los estudios de suerofluorescencia con virus de la peste bovina, del sarampión y del moquillo han permitido observar claras reacciones cruzadas de las cepas con sueros positivos heterólogos. Para conseguir la identificación segura de un virus desconocido del grupo de la peste bovina-moquillo-sarampión, además de los métodos in vitro deben realizarse pruebas biológicas.

La multiplicación del virus de la peste bovina en cultivos de células de riñón de ternera, produciendo además efecto citopático, fue descrita por vez primera por Plowright y Ferris (1957). El virus es relativamente fácil de cultivar y produce alteraciones citopáticas en todos los cultivos corrientes en monocapa de tejidos de bóvido, cerdo, oveja, cabra, perro y hámster. No crece en cultivos celulares primarios de conejo. El virus ha sido adaptado a crecer en líneas celulares permanentes como BHK 21-C13, HeLa, KB, MS y Vero.

La resistencia del virus de la peste bovina a los agentes físicos y químicos es escasa. La putrefacción le inactiva rápidamente, de manera que en climas tropicales los cadáveres de animales muertos de peste bovina quedan libres del virus en pocas horas. En el estiércol y en los establos se conserva el virus poco más de 24 horas; la carne infectada por el virus pierde su capacidad infectante muy pronto a consecuencia de la fermentación láctica en el oreo convencional. Por el contrario, la carne en salazón o congelada puede conservar su infecciosidad durante meses. Las pieles desecadas no ofrecen ningún peligro de contaminación. La adición de suero o glicerina a material orgánico infeccioso permite la conservación del virus hasta 10-12 días a temperatura ambiente, especialmente si el material se mantiene en la oscuridad. El virus en cultivo es relativamente termoestable y sobrevive 30 minutos a 60 °C, y unos 50-60 minutos a 56 °C. El virus conservado a baja temperatura (–25 a –70 °C) no pierde su título durante 16-23 semanas. El intervalo de pH óptimo para el virus de la peste bovina se sitúa entre 6,5 y 7. Como a los demás miembros del grupo paramixovirus, el cloroformo al 5 % inactiva al virus de la peste bovina en 10 minutos a 22 °C. El fenol al 2 % y la formalina son los desinfectantes más adecuados contra este virus. La capacidad antigénica se conserva cuando se inactiva con formalina. A partir de material de necropsia reciente puede obtenerse antígeno fijador del complemento. No se destruye por cocción, congelación ni desecación, pero sí por putrefacción.

Receptividad. Todas las razas de ganado vacuno y búfalo domésticos son receptibles a la infección natural y constituyen el espectro de receptores epizootiológicamente más importante. En los últimos años han cobrado interés como reservorio del agente vírico los pequeños rumiantes. Se ha demostrado la transmisión por contacto de la peste bovina del ganado vacuno a la oveja y cabra, y viceversa. Sin embargo, la transmisión al ganado vacuno parece depender ciertamente de la raza de ovejas y cabras infectadas. También los camellos pueden contraer la peste bovina, aunque su papel en la epizootiología del proceso carece de importancia, al menos en Africa.

En el cerdo la infección pasa generalmente desapercibida. Sin embargo, Bansal y col. (1974) y Ramani y col. (1974) han descrito también brotes de peste bovina clínicamente graves y acompañados de elevadas pérdidas en razas de cerdos del país en la India. A la vez enfermaron de peste bovina ovejas y cabras de las regiones afectadas.

Parece que todas las especies del orden *Artiodactyla* son sensibles a la infección natural. En un brote epizoótico ocurrido en Kenia en 1960 murieron aproximadamente el 60 % de los antílopes, jabalíes verrugosos y kudús, el 50 % de los búfalos y jirafas, el 40 % de impalas y un considerable número de oryx. En otros casos la epizootía afectó sólo a determinadas especies, lo que indica que el virus puede presentar especificidad de especie. En Tanzania murieron en 1959 de peste bovina aproximadamente 1000 búfalos, mientras que los bóvidos domésticos, a pesar del estrecho contacto, permanecieron sanos.

En determinadas zonas de Africa Occidental se conoce desde 1942 una "peste de los pequeños rumiantes", producida por cepas del virus de la peste bovina que causan numerosas bajas en los pequeños rumiantes y que han perdido la capacidad de infectar a los bóvidos en condiciones naturales. Un fenómeno semejante parece ser el de la enfermedad "kata" padecida por las cabras de Nigeria, si bien el agente causal no coincide por completo con el de la peste de los pequeños rumiantes.

Entre los animales de laboratorio, la receptividad del conejo ha adquirido gran importancia práctica para la preparación de vacunas lapinizadas.

Inmunidad. Cuando el animal sobrevive, como consecuencia de la enfermedad natural se desarrolla en él una inmunidad estéril que dura toda la vida. La protección consecuente al empleo de vacuna de cultivo celular atenuada se instaura con relativa lentitud. Sólo es consistente al cabo de 3 semanas, y, evidentemente, se constituye del todo únicamente transcurridos 2 meses; a cambio es muy estable y duradera, alcanzando tras una sola inyección hasta 11 años, según demuestra la experiencia (Rweyemamu y col., 1974).

Para valorar la inmunidad post-vacunal o calostral contra la peste bovina generalmente se determinan en la actualidad los anticuerpos inhibidores de la hemoaglutinación con ayuda de una RHAI paraespecífica con antígeno del sarampión (ver "Diagnóstico"). Sin embargo, la inmunidad de larga duración parece estar relacionada con la persistencia de anticuerpos neutralizantes del virus del tip 7-S.

Epizootiología. El virus es ya evidenciable en la sangre 1-2 días antes de presentarse la fiebre. Los animales que sobreviven eliminan el virus sólo durante 3 semanas después de la infección. Se han descrito en la literatura casos aislados de eliminación del virus durante periodos hasta de 12 semanas. Sin embargo, existe el criterio general de que en la peste bovina no hay animales portadores, ni se registra la eliminación permanente del virus.

Sobre el papel desempeñado e importancia de los bóvidos vacunados en la transmisión del virus campestre de la peste bovina, existen opiniones contradictorias. Se supone que los bóvidos vacunados albergarían el virus campestre virulento durante unos 10 días en las vías respiratorias altas, desde donde lo podrían transmitir sin enfermar ellos mismos. Esta hipótesis no ha podido comprobarse experimentalmente, sin embargo.

Paralelamente puede transmitirse la enfermedad al ganado vacuno por todas las vías posibles. No obstante, el virus no puede atravesar la piel ni la mucosa del tubo digestivo intactas. Esta podría ser la razón de que en la bibliografía se haya señalado con frecuencia la imposibilidad de infectar por vía digestiva, incluso con dosis elevadas de virus, a bóvidos totalmente receptibles. Aun cuando también existen comunicaciones (Ademollo, 1958; Stoicev y col., 1976) referentes a la transmisión del virus con el agua de bebida a los bóvidos, en general el contagio alimentario parece desempeñar sólo papel secundario en la difusión de la peste bovina entre los rumiantes. Los bóvidos resultan afectados enseguida si el material infectante se aplica en la conjuntiva o en las vías respiratorias altas. Por medio de aerosoles los bóvidos se contagian inmediatamente. De esto se deduce que la infección por medio de finas gotitas tiene la mayor importancia en la epizootiología de la enfermedad. En experiencias efectuadas para determinar la distancia de seguridad a partir de la cual la enfermedad no afecta a animales sanos, se ha demostrado que bastaba con un metro entre éstos y los enfermos de peste bovina; en cambio, en la estabulación cabeza con cabeza aparecía la infección si la distancia era menor de 6 pies (= 183 cm).

Al contrario que los bóvidos, los cerdos se contagian fácilmente con los alimentos. Un nuevo punto de vista epizootiológico consiste, tal como ha podido comprobarse, en que las razas porcinas europeas pueden contagiarse por vía alimentaria a partir de desperdicios cárnicos contaminados con el virus y transmitir luego la enfermedad por contacto a los bóvidos (Scott y col., 1962).

No hay puntos de referencia que señalen que el contacto indirecto o la actividad de cualquier tipo de vector desempeñen un papel importante en la difusión de la enfermedad. Como, por otra parte, la resistencia del agente productor es sólo escasa, la epizootía puede dominarse con relativa facilidad con restricciones sanitarias y medidas de cuarentena adecuadas y severas.

La persistencia del agente productor en las zonas enzoóticas de Africa se debe principalmente a dos factores, en los que actualmente apenas se puede influir: el pastoreo nómada, todavía hoy ampliamente difundido, con desplazamientos difícilmente controlables, y la gran densidad de la población de animales salvajes receptibles en los mismos territorios. La peste bovina de los bóvidos salvajes es de gran importancia epizootiológica, por constituir estos últimos un reservorio de la enfermedad constante y difícil de dominar.

Los primeros brotes de la enfermedad en territorios libres de peste bovina son generalmente de carácter explosivo y afectan al ganado vacuno de todas las edades con morbilidad y mortalidad elevadas. En las regiones enzoóticas, en cambio, la enfermedad afecta únicamente al ganado vacuno joven. Los animales adultos tienen una inmunidad activa conseguida por vacunación o por haber superado la enfermedad natural, mientras que los terneros que todavía maman y el vacuno joven están protegidos por anticuerpos calostrales.

En las zonas libres de peste bovina es epizootiológicamente muy significativo el hecho de que – con una posible excepción (Ademollo, 1958) – hasta ahora todos los brotes de esta enfermedad han podido achacarse a importaciones de ganado vacuno en vivo enfermo.

Patogenia. La multiplicación del virus tiene lugar principalmente en los ganglios linfáticos, médula ósea, pulmones y en las mucosas de las vías respiratorias y del tramo gastrointestinal. La necrosis por colicuación de los epitelios de revestimiento de las mucosas, tras cuya descamación aparecen erosiones, son consecuencia de la lesión vascular causada por el virus. En las zonas de necrosis y en los bordes de las erosiones se produce un exudado de fibrina con formación de pseudomembranas, lo que da origen a las características lesiones de peste bovina, especialmente en la boca.

La capacidad infectante de la sangre se debe a la fracción leucocitaria y no a los eritrocitos. Según Plowright (1968) son especialmente los monocitos los portadores de la infección.

En la fase de alteraciones de las mucosas el virus está presente en todos los órganos en elevadas concentraciones (hasta 10^8 en el bazo y ganglios linfáticos) y sale al exterior con todas las secreciones del organismo. Como consecuencia de las alteraciones de la mucosa, se produce una diarrea incoercible, que determina la rápida deshidratación del organismo, por todo lo cual en la mayoría de los casos aparece una insuficiencia circulatoria, muriendo los animales enfermos.

Con la aparición de los primeros anticuerpos humorales a los 5-6 días, desciende rápidamente el título del virus.

Síntomas clínicos. El periodo de incubación en la infección natural, dependiendo de la virulencia de la cepa vírica implicada, suele ser de 4-7 días o de 15 a lo sumo. La fase prodrómica de la enfermedad (fig. 48), considerada desde el comienzo de la fiebre hasta la aparición de las lesiones en la mucosa bucal, dura por término medio tres días.

Los síntomas clínicos de la peste bovina son muy variables, dependiendo de la cepa vírica, la especie animal, la raza y el estado inmunológico de la res afectada. Gran influencia corresponde a la resistencia natural relativamente elevada de las razas indígenas. Antiguamente se distinguían hasta 7 formas clínicas distintas de peste bovina: la sobreaguda, aguda, subaguda, atípica, nerviosa, crónica y cutánea. Según criterios actuales, no parece justificada semejante diferenciación clínica. Debe distinguirse ciertamente entre formas de curso clínico agudo, abortivo e inaparente. La forma clínica aguda se desarrolla en tres fases: la fase de fiebre o prodrómica, la fase de alteraciones de las mucosas y la fase de manifestaciones gastrointestinales.

Con exactitud sólo puede diferenciarse entre la fase prodrómica y la de alteraciones de las mucosas. La fase prodrómica comienza con fiebre repentina elevada, que al segundo día sube a 41,5-42 °C. El aumento de la fiebre va acompañado de un rápido descenso de la producción de leche, depresión creciente o también inquietud y pérdida de apetito. El hocico aparece seco y las mucosas visibles están tumefactas. Destacan especialmente la fotofo-

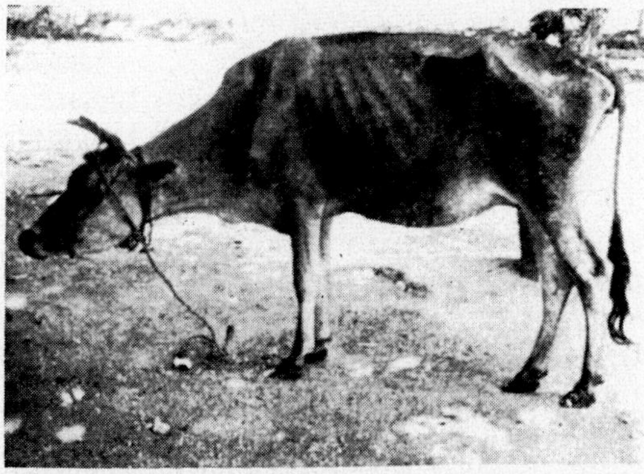

Fig. 48. Peste bovina. Postura típica de la cabeza en la fase inicial de la enfermedad; cabeza caída y cuello muy extendido.

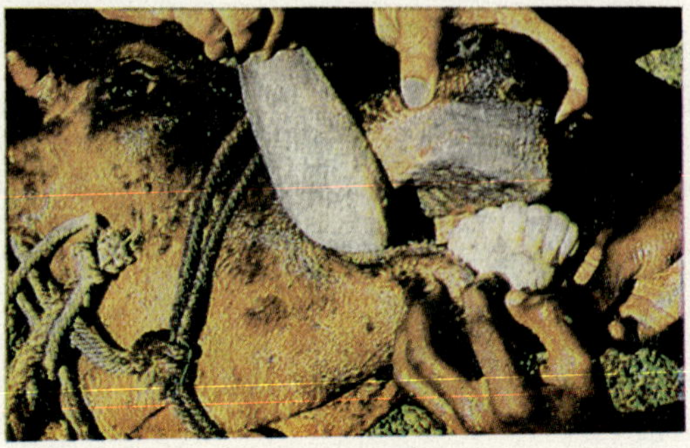

Fig. 49. Peste bovina. Revestimiento fibrinoso semejante al salvado y ulceraciones superficiales en la cara interna del labio superior y paladar duro.

bia y el flujo lagrimal, así como una rinitis catarral. El pulso y la frecuencia respiratoria están aumentados; la rumia desaparece. En la fase de alteraciones de las mucosas aparecen en éstas lesiones inflamatorias y necróticas. Son especialmente características las lesiones de la cavidad bucal, que ayudan decisivamente a establecer el diagnóstico. Los animales enfermos tienen generalmente abundante salivación. Al levantar los labios, la mucosa aparece tumefacta y enrojecida difusa o focalmente. Pronto se advierten en su superficie pequeñas zonas de necrosis gris amarillentas diseminadas, de manera que la mucosa aparece como si hubiera sido espolvoreada con salvado (fig. 49). Estas pequeñas zonas confluyen pronto entre sí para formar falsas membranas gris amarillentas (necrosis por colicuación), que pueden desprenderse sin dificultad. Cuando se desprenden espontáneamente, aparecen erosiones superficiales de contorno irregular con bordes blanquecino-amarillentos y fondo intensamente enrojecido. La irritación constante estimula la salivación. La conjuntivitis y rinitis son ahora muy marcadas, y, el flujo nasolagrimal, mucopurulento. No suele presentarse enturbiamiento de la córnea. Frecuentemente existe también vulvovaginitis con erosiones similares a las que aparecen en la cavidad bucal. No son infrecuentes los síntomas nerviosos centrales, que pueden manifestarse por estados tanto de excitación como de depresión. Más raramente aparecen también erupciones pápulo-vesiculosas en regiones cutáneas despigmentadas, como la ubre, escroto o cara interna de los muslos.

Tras la aparición de las manifestaciones gastrointestinales, empeora considerablemente el estado de los animales enfermos. Una diarrea profusa hace su presentación generalmente 1-2 días después de la presentación de las lesiones de las mucosas. Las heces aparecen pronto mezcladas con moco, sangre o incluso con jirones de mucosa necrótica. Rápidamente se produce deshidratación del organismo y un lamentable estado general. Los animales yacen en decúbito completamente extenuados y con las extremidades extendidas. A las pocas horas mueren. La duración de la enfermedad suele ser de 4-10 días.

En la forma abortiva de la peste bovina se produce sólo una ligera diarrea, sin que aparezcan lesiones en la mucosa bucal. Es incluso posible que la enfermedad tenga un curso totalmente inaparente y pueda ser sólo demostrada por métodos serológicos.

El cuadro clínico de la peste bovina varía mucho en los pequeños rumiantes con la cepa vírica y la raza de los animales. Generalmente la cabra enferma más intensamente que la oveja. Algunas razas tienen una acusada resistencia natural y la enfermedad es inaparente. En los casos en que la enfermedad se manifiesta clínicamente, destacan, al igual que en los bóvidos, la depresión, flujo nasal y ocular y las manifestaciones gastrointestinales. Una extrema debilidad e insuficiencia respiratoria preceden a la muerte.

En los cerdos enfermos de peste bovina el cuadro clínico se caracteriza por conjuntivitis, flujo lagrimal profuso y diarrea. En los labios se aprecian tumefacciones focales con tendencia a la ulceración. Las úlceras, que pueden producirse en pequeño número en el disco del hocico, labios y cara ventral de la lengua, exhiben al igual que en los bóvidos revestimientos de fibrina con aspecto de salvado.

Pronóstico. En las razas europeas de ganado vacuno sensibles a la enfermedad es mortal. Si aparece diarrea, debe contarse con la muerte del animal enfermo. En animales de alta producción las bajas llegan al 95-99 %. En las razas primitivas de ganado vacuno, por el contrario, la mortalidad sólo llega al 50-66 %.

En ovejas y cabras hay que contar con índices de bajas del 76-83 %. En una piara de cerdos enfermos de peste bovina, a pesar de la vacunación metafiláctica intentada sólo sobrevivieron 5 de un total de 28 animales.

Anatomía patológica. Los cadáveres de animales muertos de peste bovina se caracterizan por lo general externamente por las señales de flujo lagrimal, adelgazamiento, deshidratación y olor fétido. La región anal suele estar intensamente manchada a consecuencia de la profusa diarrea. En la cavidad bucal se observan necrosis epiteliales y erosiones superficiales. Son característicos los depósitos de fibrina en el tejido necrótico y en los bordes de las erosiones. Estas alteraciones se localizan predominantemente en la cara interna del labio inferior, en la cara ventral de la punta de la lengua y en el paladar duro. Se encuentran también lesiones típicas en el cuajar; en la peste bovina la mucosa de este órgano está inflamada y presenta infiltración serosa, con lo cual los pliegues parecen tubos llenos de agua. Además se observan hemorragias y erosiones múltiples, que se hallan generalmente recubiertas de depósitos marrones de fibrina. La mucosa del intestino delgado está muy hiperémica y sembrada de múltiples hemorragias petequiales.

Las placas de Peyer están en la mayoría de los casos intensamente enrojecidas y tumefactas y más raramente necróticas. La porción más alterada del intestino grueso es el recto; la mucosa presenta bandas enrojecidas y tumefactas y exhibe múltiples hemorragias y rara vez necrosis (fig. 50). El bazo y el hígado no están tumefactos. La vesícula biliar aparece repleta en la mayoría de los casos; su mucosa presenta hemorragias masivas. También pueden observarse hemorragias en la mucosa de las vías respiratorias altas y en la laringe. Los ganglios linfáticos están aumentados de tamaño por edema y la conjuntiva inflamada. Las meninges están frecuentemente hiperémicas y edematosas y pueden también observarse pequeñas hemorragias. En el encéfalo existen en ocasiones infiltraciones linfocitarias perivasculares diseminadas evidenciables histológicamente. Los restantes órganos, aparatos y sistemas no presentan alteraciones o al menos éstas no son específicas. Lesiones cutáneas sólo se han observado hasta ahora en casos excepcionales.

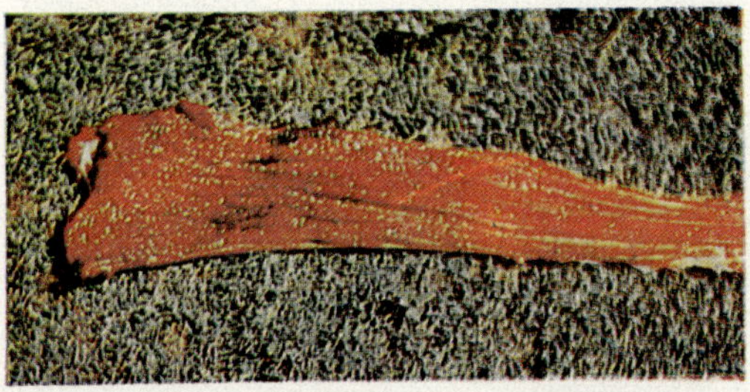

Fig. 50. Peste bovina. Intensa inflamación hemorrágica de la mucosa rectal. (Los puntos blancos son reflejos lumínicos).

Histológicamente puede comprobarse que el virus de la peste bovina tiene una acusada afinidad por el tejido linforreticular y por las células epiteliales del tubo digestivo. En los ganglios linfáticos ocasiona la destrucción masiva de linfocitos y de los centros germinativos. Las necrosis epiteliales de la mucosa intestinal llegan raramente al estrato germinativo. En el estroma subyacente se produce dilatación de los capilares, edema e infiltración leucocitaria.

En los cerdos, además de las típicas, aunque poco numerosas, erosiones con "revestimiento de salvado" existentes en la cavidad bucal, se advierte especialmente una gastroenteritis aguda con erosiones difteroides en la mucosa del estómago. También cabe esperar edema y alguna úlcera en el ciego, colon y vejiga urinaria. El "rayado de cebra" del recto, típico de la peste bovina y provocado por llamativas hemorragias múltiples dispuestas linealmente en la mucosa, aparece también en el cerdo ostensiblemente marcado.

Diagnóstico. En las zonas donde la peste bovina es enzoótica, el diagnóstico se realiza generalmente basándose sólo en la epizootiología, la clínica y la anatomía patológica de la enfermedad, que son tan típicas, que bastan para establecer un diagnóstico seguro en dichas zonas. En los países exentos de peste bovina el diagnóstico debe alcanzarse por métodos de laboratorio.

Epizootiológicamente, el cuadro corresponde a una enfermedad infecciosa, que afecta a gran cantidad de ganado vacuno con alteraciones características de las mucosas, diarrea profusa y elevada mortalidad.

El diagnóstico de la peste bovina por métodos laboratoriales se realiza mediante una o varias de las pruebas siguientes:

1. Comprobación e identificación del agente productor en animales enfermos o muertos.
2. Comprobación de antígenos víricos específicos en sus tejidos.
3. Comprobación de la formación de anticuerpos específicos.
4. Identificación histológica de las lesiones tisulares producidas específicamente por el virus.

1. La comprobación e identificación del virus de la peste bovina son posibles con métodos in vivo e in vitro. Como material de partida pueden servir ganglios linfáticos y bazo frescos de casos agudos, que conservan su virulencia mantenidos largo tiempo sometidos a congelación profunda. La comprobación in vivo más segura se lleva a cabo en ganado vacuno. De 5 animales negativos a la peste bovina se vacunan 2. A las 3 semanas se aplica el material sospechoso a todo el grupo en forma de 10 ml de una suspensión del tejido al 10 % (inoculación subcutánea). Si existe peste porcina, reaccionan los 3 animales no vacunados en 1-11 días. Si no se produce ninguna reacción, allí donde lo permita la situación epizootiológica puede someterse a todo el grupo a una prueba de resistencia de nuevo a las 3 semanas con virus virulento de la peste bovina. En los países libres de peste bovina, los sueros y tejidos de los animales que han servido para la prueba pueden utilizarse para comprobar la presencia de anticuerpos de la enfermedad.

Para la comprobación in vitro del virus de la peste bovina son especialmente útiles los cultivos de células renales de ternero. En cultivos estacionarios sólo cabe esperar la aparición de sincicios no antes de efectuar 5 pases ciegos a intervalos de 7-10 días, cuyos sincicios aumentan pronto en número y tamaño. Para el aislamiento del virus a partir de material remitido se preferirán los cultivos giratorios, con los cuales aparece antes el EC. La identificación del agente requiere realizar subcultivos y titular el virus con suero de la peste bovina.

Ambos métodos de comprobación del virus tienen la desventaja decisiva de que el tiempo necesario para llevarlos a cabo es mucho más largo que el admisible para el diagnóstico en un primer brote de la enfermedad en países libres de peste bovina. En la actualidad, la RIF ofrece nuevas y mejores posibilidades. Utilizando la RIF sobre cultivos celulares en suspensión, se acelera mucho el establecimiento del diagnóstico (Ushijima y col., 1969). Con la misma finalidad puede emplearse también la RHAI indirecta creada por Ishii y Watanabe (1969, 1971).

2. La comprobación de antígenos víricos específicos con la RFC, con la RHAI o por medio de la prueba de neutralización de la inhibición de la hemoaglutinación hace posible un diagnóstico bastante más rápido en el curso de 24 horas. Los resultados negativos no excluyen ciertamente la existencia de peste bovina. Como material para realizar el diagnóstico por estos métodos resultan especialmente adecuados los ganglios linfáticos y el bazo de casos clínicos agudos recientes, incluso antes del comienzo de la diarrea. Para la RFC se preparan antígenos a temperatura ambiente a partir de estos materiales por extracción con acetona-éter-cloroformo, extracción fría-caliente o también por extracción con tampón veronal, y se comparan en la reacción con antígenos positivos o negativos que hayan sido obtenidos convenientemente por los mismos métodos. Como sueros positivos y negativos se emplean sueros inactivados de conejo. Resulta útil la fijación del complemento en frío durante una noche en el frigorífico.

La prueba de neutralización de la inhibición de la hemoaglutinación es un método de identificación indirecto y se basa en el hecho de que el virus de la peste bovina no posee hemoaglutinina, pero, en cambio, el suero de la peste bovina, a causa de un parentesco antigénico, inhibe la HA de eritrocitos de mono por el virus del sarampión. El suero conocido de peste bovina se mezcla con material sospechoso de la misma enfermedad y después de un cierto tiempo de reacción se vuelve a obtener por centrifugación. Las propiedades inhibidoras de la hemoaglutinación del suero se comprueban antes y después del contacto con material sospechoso por titulación mediante la reacción de eritrocitos de mono con el virus del sarampión. De un descenso del título puede deducirse que el material sospechoso contiene antígeno de peste bovina.

La RAGP es sin duda actualmente la prueba más adecuada en la clínica práctica para el diagnóstico de la peste bovina. Independientemente de su elevada precisión si se utiliza correctamente, puede realizarse sin especiales dificultades en un laboratorio de campo y no requiere cualificación especial del personal que la lleve a cabo. Debe tenerse en cuenta que los antígenos precipitantes son parcialmente termolábiles, inestables a la putrefacción y sensibles al formol, éter, alcohol metílico y al fenol, de tal manera que los mejores resultados sólo pueden obtenerse con material reciente o conservado a bajas temperaturas procedente de ganglios linfáticos. Los antígenos precipitantes alcanzan en los ganglios linfáticos su concentración máxima al cuarto día después de la aparición de la fiebre y pueden identificarse hasta unos doce días después de ese momento (Joshi y col., 1972).

El material sospechoso se mezcla con arena estéril, se centrifuga 10 minutos a 2000 rpm y se emplea el sobrenadante como antígeno. Puede utilizarse también material obtenido por punción de ganglios linfáticos. Antígeno testigo positivo y suero positivo se obtienen de conejos vacunados para ello con vacuna lapinizada.

El antígeno de la peste bovina origina en la RAGP claras reacciones cruzadas con suero hiperinmune del moquillo canino, lo que se aprovecha con fines diagnósticos (Scott y Brown, 1961). De gran importancia desde el punto de vista del diagnóstico diferencial resulta el hecho de que el material de peste bovina no da reacción alguna en la prueba de agar-gel precipitación si se hace difundir frente a suero positivo de enfermedad de las mucosas.

La prueba se realiza a temperatura ambiente y la lectura se efectúa pasadas 12-48 horas.

3. Para identificación de anticuerpos específicos se utiliza especialmente la reacción de suero-neutrali-

zación. Los anticuerpos neutralizantes aparecen 5 días después del contagio y alcanzan su concentración máxima entre 2 y 4 semanas después del comienzo de la enfermedad, si el animal sobrevive. Esta prueba se utiliza predominantemente para determinar el estado inmunitario de la población bovina de determinados territorios. La virus-neutralización se realiza en cultivos de células renales de ternero con la cepa citopatógena Kabete "O". A tal fin, se mezcla 1 ml de suero diluido al 1/10 con 1 ml de virus log 2,5; el total se deja a 4 °C durante la noche. Al día siguiente se deposita en cada uno de la serie de 4 tubos de cultivo celular 0,1 ml de la mezcla reaccionante y se incuba durante 10 días a 37 °C. El bóvido se considera inmune cuando el virus resultó totalmente neutralizado.

Para identificar anticuerpos específicos de la peste bovina, Ishii y Watanabe (1969, 1971; Watanabe, 1970) han propuesto también practicar la HA indirecta con eritrocitos de cabra y antígeno Nakamura inactivado (virus lapinizado).

Con objeto de valorar la inmunidad postvacunal o calostral, se recurre en la actualidad en amplia medida a la RHAI paraespecífica con antígeno del sarampión. Se aprovechan las propiedades hemoaglutinantes del virus del sarampión y el hecho de que la hemoaglutinina del mismo resulta inhibida por anticuerpos contra la peste bovina. La prueba proporciona resultados absolutamente fiables. En la infección natural de peste bovina, los anticuerpos inhibidores de la HA del sarampión hacen su aparición 2-3 días después de remitir la fiebre. Prácticamente el 100 % de los animales que pasaron la enfermedad desarrollan anticuerpos con títulos de $\geqslant$ 1:160. La experiencia enseña que los animales poseedores de títulos de anticuerpos de $\geqslant$ 1:5 disponen de una sólida inmunidad y resisten contagios de consideración. El procedimiento tiene la ventaja de poderse utilizar también en países en los que está prohibida la introducción del virus de la peste bovina. Una desventaja consiste en que sólo son válidos eritrocitos de mono para la hemoaglutianción; los mejores resultados se obtienen con eritrocitos del mono africano *Cercopithecus.* Esta prueba ofrece ventajas también en climas tropicales a causa de su sencillez. Además, el suero a analizar puede transportarse desecado en tiras de papel y reconstituirse antes de realizar el análisis.

La RFC no es adecuada como método de rutina para la identificación de anticuerpos de la peste bovina.

Tampoco es adecuada la RAGP para la identificación directa de anticuerpos específicos de la peste bovina, puesto que los sueros positivos raramente contienen anticuerpos precipitantes en concentraciones susceptibles de ser identificadas. Resulta más adecuada la prueba indirecta de gel-difusión de White y Scott (1960). Se basa en la experiencia de que el antígeno conocido de peste bovina que se difunde frente a suero de conejo reconocidamente positivo a la peste bovina, ya no precipita si previamente se unió con suero que contenía anticuerpos de peste bovina.

4. La determinación histológica de lesiones específicas producidas por el virus puede realizarse tanto en tejidos de animales enfermos, como en cultivos celulares infectados. La citopatología ha sido ampliamente descrita por Jacotot y Mornet (1967) y Plowright (1968). Sin embargo, la histología sólo es un método auxiliar en el diagnóstico de la peste bovina.

Diagnóstico diferencial. Deben tenerse en cuenta a este respecto la glosopeda (1.), la fiebre catarral maligna (17.2), la enfermedad de las mucosas (7.2.1.) y la intoxicación por naftalenos clorados.

La glosopeda se difunde más rápidamente que la peste bovina y se diferencia de ella por la alteración que produce en las pezuñas y mortalidad más escasa. Las graves manifestaciones gastrointestinales de la peste bovina no se observan en la glosopeda. Con cierta experiencia pueden también diferenciarse claramente por aspección las lesiones que aparecen en la cavidad bucal. El resultado de la RFA para la identificación del antígeno de la glosopeda en material procedente de las aftas es también otro punto decisivo a tener en cuenta.

La fiebre catarral maligna aparece sólo esporádicamente y no tiene tendencia a difundirse. El cuadro clínico se caracteriza especialmente por querato-conjuntivitis bilateral y turbidez difusa de la córnea, que en la peste bovina sólo aparece secundariamente en casos excepcionales y, por lo general, unilateralmente.

Para diferenciar la enfermedad de las mucosas, debe aislarse el virus de esta enfermedad y comprobar su identidiad por medio de la reacción de suero-neutralización.

La intoxicación por naftalenos clorados puede diferenciarse con toda seguridad realizando pruebas de transmisión de la infección.

La evolución de las formas atípicas de la peste bovina en búfalos, ovejas, cabras y cerdos de Asia y Africa y la siempre frecuente presentación de diversas "enfermedades de las mucosas" también en zonas de clima templado, obligan a señalar, coincidiendo con las recomendaciones de la OIE, la conveniencia de que también los países europeos deben disponer de los medios necesarios y personal diestro en la exclusión de la peste bovina mediante diagnóstico diferencial.

Tratamiento. El tratamiento de la peste bovina es inútil, incluso utilizando medicamentos modernos. En los brotes de la enfermedad en zonas normalmente libres de peste bovina están prohibidos los tratamientos y está legislado el sacrificio sin sangría y la eliminación de todos los animales enfermos y sospechosos.

Profilaxis. En todos los países exentos de peste bovina la profilaxis contra esta enfermedad consiste exclusivamente en la imposición consecuente de severas medidas de sanidad animal, dirigidas a impedir la introducción del agente productor. Por esta razón está prohibida especialmente la importación de rumiantes y carne fresca de territorios en que exista peste bovina. Para los animales de parques zoológicos, los países europeos cuentan con una estación de cuarentena en la isla de Furoso, cerca de Nápoles. En el caso de que la enfermedad aparezca en un país europeo, el llamado método de sellado (*"stamping out"*) constituye la base de la legislación de sanidad animal para impedir la difusión de la enfermedad.

En los territorios enzoóticos de peste bovina y regiones limítrofes son de gran importancia las medidas inmunoprofilácticas. En este caso se utiliza en la actualidad con los mejores resultados casi exclusivamente la vacuna de virus vivo atenuado en cultivos celulares de Plowright y Ferris (1959). Contiene un virus de peste bovina atenuado por 90 pases por cultivos de células renales de ternero, que no provoca reacciones clínicamente observables en los animales vacunados de las distintas razas. La eficacia de la inoculación puede comprobarse sin incurrir en sobrecargas con ayuda de la RN sérica o de una RHAI paraespecífica con suero del sarampión.

La esperanza de controlar la enfermedad vacunando la población bovina receptible de las comarcas enzoóticas no se ha cumplido (Ramani y col., 1974). El centro de interés del proceso epidémico se ha desplazado mientras tanto a los pequeños rumiantes, que, sin embargo, pueden protegerse también de forma eficaz con la vacuna contra la peste bovina en cultivo celular (Rao y col., 1974; Murty y Sharma, 1976). la utilización de la vacuna ha sido recomendada también por la OIE en la peste de los pequeños rumiantes.

La protección vacunal consecuente a una aplicación dura como mínimo 8 años. Una vacunación en dos aplicaciones separadas por un intervalo de 6-12 meses sólo es recomendable para la descendencia de vacas inmunes; en otro caso, la revacunación no proporciona ni mayor reacción de anticuerpos, ni mejor protección, en comparación con la vacunación en inoculación única.

La vacuna contra la peste bovina en cultivo celular es también soportada por los terneros más jóvenes sin reacción clínica. Debe señalarse, sin embargo, que en los terneros de vacas inmunes persisten los anticuerpos calostrales durante 5 meses y que por lo regular la inmunización activa deja de producir un efecto suficiente cuando las crías tienen menos de 3 meses. En las comarcas con la peste bovina enzoótica, en las que hay que esperar que los terneros nazcan de vacas inmunes, la edad mínima de los bóvidos debe ser de 5-6 meses.

Las vacunas caprinizadas y lapinizadas, entre las que alcanzaron en especial sobresaliente predicamento la cepa caprinizada Kabete 604 y la vacuna Nakamura III lapinizada, han perdido su importancia de antaño. Las antiguas vacunas muertas, de escasa eficacia, sólo resultan de interés histórico.

Legislación veterinaria. Para impedir la introducción de epizootías exóticas, entre las que se incluye la peste bovina, en la RDA existen:

– La Ley de Veterinaria de 20.6.1962 (especialmente el artículo § 23) y el
– Decreto de vigilancia veterinaria de fronteras de 22.9.1966, así como la Disposición Complementaria 1 para el mismo.

Sobre la base de estas disposiciones legales, se han dictado las normas siguientes.

– Orden de higiene veterinaria para impedir la introducción de los agentes productores de epizootías exóticas (peste bovina y peste porcina africana) en el territorio de la RDA, del RLN, Departamento de Asuntos Veterinarios, de 24.9.1970.
– Disposición común sobre medidas para impedir la introducción de los agentes productores de epizootías exóticas (peste bovina y peste porcina africana) en el territorio de la RDA del Minist. de Agric., Bosques y Alim. de la RDA y de la Administración de Aduanas de la RDA de 24.9.1970.
– Instrucción del director del Servicio de Vigilancia Higio-Veterinaria de Mercados de 24.9.1970, sobre medidas para impedir la introducción del agente productor de epizootías exóticas (peste bovina y peste porcina africana) en el territoria de la RDA.

Según el punto § 17 (3) de la Disposición Complementaria 2 a la VO de Epizootías de 3.8.1973 (GBl. de la RDA I 1973, pág. 469), en caso de sospecha o comprobación de que existe peste bovina hay que informar de ello inexcusablemente y a lo más tardar en el plazo de 6 horas al director del Departamento de Veterinaria del Ministerio de Agricultura, Bosques y Alimentación, a través de los Veterinarios municipal y provincial. De acuerdo con el Apéndice 2 a la Disposición Complementaria 2, la peste bovina se incluye entre las epizootías que requieren parte obligatorio periódico.

Los trabajos con el agente causal de la peste bovina vienen regulados por la "Disposición Complementaria 3 a la Ley de prevención y lucha contra las enfermedades transmisibles al hombre – Manejo de gérmenes causantes de enfermedades transmisibles" de 25.1.1966. Según el punto § 6 de la Disposición Complementaria 3, para trabajar con el agente vivo de la peste bovina hace falta una autorización especial. La recepción y envío de cultivos de agentes causales de epizootías exóticas debe solicitarse al Ministerio de Agricultura, Bosques y Alimentación (§ 16). No se permite la remisión de cultivos por medios de transporte públicos (§ 17). En el comercio y transporte internacionales de animales receptibles a la peste bovina y sus productos hay que observar las normas en vigor de la OIE. Se hallan contenidas en el capítulo 2.1.2. del "International Zoo-Sanitarv Code".

Bibliografía

Bansal, R. P., R. C. Joshi, u. S. Kumar (1974): Occurrence of rinderpest in pigs in India. Bull. Off. internat. épizoot. 81, 305.

Hamdy, F. M., Dardiri, A. H., Breese, S. S. J. R., u. De Boer, C. J. (1975): Immunologic relationship between rinderpest and peste des petits ruminants viruses. Proc. US Animal Hlth. Ass. 79, 168.

Ishii, S., u. Watanabe, M. (1971): An indirect haemagglutination reaction of rinderpest virus. Nat. Inst. Anim. Hlth. Quart. 11, 55.

Jacotot, H., u. Mornet, P. (1967): La peste bovine. Les maladies animales a virus. Collection de monographies. L'Expansion Scientifique Française, Paris.

Leiss, B., u. Bögel, K. (1969): Rinderpest, Virusdiarrhoe – Mucosal Disease, Bösartiges Katarrhalfieber – Differentialdiagnostische Möglichkeiten. Dtsch. tierärztl. Wschr. 76, 138.

Plowright, W. (1968): Rinderpest virus. Virology Monogr. 3, 25.

Scott, G. R. (1967): Diagnosis of rinderpest. FAO Agricultural Studies Nr. 71, Rome.

Singh, K. V., u. Osman, O. A. (1970): Response of pregnant Danish Friesian cows to tissue culture rinderpest vaccine. Nord. Vet. Med. 22, 410.

Watanabe, M. (1970): Rinderpest: Diagnosis and prophylaxis. Nat. Inst. Anim. Hlth. Quart. 10, Suppl., 29.

9.3.2. Moquillo del perro

(Gisela Baumann)

(Al.: *Staupe des Hundes;* lat.: *Febris catarrhalis infectiosa canum, Febris catarrhalis et nervosa canum;* ruso: *Чума собак* ; ingl.: *Dog distemper, Canine distemper;* fran.: *Maladie des chiens, Maladie du jeune âge, Maladie de Carré).*

El moquillo es una enfermedad del perro y de los carnívoros salvajes altamente contagiosa, provocada por un virus, complicada por infecciones bacterianas secundarias, de carácter septicémico agudo, que determina inflamaciones catarrales de algunas mucosas y que en ciertos casos provoca también alteraciones de la piel y del SNC. La denominada "hard pad disease" (enfermedad de los pulpejos duros) se considera clínica y anatomopatológicamente una forma especial de moquillo.

Historia y presentación. Los primeros datos sobre la presentación del moquillo canino en Europa proceden de la segunda mitad del siglo XVIII. En 1905 Carré demostró la naturaleza vírica del agente productor del moquillo, hecho confirmado posteriormente por Laidlaw y Dunkin (1926 a 1931) en numerosas experiencias.

La enfermedad se encuentra actualmente difundida por todo el mundo. En Norteamérica y en el norte de Europa, y de forma creciente también en Europa central, el virus del moquillo produce numerosas bajas en las explotaciones de visones.

Etiología. Tras numerosos estudios de las cepas víricas aisladas en distintas partes del globo, no hay duda en la actualidad sobre su identidad antigénica. Las diferencias observadas se refieren a la virulencia y a las tendencias patógenas.

El virus del moquillo se incluye dentro de la familia *Paramyxoviridae* en unión de los virus del sarampión y de la peste bovina, con los que forma el género *Morbillivirus* merced a sus características físicas, químicas y electrópticas comunes (9.). Pertenece a los virus RNA. Su tamaño es de 100-300 nm.

El virión es de forma esférica y consta de una nucleocápsida helicoidal de 15-17,5 nm de diámetro y una longitud de hélice de 5-6 nm, con una membrana de perfil doble y 7,5-8,5 nm de anchura, de la que parten unas proyecciones esféricas simétricamente dispuestas de 1,3 nm de longitud. Es lábil al éter y al cloroformo.

La compleja estructura antigénica del virus está formada por un componente inmunizante y otro precipitante y un antígeno V y S fijador del complemento. Aparte de los resultados de los estudios realizados con la cepa Yu de Moscú (Stojcev y col., 1969), no se han observado propiedades hemoaglutinantes del agente productor del moquillo. Respecto a las relaciones antigénicas de los morbilivirus, véase lo dicho en el punto 9.3.1. en la exposición de la peste bovina.

El virus del moquillo se adaptó primero al embrión de pollo. El efecto patológico reconocible 1-2 días después de la siembra en MCA consiste en hiperplasia y necrosis localizada del ectodermo, edematización, proliferación de las células mesenquimatosas y una fuerte reacción inflamatoria apreciable a partir del quinto día.

La multiplicación del virus virulento se logra también en cultivos celulares de distintos sistemas; así, en riñón, pulmón, macrófagos alveolares, linfocitos y cerebro de perro, y en ocasiones también en epitelio renal de hurón. Una vez adaptado el virus al embrión de pollo o cultivo celular, puede pasarse por gran número de tipos celulares de distintas especies (perro, hurón, vaca, mono, hombre), entre los que se utilizan con más frecuencia las células de riñón de perro, embriofibroblastos de gallina y líneas de células renales de mono. En los cultivos celulares de mamíferos se obtienen títulos de virus más elevados que en los tejidos de embrión de pollo. La multiplicación del virus se acompaña de un típico EC no antes de 2-3 días p.i. Estriba en la formación de células gigantes multinucleadas (sincitios), alteraciones destructivas celulares, así como CoI citoplasmáticos e intranucleares, portadores de antígeno vírico (inmunofluorescencia), cuya presentación, según estudios realizados con microscopio electrónico, coincide con la de las nucleocápsidas. El momento e intensidad del EC verían notablemente según la cepa, grado de adaptación y título del virus, tipo de células, clase del medio de cultivo y condiciones de incubación. Cubriendo con agar los cultivos celulares, se observa formación de placas a partir de los 4-5 días de la siembra. El pase del agente causal por huevo o cultivos celulares hacen que el virus pierda su virulencia, pero conservando su potencia inmunógena para el perro y el hurón.

Los rayos solares directos destruyen el virus en 14 horas; a temperatura de laboratorio se inactiva en el mismo período de tiempo, a 56 °C se destruye en 10-30 minutos. Su resistencia contra la sequedad y el frío es considerable. En material desecado y congelado conserva a 4 °C su virulencia durante meses; congelado a bajas temperaturas, mantiene su capacidad infectante durante años. Para conservar el virus resulta útil la liofilización en una solución de lactosa-peptona. El pH óptimo para el virus es de 7,0. La lejía de sosa al 3 % posee una rápida acción destructora del virus. También puede emplearse como desinfectante una solución de fenol al 0,5-0,75 %.

Receptividad. Entre los receptores naturales del virus del moquillo están los componentes de la familia *Canidae* (perro, lobo, zorro, coyote, chacal), así como los de la familia *Mustelidae* (hurón, turón, visón, marta, comadreja, armiño, tejón, nutria). Entre los osos de pequeño tamaño (*Procyonidae*) se ha comprobado la presentación de moquillo en el mapache, oso hormiguero y panda. La hiena es también receptible.

Los perros de todas las edades pueden resultar infectados con el virus del moquillo. Parecen existir ciertas diferencias en la resistencia a la infección dependientes de la raza. Las razas más sensibles son caniches, pastor alemán, cocker spaniel y setter irlandés.

La transmisión experimental del moquillo se realiza óptimamente en el visón. Igual que el perro, este animal puede infectarse por distintas vías parenterales y resulta adecuado para realizar pases sucesivos del virus. Cepas víricas aviarizadas pueden adaptarse al encéfalo de ratones lactantes, así como de hámsters dorados lactantes y adultos, ocasionándoles síntomas encefalíticos. En el SNC de ratones blancos adultos se ha logrado la multiplicación del virus, pero no su adaptación; sin embargo, puede conseguirse ésta en el tejido pulmonar tras la inoculación intranasal del virus. En el conejo, cobayo y rata sólo se logra una conservación limitada de éste. En gatos y cerdos se evidencia tras aplicación i.n. una multiplicación del virus limitada al tejido linforreticular y macrófagos. La infección cursa sin síntomas y sin eliminación del virus.

Inmunidad. Epizootiología. El perro constituye el reservorio más importante del virus. La importancia epizootiológica de las especies salvajes necesita todavía ser investigada con más detalle. Los animales infectados y enfermos eliminan el agente productor por las secreciones nasales y oculares, así como por la saliva y la orina. En las heces no siempre se logra evidenciar el virus. La orina del perro tiene capacidad infectante 55 días después del contagio; la secreción nasal del visón y del hurón la tienen 5-51 días después. La puerta de entrada del agente productor del moquillo es la mucosa de las vías respiratorias y digestivas altas. El ingreso se produce por contacto directo o a través de alimentos u objetos infectados. Krakowka y col. (1977) incluyeron el moquillo en el grupo de las enfermedades de transmisión diaplacentaria, como resultado de sus estudios con cachorros gnotobióticos de madres contagiadas natural y experimentalmente.

La presentación del moquillo en una amplia región o en una ciudad viene condicionada principalmente porque las infecciones subclínicas y la enfermedad clínicamente manifiesta producen una inmunidad activa y se transmiten anticuerpos de las madres inmunes a los cachorros. En las pruebas serológicas de las poblaciones caninas urbanas realizadas con animales no vacunados y que no han padecido hasta ese momento el moquillo, resultan positivos el 78 % de los cachorros de 2 meses, el 25 % de los animales de 3-6 meses, y más del 90 % de los perros de más de 3 años. El título de anticuerpos del 75 % aproximadamente de los perros de procedencia urbana que se estima están infectados subclínicamente con el virus del moquillo, es bastante superior al de los perros que viven en el campo de edades comprables, cuyas posibilidades de contacto son más escasas.

De esta situación inmunitaria resulta en zonas urbanas una presentación predominantemente enzoótica del moquillo, que afecta preferentemente a los perros jóvenes, y una manifestación epizoótica de la enfermedad en el campo. Los datos sobre la influencia de la estación del año en el curso del moquillo son contradictorios. La manifestación más marcada de la enfermedad se observa a intervalos de tres años aproximadamente, periodicidad que se cree puede resultar de la acumulación de perros receptibles.

Patogenia. Los resultados de las investigaciones realizadas hasta ahora sobre la patogenia del moquillo se han comprobado y completado con los datos obtenidos recientemente en perros y hurones con ayuda de la prueba de inmunofluorescencia. Según ellos, a la penetración del virus en el organismo por vías aerógenas u oral sigue una multiplicación del mismo en el tejido linforreticular de la puerta de entrada (ganglios linfáticos cervicales y tonsilas), al que llega presumiblemente con macrófagos erráticos. Durante la viremia, que comienza el 3º ó 4º días y que dura hasta el 8º-10º días después del contagio, el virus identificable en los granulocitos y monocitos de la sangre pasa a los ganglios linfáticos mediastínicos y mesentéricos, al bazo y a las células de Kupffer, a la médula ósea y al timo, para localizarse y multiplicarse a partir del 7º día tras la infección, de acuerdo con la formación de anticuerpos neutralizantes, diferente según los individuos, en los epitelios del estómago e intestino, vías respiratorias y urinarias, glándulas exocrinas y endocrinas y, en algunos casos, en tejidos cutáneos y en el SNC (inicialmente en macrófagos meníngeos, elementos celulares vasculares y perivasculares y en el epéndimo, así como en células gliales y neuronas). La capacidad infectante de la orina aparece algo más tarde que la de la sangre. Las investigaciones experimentales realizadas subrayan que independientemente de la vía de inoculación del virus, la infección en el moquillo adopta en todos los casos curso septicémico, con un carácter poliorganotropo del agente productor caracterizado por una especial afinidad por el mesénquima y SRH. No existe propiamente un comportamiento neurotropo.

El complejo de alteraciones morfológicas ocasionadas por la acción inmediata del virus del moquillo consiste en:

– Una proliferación generalizada de los elementos celulares del SRH, incluidos los de la adventicia de los vasos cerebrales.
– Una linfocitolisis del tejido linfático que se presenta en la fase temprana de la enfermedad en unión de proliferación de las células reticulares; al disminuir la viremia, esto se sigue de una hiperplasia regenerativa. Según Jacoby' y Griesemer (1970), una adrenalectomía actúa en contra de esta destrucción linfocitaria en los perros con moquillo.
– Una circulación sanguínea más o menos alterada en la red terminal, que se manifiesta por estados de preestasis y de estasis, así como por salida de suero y eritrodiapédesis.
– Alteraciones productivas y degenerativas que afectan sobre todo a las mucosas de la cabeza y del tracto respiratorio y digestivo, debidas en parte a trastornos circulatorios y también como consecuencia inmediata de la acción del virus, como demuestra la formación de cuerpos de inclusión detectables por inmunofluorescencia en células epiteliales y mesenquimatosas. Las alteraciones de las mucosas se complican generalmente por infecciones bacterianas secundarias.

Entre las lesiones anatomopatológicas del SNC, como muestra del ataque del virus dirigido predominantemente contra el tejido mesenquimatoso predominan procesos de activación de las células de la adventicia de los vasos, seguidos de reacciones gliales perivasculares. Son consecutivas a éstas las alteraciones secundarias de los elementos nerviosos, debidas a trastornos tróficos de origen circulatorio. El líquido cefalorraquídeo parece actuar sólamente como vector del virus, sin desempeñar papel alguno en la multiplicación de éste.

Con preparaciones histológicas inmunofluorescentes puede observarse la multiplicación primaria del antígeno vírico bajo la forma de finos gránulos fluorescentes, que luego se van reuniendo formando grandes agregados que corresponden a los cuerpos de inclusión intracitoplásmicos e intranucleares eosinófilos detectables con otros métodos histológicos.

Síntomas clínicos. Las formas de curso clínicamente manifiesto son mucho menos frecuentes que las infecciones de moquillo clínicamente latente o inaparente. El periodo de incubación de 3-7 días termina con una elevación bifásica de la temperatura. Al primer pico de fiebre de 39,5-41,0 °C, que dura 8-48 horas y pone de manifiesto el estadio virémico, sigue un intervalo sin fiebre de 1-2 días y una segunda elevación de la temperatura, cuya duración e intensidad dependen de la gravedad de las alteraciones orgánicas. Las formas sobreagudas de moquillo que producen la muerte en 2-3 días con fiebre elevada son raras. La más frecuente es la forma de curso agudo, cuyos síntomas iniciales son decaimiento, inapetencia, y flujos nasal y ocular seromucosos.

En la siguiente fase de la enfermedad se desarrolla el cuadro correspondiente al moquillo catarral, exantemático o nervioso, dependiendo de la difusión y virulencia del virus, así como del tipo de infecciones bacterianas secundarias complicantes (*Escherichia coli,* estafilococos, estreptococos, salmonelas, *Bordetella bronchiseptica, Nocardia asteroides),* y más rara vez micoplasmas, protozoos y otros virus. Al complejo de síntomas catarrales pertenecen, además de la rinitis y conjuntivitis (que puede ir acompañada de queratitis parenquimatosa, perforación de la córnea e iritis) y de postitis mucopurulenta observable en algunos casos, las formas de curso respiratorio (laringitis catarral, bronquitis o bronconeumonía) y gastrointestinal (faringitis y ligera tonsilitis, catarro gastrointestinal caracterizado por vómitos y diarrea). En un bajo porcentaje de los casos, al final de la enfermedad puede aparecer un exantema vesículo-pustuloso, localizado predominantemente en la parte posterior del abdomen y cara interna de los muslos, así como en el conducto auditivo externo.

La forma nerviosa, que puede presentarse al final de la fase aguda de moquillo o en el momento en que el animal parecía curarse, aunque también puede predominar desde el principio en algunos brotes epizoóticos en el curso de la enfermedad, comprende síntomas diversos, pero generalmente graves, como trastornos psíquicos, movimientos violentos, contracciones tónico-clónicas generalizadas y mioclonias locales, ataxias, para- y tetraplejias, parálisis de la mandíbula, de la vejiga de la orina y del recto, pérdida de la percepción sensitiva y parestesias con automutilaciones.

La denominada *"hard pad disease"*, **enfermedad de los pulpejos duros**, observada sobre todo al final de la década de los años 40 y principio de los 50, posteriormente más rara, de carácter prevalentemente mortal en los cursos sobreagudo, agudo o crónico, caracterizada clínicamente por una sintomatología correspondiente a las formas catarral y nerviosa del moquillo, así como por hiperqueratosis en las almohadillas plantares y en hocico, fenómeno que da el nombre a la enfermedad, ha conocido muchas clasificaciones etiológicas distintas. Así pues se considera en parte como enfermedad vírica independiente y en parte como consecuencia inespecífica de alteraciones del SNC de génesis diversa, pero sobre todo infecciosa. Por el contrario, otros autores consideran al virus del moquillo, en forma clásica o mutada, como causa determinante, con o sin la colaboración de otros factores hasta ahora desconocidos.

Mediante muy recientes estudios de fluorescencia y microscopía electrónica se ha podido comprobar la etiología moquillosa de la "old dog encephalitis", una **panencefalitis no purulenta de los perros viejos**, con formación de CoI en neuronas y células de glía.

La **rinotonsilitis contagiosa**, descrita por primera vez en Francia por Fontaine y col. (1957) y considerada como enfermedad independiente por estos autores, diversos investigadores la juzgan actualmente idéntica al moquillo por razones epizootiológicas, clínicas, etiológicas e inmunológicas.

El hemograma de los animales enfermos de moquillo muestra, junto a la leucopenia del estadío inicial, característica de las infecciones víricas, un aumento del número de neutrófilos coincidente con linfopenia. Las desviaciones a la izquierda con linfopenia y granulocitosis marcadas son indicativas de un pronóstico desfavorable. La velocidad de sedimentación está acelerada. Entre las proteínas séricas, la albúmina desciende y aumentan las fracciones globulínicas α_2 y β. Las lesiones orgánicas producidas en el moquillo determinan un aumento de las transaminasas en el suero y en el líquido cefalorraquídeo.

Pronóstico. La duración y curso del moquillo varían considerablemente. La letalidad oscila entre el 30 y el 80 %. Las bronconeumonías purulentas, las diarreas intensas y persistentes y los trastornos manifiestos del SNC conducen frecuentemente a la muerte, deciden la eutanasia, o bien dejan tras sí secuelas crónicas.

Anatomía patológica. En general existe una clara discrepancia entre la gravedad de las manifestaciones clínicas y los hallazgos morfológicos poco característicos y escasamente marcados. Las alteraciones anatomopatológicas del moquillo vírico puro de la fase inicial se limitan a una tumefacción y edematización, preferentemente de los ganglios linfáticos cervicales y mesentéricos y del tejido linforreticular de la mucosa intestinal, a una hiperplasia de la pulpa esplénica y a un enrojecimiento y aumento de tamaño de las tonsilas. La atrofia del timo que se evidencia regularmente en los cachorros gnotobióticos contagiados experimentalmente, no siempre se encuentra en los casos de enfermedad espontánea. A veces se observan alteraciones catarrales de las mucosas de las vías respiratorias altas, hemorragias petequiales en el parénquima pulmonar y casi constantemente hemorragias en las crestas de los pliegues de la mucosa rectal.

Al avanzar el curso de la enfermedad, y por efecto de infecciones bacterianas secundarias diversas va apareciendo otro cuadro morfológico, compuesto por alteraciones especialmente pulmonares bajo la forma de una bronconeumonía de extensión inicialmente lobar. La exudación predominantemente leucocitaria puede producir abscesos y perforación de la pleura, llegando a determinar pleuritis purulenta. (En algunas ocasiones se observan en el moquillo neumonías de células gigantes, al igual que en la infección por virus del sarampión en el hombre). En esta fase de la enfermedad, el catarro de las vías respiratorias altas y de la conjuntiva adopta también, por lo general, carácter purulento. En el tracto digestivo se observa no pocas veces una enteritis catarral aguda, mientras que las zonas enrojecidas que aparecen con frecuencia en la mucosa gástrica se corresponden histológicamente con trastornos hemodinámicos que se producen en la red vascular terminal. Independientemente de la aparición de síntomas nerviosos, el cuadro histopatológico del sistema nervioso central y periférico, macroscópicamente poco explícito, va desde trastornos inicialmente vasculares y circulatorios, procesos proliferativos y regresivos en las células endoteliales y adventicias de los vasos, hasta imágenes de meningoencefalomielitis serosa o linfocitaria, circunscrita o diseminada, localizada con frecuencia decreciente en el cerebelo, tronco del encéfalo y hemisferios cerebrales, y alteraciones regresivas de las células ganglionares, no regularmente acompañadas de neuronofagia, en los casos avanzados. Además, en perros con moquillo nervioso no es raro observar una encefalitis desmielinizante diseminada, de presentación preferente en el cerebelo, que en fase inicial ofrece el cuadro de un Status spongiosus de la sustancia blanca, y en etapa más avanzada el de una destrucción masiva de la mielina y cilindros-ejes con abundante proliferación de la glía, junto con gliosis fascicular (necrosis esclerosante). La patogenia del proceso de desmielinización obedece tanto a la acción directa del virus, como a inmunorreacciones. Los ganglios cerebroespinales y simpáticos, así como los nervios periféricos, pueden manifestar también procesos degenerativos e inflamatorios. Se conoce como "dentadura de moquillo" la aparición de defectos simétricos en el esmalte durante la dentición después de contraída la enfermedad. Las alteraciones irregularmente observadas en los restantes órganos son de naturaleza inespecífica. El moquillo no desempeña ningún papel esencial como causa de nefritis.

Durante el moquillo se observa regularmente en todos los animales receptibles la aparición de cuerpos de inclusión de tamaño diverso, generalmente redondeados u ovales, homogéneos, a veces de estructura vacuolar y acidófilos. Histoquímicamente, las inclusiones son negativas a la reacción de Feulgen y se caracterizan por su contenido en RNA, arginina, triptófano y tirosina, así como por poseer grupos amino y sulfhidrilo. Estas inclusiones localizadas intracitoplásmica e intranuclearmente (tipo A de Cowdry) se observan sobre todo en estructuras epiteliales de diversos órganos, pero también en células reticuloendoteliales, linfocitos y monocitos sanguíneos, en la macro y microglía, en células ganglionares y ependimarias del SNC, así como en células de la médula adrenal. La identificación por inmunofluorescencia de su contenido vírico les confiere especificidad e importancia patognomónica.

Diagnóstico. La anamnesis, epizootiología y conjunto de síntomas desarrollados permiten en una parte de los casos establecer el diagnóstico. Presentan considerables dificultades la clasificación etiológica del estadío vírico, y la diferenciación de las formas de moquillo de gran número de otras enfermedades limitadas a un sistema o a un conjunto de órganos. En estos casos puede recurrirse a la identificación de anticuerpos y del virus para establecer el diagnóstico.

Con ayuda de antígenos obtenidos a partir de extractos de membrana corioalantoidea o de cultivos celulares pueden identificarse *anticuerpos* fijadores del complemento en un periodo de 3-4 semanas hasta 2-4 meses después de la infección, que, si se tiene en cuenta el largo curso del moquillo, poseen cierta importancia diagnóstica. Los anticuerpos neutralizantes, que aparecen 6-9 días p.i., alcanzan su título máximo entre los días 30 y 40 después del mismo, estando también presentes en el líquido cerebroespinal de perros con encefalitis desmielinizante, y que pueden ser identificados por inhibición de las alteraciones citopáticas en la membrana corioalantoidea o en cultivos celulares, permiten un diagnóstico precoz del moquillo Mansi (1957) introdujo la RAGP para la determinación de anticuerpos. La identificación realizada mediante acción protectora en animales de laboratorio receptibles es un procedimiento costoso en tiempo y en dinero, por lo que apenas se utiliza en la actualidad.

La *identificación del antígeno,* rápida y seguramente realizable con la ayuda de la RFC en los órganos de animales sacrificados o muertos, se remonta a Laidlaw y Dunkin (1931). Para esta prueba tiene escaso valor el contenido en virus de la sangre, líquido cefalorraquídeo y orina en el animal vivo. Sin embargo, este método es útil para el diagnóstico precoz, si se emplea material obtenido por punción o extirpación de ganglios linfáticos. Para la investigación del contenido en antígenos de los órganos resulta adecuada la RAGP. Zydeck (1970) utilizó un test de electroprecipitinas.

La *identificación del agente productor* utilizando el hurón resulta extraordinariamente segura, pero ciertamente requiere bastante tiempo por tener que transcurrir un periodo de incubación de 8-12 días; además resulta bastante cara. Por estas razones, la prueba se ha visto sustituida prácticamente por la técnica de los cultivos celulares. Sin embargo, la presentación del EC en los cultivos de células renales de perro o hurón hasta ahora utilizados oscila, de acuerdo con el contenido de virus del producto inoculado, entre 3-4 días y 4-5 semanas p.i. Más rápidos resultados proporciona actualmente el aislamiento de virus en el diagnóstico del moquillo post mortem mediante cultivo directo del tejido pulmonar ó corteza renal del perro enfermo (si existe encefalitis, también del cerebelo). Mientras que aquí hay que esperar el EC entre 6 y 14 días, se presenta ya en el curso de 18 horas p.i. si el cultivo se hace en macrófagos alveolares. A las 6-8 semanas siguientes al comienzo de la infección hay que contar con la presencia de virus en los pulmones.

Para la identificación en vida de agregados víricos específicos de moquillo y de cuerpos de inclusión por procedimientos convencionales de coloración o por *inmunofluorescencia,* se ha recurrido a extensiones de sangre y de células de líquido cerebroespinal y a preparaciones por impresión de las mucosas nasal, prepucial y vaginal, pero sobre todo a extensiones o improntas conjuntivales. Los casos de enfermedad natural que después de la muerte sólo resultan positivos de moquillo en un 50 % aproximadamente, es decir, las conclusiones no fehacientes por ser el resultado negativo, se deben al contenido relativamente escaso en antígeno vírico de estas muestras, en continuo descenso paralelamente al aumento del título de los anticuerpos neutralizantes y, además, a limitarse a la fase inicial de la enfermedad. Para realizar el diagnóstico del moquillo después de la muerte, sobre todo cuando la inespecificidad de los hallazgos de necropsia ofrezcan pocos puntos de referencia, la identificación del antígeno en improntas o cortes histológicos teñidos con métodos de inmunofluorescencia (fig. 51) es un procedimiento que da buenos resultados y ahorra tiempo, también válido para la identificación de agregados víricos granulares y realizable en el perro incluso después de 9 semanas de duración de la enfermedad. Dependiendo de la forma de moquillo y de la duración de la enfermedad, el estómago, pulmón y vejiga urinaria, y en un curso prolongado del proceso, preparaciones de encéfalo, presentan el mayor y más constante contenido vírico.

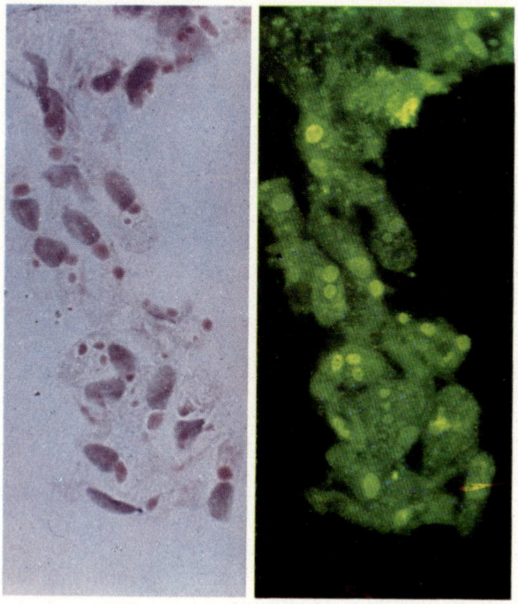

Fig. 51. Moquillo del perro. CoI citoplasmáticos e intranucleares estudiados con coloración HE y anticuerpos fluorescentes. Preparación por impresión de la vejiga urinaria.

Diagnóstico diferencial. El moquillo debe diferenciarse sobre todo de la hepatitis contagiosa canina (H.c.c.) (16.4.), leptospirosis (51.3.), pasterelosis (3.4.2.), tularemia (38.), salmonelosis (31.8.), rabia (10.1.) y enfermedad de Aujeszky (17.4). La pasterelosis (3.4.) y salmonelosis (31.8.) son infecciones secundarias frecuentes en el moquillo. Hay que deslindar de la forma respiratoria del moquillo la enfermedad de las vías respiratorias altas del perro descrita en EE. UU. y Europa Occidental con el nombre de tos de las perreras (*Kennel cough;* 9.2.3.), entre cuyos agentes causales se citan hasta ahora paramixovirus, adenovirus, reovirus y virus herpes.

Tratamiento. A pesar del gran número de preparados que pretenden ser terapéuticamente válidos, el único proceder directamente activo contra el virus del moquillo, que sólo parece ser eficaz en la fase inicial de la enfermedad antes de que aparezcan las manifestaciones orgánicas, es la administración de sueros inmunes o de globulinas. La utilización terapéutica del efecto de interferencia del virus atenuado del moquillo y del virus avirulento del sarampión, ha tenido hasta ahora resultados contradictorios. El efecto favorable sobre el curso del moquillo de los quimioterápicos de debe únicamente a la acción de éstos sobre las infecciones bacterianas secundarias; el virus mismo es resistente frente a estos medicamentos. El tratamiento de los animales enfermos de moquillo es por tanto difícil y sólo tiene sentido con un carácter protector y sintomático después de la aparición de las manifestaciones de la enfermedad, pudiendo concretarse en la utilización de medidas higiénicas y dietéticas, tónicos cardíacos o circulatorios, antipiréticos, astringentes, fármacos antiálgicos y antiespasmódicos, vitaminas y anticonvulsivos.

Profilaxis. El fundamento de la profilaxis del moquillo es la vacunación. La inmunización pasiva está indicada en casos de peligro de contagio agudo para producir una protección inmediata, pero de sólo 14 días de duración como máximo.

Frecuentemente se utilizan preparados de suero o concentrados de globulina bi o trivalentes dirigidos simultáneamente contra esta enfermedad y contra la H.c.c. y la leptospirosis. Además de sueros y globulinas inmunes homólogos, se han probado con éxito sus equivalentes heterólogos, obtenidos en caballo y bóvidos.

Para la inmunización activa se han desarrollado numerosos métodos de vacunación de distinto carácter.

Entre ellos apenas se utiliza en la actualidad la suerovacunación simultánea, de resultados muy variables, a base de virus activo y de suero hiperinmune, sobre todo debido al peligro de anulación del efecto vacunal o de reacciones secundarias, si se produce un desequilibrio de los componentes vacunales. Se consigue una buena inmunización, sin efectos perjudiciales, con la vacunación con virus procedente de emulsiones de órganos inactivado por formalina.

Han adquirido una gran difusión las vacunas de virus vivos modificados, es decir, de muy baja virulencia y de nula capacidad de multiplicación, pero conservando su capacidad inmunizante. Entre éstos están el virus moquilloide de Green (1939), de reducida virulencia para el perro y el zorro, obtenido por pases sucesivos en hurón, procedimiento desarrollado desde los años cincuenta, así como las vacunas adaptadas al embrión de pollo (aviarizadas), avirulentas para el perro y los animales de peletería, y más recientemente los virus atenuados para el perro y el hurón por adaptación a cultivos celulares. Estas vacunas vivas modificadas proporcionan una larga protección, que se establece tempranamente después de un corto periodo inicial de fenómenos de interferencia. En ocasiones, para obtener una profilaxis simultánea frente a varias enfermedades caninas, se utilizan con éxito vacunas bivalentes combinadas, a base de virus del moquillo adaptado al embrión de pollo o en cultivo de tejidos y de virus inactivado de H.c.c. o modificado por pases sucesivos por cultivos, así como vacunas trivalentes, contra estas dos enfermedades mencionadas y además contra la leptospirosis. La mejor producción de inmunidad frente al moquillo se consigue con preparados que contienen virus inactivado de H.c.c. Ackermann y Lang (1975) comprobaron la eficacia de una vacuna polivalente, que contenía antígeno vivo atenuado del moquillo, antígeno inactivado de H.c.c. y leptospira (*Leptospira canicola* y *L. icterohaemorrhagiae*), así como antígeno de la rabia.

La constitución de la inmunidad activa no depende de una competencia inmunológica relacionada con la edad, sino del grado de inmunidad de la madre y de los cachorros en el momento de la primera inoculación. A la edad de 7 semanas, aproximadamente la mitad de las crías aparecen todavía protegidas suficientemente por los anticuerpos maternos, mientras que la otra mitad resulta ya sensible a un contagio, es decir, que ya es idónea para ser objeto de una inmunización activa. Los anticuerpos maternos transmitidos en diversa cuantía por vía diaplacentaria o con el calostro, y capaces de persistir hasta un máximo de 12 semanas de vida, pueden impedir con su interferencia de vacunas atenuadas o virulentas la presentación de una sólida inmunidad activa hasta esa edad. En los estados desconocidos de inmunidad y alto riesgo de contagio, esto asigna a la vacunación heterotípica con vacuna del sarampión modificada una indicación para la profilaxis del moquillo durante este crítico espacio de tiempo. El virus del sarampión no neutralizable por los anticuerpos del moquillo, a pesar del estrecho parentesco antigénico con éste, proporciona ya 8 horas después de la aplicación i.m. – sin que haya eliminación por el animal vacunado – una protección como mínimo de medio año contra contagios del moquillo, basada en el bloqueo selectivo celular. Una vacunación subsiguiente contra el moquillo en el 4º mes de vida proporciona inmunidad, sin verse perjudicada por los anticuerpos del sarampión. Otra posibilidad la constituye el empleo de vacunas por vía i.v., con lo cual no sólo se consgiue una más rápida formación de anticuerpos, sino sobre todo la acción de interferencia del antígeno aplicado por vía i.v.

La formación de anticuerpos neutralizantes se produce transcurridos 6 días desde la vacunación contra el moquillo y alcanza su punto culminante unas 4 semanas después. Como la duración de la inmunidad debido a influencias del método de vacunación, de numerosos factores individuales y del efecto "booster" de contacto intermitente con el virus, resulta difícil de precisar, independientemente del procedimiento utilizado se recomiendan vacunaciones posteriores anuales. En grandes colectivos de hurones y explotaciones de zorros y visones ha dado buenos resultados la aplicación aerógena de vacunas vivas adaptadas al embrión de pollo.

Bibligrafía

Appel, M. J. G., u. Gillespie, J. H. (1972): Canine distemper virus. Virology Monographs Nr. 11, 1. Springer Verlag, New York.

Bindrich, H. (1962): Die Virusstaupe des Hundes. Kleint.-Prax. 7, 161, 181.

Rockborn, G. (1968): Pelztier- und Hundestaupe. In: H. Röhrer, Handbuch der Virusinfektionen bei Tieren, Bd. III/1, 511. VEB Gustav Fischer Verlag, Jena.

Stützer, H. (1966): Die Staupe und die ansteckende Leberentzündung der Hunde im Schrifttum von 1948–1963. Vet.-med. Diss., Leipzig.

9.4. Infección vírica respiratoria sincicial de los bóvidos

(H. Bergmann)

La infección vírica respiratoria sincicial (RS) se presenta en bóvidos de todas las edades. La afección se incluye en el complejo de las enfermedades infecciosas de los órganos respiratorios (9.2.2.1.).

Historia y presentación. Morris y col. describieron en 1956 un virus citopatógeno procedente de chimpacés resfriados al que denominaron "Chimpanzee coryza agent". Con posterioridad se descubrió también el mismo virus con su típico efecto citopático en niños con bronquitis, asignándole su nombre actual. Después de que Dogget y col. (1968) encontrasen en el 33-39 % de los bóvidos estudiados anticuerpos neutralizantes contra la cepa humanas del virus RS, Paccaud y Jacquier (1969) aislaron por primera vez el virus RS a partir de la secreción nasal de terneros con enfermedades agudas del tracto respiratorio.

Los aislamientos conseguidos más tarde del virus en Bélgica, USA, Gran Bretaña, Hungría, URSS y Japón, así como la identificación de anticuerpos neutralizantes y fijadores del complemento específicos, indican que el virus RS está ampliamente repartido en la población bovina mundial.

Etiología. El virus RS pertenece a la familia *Paramyxoviridae*, incluyéndose en el género *Pneumovirus* (9.). El agente causal se caracteriza por la formación en los cultivos celulares de sincicios con CoI citoplasmáticos eosinófilos, irregularmente conformados. Cuentan con una estructura interna helicoidal con RNA. El tamaño de los viriones pleomorfos está entre 150 y 300 nm. El virus RS es lábil frente a los disolventes de las grasas y se inactiva con pH 3.

No aglutina los glóbulos rojos de vaca, oveja, cobayo ni ratón. Mientras que cepas víricas RS del hombre son capaces de multiplicarse en HeLa, Hep 2, FL, KB y otras líneas celulares humanas, los aislamientos efectuados a partir de bóvidos se multiplican en cultivos celulares homólogos, en riñón de lechón embrionario, BHK 21, Vero y células pulmonares embrionarias de hombre.

Acciones térmicas de 56 °C mantenidas durante media hora destruyen el virus RS, lo mismo que las oscilaciones de temperatura repetidas desde −30 °C a +20 °C. A cambio, el virus depositado a −70 °C conserva su infecciosidad como mínimo durante 6 meses.

Receptividad. Al virus RS bovino son receptibles los bóvidos de todas las edades.

Epizootiología. El ingreso del virus en los animales receptibles se realiza por vía aerógena; el agente causal procede de los animales eliminadores. Tras contagio experimental se observó la eliminación del virus a los 2-21 días p.i. Un elevado grado de concentración de los efectivos bovinos puede provocar la súbita aparición de esta enfermedad infecciosa. Las condiciones ambientales antihigiénicas hacen que la afección se mantenga largo tiempo en la población. En los animales que se encuentran en los pastos, la infección por el virus RS se presenta en grupos.

Síntomas clínicos. Pronóstico. Los síntomas que aparecen en animales naturalmente infectados por el virus RS no se diferencian de los propios de otras infecciones del tracto respiratorio. La enfermedad comienza, después de un plazo de incubación de 2-4 días, con un aumento térmico hasta 40,5-41,5 °C, inapetencia, incremento de la frecuencia respiratoria, secreción nasal serosa y tos. En algunos casos en que participan vacas lecheras, enferman éstas a veces con más fuerza que los animales jóvenes. Aun cuando la sintomatología inicial apunta hacia un grave proceso patológico, el curso posterior, que dura unos 5 días, es suave y está exento de complicaciones: La rinitis y la tos pueden persistir hasta 2 semanas.

Anatomía patológica. En los animales con la enfermedad aguda se observa una bronconeumonía catarral con amplio edema y enfisema en los septos interlobulares. En el curso crónico de la enfermedad destaca una bronconeumonía proliferativa. Histológicamente aparecen las paredes alveolares engrosadas y con infiltraciones mononucleares, hay sincicios en la luz de los alvéolos y granulocitos neutrófilos en los bronquiolos.

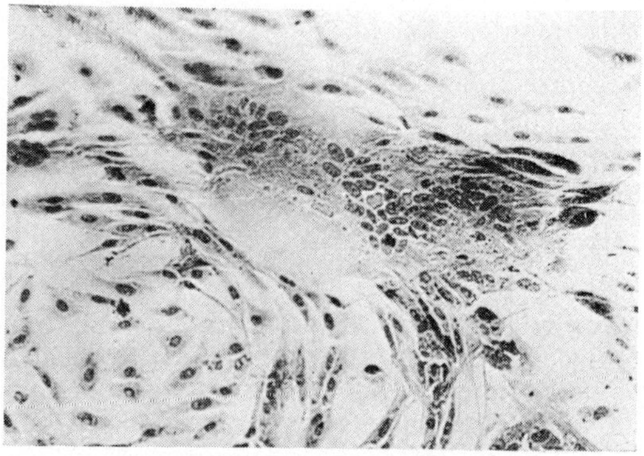

Fig. 52. Virus respiratorio sincicial. Formación de sincicios (EC) en cultivos primarios de células renales de ternero en el 5º día p.i.

Diagnóstico. El diagnóstico etiológico sólo puede realizarse, teniendo en cuenta el cuadro inespecífico de la enfermedad, mediante la identificación directa del agente causal en los cultivos celulares, o bien descubriendo una significativa seroconversión. El éxito del cultivo del virus depende de la técnica de obtención del material de estudio, de su mantenimiento en refrigeración y de su inmediato análisis.

Se observan sincicios celulares típicos después de 10-12 pases por cultivos. El EC se presenta a partir de los 5-7 días p.i. (fig. 52). Su aspecto característico, la ausencia de hemoadsorción con eritrocitos de cobayo y el descubrimiento del virus con la RIF en el citoplasma de los cultivos celulares infectados, permiten diagnosticar esta virosis.

Los anticuerpos inducidos mediante contagio experimental de RS son muy bajos: en el suero, 1:32, y en la secreción nasal 1:2. Sólamente una segunda infección eleva el título a 1:64 en el suero y a 1:8 hasta 1:16 en la secreción nasal. En los animales convalecientes se miden títulos de neutralización en el suero entre 1:4 y 1:16.

Diagnóstico diferencial. Se tendrán en cuenta las infecciones por virus de la parainfluenza-3 (9.2.2.), rinovirus (2.), reovirus (5.) y adenovirus (16.), así como pasterelas (34.3.).

Tratamiento. Profilaxis. Una terapia causal sólo puede ir dirigida contra las infecciones bacterianas secundarias. Se logran ciertos éxitos con preparados de cortisona, y con antibióticos como la penicilina y estreptomicina.

Los primeros ensayos hechos de inmunoprofilaxis con adsorbato-vacunas de hidróxido de aluminio y vacunas de virus vivo en terneros proporcionaron con estas últimas los mejores resultados. Sin embargo, todavía no se fabrican vacunas eficaces.

La enfermedad en el hombre. Si bien existen estrechas relaciones antigénicas entre las cepas víricas RS humanas y bovinas, hasta ahora no se han registrado casos de enfermedad entre el personal que cuida el ganado.

Bibliografía

Mohanty, S. B., Ingling, A. L., u. Lillie, M. G. (1975): Experimentally induced respiratory syncytial virus infection in calves. Amer. J. Vet. Res. **36**, 417.

Paccaud, M. F., u. Jacquier, Cl. (1970): A respiratory syncytial virus of bovine origin. Arch. ges. Virusforsch. **30**, 327.

Smith, M. H., Frey M. L., u. Dierks, R. E. (1975): Isolation, characterization and pathogenicity studies of a bovine respiratory syncytial virus. Arch. Virol. **47**, 237.

10. Infecciones por rabdovirus
(H. Liebermann)

La familia de los rabdovirus comprende partículas víricas con forma de proyectil, es decir, con un extremo redondeado y otro recto (fig. 53), o bien partículas con aspecto de bacteria de 130-300 nm de longitud y 70 nm de anchura. Como genoma contienen una única molécula de RNA constituyendo un cordón cuyo peso molecular es de 3,5-4,6 x 10^6 Dalton.

La envoltura lipoproteica contiene peplómeros específicos del virus. La envoltura externa y la proteína de la membrana dejan en su interior una larga nucleocápsida tubular con simetría helicoidal. La isodensidad (CsCl) es de 1,20 g/cm^3. El virión contiene 5 grandes proteínas que incluyen una RNA-polimerasa asociada al virión y dependiente del RNA. Los rabdovirus son sensibles a los ácidos y resultan destruidos por los disolventes de las grasas (cloroformo, éter, etc.). La formación y maduración tienen lugar en las membranas citoplásmicas. Algunos representantes se multiplican tanto en artrópodos como en vertebrados o plantas superiores.

La **familia** comprende los géneros *Vesicular, Lyssa, Sigma* (virus de insectos) y el grupo de los rabdovirus vegetales.

El género **Vesicular** contiene partículas de 170 x 70 nm de tamaño que se multiplican en vertebrados e insectos. Los viriones aglutinan los eritrocitos de ganso. Algunas especies aparecen emparentadas serológicamente. La especie típica es el virus de la estomatitis vesicular (EV; 10.2., serotipo Indiana). Otras especies del género son: el virus Chandipura (aislado en el hombre), virus Flanders-Hart-Park (aislado en mosquitos), virus Kern-Canyon (aislado en murciélagos), virus Piry (aislado en la zarigüeya), virus EV New Jersey, así como las especies emparentadas con el serotipo EV Indiana, que son el virus EV Argentina y Brasil y el virus Cocal presente en las ratas de los arrozales. Son posibles especies el virus de la enfermedad de los tres días de los bóvidos (10.3.), el virus Egtved (septicemia hemorrágica de la trucha arco iris), virus de la necrosis hematopoyética infecciosa de truchas y salmones, virus Mt.-Elgon-bat, rabdovirus del Pike-fry, rabdovirus de la anguila, rabdovirus de las carpas de hierba y virus de la viremia de primavera de las carpas de hierba.

El género **Lyssa** se asemeja morfológicamente al virus Vesicular, pero es distinto en el aspecto antigénico. Contiene dos pequeños componentes proteicos adicionales que no aparecen en el virus Vesicular. Los representantes del género se multiplican lo mismo en vertebrados que en insectos. La envoltura vírica se forma unas veces en el interior o en el borde de la matriz citoplasmática, y otras brotando en la membrana plasmática. Los viriones aglutinan los eritrocitos de ganso. Hay reacción serológica cruzada entre las especies.

Además de la especie típica – el virus rábico (10. 1.) –, pertenecen a este mismo género el virus Duvenhage (aislado en el hombre), el virus Kontonkan (aislado en *Culicoides*), el virus Lagos-bat (aislado en murciélagos), el virus Mokola (aislado en la musaraña) y el virus Obodhiang (aislado en mosquitos). (Ver también 10.1., "Etiología", y tabla 9).

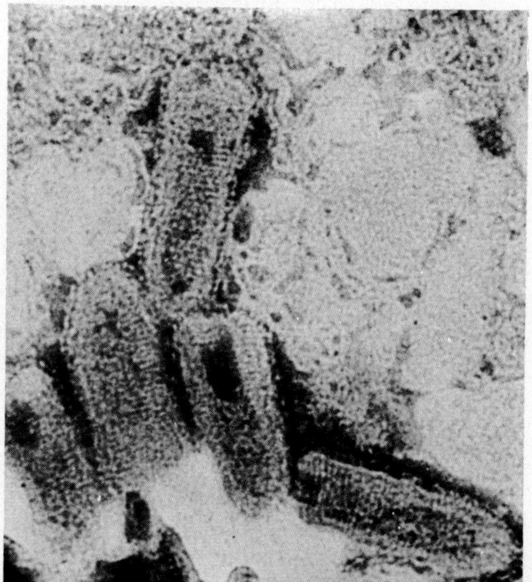

Fig. 53. Virus de la estomatitis vesicular, (rabdovirus); 200.000:1, contraste negativo (Schulze, P.).

10.1. Rabia
(H. Pitzschke)

(Al.: *Tollwut, Lyssa;* ruso: *Бешенство* ; ingl.: *Rabies;* fran.: *La rage)*

La rabia es una enfermedad infecciosa producida por un virus que afecta predominantemente a los animales mamíferos (y al hombre). Histopatológicamente se caracteriza por producir una polioencefalomielitis linfocitaria, y clínicamente se manifiesta por la aparición de estados de excitación y parálisis de diversa naturaleza.

Historia. Aunque la rabia puede considerarse como una de las enfermedades infecciosas conocidas desde hace más tiempo, fue en el siglo XIX, y desde entonces hasta el momento presente, cuando se han obtenido los conocimientos más valiosos sobre esta enfermedad. Así, Zinke comprobó en 1804 la infecciosidad de la saliva, y Galtier en 1879 la capacidad contagiosa del tejido nervioso. La era de Pasteur proporcionó un enorme progreso, que alcanzó su punto culminante con la primera vacunación de un hombre en 1885. Los estudios histopatológicos de Babes (1887) y Negri (1903) condujeron al descubrimiento de las inclusiones patognomónicas en las células ganglionares, denominadas posteriormente corpúsculos de Babes-Negri o, simplemente, de Negri. El diagnóstico experimentó un avance decisivo con la RIF de Coons, utilizada por primera vez por Goldwasser y Kissling en 1958 para la identificación del virus de la rabia. El cultivo prolongado de éste se consiguió primero en embriones de pollo y posteriormente en cultivos celulares de origen muy diverso. Esto constituyó el punto de partida para la preparación de nuevas vacunas destinadas al hombre y a los animales, para disponer de mejores procedimientos de purificación y concentración del virus y para permitir observarlo claramente al microscopio electrónico.

Presentación. La rabia está extendida por todo el mundo. Norteamérica, hasta sus zonas árticas, así como América Central y del Sur, aparecen afectadas, al igual que grandes zonas de Africa. También la mayor parte de los países asiáticos están infectados. Australia y Oceanía, en unión de otras numerosas islas, están exentas de la enfermedad debido a su aislamiento. De acuerdo con el estado de la enfermedad a finales de 1977, en Europa se consideran exentas de rabia Finlandia, Suecia, Noruega, Gran Bretaña, Irlanda, Portugal, Malta, Chipre y Bulgaria. Existe una región con evidente rabia en los zorros, que se extiende desde áreas occidentales de la Unión Soviética hacia el oeste de Europa, observándose en los últimos 10 años una tendencia a la difusión en dirección a Hungría, Austria, Suiza, Francia y actualmente también hacia Italia. Junto a esto, existen focos de rabia canina, por ejemplo en España, Yugoslavia, Rumanía, Grecia y Turquía, en ocasiones asociada con rabia de los animales salvajes.

Etiología. El virus de la rabia pertenece a la familia de los rabdovirus. El virión tiene forma de proyectil (fig. 53) y consta de dos membranas de diferente densidad que envuelven una nucleocápsida helicoidal. El contenido proteico de la membrana exterior, dotada de "espinas", origina la sensibilidad frente a los disolventes de las grasas.

De acuerdo con el estado actual de las investigaciones, se distinguen, además del virus de la rabia, otras 3 especies (tabla 9.). Muestran parentesco serológico el virus Kontonkan (aislado en mosquitos de Nigeria; produce en los bóvidos una afección parecida a la enfermedad de los tres días [10.3.]) y el virus Obodhiang (aislado en mosquitos de Sudán y causante de encefalitis). Los numerosos virus rábicos aislados con propiedades biológicas un tanto desacostumbradas – Nigerian horse virus, cepas árticas de la URSS, cepas caninas de Thailandia, virus de accidentes vacunales en Egipto, de roedores de Euro-

Tabla 9
Especies del género *Lyssa*

Especies de virus	Aisladas de:	Distribución geográfica	Enfermedad natural, entre paréntesis en animales de laboratorio
1 Rabia	Hombre, mamíferos	Mundial	Rabia
2 Lagos bat	Murciélago	Nigeria, Rep. Centroafricana	(Encefalitis)
3 Mokola	Musaraña, hombre	Nigeria, Camerún	Enfermedad similar a la rabia (encefalitis)
4 Duvenhage	Hombre (murciélago)	Africa del Sur	Enfermedad similar a la rabia (encefalitis)

pa Central, etc. – deben considerarse como variantes del virus rábico.

A partir del antígeno vírico se han descrito hasta ahora 5 grandes proteínas: L, G, N, M_1, M_2. Se concede especial importancia al antígeno no infeccioso N (nucleocápsida) y al G (glucoproteína), fijado a la membrana envolvente. Ambos son responsables de todas las acciones serológicas del virus rábico; el antígeno N es específico de la familia de los rabdovirus, y el antígeno G lo es de la especie.

En el examen con el microscopio electrónico se ha podido comprobar que el virus rábico se multiplica en las células nerviosas mediante brotes en las membranas del retículo endoplasmático, permaneciendo luego en el interior de las células. Las partículas víricas se liberan en las glándulas salivares mediante gemación, penetran luego en la luz de los azinis glandulares y pueden segregarse con la saliva.

El virus de la rabia que se presenta en condiciones naturales se denomina virus de calle; en cambio, el virus al que se confieren en el laboratorio propiedades "fijas" por pases sucesivos en los animales, recibe el nombre de virus fijo. Este se diferencia del virus de calle sobre todo porque es algo más pequeño, por exhibir un periodo de incubación más breve, ocasionar predominantemente parálisis y porque casi ha perdido su virulencia para el hombre y para el perro. La transformación del virus fijo en virus de calle es posible, por ejemplo, tratándolo con hialuronidasa.

El virus se destruye a una temperatura de 80 °C en 2 minutos, y por los rayos ultravioleta en unos pocos minutos. El frío y la desecación le afectan menos. Los cadáveres animales en putrefacción y autolisis pueden conservar material virulento durante semanas. Muchos agentes químicos atacan al virus, pero pocos son adecuados como desinfectantes. El formaldehido posee un buen efecto inactivador contra el virus.

Receptividad. Son receptibles al virus de la rabia el hombre, todas las especies de mamíferos y en ocasiones también las aves.

Inmunidad. El virus rábico induce la formación de anticuerpos evidenciables serológicamente y muy probablemente también de anticuerpos celulares. Hasta el presente no está claro el mecanismo de desarrollo de la inmunidad en la vacunación profiláctica, y especialmente en la vacunación subsiguiente a una exposición al contagio.

Debido a producir la infección natural casi siempre la muerte, dado el estado actual de los conocimientos al respecto, no se puede hablar de la constitución de inmunidad. Al menos en el área de Europa Central, el estado inmunitario consecuente a una infección natural no debe ejercer ninguna influencia sobre el proceso infeccioso.

Epizootiología. El virus de la rabia reside en un hospedador principal. Este puede ser el perro, los carnívoros salvajes o el murciélago. A partir del hospedador principal, la enfermedad puede transmitirse a otras especies animales, que no desempeñan generalmente luego ningún papel epizootiológico. Se distinguen la rabia de los animales domésticos (urbana), de los animales salvajes (selvática) y la rabia de los murciélagos. Si bien entre la rabia de los animales domésticos y la de los animales salvajes pueden existir relaciones mutuas, hasta ahora no hay indicios de que la rabia de lo murciélagos influya sobre las otras cadenas de transmisión.

En la rabia de los animales domésticos participan los perros hasta un 90 %, estando a su vez particularmente expuestos los bóvidos y el gato. La rabia de los animales salvajes en las regiones centroeuropeas afecta de manera predominante al zorro, que constituye aproximadamente el 60 % de los casos positivos. A partir de él resultan afectados otros animales salvajes hasta un 15 %, y animales domésticos (ganado vacuno, gato, perro, etc.) hasta un 25 %. Los portadores principales del virus de la rabia salvaje en Norteamérica son la mofeta y el zorro, en Asia el zorro y el lobo, y en Africa el chacal y los gatos salvajes. Según las condiciones ecológicas, pueden actuar también como transmisores otros carnívoros salvajes.

El virus de la rabia no atraviesa la piel intacta. En cambio, es posible el contagio a través de mucosas íntegras (v. gr., nasal o bucal). En condiciones habituales, desempeñan papel principal en el contagio la mordedura de un animal a otro o de un animal al hombre.

En el perro, el virus puede estar presente en la saliva hasta 5 días antes de que se manifiesten los síntomas. Todavía no está suficientemente claro hasta qué punto animales aparentemente sanos desde el punto de vista clínico son eliminadores del virus y, por tanto, pueden contribuir de forma importante a que subsista la cadena infecciosa dentro de la población animal; esto se ha comprobado en murciélagos hematófagos.

Son posibles otras vías de transmisión y se han comprobado experimentalmente; así, se han podido infectar ratones y ratas por vía oral y hámster por vía rectal. También se ha observado la transmisión a través de la placenta. En una cueva de murciélagos, Constantine logró la infección aerógena de diversas especies de animales salvajes, probablemente a consecuencia de una fina distribución de la orina con contenido vírico en el aire; esta forma de transmisión de la enfermedad se ha podido comprobar también en el laboratorio. Sin embargo, debemos admitir que todas estas posibilidades de transmisión apenas desempeñan un papel en la práctica.

El curso del proceso epidémico en el zorro está sujeto a ciertas reglas. Así, los casos de rabia son más frecuentes en primavera; en un brote que tenga lugar en zonas hasta entonces exentas de la enfermedad, ésta avanza a razón de unos 40-50 km anuales, sucumbiendo a la rabia en la cúspide de la epizootía el 40-60 % de los zorros. En un plazo de 3-4 años se recupera otra vez la diezmada población de zorros, a no ser que se adopten acciones de lucha en ese lapso de tiempo. Cuando la densidad relativa de zorros (número de zorros matados por año en 1 km^2) disminuye a la cifra de 0,2-0,3, se rompe la cadena infecciosa. En los últimos años, con ayuda de patrones matemáticos y análisis con computadoras se han consolidado los conocimientos actuales y se han deducido determinados pronósticos.

La rabia del murciélago ocupa un lugar especial. En América Central y en la mitad septentrional de América del Sur, la llamada rabia paralítica, transmitida por especies hematófagas de murciélagos, ocasiona graves pérdidas entre los bóvidos. Es evidente que, a partir de las especies succionadoras de sangre, la infección por virus rábico se ha extendido también a especies de murciélagos que se alimentan de frutas e insectos, de suerte que desde 1953 se han venido encontrando en USA y Canadá (donde no hay especies hematófagas) en proporción creciente murciélagos positivos a la rabia. Hasta el presente se carece de observaciones indicativas de que esta rabia del murciélago sea transmisible al perro o carnívoros salvajes, pese a lo cual constituye para el hombre un considerable peligro. También en Europa, India y Thailandia se han evidenciado algunos murciélagos positivos a la rabia, sin que hayan provocado infecciones en otras especies animales ni en el hombre.

Las características de los factores biológico-ecológicos nos obligan a considerar que nos encontramos, en el caso de la rabia, ante una infección de núcleos naturales cuyos peculiares reservorios del virus han permanecido hasta ahora ocultos para nosotros. A este respecto se han considerado, y siguen considerándose, especialmente a los pequeños mamíferos, como presas que son de los carnívoros de vida silvestre, y también a los insectos. Después de efectuar a lo largo de décadas investigaciones masivas con resultado negativo en mamíferos, Sodja y col. (1971), así como Schneider (1973), lograron aislar virus rábico a partir de ratones silvestres. Las cepas aisladas, que inicialmente recibieron el nombre de "rabies-like" por diferenciarse en determinadas características biológicas de las cepas de virus de calle, pertenecen al virus de la rabia. De acuerdo con nuestros conocimientos actuales, los resultados de los estudios efectuados abogan por la inexistencia, sin embargo, de una relación directa con la rabia del zorro. En el mismo sentido debe enjuiciarse hoy el papel desempeñado por los insectos, al menos en lo que se refiere al área centroeuropea. El aislamiento en Africa de cepas víricas pertenecientes al grupo del virus rábico, ha inducido a la WHO a desarrollar un programa encaminado a investigar esta cuestión.

Patogenia. El virus penetra con la saliva en los tejidos lesionados por mordeduras. En éstos el virus es identificable sólo durante algunas horas (hasta 24). En este tiempo se produce sobre todo la unión con los elementos neurales. Parece posible la multiplicación en las fibras musculares del lugar de inoculación. Tiene lugar un transporte pasivo a través de los nervios periféricos que inervan el punto de penetración de la infección hacia los ganglios espinales y desde éstos al segmento correspondiente de la médula espinal.

En los glanglios espinales se produce la primera multiplicación del virus. Sigue una emigración centrípeta hacia el encéfalo, desde donde, después de una segunda fase de multiplicación, se produce la difusión del virus en dirección centrífuga hacia la periferia por las vías nerviosas. Schneider (1969) ha podido demostrar en numerosas investigaciones realizadas en ratones con ayuda de la RIF que el virus se difunde en el SNC tanto pasivamente como por multiplicación (sobre todo en la sustancia gris) simultáneamente por distintas vías, en lo cual parece jugar un cierto papel el líquido cefalorraquídeo. La generalización del virus se produce a través de las células de Schwann de los nervios periféricos, en lo cual no parecen participar los cilindroejes. Después de esta fase puede demostrarse la presencia del virus de la rabia en todos los órganos. Se consideran como puntos de multiplicación extraneural el tejido epitelial de las glándulas salivares y el parénquima epitelioide de la grasa parda. Existe la posibilidad de una diseminación hematógena del virus; sin embargo, esta vía no parece tener una importancia decisiva en condiciones naturales.

Para la persistencia del virus resulta decisiva su multiplicación en las glándulas salivares y su secreción con la saliva en cuantía considerablemente elevada.

Las lesiones del tejido nervioso debidas al virus se concentran en la médula espinal, tronco encefálico y rinencéfalo, provocando la alteración de las células glanglionares, especialmente del hipocampo, las manifestaciones clínicas de pérdida de las funciones vegetativas y motoras, así como un cuadro psicosensorial patológico.

Síntomas clínicos. El periodo de incubación, que depende de la cantidad de virus inoculado y de la localización del punto de inoculación, oscila entre 2 y 8 semanas, aunque se sabe de períodos más cortos y más prolongados. La infección natural termina casi siempre produciendo la muerte; sin embargo, se conocen casos de curación de la enfermedad.

La duración de la enfermedad es de 1-7 días y en pocas ocasiones sobrepasa este tiempo. En el **perro** se distinguen las formas de rabia furiosa y silenciosa, pudiendo haber estados de transición entre ambas. La temperatura corporal, el pulso y la respiración, así como los análisis de sangre y orina, pueden no dar indicios seguros de la presencia de rabia.

La rabia furiosa comienza con alteraciones del comportamiento. Los animales se muestran intranquilos, ladran sin motivo y manifiestan una hiperexcitabilidad general. Tragan objetos indigeribles y el instinto sexual puede estar exaltado. Aumenta la excitabilidad, los perros intentan evadirse, atacan todo aquello que se interpone en su camino y se muestran enormemente enfurecidos. Después de esta estadío se presentan parálisis, que se caracterizan por ladridos roncos, salivación con crisis de asfixia, caída de la mandíbula (fig. 54), a veces con protrusión de la lengua, y parálisis progresiva del tercio posterior hasta quedar tendido el perro en el suelo sin poder levantarse.

En la rabia silenciosa los síntomas iniciales se convierten rápidamente en parálisis, sin observarse una fase de furia. Se describen también casos de curso atípico, con la aparición de gastroenteritis o espasmos. En raras ocasiones aparece la rabia recurrente, en la que inicialmente los síntomas clínicos parecen mejorar, para manifestarse de nuevo después de un cierto periodo de tiempo y producir la muerte.

Debe hacerse constar que en la rabia predominante en la actualidad aparecen ciertamente algunos casos de curso clásico, pero predominan las formas menos características. Por eso, y teniendo en cuenta la situación actual de la enfermedad, especialmente en el perro, debe prestarse especial atención a los datos anamnésicos sobre las posibilidades de contagio (animales salvajes) a la hora de establecer el diagnóstico.

La rabia de los **bóvidos** merece especial atención, porque a causa de su comienzo muy poco característico frecuentemente suele confundirse. Por lo general aparece el cuadro de una indigestión, dejando los animales de tomar alimentos; hay atonía de panza, timpanismo, estreñimiento o también diarrea. Posteriormen-

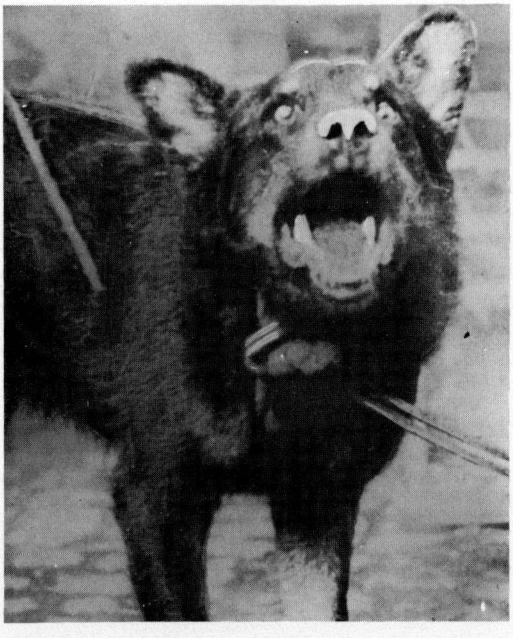

Fig. 54. Perro rabioso. Parálisis de la mandíbula inferior, estrabismo, ladridos roncos (Vöhringer, K., 1955).

te se observan, aunque con intensidad diversa, contracciones de distintos grupos musculares, presión abdominal, salivación, mugidos constantes, bostezos, posiciones anormales de la cabeza y de la cola, mirada fija, tambaleos y parálisis del tercio posterior con desplomes de los animales. Si se presenta la forma furiosa, las reses arremeten contra las paredes, escarban el suelo y pueden romperse los cuernos.

En el **cerdo** se describe excitación y a la vez que los animales se vuelven más asustadizos, emiten gruñidos roncos, con movimientos espasmódicos de la cabeza; muerden la paja que constituye la cama. También en la **oveja** y cabra aparece intranquilidad, aumento del instinto sexual (salto), balido ronco, caídas repentinas y parálisis. Predomina la forma muda de raba. En la rabia furiosa del **caballo** los animales arremeten contra las paredes de la cuadra, muestran contracciones musculares y micción frecuente, así como síntomas de tipo cólico. La forma de rabia muda puede ser muy parecida a la enfermedad de Borna (19.3.). En el **gato** la rabia tiene un curso muy parecido al del perro. Los animales se esconden frecuentemente, maullan constantemente y cuando se excitan muestran un comportamiento agresivo. La parálisis de las extremidades posteriores indica la fase final de la enfermedad. La forma furiosa de rabia aparece con mayor frecuencia que la forma muda.

La rabia de las **aves** (incluidas las de presa) debe considerarse como suceso muy raro. Los animales pían con desasosiego o excitación, a la vez que muestran trastornos del equilibrio, eventuales accesos de movimientos circulares con revoloteo contra las paredes de la jaula, somnolencia y parálisis.

El síntoma más destacado en los **animales salvajes** es la pérdida de su comportamiento tímido y espantadizo ante la presencia del hombre. Los **zorros** se presentan durante el día en lugares habitados, se pelean y muerden con los perros y muestran parálisis de las extremidades posteriores. No son frecuentes los ataques al hombre. Los **ciervos** no huyen, emiten bramidos y quejidos y presentan frecuentemente parálisis del tercio posterior.

Anatomía patológica. El cuadro de la necropsia en la rabia no es característico. Unicamente puede considerarse sospechosa la presencia de un contenido estomacal anormal.

Tiene especial importancia el diagnóstico histológico. En el SNC aparecen infiltrados perivasculares e intersticiales de carácter linfocitario. Por proliferación de las células de la glía se forman los llamados corpúsculos de la rabia o de Babes. También en los ganglios aparecen lesiones inflamatorias proliferativas y degenerativas. Las glándulas salivares y las adrenales participan también en el cuadro de manifestaciones lesionales de la enfermedad.

Es demostrativa de la existencia de rabia la identificación de los corpúsculos de Negri. Se trata de inclusiones redondeadas u ovales claramente delimitadas, de 1-27 μm de diámetro, que aparecen en las células ganglionares y en sus prolongaciones. Las estructuras granulosas existentes siempre en los corpúsculos de Negri se denominan corpúsculos internos. En una infección con el virus de calle aparecen con frecuencia muchos corpúsculos de Negri de distinto tamaño, mientras que el virus fijo da lugar a la formación de corpúsculos más pequeños y menos numerosos. Los corpúsculos de Negri se encuentran sobre todo en el asta de Ammon, pero también se observan en la corteza cerebral, en el tronco del encéfalo, en la médula oblongada y en otras partes del SNC. Pueden estar presentes también en las células ganglionares interglandulares, por ejemplo, de las glándulas salivares. Es bien sabido que los corpúsculos de Negri, a pesar de la existencia de infección con el virus rábico, pueden faltar aproximadamente en el 10-25 % de los casos, de tal manera que su identificación asegura ciertamente el diagnóstico, pero si faltan no puede excluirse la existencia de rabia.

Los estudios histoquímicos y las técnicas de fluorescencia han permitido conocer la naturaleza de los corpúsculos de Negri. En resumen puede decirse que éstos tienen carácter proteico, pero también contienen RNA. Como en los estudios de microscopía electrónica no han podido identificarse partículas víricas completas, la Organización Mundial de la Salud considera que los corpúsculos de Negri son el resultado de un mecasnismo de defensa de la célula o bien la expresión de una buena multiplicación del virus.

Diagnóstico. Para asegurar la sospecha clínica de rabia debe acudirse necesariamente al diagnóstico de laboratorio. En el animal vivo puede realizarse la prueba corneal, desarrollada por Schneider, o el test de la piel de la cabeza recomendado por Blenden. En animales sacrificados o muertos pueden realizarse el examen histológico del SNC, pruebas serológicas y la identificación del virus.

En la prueba corneal el virus de la rabia se identifica por medio de la RIF en improntas de la córnea tomadas directamente. La puesta a punto de un procedimiento de rutina no ha podido realizarse hasta ahora, porque la toma de muestras en animales clínicamente enfermos es en parte difícil, lleva además consigo un elevado riesgo de contagio y el análisis es relativamente costoso. La correlación observada inicialmente en ratones entre pruebas corneales positivas y eliminación simultánea del virus por las glándulas salivares no ha podido comprobarse en condiciones naturales.

En el test de la piel de la cabeza se evidencia el antígeno vírico en fibras nerviosas de un corte congelado sometido a la RIF, precisamente siempre en el primer día de la manifestación clínica de la enfermedad, y en ratones incluso antes. Las condiciones externas se corresponden algo con las de la prueba corneal.

El estudio histopatológico sirve para la identificación de los corpúsculos patognomónicos de Negri. A tal fin pueden utilzarse improntas posteriormente secadas o cortes en parafina de varias partes, a ser posible del encéfalo.

Las preparaciones obtenidas por impronta, aplastamiento o extensión de material encefálico sobre portaobjetos, permiten realizar el diagnóstico en el curso de una hora. Las técnicas de tinción más conocidas son la de Sellers (fig. 55) y la de Muromzev. Con ellas se tiñen selectivamente los corpúsculos de Negri y destacan suficientemente frente a otros elementos celulares. Las técnicas más conocidas de tinción de cortes en parafina son la de Mann y la de Lentz (fig. 56). Los corpúsculos de Negri en las células ganglionares exhiben color rojo, con la estructura interna azul.

Entre los procedimientos de diagnóstico serológico, no han podido llevarse a cabo ni la HA ni la RFC. Es posible realizar la RAG, pero los resultados no son satisfactorios.

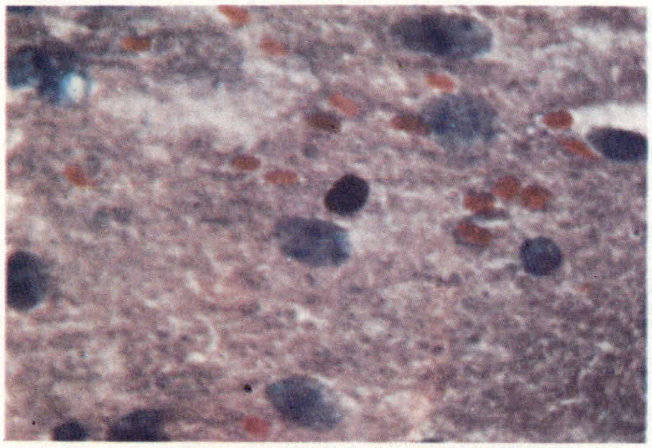

Fig. 55. Rabia. CN en una preparación por compresión (tinción de Sellers). Los CN, de color violeta azulado (la estructura interna azul se distingue mal); núcleos de las células nerviosas, azules; eritrocitos, color rojo rosado (Jentzsch, K.D.).

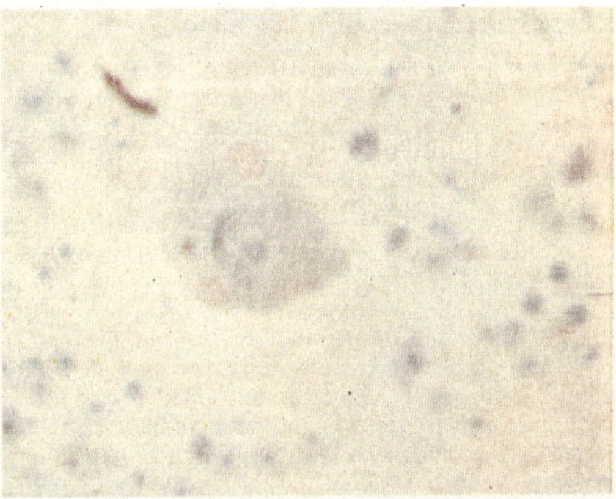

Fig. 56. Rabia. CN en un corte histológico (tinción de Lentz). Los CN se hallan en las células ganglionares (Foto de archivo: Departamento de Patología de la Sección de Producción Animal y Medicina Veterinaria de la Universidad Karl Marx, Leipzig).

El mayor avance en el diagnóstico laboratorial de la rabia lo ha constituido el empleo de la RIF. Para realizarla se hace una preparación por compresión de una determinada zona encefálica, prefiriéndose el asta de Ammon, corteza cerebral, tronco encefálico o médula ablongada, y, después de un tratamiento de apenas una hora, se procede a su examen microscópico inmediatamente con ayuda de un dispositivo de fluorescencia. La gran ventaja de este procedimiento consiste en que con él pueden hacerse visibles las partículas víricas de menor tamaño que los corpúsculos de Negri y que no serían reconocibles con un microscopio óptimo normal. La RIF alcanza una seguridad equiparable a la de los animales de laboratorio y por eso

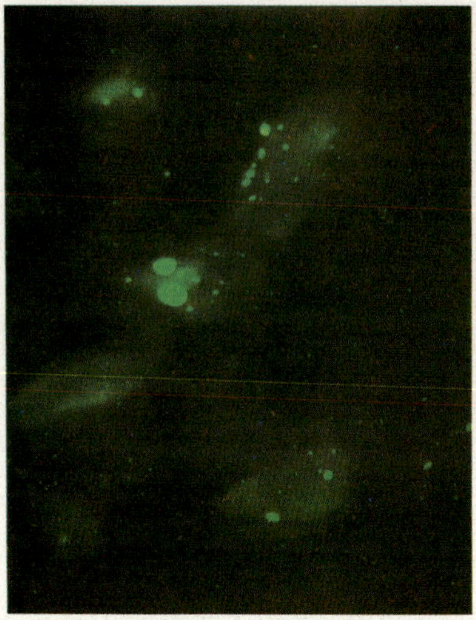

Fig. 57. Rabia. Identificación del antígeno vírico mediante la RIF. Partículas luminosas verdes de diversos tamaños en células ganglionares del asta de Ammón del zorro.

– una vez familiarizado con ella – puede emplearse como único método de diagnóstico. Con el colorante fluorescente el antígeno vírico aparece verde brillante sobre un fondo gris verdoso oscuro (fig. 57).

En el campo histoquímico se pueden evidenciar antígenos víricos con ayuda de la reacción de la inmunoperoxidasa. El trabajo bastante considerable que requiere la obtención del preparado y el hecho de que los resultados no sean mejores que los obtenidos con la RIF, han sido la causa de que esta reación no se haya extendido.

Para la identificación del virus pueden utilizarse pequeños animales de experimentación, entre los que destacan por sus buenos resultados los ratones blancos. Estos reciben por vía i.c. una suspensión de cerebro (o de médula espinal o glándulas salivares) del animal a estudiar. Los resultados positivos hay que esperarlos como muy pronto al cabo de 5 días, pero por lo general entre 9 y 20 días p.i. El cerebro de los ratones muertos o sacrificados se investiga con la RIF. Al cabo de 28 días se da por concluido el estudio.

Aunque es posible la multiplicación del virus rábico en cultivos celulares, hasta ahora no se utiliza en el diagnóstico de rutina. La identificación de un virus aislado, lo que sólo es necesario en casos determinados, se lleva a efecto mediante la RN practicada sobre ratones blancos. Estos reciben por vía intracerebral dosis decrecientes del material sospechoso, el cual se ha mezclado previamente con una cantidad igual de un suero inmune de título conocido. En cultivos celulares puede llevarse a cabo también una virusneutralización por medio de inmunofluorescencia, aunque este procedimiento sólo se realiza en instituciones especializadas.

Diagnóstico diferencial. Para llevarlo a cabo deben tenerse en cuenta todos los procesos inflamatorios del SNC, especialmente la enfermedad de Aujeszky (17.4.), la enfermedad de Borna (19.3.), la toxoplasmosis y la listeriosis (29.). Síntomas parecidos a la rabia pueden observarse en trastornos metabólicos, cuerpos extraños en la región buco-faríngeo-esofágica, estados de dolor en la región abdominal, parasitación intensa e intoxicaciones. En las distintas especies animales hay que tener en cuenta: el moquillo nervioso en el perro (9.3.2.), carencia de tiamina en el gato, vértigo en el caballo, obstrucción esofágica, necrosis de la corteza cerebral e intoxicación por plomo en los bóvidos, louping ill (7.1.3.), enfermedad de Traber (19.1.) y cenurosis en la oveja, parálisis de Teschen en el cerdo (4.2.), peste porcina (7.2.3.), raquitismo, eclampia de la cerda, intoxicación por cloruro sódico en el cerdo y encefalitis del zorro (16.4.).

También deben tenerse en cuenta en el diagnóstico diferencial los corpúsculos de inclusión de otras infecciones víricas y de causa desconocida. Corpúsculos de inclusión específicos aparecen en el moquillo, enfermedad de Borna y hepatitis contagiosa del perro (16.4.). Corpúsculos de inclusión de origen desconocido pueden observarse con mayor frecuencia en el gato, pero también aparecen en otras especies animales.

Tratamiento. El de la rabia clínicamente manifiesta parece inútil. Se conocen casos de curación de animales clínicamente enfermos de rabia (y a finales de 1970 también de un hombre, probablemente por vez primera). Sin embargo, éstos resultados no pueden achacarse o, al menos, no exclusivamente, a un tratamiento específico. A causa del peligro de infección para otros animales y para el hombre, los animales enfermos de rabia suelen en general sacrificarse y eliminarse. Como todavía no se conoce ningún medio eficaz contra la rabia, la profilaxis es de la máxima importancia.

Profilaxis. Para evitar la introducción de la rabia en un país, la profilaxis más eficaz es la imposición de severas medidas de entrada. Con ellas es posible mantener libres de rabia especialmente los territorios insulares. Estas medidas deben prohibir la importación de especies animales receptibles o prever una cuarentena de 6 meses como mínimo, acompañada de la vacunación de los animales importados. El hecho de que incluso 6 meses tampoco ofrezcan seguridad absoluta lo ilustra Gran Bretaña, donde han aparecido más de 20 casos de rabia aun después de observarse este periodo de cuarentena.

También son necesarias medidas de cuarentena en las importaciones para países menos favorecidos geográficamente. En los perros puede acortarse este periodo de observación, cuando los animales hayan sido vacunados antes de la entrada en el país.

La mejor profilaxis para el animal individualmente considerado es la *vacunación*. Al contrario de lo que ocurre en el hombre, en el que en general se realiza una vacunación postinfección, en los animales se trata exclusivamente de una vacunación exclusivamente profiláctica.

El método de vacunación consistente en aplicar en dosis determinadas y varias veces antígeno vírico debilitado, se ha mantenido hasta tiempo muy reciente, mientras que el procedimiento de cultivar, enriquecer y purificar el antígeno vírico es el adoptado en los últimos 20 años, no dándose todavía su desarrollo por concluido en la actualidad.

El auge de las vacunas de tejido cerebral comenzó cuando se logró adaptar el virus rábico a pollitos jóvenes, embriones de pollo y cultivos celulares de diverso origen. Se demostró que el virus obtiene de esta manera nuevas propiedades, que le hacen especialmente adecuado para la producción de vacunas: La patogeneidad frente al perro (y en diverso grado también frente a otros mamíferos) resulta reducida y la capacidad antigénica aumenta. Entre los cultivos celulares han dado buenos resultados sobre todo los fibroblastos de pollo y las células renales de perro, cerdo y hámster.

Entre las vacunas inactivadas, las más conocidas son las preparadas con formol, éter y fenol. A este grupo pertenecen también distintas vacunas adsorbatos e inactivadas con luz ultravioleta.

En las vacunas de virus vivos, el virus rábico se debilita por procedimientos químicos o físicos (vacuna glícero-fenolada) o bien se debilita biológicamente mediante adaptación al huevo de gallina o a cultivos celulares (cepas Flury, Kelev, SAD, ERA, y Vnukovo 32). De esta manera pueden fabricarse tanto vacunas de virus vivo como vacunas inactivadas vehiculadoras de escasa cantidad de sustancias de stress, con lo cual disminuye considerablemente la amenaza de las complicaciones vacunales.

Al estimar que la acción inmunizante de la vacuna viva supera hasta ahora a la de las vacunas inactivadas, debe considerarse que el efecto protector de estas últimas puede potenciarse mucho cuando su contenido antigénico se gradúa en un punto suficientemente alto recurriendo a métodos de purificación adecuados.

En los Estados Centroamericanos y en el Norte de Suramérica, la vacunación de los bóvidos reviste mucha importancia. La vacunación protectora de bóvidos y gatos también puede resultar valiosa en otros países con determinado estado epidemiológico.

La vacunación de los perros tiene la máxima importancia práctica. Por medio de la vacunación extensiva de la población canina de un país, resulta posible crear una barrera inmune capaz de conducir a la extinción de la rabia. No obstante, si existe rabia silvestre, esta medida no tiene apenas influencia sobre la enfermedad entre los animales salvajes.

La vacunación protectora del perro garantiza con los productos habituales aplicados 1-2 veces por vía i.m. una inmunidad de 1-3 años de duración, mientras que la protección prestada por vacunas inactivadas sólo sirve para 1 año. Con una aplicación cuidadosa, el número de accidentes vacunales (manifestaciones alérgicas, parálisis post-vacunales) es muy pequeño. No hay que contar con la eliminación de virus vacunal (en caso de emplear vacunas de virus vivo) o de una secreción desconocida de virus calle por parte de los perros inmunizados. Como consecuencia de constituirse una inmunidad insuficiente, en algunos casos puede producirse la rotura de la acción protectora.

En la RDA se utiliza desde 1974 una vacuna fenolada liofilizada inactivada. Con un intervalo de 5 meses se aplican cada vez por vía subc. 2 ml, que confieren protección para 1 año.

Abre nuevas perspectivas a la lucha contra la rabia en los animales salvajes haber logrado inmunizar zorros con vacunas de virus vivo administradas por vía oral. La cepa vacunal utilizada no sólo debe ser avirulenta para el zorro, sino también para todas las demás especies que viven en libertad. Como cebos han dado buenos resultados hasta ahora las cabezas de gallina, huevos y bolas de carne. La transmisión de anticuerpos neutralizantes desde la zorra inmunizada a los cachorros ha podido ser evidenciada. Están en marcha múltiples estudios para adaptar el procedimiento plenamente a la práctica.

Lucha. Objetivo de todas las medidas de lucha debe ser romper la cadena infecciosa en la especie animal que participe principalmente en el proceso epidemiológico (v. gr., perro, carnívoros salvajes, murciélago). Con ello disminuye el peligro para el hombre, que sólo erradicando la enfermedad queda del todo conjurado.

Los fundamentos para combatir la rabia del perro han dado ya buenos resultados. Consisten en la limitación de la libertad de movimiento, captura de todos los perros sin dueño, cuarentena estricta para los animales importados y sacrificio de todos los animales sospechosos de padecer la enfermedad. Un valioso complemento es la vacunación preventiva de los perros, que por una parte protege a estos animales, y por otra reduce considerablemente el riesgo para el hombre. Con la aplicación consecuente de estas medidas puede mantenerse un país libre de rabia.

En la rabia salvaje es necesario recurrir a todos los medios disponibles para reducir la densidad de la población del portador principal del virus. En el caso del zorro aquéllos consisten en el exterminio de los animales, gaseamiento de madrigueras, disposición de trampas y colocación de cebos envenenados. Si estas medidas, teniendo en cuenta las condiciones ecológicas, van acompañadas de recompensas por su eficaz puesta en práctica, el éxito no suele faltar. Simplemente con ellas no es posible exterminar toda una especie silvestre, pero debe alcanzarse una disminución de los efectivos animales suficiente para interrumpir la cadena de la infección. Cuando estas medidas de lucha no se extienden simultáneamente a grandes territorios, puede suceder que en el curso de un año se produzca una repoblación y vuelvan a aparecer nuevos brotes de la enfermedad.

En ningún país con rabia silvestre se ha logrado erradicar la enfermedad en los últimos 30 años, haciendo excepción de los resultdos satisfactorios circunscritos a ciertos lugares y momentos. Obedece esto sin duda a ser extraordinariamente difícil influir de manera perjudicial sobre el virus rábico, dadas las peculiaridades de vida de los hospedadores principales del mismo en el medio natural.

La inmunización oral de los zorros, en fase de experimentación (ver "Profilaxis"), puede resultar valioso método de lucha. Sin embargo, por no influir sobre la densidad de la población, se convierte sólo en método complementario de las medidas encaminadas a reducir el número de zorros.

La lucha contra la rabia del murciélago debe realizarse en los lugares en que viven y duermen estos quirópteros de zonas tropicales y subtropicales de América Central y del Sur. La adminitración de un anticoagulante a los bóvidos amenazados, con cuya sangre lo ingerirían los murciélagos, que mueren en el plazo de 3 días, sólo puede conducir como es lógico a éxitos más bien limitados. En tales sitios sólamente queda, por consiguiente, como medida para reducir las bajas la vacunación protectora de los bóvidos.

Los conocimientos resultantes de las actuaciones epizootiológicas han dado como fruto diversas normas de lucha dictadas en la RDA. Hay que citar el Apéndice Núm. 4 a la VO de Epizootías (Prevención y lucha contra la rabia de los animales domésticos) y el Apéndice Núm. 5 a la VO (Prevención y lucha contra la rabia en los animales silvestres) de 24 de octubre 1974 (Boletín del Ministerio de Agricultura, Bosques y Alimentación, 1974, págs. 68-71).

El Apéndice Núm. 4 regula la colaboración de los veterinarios municipales con los órganos de Sanidad, la posibilidad de vacunar los animales domésticos, las normas para efectuar un diagnóstico (investigación en un Instituto Provincial de Veterinaria) y las medidas a adoptar en caso de declararse la rabia oficialmente. Estas últimas consisten en declaración obligatoria de las personas amenazadas, reseñado de los animales domésticos sospechosos, creación de una zona de aislamiento de 3 km de radio en torno al foco infeccioso, regulación del tráfico de perros en tal área, aislamiento de animales domésticos sospechosos (duda aclarada por el veterinario municipal al cabo de 14 días de observación) y de los que se crea pudieran estar infectados (4 meses), identificación de los objetos epidemiológicos, instrucción del personal cuidador, prohibición de sacrificio de animales domésticos enfermos o sospechosos y aprovechamiento condicionado de los animales sospechosos de estar contagiados (carne útil tras ser tratada; la leche sólo es consumible pasteurizada). Por último, se dan instrucciones para dar por concluida la epizootía y para la desinfección (formalina al 5 %, lejía de sosa al 4 %, cloruro de cal en forma de lechada de cal al 1:3).

El Apéndice Núm. 5 dicta ante todo medidas preventivas: Las Sociedades de cazadores serán instruidas sobre la amenaza de la rabia; las alimañas y animales depredadores se combatirán durante todo el año con los medios permitidos por la ley, se efectuará un recuento estadístico de raposeras y una vez al año se procederá a gasear estas madrigueras. También se dictan exactas normas para el envío de animales salvajes sospechosos a los Institutos Provinciales de Veterinaria a efectos de diagnóstico y de animales salvajes no sospechosos a los desolladeros autorizados para la obtención de pieles. La zona de aislamiento rábico tiene un radio hasta de 5 km en caso de existir rabia silvestre. Serán informados los directivos de las sociedades de cazadores, fijándose las medidas concretas a adoptar. Se citan, así mismo, las condiciones que deben darse para suspender las medidas al cabo de 6 semanas y se fijan las directrices de desinfección.

Ambos Apéndices se ven completados por un Anexo 1 (cuadro clínico en las diversas especies domésticas y salvajes) y los Anexos 3 y 4 (modelos de certificado veterinario). El Anexo 2 al Apéndice 4 regula la práctica de la vacunación protectora de los perros contra la rabia. Fue sustituido por el Apéndice 7/78, que preveía la obligación de vacunar todos los perros de la RDA hasta finales de 1980. También los gatos, animales de explotación zooténica (salvo las aves), animales de peletería de granjas y animales de parques zoológicos o empresas circenses deben vacunarse bajo determinadas circunstancias. De acuerdo con una Orden de 30 de septiembre de 1976 sobre la obtención de pieles de caza de pelo y felinos (GBl. de la RDA I, Núm. 30, pág. 477), se regula la manera en que se obtendrán las pieles en cuestión (Boletín del Ministerio de Agricultura, Bosques y Alimentación, 1976, pág. 18). Se reglamenta además el pago de recompensas por la captura de alimañas y depredadores salvajes o de sus pieles. Disposiciones centrales y provinciales coordinan todas las medidas necesarias para combatir la rabia.

Las bases de lucha contra la rabia vigentes en los países socialistas son aprobadas en las sesiones de la RGW. La vacunación preventiva de los perros no es obligatoria todavía en todos los países, si bien se exige en las importaciones. Esto se hace extensivo igualmente a los demás países europeos. Las medidas encaminadas a reducir la población de zorros se aplican de manera muy variable en lo referente a intensidad.

La enfermedad en el hombre. La rabia es transmisible al hombre y, según estimaciones de la WHO, produce todavía en la actualidad varios miles de muertes al año. La transmisión de la enfermedad se produce casi exclusivamente por la mordedura de un animal rabioso. Después de un periodo de incubación de 20 a 90 días (o incluso más prolongado), el hombre aparece enfermo, presentando intranquilidad, dolores de cabeza, e hipersensibilidad en el lugar de la mordedura. Posteriormente hay hiperexcitabilidad, que aumenta al manifestarse la hidrofobia: La visión de un vaso de agua o el sonido que produce el agua corriente provocan un ataque caracterizado por espasmos dolorosos de la musculatura de la laringe, faringe y esófago. La hiperexcitabilidad se transforma en una fase de parálisis, que generalmente produce la muerte en pocas horas a causa de parálisis respiratoria. La duración de la enfermedad suele ser de 2-4 días; no se ha logrado hasta ahora el tratamiento eficaz de una rabia clínicamente manifiesta. El primer caso de curación después del padecimiento de una probable rabia clínica se ha descrito en 1970; el segundo, en una persona vacunada, en 1977.

Las personas que hayan estado en contacto con un animal sospechoso de rabia y que posiblemente se hayan infectado, se someterán a un tratamiento muy cuidadoso de la herida y a inmunización. Las zonas donde se han producido arañazos o mordeduras deben lavarse con una solución jabonosa en agua templada o con una base de amonio cuaternario. En determinados casos puede ser útil la aplicación local de suero inmune o gammaglobulina lo más pronto posible después del contagio.

En los casos de mordeduras graves, está indicado el tratamiento combinado de suero y vacuna, con un plan complejo de aplicación.

Según datos estadísticos de la WHO, anualmente se vacunan contra la rabia más de un millón de personas a continuación de exposiciones frente a esta enfermedad. Para la vacunación, cuya práctica viene regulada por la WHO mediante las directrices pertinentes, se dispone de diversas vacunas, que requieren aplicar hasta 21 inyecciones a intervalos de 24 horas. Una mejora frente a las vacunas de tejido cerebral la constituyeron primero las vacunas de embrión de pato, ratas lactantes y cerebro de ratón lactante, cuyo empleo se ha visto desplazado más tarde con la fabricación de eficaces vacunas a base de cultivos celulares. La vacuna preparada por Selimov en la URSS (cultivo celular primario de riñón de hámster, cepa Vnukovo 32) proporciona con 6 inyecciones (hasta 14 ó 21), más 3 aplicaciones para lograr efecto "booster", un acentuado incremento de los anticuerpos neutralizantes. Se está trabajando en la purificación y concentración de la vacuna, con objeto de reducir el número y magnitud de las dosis a aplicar. En USA, Francia, RFA e Irán se ha preparado una vacuna (cultivo celular diploide humano, cepa de virus fijo) que con 3 inyecciones, más el "booster", también proporciona un considerable aumento del título de anticuerpos. La gran importancia de las vacunas de cultivos celulares estriba en que reducen el número de aplicaciones necesarias y evitan la tasa de complicaciones nerviosas resultantes del empleo de las vacunas de tejido cerebral hasta ahora habituales. Estas nuevas vacunas sirven también, por consiguiente, para vacunar a personas particularmente amenazadas antes de que sufran la exposición a la enfermedad.

Bibliografía

Eichwald, C., u. Pitzschke, H. (1967): Die Tollwut bei Mensch und Tier. VEB Gustav Fischer Verlag, Jena.

Pitzschke, H. (1969): Tollwut. In: H. Röhrer, Handbuch der Virusinfektionen bei Tieren, Bd. IV, 19. VEB Gustav Fischer Verlag, Jena.

Schoop, G., Wachendörfer, G., Linzenmeier, G., u. Kuwert, E. (1970): Aktuelle Probleme der Tollwut. Zbl. Bakt. I. Abt., Suppl. 3. Gustav Fischer Verlag, Stuttgart.

Symposia Series in Immunobiological Standardization, Vol. 1 (1966): International Symposium on Rabies, Talloires (France), May 27–30, 1965. S. Karger Verlag, Basel.

WHO (1973): Monograph Series No. 23: Laboratory Techniques in Rabies, Genf.

WHO (1974–1978): Publikationen über Tollwut der Abt. Veterinary Public Health, Genf.

10.2. Estomatitis vesiculosa
(H. Liebermann)

(Al.: *Stomatitis vesicularis;* ingl.: *Vesicular stomatitis;* fran.: *Stomatite vésiculeuse)*

La estomatitis vesiculosa (EV) es una enfermedad vírica que afecta sobre todo a équidos y bóvidos, y más raramente al cerdo. Se caracteriza por la aparición de vesículas en la cavidad bucal, en el casco y en las pezuñas. La enfermedad tiene un curso generalmente benigno y reviste importancia en cuanto al diagnóstico diferencial de la glosopeda.

Historia y presentación. La estomatitis vesiculosa fue observada por vez primera en el caballo y en el mulo a finales del siblo XIX en Sudáfrica. Probablemente apareció antes en América. Durante la primera guerra mundial fue introducida en Europa al transportar caballos desde América; pero posteriormente parece haber desaparecido de Europa.

Se presenta especialmente en los países que bordean el mar Caribe, habiéndose observado repetidas veces en los Estados Unidos y más raramente en Canadá.

Etiología. El virus de la estomatitis vesiculosa pertenece a la familia *Rhabdoviridae* (10.). Las partículas virales tienen forma de proyectil (175 x 70 nm, fig. 52) y contienen una cadena única de RNA. Una nucleocápsida helicoidal está rodeada por una envoltura externa con "espinas" de 10 nm. Por su contenido en lípidos, las partículas del virus de la estomatitis vesiculosa son sensibles al cloroformo. Su maduración tiene lugar en las membranas citoplásmicas. La enfermedad está producida por tipos víricos inmunobiológicamente distintos: el tipo Indiana (cepa clásica aislada en 1925 en Richmond, Indiana, a partir de bóvidos enfermos) y el tipo New Jersey.

Exhiben parentesco serológico con el virus de la EV tipo Indiana: el virus EV Argentina (aislado en 1963 en Argentina, a partir de caballos enfermos de EV), virus EV Brasil (cepa vírica aislada en 1964 de caballos enfermos) y virus EV Cocal (aislado de ácaros de roedores y patógeno para caballo, vaca y cerdo).

El virus puede multiplicarse en cultivos celulares, en embriones de pollo y en pequeños animales de laboratorio. Como modo de infección se ha recomendado en estos últimos la inoculación intracerebral. Como cultivos celulares para la multiplicación del virus de la estomatitis vesiculosa resultan adecuadas todas las células (primarias y permanentes) de mamíferos, así como las de otros vertebrados que se han probado. En embrión de pollo, el virus se multiplica en todos los órganos embrionarios y extraembrionarios.

Receptividad. Son receptibles el caballo, los bóvidos, el cerdo, la oveja y el hombre. En condiciones experimentales pueden infectarse casi todos los mamíferos con el virus de la estomatitis vesiculosa.

Los animales de laboratorio más comunes (conejo, cobayo, rata, ratón, hámster, etc.) muestran lesiones de la enfermedad similares a las de los bóvidos. Inoculado intracerebralmente en cobayos y ratones, el virus provoca una grave encefalitis, que es importante para realizar el diagnóstico diferencial frente a la glosopeda. Los pollos, patos y gansos pueden también ser infectados. Se ha observado también la multiplicación del virus en artrópodos (mosquitos, etc.).

Epizootiología. La transmisión de la enfermedad se produce en los brotes de la misma por contacto. Las puertas principales de entrada son las mucosas de los tractos respiratorio y digestivo. Como los brotes de la estomatitis vesiculosa aparecen en las regiones nórdicas especialmente en verano y en otoño, para desaparecer la enfermedad en octubre, se sospecha que el vector de transmisión es un insecto. En favor de ella habla también el hecho de que el virus se haya aislado repetidas veces a partir de artrópodos. También se sospecha la persistencia del virus en las aguas residuales y en los pastos. Se consideran, por último, reservorios del virus al mapache, diversos ciervos y el jabalí.

Patogenia. La infección con el virus de la estomatitis vesiculosa tiene un curso cíclico con fase virémica. El virus puede demostrarse en la sangre 3-4 días después de la aparición de las aftas primarias. Las aftas no pueden diferenciarse anatomopatológicamente ni histológicamente de las que aparecen en la glosopeda.

Síntomas clínicos. Los animales infectados presentan fiebre, inapetencia y salivación intensa. Las aftas se forman en el interior de la boca y a su alrededor, sobre la lengua, en la ubre y en los cascos (o pezuñas). Al contrario de lo que ocurre en la glosopeda, la estomatitis vesiculosa raramente produce la muerte. Los animales se recuperan por lo general completa y rápidamente. En las vacas, la mastitis suele ser una complicación frecuente, que puede ocasionar pérdidas económicas considerables.

Diagnóstico. En la gran mayoría de los casos se ha introducido como prueba diagnóstica la RFC. Además, a consecuencia del tamaño y de la típica estructura del virus de la estomatitis vesiculosa, es posible realizar un diagnóstico rápido con microscopio electrónico (material procedente de las aftas). Puede también cultivarse el virus en animales de laboratorio, en huevos embrionados de gallina y en cultivos celulares (amplio espectro de cultivos celulares para el virus de la estomatitis vesiculosa). La sensibilidad al cloroformo del virus de la estomatitis vesiculosa, así como los procedimientos de cultivo citados, permite realizar fácilmente el **diagnóstico diferencial** frente al virus de la glosopeda (1.) Como la estomatitis vesiculosa no puede diferenciarse clínica, ni anatomopatológica ni histológicamente de la glosopeda, cuando aquélla aparece debe excluirse siempre la presencia de ésta última (ver tablas 3, 4 y 5).

Tratamiento y profilaxis. La curación de las lesiones se produce normalmente de forma espontánea. Profilácticamente pueden utilzarse vacunas.

La enfermedad en el hombre. La enfermedad en el hombre se asemeja a la influenza.

Bibliografía

Schmidt, D., u. Liebermann, H. (1967): Stomatitis vesicularis. In: H. Röhrer, Handbuch der Virusinfektionen bei Tieren. Bd. II, 673. VEB Gustav Fischer Verlag, Jena.

10.3. Fiebre de los tres días de los bóvidos
(H. Hoffmann)

(Al.: *Dreitagekrankheit des Rindes;* ruso: *Трёхдневная лихорадка крупного рогатого скота*; ingl.: *Bovine ephemeral fever, Three day sickness, Stiff sickness;* fran.: *Fièvre de trois jours de boeuf)*

La fiebre de los tres días de los bóvidos es una enfermedad vírica febril de carácter agudo, transmitida por mosquitos chupadores, de corta duración y generalmente de escasa mortalidad, en la que destacan especialmente la parálisis y la rigidez de los animales afectados.

Historia y presentación. La fiebre de los tres días de los bóvidos se observó en Africa hace ya unos 100 años.

Actualmente está extendida por todo el continente al sur del Sahara y a veces se observa en Egipto, Chipre e Italia. También aparece en Pakistán, India, Nepal, Indonesia y Japón. En Australia se registraron brotes de la enfermedad en 1936/37, 1955/56, 1967/68, 1970/71 y 1972/73.

Etiología. La enfermedad está producida por un virus, cuya presencia puede evidenciarse en la sangre de los animales febriles, estando ligado a la fracción leucocitaria. Tras contagio experimental, el virus también pudo aislarse del pulmón, bazo e hígado, pero no de encéfalo, riñón, páncreas, timo, tonsilas ni otros órganos linfáticos. Morfológicamente se trata de un rabdovirus que, sin embargo, en virtud de mostrar significativas diferencias con los rabdovirus descritos en el punto (10.), sólo ha sido hasta ahora objeto de clasificación provisional (Knudson, 1973). Ecológicamente pertenece a los arbovirus (7.).

A diferencia de otros rabdovirus, el virus de la enfermedad de los tres días cuenta con RNA dispuesto en doble cordón con un coeficiente de sedimentación de 12 S. Tiene forma característica de cono o proyectil, bajo cuya envoltura lipídica forma el RNA una doble hélice con unas 10 espiras. Las dimensiones de las partículas víricas son éstas: diámetro de 16,6 nm en la punta, 70-88 nm en la base, y 145-176 nm de longitud. Tienen una envoltura.

Hay diferencias morfológicas entre cepas surafricanas, australianas y japonesas; las primeras adoptan forma de cono, mientras que las dos últimas citadas tienen forma de bala y se asemejan al virus de la estomatitis vesicular (10.2.).

Se presume la pluralidad del agente causal, aun cuando hasta el presente resulten inmunológicamente iguales todas las cepas de campo. Con ayuda de la RIF y de otros métodos serológicos se ha comprobado el estrecho parentesco antigénico existente entre los aislados australiano, japonés y surafricano. Se supone que una mutación, reducida exclusivamente a la disposición estructural de las espirales de RNA, ha provocado dos formas morfológicas distintas del mismo agente (Lecatsas y col., 1969).

Van der Westhuizen (1967) ha adaptado el virus a ratón lactante. Entre tanto se ha conseguido adaptar también el agente causal a cultivos primarios de células renales y testiculares de ternero, así como a líneas celulares permanentes de vaca, hámster y mono (BEK-1, BHK 21, Hm-Lu-1, Vero, MS). El virus no se multiplica en embrión de pollo.

Receptividad. Generalmente enferman sólo los bóvidos. En un brote de la enfermedad ocurrido en las islas Filipinas resultaron afectados también los búfalos. Los équidos, oveja, cabra, perro, conejo, cobayo y rata son resistentes.

En casos excepcionales se han podido infectar experimentalmente ovejas, de lo cual no puede sacarse la conclusión de que estos animales sufran también la infección natural.

Inmunidad. La superación de la enfermedad deja tras sí una inmunidad de 2 años aproximadamente de duración. Los terneros disponen de una inmunidad calostral por lo menos de 12 semanas de duración.

Epizootiología y patogenia. La presentación explosiva de la enfermedad coincide generalmente con la aparición en masa de mosquitos chupadores (*Culicoides*) después de producirse precipitaciones abundantes. Aunque queda por hacer la comprobación experimental, no existe duda sobre la función de insectos hematófagos como vectores. No se produce la transmisión por contacto de la enfermedad. Como el virus está estrechamente ligado de forma citoespecífica a la fracción leucocitaria de la sangre, sólo puede ser de importancia epizootiológica la transmisión de la enfermedad por insectos hematófagos. Sin embargo, el vector sigue desconociéndose.

Aun cuando en casos excepcionales también se ha encontrado el virus en el semen de toros infectados, no puede transmitirse a novillas receptibles aplicado por vía intracervical e intrauterina.

El número de animales enfermos en las poblaciones contagiadas, al igual que la cifra de poblaciones afectadas en las correspondientes regiones con la enfermedad, varían dentro de amplios límites (del 1-2 al 80 %).

Hoy queda fuera de duda la persistencia del virus en la población bovina de la comarca afectada en el tiempo que va desde una epizootía a otra. Parece ser que el virus origina en estos periodos de pausa principalmente infecciones subclínicas. Por una contaminación continuada de los bóvidos aboga también la observación de que en Nigeria enfermen preferentemente los bóvidos jóvenes de 1-2 años de edad. En Kenia pudo comprobarse que el virus persistía en los periodos entre epidemias en la población de bóvidos salvajes, sobre todo en búfalos y otros rumiantes.

Síntomas clínicos. Pronóstico. Tras un plazo de incubación de 2-3 días se inicia el estadio clínico de la enfermedad con fiebre alta y súbita y flujo seroso por nariz y ojos. En vacas en avanzado estado de gestación se han descrito así mismo flujo vaginal y abortos, que, sin embargo, no pueden reproducirse en el terreno experimental. Los toros reaccionan con gran sensibilidad a la infección; se ha señalado esterilidad transitoria y trastornos morfológicos en el eyaculado. Aproximadamente en un tercio de las hembras vacunas hay que esperar durante la enfermedad y pasada ésta alteraciones transitorias del ciclo sexual. En las vacas lecheras desciende la producción láctea bruscamente. De acuerdo con el estadio de lactación, se citan disminuciones medias de la producción de leche del 58,7 ± 22 %. La leche aparece frecuentemente hemorrágica; a la vez aumenta la receptividad de la ubre frente a las infecciones bacterianas.

Son típicas y muy destacadas en la enfermedad marcadas mialgias y tumefacciones fluctuantes, generalmente sólo en algunas articulaciones y vainas tendinosas de las extremidades, como consecuencia de las cuales el animal claudica, presenta parálisis y rigidez, se mueve trabajosamente y trata de descargar las extremidades doloridas. El cuadro clínico se completa con edemas en las regiones mandibular y mamaria, temblores musculares, movimientos incoordinados, paraplejia y decúbito a consecuencia de la debilidad muscular y lesiones nerviosas.

Después de una duración relativamente breve de la enfermedad (sólo 3-5 días), se produce generalmente una mejora y curación espontáneas. Tras haber pasado la enfermedad, se pueden identificar en el suero de los animales anticuerpos neutralizantes y fijadores del complemento.

En un brote epidémico registrado en Australia, la mortalidad estuvo entre el 0,8 y el 1,6 %. En casos aislados la enfermedad causó, sin embargo, considerables pérdidas. Debieron desecharse por inútiles rebaños enteros de vacas lecheras, puesto que después de la enfermedad ya no volvió a alcanzarse el nivel anterior de producción de los animales.

Anatomía patológica. El cuadro anatomopatológico está compuesto por polisinovitis y politendovaginitis serofibrinosas, además de necrosis focales en la musculatura esquelética. Generalmente están intensamente lesionadas sólo dos o tres articulaciones, mientras que las restantes lo están sólo ligeramente o aparecen completamente normales. Las membranas sinoviales de las articulaciones lesionadas están tumefactas y edematosas y presentan hemorragias petequiales. Las cápsulas articulares contienen coágulos de fibrina. Las necrosis musculares se observan con mayor frecuencia en los cuádriceps. Alteraciones vasculares de diversa intensidad pueden determinar la formación de trombos.

Diagnóstico. El curso clínico y epizootiológico de la enfermedad basta, en general, para establecer el diagnóstico. Los intentos de transmisión de bóvido a bóvido mediante transfusión de sangre (positiva) y por contacto (negativo) pueden contribuir a aclarar la enfermedad.

La identificación del agente causal mediante la RIF resulta de gran valor para el diagnóstico en las condiciones prácticas imperantes en los trópicos. En los leucocitos infectados se advierten inclusiones citoplásmicas fluorescentes. La prueba es extraordinariamente fiable y específica. Las extensiones de sangre se prepararán durante la reacción febril.

El procedimiento más seguro de aislamiento primario del virus estriba en contagiar por vía i.c. ratones lactantes de 2 días de edad con leucocitos (torundas) o sangre heparinizada. En caso positivo, enferman unos 13 días p.i. Esto puede continuarse con la multiplicación del virus en líneas celulares permanentes (BHK 21/13, Vero), aplicando la RIF y la RN en ratones recién nacidos o en líneas celulares permanentes.

Para identificar el antígeno en suspensiones concentradas de leucocitos o en cultivos celulares infectados, se dispone de la RFC, con la cual pueden evidenciarse además los anticuerpos fijadores del complemento en el suero sanguíneo de los bóvidos después de pasar la infección.

Diagnóstico diferencial. En el Africa tropical hay que tomar especialmente en consideración las formas edematosas de pasterelosis (34.1.), que se distinguen mediante identificación del germen bipolar en las punciones de las zonas inflamadas. Queda por determinar hasta qué punto deba diferenciarse en la práctica en el continente africano el virus Kontonkan (10.10.1.). Con este virus aislado de culicoides pudo provocarse experimentarmente una suave enfermedad parecida a la de los tres días. En el área de Japón, Taiwan e Indonesia hay que contar con la enfermedad Ibaraki (5.2.). Así mismo, en el diagnóstico diferencial habría que pensar en la fiebre Q (22.1.), infección que no queda limitada a los bóvidos y que se reconoce con ayuda de la RFC, que permite identificar los anticuerpos aparecidos entre los días 7º y 13º de enfermedad.

Tratamiento y profilaxis. No se conoce ningún tratamiento específico, de lo que por otra parte se prescinde en la mayoría de los casos habida cuenta del curso benigno y rápido de la enfermedad.

Está indicada una eficaz profilaxis mediante vacunación, debido especialmente a las cuantiosas pérdidas de leche que se registran durante la enfermedad y después de la misma. Se utilizan vacunas cuya particularidad estriba en emplear como tales cepas víricas atenuadas y multiplicadas en cultivos celulares permanentes con coadyuvantes (oleo-coadyuvante de Freund incompleto o hidróxido de aluminio) (Francis, 1976, 1977).

Bibliografía

Burgess, G. W. (1971): Bovine ephemeral fever: A review. Vet. Bull. **41**, 887.

Francis, J. (1976): An attenuated vaccine against Bovine ephemeral fever. Austral. Vet. J. **52**, 537.

Francis, J. (1977): Vaccines against Bovine ephemeral fever. Austr. Vet. J. **53**, 198.

Omori, T. (1970): Ibaraki-Disease: A bovine epizootic disease resembling Bluetongue. Nat. Inst. Anim. Hlth. Quart. **10**, Suppl., 45.

Theodoridis, A. (1969): Fluorescent antibody studies on ephemeral fever virus. Onderstepoort J. Vet. Res. **36**, 187.

11. Infecciones por retrovirus

(W. Wittmann)

La intensa búsqueda de agentes causantes de enfermedad tratando de hallar el que pudiera ser origen del cáncer, viene sin embargo realizándose sin éxito desde hace largo tiempo. Al principio de este siglo apuntó Borrell la posible etiología vírica de los tumores. Pocos años después, Ellermann y Bang, así como Rous, comprobaron esta hipótesis merced a felices experiencias realizadas con la leucosis de las gallinas y con un sarcoma que con posterioridad se denominó sarcoma de Rous de la gallina. Hasta el momento presente se han aislado gran número de virus productores de tumores en los animales.

Se hallan virus con propiedades tumorígenas en diversas familias de virus que contienen DNA (adenovirus, papovavirus, virus herpes y virus de la viruela [tabla 10]). Los virus tumorales RNA se incluyen desde algún tiempo en la familia *Retroviridae.* Sólo unos pocos representantes de esta familia dejan de exhibir ninguna propiedad oncógena. Los retrovirus se caracterizan por las siguientes propiedades comunes:

– Son virus RNA con envoltura y compleja simetría (fig. 58), que por lo general causan leucosis, sarcomas y otros tumores de origen mesodérmico (v. gr., carcinoma mamario).

– El RNA se dispone en un cordón con un peso molecular de 10 hasta 12 x 10^6 Dalton y un coeficiente de sedimentación de 60-70 S.

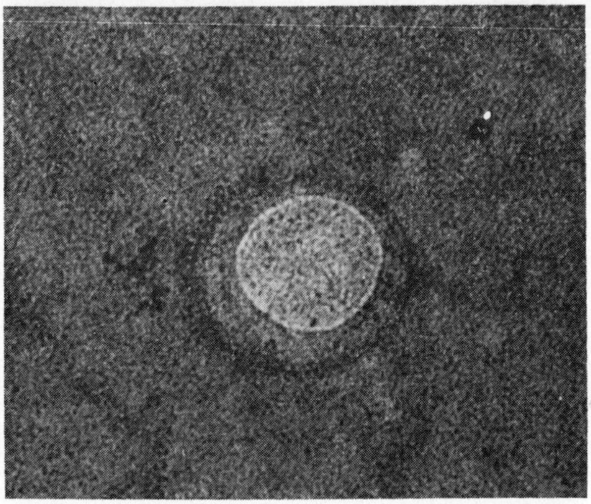

Fig. 58. Virus de la leucosis enzoótica bovina (retrovirus); 160.000:1, contraste negativo (Solisch, P.).

Tabla 10
Familias de virus con propiedades oncógenas y representantes más significativos de cada una

Familia vírica	Subfamilia, especie, etc.	Hospedador	Producción de tumores en
Retrovirus (11.)	*Oncovirinae*	–	–
Papovavirus (15.)	Papilomavirus	Hombre Animales domésticos	Hombre, vaca Conejo
	Poliomavirus	Ratón	Ratón, hámster, conejo, rata
	Simiovirus	Mono	Hámster
Adenovirus (16.)	Diversos serotipos	Hombre, vaca, gallina	Roedores (en especial, hámsters)
Herpesvirus (17.)	Enfermedad de Marek (17.10)	Gallina	Gallina
	Linfoma de Burkitt	Hombre	Hombre
	Carcinoma renal de Lucke de la rana leopardo	Rana leopardo	Diversos animales de sangre fría
Virus variólicos (18.)	Virus fibromatoso (18.13.)	Conejo	Conejo

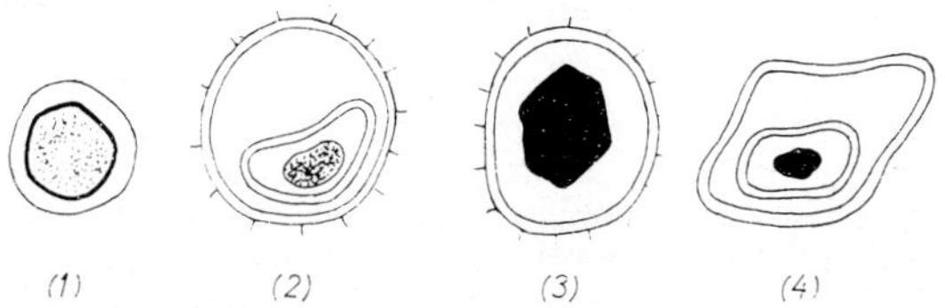

Fig. 59. Morfología de los virus tumorales RNA (subfamilia *Oncovirinae*).

Las partículas del tipo A contienen un nucleoide anular, rodeado por una membrana externa (1); en las partículas del tipo B, el nucleoide adopta posición excéntrica y también se rodea por una membrana interna, mientras que la membrana externa exhibe por lo regular apéndices (2); el nucleoide de las partículas del tipo C se sitúa en posición central y cuenta con gran densidad de electrones, muestra simetría cúbica y se rodea de una estructura a manera de membrana, exhibiendo la superficie de los virus de la leucosis de los mamíferos prominencias (botones), que son espículas en el caso de los virus de la leucosis aviar (formas de llave pedunculadas) (3); las partículas del tipo D, similares a las partículas del tipo B, son pleomorfas y carecen de cualquier tipo de prominencia en la membrana externa (4).

– Poseen el enzima revertasa (transcriptasa inversa), en virtud del cual el RNA vírico se transforma en el interior de la célula en un DNA complementario (cDNA).
– Maduración de los virus según peculiar proceso de división que tiene lugar en la superficie celular.
– También algunas células normales contienen estas copias de DNA de genomas víricos, que sólo resultan activadas por la acción de noxas adicionales.
– Existencia de virus insuficientes, que pueden completarse con virus auxiliares.

Esta familia comprende las subfamilias *Oncovirinae* (grupo de virus tumorales RNA), *Lentivirinae* (grupo Maedi-Visna) y *Spumavirinae* (grupo de virus Foamy).

En la amplia y compleja subfamilia de **Oncornavirus** (expresión generalmente empleada en lugar de oncovirus; compuesta por oncovirus, virus RNA y virus = virus RNA oncógenos) hay que distinguir diversas especies y subespecies, diferentes en los aspectos morfológico y serológico. Resultan serológicamente activas las proteinas interiores y exteriores (proteína y glucoproteína) de distinto peso molecular (15 a 120 kilodalton), correspondiendo en una parte de los virus RNA oncógenos máxima importancia a las glucoproteínas de unos 70 kilodalton.

Merecen mención las siguientes especies y subespecies :

– Oncornavirus tipo C de los mamíferos, con un antígeno común interespecífico con p 30 (proteína de

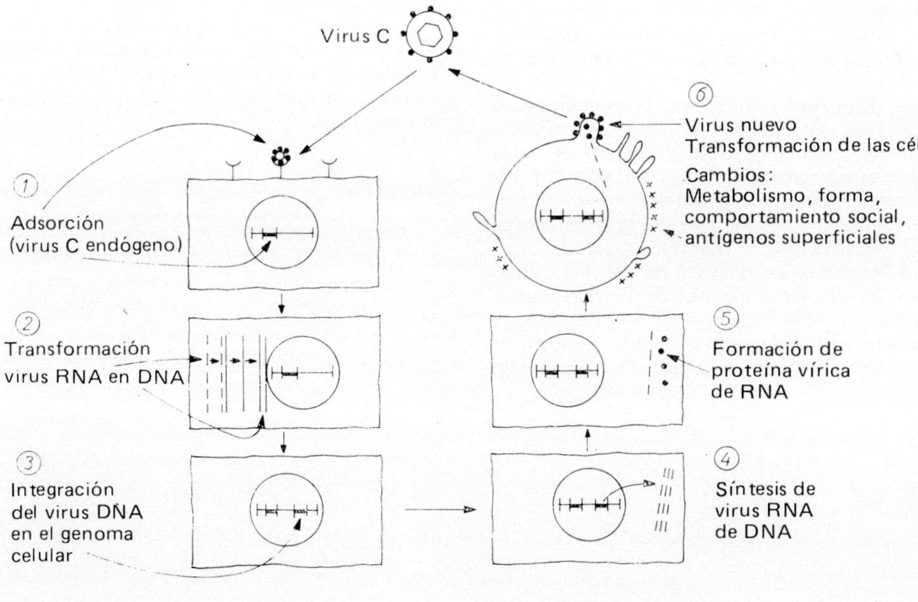

Fig. 60. Ciclo productivo de un virus tumoral RNA (virus C) (Schäfer, W., 1978).

30 kilodalton), en el que hay que incluir los numerosos virus murinos del sarcoma y leucosis.

– Virus de los sarcomas y leucosis de los felinos, con 3 subespecies características.

– Oncornavirus bovino tipo C (virus de la leucosis bovina enzoótica).

– Oncornavirus porcino tipo C.

– Oncornavirus aviares tipo C, que sólo experimentalmente son contagiables a mamíferos, cuentan con un antígeno común (p 27) y se diferencian en 7 subespecies en virtud del antígeno vírico, de las propiedades in vitro, del espectro de hospedadores y del comportamiento en la interferencia.

– El virus de la reticuloendoteliosis aviar, sin parentesco antigénico con los oncornavirus (virus de la necrosis del bazo de los patos, virus sincicial de los pollitos, etc.).

– Oncornavirus tipo C de los reptiles (virus tipo C de la víbora).

– Oncornavirus tipo B (virus del cáncer mamario de la ratona y otros virus similares).

Las partículas mencionadas de los tipos B, C y D (fig. 59) se reúnen frecuentemente en el terreno morfológico con las partículas de tipo A, por lo cual éstas se denominan precursoras. Pero por no contar con ninguna relación genética, se estiman como virus propios cuya importancia patológica permanece ignorada. El único representante de las partículas de tipo B es el virus del cáncer de mama de la ratona. Las partículas de tipo C son los virus de la leucosis y del sarcoma de reptiles, aves y mamíferos, mientras que las partículas del tipo D, después del primer aislamiento en un cáncer de pecho espontáneo observado en mono rhesus (Mason-Pfizer-monkey-virus), han sido aisladas de gran número de cultivos celulares permanentes de origen humano. No existen antígenos comunes con el virus del carcinoma mamario de la ratona.

Entre los **Lentivirus** se incluyen representantes sin acción oncógena semejantes en morfología y bioquímica a los retrovirus. Representantes de este grupo provocan infecciones naturales en ovejas (11.2.).

La subfamilia **Spumavirus** alberga virus que no producen tumores, ocasionando en el hospedador infecciones persistentes y asintomáticas; in vitro provocan la formación de sincicios en sistemas celulares elegidos (v. gr., virus sincicial de bóvidos, gatos, y hámsters).

De acuerdo con recientes resultados, también el virus de la anemia infecciosa del caballo, que exhibe una molécula de RNA en cordón único de 70 S y es revertasa-activo, se incluye en la familia **Retroviridae** (11.3.).

En los virus tumorales RNA se aprecian particularidades en las relaciones virus-célula. Tras la penetración del virus en la célula, mediante el enzima revertasa (DNA-polimerasa RNA-dependiente) ingresado en compañía del virus se produce una copia del RNA vírico en forma de un DNA complementario de doble cordón (cDNA). Este se incluye como provirus ("virógeno") en el genoma de la célula infectada por el virus, donde permanece y en el curso ulterior de la vida celular provoca la transformación y con ella la formación del tumor. Es evidente que éste se induce por una información oncógena ("oncógeno") contenida en el virus. La célula transformada exhibe frente a las células normales características morfológicas y bioquímicas modificadas, comportándose por añadidura de manera anormal en el conjunto celular. En la superficie celular y en el citoplasma aparecen antígenos nuevos, provocados por el contagio vírico y la transformación (fig. 60).

Son provirus en los animales vertebrados porciones evidenciables del genoma "normal" y como tales se heredan. Esta integración genética de la información vírica es la causa de que durante la embriogénesis en el organismo normal y en células normales cultivadas puedan inducirse virus RNA tumorales (infección endógena de oncornavirus) espontáneamente o mediante manipulaciones adecuadamente reguladas. De estos hechos experimentales se deduce la teoría oncógena del origen del cáncer (Huebner y Todaro), según la cual virógenos u oncógenos son capaces, bajo la acción de factores externos, de transformar las células y originar un tumor.

Como se desprende de investigaciones efectuadas con ratones y gatos, parecen posibles tratamientos adecuados de la infección vírica utilizando la glucoproteína de la superficie del virus o un antisuero dirigido contra ésta.

Bibliografía

Fa, H. (1978): Expression of RNA tumor viruses at translation and transcription levels. Curr. Top. Microbiol. Imm. **79**, 1.

Liebermann, H. (1978): Taxonomie der Viren. In: Handbuch der Virusinfektionen bei Tieren, Bd. **VI/1**. VEB Gustav Fischer Verlag, Jena.

Schäfer, W. (1977): Modellstudien über virusbedingte Tumoren und deren immunologische Behandlung. Klin. Wschr. **55**, 835.

11.1. Infecciones por oncornavirus

11.1.1. Leucosis bovina enzoótica

(W. Wittmann)

(Al.: *Enzootische Rinderleukose;* ruso: *Лейкоз крупного рогатого скота*; ingl.: *Leukaemia in cattle, Bovine leukosis;* fran.: *Leucose bovine)*

La leucosis bovina es una hemoblastosis que aparece en numerosas razas de ganado vacuno afectando a los animales con intensidad variables, que cursa generalmente con dos fases – preleucosis y leucosis – claramente separables. La leucosis se manifiesta generalmente con el cuadro de una enfermedad neoplásica del SRH. Deben diferenciarse de la forma enzoótica las leucosis bovinas espontáneas (leucosis cutánea y leucosis de los bóvidos jóvenes).

Historia. La primera descripción detallada de la leucosis se debe a Knuth y Volkmann (1916). El carácter infeccioso de la enfermedad se presumió inicialmente en base a las observaciones epizootiológicas. La presentación en poblaciones y comarcas sometidas a diversas condiciones (alimentación, manejo, circunstancias de explotación), así como a lo largo de todo el año en un efectivo, y la disminución de la edad de los enfermos y del plazo de incubación en núcleos de ganado intensamente afectados por la LBE, así como por otra parte la difusión de la enfermedad por animales a partir de poblaciones leucósicas hacia efectivos hasta entonces libres de la misma, y la evidente desaparición de la LBE después de eliminar la población y de instalar animales exentos de leucosis, fueron hechos que indujeron a considerar la enfermedad como contagiosa.

Aunque muchos otros datos, como por ejemplo la aparición de leucosis dentro de familias de vacas apuntan hacia el carácter infeccioso del proceso, no pudo comprobarse la participación de un virus hasta hace poco, aun habiendo utilizado numerosos métodos de investigación virológica. Sólo en los últimos años se logró la transmisión segura de la enfermedad a terneros y corderos, así como la identificación de partículas víricas en cultivos de linfocitos procedentes de bóvidos enfermos de leucosis y la obtención de cultivos celulares permanentemente infectados en los que el virus de la LBE puede multiplicarse con relativa continuidad y durante largo tiempo en muy altas cantidades. Estos logros constituyeron base esencial para el progreso de las investigaciones experimentales en el campo de la leucosis bovina.

Presentación. Se ha señalado la presencia creciente de la enfermedad en numerosos países europeos, en Asia, América y Australia, así en Dinamarca, RDA, RFA, Francia, Bélgica, Italia, Suecia, Unión Soviética y Estados Unidos. En otros muchos países la leucosis ha sido introducida con importaciones de ganado vacuno procedentes de los países mencionados, tal como ha ocurrido en Bulgaria, Checoslovaquia, Israel, Yugoslavia, Inglaterra, Rumanía, Turquía, etc. Por ello, la frecuencia de presentación de leucosis es muy diversa y oscila desde unos pocos casos, limitados a agrupaciones aisladas de animales, hasta adquirir la enfermedad un carácter enzoótico afectando a grandes núcleos de ganado vacuno en amplios territorios con elevadas pérdidas económicas. La enfermedad no suele estar difundida de igual manera en un mismo país, produciéndose grandes diferencias según las regiones. Los datos hasta ahora disponibles sobre presentación y difusión de la LBE se basan sustancialmente en datos de sacrificio y preleucosis. Sin embargo, la verdadera extensión de la infección por el virus de la LBE no queda reflejada exactamente de esta manera. De acuerdo con recientes estudios serológicos, la difusión de la LBE es a nivel mundial mayor de lo que hasta ahora se sabe y presume (tabla 11).

Tabla 11
Frecuencia de las leucosis, de acuerdo con los hallazgos de matadero

País (así como zonas predominantemente afectadas)	Frecuencia (casos por cada 100.000 bóvidos sacrificados)
Dinamarca (región sur)	3,9 (1,6-15,0)
Rep. Fed. Alemana	hasta 60,0 (muy variable)
Rep. Dem. Alemana	62 (1966-1968)
Francia	6-10
Israel	12,9
Suecia (Sudeste)	100
EE. UU.	18,8

Etiología. En vista de sus peculiaridades bioquímicas y de no haberse evidenciado hasta la fecha ningún parentesco serológico con otros representantes de los retrovirus, el virus de la LBE constituye una especie particular dentro de la subfamilia *Oncovirinae.* Las partículas son pleomorfas y tienen un diámetro de 100-120 nm. En la superficie exhiben estructuras botoniformes. En ocasiones resultan visibles el ácido nucléico y formas caudadas (fig. 58). El nucleoide mide 60-80 nm. Con gradientes de densidad de 1,15-1,17 g/ml, las partículas víricas compuestas por un cordón de RNA tienen coeficientes de sedimentación de 600-700 S; el RNA aislado, de 70 S. El virus contiene el enzima revertasa (reverso-transcriptasa), mediante el cual se transforma el RNA en un DNA complementario, que se integra luego en el genoma de la célula hospedadora.

En preparaciones de virus de leucosis bovina se han evidenciado hasta 17 polipéptidos diferentes, con pesos moleculares entre 9 y 120 kilodalton. De los componentes principales con pesos moleculares relativos de 10, 12, 15, 24, 45, 69 y 78 kilodalton, dos se han caracterizado como glucoproteidos (gp 45 y gp 69 = glucoproteidos de 45 y 69 kilodalton). Como componentes estructurales específicos de los virus y serológicamente activos se han identificado los p 15, p 24 y gp 69. Se utilizan por separado o mezclados como antígenos en reacciones serológicas.

Mediante cocultivos con linfocitos de bóvidos enfermos de leucosis se logra la transmisión in vitro del agente causal a sistemas celulares de bóvidos, ovejas, cabras, perros, monos, murciélagos, personas y prosimios. Sólamente en algunos de estos cultivos celulares (oveja, murciélago, etc.) se desarrollan cultivos productivos de larga duración, en los que el virus de la LBE puede multiplicarse en condiciones especiales durante plazos relativamente prolongados. Entonces, y únicamente en circunstancias particulares, tiene lugar la formación de sincicios (fig. 64). A partir de todos los tejidos infectados y de los linfocitos periféricos es posible cultivar y aislar el agente causal. Aquí hay que deslindar en el diagnóstico diferencial otros retrovirus presentes en los bóvidos, que son revertasaactivos y formadores en ocasiones de sincicios (Maedi, Visna; virus sincicial bovino).

El virus de la LBE es muy lábil frente a las influencias exteriores. Las radiaciones ultravioletas, la congelación y descongelación repetidas, así como el calentamiento a 56 °C durante 30 minutos, inactivan el virus. El mismo efecto desarrolla la aplicación de 60 °C durante 1 minuto. La mezcla leche-virus perdía su capaciad infectante para la oveja después de calentar a 74 °C durante 17 segundos.

Receptividad. Tras la aplicación de virus o de preparados vehiculadores del mismo, aparecen tumores en oveja y ternero; en la cabra, cerdo y chimpancé, sólo anticuerpos reaccionales. En condiciones experimentales y naturales, los animales jóvenes (sobre todo en los primeros días de vida) son los más receptibles.

En ratones, cobayos, hámsters y conejos no se ha logrado hasta ahora provocar la leucosis con materiales infectados procedentes de ganado vacuno. Las diversas alteraciones inducidas por la inoculación de dicho material no pueden considerarse consecuencia de la acción directa del virus.

Epizootiología. En condiciones naturales, el virus se transmite de manera congénita (a través de la placenta) o en horizontal (por contacto, insectos picadores, leche, calostro, agujas, instrumentos quirúrgicos, secreciones, etc.). Los posibles contagios intrauterinos resultan de importancia secundaria (salvo en caso de soluciones de continuidad en la barrera placentaria). La mayor parte de los terneros se infectan con el calostro y la leche de la madre enferma en los primeros días de vida. Tales animales constituyen luego los puntos de partida básicos de contagios por contacto y de transmisión yatrógena. Las condiciones de recría y manejo influyen después esencialmente sobre la intensidad de estas infecciones. Según recientes estudios, no puede negarse la transmisión con el esperma de toros infectados.

En la presentación del cuadro clínico participan factores secundarios (gestación, lactación, cambios de alimentación, intervenciones quirúrgicas, transportes largos). Tampoco carecen de significación los factores genéticos.

Patogenia. Según los conocimientos actuales, al cabo de 4-8 meses de producirse el contagio aparecen anticuerpos en el suero. En una parte de estos animales se advierten a la edad de 2-3 años las alteraciones típicas del cuadro hemático, mientras que otra parte se conserva sin leucemia.

Aproximadamente el 10-30 % de los bóvidos en fase de preleucosis pasa en la edad de 3-5 años principalmente a la fase tumoral terminal. Puede admitirse que diversos agentes o situaciones de stress adicionales tienen importancia como factores desencadenantes.

En territorios y colectividades animales intensamente afectados por la leucosis, los periodos de incubación pueden ser más cortos. La fase hematológica se denomina más adecuadamente con el término *preleucosis* y corresponde a un estado prepatológico y preneoplásico, que conduce a la leucosis, se mantiene a lo largo de toda la vida o puede desaparecer. La preleucosis se caracteriza generalmente por modificaciones escasas o de intensidad media, raramente muy acentuadas, predominantemente cuantitativas y raramente cualitativas, de la serie blanca de la sangre, faltando manifestaciones clínicas de la enfermedad y no apareciendo lesiones histopatológicas características, especialmente no señalándose la presencia de procesos tumorales o hiperplásicos en el tejido linforreticular.

Síntomas clínicos. Durante la fase de preleucosis no aparecen síntomas específicos; sólo son típicas las modificaciones hematológicas.

La fase clínicamente manifiesta termina en casi todos los casos con la muerte después de un curso generalmente subagudo o crónico, que dura semanas o meses. A causa de la localización de las lesiones leucósicas y de su intensidad de crecimiento, la sintomatología de esta fase es múltiple y, sobre todo en estadíos iniciales, frecuentemente inespecífica, muchas veces no constante y en extremo variable. Las alteraciones hematológicas persisten constantemente en la mayoría de los casos; sólo en raras ocasiones se observa una normalización del cuadro hemático (leucosis aleucémica falsa). Las leucosis aleucémicas verdaderas no son raras y aparecen cuando el cuadro hemático nunca ha presentado las modificaciones típicas de la leucosis. Pueden observarse estados de apatía, cansancio, inapetencia y trastornos digestivos, disminución de la producción de leche, alteraciones circulatorias con pulso venoso, ruidos cardíacos anormales y edemas de estasis, así como claudicaciones, etc. Son típicas las tumefacciones de diversos ganglios linfáticos o de grupos completos de ellos, apreciables generalmente a simple vista, palpables o, en otros casos, motivadoras de secuelas características, como insuficiencia respiratoria, trastornos de la deglución, exoftalmos, cojeras, etc.; las formas de curso agudo son raras (5-10 %) y los trastornos producidos dependen de la localización en órganos vitales (corazón, pulmones, bazo). En estos casos, y muy raramente en otras formas de la enfermedad, se producen reacciones febriles.

Las alteraciones hematológicas se caracterizan por un aumento absoluto de los leucocitos y de los linfocitos (linfocitosis persistente), así como por la aparición de formas juveniles. Los tres grupos de manifestaciones mencionados se presentan raras veces simultáneamente y la presencia sola de linfocitos juveniles no es típica, pero debe tenerse en cuenta junto a otros síntomas en la emisión del diagnóstico. Además de linfocitos maduros aparecen también numerosos prolinfocitos y linfoblastos, hecho raro en bóvidos sanos, pero posible en otras enfermedades. Además de estos elementos linfoides se observan en algunos casos de leucosis grandes células de forma muy variable, asignándoles la denominación de parablastos.

Pronóstico. La preleucosis puede prolongarse durante años sin que aparezcan trastornos del estado general del animal, ni descensos en la producción. En una parte de estos animales debe contarse con el desarrollo posterior de la forma clínicamente manifiesta de la enfermedad, que, según la localización de las alteraciones, factores de stress y de otro tipo, puede conducir rápidamente a la muerte de los animales. Resulta adecuado dar salida económicamente beneficiosa lo más pronto posible a los animales que presentan tumores.

Anatomía patológica. La fase clínicamente manifiesta puede subdividirse en diversas formas de la enfermedad, a las que corresponden procesos de desarrollo patogénico propio. Estos están provocados por los dos sistemas celulares distintos a partir de los que se constituyen las lesiones tumorales, y de los distintos grados de malignidad que pueden alcanzarse. De ello resulta, a su vez, la afección primaria de los órganos y la tendencia secundaria a la diseminación; etiológicamente existen factores y principios comunes. Según el carácter topográfico, pueden distinguirse dos formas de difusión. Se consideran procesos *circunscritos* las neoformaciones aparecidas en órganos aislados de una región corporal; la difusión *generalizada* consiste en lesiones tumorales sistemáticas, diseminadas de manera muy diversa en los órganos linfáticos y de otro tipo. Por último, se habla de procesos *sistemáticos* cuando se produce una afección simultánea y predominantemente homogénea de todos o casi todos los glanglios linfáticos, así como de otros órganos hematopoyéticos y de otras áreas del tejido linforreticular y también están afectados otros órganos no hematopoyéticos.

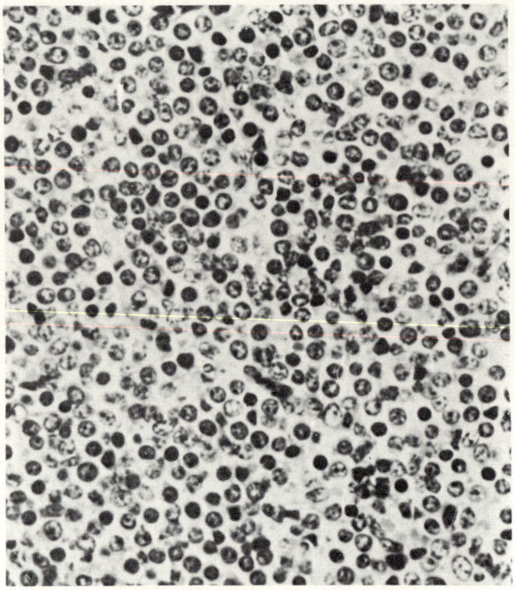

Fig. 61. LEB. Linfadenosis; ganglios linfáticos con proliferación de las células linfocitoides; imagen histológica uniforme; 500:1, tinción HE (Urbaneck, D., 1968).

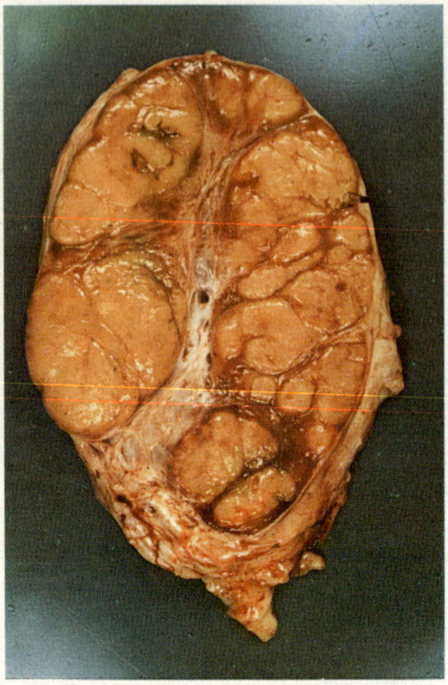

Fig. 62. LEB. Linfosarcomatosis (ganglios linfáticos); todo el parénquima del ganglio linfático aparece poblado de focos diversos de tonalidades gris blanquecina y roja grisácea (Foto: Scharf).

La clasificación histopatológica de los diversos tipos de tumores se realiza de acuerdo con los resultados de las investigaciones: 1) anatomopatológicas, 2) citológicas y 3) hematológicas. Pueden aparecer los tipos humorales y correspondientes formas de transición que se citan a continuación:

Linfoadenosis (forma folicular y difusa de la leucosis linfática) con una frecuencia de un 10 % aproximadamente.

(1) Proceso generalmente sistemático, aumento de tamaño escaso o medio de los ganglios linfáticos, con una morfología homogénea y uniforme; crecimiento continuamente infiltrante; en general, tumefacción esplénica marcada (en la forma folicular, corpúsculos de Malpighio considerablemente aumentados de tamaño y claramente delimitados).

(2) Proliferación de células tumorales linfáticas (tipos linfocitario y prolinfocitario); cuadro histológico homogéneo (en la forma folicular, presencia de grandes zonas similares a folículos primarios compactos en el bazo y ganglios linfáticos); falta la producción de fibras de reticulina (fig. 61).

(3) En general, número elevado de linfocitos (mayor de 60.000/μl), formas celulares inmaduras relativamente escasas.

Reticulosis, aproximadamente en el 27 % de las leucosis.

(1) Proceso la mayoría de las veces generalizado o sistemático, aumento de tamaño escaso o moderado de los ganglios linfáticos de manera homogénea; lesiones difuso-infiltrativas ó de pequeños focos en otros órganos; tumefacción esplénica sólo en algunos casos.

(2) Proliferación de células tumorales reticulares (núcleo relativamente claro y citoplasma de forma irregular, con límites frecuentemente poco netos); variabilidad histológica y citomorfológica muy intensa, por lo que se establece la clasificación en tipos de células pequeñas, medianas, grandes y polimorfas; en general, producción intensa de fibras de reticulina. Proliferaciones de células basófilas pueden considerarse como leucosis de células madres (=forma de transición a linfoadenosis), faltando en estos casos la producción de fibras de reticulina (fig. 63).

(3) Valores generalmente subleucémicos (aproximadamente, 40.000 linfocitos/μl), estando el cuadro hemático dominado por células claramente inmaduras (elevado porcentaje de parablastos).

Retículosarcomatosis, aparece aproximadamente en el 18 % de los casos de leucosis bovina.

(1) Proceso circunscrito o generalizado; ganglios linfáticos desigualmente afectados, con gran varia-

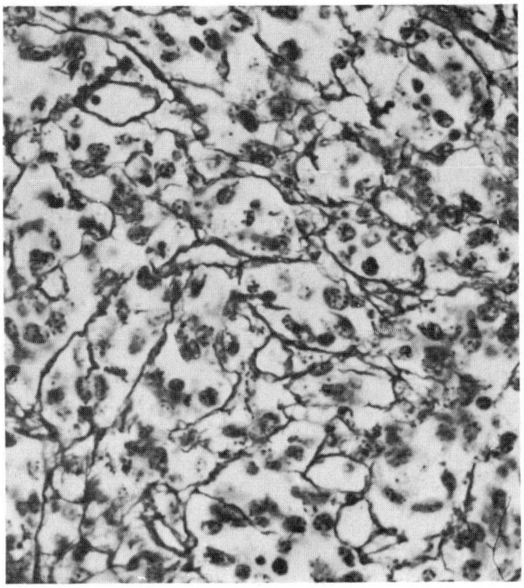

Fig. 63. LEB. Reticulosis de células de tamaño medio de un ganglio linfático; entramado reticular denso que establece estrecho contacto con las células; 500:1, impregnación argéntica de Gomori (Urbaneck, D., 1968).

bilidad en el tamaño de los tumores; crecimiento infiltrativo destructivo. Sólo en parte hay tumefacción esplénica.

(2) y (3) como en la reticulosis.

Formas mixtas, aproximadamente en el 18 % de los casos.

En un mismo enfermo pueden observarse tanto neoplasias de células linfoides como de células reticulares. A veces hay proliferación de ambos tipos celulares simultáneamente en la misma localización (= tumores mixtos linforreticulares).

De acuerdo con recientes estudios, se trata preferentemente de una proliferación de los linfocitos B, en los cuales también tiene lugar la producción de virus y se puede evidenciar la presencia de antígenos asociados al tumor.

Diagnóstico. Tomando en consideración el curso de la enfermedad en la vaca, pueden evidenciarse:

– Los portadores del virus, mediante el test de la revertasa (TR) y el test del sincitium (TS).

– Los portadores de anticuerpos, mediante el test de inmuno-difusión (TID), con el mismo significado que la RAGP, diversas técnicas de la

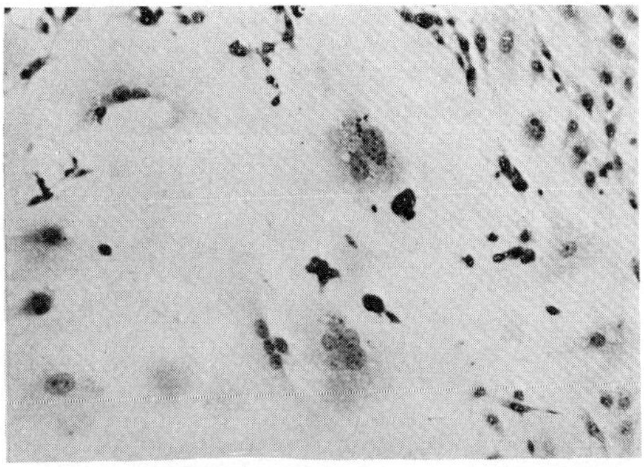

Fig. 64. Virus de la leucosis enzoótica de los bóvidos. Formación de sincicios en cultivos de células esplénicas embrionarias (Liebermann, H.).

RIF y otros métodos específicos (v.gr., el ensayo de radio-inmunidad [ERI], test indirecto de la inmunoperoxidasa [ELISA], RN).

El estadio preleucósico sólo es diagnósticable en su forma leucémica mediante investigación hematológica. Por poder aparecer linfocitosis transitoria en el curso de otras enfermedades, se asegurará la presencia de linfocitosis persistente realizando varios análisis (por lo menos dos).

La forma tumoral se diagnostica mediante examen clínico, que comprende el reconocimiento completo del animal, concediendo particular valor a la aspección de los ojos y a la palpación, de diversos grupos de ganglios linfáticos (ganglios del canal esofágico, entrada del pecho, pliegue de la rodilla, ubres, cutáneos y pelvianos), así como a la palpación de diversos órganos (matriz, riñones, bazo, peritoneo).

Los métodos utilizados para identificar el virus se practican por lo común a partir de linfocitos periféricos, basándose en el descubrimiento del enzima revertasa con un test radiactivo (TR) ó en la detección de propiedades formadoras de sincicios por parte del virus (TS) en determinados sistemas celulares (fig. 64). Estos tests se utilizan en la actualidad casi exclusivamente en la investigación experimental. Algunas pruebas identificadoras de anticuerpos (TID, RN, RIA, ELISA) tienen empleo en la práctica. La RFC resulta inadecuada. Un elevado porcentaje de sueros bovinos muestran propiedades anticomplementarias.

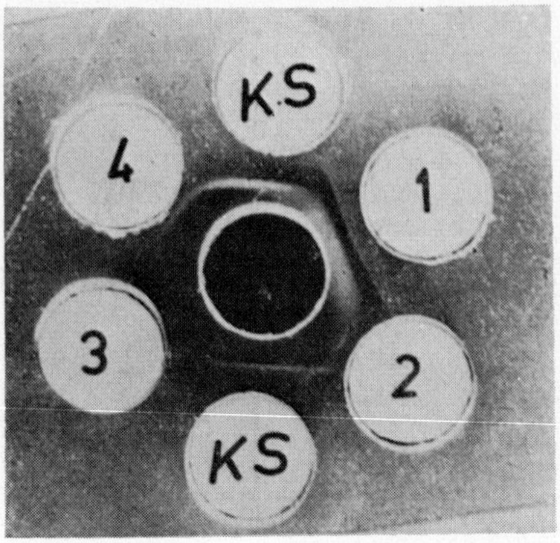

Fig. 65. LEB. Test de inmunodifusión en gel de agar. El pocito central contiene el antígeno (antígeno mixto), que con el suero testigo (KS) forma una línea de control visible. En el sentido de las agujas del reloj se lee: suero bovino fuertemente positivo y a la vez con anticuerpos contra p24 (1), suero negativo (2), idem débilmente positivo (3), y suero bovino claramente positivo (4) (Foto: Stephan).

La TID se lleva a cabo en agar-gel al 0,8 % con elevada concentración de sal común (8,5 ‰) como macrotest, y en hoyos de 7 mm de diámetro y una separación de los bordes de los depósitos del reactivo de 3-4 mm. El antígeno, que es una proteína mixta (p 24/gp 69), forma con sueros testigos positivos una típica línea de control. Los sueros a investigar no necesitan ninguna manipulación especial. Las placas cargadas con los componentes de la reacción se guardan en medio húmedo a 23-28 °C, procediendo a su lectura al cabo de 48-72 horas (fig. 65).

La base de las diversas técnicas de RIF son células infectadas con virus; la identificación de anticuerpos en los sueros bovinos se suele llevar a cabo aplicando el método indirecto.

Para la RIA y la ELISA se emplearán antígenos muy purificados y sueros monoespecíficos, recurriéndose a las técnicas habituales. El fundamento de la sensible RN es la propiedad formadora de sincicios del virus de la LBE y la inhibición de estas modificaciones morfológicas en el cultivo celular mediante sueros que contienen anticuerpos. Una sensibilidad semejantemente marcada exhibe el test de los seudotipos desarrollado en Checoslovaquia por Zavada; en él, las placas inducidas en cultivos celulares por seudotipos del virus de la LBE se ven inhibidas por sueros de bóvidos infectados de leucosis.

Con los procedimientos principales mencionados de identificación de portadores de anticuerpos, se logran, aun cuando con diferencias de grado (sensibilidad creciente: TID – RIF – RIA), los siguientes resultados fundamentales:

– El 90-100 % de los animales hematológicamente positivos a la leucosis son también serológicamente positivos.
– Un 20-60 % de los animales hematológicamente negativos a la leucosis de una población con la enfermedad aparecen serológicamente leucopositivos, según la edad y el grado de difusión de la leucosis.
– En efectivos sin manifestaciones hematológicas ni clínicas de leucosis es frecuente no detectar tampoco reacciones serológicas, si bien se descubren hasta un 10 % de animales serológicamente positivos.
– El escaso porcentaje de animales hematológicamente leucopositivos, pero serológicamente negativos, es igual en los diversos grupos de edad; en cambio, el número de animales hematológicamente negativos a la leucosis y serológicamente positivos aumenta a medida que lo hace la edad.
– Las madres con anticuerpos transmiten a sus terneros un nivel de anticuerpos humorales que se mantiene durante 4-6 meses; sólo a partir de este plazo aparecen los anticuerpos de importancia diagnóstica.

La especificidad de los antígenos citados y la segura identificación de anticuerpos específicos han conducido en diversos países a deducir que el TID es la base principal para diagnosticar la LBE. En la RDA se utiliza el TID desde 1978 de esta manera, empleando antígenos del Instituto Friedrich Loeffler, Insel Riems. Ya en la actualidad se utilizan en algunos países y especialmente sobre "efectivos exentos de leucosis" (análisis serológico repetido varias vaces con el TID con resultado negativo) pruebas de mayor sensibilidad para una mayor seguridad, como son v. gr. la RN en cultivo celular, el test de Zavada y la RIA.

Con estas investigaciones virológicas y serológicas pueden detectarse casi todos los portadores de virus, independientemente de que existan alteraciones hematológicas, tumorales o de otra naturaleza clínica. En algunos países se ha abandonado o reducido por ello el empleo del análisis hematológico como medio de estudio de poblaciones y base de partida para la adopción de medidas.

La valoración de los datos hematológicos obtenidos se realiza con una de las *claves de leucosis* conocidas. Estos esquemas, establecidos por distintos autores, permiten la clasifi-

Tabla 12
Comparación de diversas claves de leucosis (linfocitos/μl). (Sólo se expresa la zona sospechosa, es decir, cifra superior = límite superior de la zona leucosis-negativa, cifra inferior = límite inferior de la zona leucosis-positiva).

Claves	Años							
	0–1	1–2	2–3	3–4	4–5	5–6	6–7	> 7
Dinamarca (Bendixen)	10000 12000	9000 11000	7500 9500	6500 8500		5000 7000		
dto. (simplificado)			7000 9000			5000 7500		
RFA (Rosenberger)	10000 13000	9000 12000	7500 10000	6500 9000	6000 8000		5500 7500	5000 7000
dto. (Göttinger)	10000 13000	9000 12000	7500 10000	6500 9000	6000 8000	5500 7500		
RDA (Wusterhausen)	10000 12000	9000 11000	7500 10000	6000 8500				
URSS	10000 13000		9000 12000		8000 11000		6500 10000	
Checoslovaquia (Rademacher)	11000 14000		8000 11000		7000 10000		6000 9000	
Polonia	10000 13000	9000 12000	7500 10000		6500 9000		5500 7500	
Comunidad Económica Europea (CEE)	11000 13000	10000 12000	8500 10500	7500 9500	6500 8500	6000 8000	5500 7500	

cación del animal sometido a análisis, en relación con su edad, en alguno de los grupos considerados: normal, sospechoso o positivo de leucosis (tabla 12). El diagnóstico de un animal en particular sólo puede llevarse a cabo después de realizados dos análisis separados por un intervalo mínimo de 3 meses, debiendo permitir el segundo análisis obtenido un diagnóstico suficientemente claro. En la RDA, de acuerdo con las correspondientes directrices de trabajo, estas investigaciones deben conducir al inequívoco establecimiento del diagnóstico de la leucosis bovina enzoótica.

El examen anatomopatológico e histopatológico sólo puede revelar la forma tumoral de leucosis. El diagnóstico en el animal vivo por extirpación de ganglios linfáticos superficiales no es suficientemente válido, puesto que aproximadamente en la mitad de todos los bóvidos con formaciones tumorales faltan lesiones neoplásicas en estos ganglios linfáticos.

Para establecer el diagnóstico después de realizada la necropsia o el sacrificio, así como para la identificación de las formas tumorales, además de tales neoformaciones tumorales sospechosas deben someterse a examen los ganglios linfáticos mesentéricos, faríngeos, preescapulares y poplíteos, así como la aurícula derecha, abomaso, útero, bazo e hígado.

Los cortes en parafina obtenidos a partir de las muestras tomadas se tiñen con HE y por el método Gomori (impregnación argéntica fibrilar).

Para establecer el **diagnóstico diferencial**, sobre todo en los estadios iniciales de la leucosis tumoral, se presentan ciertas dificultades. Los exámenes serológicos, clínicos y hematológicos bien realizados, y la consideración de la situación del rebaño, proporcionan datos seguros.

Bajo las nuevas condiciones de diagnóstico, hay que deslindar en general, sobre todo en los efectivos bovinos exentos de leucosis, la aparición de leucosis bovina esporádica. En esta enfermedad, de la que se conocen tres formas (multicéntrica, tímica y cutánea), no participa el virus de la LBE, por lo que no existen anticuerpos específicos, ni tampoco linfocitosis persistente. Es característica la presentación de casos aislados agudos o subcrónicos preferentemente en la edad comprendida entre 4 meses y un año.

Tratamiento. Hasta ahora no existe ningún tratamiento eficaz para la LBE. La linfocitosis persistente puede combatirse con productos citostáticos, pero sólo de manera transitoria. El estadio tumoral no responde a medidas terapéuticas.

Profilaxis. Debido a tenerse que enfrentar especialmente los países del Mar Báltico con la LBE como enfermedad importante, mucho tiempo antes de descubrirse el virus de la enfermedad y sus características, y de difundirse las técnicas de diagnóstico serológico, las naciones afectadas habían adoptado medidas de lucha. Partiendo del conocimiento de que las alteraciones hematológicas (preleucosis) se hallan estrechamente relacionadas con la forma tumoral, los programas de medidas de lucha se desarrollaron sobre tal base y se comenzó a recoger datos epizootiológicos. A tenor del éxito obtenido en parte con este proceder, otros países menos afectados por la LBE adoptaron estas normas.

La intensidad y resultados de las medidas adoptadas en los países con esta enfermedad dependían sobre todo de la situación leucósica de partida, de la difusión en el territorio y de numerosos factores económicos. El sacrificio de todos los animales infectados, así como de los núcleos ganaderos correspondientes, fue una medida radical hasta ahora sólo llevada a efecto en Dinamarca. La frecuencia de estos tumores disminuyó en el promedio del país desde el 6,0 al 1,0-1,5 por 100.000 bóvidos sacrificados.

También en otros países, sobre estas bases diagnósticas, separando los animales enfermos, observando normas genético-epizootiológicas y adoptando medidas de higiene veterinaria, se obtuvieron variables éxitos parciales (sensible descenso de la presión infecciosa y, con ello, menor número de bajas). Con esto no se pudo erradicar la enfermedad.

Los métodos de diagnóstico serológicos han mejorado decisivamente los medios para combatir esta enfermedad. Los principios básicos de lucha son éstos en la actualidad:

– Descubrimiento de los animales infectados, mediante repetidos análisis serológicos a intervalos de 3-5 meses.

– Interrupción de las cadenas infecciosas mediante:

. Separación inmediata de los animales seropositivos y negativos.

. Administración de leche exenta de virus de vacas serológicamente negativas (los métodos de inactivación deben asegurarse todavía experimentalmente).

. Limitar el comercio con animales infectados de leucosis y proteger de nuevos contagios los efectivos limpios.

. Adopción de medidas de higiene veterinaria.

De acuerdo con el grado de difusión de la leucosis, así como con los métodos de producción bovina, las medidas tienen carácter diferente. En cierto número de países se han dictado en los últimos tiempos disposiciones oficiales reguladoras de estos extremos.

Hasta ahora no se dispone de medios inmunoterapéuticos ni profilácticos contra la LBE.

Bibliografía

Liebermann, Ht., Kluge, K. H., Dietz, G., Wittmann, W., Solisch, P., u. Rößler, H. (1979): Das Virus der enzootischen Rinderleukose. Arch. exper. Vet.med. (im Druck).

Mussgay, M., u. Kaaden, O. R. (1978): Progress in studies on the etiology and serologic diagnosis of enzootic bovine leukosis. Curr. Top. Microbiol Immunol. 79, 43.

Urbaneck, D., u. Wittmann, W. (1971): Vergleichende Betrachtungen zur Klassifikation der Krankheitsformen bei der enzootischen Rinderleukose (Vorschlag für eine einheitliche Nomenklatur). Arch. exper. Vet.med. **25**, 697.

Wittmann, W., Liebermann, Ht., Starick, E., Kluge, K. H., Liebermann, H., Beyer, J., u. Riebe, R. (1979): Die Möglichkeiten der serologischen Diagnose der enzootischen Rinderleukose. Mh. Vet.-Med. (im Druck).

Wittmann, W., u. Urbaneck, D. (1969): Die Leukosen des Rindes. In: H. Röhrer, Handbuch der Virusinfektionen bei Tieren. Bd. V/1, 41. VEB Gustav Fischer Verlag, Jena.

Wittmann, W., u. Urbaneck, D. (1969): Untersuchungen zur Ätiologie der Rinderleukose. 8. Übertragungsversuche mit Blut leukosekranker Rinder auf Schaflämmer. Arch. exper. Vet.med. **23**, 709.

11.1.2. Leucosis de otros mamíferos domésticos

(W. Wittmann)

En todos los animales domésticos, por lo común en edades avanzadas, se presentan leucosis espontáneas. En ovejas, cerdos y caballos no constituyen enfermedades económicamente significativas; en perros y gatos se observan con variable frecuencia. La participación etiológica de los virus RNA tumorales (oncornavirus) aparece segura en tales leucemias, linfomas, timomas y sarcomas, no sólo del ratón, rata, hámster y cobayo, sino también del gato, perro, cerdo y oveja.

De las leucosis víricas mencionadas, resultan de gran interés experimental la de la oveja en lo referente a la leucosis bovina y la del gato en general. En estos casos se ha reunido una información básica terapéutica e inmunoprofiláctica. Hasta ahora se han evidenciado virus de la leucosis porcina a partir de cultivos celulares permanentes, así como información genética sobre los mismos en órganos del cerdo; existen virus porcinos del tipo C exógenos y endógenos, procediendo las informaciones endógenas eventualmente de roedores.

11.1.2.1. Leucosis ovina

Historia y presentación. Las leucosis ovinas espontáneas son raras; sólo aparecen en casos excepcionales y de manera focal. Carecen por completo de importancia económica.

Etiología. Las leucosis ovinas están provocadas por el virus de la leucosis bovina enzoótica (LBE). En sueros de ovejas con leucosis espontáneas e inducidas por el virus de la LBE se registran con el test de inmunodifusión típicas reacciones cruzadas; el antígeno común es el p 21 (p 21 hasta p 25 del virus de la LBE). Aun cuando también en condiciones naturales puede el virus de la leucosis bovina aparecer como causa de repetidas leucosis ovinas (v.gr., vacunación contra la piroplasmosis en rebaños de ovejas con sangre de terneros infectados por el virus de la leucosis), las relaciones mutuas eventualmente existentes en estas condiciones entre las leucosis bovina y ovina no están todavía explicadas de manera concluyente.

Síntomas clínicos. Anatomía patológica. El cuadro clínico es variable y heterogéneo. En el estadio inicial predomina una sintomatología inespecífica (apatía, ictericia, afecciones cardiocirculatorias, ascitis, edema, etc.). Cifras de leucocitos sostenidas por encima de 12.000/μl acompañadas de un porcentaje de linfocitos del 70 %, es decir, con un mínimo de 8.400 linfocitos por μl, inducen a sospechar la leucosis. Más típicas que en los bóvidos son las formas celulares inmaduras.

El cuadro anatomopatológico se asemeja bastante al de los bóvidos.

Diagnóstico. En caso de sospecharse la existencia de leucosis ovina espontánea, se procederá a la realización de análisis hematológicos, anatomopatológicos y serológicos como en la LBE.

Diagnóstico diferencial. Se excluirán otras enfermedades mediante pruebas específicas (tuberculinización, examen con rayos X, análisis parasitológicos, etc.).

Tratamiento y profilaxis. Carece de sentido el tratamiento de la leucosis ovina. Los casos de la enfermedad aparecidos esporádicamente se aclararán a nivel de población y se tratará de eliminarlos de la manera más radical posible.

11.1.2.2. Leucosis del gato

Historia y presentación. Las leucosis y tumores semejantes se conocen en el gato desde hace mucho tiempo.

Las cifras de frecuencia oscilan bastante de acuerdo con el material de análisis empleado; mostraron leucosis el 1,6-9,8 % de todos los gatos estudiados, con un promedio de edad de 5 años y medio.

Etiología. Los virus aislados de casos de leucosis del gato son típicos virus tumorales RNA que carecen in vitro de efecto citopatógeno; poseen un antígeno de su grupo común, y , atendiendo a sus distintos antígenos de envoltura, se subdividen en 3 subgrupos. Forman seudotipos con distintos virus del sarcoma del ratón. Los virus aislados son infecciosos para cachorros de gato y perro, en los que originan leucosis linfática y mieloide, linfosarcoma, eritremias y sarcoma. Pueden multiplicarse en cultivos celulares de perro, gato y hombre.

Junto con éstos se ha descrito un grupo de virus con particularidades morfológicas y bioquímicas propias, aislados de cultivos de células malignas tras pases en vivo por el gato (virus de la leucemia felina endógena – RD 114, etc.).

Epizootiología. En condiciones naturales el virus se difunde en vertical, pudiendo observarse una mayor incidencia de leucosis en determinadas razas y estirpes. Numerosas apreciaciones abogan por un contagio por contacto, especialmente en los primeros días de vida. Con respecto a la posible importancia de los virus de la leucosis del gato para el hombre, tomando como referencia determinadas circunstancias (sensibilidad de las células humanas para el virus, posibilidad de contagio horizontal, etc.), se carece hasta el presente de información concluyente.

Síntomas clínicos. Al contrario que en el perro, la gran mayor parte (un 70 %) de las leucosis del gato no muestran tendencia a la generalización. Las lesiones se limitan a órganos y regiones corporales aislados, por lo que se diferencia una forma torácica (timo) y otra abdominal. Las presentaciones leucémicas (más de 30.000 linfocitos por μl) son raras; sólo aparecen en un 15-20 % de la enfermedad linfática generalizada, siendo más frecuentes en las mielosis caracterizadas por inflamación del bazo e hígado.

El cuadro inicial se compone de síntomas generales, como pérdida de apetito, apatía, palidez de mucosas, disnea y trastornos digestivos, a veces con fiebre. Sólo en pocas ocasiones se aprecian ya engrosamiento de uno o varios ganglios linfáticos superficiales. Las leucosis típicas se caracterizan luego de acuerdo con la ubicación de las lesiones. Un análisis de sangre tiene valor decisivo sólo en raras ocasiones.

El pronóstico suele ser desfavorable. Por descubrirse frecuentemente los animales con la enfermedad ya en fase avanzada, sobreviven únicamente unas pocas semanas.

Anatomía patológica. Mientras que la forma generalizada exhibe el sistemático engrosamiento de todos los ganglios linfáticos, y por lo general también del bazo, hígado y timo, en la forma abdominal prevalecen las alteraciones de la pared gastrointestinal, ganglios linfáticos mesentéricos, hígado y bazo; en la forma torácica predominan las proliferaciones en el mediastino, con atrofia del timo. La constitución histológica de los tumores varía desde células matrices, pasando por formas linfoblásticas y linfocitarias, hasta las de tipo histiocitario; no son raras las formas mixtas. Las formas mieloides se caracterizan por lesiones típicas del bazo, hígado y médula ósea.

Diagnóstico. Un diagnóstico clínico seguro es raro que pueda establecerse de manera inmediata. Los síntomas inespecíficos aparecen también en otras enfermedades (tuberculosis, paratuberculosis, coprostasis, neumonías, etc.). El examen radiológico puede reforzar la sospecha, al hallar tumores. Proporcionan información adicional las biopsias y punciones. Sólo en determinadas instalaciones pueden realizarse análisis virológicos-serológicos.

Tratamiento y profilaxis. En la mayoría de los casos puede predecirse la muerte del animal. Se han utilizado numerosos citostáticos en combinación con prednisona y productos similares, con lo que únicamente se consiguen remisiones transitorias. La terapéutica y profilaxis son en la actualidad problemas que tiene planteado el estudio experimental de la leucosis.

Bibliografía

Christoph, H.-J. (1977): Klinik der Katzenkrankheiten. 2. Auflage. VEB Gustav Fischer Verlag, Jena.

11.1.3. Complejo leucosis-sarcomatosis-osteopetrosis aviar

(K. Vogel)

Con el incremento de la producción aviar en los años treinta aparecieron en muchos países enfermedades víricas de las aves que cursaban con procesos hiperplásicos o neoplásicos y que se incluyeron bajo la denominación genérica de "complejo de la leucosis aviar" (CLA), que comprendía los síndromes siguientes:

- Enfermedad de Marek (EM) (17.10.)
- Leucosis aviares (LA) (11.1.3.2.) en sentido estricto, especialmente la llamada leucosis linfoide de las aves (LLA), más raramente la leucosis eritroide aviar (LEA) y la leucosis mieloide aviar (LMA), incluída la mielocitomatosis aviar (MCA)
- Sarcomatosis aviares (SA) (11.1.3.1.).
- Osteopetrosis aviar (OA) (11.1.3.3.).

Como estas enfermedades – sobre todo las dos primeras – aparecían simultánea o sucesivamente en las explotaciones de aves, se consideraron como formas distintas de una misma enfermedad ocasionadas por el mismo agente productor. Esta hipótesis estaba apoyada principalmente en el hecho de que en las formas tumorales de la EM y la LLA las neoplasias no podían distinguirse macroscópicamente entre sí. El concepto de CLA introducido por un Comité en 1941 en base a criterios exclusivamente morfopatológicos tomó carta de naturaleza en muchos países. Dentro de este grupo de enfermedades, todos los procesos linfoides proliferativos se denominaron linfomatosis (LM). Según los órganos y tejidos afectados, se distinguían las formas visceral, nerviosa, ocular, osteopetrósica y mixta. La denominación "linfomatosis visceral" incluía tanto a las formas tumorales de la EM, como a la LLA y a las neoplasias aparecidas en la SA del tejido linforreticular. El término de "LM visceral", todavía hoy parcialmente utilizado, fue elegido porque se sospechaba que la etiología de la EM, LA, SA, OA y otras neoplasias del pollo (por ejemplo, hemangiomas, endoteliomas y nefroblastomas) se debían al mismo o, al menos, a parecido agente causal. Esta hipótesis no se confirmó posteriormente.

Los investigadores europeos independizaron pronto la EM, LA, SA y también, en parte, la OA y desecharon el término confuso de "LM". Ya en 1960 la World Veterinary Poultry Association recomendó considerar como enfermedades independientes la EM, LA, y OA. Los resultados de las investigaciones llevadas a cabo en los últimos años han demostrado que las formas iniciales del CLA constituyen enfermedades independientes. Por eso, en adelante ya no debería hablarse de CLA ni de LM visceral, nerviosa, ocular, osteopetrósica o mixta, sino diferenciar sólamente con exactitud las neoplasias víricas aviares (NVA) indicadas en la figura 66.

El agente productor de la EM parece pertenecer al grupo de los Herpesvirus (HV). Se diferencia fundamentalmente de los oncornavirus aviares tipo C (11.) y de los virus de la leucosis-sarcomatosis-osteopetrosis aviar (ALSOV) (tabla 10).

Los oncornavirus aviares tipo C constituyen un grupo de virus estrechamente emparentados entre sí por lo que respecta a sus propiedades morfológico-estructurales, físico-químicas, inmunológicas, a su ciclo de replicación y patogenicidad hacia su receptor natural, el pollo, de los cuales hay al menos 7 subespecies, designadas de la A a la G. Esta subdivisión se basa en:

- La interferencia específica existente entre las cepas que pertenecen a la misma subespecie.
- Las propiedades inmunobiológicas específicas de la subespecies.

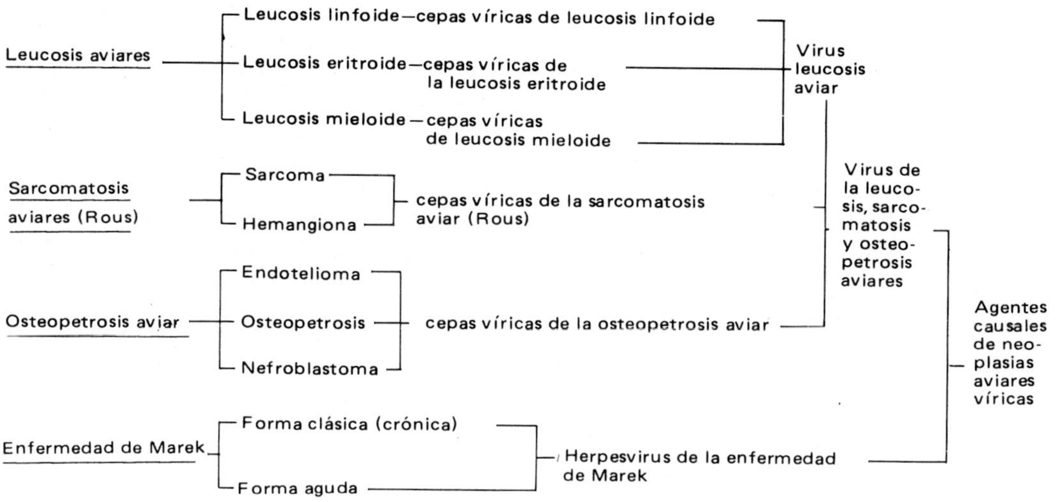

Fig. 66. Neoplasias aviares de origen vírico y sus agentes causales.

– La resistencia selectiva de determinadas células de pollo y, por tanto, de líneas de pollos contra las cepas específicas de la subespecie.

Las lesiones morfopatológicas producidas por los oncornavirus aviares tipo C se distinguen por el tipo de células a las que específicamente afectan. En concreto se trata de fibroblastos en la SA, de eritroblastos en la LEA, de mieloblastos en la LMA, de mielocitos en la MCA, de linfoblastos (células matrices) en la LL, y de osteoblastos en la OA.

Los oncornavirus aviares tipo C difieren entre sí además de en las lesiones morfológicas ocasionadas, por la frecuencia de su presentación y por su virulencia y poder patógeno. Los virus de la SA, LEA y LMA son más virulentos y más intensamente patógenos para el pollo que los virus de la LLA y de la OA, pero, al contrario de lo que ocurre con estos dos últimos virus, de carácter más ubicuitario, en la práctica parecen ser relativamente más raros.

Los oncornavirus aviares tipo C son RNA-virus sensibles al cloroformo y éter, de simetría desconocida. Su tamaño está comprendido entre 80 y 120 nm. Son relativamente resistentes a la luz ultravioleta y a los rayos X y son estables en un pH comprendido entre 5 y 9. El semiperiodo de resistencia a 37 °C es de unos 260 minutos, y a 56 °C de unos 5 minutos. Pueden conservarse a temperaturas inferiores a –60 °C y en estado liofilizado. Estos virus poseen un antígeno específico de grupo, demostrable por la reacción COFAL (RFC) y por la RIF. Se multiplican en el embrión de pollo y en cultivos de células de embrión de pollo, desarrollando los virus de la sarcomatosis y de la leucosis mieloide in vivo e in vitro un efecto embriopático y citopático.

La diferencia de los oncornavirus aviares tipo C (ALSOV) con el HV de la EM se resumen en la tabla 17.

11.1.3.1. Sarcomatosis aviar (de Rous)

Historia. En 1910 comenzó a publicar trabajos el destacado investigador Peyton Rous, que en 1966 sería galardonado con el premio Nobel de Medicina, sobre un fibrosarcoma de la musculatura pectoral del pollo, transmisible primero inoculando células y posteriormente por extractos libres de células a otros pollos. Este tumor se denominó más tarde sarcoma de Rous (SR) y su agente productor virus del sarcoma de Rous (VSR). Independientemente de Rous y sus colaboradores, otros investigadores lograron también ir conociendo las propiedades de tumores mesenquimatosos transmisibles y de sus agentes productores, denominados virus de los sarcomas aviares (VSA).

Presentación, etiología y receptibilidad. Las sarcomatosis aviares (SA) incluidas en el complejo de la leucosis-sarcomatosis-osteopetrosis aviar (COLSO; 11.1.3.) se presentan sólo esporádicamente y son, por tanto, relativamente raras. Casi todas las cepas de virus SA se han aislado del pollo doméstico. Experimentalmente, algunas cepas de virus SA pueden adaptarse a otros animales a base de pases sucesivos.

Como receptores heterólogos se conocen: otras aves domésticas (faisanes, pavos, codornices, pintadas), palomas, patos, tortugas, serpientes y mamíferos (ratones albinos, ratas, cobayos, conejos, hámsters, ovejas, perros y monos). Los VSA producen en hospedadores receptibles tumores mesenquimatosos. En cultivos celulares, los VSA transforman las células receptibles en tumorales. Además del VSR, los VSA más conocidos son el virus Fujinami y el virus del endotelioma MH_2.

Epizootiología, patogenia, síntomas clínicos y anatomía patológica. Los VSA son ubicuitarios y escasa su contagiosidad. Se transmiten no sólo en horizontal por contacto directo, sino también evidentemente por vía transovárica, como otros oncornavirus aviares tipo C. El periodo de incubación en la infección natural oscila entre 30-150 días o más.

Histogénicamente las SA se forman a partir de células mesenquimatosas indiferenciadas. Su multipotencialidad y la acción oncogénica de los virus de las SA explican las diversas variantes morfopatológicas de estos tumores. Al microscopio electrónico se pueden observar en las SA fundamentalmente tres tipos celulares: fibroblastos, células histiocitarias y Mastzellen (células cebadas).

Las SA se caracterizan por un crecimiento rápido y destructivo. Se presentan en forma de tumores muy diversos en cuanto a su forma y consistencia, la cual puede ser elástica o firme; pueden aparecer tanto en regiones corporales internas como externas y tener un crecimiento en parte expansivo e infiltrativo. El aspecto de su superficie de sección cambia según el tipo celular predominante y, sobre todo, según el grado de malignidad. Las formas muy inmaduras muestran un intenso crecimiento y experimentan o producen cambios regresivos. Las SA tienen tendencia a invadir los vasos sanguíneos, determinando de esta manera, y no sólo por generalización del virus SA, la formación de metástasis hematógenas.

Los pollos infectados de manera clínicamente manifiesta con VSA muestran los síntomas observados en otras neoplasias. Los tumores presentes en regiones corporales externas son identificables por inspección y palpación. Las neoplasias voluminosas y las metástasis en los órganos internos determinan caquexia y otros síntomas inespecíficos.

Diagnóstico, tratamiento y profilaxis. Es válido para las SA lo que se expone en el apartado correspondiente de las LA (11.1.3. 2.).

11.1.3.2. Leucosis aviares

(Al.: *Aviäre Leukosen, Geflügelleukose, Leukämie des Huhnes;* lat.: *Leucosis gallinarum;* ruso: *Лейкоз птиц* ; ingl.: *Avian leukosis* ; fran.: *Leucose aviaire)*

Las leucosis aviares (LA) incluidas en el complejo leucosis-sarcomatosis-osteopetrosis aviares (COLSO) (11.1.3.) constituyen proliferaciones difusas, no reactivas, autónomas, progresivas y excesivamente vivaces de células inmaduras del paránquima hematopoyético, pasando o no a la sangre circulante; constituyen, por tanto, verdaderas neoplasias. Son producidas por los virus de las leucosis aviares (VLA). La leucosis aviar no es una enfermedad unitaria, sino que comprende un grupo en el que se incluyen todas las formas de leucosis de la gallina morfopatológicamente diferenciables (fig. 66).

Historia. Definición. La antigua denominación de "leucemia" fue pronto sustituida por el concepto de "leucosis", puesto que procesos leucémicos aparecen sólo en determinadas formas morfopatológicas de LA.

La investigación sobre las LA se remonta a Ellermann y Bang (1908), quienes lograron transmitir por ver primera a partir de extractos orgánicos libres de células la leucosis mieloide aviar (LMA), conocida también como "leucemia del pollo". Ellermann (1920-23) describió las siguientes formas de LA, hoy todavía válidas:

— La **leucosis eritroide aviar** (LEA) (sin: Leucosis linfoide intravascular, eritroleucosis, eritroblastosis, leucomielosis, eritromielosis, leucemia eritroblástica), originada primariamente en los compartimentos eritropoyéticos de la médula ósea y caracterizada por una intensa multiplicación intravascular de eritroblastos, que produce secundariamente amplias alteraciones extramedulares de curso aleucémico. En esta forma, el hígado, bazo y riñones presentan una coloración rojiza de tonalidad parecida a la sangre. Esta cobra aspecto acuoso y color rojo claro; la médula ósea aparece gelatinosa.

– La **leucosis mieloide aviar** (LMA) (sin.: Leucosis mieloide, leucomielosis, leucocitemia, mieloblastosis leucémica, mieloblastosis, mielosis leucémica y aleucémica, mielocitomatosis), originada a partir de la médula ósea, caracterizada por una intensa multiplicación de mieloblastos, de curso a veces leucémico y frecuentemente combinada con la forma descrita anteriormente. Macroscópicamente ofrece un cuadro similar al de la LLA, porque la mayoría de los órganos, que aparecen sólo ligeramente aumentados de tamaño, exhiben focos de color grisáceo. La médula ósea, como órgano formador más importante de las células inmaduras de la serie granulocitaria presentes en la sangre y en determinados órganos, muestra color rojo grisáceo y consistencia firme. Una forma especial de LMA es la **mielocitomatosis aviar** (MCA).

– La **leucosis linfoide aviar** (LLA) (sin.: Leucosis linfática extravascular, leucosis linfática, linfocitemia, mielolinfomatosis, mielosis hemocitoplástica, linfoadenoma, linfocitoma, linfomielosis, linfomatosis, linfosarcomatosis, linfomatosis visceral, *big liver disease*), procede de la bolsa de Fabricio, estando caracterizada por una intensa multiplicación de linfoblastos (células matrices) y lesiones tumorales ("leucósicas") especialmente de la bolsa de Fabricio, hígado, bazo y riñones y de curso aleucémico.

Etiología. Las propiedades de los VLA han sido ya descritas en los puntos 11. y 11.1.3.

Receptividad, inmunidad y epizootiología. La LEA aparece sólo esporádicamente en pollos, especialmente de edades comprendidas entre 6 y 12 meses. La LMA se observa, como la LEA, en pollos de edad algo avanzada y en la práctica aparece más raramente aún que la LEA. En cambio, la LLA se observa con mayor frecuencia y especialmente en aves adultas. No existen hasta el presente cifras sobre su difusión exacta, puesto que en casi todas las publicaciones aparecidas antes de 1968 sobre la difusión e importancia económica de la LLA se incluyen las formas tumorales de la enfermedad de Marek (EM, 17.10.), ya que por entonces no era posible diferenciar morfopatológica y etio-

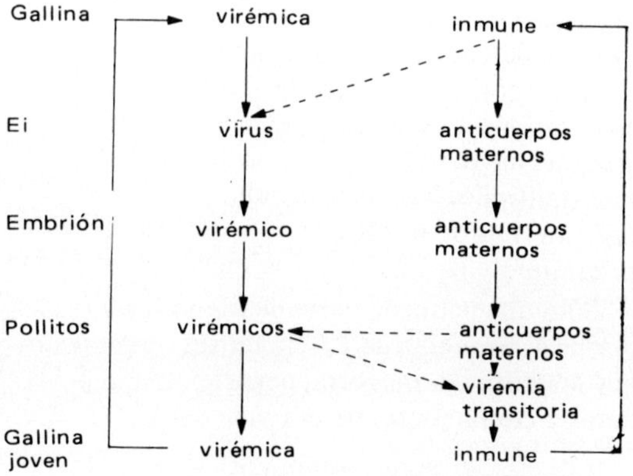

Fig. 67. Ciclos infeccioso e inmunitario en el complejo de la leucosis-sarcomatosis-osteopetrosis aviar (completado, de Biggs, P.M., 1963).

Ciclo de la izquierda: Las gallinas virémicas ponen huevos que contienen el virus de la leucosis linfoide. Los embriones correspondientes son virémicos. Los pollitos eclosionados inmunológicamente tolerantes se convierten en pollas y gallinas ponedoras virémicas permanentes. Estas últimas transmiten de nuevo el virus a través del ovario.

Ciclo de la derecha: Los huevos procedentes de gallinas inmunes contienen anticuerpos neutralizantes, que también pueden comprobarse en los embriones y pollitos procedentes de aquéllos. Los pollitos permanecen inmunes por los anticuerpos maternos frente al contagio con el virus de la leucosis aviar durante las primeras 4-6 semanas de vida. Si después de ese periodo resultan infectados, se convierten en virémicos temporalmente y se vuelven inmunes después de que en su organismo se hayan formado anticuerpos neutralizantes.

Líneas de puntos: Una parte de las gallinas inmunes ponen huevos de los que nacen pollitos congénitamente infectados e inmunológicamente tolerantes (línea de puntos superior). Además, es posible que los pollitos con anticuerpos maternos resulten infectados durante la eclosión o en los primeros días de vida con cantidades masivas de virus y se vuelvan también inmunológicamente tolerantes (línea de puntos central). Por otro lado, pollitos virémicos congénitamente infectados pueden convertirse en animales inmunes después de una fase virémica transitoria (línea de puntos inferior).

lógicamente las distintas formas de LA. Sólo se han registrado hasta ahora casos espontáneos de LEA y LMA en el pollo doméstico. La LLA además de en el pollo – aunque no inequívocamente en todos los casos descritos – se ha podido observar también en otras aves domésticas (faisanes, perdices, codornices, pintada), así como en palomas, patos, gansos, cisnes, papagayos y canarios, cigüeñas, lechuzas y águilas.

Los VLA se presentan ubicuitariamente en los pollos y – según investigaciones recientes – también en otras aves domésticas (pavos, codornices) y silvestres. Con frecuencia ocasionan infecciones latentes, siendo relativamente raras las enfermedades con síntomas manifiestos, que – con excepción de algunos casos (animales de 16-20 semanas) – se observan únicamente en animales de 5-18 o más meses. En las explotaciones afectadas, además de LLA aparecen casos de sarcomatosis aviar, LEA, LMA y MCA. En las colectividades de animales infectados por VLA hay fundamentalmente cuatro grupos de animales:

– Aves virémicas, con VLA en la corriente sanguínea y, por tanto, en todos los tejidos, carecen de anticuerpos neutralizantes y pueden designarse en consecuencia como V (virus) + y A (anticuerpos)–. El 10 % como máximo de los animales de colectividades infectadas pertenecen a este grupo.
– Aves inmunes, que poseen anticuerpos neutralizantes, pero que, sin embargo, no cuentan con VLA, designándose por ello como A + V–. A este grupo pertenecen la mayoría de los animales de una colectividad infectada.
– Aves inmunes eliminadoras intermitentemente de virus (A + V +); constituyen aproximadamente hasta el 30 % de los animales productores de anticuerpos de colectividades infectadas.
– Aves no infectadas (V– A–). A este grupo pertenecen los animales no virémicos ni inmunes de las explotaciones no infectadas por oncornavirus aviares tipo C, así como genéticamente resistentes de colectividades infectadas, de los que pueden existir hasta un 5 % de la población total.

Las más importantes *características epizootiológicas de las LA* son (véase también figura 67):

– El VLA no es difundido congénitamente de forma evidente por gallos virémicos.
– Las gallinas virémicas (V + A–) eliminan VLA regularmente con el huevo (transmisión transovárica, vertical); las inmunes, en el caso de ser A+ V +, sólo intermitentemente, y no en el caso de ser A + V–).
– Los pollos infectados verticalmente con VLA son inmunológicamente tolerantes y probablemente eliminadores del virus durante toda la vida (V + A–). Como las gallinas virémicas, producen descendientes transováricamente infectados (V + A–). A través de estos animales se continúa difundiendo el VLA por medio de huevos embrionados como vía más importante de contagio, tanto de generación en generación, es decir, verticalmente, como también horizontalmente de pollitos inmunotolerantes (V +A–) a pollitos receptibles (V– A– ó V– A +). Los pollos inmunológicamente tolerantes enferman con mucha más frecuencia de LA que los inmunológicamente activos.
– Los huevos puestos por gallinas inmunes (A +V–) contienen anticuerpos neutralizantes, que también pueden detectarse en los embriones y pollitos.
– Los pollitos nacidos de huevos de gallinas inmunes (A + V–) poseen anticuerpos neutralizantes detectables en las primeras 4-6 semanas de vida por la reacción de neutralización. Si estos animales resultan infectados, a pesar de la inmunidad que se produce, debe contarse con una multiplicación prolongada de VLA en los órganos reproductores y con una eliminación intermitente de VLA con los huevos (A +V +).
– Sólo una pequeña parte de los pollos V +A– y V +A + mueren de LA, mientras que el resto, que constituyen mayoría, persisten como portadores y eliminadores de por vida del VLA.
– Además de pollos virémicos (V +A–) y pollos inmunes (V– A +), en la práctica existen en las explotaciones animales no infectados (V– A–) genéticamente resistentes, con los que se pueden crear de forma óptima nuevas colectividades de aves libres de VLA.
– Los VLA son eliminados por las aves virémicas (V +A– y V +A +) con el huevo, saliva y heces. Por contacto directo e indirecto pueden transmitirse a animales receptibles (V– A + y V– A–). Los puntos de penetración del agente infectante son todas las mucosas del organismo,

especialmente las de los aparatos digestivo y respiratorio.
– Los VLA pueden difundirse también a partir de vacunas vivas, cuando los huevos, embriones o líquidos embrionarios empleados para la preparación de las vacunas no proceden de aves pertenecientes a explotaciones o colectividades libres de infecciones por VLA, y los virus vacunales utilizados para la producción de vacunas no están libres de VLA contaminantes.

Patogenia. En las aves infectadas con el agente productor de la LLA los elementos linfáticos existentes en los folículos de la bolsa de Fabricio comienzan a transformarse en blastos (células matrices) entre 5 y 8 semanas después de la infección. Las células matrices que se encuentran en los folículos transformados de la bolsa pueden multiplicarse masivamente por razones todavía desconocidas, y durante la maduración sexual del animal (16-22 semanas de vida) pueden afectar a otros órganos a partir de la bolsa. En ellos provocan microscópicos procesos leucósicos, macroscópicamente observables (como lesiones focales o difusas) con el paso del tiempo, compuestos de células matrices neopläsicas homogéneas, que determinan en definitiva la LLA.

Síntomas clínicos. Los síntomas clínicos observados en la LA son inespecíficos, puesto que los animales afectados, además de anemia, en las formas de curso leucémico sólo muestran

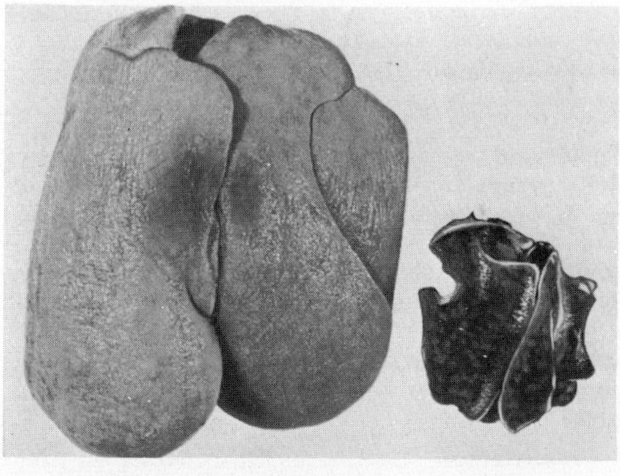

Fig. 68. LA. Izquierda: Hígado leucósico. Derecha: Hígado normal (Foto de archivo: Departamento de Patología de la Sección de Producción Animal y Medicina Veterinaria de la Universidad Karl Marx, Leipzig).

una alteración del estado general, debilitamiento y adelgazamiento. Una parte de los animales muere repentinamente a consecuencia de ruptura hepática o esplénica, también sin síntomas.

Anatomía patológica. En la LLA las lesiones macroscópicas se presentan en forma de procesos infiltrantes difusos o nodulares, predominantemente en la bolsa de Fabricio (donde son patognomónicos), hígado (fig. 68), bazo, riñones, ovario, mesenterios, páncreas y timo. Al contrario de lo que ocurre en la EM (17.10.), no hay lesiones en el sistema nervioso ni en ojos, muy raramente en la musculatura, tejido subcutáneo, piel, corazón, estómago glandular, pulmones, tejido conjuntivo retrolobular y otras localizaciones. El mismo tipo de distribución de las lesiones leucósicas que se observa en la LLA aparece también en la EM, especialmente en los animales de más edad.

En la LLA existe una intensa proliferación monomorfa de elementos homogéneos similares a las células matrices de tamaño mediano o grande. Se caracterizan por poseer un núcleo claro, vesiculoso, generalmente redondeado o elíptico, con cromatina delicada; en retículo o finas granulaciones, y 1-2 nucléolos unas veces pequeños y otras muy grandes. El citoplasma es de dimensiones medias, redondeado, aunque a veces no presenta límites netos; es ligeramente basófilo. Dentro de las masas de células en activa proliferación y de forma bastante homogénea se observan con frecuencia células estrelladas. Las células tumorales no producen fibras. El tejido neoplásico está dividido en diversas zonas por cordones y tabiques de tejido conjuntivo, que secundariamente pueden estar infiltrados. La LLA resulta ser, por tanto, una leucosis de células matrices.

Diagnóstico. Aparte de los criterios epizootiológicos y morfopatológicos, existen los siguientes procedimientos para detectar las infecciones producidas por oncornavirus aviares tipo C:

1. Identificación del agente productor (pruebas en animales de laboratorio):

– Inoculación de material que contenga VLA en la vena alantoidea o en la vesícula vitelina de embriones de pollo.
– Inoculación intravascular o intraabdominal de material sospechoso de contener VLA en pollitos de un día.

2. Métodos serológicos:

a) Específicos de grupo:

– COFAL-test (reacción de fijación del complemento) (*complement-fixation-avian-leucosis*), a realizar con antisuero de paloma para obtener los mejores resultados.

– RIF, a realizar también con antisuero de paloma.

– Identificación de las llamadas células NP ("non-producer") in vivo e in vitro.

b) Específicos de subgrupo:

– Test del llamado "resistance inducing factor" (RIF).

c) Específicas de tipo:

– Reacción de neutralización en el embrión de pollo o en cultivos de fibroblastos de embrión de pollo con antisuero de pollo.

– Reacción de inmunofluorescencia con antisuero de pollo.

Con excepción de las inoculaciones experimentales realizadas en animales, del COFAL-test y de la sueroneutralización en el embrión de pollo, no pueden incorporarse todavía los otros métodos al diagnóstico de rutina.

El diagnóstico de la LA se basa principalmente en la comprobación de las lesiones anatomopatológicas características y en la exclusión por medio de un **diagnóstico diferencial** de la EM (17.10.).

Tratamiento y profilaxis. No existen actualmente posibilidades de llevar a cabo un tratamiento y una quimioprofilaxis eficaces de la LA. Además, el tratamiento de los animales enfermos, en las condiciones en que tiene lugar la producción industrial de aves, resultaría antieconómico; debido al carácter solapado del agente productor, también resultaría problemático, por lo que en definitiva no es recomendable.

Hasta ahora no se ha logrado proteger a los pollos con seguridad total por medio de vacunas frente a los contagios de VLA.

En cambio, sí es posible seleccionar aves resistentes a oncornavirus aviares tipo C.

Como no existe correlación entre la resistencia genética contra la EM y la LA, la producción de animales resistentes contra ambas enfermedades exige una selección independiente contra la EM y la LA.

En el futuro será necesaria la lucha sistemática contra la LA, puesto que constituye una de las enfermedades económicamente más importantes de los pollos vacunados contra la EM.

En el estudio y producción de vacunas tienen especial importancia las poblaciones de pollos libres de infecciones por oncornavirus aviares tipo C. Tales núcleos de animales pueden crearse a partir de líneas de gallinas autóctonas genéticamente valiosas. Los huevos destinados a incubación deben estar libres de virus.

11.1.3.3. Osteopetrosis aviar (econdromatosis)

(Al.: *Aviäre Osteopetrose, Marmorknochenkrankheit, virusinduzierte aviäre Ekchondromatose;* lat.: *Akropachia ossea, Hyperostosis periostalis, Osteodystrophia fibrosa cystica, Osteitis deformans, Osteitis hypertrophicans, Osteitis hyperplastica, Osteoperiostitis diffusa, Osteopetrosis gallinarum, Osteodysplasia leucotica gallinarum;* ingl.: *Osteopetrotic lymphomatosis, Paget's disease, Thick leg disease, Marble bone*)

La osteopetrosis aviar (OA), caracterizada por procesos hiperplásicos o displásicos especialmente de los huesos largos, es una enfermedad incluida dentro de las neoplasias aviares víricas (fig. 66).

Historia. Besnoit y Robin (1922) describieron por primera vez en un gallo las alteraciones correspondientes sin duda a la OA. Por su parte, Jungherr y Landauer (1938) fueron los primeros en transmitir la OA experimentalmente, la consideraron como una infección vírica y como enfermedad sistemática del esqueleto, y la incluyeron en el complejo de la leucosis aviar. Ya Campbell (1954) y Holmes (1961) estimaron que la OA era una enfermedad sui generis, estrictamente separable de la sarcomatosis y leucosis aviares y de la enfermedad de Marek. Campbell y col. (1964) evidenciaron por primera vez en todos los órganos y tejidos lesionados de gallinas enfermas, salvo en la médula ósea, partículas víricas del tipo C idénticas al virus de la leucosis-sarcomatosis-osteopetrosis. Tomando como base estudios experimentales, Heinonen (1974) explicó la patogenia formal de la OA como un proceso focal (econdroma) provocado por células matrices periostales transformadas, y la OA consecuentemente como una econdromatosis de origen vírico.

Presentación. La OA es enfermedad de presentación relativamente rara y preferentemente esporádica, sobre todo en la explotación convencional de gallinas; en las condiciones de explotación intensiva aparece también, pero con mucha menor frecuencia que la leucosis linfoïde aviar y que la enfermedad de Marek, aun cuando se han registrado enzootías en broilers. La OA parece estar difundida enzoóticamente a nivel mundial en la producción industrial de aves, sobre todo entre los animales reproductores de las granjas de gallinas de cebo (razas pesadas y semipesadas), al igual que en los broilers; mucho menos frecuente es en las gallinas de los establecimientos de puesta (razas ligeras).

Etiología. El agente causal no puede diferenciarse ni morfológica, ni estructural, ni biofísicoquímicamente de otros oncornavirus aviares tipo C, incluyéndose en sus subespecies A o B (11.) El virus de OA presente en la sangre de gallinas virémicas se manifiesta todavía infectante al cabo de 22 meses liofilizado y mantenido a temperatura ambiente.

Receptividad. Epizootiología. La OA sólo se presenta espontáneamente en la gallina, pero no en otras especies de aves. Ya los pollitos de más de 2 días de edad exhiben una cierta resistencia al contagio debida a su edad, por lo que no sirven para ensayos de transmisión de la enfermedad. Los pollos de todas las razas y líneas son mucho más sensibles a la OA que las gallinas, lo que se atribuye a la acción de los andrógenos. De 611 broilers con OA espontánea, 451 (74 %) eran pollos y 160 (26 %) gallinas (proporción 2,81:1). En los procreadores con OA de broilers se alcanza incluso un 90,9 % de pollos enfermos, frente a sólo un 9,1 % de gallinas (proporción 11:1).

Experimentalmente se ha podido producir la OA en pavos y pintadas, pero no en faisanes, ni en la codorniz japonesa.

Como hospedador natural de la OA actúan sólamente las gallinas. Existe entre las diversas razas y líneas una gran diferencia en lo referente a predisposición y resistencia genética. La mayor parte de los casos clínicamente manifiestos, con frecuencia sólo a los 3-4 meses de vida, corresponden a pollitos de líneas de particular sensibilidad (v. gr., Blanca Leghorn 15 1), por lo general infectados congénitamente.

Al igual que otros oncornavirus aviares, el de la OA se transmite a los pollitos sobre todo en vertical a través de los huevos incubados de gallinas virémicas; en escala mucho menor y durante un tiempo sólo muy breve a continuación de la eclosión, también a través de la saliva de pollos virémicos. Entre pollitos inoculados experimentalmente y otros mantenidos en común con ellos no se suelen producir infecciones por contacto. Entre los ciclos de infección e inmunidad (fig. 67) y los mecanismos de resistencia del virus de la leucosis-sarcomatosis-oteopetrosis aviar hay muchas cosas en común.

Patogenia. El virus de la OA se multiplica en las células "target" sin diferenciar del periostio, en las que pueden evidenciarse partículas maduras de este virus (fig. 69). La replicación del virus OA origina la proliferación de las células situadas en el cambium del periostio. Por la

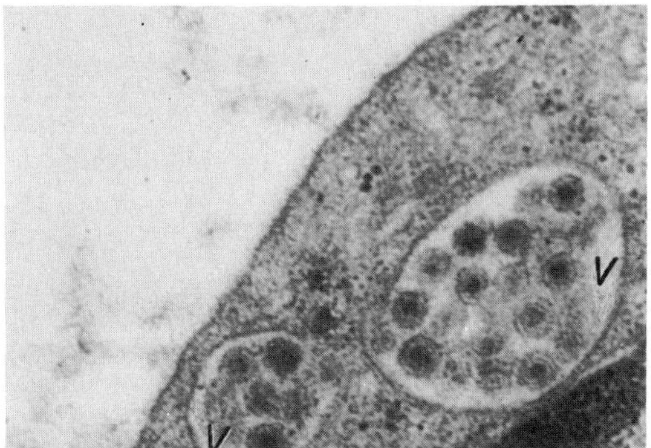

Fig. 69. OA. Partículas del tipo C en vacuolas citoplasmáticas de los grandes linfocitos de un pollo infectado experimentalmente con virus de la OA; 46.000:1; M = inicio de configuración mielínica del citoplasma, N = núcleo, V = vacuolas con partículas del tipo C (Schulze, P., y Vogel, K., 1967).

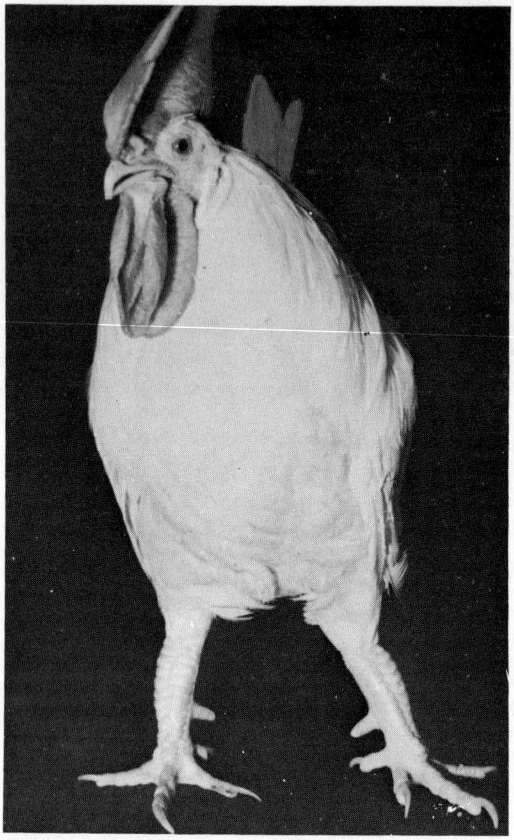

Fig. 70. OA. Pollo de 5 meses de edad de la raza White Leghorn con la enfermedad espontánea y las lesiones características de los tarsos-metatarsos (Vogel, K. y Schulze, P., 1969; Foto: Scharf).

acción del virus AO no se transforman las células matrices periostales, como es normal, en osteoblastos, sino que se transforman en condroblastos. Estos producen tejido cartilaginoso, que es asiento de osificación condral. Las neoformaciones periféricas de tejido óseo cursan con formación de laminillas mediante osificación desmal, que se corresponde con la del crecimiento normal del hueso.

Los procesos, que en sus inicios sólo son evidenciables radiológica o histológicamente y más tarde también macroscópicamente, se manifiestan como proliferaciones endostales asimétricas de osteoblastos inmaduros (neoplásicos), a lo que sigue la osteogénesis periostal.

Estas neoformaciones tisulares hiperplásico-tumorales hacen que los huesos largos adquieran forma de huso engrosado, por lo general asimétrico, y cuya cavidad medular, de aspecto poroso similar a piedra pómez, acaba por reducirse o incluso desaparecer repleta de osteoblastos (fig. 71). Los osteoblastos están en escasa cantidad o llegan a faltar. Esto hace que el tejido hematopoyético resulte progresivamente eliminado. La merma de la médula de los huesos se ve compensada en parte por el tejido generador de sangre que se encuentra en huesos poco o nada alterados. Al principio sólo parecen resultar afectados los huesos largos. Como consecuencia de la destrucción progresiva de la médula aparece con frecuencia poikilocitosis, anisocitosis, anemia mielopoyética e incremento de la mielopoyesis en hígado y riñones; en el estadio final se registra también marcada eritropenia, así como, a veces, linfocitosis relativa o absoluta.

Síntomas clínicos. Los procesos econdromatosos que se presentan en animales de no menos de 4-6 semanas de edad se advierten con máxima frecuencia en los huesos largos de las extremidades. Las gallinas, que al principio no tienen apenas alterado el estado general, exhiben tarsos y metatarsos ligeramente aumentados de volumen y algo torcidos en la curvatura anterior, a la vez que están calientes (temperatura hasta 3,6 °C superior a la de los huesos sanos) y reaccionan con dolor a la presión. Estos huesos se van engrosando y deformando cada vez más (fig. 70) en el curso de semanas o meses, hasta que se produce la muerte de los animales. Los pollos con OA avanzada muestran la piel pálida, así como la cresta y barbillas, como resultado de la anemia secundaria que sufren. Caminan con dificultad, levantan las patas más de lo normal y las apoyan con llamativo sonido duro.

Anatomía patológica. Los típicos procesos econdromatosos se reconocen con frecuencia en todos los huesos largos de las extremidades, a veces también en los huesos del cinturón escapaular, pelvis y más rara vez en la columna vertebral, cráneo y dedos. En los huesos largos, las lesiones se suelen limitar a la diáfisis. Su intensidad fluctúa considerablemente, alcanzando desde bordes asimétricos engrosados, con aspecto de piedra pómez y semejantes a exósto-

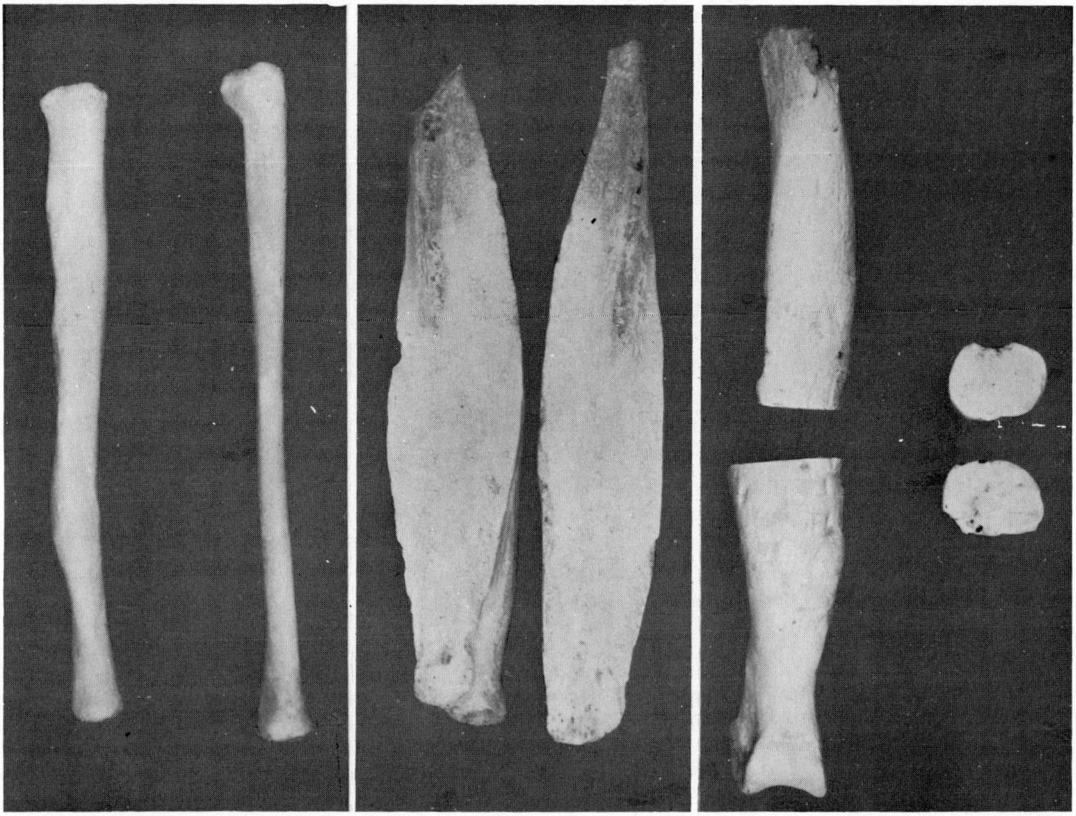

Fig. 71. OA. Huesos largos de un pollo de 5 meses de edad tras contagio experimental. Izquierda: Radio con procesos econdromatosos (izquierda) junto al mismo hueso de un ave testigo sana y de la misma edad (derecha). Centro: Tarso-metatarso econdromatoso en corte longitudinal. Derecha: Tarso-metatarso con dos segmentos de hueso seccionados en la diáfisis (Vogel, K. y col., 1969; Foto: Scharf).

sis, hasta huesos asiento de un proceso econdromatoso completo y formados por tejido osteógeno compacto, extraordinariamente duro, mineralizado y que llena la cavidad medular (fig. 71). Son también característicos el bazo intensamente atrofiado como consecuencia del agotamiento de los centros germinales linfoides y llamativamente pigmentado por el depósito de hemosiderina, así como la atrofia muscular y el desarrollo generalmente retrasado o del todo ausente de las gónadas, como consecuencia de las funciones orgánicas y metabólicas alteradas.

En la imagen microscópica se distinguen 3 fases patogénicas, que no sólo pueden evidenciarse frecuentemente en el mismo animal, sino incluso en ocasiones en un mismo hueso. Se caracterizan por hiperemia periostal, descomposición de la capa cortical primitiva, osteofitos que penetran en sentido centrípeto en el espacio medular, destrucción en sentido centrífugo de los osteofitos periostales y sustitución por tejido óseo compacto, y formación de tejido periostal revestido de capas de osteofitos con estructura que recuerda las capas de una cebolla. Los procesos econdromatosos se caracterizan así mismo por aparición de secuestros y degeneración granular de las trabéculas viejas, fibrosis de la médula ósea y progresiva osteoclasia. Estas lesiones, parecidas a las de la osteodistrofia fibrosa, van acompañadas de tejido óseo de nueva formación, de células grandes, fibroso y vascularizado, que induce a echar en falta vestigios cartilaginosos y otros signos de la osificación endocondral. En la etapa avanzada (florida), el tejido óseo neoformado penetra tanto en la porción originariamente esponjosa como en la compacta. En la fase final aparecen apretadas e hipercalcificadas las lamininillas óseas de nueva formación, separándolas numerosas líneas de cemento.

Diagnóstico. En la OA clínica y anatomopatológicamente evidenciable son patognomónicas las lesiones óseas puestas de manifiesto mediante aspección, palpación y autopsia, y en el campo experimental también con rayos X. En los procesos incipientes o dudosos de OA, para comprobar el diagnóstico se cortarán longitudinal y transversalmente los huesos afectados (fig. 71).

En el **diagnóstico diferencial** hay que tener en cuenta las osteopatías, como son los callos formados a consecuencia de fracturas, tumores de los tejidos óseo y cartilaginoso; osteomieloesclerosis (enfermedad de los huesos de mármol), que es una hiperplasia de la esponjosa que se confunde con los depósitos de calcio en esta misma porción del hueso en gallinas en periodo de puesta; la hipervitaminosis D crónica, manifestada en esclerosis de la esponjosa; el raquitismo, caracterizado sobre todo por el ensanchamiento de las zonas de crecimiento cartilaginoso de las epífisis; la osteoporosis, que cursa con la formación de tejido osteoide poroso en las epífisis y por hiperplasia del paratiroides; la perosis, generalmente acompañada de curvatura de la epifisis tibial distal y tarsometatarso acortado, engrosado y doblado; así como la condrodisplasia focal, caracterizada por formación de "precintos cartilaginosos" en las epífisis distal de la tibia y proximal del tarsometatarso; y, con más frecuencia, manifestaciones mixtas de OA y otras neoplasias víricas aviares (11.1.3.).

Profilaxis y lucha. Igual que la leucosis aviar, la OA puede combatirse de acuerdo con los conocimientos actuales con las medidas citadas en el punto 11.1.3.2., en particular mediante la selección zootécnica buscando la resistencia genética a los virus de la leucosis-sarcomatosis-osteopetrosis aviar, y cumpliendo también las prescripciones higiénicas de la cría, incubación, recría, manejo y alimentación.

Bibliografía

Campbell, J. G. (1969): Osteopetrosis. In: Tumors of the fowl. W. Heinemann Medical Books Ltd., London.
Fritzsche, K. (1970): Untersuchungen über die natürliche Übertragbarkeit der Osteopetrosis. Zbl. Vet.-Med. B **17**, 784.
Fritzsche, K. (1972): Experimentelle Untersuchungen über die Empfänglichkeit leukoseresistenter Küken für das Osteopetrose-Virus. Zbl. Vet.M-ed. B **19**, 832.
Holmes, J. R. (1964): Avian osteopetrosis. Nat. Cancer Inst. Monogr. **17**, 63.
Schulze, P., u. Vogel, K. (1967): Elektronenmikroskopischer Nachweis eines aviären Tumorvirus in mononukleären Zellen aus dem Blut von Hühnern mit experimenteller Osteopetrose. Arch. exper. Vet.med. **21**, 1537.
Vogel, K., u. Schulze, P. (1969): Osteopetrosis gallinarum, eine den virusbedingten Tumoren und Hyperplasien des Geflügels zugeordnete Krankheit sui generis. Mh. Vet.-Med. **24**, 504.
Vogel, K., Wittmann, W., u. Krieg, K. (1969): Osteopetrose. In: H. Röhrer, Handbuch der Virusinfektionen bei Tieren, Bd. **V/1**, 447. VEB Gustav Fischer Verlag, Jena.

11.2. Maedi y Visna
(W. Seffner)

(Al.: *Progressive interstitielle Pneumonie;* ingl.: *Montana progressive pneumonia, Marsh's pneumonia, Graaf Reinet disease, Laikipia lung disease;* fran.: *Bouhite;* hol.: *Zwoegerziekte).*

El maedi es una neumonía intersticial de curso progresivo y lento, que afecta a la oveja y a la cabra, produce adelgazamiento y caquexia y termina con la muerte de los animales. Visna es una meningitis de muy lento desarrollo con leucoencefalomielitis, que se presenta en las ovejas y cabras.

Historia y presentación. Desde hace ya unos 50 años se conoce en ciertos países, donde recibe diversos nombres, una peculiar neumonía crónica progresiva. Entre los años 1933 y 1944 apareció en Islandia una enfermedad llamada maedi a consecuencia de importaciones de ovejas, alcanzando gran difusión y produciendo cuantiosas pérdidas económicas. Las intensas investigaciones realizadas por este motivo descubrieron como agente productor un virus que por sus propiedades se correspondía ampliamente con el virus de una leucoencefalomielitis no purulenta, llamada visna, que afectaba a las ovejas en Islandia. Hoy se considera que el maedi y el visna son ocasionado por el mismo virus.

La enfermedad aparece o apareció en Islandia , Francia, Sudáfrica, India, Estados Unidos, Países Bajos, RDA y RFA.

Etiología. El agente productor es un retrovirus de 60-100 nm de diámetro. Por su estructura y por una serie de características se asemeja a los oncornavirus, y, en unión de otros virus que aquí no precisan ser mencionados, compone la subfamilia *Lentivirinae* (ver 11.). Fuera del hospedador conserva su infecciosidad sólo poco tiempo. En cultivos celulares de Plexus choreoideus de la oveja o en cultivos de células traqueales bovinas embrionarias se presenta un efecto citopático al cabo de 14 días aproximadamente. El virus del maedi se multiplica más lentamente que el del visna.

Los virus del maedi y del visna manifiestan la misma sensibilidad al éter, cloroformo, metaperyodato, tripsina, formol al 0,04 %, luz ultravioleta, distintas temperaturas y valores del pH comprendidos entre 5,1 y 9,4.

Epizootiología. La enfermedad se difunde en un rebaño muy lentamente. La introducción tiene lugar exclusivamente por compra de animales infectados. La transmisión se produce principalmente en el redil mediante gotitas, aunque el responsable puede ser también el calostro vehiculador de virus. Enferman sólamente animales de 2-3 años de edad. El proceso patológico parece estar influido por factores climáticos, puesto que en los Países Bajos y Francia la enfermedad se presenta predominantemente en las zonas costeras. Allí, las pérdidas anuales pueden ser en determinadas circunstancias del 20-30 %, mientras que en otros lugares son bastante menores.

Patogenia. El maedi y el visna tienen un periodo de incubación muy largo, hasta de varios años, durante cuyo tiempo el virus desarrolla ya sus efectos patológicos. Por ello, en este caso es más adecuada la denominación de periodo de latencia. Las dos enfermedades pueden presentarse independientemente ó también juntas en el mismo animal. Ambas afecciones tienen un curso progresivo muy lento que termina con la muerte, lo cual ha determinado que se incluyan junto con algunas otras enfermedades en las llamadas infecciones lentas (ver 20.).

Igual que en el cultivo celular, el virus se disemina en vivo muy lentamente y por ello ejerce sus efectos patológicos de forma muy paulatina. Además de en los pulmones o cerebro, donde las lesiones aparecen más extendidas y los títulos de virus más elevados, la multiplicación del virus tiene lugar también en otros órganos, instaurándose reacciones linfocitarias más o menos extensas y con frecuencia de ubicación perivascular. Se trata, por consiguiente, de una enfermedad del sistema linforreticular que afecta a la totalidad del organismo. La producción de anticuerpos, cuya identificación es posible mediante la RFC, RN ó RGAP, se realiza muy lentamente y sólo se alcanzan títulos relativamente bajos. Por el contrario, en los órganos afectados (en los pulmones en el caso del maedi) aparece una respuesta celular prolongada, mantenida, irreversible y difusa en forma de proliferación de células linforreticulares, convirtiéndose en el factor patogénico determinante, por el que el intercambio gaseoso entre alvéolos y capilares resulta alterado a causa de la infiltración celular interalveolar; la superficie respiratoria total aparece considerablemente reducida por el empequeñecimiento de los alvéolos y por un enfisema alveolar crónico.

En el campo experimental se pueden evitar las lesiones del SNC por inmunosupresión, lo que puede tomarse como evidencia de que tales alteraciones tienen origen inmunobiológico.

En los apartados siguientes se tratarán ambas enfermedades por separado.

11.2.1. Maedi de la oveja y de la cabra

Síntomas clínicos. El cuadro clínico del maedi se caracteriza por una disnea de instauración paulatina, lenta y de intensidad creciente, debilitamiento, empeoramiento del estado general y caquexia. Aparece más marcada la sintomatología al empeorar el tiempo, y por sobrecargas o stress corporales, como por ejemplo después de largas marchas. La tos que se presenta en estas condiciones es generalmente seca; la temperatura y el pulso son normales. En los rebaños trashumantes está la enfermedad más extendida que en los estabulados. Aquí enfer-

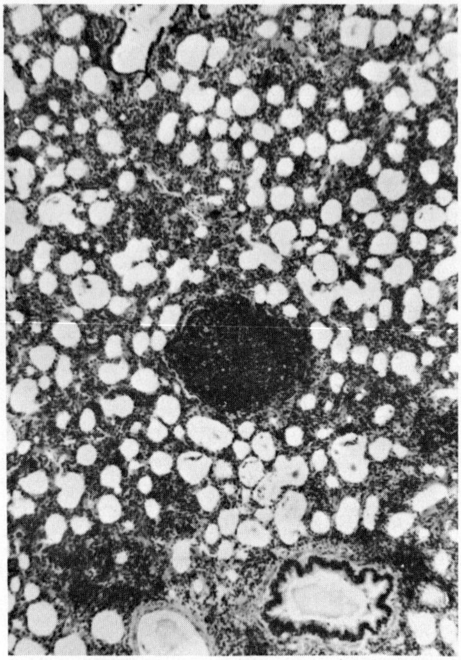

Fig. 72. Maedi. Neumonía intersticial; ensanchamiento de los septos interalveolares por infiltración celular; folículo linfático hiperplásico.

man frecuentemente en condiciones climáticas óptimas sólo algunos animales, que luego, por falta de rendimiento económico, se eliminan del aprisco sin haber emitido ningún diagnóstico.

Anatomía patológica. Los pulmones suelen presentar el dibujo lobulillares más o menos oculto, aunque hay cierta predilección de las lesiones por las porciones del pulmón próximas al hilio. Los pulmones son más pesados de lo normal, llegando a los 800-1800 gramos, frente a los 300-500 gramos de los pulmones normales de oveja. Están homogéneamente aumentados de tamaño, no se retraen al abrir la cavidad torácica y extraerlos de ella, y su consistencia es compacta, ligeramente gomosa.

La imagen histológica se caracteriza por un espesamiento difuso del tejido intersticial interalveolar, producido por la presencia de elementos celulares monocitarios, pérdida de fibras elásticas, hipertrofia del tejido muscular liso interalveolar e hiperplasia de los folículos linfoides inter e intraalveolares (fig. 72). En cambio, apenas se observa descamación del epitelio alveolar o emigración leucocitaria. En casos de lesiones muy intensas se puede apreciar además la epitelización de los alvéolos, es decir, una transformación de los epitelios alveolares. En otros órganos, y con particular intensidad en la ubre, aparecen también lesiones histológicas en forma de infiltrados linfocitarios e histiocitarios.

Diagnóstico. Para detectar a los animales clínicamente sospechosos, se hace caminar rápidamente al rebaño y se separan aquellos animales que quedan rezagados con respecto al resto; se someten a examen observando la frecuencia respiratoria y la existencia de tos. El diagnóstico postmortem se basa en las lesiones anatomopatológicas macroscópicas e histológicas de los pulmones. Muchas veces el diagnóstico se emite circunstancialmente, con ocasión de la inspección de la canal subsiguiente al sacrificio. Como análisis serológicos pueden practicarse la RFC y la RN sobre cultivo del Plexus choreoideus.

Diagnóstico diferencial. Clínicamente es difícil distinguir esta enfermedad de la adenomatosis pulmonar (17.5.), en la cual la tos es más húmeda. Debe pensarse también en las verminosis pulmonares y, en algunas circunstancias, en otras enfermedades crónicas, como paratuberculosis (47.3.) y verminosis gástrica. Las fases iniciales del maedi pasan desapercibidas también en el examen anatomopatológico. La comparación con pulmones normales y el examen histopatológico ayudan a asegurar el diagnóstico.

Tratamiento, profilaxis y lucha. No se conocen hasta ahora medidas terapéuticas ni inmunoprofilácticas contra la enfermedad. En Islandia se erradicó la enfermedad con estrictas medidas de sacrificio obligatorio controlado de los rebaños afectados. Muchos países productores de ovejas se protegen contra la enfermedad con ayuda de severas barreras en las importaciones. El desecho de los animales con reacción serológicamente positiva con objeto de erradicar la enfermedad podría tener buen éxito tal vez en rebaños débilmente infectados y sometidos a reconocimientos repetidos a lo largo del año, tomando en consideración el largo periodo de latencia. Ante esto, parece ofrecer buenos auspicios la recría de corderos aislados con análisis serológicos de controles.

11.2.2. Visna de la oveja y cabra

Síntomas clínicos. El cuadro clínico del visna se caracteriza también por un curso extraordinariamente lento y un comienzo paulatino y apenas perceptible de las manifestaciones de la enfermedad. Al principio se observa marcha tambaleante, movimientos incoordinados de los labios y desplazamientos laterales de la cabeza, pudiendo quedar ésta ladeada cuando el animal está quieto o se desplaza. Posteriormente aparecen paresias y parálisis. Para descubrir los animales enfermos, se observa primero el rebaño estando los animales quietos, para detectar movimientos anormales de la cabeza. A continuación se obliga a los animales a caminar con rapidez y se observa el comportamiento durante la marcha. Generalmente, en un rebaño suele haber sólo unos pocos animales afectados. La duración de la enfermedad puede oscilar desde varias semanas hasta dos años. La mayoría de los casos se observan de 4 a 5 años después de haber sido introducida la enfermedad. Un importante criterio diagnóstico es la pleocitosis existente en el líquido cefalorraquídeo, ya que puede apreciarse durante la fase clínicamente latente y que con posterioridad, si se producen lesiones parenquimatosas, puede desaparecer. Se observan hasta 2000 células/mm^3.

El **pronóstico** para los animales enfermos es mortal.

Patogenia y anatomía patológica. En el curso del prolongado periodo de latencia se va desarrollando poco a poco una meningitis no purulenta en la médula espinal y en las meninges basales, que detemina una pleocitosis en el líquido cefalorraquídeo. Aparece también una infiltración perivascular de células redondas y un engrosamiento y fibrosis de la piamadre, de forma más manifiesta ventralmente y en ambos surcos. Esta fase meningítica da origen a los síntomas clínicos. Posteriormente se desarrolla una proliferación glial periependimaria en unión de una infiltración vascular, inicialmente en la médula espinal y más tarde en el cuerpo calloso, asta de Ammon, hipotálamo y cuarto ventrículo. La corteza cerebral suele ser respetada. Estos infiltrados amarillentos pueden ser tan abundantes, que determinan la destrucción de la sustancia blanca y una desmielinización de carácter focal, con lo cual se forman cavidades de desmielinización en las proximidades del epéndimo o de las meninges basales, cuyos límites son muy poco definidos y a su alrededor aparecen intensos infiltrados vasculares linfocitarios. En esta fase de lesiones parenquimatosas la pleocitosis deja frecuentemente de observarse. Además de las lesiones del SNC, se pueden registrar reacciones histológicas perivasculares a manera de folículos en los pulmones, y reacciones granulomatosas en riñón, ubre y ganglios linfáticos.

Diagnóstico. Los animales clínicamente enfermos destacan por los movimientos anormales que realizan con la cabeza y por los trastornos de la marcha que presentan; además, debe valorarse diagnósticamente la existencia de pleocitosis en el líquido cefalorraquídeo en los estadios iniciales de la enfermedad. Para emitir el diagnóstico definitivo, debe realizarse el examen histológico del SNC. Pueden efectuarse investigaciones serológicas mediante la RFC y RN, la última de las cuales exige mucho tiempo en virtud de su lentitud, pero por ahora sólo tienen valor en caso positivo.

Tratamiento. No existe tratamiento alguno.

Bibliografía

Sigurdsson, B. (1954): Maedi, a slow progressive pneumonia of sheep: an epizootiological and pathological study. Brit. Vet. J. **110,** 255.

Sigurdsson, B., Palsson, P. A., u. van Bogaert, L. (1962): Pathology of Visna. Acta neuropath. **1,** 343.

Straub, O. C. (1970): Die Visna/Maedi-Krankheiten des Schafes. Tierärztl. Umschau **25,** 373.

Triemer, B. (1977): Studien über die Maedi-Visna-Virus-infektion der Ziege. Diss. Berlin.

11.3. Anemia infecciosa de los équidos
(W. Richter)

(Al.: *Infektiöse Anämie der Einhufer, Ansteckende Blutarmut der Pferde;* lat.: *Anaemia infectiosa equorum;* ruso: *Инфекционная анемия лошадей*; ingl.: *Equine infectious anemia;* fran.: *Anémie infectieuse du cheval).*

La anemia infecciosa (AI) de los équidos es una enfermedad vírica de la sangre y órganos hematopoyéticos que puede convertir a los animales afectados en portadores perpetuos del virus. El cuadro clínico va desde una septicemia con fiebre alta, rápida pérdida de fuerzas y muerte en la etapa aguda, pasando por fiebre intermitente en los cursos subagudo y crónico, hasta una aparente salud de largos años de duración con el virus latente. En su forma típica cursa con destrucción de los eritrocitos y del tejido mesenquimatoso.

Historia. El cuadro clínico de la AI fue descrito por primera vez por Lignèe en 1843. En 1859 consiguió Anginiard demostrar el carácter contagioso de la enfermedad mediante transmisión experimental de sangre de un caballo enfermo a otro sano. Vallée y Carré evidenciaron en 1904 que el agente causal era un virus. En 1969 logró Kono multiplicar el virus de la anemia en cultivos de leucocitos.

Presentación. La enfermedad está difundida por todo el mundo. Recientemente se presenta en particular allá donde se crían en cuantía creciente caballos deportivos y en los caballos de grandes establecimientos. Como consecuencia de la mecanización de la agricultura y del descenso que ello ha supuesto del número de caballos, la enfermedad ha perdido en muchas zonas la importancia de antaño.

Etiología. El agente causal de la AI se incluye en la actualidad en la familia de los *Retroviridae* (11.). Se trata de un virus RNA con una composición de polipéptidos similar a la de algunos otros retrovirus. Se han determinado diversas variantes inmunológicas diferentes que poseen en común un antígeno específico de grupo.

El diámetro del virus es de 90-140 nm, pero también se registran notables oscilaciones en el tamaño. La envoltura tiene un grosor aproximado de 9 nm. Su forma es más bien esférica, aunque con tendencia al pleomorfismo. La densidad es de 1,154 g/cm^3; el coeficiente de sedimentación está entre 110 y 120 S. El virus cuenta con una reverso-transcriptasa unida al virión, cuya actividad es máxima en presencia de magnesio (9 nM). El ciclo de reproducción es lento, requiriendo unas 20 horas. El virus es sensible a los disolventes de las grasas; en cambio, la tripsina no disminuye su infecciosidad.

El virus de la anemia conserva su capacidad infectante durante unos 7 meses a temperatura ambiente en sangre seca; en el suelo se conserva unas 27 semanas; en la orina y heces, 2 meses y medio; en el suero y porciones de órganos a 10 °C, por lo menos 4 años; en suero liofilizado, no menos de 6 años, pero en estiércol amontonado, menos de 30 días. La conservación habitual para la preparación del suero con fenol al 0,5 % no inactiva al virus con seguridad; la formalina al 0,4 % lo mata en el curso de 30 días a temperatura de nevera. El frío no influye sobre el virus de la anemia; en cambio, la luz solar directa lo inactiva en pocas horas. Es lábil ante valores extremos de pH (por encima de 12 y por debajo de 2,5); a 56 °C se inactiva en 60 minutos.

Autores japoneses informaron por primera vez al final de los años 60 sobre la multiplicación del virus de la anemia en cultivos primarios de leucocitos de caballo, afectuando pases sucesivos del virus. Esto supuso la base de las técnicas de investigación serológica e inmunológica. Como evidencia de la multiplicación del virus, se utiliza la presentación de EC en los cultivos, pero esto resulta un tanto difícil de llevar a cabo, toda vez que no todos los caballos sirven como donantes de leucocitos, ni todos los sueros de bóvido para el cultivo.

Receptividad. El virus de la anemia sólo es infeccioso y patógeno para los équidos. Los animales de laboratorio son insensibles al mismo.

Inmunidad. Los équidos infectados con el virus de la anemia generan anticuerpos neutralizantes contra la cepa actuante. Según Kono, en el curso de la enfermedad se van produciendo, sin embargo, cada vez más variantes antigénicas distintas. Contra las variantes nuevas del virus resultan ineficaces los anticuerpos formados con anterioridad, produciéndose un nuevo aumento de la fiebre por multiplicación del virus. En comarcas con anemia antigua se observa frecuentemente un curso relativamente suave de la enfermedad, sólo con muertes ocasionales, lo cual significa la constitución de una inmunidad consecuente al ingreso oral o parenteral frecuente de cantidades muy pequeñas de virus. Esta inmunidad adquirida con el tiempo no es absoluta, sin embargo, pudiendo ser rota por dosis masivas de virus. Los caballos recién ingresados en comarcas con AI y que no tuvieron previamente contacto con el virus causal, suelen enfermar, en cambio, con la forma aguda, no siendo raro que mueran ya durante el primer acceso febril, como consecuencia de su falta de protección.

Hasta ahora han carecido de éxito todas las pruebas efectuadas para influir sobre la AI con plasma o suero de sangre de caballo o con emulsiones de órganos. En ensayos de inmunización con una cepa vírica avirulenta sólo se conservaban sanos los animales testigos infectados con la cepa homóloga, mientras que los infectados heterólogamente enfermaban con los mismos síntomas clínicos que los animales sin protección.

Epizootiología. La mayoría de los caballos se mantienen hoy – además de las paradas y establecimientos elaboradores de suero preexistentes – en buenas condiciones de manejo y alimentación en centros de equitación y sociedades deportivas. Estos animales están sometidos a un particular stress, especialmente en verano, a causa de los cambios frecuentes que supone el traslado desde su entorno habitual a los lugares donde hay concursos, hipódromos, ferias de compra-venta, exposiciones y muchos otros puntos que obligan a transportar a los animales a cuadras extrañas. Con ello se exponen al contagio con mayor peligro del que corrían antaño los caballos de trabajo en sus cuadras independientes. Esto plantea en la actualidad una situación epizootiológica distinta.

En los efectivos exentos de la enfermedad suele ingresar ésta a través de caballos exentos de fiebre, pero con la infección latente o la anemia en fase crónica. Por quedar el animal infectado durante toda su vida en estado de viremia persistente, puede convertirse en fuente de posteriores contagios sin aparecer clínicamente enfermo él en ningún momento. La transmisión de la enfermedad desde un animal infectado a otro sano se realiza en primer lugar por insectos picadores hematófagos que viven al aire libre, particularmente tábanos (*Tabanus septentrionalis* y *sudeticus*), y en las cuadras por moscas picadoras (*Stomoxys calcitrans*); en los caballos con heridas abiertas actúan también en ocasiones como transmisoras moscas con aparato bucal lamedor. En cambio, los piojos, ácaros y garrapatas deben revestir importancia secundaria. Para que se produzca un contagio es preciso que los insectos tengan oportunidad de picar repetidas veces, y tanto al donante del virus como al receptor. En sus clásicas experiencias de los años 1936-1938, Fortner contó 25-59 de tales dobles picaduras, que luego provocaban la enfermedad al cabo de 20-51 días de incubación. En estudios realizados más recientemente bastaban ya 10 picaduras dobles para causar la enfermedad. La transmisión del virus no sólo es posible a partir de animales con la AI en etapa aguda, sino también de los que la padecen en forma crónica, sobre todo cuando estos últimos se hallan en periodo febril. De esto se deduce que la sangre de los caballos con la enfermedad crónica es más rica en virus en la etapa febril que en las pausas apiréticas.

Investigaciones realizadas con hembras de tabánidos marcadas han demostrado que éstas acompañan hasta 2 km a los caballos, a los que tienen que picar incluso 17 veces para quedar saciadas. Esto significaría que, en ocasiones, un caballo recibiría hasta 17 microinyecciones de virus.

Fue en Canadá, en las riberas de los ríos y zonas pantanosas, con sus muchas moscas, mosquitos y tábanos, donde se observó la enfermedad por primera vez; de ello resultaron las denominaciones todavía hoy en uso de "riverbottom disease" o "swampfever". A pesar del intenso tráfico de caballos registrado en la Unión Soviética con motivo de la segunda guerra mundial, la AI de las zonas boscosas y pantanosas, permanentemente infectadas, no se difundió a las regiones esteparias secas.

Las formas agudas de la enfermedad aparecen preferentemente los meses de verano y principios de otoño, cuando los caballos permanecen mucho tiempo al aire libre debido a las altas temperaturas ambientales, se concentran en determinadas instalaciones de equitación y turismo y se les somete a intenso trabajo. Esta época de mayor actividad coincide con los momentos en que más vuelan los insectos. En las épocas frías del año puede contarse más bien con formas crónicas, que luego se traducen frecuentemente en sólo breves accesos febriles.

No se logran contagios experimentales a través de la piel íntegra. Según Möhlmann, la infección sólo se transmite a través de las mucosas ocular y nasal aplicando cantidades muy grandes de virus. Aun cuando se ha conseguido introducir la infección por vía oral experimentalmente utilizando agua de bebida contaminada con orina portadora de virus, en las condiciones generalmente buenas del manejo actual esto parece revestir escasa importancia epizootiologíca. Recientes observaciones parecen corroborar, en contra de antiguas creencias, la posibilidad de que los potros lactantes se contagien con la leche de yeguas con anemia. También se admite el contagio intrauterino; los potros de madres infectadas pueden nacer con debilidad vital, e incluso se han descrito casos de aborto por esta causa. En opinión de Manninger, la sangre ya debe tener capacidad contagiante en el parto. Por otra parte, también nacen sanos potros de yeguas enfermas, estado que conservan, a pesar de su estrecho contacto con la madre, cuando el medio está libre de insectos. Cabe pensar, así mismo, en la transmisión por el coito, actuando entonces como puertas de entrada soluciones de continuidad existentes en las mucosas de la pareja.

No debe subestimarse la posibilidad de contagio a través de los termómetros aplicados para medir la fiebre, cuando éstos no se limpian y desinfectan a fondo de restos de heces con sangre antes de emplearlos de nuevo; lo mismo puede decirse de los instrumentos para herrar, y, según informes de América del Norte y del Sur, Francia y RFA, también mediante jeringas de inyección utilizadas por los propios dueños, entrenadores o personal con los caballos a su cuidado. La proporción en que se producen estos contagios de virus en comparación con los naturales a través de insectos es difícil de determinar.

Patogenia. La AI es una enfermedad septicémica en la cual el virus se halla presente en la sangre y en todos los órganos bañados por ésta. El organismo reacciona con fiebre ante la presencia del virus en el torrente sanguíneo. La fiebre desaparece al disminuir transitoriamente la concentración de virus en sangre. Es importante el hecho de que ya en la fase prefebril, entre 2 y 7 días antes del primer acceso de fiebre, se evidencie el virus en la sangre y órganos, por lo cual puede transmitirse a animales sanos desde animales todavía sin reconocer como enfermos. Durante el plazo de incubación se ha observado una tasa de virus algo superior en el hígado que en el suero. En el estadio crónico no febril, el virus puede aislarse a partir de los pulmones, hígado, bazo, riñones, ganglios linfáticos y médula ósea. Estos órganos se consideran lugares principales de multiplicación del virus, si bien no ha sido refutada la multiplicación vírica, hasta ahora aceptada, en el interior o en la superficie de los eritrocitos. El virus de la anemia altera con toda seguridad los glóbulos rojos, sensibilizándolos para una destrucción masiva. Sin embargo, la tendencia a sufrir intensas hemólisis no se estima que esté en relación etiológica directa con esto. El número de eritrocitos puede ya en el estadio prefebril (unos 5 días p.i.) disminuir en 1-3 millones, sin que las cifras normales vuelvan a recuperarse en ningún caso. Trabajando con el contador de células electrónico, se cita como cifra normal la de unos 6 millones de eritrocitos/mm^3. La velocidad de sedimentación sanguínea aparece aumentada, mientras que la tasa de hemoglobina puede disminuir hasta el 50 % del valor inicial. Así mismo, hay un acusado descenso del nivel de hierro sérico. Los eritrocitos destruidos o sus restos son captados por las células del SRH. La hemoglobina se transforma en hemosiderina, se acumula y, en caso de necesidad, se cede a la médula ósea roja, que aumenta considerablemente de volumen. Proliferan los endotelios de las paredes vasculares y los endotelios sinusales del bazo y ganglios linfáticos; en el hígado se multiplican las células estrelladas de Kupffer. Las lesiones orgánicas provocan en el curso de la enfermedad trastornos funcionales, especialmente del metabolismo hepático. Después del bazo, o al mismo tiempo que éste, también falla el hígado en la elaboración del pigmento hemático rojo. En casos agudos de la enfermedad – pero también en crónicos – con largos accesos febriles, este proceso puede provocar intensos estados anémicos que luego no pueden ya ser compensados con la capacidad regenerativa de la médula roja de los huesos. Debe señalarse aquí, sin embargo, que tales procesos y estados también pueden presentarse en otras enfermedades infecciosas; como las desviaciones del cuadro hemático blanco y las demás lesiones histopatológicas, son característicos de la AI, pero no patológicamente específicos. En condiciones particularmente buenas pueden regresar tanto estos procesos en las formas de curso crónico, que apenas conservan ya valor diagnóstico.

Síntomas clínicos. El plazo de incubación oscila dentro de límites muy amplios, de acuerdo con la cantidad de virus transmitida en el contagio. Möhlmann distingue un plazo de incubación de 11 días tras aplicación subcutánea, y de 9 días si la infección tuvo lugar por vía i.v., siempre que la sangre vehiculadora de virus fuese extraída durante el acceso febril. Si la sangre procede, en cambio, de una pausa apirética y pobre en virus, el plazo de incubación se prolonga considerablemente (17-20 días). Otros autores citan plazos de incubación de 3-32 ó 4-95 días.

Los síntomas de la AI son variados, de acuerdo con el estadio de la enfermedad en que se halle el caballo.

En *casos agudos* prevalece el cuadro de la septicemia, con fiebre de ascenso súbito hasta 42 °C, que pueden mantenerse varios días. Esto va acompañado de notable abatimiento y particular debilidad del tercio posterior, que se traduce en tumbos y balanceos e incluso por decúbito. A veces se observan heces mezcladas con sangre, y orina oscura. Los caballos rechazan enseguida el pienso, se acuestan y ya no son capaces de volverse a levantar. Pulso y respiración están acelerados; el choque de la punta del corazón también aparece reforzado. Es frecuente la simultánea existencia de tos. Las mucosas conjuntivales tienen color rojo sucio vidrioso; rara vez están anémicas, y con más frecuencia ligeramente ictéricas. El cartílago clignotante, y en ocasiones también la mucosa nasal, exhiben hemorragias puntiformes y en superficie; en la cara inferior de la lengua pueden aparecer numerosas hemorragias puntiformes subepiteliales (fig. 74), que muchas veces persisten durante largo tiempo y luego se erigen en único testimonio clínico de un proceso patológico ya pasado. Por vía rectal se palpa en ocasiones el aumento de volumen del bazo. También se aprecian ya discretos edemas en la parte inferior del pecho y en el abdomen. El cuadro hemático y la velocidad de sedimentación es frecuente que se conserven todavía inalterados. Los animales adelgazan con llamativa velocidad y mueren muchas veces en el término de pocos días.

El *estadio subagudo* se caracteriza por síntomas menos drásticos. Procede de la forma aguda, o bien la enfermedad aparece de esta manera por primera vez. Se advierten accesos febriles repetidos, que pueden durar una semana o más. Los caballos quedan por esto muy debilitados, aunque sin mostrar por lo general la marcha vacilante ni tambaleos de los casos agudos. Si los accesos febriles duran poco tiempo, manteniéndose muchas veces tan sólo 24 horas, se aprecia también el tipo febril inverso, en el cual las temperaturas matutinas superan a las vespertinas. Las mucosas visibles muestran color rojo deslavado o están ictéricas, pero comúnmente sin hemorragias petequiales. Aumenta la tendencia a los edemas. La velocidad de sedimentación puede estar acelerada. Especialmente durante los accesos febriles disminuyen el número de eritrocitos y la cifra de hemoglobina, pese a lo cual el índice cromático puede estar aumentado. En el cuadro hemático aparecen así mismo formas jóvenes; en ocasiones se observa policromasia y anisocitosis.

En el posterior curso de la AI se presentan *formas crónicas* de la enfermedad, observables con máxima frecuencia. Aquí los ataques febriles son cada vez más raros. En las condiciones en que hoy se manejan la mayoría de los caballos constituyen con frecuencia el único indicio de la existencia de esta enfermedad infecciosa. En las pausas apiréticas, que pueden durar meses, aparecen los caballos clínicamente sanos, si bien son portadores del virus. Por lo regular son todavía capaces de trabajar y de rendir los esfuerzos deportivos de ellos solicitados. En un reconocimiento detenido se encuentran dispersos edemas de escasa intensidad.

Particularmente problemática es la forma *latente* o inaparente. Por lo común persiste al final de un largo desarrollo de la enfermedad, aunque también puede instaurarse a partir del primer y único acceso febril. Con los métodos de reconocimiento clínico hasta ahora disponibles no era posible emitir un diagnóstico, si no se recurría a la prueba de transmisión por sangre, muy costosa en tiempo y trabajo. En la actualidad son los procedimientos serológicos los únicos que tienen valor decisivo. La forma latente parece ser la más frecuente con ventaja. Los animales aparecen sanos al exterior y rinden perfectamente. Como máximo, un informe anamnésico cuidadosamente elaborado puede proporcionar indicios, si en él se vierten elevaciones febriles, que con frecuencia se registran a título absolutamente incidental.

Coggins describe el caso de un caballo de

hipódromo que ganó en una temporada 50.000 dólares albergando en la sangre simultáneamente un virus muy virulento capaz de matar en 3 semanas a potros infectados con él. En caballos que se hallan en fase latente, el óptimo funcionamiento de los procesos defensivos puede detener la enfermedad sin que el agente causal sea inequívocamente eliminado. Esta tardía relación hospedador-virus puede establecerse también en formas de curso crónico y posiblemente en presentaciones subagudas.

Pronóstico. El animal contagiado permanece infectado por lo regular durante toda su vida. Se convierte, por consiguiente, en un perpetuo reservorio de epidemias, por lo que debe sacrificarse de inmediato por razones de higiene veterinaria. En comarcas y países poco poblados y de gran extensión se puede intentar aprovechar dentro de ciertos límites los animales infectados en establecimientos aislados.

Anatomía patológica. Las lesiones advertidas en la autopsia constituyen cuadros muy variables, de acuerdo con la fase de la enfermedad en que se encontrara el animal muerto o sacrificado. En los estadios agudos o durante un acceso febril de los subagudos o crónicos, destacan especialmente las lesiones septicémicas. Las membranas serosas y las mucosas pueden mostrar hemorragias en superficie y en salpicado. El bazo está aumentado de volumen, en la superficie de sección aparece la cápsula tensa y la pulpa muy blanda, de color rojo-castaño oscuro y en fase inicial de imbibición. Los ganglios linfáticos esplénicos están más engrosados que los demás ganglios. Muchas veces están surcados por hemorragias, que dan al tejido aspecto marmóreo. En todas las fases de la enfermedad se presentan aumentos de volumen de los ganglios linfáticos esplénicos. También el hígado está engrosado; su superficie recuerda la del hígado de cerdo y en su superficie de sección destaca un dibujo similar a la nuez moscada. El miocardio exhibe ya tras corta duración de la enfermedad zonas degenerativas, y en conjunto está pálido y fláccido. La médula grasa de los huesos largos se colorea en algunas partes de rojo o rojo-negro. En los estadios subagudos y crónicos faltan por lo común las hemorragias o sólo aparecen esporádicamente. El bazo exhibe discreto aumento de volumen o únicamente aparece abultado en algunas zonas. Su color es entre castaño claro y rojo frambuesa; en los cortes frescos que comienzan a desecarse aparecen proliferaciones focales de tejido linfoide a manera de gránulos grises cristalinos (bazo en sagú). Los ganglios linfáticos se infartan, el hígado adopta tonalidad más clara y el dibujo en nuez moscada se hace menos marcado. También se presentan manifestaciones de cirrosis. El músculo cardíaco exhibe zonas deleznables de color arcilloso con formación de callosidades de tonalidad gris blanquecina. De acuerdo con la duración de la enfermedad y el momento en que se practica la necropsia, aparecen las lesiones muy diferentemente marcadas. En el estadio latente sólo se advierte por lo general el aumento de tamaño de los ganglios linfáticos. esplénicos, así como callosidades cardíacas. Manifestaciones similares pueden presentarse también muchas veces en otras enfermedades infecciosas de carácter septicémico, por lo cual no son estrictamente específicas de la AI.

Tampoco las alteraciones histopatológicas son absolutamente peculiares de la AI, ya que pueden aparecer así mismo en otras enfermedades de curso septicémico. En la fase aguda está el bazo completamente repleto de eritrocitos, en parte en proceso de lisis, y por ello con grandes cantidades de hemosiderina depositada. En el hígado se advierte una incipiente proliferación de los endotelios capilares con abundante depósito de hemosiderina; también hay procesos degenerativos en el parénquima de distintos órganos, con infiltraciones linfoides y linfocitarias en parte difusas, en parte focales. En los ganglios linfáticos, y especialmente en los del bazo, la inflamación regresa para convertirse en una abundante formación de células linfoides. También se encuentra hemosiderina en las células estrelladas de Kupffer del hígado, que participan en el proceso proliferativo, así como en los macrófagos libres (fig. 73). En el posterior curso de la enfermedad, y de acuerdo con los accesos febriles precedentes, se encuentran proliferaciones de células linfoides, más en el aparato celular reticulo-histiocitario del hígado, así como hemosiderina formando depósitos de grumos y gránulos en las mismas clases de células, y en menor cuantía en el bazo y otros órganos. En el miocardio aparecen con frecuencia degeneraciones y neoformaciones conjuntivas focales; es más rara la existencia de sidero-

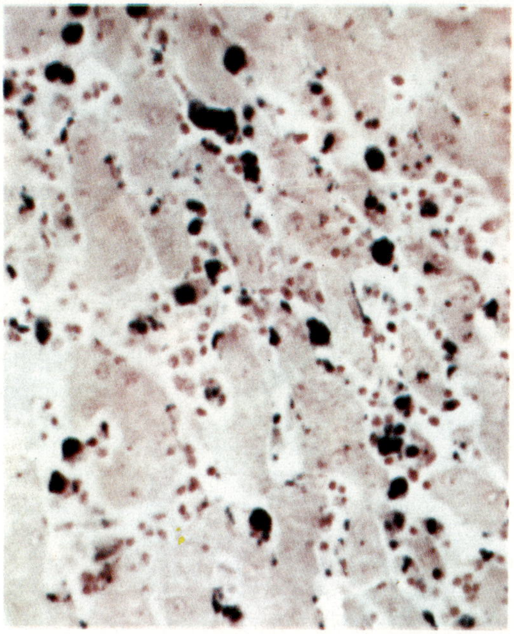

Fig. 73. Anemia infecciosa de los équidos. Hemosiderosis; tinción compuestos de hierro (Seffner, W.).

citos. En los riñones, los canalículos urinarios están rodeados por un tejido de células linfoides, mientras que los glomérulos aumentan de tamaño por acúmulos de estas mismas células. En la fase crónica están más avanzadas las lesiones del hígado. En particular destaca una atrofia central de las células hepáticas. En el centro de los lobulillos hay células endoteliales destruidas, siderocitos. macrófagos; en las zonas inmediatas células hepáticas con degeneración grasa, y únicamente en el borde del lobulillo hay todavía cordones de células hepáticas claramente visibles. En el bazo hay atrofia de folículos y ausencia de hemosiderina. Tras largos plazos acompañados de reparaciones en el estadio latente, todas las lesiones descritas aparecen sólo muy débilmente marcadas.

Diagnóstico. El diagnóstico clínico de la AI ofrece por lo regular grandes dificultades, ya que ninguno de los síntomas citados son específicos ni patognomónicos por sí mismos. En el mayor número de casos el diagnóstico se establece coordinando diversos hallazgos independientes. Resulta relativamente sencillo de emitir cuando la enfermedad aparece en su forma aguda, provocando la muerte en pocos días. Es difícil si se trata de formas crónicas o de curso latente, en las que con frecuencia sólo se observan ocasionales accesos de fiebre, irregulares y separados por largos espacios de tiempo, que tal vez coinciden con otras enfermedades de curso febril.

En tales casos, sólamente la transmisión de sangre a otro équido exento con seguridad de anemia infecciosa es hoy día el procedimiento que permite asegurar el diagnóstico. En los Institutos Serológicos se lleva a cabo el ensayo de transmisión de sangre en su forma modificada: la llamada prueba de la infección recíproca cruzada, en la cual se inyectan por vía parenteral mutuamente 10-20 ml de sangre de dos caballos libres de sospecha. En caso positivo enferma de AI el "caballo de prueba" al cabo de unas semanas, debiendo sacrificarse ambos caballos. Con este proceder han conseguido los Institutos Serológicos mantener sus efectivos caballares exentos de anemia infecciosa.

Cuando la prueba del contagio no es realizable, proporcionan resultado particularmente valioso a efecto de diagnóstico la toma regular y por 2-3 veces al día de la temperatura corporal. Sin embargo, las temperaturas deben medirse de manera fidedigna durante un prolongado espacio de tiempo y recogerse gráficamente, para poderse repasar en cualquier momento. En el estadio subagudo de la enfermedad, las temperaturas febriles se presentan con frecuencia a intervalos de 4 semanas.

El análisis hematológico repetidamente practicado proporciona más información, consistente en la disminución del número de eritrocitos por debajo de 6 millones/ml, la aceleración de la velocidad de sedimentación en más de 60 minutos, el superior índice cromático, así como la identificación de siderocitos en la sangre circulante durante el acceso febril.

Diversos autores señalan el valor diagnóstico de la identificación de los corpúsculos de inclusión de los eritrocitos, los llamados cuerpos de Heinz, que especialmente aparecen en abundante cantidad durante los ataques febriles y después de los mismos.

A los puntos hemáticos sublinguales (fig. 74) se les atribuye gran importancia, toda vez que

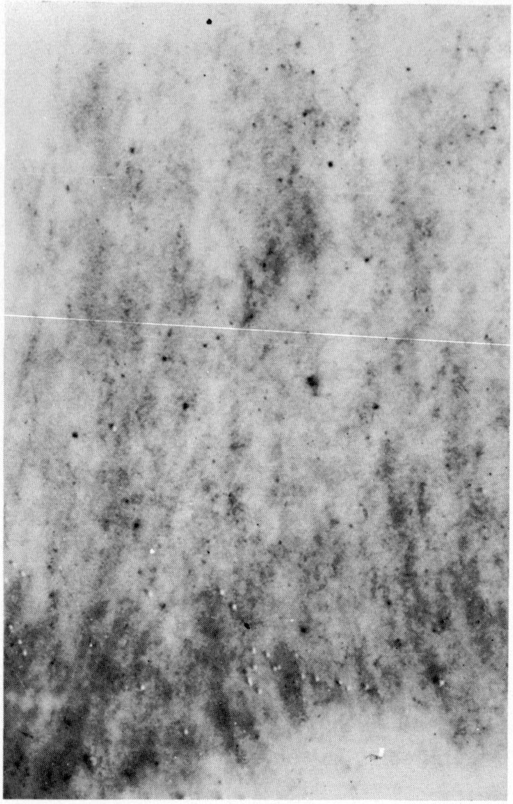

Fig. 74. Anemia infecciosa de los équidos. Puntos hemorrágicos sublinguales; 3:1 (Schützler, H.).

pueden evidenciarse también en espacios de tiempo sin fiebre.

Las fluctuaciones de los diversos resultados dentro de amplios límites durante el curso de la enfermedad, así como la posible presencia de otras enfermedades en las etapas intermedias de la AI, ponen en tela de juicio el diagnóstico basado únicamente en estos parámetros. También la prueba de la sobrecarga, consistente en registrar la frecuencia cardíaca, de pulso y respiración antes y después de que los caballos troten 100-200 metros, y en compararlas luego entre sí, es sólo condicionalmente válida, ya que también en caballos evidentemente enfermos se han contado frecuencias cardíacas de sólo 60-70 minuto tras el esfuerzo, mientras que en caballos deportivos sanos, entre vivaces y nerviosos, se observaron frecuencias altas, de 100-110/minuto.

Junto con los métodos de investigación descritos en el caballo vivo, se llevan a cabo protocolos físico-químicos complementarios, como determinaciones de la bilirrubina y enzimas, técnicas electroforéticas e investigaciones con isótopos. Pero no se ha logrado mejorar los resultados hasta ahora conseguidos, ni alcanzar una mayor seguridad diagnóstica.

Sólo el cultivo del virus permite soslayar por la vía serológica los problemas todavía existentes para el diagnóstico de esta enfermedad, particularmente para poder reconocer las formas latentes e inaparentes de la AI, tan difíciles de detectar. En 1966 propusieron por vez primera Kono y Kobayaski una RFC específica para la AI. El antígeno se obtiene a partir de cultivos de leucocitos infectados. Por el procedimiento directo pueden identificarse anticuerpos fijadores del complemento entre 20 y 60 días p.i. La RFC se utiliza con mayor seguridad en análisis en serie de caballos presumiblemente recién infectados, sin síntomas clínicos. Resulta importante que distintos aislados víricos poseen un antígeno común, por lo que la RFC proporciona siempre resultados específicos. No existen reacciones cruzadas con anticuerpos contra otros virus equinos.

Con la RN se evidencian anticuerpos en caballos experimentalmente infectados a partir de unos 30 días p.i. Alrededor de 2 semanas después alcanzan su máximo, permaneciendo luego durante meses en un nivel prácticamente igual, al contrario de lo que ocurre con la RFC. Sin embargo, no todos los caballos forman anticuerpos neutralizantes. Además, el test es muy específico de la estirpe, por lo cual no es realizable con cepas serológicamente diferentes. Esto hace que su valor diagnóstico resulte muy limitado en el caballo. La especificidad de la estirpe o cepa se utiliza para identificar variantes víricas inmunológicamente diferentes.

En 1970 informaron Coggins y Norcross sobre la creación de un test de inmunodifusión con cuya ayuda es posible reconocer los casos latentes o inaparentes de esta enfermedad. Se trata de una RAGP entre un antígeno obtenido del bazo de caballos enfermos o antígenos de cultivos celulares y el suero de caballos sospechosos de padecer anemia infecciosa. De esta manera pudieron evidenciarse anticuerpos precipitantes ya 15-21 días p.i. Sin embargo, como al principio de la enfermedad, después del primer acceso febril, a veces sólo se forman débiles líneas de precipitación, el test debe repetirse al cabo de 4 semanas para poder emitir un diagnóstico inequívoco. La RAGP tiene, según Coggins, una seguridad diagnóstica del 95 %. El título de precipitinas aumenta en opinión de diversos autores súbitamente a continuación de un acceso febril, para volver a descender luego lentamente hasta un cierto valor que con posterioridad, con independencia de influencias ambientales, de accesos febriles y de manifestaciones clínicas, permanece evidenciable durante años y posiblemente durante toda la vida. La RAGP constituye – aparte de la prueba de inoculación de sangre, tan costosa en tiempo y dinero – en la actualidad prácticamente el único método de confianza para reconocer todas las formas de la AI. Este test ha hallado ya amplia difusión. Con él es posible someter a toda la población caballar de un país a reconocimiento, descubrir fuentes de contagio ocultas, y proteger a los propios efectivos equinos del ingreso del virus de la anemia procedente del exterior.

Diagnóstico diferencial. Debe pensarse en todas las enfermedades del caballo que cursen con fiebre, especialmente en las que producen hemorragias y edemas, como v. gr. las bronconeumonías y otras supuraciones crónicas, pero también en infestaciones por vermes y catarro gastrointestinal.

En los grandes efectivos caballares, como yeguadas, remontas, sociedades hípicas o cuadras de tratantes, la frecuente presentación de la influenza equina (9.1.2.) puede hacer que la fase inicial febril de la AI no se reconozca oportunamente. La influenza, sin embargo, se diferencia de esta última por su rápida difusión y curso generalmente benigno.

Tratamiento. No se conoce una terapéutica eficaz, por lo que están contraindicados los ensayos de curación.

Profilaxis. No se conocen métodos de inmunización. Para evitar la entrada del virus, en la compra e instalación de équidos procedentes de regiones con anemia hay que realizar tests serológicos (RFC, RAGP), y, en caso preciso, la prueba biológica.

Los instrumentos quirúrgicos, jeringas de inyección y cánulas extractoras de sangre sólo deben emplearse bien esterilizadas. En los casos sospechosos se utilizará para el caballo correspondiente un mismo termómetro cuidadosamente limpiado y desinfectado. Es importante combatir de manera sistemática las moscas. En caso preciso se dejarán a oscuras las cuadras, para evitar la entrada de moscas y otros insectos. En los alojamientos se deben mantener en perfecto estado higiénico los bebederos y se procurará que la orina fluya con rapidez, sobre todo para impedir la multiplicación de insectos. Para desinfectar sirven los agentes fuertemente ácidos o alcalinos, cuya acción – después de limpiar previamente y a fondo las superficies – se incrementa al aumentar la temperatura.

Sólo se puede combatir con éxito la AI descubriendo con adecuados métodos de investigación incluso las formas inaparentes. Los équidos enfermos y los considerados infectados se sacrificarán sin efusión de sangre. En la RDA, de acuerdo con la Disposición Complementaria 2 a la VO de Epizootías de 1973, la AI es enfermedad de declaración obligatoria. En Polonia, Hungría y Checoslovaquia rige este mismo criterio, al igual que en la RFA, Francia, Bélgica y Holanda. En algunos de estos países se limita además el trafico comercial de los animales y/o se prescriben medidas de cuarentena.

Bibliografía

Coggins, L., u. Norcross, N. L. (1970): Immunodiffusion reaction in equine infectious anemia. Cornell Vet. **60**, 330.

Feiling, O., Heun, E., Primus, K., u. Zettl, K. (1974): Beobachtungen anläßlich eines Seuchenausbruchs der ansteckenden Blutarmut der Einhufer im Raum Kassel. Dtsch. tierärztl. Wschr. **81**, 201, 237.

Johnson, A. W. (1976): Equine infectious anemia: the literature 1966–1975. Vet. Bull. **46**, 559.

Möhlmann, H. (1968): Ansteckende Blutarmut der Pferde. In: H. Röhrer, Handbuch der Virusinfektonen bei Tieren. Bd. **III/2**, 627. VEB Gustav Fischer Verlag, Jena.

Oliinik, M. K., Yazikova, K. M., Direnko, P. M., Babkin, V. F., Bozhko, G. K., Rakityanska, T. B., Dobrolyubava, N. I., Maltsev, O. O., Nosov, M. M., u. Khlusov, O. I. (1975): Eine Enzootie der ansteckenden Blutarmut der Pferde. Veterynarija (Kyev) **40**, 74 (ukrainisch).

Umphenor, N. W., Kemen, M. J., u. Coggins, L. (1974): Equine infectious anemia: a retrospective study of an epizootic. J. Amer. Vet. Med. Ass. **164**, 66.

12. Infecciones por coronavirus
(H. Liebermann)

Los coronavirus son virus pleomorfos que contienen RNA, con envoltura exterior y una peculiar estructura superficial. Mediante contrastación negativa muestran las partículas una corona de proyecciones en forma de flámulas semejante a la corona de rayos del sol; estas prolongaciones radiales miden 12-24 nm de longitud y justifican el nombre dado a estos virus (fig. 75).

La nucleocápsida es helicoidal, de espiras separadas y con un diámetro de 7 (en ocasiones 9) nm. El tamaño de las partículas es de 60-220 nm. y la isodensidad en sacarosa es de 1,16-1,23 g/cm^3. Son sensibles a los disolventes de las grasas. Su genoma consta de una sola molécula de RNA en cordón único, cuyo peso molecular es de 9 x 10^6 Dalton. Su multiplicación tiene lugar en el citoplasma mediante brotes en el retículo citoplasmático.

La especie típica es el virus de la bronquitis infecciosa de las gallinas (12.6.). A esta **familia vírica** pertenecen también diversos serotipos de coronavirus humanos, 5 serotipos del virus de la hepatitis del ratón, el virus de la gastroenteritis contagiosa del cerdo (12.2.), el virus de la encefalitis hemoaglutinante (virus HE) del cerdo, que es idéntico al virus del vómito y "wasting disease" de los lechones (12.3.), el coronavirus de la rata, el virus de la enfermedad azul de los pavos, cuya etiología no está, sin embargo, perfectamente clara (12.7.), el virus de la peritonitis infecciosa del gato (12.5.), el coronavirus de la diarrea del ternero lactante (12.1.) y el coronavirus del potro y del perro (12.4.).

Los coronavirus de los roedores muestran entre sí reacciones serológicas cruzadas. Los coronavirus del ratón (serotipo 3), el virus HE del cerdo (cepa 67 N), el coronavirus del ternero y el coronavirus humano OC 43 están emparentados antigénicamente. Así mismo, el virus de la peritonitis infecciosa del gato, el virus de la GC del cerdo, el coronavirus del perro y el coronavirus humano (cepa 229 E = serotipo 2) forman un grupo con parentesco antigénico.

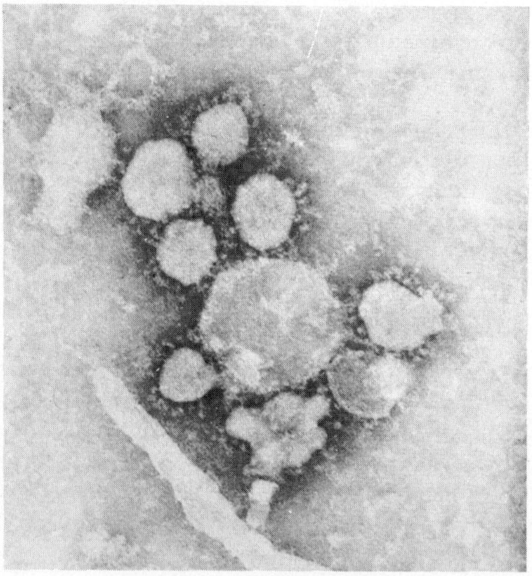

Fig. 75. Virus de la gastroenteritis contagiosa del cerdo (coronavirus); 100.000:1, contraste negativo (Schulze, P.).

Los coronavirus son **responsables etiológicamente** de bronquitis de las gallinas (12.6.), hombre y ratas, así como de infecciones intestinales agudas en los lechones (12.2.), terneros (12.1.), cachorros de perro (12.4.), potros, pavos (sobre su problemática, ver 12.7.) y niños. Así mismo, los coronavirus provocan hepatitis en los ratones, encefalomielitis, desmedro crónico y vómitos en los lechones (12.3.) y la peritonitis infecciosa del gato (12.5.).

12.1. Infección de los bóvidos por coronavirus
(H.-W. Heinrich)

La infección de los bóvidos por coronavirus se presenta clínicamente como enfermedad aguda de los terneros, que cursa con graves diarreas durante las primeras semanas de vida.

Historia y presentación. En 1972 informaron Stair y col. sobre el aislamiento de un coronavirus a partir de material diarréico de terneros enfermos.

Este virus, difícilmente evidenciable, se ha venido describiendo en una serie de países de Europa, América y Oceanía como agente etiológico de procesos diarréicos causantes de muchas pérdidas, por lo que puede admitirse su difusión a nivel mundial.

Etiología. El coronavirus es ácidorresistente, mide 110-180 nm y es pleomorfo. Su envoltura exterior exhibe proyecciones similares a pétalos de 17-24 nm de longitud. Es lábil frente a los disolventes de las grasas.

El virus aglutina los eritrocitos de distintas especies animales. La multiplicación in vitro se realiza de manera óptima en cultivos traqueales de ternero o en cultivos de células renales de estos mismos animales. Las cepas de coronavirus atenuadas por pases celulares son en parte citopatógenas y en parte no; aunque se diferencian por una serie de propiedades, son serológicamente uniformes. Existe un estrecho parentesco serológico con cepas de coronavirus del hombre (Human respiratory coronavirus), del cerdo (virus de la encefalitis hemoaglutinante) y del gato (virus de la peritonitis infecciosa felina).

Pierde por completo su actividad tras estar sometido unos pocos días a 37 °C.

Receptividad. Son receptibles a los contagios por coronavirus los terneros hasta la edad de 8 semanas. No se sabe si existen infecciones cruzadas con coronavirus de otras especies.

Inmunidad. Epizootiología. Tras superar una infección, los terneros quedan inmunizados para un nuevo contagio natural; así, la continua presencia del agente causal en el ambiente proporciona una protección duradera de la mucosa intestinal. También parece constituirse una resistencia con la edad.

En su habitat natural enferman los animales ya durante las 3 primeras semanas de vida, aunque por lo regular no antes del 5º día de existencia. Esto apunta hacia una cierta protección debida al calostro (Mebus, 1978). En los animales viejos, la infección cursa con carácter subclínico.

El 10-20 % de las enzootias de diarreas no aclarables mediante análisis bacteriológico tienen como causa primaria a los coronavirus. La excreción del virus se produce con las heces. La transmisión se realiza por contacto o a través de los vectores más variados, o mediante ingestión oral. Debido a la relativamente escasa tenacidad de los coronavirus, están particularmente amenazadas las grandes explotaciones zootécnicas durante el periodo principal de partos, debido a la presencia constante de animales receptibles. Las enzootias cursan con un 100 % de morbilidad.

Patogenia. Los coronavirus infectan las células epiteliales de los intestinos delgado y grueso. Como consecuencia de la multiplicación del virus, sufren degeneración y se desprenden. Debido a esto, los enzimas situados en la membrana de las células epiteliales, especialmente la lactasa del intestino delgado, no atacan de manera suficiente al alimento ingerido. La fermentación bacteriana de la lactosa provoca el aumento de los ácidos grasos de cadena corta y con ello el descenso del pH. La lesión que los ácidos producen en el epitelio del colon, unida a la degeneración de las células epiteliales provocada por el virus, motivan la insuficiente absorción de agua y con ello el cuadro clínico de la diarrea. El proceso se ve agravado por la exudación propia de la inflamación instaurada y por una mayor secreción cuando participan serotipos productores de toxina de *Escherichia coli.*

Síntomas clínicos. Pronóstico. En la infección experimental se presenta al cabo de un plazo de incubación de unas 20 horas una diarrea acuosa, amarilla y profusa, que posteriormente contiene componentes con aspecto de requesón y moco, durando 2-4 días. Los animales se hunden en una gran apatía. La deshidratación, de rápida implantación, provoca la muerte en un número de animales incluso sin presentarse complicaciones bacterianas.

El pronóstico depende de la eficacia del tratamiento sintomático. La mortalidad puede ser superior al 50 %.

Anatomía patológica. El contenido intestinal es acuoso y la mucosa carece de lesiones macroscópicas. Histológicamente se advierte un acusado acortamiento y aglutinación de las vellosidades del intestino delgado, así como atrofia epitelial en el colon.

Diagnóstico. Puede establecerse una sospecha de diagnóstico de acuerdo con los síntomas y curso seguido por la enfermedad en el efectivo. Sólo tiene carácter decisivo evidenciar el agente causal en el epitelio de las vellosidades del intestino delgado, en el epitelio de superficies y criptas del intestino grueso y en los ganglios linfáticos mesentéricos, lo que puede lograrse mediante la RIF sobre finos cortes tisulares y por investigación con el microscopio electrónico de material nativo preparado. Como los coronavirus pierden rápidamente su morfología típica, la RIF será el método de elección.

Aun cuando es posible la identificación de anticuerpos con los métodos serológicos conocidos, ello es, sin embargo, de valor reducido para el diagnóstico, ya que es imposible distinguir entre los anticuerpos calostrales pasivamente recibidos y los formados activamente como resultado de pasar la infección. Carece de importancia la identificación del virus en los cultivos celulares, debido a su mala capacidad de multiplicación.

Diagnóstico diferencial. Tiene importancia especial a este respecto la diarrea colibacilar (32.1.1.) y los contagios por rotavirus (6.1.). La diarrea colibacilar puede diagnosticarse con relativa rapidez tipificando las cepas aisladas. El contagio por rotavirus no cursa primariamente con tanta gravedad y origina diarreas a partir del primer día de vida. Los tres agentes patógenos pueden presentarse simultáneamente en la misma población.

Tratamiento y profilaxis. Una terapéutica causal sólo puede dirigirse contra infecciones bacterianas secundarias. Aparte de un tratamiento sintomático contra la deshidratación, de presentación tan rápida, se carece de otros medios.

La vacunación oral profiláctica de los terneros con una vacuna de virus vivo protege de infecciones subsiguientes.

Bibliografía

Mebus, C. A. (1978): Pathogenes in coronaviral infection in calves. J. Amer. Vet. Med. Ass. **173**, 631.

Mebus, C. A., Torres-Medina, A., Twiehaus, M. J., u. Bass, E. P. (1976): Immune response to orally administered calf reovirus-like agent and coronavirus vaccine. Dev. Biol. Stand. **33**, 396.

Stair, E. L., Rhodes, M. B., White, R. G., u. Mebus, C. A. (1972): Neonatal calf diarrhea: Purification and electron microscopy of a coronavirus-like agent. Amer. J. Vet. Res. **33**, 1147.

12.2. Gastroenteritis contagiosa del cerdo.
(W. Seffner)

(Al.: *Virusdiarrhoe der Schweine;* lat.: *Gastroenteritis infectiosa suum*)

La gastroenteritis contagiosa del cerdo (GCC) es una enfermedad gastroentérica de los cerdos, de carácter agudo, presentación predominantemente epizoótica, que cursa con diarrea, ocasionada por un virus y que origina numerosas bajas en los lechones jóvenes.

Historia y presentación. La enfermedad fue descrita por vez primera por Doyle y Hutchings y parece estar extendida por todo el mundo.

Etiología. El agente productor es un virus que se multiplica en cultivos celulares y cuyo diámetro, según las observaciones realizadas al microscopio electrónico, es de 75-120 nm. Es un RNA-virus sensible al éter, de forma esférica y que pertenece al grupo de los coronavirus (fig. 75). En lo referente a parentesco antigénico con otros agentes causales de enfermedad de esta familia, ver el punto 12.

No todos los virus de la GCC que pueden multiplicarse en cultivos de tejidos producen efecto citopático. Sin embargo, no existen diferencias antigénicas entre cepas citopáticas y cepas no citopáticas. Por eso, con cualquier suero de cerdos que padecen la enfermedad

– incluso estando infectados con virus no citopático – puede producirse a partir aproximadamente del 8º día de la enfermedad en el cultivo celular la neutralización de un cultivo de virus citopático.

Mientras el efecto citopático en cultivos de células de riñón de cerdo joven suele ser poco marcado y sólo aparece después de varios pases, los cultivos de células tiroideas de cerdo resultan mucho más adecuados y permiten observar ya tal efecto en el cultivo primario. También puede demostrarse la presencia del virus con la RIF, tanto en cultivo celular, como en cortes de tejidos. No hay hasta ahora indicios seguros de la existencia de diversos serotipos.

La tenacidad del virus frente a diversos desinfectantes es relativamente elevada. Sobrevive en medios con pH comprendido entre 3 y 11. El fenol al 0,5 % y la formalina al 0,05 % destruyen el virus con seguridad en 30 minutos. El virus es muy resistente al frío, pero sensible al calor. A temperatura de laboratorio el virus resiste 3 días, a temperatura de incubadora resiste 24 horas, y bajo los rayos del sol a 20-30 °C pierde su capacidad infectante en 6 horas. A 2-5 °C durante 21 días es capaz todavía de multiplicarse, si se le sitúa posteriormente en condiciones favorables.

Receptividad. El virus es sólo patógeno para el cerdo.

Los pequeños animales de laboratorio son resistentes. Sin embargo, en el perro, zorro y diversas especies de aves, tras infección oral puede comprobarse en las heces la presencia de virus capaz de multiplicarse.

El perro enferma ocasionalmente de manera espntánea con un cuadro parecido a la GCC y con formación de anticuerpos neutralizantes de virus RNA. Sin embargo, no se ha demostrado todavía la identidad del virus que provoca la enfermedad del perro con el virus RNA (ver 12.4.).

Inmunidad. Epizootiología. En colectividades cuyos animales no presentan anticuerpos contra la GCC, la difusión de la enfermedad tiene carácter explosivo, de tal manera que en pocos días pueden enfermar la mayoría de los animales de una nave. Son afectados animales de todas las edades.

La eliminación del virus con las heces tiene lugar regularmente durante 3-5 semanas, y a veces durante más de 6-8 semanas. En órganos de animales enfermos el virus no puede identificarse por lo general hasta una semana p.i., lo que probablemente se debe a la rápida inmunidad humoral que se establece. La enfermedad aparece principalmente en la estación fría y suele afectar a la mayoría de los animales de una explotación, con presencia de anticuerpos neutralizantes del virus en el suero sanguíneo y leche. De esta manera es frecuente que se limite a efectivos pequeños o de mediana magnitud.

En los grandes establecimientos reproductores, en los que se registran partos de manera casi continua, la GCC adquiere al cabo de algún tiempo un curso algo diferente al descrito más arriba. Unas semanas después de normalizarse la situación y cesar las bajas, se registra entre los lechones lactantes un incremento en las muertes que por lo general no sobrepasa del 30 %. De esta manera puede prolongarse la enfermedad en granjas reproductoras muy grandes durante meses o años. Con posterioridad, los lechones enferman a la mitad o finales de la primera semana de vida, aunque muchas veces también sólo a la edad de 2-3 semanas, mientras que animales de otras edades, incluidas las cerdas madres, ya no enferman por lo general.

Los cerdos de estas poblaciones pueden convertirse, por tanto y durante bastante tiempo, en fuente de contagio para otras colectividades, especialmente las que hasta entonces estaban libres de la enfermedad. La transmisión por portadores intermediarios tiene escasa importancia; sólo juega un cierto papel durante la aparición de gran número de casos clínicos y poco después. El hecho de que, además de la transmisión experimentalmente comprobada por portadores intermediarios animales, también el hombre y eventualmente objetos inanimados (pienso, sacos, etc.) desempeñan un papel, lo demuestran las repetidas observaciones realizadas en la práctica.

Patogenia. Según los datos bibliográficos, el virus penetra casi exclusivamente por vía oral y asienta en el intestino delgado. El virus afecta al epitelio de las vellosidades del intestino delgado y se multiplica muy rápidamente – en los lechones recién nacidos, con más intensidad que en los de más edad –, de tal manera que puede evidenciarse en este punto por medio de la RIF, y precisamente poco tiempo antes y hasta el punto álgido de la enfermedad clínica, pero no, en cambio, en las criptas glandulares. De esta forma se produce la destrucción del epitelio de las vellosidades con diversas formas de degeneración y la aparición de células epiteliales inmaduras. Como resultado, tiene lugar una marcada atrofia de las vellosidades, que afecta preferentemente al yeyuno y más ligeramente al ileon, pero difícil o irregularmente observable en el duodeno. Por la atrofia de las vellosidades y la escasa actividad enzimática de las células epiteliales inmaduras resultan considerablemente alterados los procesos digestivos y de absorción. Los componentes de la leche ingerida por los lechones lactantes no son hidrolizados ni absorbidos. De esta manera, la elevada presión osmótica del contenido intestinal provoca una sustracción de agua del tejido intersticial (exicosis) y un aumento de líquidos en la luz intestinal.

En experiencias realizadas por Hooper y Haelterman (1966), la intensidad de la diarrea en los lechones estaba en relación directa con la cantidad de leche ingerida. Pasando de una alimentación láctea a una alimentación acuosa, la diarrea puede detenerse. De 6 a 8 horas después de volver a suministrar leche a los animales, aparece de nuevo la diarrea. Estas observaciones tienen por ahora poca importancia práctica, porque los lechones pueden mantenerse vivos durante más tiempo, pero finalmente mueren por adelgazamiento y consunción.

La gran cantidad de líquido tampoco puede reabsorberse en el intestino grueso, produciéndose diarrea, deshidratación, desequilibrio electrolítico y muerte. El acusado estado de repleción del intestino delgado determina también un deficiente vaciado del estómago y, por tanto, la aparición de vómitos.

A partir del 3er día se inicia una regeneración de las vellosidades, que tiene lugar con más rapidez en los lechones mayores que en los recién nacidos. De esta forma se va recuperando paulatinamente la función normal de la mucosa intestinal. Desde aproximadamente este momento se activan los anticuerpos secretores (IgA) formados en la mucosa intestinal e impiden una posterior multiplicación del virus en el intestino y la aparición de nuevas infecciones.

El virus llega además a la sangre en el curso de la infección y determina muy rápidamente la aparición de anticuerpos humorales, predominantemente IgG. Los anticuerpos pueden evidenciarse en el suero con la RN a partir de unos 8 días p.i., pero regularmente al cabo de 14 días; persisten durante 8 semanas como mínimo, y con frecuencia 1 año ó más. Estos anticuerpos, así como los administrados parenteralmente, no son capaces de detener la multiplicación del virus, puesto que la colonización del epitelio intestinal de célula en célula, siguiendo a lo largo de la luz intestinal, tiene lugar sin intervención de las circulaciones parenterales sanguínea y linfática. En cambio, la administración oral de IgA – existente principalmente en la leche de cerdas inmunes – logra impedir la aparición de infecciones.

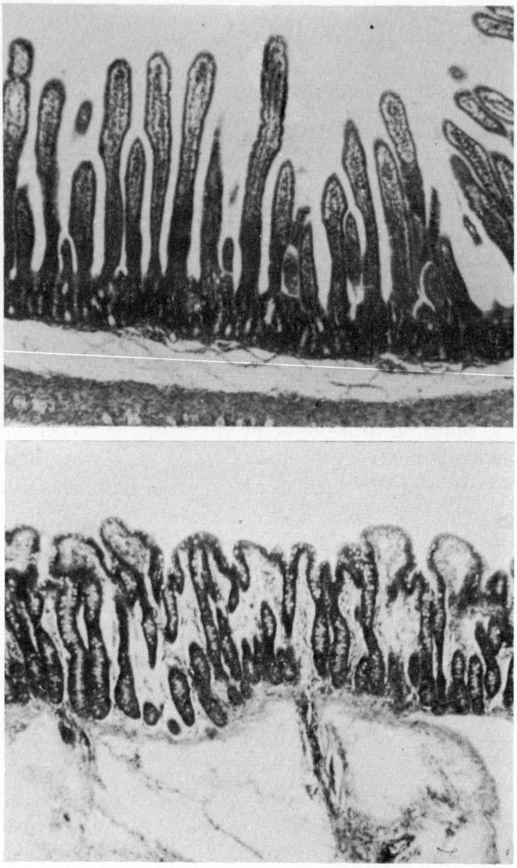

Fig. 76. Gastroenteritis contagiosa del cerdo. Atrofia de las vellosidades de la mucosa del intestino delgado en un corte histológico; edema inflamatorio de las vellosidades y degeneración epitelial de los extremos de las mismas. Arriba se ofrece la imagen de una mucosa intestinal sin alterar, a efectos comparativos.

Así, Haelterman no pudo infectar lechones de cerdas inmunes con el virus de la GCC mientras se alimentaban con la leche materna. Cuando se ponían a mamar de cerdas no inmunes, se volvían receptibles a la enfermedad. A la inversa, tampoco pudieron infectarse lechones que inicialmente mamaban de cerdas no inmunes cuando posteriormente se ponían a mamar de cerdas inmunes. Haelterman introdujo a partir de estas observaciones el concepto de "inmunidad lactógena".

Debe señalarse la posibilidad de que se produzca una colaboración del virus de la GCC y la infección por *Escherichia coli* en lo referente a difusión de ambos agentes. En el campo experimental se comprobó que una infección común con una cepa vírica de la GCC y una cepa de *Escherichia coli* débilmente virulenta, que por sí solas únicamente originarían escasas pérdidas, provoca numerosos casos de diarrea y de muerte.

Síntomas clínicos. Pronóstico. El periodo de incubación es muy corto y alcanza, en general, 24-36 horas.

Los síntomas clínicos consisten en aparición repentina de una diarrea acuosa, frecuentemente maloliente y que sale a chorro en cada deposición. La tendencia a mamar está poco reducida al principio. En lechones lactantes jóvenes aparece vómito con frecuencia. La enfermedad suele terminar con la muerte en animales de esta edad, después de una rápida caída del estado general. En naves recientemente infectadas enferman casi simultáneamente animales de todas las edades. En naves de cerdas reproductoras se registra en parte de los animales un corte en la producción de leche y un empeoramiento del estado general, así como disminución del apetito. El curso de la enfermedad en lechones mayores depende esencialmente de las condiciones de alimentación y de manejo. En colectividades y explotaciones de cerdos de recría y engorde la diarrea aparece casi siempre de forma repentina, al menos en algunas naves, mientras que entre los brotes de la enfermedad aparecidos en naves distintas puede existir un intervalo de varios días. La mayoría de estos animales se curan con relativa rapidez; pasados 5-8 días, en naves de recría y engorde ya no se observan síntomas de la enfermedad Si las condiciones de alimentación y manejo no son adecuadas, especialmente cuando tras la aparición de la diarrea no se establecen medidas dietéticas y no se pone a disposición de los animales suficiente cantidad de agua, puede agravarse el curso de la enfermedad y producirse numerosas bajas.

Los casos de muerte son notables en lechones lactantes muy jóvenes, y pueden llegar al 100 % en animales de edad inferior a 14 días. En edades de 2-3 semanas, y también superiores, el pronóstico es favorable y depende del establecimiento de medidas dietéticas adecuadas. Después del destete aparecen todavía casos aislados de muerte, especialmente en animales que padecen otras enfermedades. Por eso, en general, en cerdos destetados, de recría y de engorde, el pronóstico es favorable.

Anatomía patológica. En la necropsia de cerditos jóvenes lactantes muertos de la enfermedad el estómago aparece dilatado y repleto de leche, con la mucosa fúndica más o menos enrojecida. El intestino delgado está lleno de líquido e irritado, mientras que el intestino grueso presenta la mucosa escasamente rojiza, pero con contenido acuoso en la luz, frecuentemente con leche mal digerida. El corazón, pulmones, hígado, bazo y riñones no suelen presentar alteraciones macroscópicas. Las alteraciones histológicas más importantes se encuentran en el intestino delgado, para cuyo examen debe utilizarse, si es posible, material fijado inmediatamente después de la muerte de animales sacrificados. Como característica más importante y de valor diagnóstico se observa en cortes transversales del intestino una atrofia de las vellosidades del tramo delgado y a lo largo de todo él, excepto en el duodeno; para su apreciación sirve como elemento comparativo la capa de las criptas glandulares, que suele estar inalterada o a lo sumo ligeramente engrosada. La relación normal de la longitud de las vellosidades con respecto a la profundidad de las criptas pasa de 7:1 a 1:1, y menos incluso en algunas ocasiones. Para el diagnóstico puede partirse de las vellosidades más largas que se observen. Las vellosidades aparecen dilatadas en su extremo libre en forma de maza (fig. 76). Frecuentemente varias de estas vellosidades acortadas se fusionan entre sí y constituyen prominencias de aspecto verrucoso. El número de vellosidades está también considerablemente reducido, pudiendo comprobarse este hecho sin necesidad de realizar cortes histológicos.

Junto a las alteraciones descritas de atrofia y disminución del número de las vellosidades, pueden observarse en las células epiteliales, especialmente las situadas en la parte terminal de la vellosidad, dilataciones vacuolares positivas al Sudán y pérdida de la forma cilíndrica

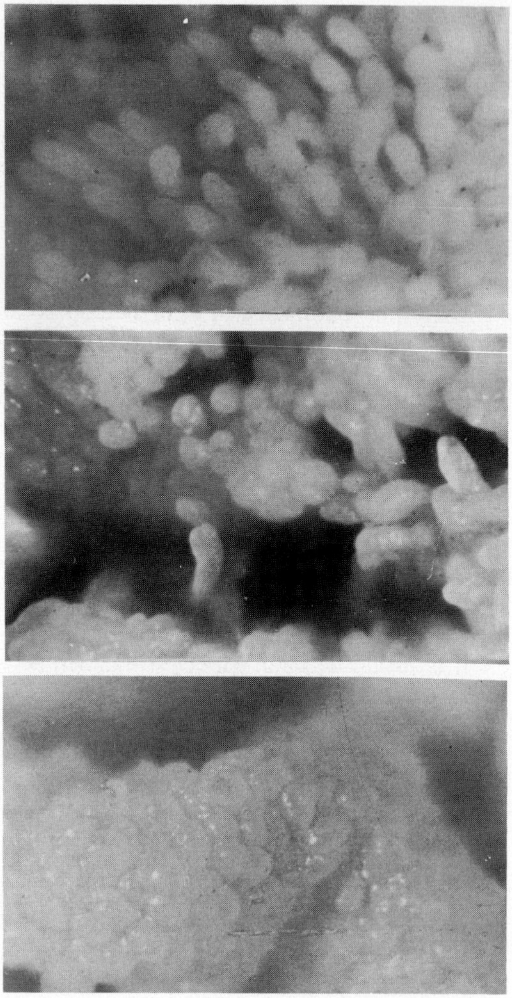

Fig. 77. GCC. Atrofia de las vellosidades apreciada en el examen con lupa binocular de la mucosa intestinal. Arriba: Vellosidades de longitud normal. Centro: Atrofia de mediana intensidad. Abajo: Atrofia intensa. Aumentos: 30:1, aprox.

con aplanamiento de las células. Además de la degeneración puede comprobarse una reducción de la actividad enzimática del epitelio de las vellosidades. Así mismo, se aprecia un edema de las vellosidades y en parte también de capas más profundas de la propia, así como, en algunas ocasiones, infiltración celular de las vellosidades. En los animales sacrificados no suele observarse descamación epitelial. Al contrario de lo que sucede en los animales muertos espontáneamente, no se aprecia hiperemia o ésta es muy débil En conjunto, las lesiones inflamatorias reaccionales ocupan un segundo término frente a las alteraciones del epitelio de las vellosidades y a la atrofia resultante de ellas.

Diagnóstico. En las explotaciones destinadas a la reproducción con gran número de cerditos lactantes muy jóvenes, el diagnóstico puede realizarse en brotes recientes de la enfermedad generalmente sólo a la vista del veloz curso clínico de la misma y de la rápida tendencia a la difusión del proceso, pudiendo ratificarse con el examen anatomopatológico macro y microscópico de los animales muertos espontáneamente o sacrificados. Si existen pocas camadas con cerditos muy jóvenes o lechones mayores, puede presentarse entonces poco claro el curso típico de la enfermedad en la colectividad.

La elaboración exacta del diagnóstico debe realizarse por procedimientos de laboratorio, utilizándose a tal fin métodos microscópicos, histológicos, virológicos y serológicos.

En material procedente del intestino delgado pueden realizarse observaciones histológicas y con microscopio estereoscópico, exigiendo éstas últimas poco tiempo y escaso coste, pudiendo hacerse además en el campo. Para ello se cortan porciones de intestino delgado recién abierto de unos 2 cm^2 y se extienden sujetándolos sobre trozos de cartón; se fijan en formalina al 10 %, se cubren con una capa de agua o formalina de 1 mm y se observan al microscopio estereoscópico a 10 aumentos o, si se carece de él, con una buena lupa (fig. 77).

Para determinar la longitud de las vellosidades en los cortes histológicos, sirven tanto los incluidos en parafina, como los obtenidos por congelación de material fijado 1 hora después de la muerte. En material cuya fijación se haya retrasado más tiempo, especialmente el enviado desde otras localidades y perteneciente a animales muertos, deben utilizarse los cortes incluidos en parafina.

Para identificar el virus sirve la RIF practicada sobre cortes nativos de mucosa intestinal o raspados mucosos. La RIF proporciona además resultados satisfactorios para evidenciar la multiplicación del virus en cultivos celulares. Sin embargo, en etapas avanzadas de la enfermedad el virus sólo está presente irregularmente. Es importante que el conjugado utilizado en la RIF sea monoespecífico.

El examen del virus en las heces con microscopio electrónico puede llevarse a cabo tratando una suspensión de heces con antisuero de la GCC de cerdos gnotobióticos. Se forman entonces agregados víricos que todavía se hacen mayores tratándolos a continuación con suero anti de cerdo, de cuya manera son más fácilmente visibles (Saif y col., 1977).

A partir de la segunda semana después del comienzo de la enfermedad puede realizarse la comprobación indirecta con ayuda de la RN en cultivo de tejidos. A tal fin, para cada ensayo de neutralización basta utilizar una mezcla de 4-6 muestras de suero, puesto que, como consecuencia del elevado título, ya un suero positivo en dicho "pool" provoca la neutralización del virus. Con este método pueden ponerse en evidencia también infecciones pasadas hace tiempo. Por eso, este procedimiento puede establecerse sin grandes costes en la lucha contra la enfermedad para descubrir colectividades de animales infectades.

En instalaciones de recría y de cebo de cerdos no puede establecerse a veces el diagnóstico atendiendo al curso clínico de la enfermedad. En estos casos el examen anatomopatológico e histológico de algunos animales muertos permite sólo un diagnóstico provisional. El procedimiento de elección sigue siendo la RN, para lo que la extracción de sangre puede realizarse una semana después de iniciada la enfermedad.

En grandes efectivos infectados desde largo tiempo atrás, ofrece frecuentemente dificultades diagnósticar nuevos brotes clínicos.

Diagnóstico diferencial. Mediante el análisis bacteriológico se puede excluir la diarrea colibacilar de los lechones lactantes (32.2.1.), si no es que el curso de la enfermedad haya permitido efectuar esta diferenciación con anterioridad. La exclusión de la llamada enfermedad similar a la GCC (6.2.), presumiblemente producida por un rotavirus, se efectúa por el resultado negativo de la RN en esta última y, en caso preciso, mediante la investigación con el microscopio electrónico de contenido intestinal de acuerdo con el método arriba citado, mientras que los cuadros clínicos e histopatológicos se asemejan mucho entre sí. En los cerdos de recría y cebo se tendrán en cuenta a efectos de diagnóstico diferencial las alteraciones alimentarias y muchas veces también los cambios de dieta.

Tratamiento. En los lechones lactantes enfermos de menos de 14 días no tiene sentido intentar realizar un tratamiento. Para evitar pérdidas posteriores entre estos animales, los lechones que se consideren en peligro de contraer la enfermedad, así como los que vayan naciendo, deben recibir anticuerpos lo antes posible con la leche materna. Para ello es necesario que las cerdas posean ya durante la gestación una inmunidad natural o adquirida, o sean vacunadas durante ese periodo. El intento de impedir una infección en colectividades donde se ha presentado la enfermedad en cerdas gestantes, en parto o en lactación, por medio de estrictas medidas de aislamiento, resulta poco prometedor.

En lechones lactantes algo mayores, cerdos de recría y de cebo, el tratamiento se basa en medidas dietéticas, consistentes sobre todo en suprimir o reducir considerablemente el pienso y en administrar agua ad libitum. En lechones lactantes de 2-4 semanas da buenos resultados y aumenta las posibilidades de supervivencia la cuidadosa separación de los animales, con alimentación dietéticamente vigilada en grupos homogéneos o, incluso, individualmente.

Profilaxis. Como la eliminación del virus puede comprobarse hasta durante 8 semanas, después de un brote agudo de la enfermedad las explotaciones afectadas deben quedar en cuarentena para las ventas de animales durante 8 semanas por lo menos, excepto si los animales se destinan al sacrificio. Durante las primeras semanas, en las que se produce una eliminación masiva del virus, debe restringirse también al mínimo el tráfico de personas.

Como la principal forma de difusión de la enfermedad se produce a través de animales infectados, pero no manifiestamente enfermos, en el comercio porcino el control de este tráfico adquiere una gran importancia en la lucha contra la enfermedad. Analizando "pools" de sueros, se logra determinar con seguridad las colectividades libres de la enfermedad.

Para llevar a cabo la inmunoprofilaxis, lo más eficaz es la inmunización activa de las cerdas con vacunas vivas avirulentas, con lo que se consigue la inmunización pasiva de los cerdos recién nacidos a través de la leche materna. El grado de protección depende de la cantidad de IgA segregada con la leche.

En la RFA existe una vacuna avirulenta de aplicación i.m. en dos veces a las cerdas gestantes, con la cual se consigue en los lechones una protección próxima al 40 %. La vacunación de cerdas de vientre previamente infectadas o que sufren poco después contagios con virus de campo confiere a los lechones una protección hasta del 80 %. La importancia práctica de esta vacunación estriba en que en los efectivos infectados se consigue la estimulación de los anticuerpos preexistentes naturalmente adquiridos o bien una inducción primaria de la formación de anticuerpos por infección natural. Con la pronta aplicación tras el brote epidémico se pueden reducir considerablemente en los grandes efectivos los casos y bajas por GCC mantenidos durante largo tiempo, frenar sustancialmente la epidemia y reducir las fuentes de contagio. El empleo profiláctico, en principio posible, de la vacuna en efectivos libres de GCC hace innecesaria en el análisis serológico la diferenciación entre poblaciones naturalmente infectadas, es decir, efectivos eliminadores de virus, y animales con títulos vacunales, por lo que una vacunación profiláctica debe hacerse depender de la situación epidemiológica existente en un territorio y de la magnitud de la población.

Se ha informado sobre los buenos resultados conseguidos con vacunas administrdas per os ó por vía i.m. (Bachmann y col., 1978). El futuro de la inmunoprofilaxis estriba en la utilización de vacunas vivas atenuadas aplicadas per os. Con ellas se simula en buena forma el contagio natural, alcanzándose una mejor producción de IgA que cuando se emplea la vía parenteral.

La lucha contra la GCC se lleva a cabo en la RDA según el Apéndice nº 12 a la VO de Epizootías "Prevención y lucha contra la gastroenteritis contagiosa del cerdo" de 3.1.1977 (Boletín del Ministerio de Agricultura, Bosques y Alimentación, 1977, pág. 8). Según esta disposición, existe declaración obligatoria y barrera de aislamiento por lo menos de 8 semanas de duración. Se aplica la vacuna contra la GCC a las cerdas gestantes, se lleva a cabo el saneamiento de efectivos con reacción positiva mediante eliminación programada de los cerdos serológicamente positivos, y se destinan a la reproducción las cerdas serológicamente negativas. Se comprobará la ausencia de enfermedad haciendo regularmente análisis serológicos al azar en el efectivo reproductor, así como en todos los cerdos reproductores destinados a la venta. El objetivo de la lucha es evitar la difusión de la enfermedad y aspirar a su erradicación, meta alcanzable en particular mediante el control serológico y vigilando el tráfico de animales.

Bibliografía

Albrecht, G., u. Lüpcke, W. (1976): Zum spontanen klinischen Auftreten der Transmissiblen Gastroenteritis bei Hunden. Mh. Vet.-Med. **31**, 865.

Hooper, B. E., u. Haelterman, E. O. (1966): Concepts of pathogenesis and passive immunity in transmissible gastroenteritis of swine. J. Amer. Vet. Med. Ass. **149**, 1580.

Kretzschmar, Ch. (1971): Epizootiologie und Bekämpfung der Transmissiblen Gastroenteritis (TGE) des Schweines. Mh. Vet.med. **26**, 51.

Liebermann, H. (1969): Die serologische Diagnose der transmissiblen Gastroenteritis der Schweine. Arch. exper. Vet.med. **23**, 811.

Mocsári, E., Benyeda, J., u. Saghy, E. (1975): Vaccination experiments against TGE of swine. Acta vet. Hung. **25**, 41.

Saif, L., Bohl, E. H., Kohler, M. H., u. Hughes, J. H. (1977): Immun electron microscopy of transmissible gastroenteritis virus and rotavirus (reovirus-like agent) of swine. Amer. J. Vet. Res. **38**, 13.

12.3. Vómito y desmedro de los lechones lactantes
(H. Liebermann)

(Al.: *Erbrechen und Kümmern beim Saugferkel;* ingl.: *Vomiting and wasting disease in piglets)*

El vómito y desmedro de los lechones lactantes es una enfermedad vírica de estos animales caracterizada por vómitos de repentina presentación y subsiguiente desmedro, así como por manifestaciones nerviosas centrales.

Historia y presentación. La enfermedad se describió por primera vez en Dinamarca en 1956, y en 1958 en Canadá, como "Vomiting and wasting disease".

En los años siguientes se registró la enfermedad en USA, Gran Bretaña, Países Bajos, RFA y RDA.

Etiología. La enfermedad está provocada por el virus de la encefalitis hemoaglutinante porcina (virus HE), que fue aislado por vez primera por Greig y col. en Canadá en 1962 a partir de lechones con encefalomielitis. El virus exhibe todas las características de la familia *Coronaviridae* (ver 12., especialmente también lo referente a los representantes genéticamente emparentados de esta familia, que pueden evidenciarse v. gr. con ayuda de la RIF). No existe ningún parentesco con el virus de la gastroenteritis contagiosa.

En cultivos de células renales de lechón origina el virus la formación de sincicios. El virus HE hemoaglutina los eritrocitos de pollitos, hámsters, ratas y ratones. En los cultivos celulares infectados se advierte hemoadsorción.

Receptividad, inmunidad y epizootiología. Particularmente receptibles son los lechones lactantes. Por lo regular enferman a partir de las 2-4 semanas de vida; por lo pronto, no antes del 8º día de existencia.

El virus HE se puede aislar de los tractos respiratorio y digestivo anteriores, así como del SNC, con ayuda de los cultivos celulares sólamente hasta 8 días p.i.

A los 14 días de aparecer las primeras camadas con la enfermedad clínicamente manifiesta ya no vuelven a presentarse nuevos brotes en la granja. Unicamente persisten los vómitos y el desmedro en los lechones enfermos hasta que éstos mueren o son desechados por falta de rentabilidad. Se presume la rápida instauración de una inmunidad que persistiría toda la vida. No se observan recidivas en el efectivo (Bugnowski y Lange, 1974). A los 6-9 días p.i. ya se evidencian anticuerpos neutralizantes e inhibidores de la hemoaglutinación. Según estudios de control serológico, el virus está ampliamente difundido en las poblaciones porcinas. Sin embargo, es rara la presentación de manifestaciones clínicas.

Síntomas clínicos. Pronóstico. El plazo de incubación es de 4-6 días después del contagio experimental (i.n., i.c.). Según el cuadro clínico y el curso de la enfermedad, se pueden distinguir dos formas:

En la primera, el vómito parece ser únicamente síntoma precoz del comienzo de una encefalitis, que conduce a la muerte con manifestaciones crecientes de excitación motora y decaimiento general, o bien – con un curso leve – desaparece en pocos días. Un virus de la HE aislado de estos lechones provocó en cerditos experimentales, tanto clínica como histológicamente, las mismas alteraciones. La encefalitis aparece con tanta regularidad, que sirve como referencia en la producción experimental de la enfermedad.

La segunda forma de esta enfermedad se caracteriza por vómitos que se transforman en emaciación crónica (vomiting and wasting disease). En este caso sólo en raras oportunidades aparece encefalitis clínicamente; sin embargo, histológicamente puede observarse con mayor frecuencia. En los animales que contraen la enfermedad en los primeros días de vida producc rápidamente la muerte. Al contrario de lo que ocurre en el proceso caracterizado por encefalitis, en el que si los animales sobreviven los primeros 5 días de la enfermedad se curan ya por lo general completamente, numerosos lechones que padecen la enfermedad en esta segunda forma sufren desmedro durante semanas antes de morir o ser sacrificados por no resultar rentables. Adelgazan considerablemente, y el estómago, dilatado y lleno de gases, es causa de timpanismo abdominal. Los casos leves, que finalmente se curan, son pocos aquí, aunque puede haber cerdos de la misma camada completamente sanos que no manifiesten síntomas en ningún momento.

En animales de más edad la infección cursa levemente y sin síntomas, pero determina la producción de anticuerpos. Las últimas camadas de madres cuyos hijos anteriores resultaron afectados por la enfermedad, ya no la contraen.

Pronóstico. En los animales enfermos es desfavorable. La morbilidad oscila entre el 58 y 75 % de las camadas receptibles. La mortalidad en las camadas de lechones afectadas es del 48-86 %. Sin embargo, las pérdidas económicas e importancia de esta enfermedad vírica pueden calificarse de escasas.

Anatomía patológica. En la necropsia se observa por lo regular un estómago considerablemente dilatado, lleno por lo común de gas, pero también, a veces, de leche coagulada de color verde amarillento. El intestino delgado está vacío y el intestino grueso contiene heces pastosas de color gris verdoso. Junto con obstrucción del intestino grueso se puede observar también dilatación de la vejiga urinaria.

Histológicamente se aprecian en una parte de los animales procesos inflamatorios de la pared gástrica y en el SNC. En la túnica muscular del estómago aparecen las lesiones inflamatorias como infiltraciones de células redondas que atraviesasn los ganglios intraparietales y ocasionalmente discurren por el interstitium a manera de cordones a lo largo de las fibras nerviosas entre las capas musculares. Aun cuando clínicamente no se advierten trastornos del sistema nervioso central, una parte de los animales exhiben claras lesiones histológicas, sobre todo en forma de infiltrados perivasculares y nódulos gliales en el SNC. Tales lesiones se suelen advertir únicamente en animales que estuvieron largo tiempo enfermos.

Diagnóstico diferencial. Hay que tener en consideración la enfermedad de Talfan (4.3.) y la enfermedad de Aujeszky (17.4.).

Tratamiento y profilaxis. No se conoce un tratamiento eficaz contra esta enfermedad.

Como medida profiláctica se puede realizar la contaminación suave de todas las cerdas gestantes con lechones enfermos o una inmunización por aplicación aerógena o intramuscular de virus mantenido en cultivos celulares, con lo que los lechones nacidos posteriormente en la explotación son protegidos del contagio por el calostro de la cerda.

12.4. Enteritis vírica del perro
(D. Leopoldt)

La enteritis vírica de los perros es una enfermedad vírica que ataca a éstos en todas las edades y que se caracteriza por provocar vómitos, diarrea y deshidratación.

Historia y presentación. El cuadro clínico de la enfermedad se conoce desde 1972 (Cartwright y Lucas, 1972). En el año 1971 aislaron Binn y col. (1975) un virus con ocasión de una enfermedad de curso epidémico que afectó a una perrera y le consideraron como coronavirus genuino del perro. También se describieron manifestaciones clínicas similares en la RDA desde 1968, siendo detalladas en 1976 por Albrecht y Lüpcke.

De acuerdo con otras comunicaciones, hay que admitir que esta infección por coronavirus del perro está difundida a nivel mundial.

Etiología. El agente causal es un coronavirus (12.). Se relaciona antigénicamente con el virus de la gastroenteritis contagiosa del cerdo (GCC, 12.2.). Antiguamente se admitía la identidad de ambos virus.

Desde hace varios años se conoce la presencia extendida en términos relativamente amplios en el perro de anticuerpos neutralizantes del virus de la GCC. Pero los anticuerpos de esta clase también hallados en perros que nunca habían tenido contacto con cerdos o sus productos indujeron a sospechar la existencia de un coronavirus propio de la especie canina. Hasta ahora no se ha conseguido experimentalmente provocar en el perro manifestaciones clínicas contagiándolo con virus de la GCC, si bien mediante pases por el perro el virus de la GCC se conserva completamente virulento para lechones lactantes de más de 5 días. El perro desarrolla anticuerpos neutralizantes del virus de la GCC. Con la cepa de coronavirus canino 1-71 como prototipo, aislada por Binn y col. (1971), no era posible el proceso inverso de hacer enfermar clínicamente a lechones lactantes. Por otra parte, Albrecht y Lüpcke (1976) han informado sobre el resultado positivo de las experiencias de transmisión a lechones destetados utilizando heces de perro infecciosas. La diferenciación de los coronavirus del perro y de la GCC necesita más investigaciones.

Epizootiología. De acuerdo con los resultados serológicos hasta ahora obtenidos con la neutralización cruzada del virus de la GCC, entre el 10 y y el 70 % de todos los perros pueden ser positivos. No se han advertido diferencias entre las poblaciones caninas rurales y urbanas. Por lo general, el porcentaje de reactivos y la magnitud del título de anticuerpos aumentan a medida que avanza la edad de los animales, lo que se considera como indicio de que también existe circulación de virus entre perros mantenidos aislados. En las grandes perreras y en las explotaciones intensivas de perros, el curso epizootiológico adopta forma semejante al de la GCC del cerdo. La enfermedad se difunde rápidamente en todo el núcleo, afectando a perros de todas las edades. Por lo regular, tras una infección del efectivo que abarca entre el 50 y el 100 %, la enfermedad se autolimita sin casos de muerte, lo que evidentemente está relacionado con la constitución de una inmunidad de efecto creciente dentro de la población canina.

Patogenia. Exhibe muchos puntos en común con la de la GCC (12.2.). Es característica la destrucción del epitelio de las vellosidades del intestino delgado por el virus ingresado por boca y el subsiguiente acortamiento de aquéllas, como consecuencia de lo cual se origina una diarrea de origen osmótico.

Las lesiones de las vellosidades recorren todo el intestino delgado, comenzando en el duodeno y ganando en gravedad a medida que progresan hasta el íleon. Las primeras lesiones pueden descubrirse histológicamente y por fluorescencia serológica unos 2 días p.i.

Síntomas clínicos. Después de un plazo de incubación de 1-3 días de duración, la enfermedad adopta curso agudo o sobreagudo. Los cachorros sufren diarrea acuosa y amarilla que puede mantenerse hasta 5 días, perdiendo por ello el animal mucho peso y deshidratándose. En los perros de más edad y ya adultos, la diarrea es gris amarilla o con tonalidad de cemento, entre pastosa y fluida, persistiendo durante 48-72 horas. Se presentan vómitos, pero no en todos los perros. Además hay pérdida de apetito, pero con sed intensa, debilidad corporal y depresión.

Sólo peligra la vida de los animales jóvenes debilitados.

Anatomía patológica. Las lesiones anatomopatológicas e histológicas se limitan a la entera longitud del intestino delgado. Las asas intestinales muestran un contenido acuoso, verde-amarillo o gris, las paredes están adelgazadas y distendidas. En los cachorros lactantes pueden encontrarse grandes cantidades de leche coagulada en el estómago. Histológicamente destaca el acusado acortamiento de las vellosidades, sobre todo en las crías. Los epitelios de las vellosidades se aplanan y vacuolizan en forma de panal; las células caliciformes aparecen casi vacías poe entero. La regeneración celular se inicia enseguida, alcanzándose la completa restitución unos 10 días p.i.

Las diferencias más importantes con la GCC estriban en la presentación relativamente tardía del acortamiento de las vellosidades y en la participación del duodeno.

Diagnóstico. Se establece en base a los síntomas clínicos y puede ratificarse con subsiguientes pruebas serológicas. Utilizando virus de la GCC como antígeno puede determinarse la difusión de los anticuerpos en el efectivo, así como los incrementos de los títulos de anticuerpos en algunos animales.

En la determinación rutinaria de anticuerpos neutralizantes de virus GCC sin relación con enfermedades clínicas no se distingue en la actualidad si estos anticuerpos tienen su origen en un contagio con virus de la GCC o con el coronavirus canino. En el diagnóstico diferencial se tendrán en cuenta las diarreas de causa alimentaria, así como la forma catarral del moquillo (9.3.2.).

Tratamiento. El empleo de antibióticos y quimioterápicos carece de éxito, ya que no se presentan complicaciones secundarias apreciables. La sensación de intensa sed se combatirá administrando gran cantidad de agua tibia.

Profilaxis. Como consecuencia de la estrecha relación serológica del agente causal de la enfermedad con el virus de la GCC, puede pensarse en tener éxito inmunizando con vacunas contra la GCC. Esta posibilidad, así como sus condiciones de aplicación, deben comprobarse antes, sin embargo.

Bibliografía

Albrecht, G., u. Lüpcke, W. (1976): Zum spontanen klinischen Auftreten der Transmissiblen Gastroenteritis bei Hunden. Mh. Vet.-Med. **31**, 865.

Cartwright, F., u. Lucas, M. (1972): Vomiting and diarrhoe in dogs. Vet. Rec. **91**, 571.

Keenau, K. P., Jervis, M. R., Marchwieki, R. M., u. Binn, L. N. (1976): Intestinal Infection of neonatal dogs with canine Coronavirus 1–71: Studies by virologic, histologic, histochemical, and immunofluorescent techniques. Amer. J. Vet. Res. **37**, 247.

12.5. Peritonitis contagiosa del gato (D. Leopoldt)

(Al.: *Infektiöse Peritonitis der Katze;* ingl.: *Feline infectious peritonitis)*

La peritonitis contagiosa felina (PCF) es una infección vírica de curso casi exclusivamente mortal que ataca a los gatos domésticos y salvajes de todas las razas.

Historia y presentación. Bajo la denominación de "peritonitis fibrinosa crónica" describió Holzworth en 1963 una nueva enfermedad de los gatos, que se diagnosticó frecuentemente entre 1954 y 1956 en algunas regiones de USA . En 1966 demostraron Wolfe y Griesemer el carácter infeccioso de la enfermedad transmitiéndola con exudado peritoneal, a la vez que hacían una descripción por primera vez detallada.

Se tienen referencias de la enfermedad procedentes de USA, Países Bajos y RFA. Hay que admitir la difusión a nivel mundial.

Etiología. Según recientes resultados, el agente causal de la PCF es un coronavirus emparentado antigénicamente con el virus de la gastroenteritis contagiosa del cerdo (GCC, 12.2.) y el coronavirus canino (12.4.).

Receptividad. Epizootiología. Si bien los gatos jóvenes con edad inferior a 3 años son evidentemente más sensibles, se ha diagnósticado la enfermedad también en animales de más de 10 años. Pueden enfermar todas las razas, incluso las de mayor tamaño. De acuerdo con los datos actuales, la PCF es relativamente rara como afección clínica, que lo mismo se presenta en los animales mantenidos aislados que en los componentes de grandes colectividades felinas. En los efectivos reproductores y con ocasión de un curso enzoótico, origina alrededor del 50 % de la totalidad de los casos de muerte anuales, produciéndose el contagio mutuo presumiblemente por vía oral.

Síntomas clínicos. El plazo de incubación dura

como mínimo 5 días en condiciones experimentales. Sin embargo, de acuerdo con observaciones prácticas son posibles plazos hasta de 4 meses.

La PCF tiene curso subagudo o crónico, que va acompañado de pérdida del apetito, apatía, enflaquecimiento creciente, aumento de volumen del abdomen y fiebre. El considerable aumento que en la mayoría de los casos se aprecia del exudado peritoneal se percibe por palpación sin generar sensación aparente de dolor. El cuadro hemático está frecuentemente alterado, presentándose anemia, neutrofilia, y linfopenia. La cantidad de gammaglobulina existente en el plasma sanguíneo está disminuida.

Los animales mueren después de un curso de la enfermedad que dura varios días o semanas.

Anatomía patológica. Las alteraciones más destacadas se encuentran en el abdomen. En él, y como resultado de una marcada inflamación serofibrinosa, se halla una variable cantidad (entre 1 ml y 1 litro) de exudado gris amarillento, claro o transparente, surcado de fibrina y que falta rara vez. Peritoneo y membranas serosas exhiben aspecto granuloso como consecuencia del revestimiento fibrinoso sobre ellos depositado. Focos necróticos de 1 mm aproximado de diámetro parten de la superficie serosa para introducirse en la profundidad de los órganos parenquimatosos, intestino y diafragma.

Hasta en un 40 % de casos pueden encontrarse exudados y revestimientos serofibrinosos también en la cavidad torácica. Puede instaurarse así mismo una periorquitis fibrino-purulenta. También es posible la aparición de lesiones inflamatorias vasculares y necrosis en el ojo y leptomeninge. Histológicamente se reconocen infiltrados inflamatorios (granulocitos neutrófilos, histiocitos, linfocitos y Plasmazellen) incrustados en fibrina en los revestimientos.

Diagnóstico. El diagnóstico se instaura de acuerdo con las manifestaciones clínicas y anatomopatológicas. El conocimiento del parcial parentesco antigénico existente entre el virus de la PCF y el de la GCC permite efectuar en la actualidad estudios diagnósticos y sero-epizootiológicos utilizando el antígeno GCC.

Tratamiento y profilaxis. No es posible ningún tratamiento.

Hasta ahora han fallado las experiencias hechas para lograr una inmunización profiláctica con antígeno GCC.

Bibliografía

Fuchs, K., Witte, K. H., u. Wuller, H. (1974): Feststellung der Felinen Infektiösen Peritonitis (FIP) bei Hauskatzen und Leoparden in Deutschland. Zbl. Vet.-Med. B. **21**, 426.

Hardy, W. D., u. Hurvitz, A. I. (1971): Feline infectious peritonitis: Experimental studies. J. Amer. Vet. Med. Ass. **158**, 994.

12.6. Bronquitis infecciosa de las gallinas
(Ursula Schmidt)

(Al.: *Infektiöse Bronchitis des Huhnes, Ansteckende Tracheobronchitis der Küken;* ruso: *инфекционный бронхит птиц;* ingl.: *Infectious bronchitis of baby chicks;* fran.: *Bronchite infectieuse)*

La bronquitis infecciosa (BI) es una traqueobronquitis catarral contagiosa de las gallinas, que afecta preferentemente a animales jóvenes de 10-21 días. Las lesiones características aparecen en el tercio posterior de la tráquea.

Historia y presentación. La BI fue descrita por vez primera en el año 1931 por Schalk y Hawn. Se trataba de una enfermedad desconocida hasta entonces de los órganos respiratorios de pollitos de tan sólo algunos días de edad, que era extraordinariamente contagiosa y ocasionaba gran número de bajas. Seis años más tarde se observó la presentación de la BI también en aves adultas y posteriormente en animales de todas las edades.

Se ha señalado la aparición de la enfermedad en diversas partes del mundo. En Europa, la BI se observó por vez primera en Holanda en 1947. En diversos países no se diagnósticó correctamente durante largo tiempo, por lo que no se reconocía su presencia, aunque ya en la década de los 50 se sospechó su existencia y fue diagnosticada en diversos Institutos. Se puede admitir que la BI está ampliamente extendida por todo el mundo.

También existe el virus en la RDA. En una investigación sérica en masa realizada en 1968 con ayuda de la RAGP, resultaron positivas el 11,7 % de las muestras analizadas.

Etiología. El agente productor de la BI pertenece a la familia de los coronavirus. Se observó por vez primera al microscopio electrónico en 1948 por Reagan y col. Su forma es esférica y su tamaño alcanza 80-100 nm. Independientemente de las cepas víricas con distinta virulencia, existen también algunas con estructura antigénica diferente, que no determinan inmunidad cruzada ó sólo parcialmente.

En el medio ambiente, el virus de la BI es

muy sensible y en general poco resistente. Sólo en condiciones favorables, por ejemplo, incluido en fragmentos tisulares o en tejido óseo, puede conservarse en el entorno durante un periodo relativamente largo. En animales muertos pierde rápidamente su capacidad infectante. Por eso, en estos casos los intentos de aislamiento resultan frecuentemente negativos.

La llamada bronquitis de la codorniz es producida por un virus aviar.

Receptividad. En condiciones naturales padecen la enfermedad sólamente las gallinas, siendo sensibles al virus de la BI animales de todas las edades.

Cuando desaparecen los síntomas clínicos, los animales desarrollan una inmunidad que dura generalmente toda la vida.

Experimentalmente pueden infectarse en determinadas condiciones los ratones, monos Cynomolgus y murciélagos.

Epizootiología. El virus es altamente contagioso. La transmisión es muy fácil a través del aire. Al inhalar polvo que contenga el virus, los animales de una colectividad enferman casi simultáneamente cuando la infección se presenta por vez primera en la explotación. Sobrepasada la infección clínica, las aves se vuelven inmunes. El virus persiste unas 5 semanas en las secreciones y excreciones eliminadas.

Woernle ha descrito, sin embargo, el caso de un animal, que tras infecciones repetidas eliminó virus con las heces 105 días después de la última infección. De ello se desprende que los pollos con anticuerpos precipitantes en el suero eliminan virus de la BI durante bastante tiempo.

Síntomas clínicos y pronóstico. El periodo de incubación dura 18-36 horas por término medio; sin embargo, en pollitos jóvenes puede llegar a 6 días y sobrepasar incluso este plazo, especialmente cuando los animales poseen anticuerpos adquiridos de la madre. La BI puede observarse ya en pollitos de 2 días. Los animales enfermos se concentran en la proximidad de las fuentes de calor y muestran dificultades respiratorias, ronquidos, estertores y tos. Los ojos pueden estar húmedos, así como la cavidad nasal, y los senos. Los pollitos aparecen débiles y se sientan con frecuencia. Especialmente en animales de 1-2 semanas pueden producirse gran número de bajas, porque el acúmulo de exudados en la parte inferior de la tráquea ocasiona a veces asfixia. En edades más avanzadas (más de 6 semanas), destacan sobre todo los síntomas nasales.

En animales mayores las dificultades respiratorias, estertores y tos desaparecen generalmente pasados 8-14 días; pero a continuación se produce una lentificación del crecimiento, que puede determinar notables pérdidas económicas. En gallinas de puesta los síntomas traqueales suelen ser muy escasos. Frecuentemente se observa que los animales sólo consumen las partículas de mayor tamaño o los granos de cereal enteros contenidos en el pienso, mientras rechazan la comida en forma de harina. La producción de huevos está muy reducida o desaparece por completo. También se registra pérdida de peso en los animales. Los huevos que ponen todavía algunas gallinas en estas condiciones son de cáscara fina, con defectos en su forma o superficie rugosa (huevos de invierno). También se observan falsas ponedoras ó "falsas cluecas"; se trata de animales que tienen tendencia a buscar frecuentemente el nido y situarse en él, sin poner realmente huevos. Esto ocurre sobre todo en animales que resultaron infectados en los primeros días de vida. La disminución de la producción o la mala calidad de los huevos en colectividades de animales infectados cuestiona evidentemente el seguir manteniendo las aves. En explotaciones donde el virus de la BI se ha hecho enzoótico, el cuadro clínico y las consecuencias de la enfermedad se enmascaran cada vez más, de tal manera que resulta a veces particularmente difícil establecer el diagnóstico.

Anatomía patológica. Los hallazgos anatomopatológicos son poco característicos. En casos agudos puede encontrarse congestión pulmonar y repleción de los bronquios y de la tráquea con exudado seromucoso; también hay a veces conjuntivitis, rinitis y sinusitis catarrales. En el aparato genital femenino de aves adultas destaca un ovario funcional junto a un oviducto en regresión. Las cepas "Holte" y "Gray" del virus de la BI ocasionan, 7-14 días después de la inoculación, una tumefacción renal y la aparición de una coloración gris turbia o depósito de uratos (síndrome nefritis-nefrosis).

En la fase aguda (2-3 días después del contagio) se produce una proliferación de

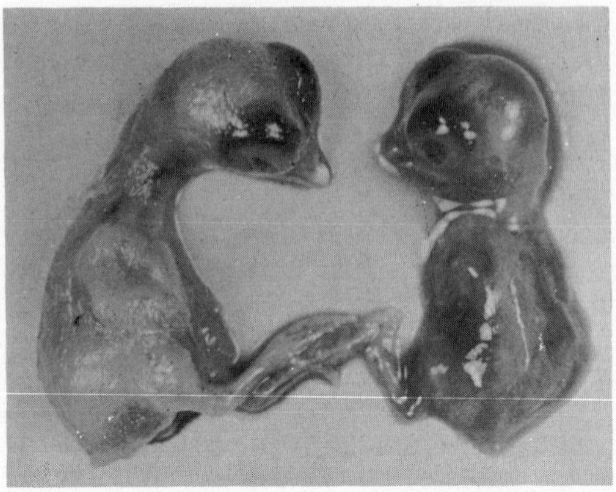

Fig. 78. BI. Embrión edematoso y escasamente desarrollado (derecha). A la izquierda, testigo no infectado, expuesto a título comparativo (Foto: Scharf).

células mononucleares en la lámina propia, quedando intacta la capa de epitelio cilíndrico, con lo que la mucosa puede estar notablemente engrosada. En la fase de reparación (a partir del 6º día), el edema es sustituido por infiltrados celulares. Las células epiteliales son más cúbicas y tienden a formar glándulas intraepiteliales. En la fase inmune (a partir de los 18 días después de la infección), comienza la restauración de la mucosa, conservándose las glándulas intraepiteliales. A las 3-4 semanas pueden haber desaparecido todas las alteraciones.

Diagnóstico. Sólo en muy pocos casos es posible realizarlo a base del cuadro clínico y anatomopatológico, puesto que debe diferenciarse este proceso de las restantes enfermedades respiratorias de las aves. Por ello, debe intentarse la identificación directa del virus.

El aislamiento del virus se logra fácilmente a partir de material pulmonar y traqueal obtenido durante el periodo de incubación o en la fase aguda de la enfermedad. Por eso deben examinarse a ser posible animales vivos. El material recogido puede ser inoculado a pollos de 6-12 semanas o en embriones de 10 días. Para llevar a cabo la inoculación experimental, deben utilizarse simultáneamente animales receptibles e inmunizados específicamente. En los casos positivos, se producen lesiones en el embrión de pollo.

Es especialmente notable el fenómeno de encorvamiento y enanismo de los embriones. La presencia de una edematización modifica en parte la consistencia y coloración generales del embrión (fig. 78). Estas diferencias se observan con mayor claridad cuando se emplean con fines comparativos embriones no inoculados de la misma edad. Las lesiones típicas sólo aparecen a veces en el embrión después del 2º ó 3er pases sucesivos. Se admite como suficiente para la identificación del virus de la BI la aparición al menos de dos embriones encorvados y enanos, o si un tercio de los embriones manifiestan las lesiones características, o si al 2º ó 3er pases se presenta mortalidad embrionaria, que desaparece cuando se inoculan simultáneamente los embriones con suero anti y virus, o cuando la MCA de los huevos con alteraciones da una reacción específica con suero conocido de BI en la RAGP.

Para la identificación indirecta del virus puede utilizarse la reacción de suero-neutralización, con la que se comprueba la presencia de anticuerpos específicos en un suero problema. Como indicadores pueden utilizarse huevos incubados o cultivos celulares; en este último caso, con cepas adaptadas. La RAGP con antígeno obtenido a partir de huevos incubados puede utilizarse también para la demostración de anticuerpos específicos; sin embargo, este procedimiento es menos sensible que la RN.

La formación de anticuerpos discurre con relativa lentitud. Los anticuerpos neutralizantes pueden detectarse en la 2ª ó 3ª semanas después de la infección y alcanzan su punto culminante entre la 6ª y la 8ª semanas. Transcurridas 20 semanas, comienza una disminución progresiva. A los 483 días después del contagio todavía se pudieron detectar anticuerpos neutralizantes. Los anticuerpos precipitantes aparecen algo más tarde que los anteriores y desaparecen también antes.

Tratamiento y profilaxis. Se desconoce un método eficaz de tratamiento de los animales enfermos. Resulta ventajoso, eso sí, procurar que el manejo sea correcto, con vistas a evitar infecciones secundarias.

El punto más importante de la lucha contra la BI es la profilaxis. El aislamiento estricto y el manejo cuidadoso tanto de los animales libres de bronquitis, como de las colectividades ligeramente afectadas, son medidas muy eficaces. La compra e introducción de animales en una explotación debe realizarse sólo a partir de poblaciones comprobadas en cuanto a su estado sanitario y en forma de huevos para incubar. Los animales procedentes de compra deben mantenerse en cuarentena durante un periodo de 14 días, en los que se evitará el contacto con el resto de los animales de la explotación.

En zonas en que aparecen constantemente explotaciones afectadas por BI, con las pérdidas económicas consiguientes, debe llevarse a cabo una inmunización. Las vacunas inactivadas contra la BI han conseguido hasta ahora escasa importancia práctica. En la gran mayoría de los casos se utilizan vacunas vivas. Para ello resultan adecuadas aquellas cepas víricas que producen leves síntomas clínicos, pero determinan una buena inmunidad. Sin embargo, debe tenerse en cuenta que con tales vacunas se pone en peligro a las explotaciones vecinas y la BI puede manifestarse en zonas en que se ha llevado a cabo la vacunación. La aplicación de la vacuna se realiza generalmente por vía intranasal, conjuntival o en spray. Este último método tiene la ventaja de que en una hora pueden vacunarse 10.000 pollitos, sin tener que coger o capturar a cada animal individualmente; la inmunidad obtenida resulta satisfactoria. Se recomienda llevar a cabo una segunda vacunación, que forzosamente debe realizarse un mes antes del comienzo de la puesta, es decir, a las 4-12 semanas de edad.

A pesar de los resultados vacunales parcialmente buenos, no son satisfactorios todos los métodos de inmunización conocidos, sobre todo porque las cepas víricas aisladas hasta ahora manifiestan considerables diferencias antigénicas. Por eso, en todos los países en que la BI tiene un curso muy leve y no produce pérdidas económicas importantes, debería renunciarse a vacunar a los animales.

Bibliografía.

Fritzsche, K. (1968): Infektiöse Bronchitis der Hühner. In: H. Röhrer, Handbuch der Virusinfektionen bci Tieren. Bd. **II**, 961. VEB Gustav Fischer Verlag, Jena.

Macdonald, J. W., u. McMartin, D. A. (1970): Histopathology of infectious bronchitis. A diagnostic problem. Vet. Rec. **87**, 729.

Satylganov, T. T. (1969): Die Tenazität des Virus der infektiösen Bronchitis des Geflügels und die veterinärhygienischen Maßnahmen. Trudy VNIIVS, Moskva **33**, 349.

12.7. Enteritis contagiosa del pavo
(Ursula Schmidt)

(Al.: *Transmissible Enteritis der Pute, Putenenteritis, Blaukammkrankheit, hämorrhagische Enteritis, Koronavirus-Enteritis;* ruso: *геморагический энтерит индеек* ; ingl.: *Bluecomb)*

La enteritis contagiosa del pavo (ECP) es una enfermedad que sólo afecta a esta especie aviar y que se caracteriza por una inflamación de la mucosa intestinal. Se presenta con preferencia en las poblaciones en cebo, en las que provoca elevadas pérdidas. Son características la emisión de heces en parte hemorrágicas y la cloaca ensuciada de mucus sanguinolento.

Historia y presentación. Pomeroy y col. (1937) describieron por primera vez en USA una enteritis hemorrágica de los pavos. Gross y col. (1967) informaron sobre la existencia de una enfermedad parecida en los pavipollos de Virginia.

Informaciones posteriores apuntan hacia una amplia difusión de esta enfermedad en USA, en cuyo país constituye una de las causas principales de bajas durante el periodo de recría. Desde que en Europa se practica el cebo intensivo de pavos, también se ha diagnosticado la ECP en diversos países.

Etiología. Existen opiniones contradictorias en este campo. Mientras que una serie de científicos consideran que el agente causal es un virus de estructura parecida a la de los adenovirus (16.), obteniendo también reacciones serológicas positivas con antígeno de adenovirus, según lo cual el agente se incluiría entre los virus DNA, otros se inclinan por partículas víricas con envoltura, de extraordinaria capacidad pleomórfica, con un diámetro medio de 110 nm y una zona de variación entre 60 y 250 nm. En la superficie existen proyecciones tubulares de 12 nm de longitud, como es peculiar en los coronavirus. Según esto y en base a otras características físicas y biológicas, se trata de un virus RNA. Sin embargo, por diferir algunas propiedades de las de los coronavirus (12.), todavía no se ha conseguido una clasificación definitiva y clara.

Por presentarse en los pavos frecuentemente lo mismo una enteritis catarral como hemorrágica, observándose la primera forma con preferencia en los pavipollos jóvenes, y la segunda especialmente en aves jóvenes de 6-10 semanas de edad, se estima que los dos virus mencionados son responsables de sendos cuadros patológicos y que ambos pueden influirse mutuamente.

Receptividad. Nada se sabe sobre la receptividad de otros animales frente a este agente similar a los coronavirus. Sobre las facultades patogénicas de los adenovirus se tienen informes referentes a gallinas y gansos, además de los pavos.

Epizootiología y patogenia. La enfermedad se presenta en forma aguda. La morbilidad está entre el 10 y el 100 %. Con una duración de la enfermedad de 7-14 días, la mortalidad oscila entre el 10 y el 60 %. El virus se multiplica en el epitelio de las vellosidades intestinales, en el que ya se descubre a las 24 horas p.i. A partir de este momento, es positiva la identificación del virus en el duodeno, yeyuno y ciego de los pavos infectados hasta el día 28 p.i. Como el descubrimiento del virus en el segundo día de vida también se logra en pavipollos procedentes de reproductores infectados, hay que admitir que el virus lo mismo se transmite en sentido horizontal que en vertical. El contagio natural se realiza preferentemente a través del aparato digestivo. No puede excluirse el contagio genital. En las heces, el agente vírico conserva su infecciosidad durante 6 meses.

Síntomas clínicos. Los pavos enfermos exhiben somnolencia, plumaje erizado y emiten heces fluidas y por lo común hemorrágicas; se apartan de los demás animales. La cloaca de los animales enfermos está sucia y hemorrágica. Mueren tras un breve curso de la afección.

Anatomía patológica. En la necropsia de las aves enfermas o recién muertas destaca en la mayoría de los casos una enteritis hemorrágica parcial del intestino ciego o recto, aunque la inflamación puede extenderse también a todo el intestino. El bazo está aumentado de volumen y en el hígado se advierten hemorragias petequiales. Otras hemorragias puntiformes o en franjas se observan en los músculos esqueléticos, sobre todo en la cara interna del muslo y a nivel de los vasos coronarios del miocardio.

Los datos referentes a las lesiones histopatológicas son diferentes. Se han descrito alteraciones que lo mismo son peculiares de los adenovirus, v. gr. la presencia de CoI en diversos órganos, como aquellas otras que se limitan preferentemente al epitelio intestinal y que se interpretan como reacción a los coronavirus. Hasta que no quede clara del todo la significación de los virus citados para la presentación de la enteritis catarral o hemorrágica, no procede entrar en más detalles al respecto.

Diagnóstico. Ofrece pocas dificultades cuando existen enteritis hemorrágica e infarto del bazo.

En la identificación del agente causal debe partirse del hecho de que los adenovirus, que son relativamente resistentes y fáciles de aislar, se encuentran con frecuencia también en pavos sanos, mientras que los agentes similares a los coronavirus son muy delicados y por ello bastante más difíciles de aislar o de multiplicar.

El pase de estos últimos se realiza por saco amniótico de embriones de pavo de 25 días. Como material de investigación sirve el epitelio intestinal de aves enfermas. Hasta ahora no se ha descrito ninguna adaptación a cultivos celulares.

Para el diagnóstico serológico se recomienda la RAGP, utilizando como material antigénico el bazo y suero de convaleciente.

Con esta reacción se han evidenciado anticuerpos entre 7 y 140 días p.i. Otros autores obtuvieron resultados todavía mejores con filtrados exentos de células de la bolsa de Fabricio. Como hasta ahora en la bolsa de Fabricio de los animales infectados se han podido evidenciar adenovirus, pero ningún antígeno GCC específico con la RIF, la RAGP aplicada a la bolsa de Fabricio sólo debe reservarse para identificar el antígeno del adenovirus.

Los resultados más concluyentes indicativos de la presencia de coronavirus se han conseguido hasta ahora con la RIF en combinación con el examen efectuado con el microscopio electrónico realizado sobre corte ultrafino.

Esta técnica está considerada como la más rápida y segura para diagnosticar la ECP. Cuando la infección no tiene un curso superior a los 28 días, puede renunciarse en consecuencia a la prueba de laboratorio con animales. También la RIF indirecta sirve bien para el diagnóstico. Con esto no sólo se obtiene información sobre contagios recientes, sino también sobre el estado inmunitario general de una población en trance de pasar la enfermedad. Se obtienen reacciones positivas a partir de los 9 días p.i.

Profilaxis. Debido a carecerse de conocimientos exactos sobre el agente causal de la ECP, la inmunoprofilaxis contra esta enfermedad permanece todavía oscura. Su prevención se limita a la adopción de medidas higiénicas.

Bibliografía

Adams, N. R., u. Hofstad, M. S. (1971): Isolation of transmissible enteritis agent of turkeys in avian embryos. Avian Dis. **15**, 426.

Patel, B. L., Deshmukh, D. R., u. Pomeroy, B. S. (1975): Fluorescent antibody test for rapid diagnosis of coronaviral enteritis of turkeys. Amer. J. Vet. Res. **36**, 1265.

Wilcook, B. P., u. Thacker, H. L. (1976): Focal hepatic necrosis in turkeys with hemorrhagic enteritis. Avian Dis. **20**, 205.

13. Infecciones producidas por parvovirus
(W. Wittmann)

Los virus de pequeño tamaño (18-24 nm de diámetro) que contienen DNA en forma de cadena única (de peso molecular $1{,}4 \times 10^6$ Dalton) se denominan actualmente parvovirus, aunque antes era frecuente la denominación de picornavirus por su analogía con los picorvirus (parvus = pequeño, pico = muy pequeño, dna = ácido desoxirribonucléico). La cápsida, que consta de 32 capsómeros, es de simetría cúbica. No se observa la presencia de envoltura en torno a la nucleocápsida. La multiplicación de los parvovirus tiene lugar en el núcleo, produciendo corpúsculos de inclusión.

La diferente replicación en las células (con y sin virus auxiliar), así como la forma del ácido nucléico, motivan la división de la familia *Parvoviridae* en 3 géneros afines.

Los componentes del género **Parvovirus** se multiplican en cultivo celular sin virus auxiliar. Pueden persistir largo tiempo en células, antes de que se presente una infección vírica evidenciable. Se han aislado parvovirus de gran número de especies (rata, hámsters, ratón, cerdo, vaca, perro, gato, ganso). Revisten importancia en medicina veterinaria como infecciones por parvovirus la panleucopenia infecciosa del gato (13.1.), la enteritis vírica del visón (13.2.) y la enterohepatitis del ganso (13.4.). Anticuerpos contra parvovirus existen en cerdos de todas las edades en un elevado porcentaje. No está clara la importancia patógena de estos virus. El aislamiento de virus de lechones nacidos muertos o con debilidad vital, así como de fetos y casos de esterilidad en cerdas de vientre, hacen presumir que los parvovirus actúan como agentes patógenos. En los dos últimos años se ha informado repetidamente sobre aislamientos de parvovirus en perros con enteririts hemorrágica.

Los representantes del género **Satellovirus** (Adeno associated viruses) necesitan para su réplica en las células un virus auxiliar (por lo común un adenovirus). Los tipos aislados hasta ahora del hombre y el mono constituyen virus de acompañamiento de cepas de adenovirus que fueron aislados de aquellas especies.

El género **Densovirus** comprende parvovirus de artrópodos.

Bibliografía

Liebermann, H. (1978): Taxonomie der Viren. In: H. Röhrer, Handbuch der Virusinfektionen bei Tieren. Bd. **VI/1**, 17. VEB Gustav Fischer Verlag, Jena.

13.1. Panleucopenia del gato
(H. Liebermann)

(Al.: *Panleukopenie der Katze; Infektiöse Enteritis, Agranulozytose, Katzenseuche, Katzentyphus, feline Ataxie, Aleukozytose;* lat.: *Panleucopenia infectiosa;* ingl.: *Infectious feline enteritis, Feline panleucopaenia;* fran.: *Leukopenie infectieuse des chats)*

La panleucopenia (PL) del gato es una enfermedad vírica altamente contagiosa, caracterizada por leucopenia, corpúsculos de inclusión (CoI) intranucleares en las células infectadas y manifestaciones inflamatorias en el tracto digestivo.

Historia. Los primeros indicios sobre la génesis vírica de la enfermedad los recogieron Verge y Christoforoni (1928), y fueron luego constatados por Hindle y Findlay (1932). Por su parte, Lawrence y Syverton (1938) llamaron la atención sobre la leucopenia como nota característica de esta enfermedad y diferenciativa a efectos de diagnóstico de otras afecciones víricas del gato.

Presentación. La PL está difundida a escala mundial. Constituye una de las más importantes enfermedades víricas del gato.

Etiología. La enfermedad está producida por un virus del género *Parvovirus*, de la familia *Parvoviridae*, que parece estar estrechamente emparentado con el virus de la enteritis del visón (13.2.), si no es exactamente igual. Los viriones, de 18-26 nm de diámetro, son partículas sin envoltura, con simetría icosaédrica y presumiblemente 32 capsómeros de 3-4 mm de diámetro.

La densidad (CsCl) es de 1,38-1,46 g/cm³. El genoma consta de una sola molécula constituida por un cordón de DNA con un peso molecular de 1,5 a 2,2 x 10^6 Dalton. El virus es resistente al éter y al cloroformo. Su multiplicación tiene lugar en el núcleo sin la colaboración de otros virus.

Para la multiplicación del virus sirven cultivos celulares de gato, tigre, visón y hurón. Utilizando células activas se produce un EC poco marcado y la presencia de corpúsculos de inclusión intranucleares de la clase que es patognomónica in vivo en células de la mucosa intestinal, médula ósea y células linfoides. El efecto citopático se advierte de manera óptima al cabo de 3 días y se manifiesta en el aclarado del césped celular, con células muertas diseminadas y opacas, para volver a desaparecer luego. También el número de células con CoI es máximo pasados 3 días, para ir luego descendiendo.

El virus de la PL es estable a pH comprendido entre 3 y 9. En los espacios infectados se conserva con frecuencia durante muchos meses. El virus es estable a 50 °C, para resultar inactivado en 30 minutos a 80-85 °C. En la práctica se recomienda para inactivar el virus utilizar la lejía de sosa al 3 % ó la solución de formalina al 1-2 % con 15 minutos como mínimo de actuación.

Receptividad. El virus de la PL es patógeno para todas las especies de gatos, y también para el tigre, el león y muchos mustélidos (visón, nutria, tejón y mofeta), para algunos *Procyomidae* (mapache, panda, etc.) y para el turón (*Viridae).* En el gato doméstico, la patogenia del virus es igualmente elevada para los gatos jóvenes y los adultos. Los hurones jóvenes pueden infectarse experimentalmente.

Inmunidad. La PL deja tras sí una inmunidad duradera. Se descubren anticuerpos neutralizantes 6-8 días p.i., que alcanzan su título más alto en los días 10-12 p.i. Los gatitos jóvenes resultan protegidos por los anticuerpos maternos. Al cabo de 10 semanas aparece destruida la mayor parte de los anticuerpos recibidos de la madre.

Epizootiología. El virus de la PL se elimina con todas las secreciones y excreciones. El contagio se produce sobre todo por los tractos digestivo y respiratorio. La enfermedad alcanza su cúspide en Europa particularmente en febrero, abril y junio. Se registra la presencia de eliminadores permanentes de virus inmunes. Se ha comprobado la persistencia del virus sobre todo tras contagio en el útero en casos de ataxia espontánea.

Patogenia. El virus afecta en particular a células con elevada actividad mitósica. Al principio, el virus es evidenciable en las células mucosas del intestino, que son muy activas. Luego atraviesa el virus el tejido linfático, provoca la destrucción de las células matrices y linfoblastos, para llegar luego con el torrente sanguíneo hasta la médula ósea, donde genera un llamado estado aplasmático agranulocitósico (fig. 79). Mediante acción selectiva se desarrolla una neutropenia.

En gatas gestantes, el virus de la PL atraviesa la barrera de la placenta. Entre la intensidad de la destrucción celular y la actividad mitósica de las células parece existir una relación directa. Así, en contagios que acontecen en el último tercio de la gestación se producen diversas lesiones en el SNC de los fetos (degeneraciones y trastornos de las células granulosas y/o de Purkinje), que reciben el nombre de hipoplasias cerebelosas. En animales con más de 9 días de edad no se registran estos trastornos debido a estar ya bastante constituida en aquéllos la corteza cerebelosa. El cuadro clínico de la ataxia felina espontánea sólo es apreciable unas semanas después del parto, puesto que los gatitos recién nacidos hasta entonces son ciegos y

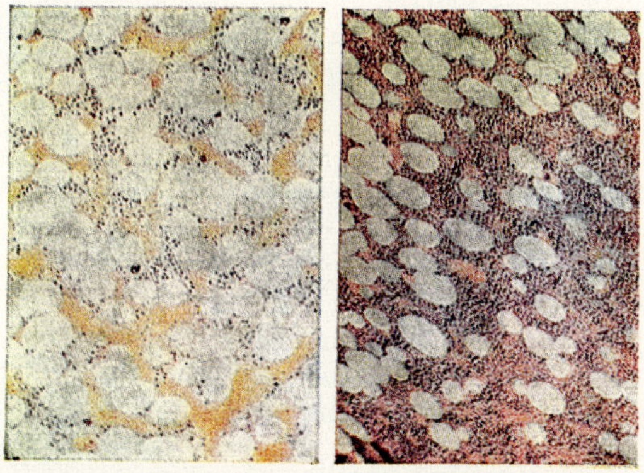

Fig. 79. Panleucopenia del gato. Izquierda: la denominada médula ósea aplásica agranulocítica. Derecha: Médula ósea normoplásica de un animal testigo sano, expuesta a título comparativo; 46:1, tinción HE (Johannsen, U.).

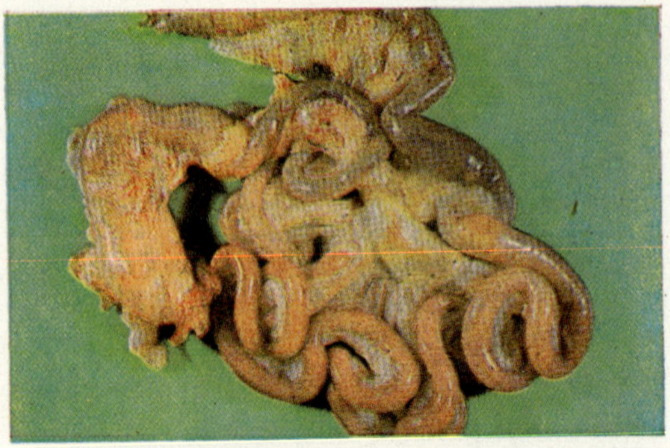

Fig. 80. Panleucopenia del gato. Gastroenteritis; canal gastrointestinal sin abrir (Johannsen, U.).

desvalidos. Todavía no se ha investigado el tipo de daño que el virus ocasiona intrauterinamente en los inicios de la gestación.

Síntomas clínicos. El plazo de incubación tras contagio por contacto es de 2-6 días, con un máximo de 10. Se observan formas subclínicas en animales que cuentan con anticuerpos maternos. Las formas de presentación de la PL no es raro que en la práctica se vean influidas por factores adicionales, por lo que muchas veces resultan en extremo variadas. Los pacientes suelen mostrar gran abatimiento, fiebre hasta 41 °C, vómitos, diarrea e inapetencia, que en conjunto provocan un estado de deshidratación y caquexia. Es típica una leucopenia con cifras de leucocitos de 500/mm^3 ó todavía menores. En muchos casos se produce repentinamente la muerte, sin síntomas previos de la enfermedad. Es típico un curso agudo, en el cual los animales sucumben a la enfermedad en pocos días.

Pronóstico. En condiciones naturales, la mortalidad es del 50-90 %. El pronóstico es desfavorable o incluso desesperado en los gatos cuando éstos exhiben un súbito y rápido descenso de los leucocitos, que en el transcurso de 24 horas disminuyen hasta la cifra de 100-200/mm^3. Por lo general, la temperatura corporal se mantiene entonces por debajo de 35 °C. Es benigno el pronóstico en animales con cifras absolutas de leucocitos que no bajen de 2000/mm^3 y con una linfocitosis relativa que no sobrepase el 70 %.

Anatomía patológica. La PL se caracteriza por una enteritis catarral, en parte también fibrinoso-difteroide o hemorrágica (en particular del intestino delgado; fig. 80), con infarto de los ganglios linfáticos mesentéricos, deshidratación y enflaquecimiento. En el cuadro histopatológico destacan las lesiones degenerativas y necrobióticas de los epitelios de las vellosidades y glándulas, inflamación edematosa e infiltraciones celulares de la mucosa, atrofia de las vellosidades y amplia destrucción mucosa. Es patognomónica la identificación de células degenerativas "globosas" en el epitelio de vellosidades y glándulas. Sólo transitoriamente aparecen CoI intranucleares.

Diagnóstico. Se emite atendiendo al característico cuadro de la enfermedad, ratificándose mediante el análisis sanguíneo.

Diagnóstico diferencial. Se tendrán en cuenta las infecciones intestinales bacterianas, rinotraqueítis (17.9.), neumonía del gato (21.7.), hemobartonelosis (23.5.), peritonitis infecciosa (12.5.), intoxicaciones y cuerpos extraños (cuerdas, celofán, etc.).

Tratamiento. Debe dirigirse ante todo a atenuar la intensa deshidratación (equilibrio electrolítico). A tal fin se aplicarán por las vías i.v., i.p. y subcutánea soluciones isotónicas de sal y glucosa. Para tratar las infecciones secundarias se administrarán antibióticos de amplio espectro o sulfato de estreptomicina per os durante tres días consecutivos.

Profilaxis. Para prevenir la PL se utilizan vacunas inactivadas y vacunas de virus vivo atenuado; ante un peligro inmediato de contagio se inyectaría antisuero. Tomando en consideración los anticuerpos que reciben de la madre, los gatos jóvenes sólo deben vacunarse a partir de las 9-10 semanas de edad. Es recomendable repetir las inoculaciones 2 semanas después de la primera aplicación, cuando se utilizan vacunas inactivadas. En caso de emplear vacunas de virus vivo, la segunda inoculación se llevará a efecto a la edad de 14-16 semanas. Las revacunaciones anuales garantizan una protección máxima.

Bibliografía

Starke, G., Hlinak, P., u. Mohring, H. (1978): Parvovirusinfektionen. In: H. Röhrer, Handbuch der Virusinfektion bei Tieren. Bd. VI/2. VEB Gustav Fischer Verlag, Jena.

Winkler, W., u. Liebermann, H. (1968): Infektiöse Panleukopenie. In: H. Röhrer, Handbuch der Virusinfektion bei Tieren. Bd. III/2, 907. VEB Gustav Fischer Verlag, Jena.

13.2. Enteritis vírica del visón
(H. Zimmermann)

(Al.: *Virusenteritis des Nerzes;* ruso: *Вирусный энтерит норек* ; ingl.: *Fort William disease, Mink virus enteritis)*

La enteritis vírica de los visones es una enfermedad infecciosa aguda, producida por un virus, que ocasiona numerosas bajas especialmente entre los visones jóvenes, mientras que en los animales adultos apenas se manifiestan síntomas de la enfermedad.

Historia. La enteritis vírica se conocía al principio con la denominación de enfermedad de Fort William, porque se descubrió por primera vez en 1947 en Canadá en una explotación de visones de la región de Fort William.

Posteriormente se extendió por diversos estados del norte de los Estados Unidos y desde 1958 se observó también en los países europeos.

Etiología. El agente productor de la enfermedad es un parvovirus idéntico al de la panleucopenia del gato (13.1.) o estrechamente emparentado con él. Es muy resistente a los agentes externos y puede conservar sus propiedades virulentas en las explotaciones y especialmente en los frigoríficos durante más de un año.

Receptividad. Epizootiología. Resultan principalmente afectados por esta enfermedad los cachorros y animales jóvenes durante los meses de verano. La mortalidad es tanto más elevada cuanto más jóvenes son los animales afectados. Desde los primeros brotes de la enfermedad se ha podido observar la tendencia a su presentación en épocas más tardías del año y que corresponden a los meses de otoño, habiendo descendido además la mortalidad en las explotaciones afectadas.

La transmisión de la enfermedad de explotación en explotación se realiza por aves e insectos. También constituyen un peligro las fábricas de pienso y los envases de éste, los recintos y utensilios de las explotaciones afectadas. Como, además, visones aparentemente sanos pueden ser portadores del virus, la difusión de la enfermedad también es posible por la introducción de animales reproductores en las explotaciones, y en las exposiciones de visones.

La enteritis vírica se observa inicialmente en animales aislados de una explotación y se extiende lentamente a casi todos los animales jóvenes.

Síntomas clínicos. El periodo de incubación es de 4-7 días. Como primer síntoma de la enfermedad se observa pérdida completa de apetito, apareciendo después unas heces acuosas con algo de moco y mezcladas con sangre. Es característica la aparición en las heces de porciones elásticas gris blanquecinas que corresponden a fragmentos de epitelio desprendidos de la mucosa intestinal. La duración de la enfermedad es de 2-5 días, tras los cuales se produce la muerte de los animales o se inicia la toma de alimentos, llegando a curarse algunos de los animales que padecían la enfermedad.

El **pronóstico** en los visones muy jóvenes es desfavorable, pero es bastante mejor en los grupos de más edad. La mortalidad de los cachorros oscila, según el momento de aparición de la enfermedad, entre el 10 y el 80 %; las bajas en los animales de mayor edad son raras.

Anatomía patológica. En la necropsia destaca la presencia de una enteritis catarral aguda, fibrinosa o hemorrágica, los vasos sanguíneos peritoneales están hiperémicos; los ganglios linfáticos mesentéricos, edematosos y hemorrágicos, y el bazo aumentado de tamaño. En la forma sobreaguda de la enfermedad, que puede observarse en los visones muy jóvenes, pueden faltar incluso lesiones intestinales visibles. Las lesiones histopatológicas características se aprecian en el intestino, estando constituidas por degeneración y descamación del epitelio intestinal, con aparición de células globosas, hiperemia, edematización e infiltración celular de la lámina propia.

Diagnóstico. Las manifestaciones clínicas poco claras pueden determinar un retraso en el diagnóstico. La presencia de casos de enfermedad reducidos al principio a alojamientos aislados de la granja, indica la existencia de enteritis vírica. Es típica la aparición de fragmentos epiteliales rosáceos y elásticos en las heces, desprendidos de la mucosa intestinal. La identificación histológica de células con degeneración globosa en el epitelio intestinal se considera patognomónica por Schofield (1949). Por su parte, Dubowaja (1977) recomienda utilizar la RAGP para el diagnóstico rápido.

En el **diagnóstico diferencial** deben tenerse en cuenta enfermedades intestinales de otro origen. La inoculación experimental sólo se logra en cachorros de visón.

Tratamiento y profilaxis. La administración de sulfamidas y antibióticos para el tratamiento de los animales enfermos no ha tenido éxito.

Si inmediatamente después de la aparición de la enfermedad se realiza la vacunación de todos los animales, puede contarse con que transcurridos 10-14 días no aparecerán nuevos casos. Para la vacunación profiláctica da buenos resultados la utilización de una vacuna contra la enteritis vírica que se prepara también como vacuna bivalente contra esta enfermedad y contra el botulismo. Ha proporcionado así mismo éxito la aplicación de una vacuna destinada a la panleucopenia felina.

A los animales reproductores se les vacuna durante el invierno, con lo que se consigue también la protección pasiva de los cachorros durante varias semanas. La vacunación de los animales de 5-7 semanas de edad se realiza entre finales de junio y principios de julio, utilizando preferentemente la vacuna bivalente contra la enteritis vírica y el botulismo. Si se han producido brotes de la enfermedad, el programa de vacunación debe repetirse durante tres años consecutivos, para tratar de evitar nuevos brotes en la misma explotación.

Para la desinfección sirven la formalina (al 3 %), lejía de sosa (al 2 %), cloramina (al 5 %) También se usa el cloruro de calcio al 5 %. Las medidas de limpieza y desinfección se llevarán a efecto en todo el ámbito de la granja y dependencias de la misma (cocina de piensos, frigoríficos, etc.).

Bibliografía

Dubowaja, R. G. (1977): Schnelldiagnose der Virusenteritis der Nerze mit Hilfe der Diffusionspräzipitationsreaktion im Agargel. Krolikowodstwo i Swjerowodstwo Nr. 2, 34.
Kääriäinen, L., Kangas, J., Keränen, S., Nyholm, M., u. Weckström, P. (1966): Studies on mink enteritis virus. Arch. Virusforsch. **19**, 197.
Krunajević, T. (1970): Experimental virus enteritis in mink. Acta vet. scand., Suppl. 30.

13.3. Enfermedad aleutiana del visón
(H. Zimmermann)

(Al.: *Aleutenkrankheit des Nerzes; Plamazytose;* ingl.: *Aleutian disease;* fran.: *Plasmocytose)*

La enfermedad aleutiana es una enfermedad infecciosa y contagiosa de los visones, que presenta curso crónico y está provocada por un agente filtrable de naturaleza vírica. Como la enfermedad aleutiana parecía presentarse inicialmente sólo en visones homocigóticos con respecto al gene aleutiano, ello dió lugar a la denominación, en cierto modo equívoca, de la afección. Después de haberse comprobado que también otros tipos de visón podían padecer la enfermedad, la denominación de plasmocitosis constituye una más exacta expresión de la enfermedad. Se incluye entre las infecciones causadas por virus lentos (véase 20).

Historia y presentación. La enfermedad fue descrita por vez primera por Hartsough y Gorham (1956).

Se ha podido comprobar su existencia en las explotaciones de visones de todos los países.

Etiología. Desde que en 1962 se logró transmitir la enfermedad aleutiana a visones de experimentación con suspensiones de órganos y filtrados obtenidos a través de placas Seitz, se considera como causante de la enfermedad un agente de naturaleza vírica de un tamaño del orden de 50 nm. Tsai y col. (1968) identificaron partículas semejantes a virus de 25 nm de diámetro. El agente causal se ha identificado con posterioridad como un parvovirus (13.).

Receptividad. Frente a la enfermedad son especialmente receptibles los visones, que, por mutación, presentan el gene aleutiano en forma homocigótica. Otros visones de tipo mutacional y visones standard poseen una resistencia al padecimiento de la enfermedad notablemente superior.

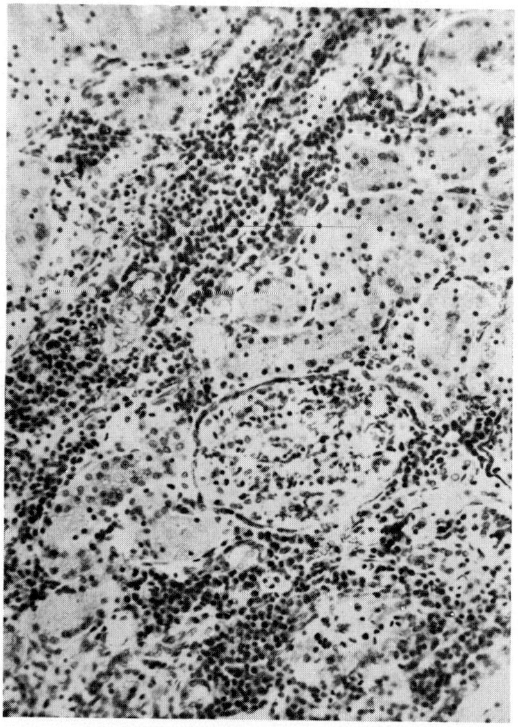

Fig. 81. Enfermedad aleutiana del visón. Riñón con infiltración intersticial focal de células plasmáticas.

Epizootiología y síntomas clínicos. La enfermedad puede pasar desapercibida o ser desconocida especialmente en granjas de visones standard y de visones de tipos mutacionales sin el gene aleutiano homocigótico, puesto que en estos visones frecuentemente sólo los malos resultados obtenidos del cruzamiento con hembras en gran parte sin descendencia o con elevada mortalidad de los cachorros en los primeros días de vida, indican la presencia de la enfermedad aleutiana. Como la afección adopta en la mayoría de los casos un curso crónico, las bajas resultan numerosas entre los animales adultos en los meses de otoño e invierno.

Experimentalmente se ha logrado transmitir la enfermedad utilizando sangre, suero, médula ósea, heces, orina y saliva de visones enfermos. El período de incubación tras el contagio experimental es de 3-4 semanas. Después de transcurrido este tiempo pueden encontrarse los primeros infiltrados de células plasmáticas en el hígado, riñones y ganglios linfáticos. Las características de la enfermedad en las fases iniciales son poco típicas. Consisten en adelgazamiento progresivo, siendo el consumo de alimento todavía normal el principio. A la vez que se va perdiendo paulatinamente el apetito, aumenta el consumo de agua, en las heces aparece sangre y partes de alimento sin digerir, hasta que finalmente las heces son negras y parecidas a la pez o alquitrán. En una parte de los animales se observan defectos de la mucosa en la cavidad bucal. La muerte se presenta después de una duración de la enfermedad de varias semanas con manifestaciones de anemia y apatía.

Anatomía patológica. En la mayoría de los animales enfermos, que suelen encontrarse en mal estado de nutrición, se observan como característica más destacada lesiones en los riñones, que aparecen amarillentos, tumefactos y cubiertos de hemorragias petequiales. Frecuentemente se encuentran también riñones fruncidos, con varias pequeñas prominencias en la superficie y zonas deprimidas cicatriciales. Simultáneamente el hígado y el bazo están tumefactos y existe un aumento de tamaño de los ganglios linfáticos corporales y de los órganos.

El cuadro histopatológico se caracteriza por una proliferación intersticial y focal de células plasmáticas en la corteza renal (fig. 81). Al aumentar la infiltración de células plasmáticas, aparecen cilindros homogéneos en los túbulos renales. En el hígado se observan infiltrados de células plasmáticas, predominantemente en los espacios periportales. Es notable la proliferación de los conductos biliares, que no se limita a los espacios porta, sino que aparece también en el interior de los lobulillos hepáticos (fig. 82). La proliferación e infiltrados de células plasmáticas se aprecian también en los ganglios linfáticos, bazo, músculo cardíaco, médula ósea y encéfalo. En algunos casos existe también una periarteritis nodosa.

Diagnóstico. Los síntomas clínicos y las lesiones anatomopatológicas, que en una explotación pueden observarse primero en los tipos mutantes homocigotos respecto al gene aleutiano (por ejemplo, en visones de tipo zafiro), indican la presencia de la enfermedad aleutiana. El diagnóstico puede asegurarse por medio del examen histológico de los órganos de los visones muertos.

Para realizar el diagnóstico en el animal vivo se ha venido practicando exclusivamente hasta ahora la comprobación de la hipergammaglobulinemia existente en la enfermedad aleutiana. Junto con un aumento de la proteína total, en el suero sanguíneo de los animales enfermos existe una elevación de la gammaglobulina hasta del 50 %, descendiendo simultáneamente la fracción albúmina.

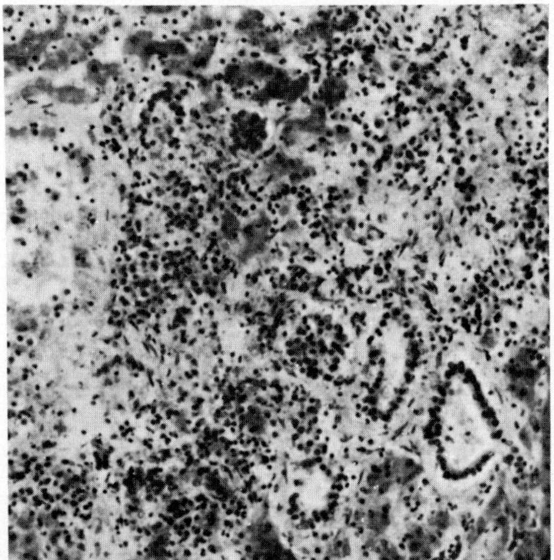

Fig. 82. Enfermedad aleutiana del visón. Hígado con infiltración de células plasmáticas y proliferación de los conductos biliares.

En condiciones prácticas y con fines diagnósticos se realiza la prueba de la aglutinación con yodo (RAY), que se basa en la reacción del yodo-yoduro potásico de Mallén y col. y que pone de manifiesto el aumento de gammaglobulina que acompaña a la enfermedad aleutiana. El resultado de la reacción es positivo en cuanto el valor de la gammaglobulina está por encima del 22 %.

Para realizar la prueba se obtiene una gota de sangre, cortando con unas tenacillas una uña y absorbiendo la gota con un tubito capilar de microhematocrito. Después de centrifugar en una centrífuga para tubitos de microhematocrito, se mezcla sobre un portaobjetos una gota del suero obtenido sin hemólisis con la misma cantidad de una solución de yodo-yoduro potásico (2 g de yodo, 4 g de yoduro potásico, agua destilada hasta 30 ml); la aparición de grumos o flóculos indica un resultado positivo.

Como la RAY es una prueba inespecífica, también da resultados positivos en otras enfermedades que cursan con hipergammaglobulinemia (por ejemplo, abscesos y tuberculosis). En el empleo de este test se tendrán en cuenta el curso de la enfermedad en la granja y los hallazgos histopatológicos registrados en los órganos de los visones autopsiados. Los visones en fase temprana de la enfermedad aleutiana dan reacción RAY negativa, ya que la reacción positiva sólo se registra por lo general 3-5 semanas después del contagio.

Un método específico de diagnóstico de la enfermedad aleutiana es el propuesto en 1972 por Cho e Ingram con el nombre de inmunoelectroforesis de recuento (Counter inmunoelektrophorese, CIEP), que presupone la existencia del correspondiente antígeno. Con este procedimiento de investigación se puede evidenciar la enfermedad ya 7-10 días p.i.

Diagnóstico diferencial. Deben tenerse en cuenta la tuberculosis (47.1.), las hepatitis y nefritis.

Tratamiento y profilaxis. Los intentos realizados hasta ahora para tratar la enfermedad no han tenido éxito.

La profilaxis debe basarse en someter todos los visones destinados a la reproducción a la RAY ó CIEP antes de pelechar, y en no admitir para la reproducción del año siguiente ningún animal cuya reacción sea positiva. Resulta útil realizar un segundo análisis antes del apareamiento en febrero. Las hembras con resultados reproductores insatisfactorios y sus descendientes deben alojarse después del parto en jaulas separadas del resto de los animales, puesto que una parte de estos visones puede considerarse sospechosa de padecer la enfermedad.

Los espacios cercados o parques y las jaulas de animales muertos o de reacción positiva deben limpiarse a fondo y desinfectarse por calcinación con lanzallamas, antes de volver a instalar en ellos nuevos animales. Como desinfectantes químicos se recomiendan compuestos de yodo, lejía de sosa y formalina.

Bibliografía

Brummerstedt, E. (1976): Preparation of antigen for the counterimmunoelectrophoretic test for plasmacytosis in mink. Acta vet. scand. **17**, 395.

Cho, H. J., u. Ingram, D. G. (1973): Antigen and antibody in aleutian disease in mink. II. The reaction of antibody with the aleutian disease agent using immunodiffusion and immunoelectroosmophoresis. Canad. J. Comp. Med. **37**, 217.

Henson, J. B., Leader, R. W., u. Gorham, J. R. (1961): Hypergammaglobulinemia in mink. Proc. Soc. Exp. Biol. Med. **107**, 919.

Trautwein, G. (1963): Experimentelle Untersuchungen über die Aleutenkrankheit („Aleutian Disease") der Nerze. Arch. exper. Vet.med. **18**, 278.

13.4. Enfermedad de Derzsy del ganso (J. Mészáros)

(Al.: *Derzsysche Krankheit der Gans, Parvovirus-Infektionen der Gänse, Gänseenterohepatitis*)

Se da el nombre de enfermedad de Derzsy a una afección de los gansos que causa graves pérdidas, como consecuencia de lesionar el hígado y miocardio en los efectivos de estas aves de 1-4 semanas de edad.

Historia. Una enfermedad parecida a la de Derzsy en muchas características, pero diferente en otras, fue descrita por primera vez por Riemer (1904) como septicemia exudativa del ganso, que fue atribuida a la acción del *Bacillus septicaemiae anserum exsudativae*. La falta de información sobre la enfermedad y sus causas no permite exponerla con criterio uniforme.

Sólo en tiempos muy recientes han comenzado los esfuerzos por establecer una nomenclatura unificada de las embrolladas denominaciones asignadas a esta enfermedad de los gansos. El nombre al principio generalizado de influenza de los gansos es erróneo por muchas razones. También la designación de peste de los gansos es improcedente. Denominaciones todavía utilizadas como enteritis vírica, hepato-nefritis ascítica, miocarditis infecciosa y hepatitis vírica tampoco son exactas, puesto que únicamente se refieren a hechos patológicos aislados, que también pueden obedecer a otras causas. La Poultry Science Association Goose Working Group propuso en 1974 el nombre de enfermedad de Derzsy para designar la afección de los gansos producida por el parvovirus.

Presentación. Desde mediados de los años 60 se viene informando sobre la presencia de la enfermedad en varios países de Europa, así como fuera de este continente. La casi simultánea presentación de la enfermedad en regiones muy distantes entre sí obedece a la creciente intensificación de la producción de gansos, sobre todo con la incubación a máquina de los huevos de gansa.

Etiología. En las comunicaciones publicadas desde 1965 sobre la enfermedad se ha descrito a un virus como causa de la misma. Una parte de las cepas víricas aisladas en diversos países sólo se multiplican en embrión de ganso o en cultivos celulares preparados a partir de éste; otra parte también era capaz de replicarse en células de gallina doméstica. El agente fue considerado por la mayoría de los autores como un reovirus. Schettler (1973) supuso que era un parvovirus, pero las propiedades por él descritas no estaban por completo de acuerdo con las de este grupo de virus. Hoy se sabe que el parvovirus (Dannacher y col., 1974; Kisary y Derzsy, 1974) responsable de la enfermedad de Derzsy puede presentarse también ocasionalmente en infecciones mixtas junto con reovirus (Derzsy y 1975). En las cepas de parvovirus del ganso aisladas en diversos países ha sido comprobada la misma constitución antigénica (Kisary y Derzsy, 1975).

El parvovirus de la enfermedad de Derzsy se multiplica exclusivamente en embrión de ganso y de pato mudo o en fibroblastos cultivados de estos embriones. Mata al embrión de ganso en el plazo de 5-7 días. En las células afectadas se forman en el núcleo CoI del tipo Cowdry A. Su ciclo de réplica dura 36-48 horas. Los viriones miden 20-22 nm y tienen forma icosaédrica. El virus es resistente al cloroformo y al calor; también conserva su capacidad infectante a pH 3.

Entre los desinfectantes ensayados, la formalina desarrolla la máxima eficacia contra el virus.

Receptividad. Sólo el ganso y el pato mudo son sensibles a este virus.

Inmunidad. Epizootiología. Tras el contagio a la edad de 20 días se forman primero IgM y luego IgG, que después se evidenciaron largo tiempo con títulos cada vez más reducidos. En la descendencia de gansos inmunizados de esta manera se aprecia una marcada inmunidad transmitida al huevo y que exhibe altos títulos hasta los 14-16 días de vida. La inmunidad vitelina confiere una eficaz protección contra el contagio por parvovirus. De esta manera, la descendencia de las gansas de puesta infectadas aparece transitoriamente como exenta de enfermedad. Tras la debilitación de la inmunidad vitelina, v. gr. al final del período de la puesta o en los años siguientes a pasar la enfermedad las gansas de puesta, vuelve a presentarse la enfermedad en su descendencia. Con esto concide también la observación de que aquellos gansos recién nacidos que disponen de una discreta inmunidad vitelina, por lo general no enferman a la edad de 8-12 días característica de la enfermedad, sino que enferman durante la 3ª semana de vida.

La presencia de anticuerpos adquiridos pasivamente protegen en general a las crías de ganso contra la enfermedad en lo referente a un contagio, pero tales animales se convierten por lo común en portadores y excretores del virus. Sin embargo, los casos clínicos aparecen sólo hasta la edad de 30 días. En los casos típicos se inician los accesos de la enfermedad y las pérdidas entre los días 8 y 12 de vida, alcanzando su punto más intenso entre los días 12 y 15. Durante la 4ª semana de vida terminan las bajas. La segunda fase de la epizootia puede verse complicada en ocasiones por infecciones secundarias debidas a salmonelas, microplasmas ú hongos. Cuando son malas las condiciones higiénicas, pueden presentarse también las infecciones secundarias con mayor frecuencia, como consecuencia de la acción patógena de los microorganismos participantes en las mismas.

La existencia de una inmunidad vitelina puede modificar significativamente el curso de la epidemia. Esto también se halla en estrecha relación con el momento del contagio. En una parte de los huevos procedentes de efectivos de puesta infectados está presente el virus (contagio germinativo). Las crías nacidas de los huevos infectados o las que permanecen en estrecho contacto con ellas pueden contaminar de forma masiva el aire ambiental de la máquina incubadora. Esto explica la frecuente presencia de la enfermedad tras pasar a utilizar las máquinas incubadoras. La transmisión se realiza también en los alojamientos a los gansos en edad receptible. La intensidad de los contagios por contacto depende del número de las crías ya infectadas al llenar las naves y de las condiciones de manejo (alta densidad de población).

Síntomas clínicos. El plazo de incubación dura 7 días. Clínicamente se presenta la infección sólo cuando ataca a los animales en la primera semana de vida. Las infecciones más tardías tienen curso inaparente.

La forma aguda se caracteriza por pérdida de apetito, retraso del crecimiento y movimientos dificultados. Algunas aves aparecen resfriados y respiran con dificultad. En la mayor parte de estos casos, una micosis pulmonar secundaria provoca disnea. Muchas veces se presenta diarrea.

En el curso crónico, en casos aislados puede la palpación proporcionar información sobre la existencia de ascitis. El desarrollo de los animales es llamativamente desigual. Muchas crías pierden el plumaje del dorso.

Durante la convalecencia se aprecia retraso en el crecimiento. Después de extinguirse la enfermedad, persisten todavía trastornos del plumaje durante semanas.

Pronóstico. La mayor parte de los animales enfermos mueren en el curso de pocos días. En la forma crónica, las bajas sólo aparecen pasados los 7-12 días de vida. La tasa de mortalidad puede ser muy variable; depende de la inmunidad, situación epizootiológica, edad de los animales en el momento del contagio, y condiciones higiénicas (ver los apartados "Inmunidad. Epizootiología"), oscilando entre el 0 y 60 %.

Anatomía patológica. Se aprecia redondeamiento del corazón (corazón esférico), así como palidez y fragilidad del miocardio. El hígado está hiperémico, degenerado y exhibe color amarillo arcilloso. Existe enteritis entre suave y grave. Los riñones están hiperémicos y aumentados de volumen; el bazo conserva su tamaño normal, apareciendo como máximo ligeramente aumentado de volumen. Rara vez y en escaso número se aprecian hemorragias en las membranas serosas y mucosas, que son más frecuentes en el tejido conjuntivo subcutáneo.

Cuando el curso de la epidemia es lento, en un considerable número de animales se acumula líquido seroso y depósitos de fibrina en las cavidades corporales y bolsa cardíaca. La fibrina forma revestimientos gelatinosos o reticulares en la superficie del pericardio y de los órganos abdominales. El tejido conjuntivo subcutáneo muestra infiltración edematosa.

En la segunda mitad del periodo epidémico (o al principio, si se trata de casos de enfermedad que aparecen al final de la 2ª semana de vida), el cuadro anatomopatológico puede verse modificado por la intervención de infecciones secundarias por *Salmonella typhi-murium* (31.) en forma de hemorragias, infarto esplénico, graves inflamaciones intestinales y focos necróticos en los órganos parenquimatosos. Así mismo, pueden aparecer lesiones típicas de micosis (55.2.3.), de contagios por micoplasmas (24.) o por *Escherichia coli* (32.4).

En los casos agudos, el cuadro histológico muestra una hepatitis serosa que cursa con notables lesiones parenquimatosas, así como alteraciones edematosas, degeneración difusa y focos de necrosis en el miocardio. Más tarde se aprecia inflamación semiaguda e intersticial del hígado y una inflamación reparadora del músculo cardíaco que cursa con proliferación del tejido conjuntivo. En la fase aguda de la enfermedad se forman con frecuencia CoI del tipo Cowdry en el núcleo de las células hepáticas y miocardio.

Diagnóstico. Es posible en los casos típicos, a la vista del peculiar curso de la epidemi, de sus síntomas clínicos y, en particular, por las lesiones anatomopatológicas. Pero frecuentemente – sobre todo cuando enferman animales con cierta inmunidad vitelina – no puede prescindirse del diagnóstico de laboratorio. Aquí destaca sobre todo el aislamiento del virus, que se logra de manera óptima a partir del hígado.

Para la multiplicación sirven mejor aquellos cultivos de fibroblastos de embrión de ganso en que todavía hay células en vías de división. También la cavidad alantoidea de los huevos de gansa incubados durante 9 días sirve para el aislamiento del virus (aun cuando los reovirus que eventualmente pudieran estar presentes en el huevo originen a veces diagnósticos equivocados).

Para la instauración de un diagnóstico indirecto o retrospectivo está indicada la RN con suero sanguíneo. Los títulos determinados en animales de menos de 3 semanas de edad permiten deducir la presencia de una inmunidad vitelina, es decir, de haber pasado la enfermedad las gansas ponedoras. La RN sirve también para investigciones en serie de la población de gansas ponedoras, aunque siempre sobre la base de disponer de gran número de muestras de suero, ya que en el efectivo de puesta no todas las aves exhiben un título sérico mensurable.

Diagnóstico diferencial. La debilidad vital que se presenta en la primera semana de vida puede excluirse atendiendo al curso y a las características lesiones anatomopatológicas. La presencia de una salmonelosis idiopática (31.) no se limita a animales de 1-4 semanas de edad. La micosis pulmonar (55.2.3.1.) es fácil de deslindar. La peste de los patos (17.12.) aparece con preferencia en edades más avanzadas y cursa con intensas hemorragias, así como con revestimientos en tráquea y cloaca.

Profilaxis y lucha. La prevención y lucha contra la enfermedad se basan en medidas higiénicas e inmunológicas. Lo más importante es el manejo estrictamente separado de los efectivos infectados y sin infectar, al igual que la incubación separada de sus huevos. Unas condiciones higiénicas intachables en la sección de incubación (desinfecciones) resultan indispensables. Atendiendo a la extraordinaria resistencia del agente causal, se tratará de evitar con particular cuidado la entrada del mismo con objetos contaminados.

Para la prevención específica se dispone de métodos de inmunización activos y pasivos. El antisuero será de animales convalecientes (3 semanas después de pasar la enfermedad)o, lo que es mejor, se obtendrá de gansos de cebo mediante hiperinmunización. Por proteger el suero inmune sólamente aquellas crías todavía sin contagiar, la aplicación del mismo conviene practicarla ya en el primer día de vida. El tratatamiento con suero puede reducir considerablemente las bajas, pero no es capaz de proteger contra el contagio transmitido con el huevo o en la incubadora. Una parte de los gansos que pasan la enfermedad protegidos por el suero se hacen portadores del virus. Según esto, la aplicación de suero puede reducir notablemente las pérdidas económicas, pero no elimina la propia infección (Kisary y Meśzáros, 1977).

Kisary y col. obtuvieron una variante debilitada del agente causal que se multiplica bien en el embrión de ganso sin llegar a matarlo. La vacunación con esta cepa la soportan incluso las sensibles crías de un día sin mostrar alteraciones en su estado de salud. No se instauran lesiones histológicas. La aplicación a gansos de más de 40 días de edad proporciona una marcada inmunorreacción.

La descendencia de las gansas ponedoras inmunizadas por dos veces con la cepa vacunal un mes antes de iniciar el periodo de puesta, dispone de una fuerte inmunidad vitelina, que protege inclusive contra contagios masivos artificiales (Kisary y Mészáros, 1977). Con el uso regular de esta vacuna, y observando unas adecuadas medidas higiénicas, parece posible llegar a obtener núcleos de gansos libres de la enfermedad a partir de grupos de descendientes de poblaciones infectadas.

Bibliografía

Derzsy, D. (1967): A viral disease of goslings. I. Epidemiological, pathological, clinical and aetiological studies. Acta vet. hung. **17**, 443.

Kisary, J. (1977): Immunological aspects of Derzsy's disease in goslings. Avian Pathol. **6**, 327.

Kisary, J., Derzsy, D., u. Mészáros, J. (1978): Attenuation of the goose parvovirus strain B. Laboratory and field trials of the attenuated mutant for vaccination against Derzsy's disease. Avian Pathol. **7**, 397.

Schettler, C. H. (1971): Isolation of a highly pathogenic virus from geese with hepatitis. Avian Dis. **15**, 324.

14. Peste porcina africana
(H.-W. Fuchs)

(Al.: *Afrikanische Schweinepest;* lat.: *Pestis africana suum;* ruso: *Африканская чума свиней*; ingl.: *African swine fever;* fran.: *Peste porcine africaine)*

La peste porcina africana (PPA) es una enfermedad vírica de los cerdos altamente contagiosa, de curso sobreagudo o crónico y de carácter septicémico, que produce un grave cuadro clínico y gran número de bajas en el género *Sus.* Etiológicamente no está emparentada con la peste porcina "europea".

Historia y presentación. La PPA, endémica en Africa al Sur de los 10 grados de latitud norte, fue descrita por vez primera por Montgomery (1921) en Kenia. Se han producido también amplios brotes de la enfermedad en Argelia y Senegal. Geiger (1937) logró diferenciar inmunológicamente la PPA de la peste porcina "clásica europea". En 1957 la PPA apareció por vez primera en Europa. Probablemente el agente productor fue introducido en Portugal a través de desperdicios de cocina de la línea aérea Angola-Lisboa. La epizootía pudo dominarse por medio de intensas medidas de lucha sanitaria en un breve plazo, pero reapareció de nuevo en 1960, para extenderse por España en el mismo año.

Desde entonces permanece estacionaria la PPA en la Península Ibérica. En 1964, 1967 y 1974 se registraron brotes en el SO. de Francia. Un brote epidémico causante de grandes pérdidas se produjo en Italia en 1967, y otro similar en Cuba en 1971. Mediante rigurosas medidas de lucha dictadas por la OIE, se ha conseguido erradicar la PPA en un tiempo relativamente corto. En 1978 se tuvo noticia de brotes epidémicos en Brasil, República Dominicana, Malta y Cerdeña.

Etiología. El agente causal de la PPA pertenece a la familia *Iridoviridae,* en la que se incluyen también, entre otros, el género *Iridovirus,* patógeno para distintos insectos, varios agentes patógenos para los anfibios, así como el virus de la enfermedad linfoquística de los peces. Se trata de grandes virus de simetría icosaédrica, con un diámetro hasta de 300 nm; su multiplicación tiene lugar en el citoplasma de las células hospedadoras. El genoma vírico consta de una sola molécula de DNA en doble cordón.

Las partículas maduras del virus de la PPA tienen aspecto exagonal en cortes ultrafinos; su tamaño es de 175-215 nm y poseen una cápsida de 18-20 nm de grosor. El número de capsómeros es de 812. El cordón de DNA contenido en el nucleoide de 72-90 nm de grosor mide 60 µm de longitud y tiene un peso molecular próximo a 100 x 10^6 Dalton. Al contrario de lo que sucede en los iridovirus presentes en los invertebrados, el virión de la PPA se envuelve con una capa externa lipídica al abandonar la célula hospedadora. Las partículas purificadas de virus contienen 5 polipéptidos estructurales. La compleja estructura antigénica del virus no se conoce todavía suficientemente. Las diferencias antigénicas registradas entre diversos aislados del virus se refieren sobre todo al antígeno hemoadsorbente que se localiza evidentemente en la envoltura externa del virus.

El virus de la PPA es lábil ante el éter y cloroformo, es atacado por la lipasa pancreática y exhibe resistencia frente a la tripsina. In vitro puede multiplicarse en cultivos de leucocitos o médula ósea de cerdo. Desarrolla efecto citopático en forma de lesiones nucleares y citoplasmáticas, formación de células gigantes, así como de CoI citoplasmáticos que contienen DNA. En cultivos de leucocitos y en presencia de eritrocitos de cerdo origina el fenómeno de la hemoadsorción, que tiene gran importancia práctica tanto para diagnosticar la PPA como también para la titulación del virus. Tras la adaptación se consigue que el virus también se multiplique en células de otros órganos del cerdo, así como en líneas celulares permanentes (PK, BHK, VERO), habiéndose desarrollado a tal fin diversos tests de placas.

El agente exhibe una tenacidad extraordinaria, que además puede aumentar cuando el virus se halla incluido en medios proteicos.

A 60 °C tarda en inactivarse 30 minutos, pero a temperatura de laboratorio conserva su capacidad infectante durante 4 meses ó más, por ejemplo en carne o embutidos ahumados o salazonados. En canales de animales conservadas a 4 °C el virus se mantiene durante 5-7 meses. Sangre conteniendo virus conservada por congelación a bajas temperaturas conserva su capacidad infectante durante 5-6 años. Los procesos de putrefacción e incluso la luz solar inactivan al virus muy lentamente. El virus contenido en sangre persiste en tierra de jardines y arena hasta 205 días, en trozos de madera hasta 190 días, y en aguas de estanques o charcas hasta 70 días. La orina y las heces albergan el virus con capacidad infectante a 4 °C durante 60 y 160 días, respectivamente.

Particular atención merece la capacidad de resistencia del virus dentro de una amplia zona de pH. El agente conserva su infecciosidad a pH 13,4 hasta 21 horas, y, si está incluido en proteína sérica, hasta 7 días; resiste la acción de un pH de 3,9 durante 20 horas.

Receptividad. El cerdo doméstico y el cerdo salvaje europeo exhiben una elevada sensibilidad, lo que provoca mortalidades del 100 % en regiones hasta entonces sin la enfermedad. En cambio, tres tipos de cerdos salvajes africanos, el cerdo verrugoso o facocero (*Phacochoerus aethiopicus*), el potamocero (*Potamochoerus porcus*) y el hilocero (*Hylochoerus meinertzhageni*), conocidos como portadores del virus, sólo padecen infecciones clínicamente inaparentes.

Experimentalmente se ha logrado adaptar el virus al conejo, cabrito y embrión de pollo.

Inmunidad. El virus de la PPA induce la formación de anticuerpos fijadores del complemento (12 días p.i.), inhibidores de la hemoadsorción y precipitantes (16 días p.i.), pudiendo los últimos citados conjugarse con colorantes fluorescentes y ferretina. Los animales con la enfermedad crónica generan una marcada hipergammaglobulinemia. En cambio, hasta ahora no se han evidenciado con absoluta certeza anticuerpos neutralizantes del virus. En la actualidad permanece oscuro por qué gran parte de los cerdos convalecientes o vacunados con virus atenuado resisten a pesar de todo un contagio de prueba (¿interferencia, inmunidad infecciosa?).

El específico comportamiento inmunobiológico del virus de la PPA se caracteriza también por no permitir sacar provecho práctico de vacunas de virus vivo atenuado. Antes bien, se pudieron observar frecuentes complicaciones postvacunales con casos de muerte, la presentación de cuadros atípicos de la enfermedad, así como eliminación de virus vacunal o de campo.

En los animales infectados por el virus de la PPA no se registran profundas alteraciones funcionales del sistema inmunitario humoral. También disponen de capacidad para la llamada respuesta inmunitaria celular condicionada (alergia de tipo retardado).

Epizootiología. En el proceso epizootiológico tienen interés tres cadenas infectantes: cerdo salvaje africano-cerdo salvaje africano, cerdo salvaje africano-cerdo doméstico y cerdo doméstico-cerdo doméstico.

En muchas regiones de la zona tradicionalmente infectada del sur y el oeste de Africa aparecen como portadores del virus hasta el 40 % de los jabalíes verrugosos; la investigación serológica permite presumir tasas de contagio todavía mayores. Es evidente que la transmisión del virus no se realiza ni por contacto, ni en vertical. Se da más bien como seguro que en el mantenimiento del ciclo contagioso participa principalmente la garrapata *Ornithodorus moubata porcinus* como vector biológico. Estas garrapatas, presentes en muchas poblaciones, contienen virus de la PPA hasta en un 4,5 %, que no sólamente persiste en el organismo de los parásitos durante meses, sino que también se multiplica en él; luego, el virus es excretado con la saliva, excrementos, líquido coxal y secreciones de las glándulas genitales accesorias masculinas. De acuerdo con recientes investigaciones, las garrapatas se contagian principalmente por vía sexual.

De la transmisión del virus a los cerdos domésticos se hacen también responsables en primer lugar a las garrapatas en los focos tradicionalmente pestosos de Africa.

El proceso epizoótico en los cerdos domésticos sigue reglas similares a las de la peste europea. Los animales enfermos eliminan virus al principio en escasa concentración a través de la mucosa faríngea al iniciarse la reacción febril (2-3 días p.i.). Más tarde, a partir del tercer día de fiebre se registra una eliminación masiva de virus con las secreciones, heces, orina y vómitos. Los cerdos que sobreviven pueden eliminar virus durante meses. El ingreso del virus en el organismo se realiza por muchas vías. Para el contagio experimental hacen falta en aplicación oral $10^{5,4}$ dosis hemoadsorbentes (HAD_{50}), en aplicación i.n. 10^3 HAD_{50}, y en la aplicación parenteral 10 HAD_{50}. La transmisión aerógena de virus tenía éxito en las experiencias correspondientes a una distancia superior a

2,3 metros. Debido a la gran resistencia del virus, también tiene gran importancia la transmisión indirecta del mismo. Particular amenaza suponen los residuos de cocina de las carnes y embutidos portadores de virus, las canales de cerdos muertos o sacrificados eliminadas sin cumplir con las prescripciones al efecto, los desperdicios de matadero, alojamientos, utensilios, vehículos, así como estiércol, purin y piensos contaminados insuficientemente desinfectados. Por último, merecen atención los vectores mecánicos de gran movilidad (insectos y otros parásitos, roedores, perros y gatos).

Patogenia. El virus penetra en el organismo por las vías i.cu., bronquial y entérica, aunque destacan sobre todo los contagios oral y nasal, actuando entonces las tonsilas como puerta de entrada y los ganglios linfáticos maxilares como lugar de multiplicación primaria del virus. Lo más tarde 48 horas p.i. se produce viremia, en cuyo transcurso se registra una tumultuosa multiplicación del virus en monocitos, macrófagos y células reticulares, pero más tarde también en los ganglios linfáticos y células endoteliales, hepáticas y de la médula ósea. En la sangre aparece asociado el agente causal a eritrocitos y leucocitos. El cuadro de la PPA aguda consta de graves lesiones regresivas de los tejidos linforreticulares y endoteliales consecuentes a la acción directa del virus, en unión de profundos trastornos circulatorios. La PPA crónica se caracteriza por una parte por manifestaciones víricas comparativamente atenuadas (premunición, debilitación de la virulencia) y por otra parte por la aparición de infecciones bacterianas secundarias.

Por añadidura se apuntan procesos inmunopatológicos y progresivo aumento de volumen de los ganglios linfáticos, artritis, neumonías y ulceraciones cutáneas, atribuidas a la actuación de complejos antígeno-anticuerpo en el sentido de un fenómeno de Arthus.

Síntomas clínicos. Pronóstico. El plazo de incubación dura 2-9 días. En ocasiones puede prolongarse hasta 28 días.

En el curso sobreagudo, los casos de muerte se producen dentro del plazo de incubación.

En la forma aguda se aprecia en primer lugar un aumento de la temperatura corporal hasta 42 °C; algunos animales muestran ya pérdida de apetito y debilidad general. Entre 2 y 3 días más tarde se forman múltiples manchas hemorrágicas y cianóticas en la piel, así como hematomas en las orejas. Se producen hemorragias por la nariz y ano, diarrea hemorrágica y vómitos. Otros síntomas son disnea y manifestaciones nerviosas centrales (rechinar de dientes, trastornos del movimiento, temblores musculares y parálisis de las extremidades posteriores). Las cerdas gestantes abortan. En el aspecto hematológico se advierte descenso del número de leucocitos hasta del 40 % (linfopenia y monocitopenia, con neutrofilia relativa y desviación a la izquierda del cuadro hemático diferencial) y trombocitopenia. La muerte se produce en el curso de 2-7 días como final de un estado comatoso profundo, con colapso circulatorio y caída de la temperatura corporal a 35,6 °C. La mortalidad es casi del 100 %.

Las formas subagudas y crónicas se dan por lo regular sólamente en comarcas con la enfermedad enzoótica. Pueden durar 1-15 meses, caracterizándose por enflaquecimiento, ataques periódicos de fiebre, edematización del tejido subcutáneo, inflamación de las articulaciones, necrosis cutáneas y bronconeumonías. La mortalidad puede disminuirse al 30-40 %.

A veces se producen también formas clínicamente inaparentes.

Anatomía patológica. La necropsia ofrece, análogamanete al caso de la peste porcina europea, un cuadro correspondiente a una septicemia hemorrágica. Además de hemorragias puntiformes y en sábana en las membranas serosas, en las mucosas de la cavidad nasal, laringe, tráquea, estómago, intestino, vesícula biliar, vejiga de la orina y pelvis renal, existen también lesiones necrótico-hemorrágicas en el pulmón, riñones y ganglios linfáticos, así como en otros órganos. En el 6-90 % de los casos existe una tumefacción hiperémica-hemorrágica del bazo. Como consecuencia de los trastornos de la permeabilidad y de la circulación, aparecen además edematizaciones en los pulmones, subcutis, submucosa de la vesícula biliar y de estómago e intestino, así como colecciones abundantes de líquido serohemorrágico en las grandes cavidades orgánicas. El fundamento de las lesiones mencionadas son procesos necróticos, todavía más intensos que los aparecidos en la peste porcina europea, de las células linforreticulares y endoteliales, cuyos núcleos experimentan cariorrexis. Histológicamente se observa también una meningoencefalitis monocitaria, focos de necrosis en el hígado, hepatitis monocitaria-eosinofílica intersticial y necrosis fibrinoide generalizada de la pared vascular con trombosis.

Las formas de curso crónico se caracterizan por hiperplasias generalizadas de los ganglios linfáticos, necrosis cutáneas, artritis fibrinosas, así como inflamaciones difteroide-necrosantes del canal gastrointestinal y de los pulmones. A medida que se acentúa la cronicidad, van apareciendo signos septicémicos.

Diagnóstico. Diagnóstico diferencial. Para sospechar la existencia de PPA cuando se presenta por primera vez hay que fijarse en el curso turbulento y mortal casi al 100 % de la enfermedad, en el carácter extraordinariamente hemorrágico de la septicemia, y en la esplenomegalia hiperémico-hemorrágica. Otras enfermedades septicémicas como el mal rojo (30.1.) y la salmonelosis (31.2.) pueden diferenciarse de la PPA mediante análisis anatomopatológico y bacteriológico. Aquí debe tenerse en cuenta la posible presentación de infecciones mixtas o secundarias por salmonelas. Destaca, sin embargo, en el diagnóstico diferencial la distinción entre la PPA y la peste porcina europea (7.2.3.), que por otra parte resulta imposible en el terreno anatomopatológico.

El método más importante para diagnosticar la PPA y su simultánea diferenciación de la peste porcina europea estriba, en los países en que todavía no apareció la enfermedad, en la identificación o exclusión de la peste porcina con la RIF y en la prueba de transmisión i.m. de material orgánico sospechoso (suspensión de bazo) a cerdos reconocidamente inmunizados frente a la peste porcina. Si enferman de peste los animales inmunes, puede deducirse la existencia de PPA. Ya con la presentación de una reacción febril procede extraer a los animales de ensayo sangre para investigar en el laboratorio el virus de la PPA.

El test de la hemoadsorción de Malmquist se lleva a cabo en cultivos de leucocitos de cerdo que contienen glóbulos rojos.

De 10 a 72 horas después de inocular el material vehiculador de virus se registra una reacción positiva en forma de acúmulos estables, densos y diferentemente conformados de eritrocitos en la periferia de los leucocitos. Unas 24 horas después de la hemoadsorción se instaura el EC. En caso negativo o dudoso hacen falta 2 y 3 pases. Conviene señalar que también se obtienen aislados de virus de la PPA sin propiedades hemoadsorbentes, pero con la facultad citopatógena inalterada.

Otros métodos de laboratorio para identificar el antígeno de la PPA son la RFC, RAGP, y la RIF.

El procedimiento últimamente citado puede llevarse a cabo tanto sobre cultivos celulares infectados, sobre todo en combinación con el test de hemoadsorción, como también sobre frotis o cortes nativos congelados de bazo, ganglios linfáticos y otros órganos. El citoplasma de las células infectadas exhibe conglomerados fluorescentes de antígeno granulados y globosos.

La identificación de los anticuerpos de la PPA es posible con la RAGP, RFC, RIF indirecta, electroforesis inmuno-osmótica y con la inmunodifusión radial inversa.

Tratamiento. Resulta imposible, incluido el inmunoterápico. Está prohibido hacer intentos de tratamiento.

Profilaxis. Lucha. No se dispone de medios inmunoprofilácticos. Las experiencias hasta ahora recogidas indican que en la prevención y lucha contra la PPA únicamente las medidas oficiales consecuentes y bien organizadas en el aspecto epidemiológico permiten esperar resultados eficaces en la práctica.

En países no infectados, el procedimiento profiláctico más importante es la prohibición de ingreso y tránsito de cerdos domésticos y salvajes, así como de carne de cerdo y sus productos de todas clases, procedemtes de naciones con PPA. Particular atención requieren los aviones y barcos de trayectos internacionales en lo referente a alimentos transportados por los pasajeros y a residuos de las cocinas de abordo.

Un brote epidémico exige ser cortado rápidamente, con objeto de eliminar el virus de inmediato e impedir su difusión. A tales fines se tendrán en cuenta las peculiaridades epizootiológicas de la PPA y, en particular, la gran resistencia del agente causal.

La yugulación del foco requiere un absoluto aislamiento. Todos los cerdos enfermos o sospechosos de estar contagiados se sacrificarán sin derramamiento de sangre, destruyéndose sus cadáveres por calcinación y enterramiento profundo, a ser posible en el mismo lugar en que se registró la epidemia. Las cochiqueras, parques y vehículos de transporte deben someterse a una intensa desinfección con aquellos productos que generan un 3-4 % de cloro activo. Desarrolla también eficaz acción antivírica el o-fenil-fenol (10,0) en combinación con el o-benzil-p-clorofenol (8,5) y p-amil-fenol (2,0) en solución al 1 %. La utilización de lejía de sosa al 2 % en caliente sólo tiene acción complementaria. Se destruirán los piensos sospechosos de sufrir contaminación. Antes de iniciar las medidas de desinfección conviene desarrollar una campaña efectiva de lucha contra roedores depredadores y ectoparásitos. También debe someterse a aislamiento todo aquel establecimiento en que ingresaron cerdos procedentes del núcleo infectado hasta 30 días antes de presentarse el brote.

En un radio de 10-15 km en torno a la granja infectada se creará una zona de aislamiento dentro de la cual se someterán a sacrificio controlado con las correspondientes medidas de seguridad todos los cerdos, que se aprovecharán seguidamente en la preparación de conservas. La desinfección de las cochiqueras y vehículos de transporte se llevará a efecto como se ha señalado más arriba. Se sacrificarán los perros y gatos vagabundos. Todos los jabalíes cobrados en un círculo de 50 km se someterán inexcusablemente a análisis anatomopatológico y virológico. Todas las entradas de vehículos a la zona aislada deben pasar por puestos de control, que contarán con medios de desinfección. El tránsito de personas se reducirá al mínimo.

Hasta 150 km del foco epidémico se establecerá una zona de protección. Todas las explotaciones porcinas se someterán a estrictas cuarentenas y a continuada vigilancia médico-veterinaria. Se esto no puede garantizarse en pequeños establecimientos, deben sacrificarse los cerdos. Los cerdos que queden dentro de la zona de protección se protegerán mediante vacunas contra la peste porcina y el mal rojo. Las enfermedades que cursen con sintomatología semejante a la de la peste porcina africana deben considerarse como si se tratase de ésta, procediendo en consecuencia a adoptar las correspondientes medidas, incluso antes de que el laboratorio las excluya con su dictamen.

La repoblación de granjas infectadas con anterioridad y de explotaciones porcinas vacías existentes en la zona de aislamiento sólo puede llevarse a cabo según el criterio del Servicio Veterinario oficial. En el lugar en que hubo epidemia anteriormente sólo puede reanudarse la producción de cerdos cuando en los cerdos testigos instalados 10 meses después de la primera desinfección no aparecieron manifestaciones de la enfermedad en el plazo de dos meses.

Disposiciones veterinarias legales. La Disposición Complementaria 2 de 3.8.1973 a la VO de Epizootias de 11.8.1971 prescribe la obligación de dar parte periódicamente del estado de la PPA por el veterinario municipal al Director del Servicio de Veterinaria del Ministerio de Agricultura, Bosques y Alimentación (RDA). En caso de sospecha o de comprobación de PPA, hay que informar de ello obligatoriamente y en el plazo máximo de 6 horas al Director del Servicio de Veterinaria.

Para evitar la entrada de epidemias exóticas, de acuerdo con la Ley de Veterinaria de 20.6. 1962 y la Orden de Higiene Veterinaria de Vigilancia de Fronteras de 22.9.1966, recae sobre el Departamento de Veterinaria del Ministerio de Agricultura, Bosques y Alimentación y sobre el Cuerpo de Aduanas la responsabilidad correspondiente.

Bibliografía

Anonym (1971): Preliminary report on the African swine fever epizootic in Cuba. Methods of diagnosis and control. Bull. Off. internat. épizoot. **75**, 415.

Coggins, L. (1974): African swine fever virus. Pathogenesis. Progr. med. Virol. **18**, 48.

Fuchs, F., u. Fuchs, H.-W. (1968): Afrikanische Schweinepest. In: H. Röhrer, Handbuch der Virusinfektionen bei Tieren. Bd. III/1, 251. VEB Gustav Fischer Verlag, Jena.

Hess, W. R. (1971): African swine fever virus. Virol. Monogr. **9**, 1.

Kovalenko, Ja. R., Sidorov, M. A., u. Burba, L. G. (1972): Afrikanskaja čuma svinej. Izd. Kolos, Moskva.

Lucas, A., Haag, J., u. Larenaudi, B. (1967): La peste porcine africaine (Maladie de Montgomery). L' Expansion Scientifique Française, Paris.

Plowright, W., Perry, C. T., u. Greig, A. (1974): Sexual transmission of African swine fever virus in the tick, Ornithodoros moubata porcinus, Walton. Res. Vet. Sci. **17**, 106.

15. Infecciones por papovavirus
(W. Wittmann)

A propuesta de Melnick (1962) se incluyeron en el grupo de los papovavirus una serie de pequeños DNA-virus con propiedades oncogénicas. Este grupo ha recibido su denominación a partir de la primera sílaba de los nombres de sus representantes principales, es decir, el virus del **pa**piloma del conejo (papiloma de Shope), el virus del **po**lioma del ratón y el "**va**cuolating agent" del mono. Mientras el virus del papiloma del conejo de cola de algodón fue descrito por primera vez por Shope en 1933, los otros dos virus han sido descubiertos y caracterizados en las dos últimas décadas.

La **papovavirus** (fig. 83) tienen un tamaño de 50-55 nm, forma esférica y simetría icosaédrica (cúbica). El número de capsómeros es de 72. El ácido nucléico, constituido por una doble cadena de DNA, tiene un peso molecular de 3-4 x 10^6 Dalton; la envoltura protéica está desprovista de lípidos.

Los papovavirus son muy resistentes contra los *agentes externos*. Así, los representantes principales resisten temperaturas de 50 °C durante una hora siendo sólo inactivados por temperaturas más altas (70 °C). El éter, así como oscilaciones relativamente grandes del pH, no tienen efecto inactivador, de tal manera que la capacidad infectante se mantiene en un intervalo de pH de 3,0-7,5; el pH óptimo se sitúa en torno a 5,0. Material tumoral conteniendo virus puede conservarse durante varios años (hasta 4) en glicerina al 50 % a +4 °C ó temperaturas inferiores.

Es posible *cultivar in vitro* la mayoría de los papovavirus. En distintas clases de células, generalmente correspondientes a las de sus hospedadores naturales, se logra el cultivo del virus, produciéndose la replicación vírica en el núcleo celular. Así, excepto en el caso del virus del papiloma de Shope se producen alteraciones citopáticas, bajo la forma de citolisis, pero mayormente de una transformación; en el caso del virus del papiloma de Shope, tras la infección de diversos sistemas celulares in vitro se produce arginasa.

A la familia *Papovaviridae* pertenecen los géneros *Papillomavirus* y *Polyomavirus*.

Representantes del género **Papillomavirus** son los virus productores de papilomas en conejos, bóvidos, perros, cerdos (15.2) y otros animales domésticos (15.3.), así como de la papilomatosis de la mucosa bucal presente en conejos y perros (15.4.) y el virus de las verrugas del hombre. Importancia médico-veterinaria práctica sólo tiene el de la papilomatosis bovina (15.1.), debido a los perjuicios económicos que ocasiona.

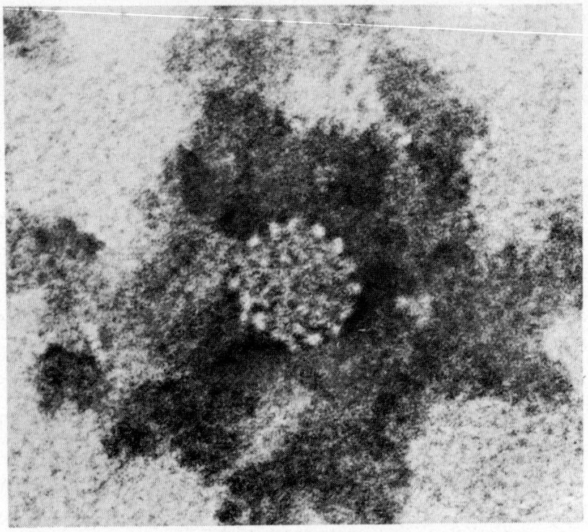

Fig. 83. Virus de la papilomatosis bovina (papovavirus); 320.000:1, contraste negativo (Schulze, P.).

En el género **Polyomavirus** se incluyen, además del género típico, el Polyoma m-1 del ratón, el virus de los monos y otros agentes causantes de infecciones inaparentes que, a veces, en determinadas circunstancias, pueden ser oncógenos (v. gr., el "rabbit kidney vacuolating agent", virus K del ratón).

El virus del polioma se descubrió como virus acompañante en las investigaciones experimentales de la leucosis del ratón y se ha separado de los virus productores de leucosis. Este virus, en comparación con los virus de las leucosis mieloide y linfoide del ratón , se multiplica en cultivos celulares y se diferencia de ellos en sus características morfológicas y bioquímicas. En una serie de especies animales (ratón, hámster dorado, rata, conejo, cobayo y hurón) induce la aparición de neoformaciones mesenquimatosas y epiteliales. Entre ellas predominan sarcomas y carcinomas de diversos grados de diferenciación; se han descrito más de 20 tipos de tumores distintos. Su nombre (virus del **poli**sarcoma o virus del **policarcinoma**) pone de relieve esta propiedad.

El descubrimiento del "**vacuolating virus**", que actualmente se suele denominar SV_{40} (simian-virus 40), se produjo en el año 1960. Sweet y Hilleman fueron los primeros en reconocer la existencia de este virus, presente de forma latente en diversas especies de monos (Rhesus y Cynomolgus) y que aparece en cultivos de células renales procedentes de monos portadores. En cultivos de células renales de monos receptibles (por ejemplo, del mono verde africano) el virus se multiplica y provoca vacuolizaciones en el citoplasma, de donde el virus recibió su nombre ("vacuolating agent"). Pocos años después de su descubrimiento se comprobó en varios laboratorios que el SV_{40} producía tumores al ser inyectado en el hámster lactante.

15.1. Papilomatosis de los bóvidos

(Al.: *Papillomatose des Rindes;* ruso: *Папилломатоз крупного рогатого скота* ; ingl.: *Warts in cattle, Bovine papillomatosis;* fran.: *Les papillomes chez les bovidés)* .

Los papilomas de origen vírico de la piel y de diversas mucosas cutáneas de los bóvidos constituyen neoplasias epiteliales benignas. Su génesis formal comprende varios estadíos de desarrollo, terminando el proceso muchas veces en una regresión espontánea. Son de importancia económica las lesiones que aparecen en la piel, que reducen la calidad del cuero o lo inutilizan por completo.

Historia y presentación. Neoformaciones papilomatosas en bóvidos de distintas edades y razas fueron descritas ya a finales del siglo pasado. Como causa de las mismas se sospechaba la participación de diversos agentes externos. Desde que se obtuvieron resultados positivos en distintas experiencias de transmisión de la enfermedad, se confirmó la etiología vírica de la papilomatosis. La identificación indirecta (serológica) del virus y de su estructura al microscopio electrónico se lograron hace sólo pocos años (1961, 1963).

La aparición de esta enfermedad se ha señalado en numerosos países de Europa, América y Asia. En general, la enfermedad no es tan rara como se cree. Rosenberger (1941) señala la presencia de papilomatosis en el 2,5 % de todos los bóvidos observados por él. Olson y col., (1962) indican un grado de presentación del 23 % en 1000 bóvidos de engorde entre 10-21 meses de edad. Aliverdiev y col. (1966) comprobaron en una colectividad de bóvidos jóvenes un 61 % de animales que padecían la enfermedad. En la RDA se ha señalado la enfermedad en más de 14 grandes colectividades de bóvidos jóvenes; de 1233 animales, presentaban papilomas 276 (Schäfer y Mix, 1970).

Etiología. El virus de la papilomatosis bovina (VPB) (fig. 83) muestra las propiedades de los papovavirus (véase capítulo 15.). Cuando se inoculan diversos tipos de cultivos celulares (fibroblastos de embrión de pollo, conjuntiva fetal bovina, células renales de bóvido, células cutáneas de bóvido, etc.), el VPB o su ácido nucléico provocan diversas transformaciones. En efecto, las células crecen desorganizadamente y en varias capas, el número de cromosomas generalmente se conserva y en el medio de cultivo se puede comprobar la existencia de una arginasa inducida por el virus.

Receptividad. En la infección experimental del ganado vacuno, la provocación de la enfermedad depende esencialmente de la edad de los animales. Sólo la padecen los animales jóvenes, hasta de dos años. El sexo no tiene influencia alguna. La forma más eficaz de inoculación es la intracutánea; otras formas de aplicación (por ejemplo, intravenosa) no suelen tener éxito.

La transmisión de la enfermedad a otras especies animales presenta hasta ahora grandes dificultades, de tal manera que se habla frecuentemente de una especificidad del VPB. Según recientes investigaciones, en el curso de las cuales se han podido provocar fibromas y fibrosarcomas en animales de laboratorio y en caballos con el VPB, se descarta tal especificidad.

Inmunidad. Pasada la enfermedad, los animales aparecen inmunes. Las reinfecciones tienen su causa en una pérdida de la inmunidad o bien en correr el contagio a cargo de serotipos presumiblemente distintos.

Epizootiología y patogenia. En condiciones naturales la infección va unida a lesiones

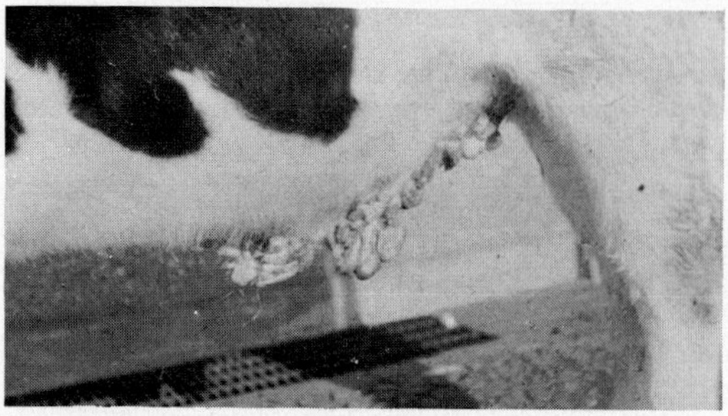

Fig. 84. Papilomatosis cutánea fungiforme enzoótica de los bóvidos jóvenes. Numerosos papilomas en las regiones umbilical y púbica (Foto de archivo: Departamento de Medicina Interna de la Sección de Producción Animal y Medicina Veterinaria de la Universidad Humboldt, Berlín).

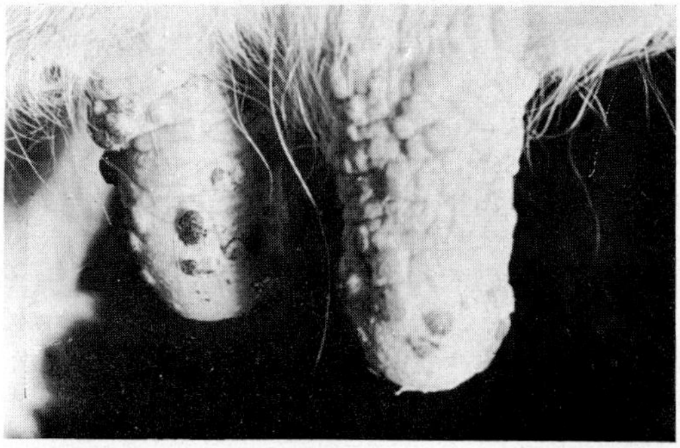

Fig. 85. Papilomatosis mamaria de la vaca (Liebermann, H.; Foto: Scharf).

primarias de la piel. Tales lesiones, muchas veces de carácter mínimo, pueden tener los más diversos orígenes y, por ejemplo, también ser producidas por insectos, de manera que se admite la participación de diversos vectores (*Stomoxys calcitrans, Aedes aegypti*). En ocasiones, la presentación de la enfermedad es consecutiva a un reagrupamiento de animales jóvenes o a la introducción de bóvidos en los que la presencia de papilomas no se tuvo en cuenta.

En el contagio por contacto o en la aplicación intradérmica del VPB, tras una fase de pausa morfológica se produce una proliferación fibroblástica. Los brotes repetidos de la enfermedad en una explotación tienen siempre curso leve.

Síntomas clínicos. El periodo de incubación es de unos 30-40 días, y a los 4 meses las neofomaciones alcanzan su punto culminante. A ello sigue una fase de regresión que puede durar 7-9 meses.

El número, tamaño y forma de las neoplasias presentan grandes oscilaciones. Se habla de tamaños desde el de una lenteja al de la cabeza de un niño, y también de neoformaciones que alcanzan 30 kg de peso. En algunos casos se han contado hasta 220 papilomas; por término medio aparecen de 10 a 100. En general se observa que cuanto mayor es el número de papilomas, menor es el tamaño de éstos. Según la diseminación y localización de los papilomas, pueden producirse trastornos del estado general del animal, así como resultar obstaculizados el ordeño y el coito.

Según la localización, se distinguen 3 (Soliman y col., 1965) ó 4 (Rosenberger y Gründer, 1965) formas distintas:

– La *papilomatosis cutánea fungiforme enzoótica de los bóvidos jóvenes* (fig. 84), que afecta a la región ventral inferior, cabeza, dorso y extremidades.

– La *papilomatosis filiforme de la piel de los pezones y de la ubre de las vacas lecheras* (fig. 85), que puede aparecer junto con la anterior o independientemente de ella en los periodos 1º a 3º de lactación.

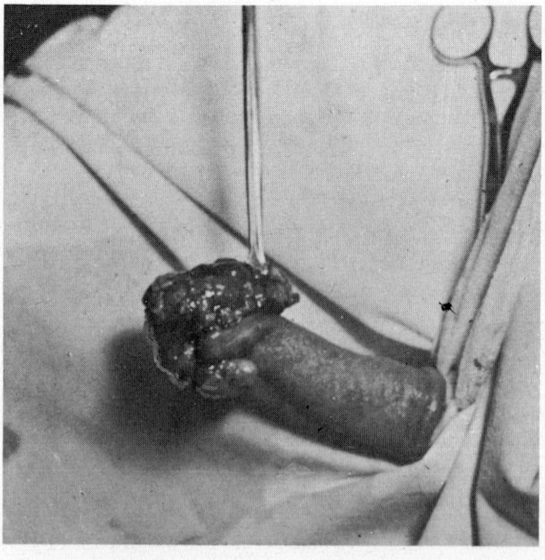

Fig. 86. Papilomatosis genital de los bóvidos jóvenes. Papiloma muy escindido, del tamaño aproximado de un puño, ubicado en el Glans penis de un toro joven (Foto de archivo: Instituto Provincial Veterinario, Rostock).

– La *papilomatosis genital de los bóvidos jóvenes* (fig. 86).

De éstas se diferencian la *papilomatosis visceral esporádica* de la faringe, esófago, preestómagos y vejiga de la orina.

Pronóstico. Por lo general, el curso de la enfermedad es benigno y tras varias semanas termina con la curación espontánea, que en la papilomatosis genital se observa generalmente con la aparición de la madurez sexual. En casos muy intensos los animales presentan retraso en el desarrollo y menor ganancia de peso. En algunos casos excepcionales se produce caquexia y muerte a consecuencia de la reabsorción de productos de destrucción tisular. De cuando en cuando es preciso sacrificar algunos animales a causa de una papilomatosis incurable de la mama.

Anatomía patológica. Las neoplasias, de formas muy variadas, tienen superficie seca, agrietada, dura y generalmente de color negro grisáceo; presentan una superficie de sección de carácter conjuntivo fibroso, y a veces gelatinosa. En la zona de transición entre los papilomas y la piel sana aparecen frecuentemente procesos de putrefacción; las masas papilomatosas sebáceas despiden olor putrefacto. Histológicamente, los papilomas se caracterizan al principio por una abundante proliferación del estrato germinativo del epitelio. En la fase final están constituidos por una amplia masa de tejido conjuntivo con escasa infiltración inflamatoria y epidermis atípica. La regresión se caracteriza por la aparición de diversos procesos alterativos.

Diagnóstico. La clínica y epizootiología son típicas, de manera que el diagnóstico de la papilomatosis cutánea no ofrece dificultades. Sólo en casos raros (por ejemplo, papilomatosis genital) es necesario el exámen histológico del material obtenido quirúrgicamente. Pueden realizarse pruebas serológicas.

En el **diagnóstico diferencial** hay que tener en cuenta diversas lesiones de la piel parecidas a los papilomas, tales como cuernos cutáneos (hiperqueratosis), granulomas infecciosos (tuberculosis [47.1.1.], actinobacilosis [35.1.]), viruela de la mama (18.2.), "lumpy skin disease" (18.4.), así como lesiones costrosas de la glosopeda (1.). Las verrugas verdaderas, es decir, las hipertrofias epiteliales puras, son muy raras en el ganado vacuno.

Tratamiento. El establecimiento de un tratamiento no siempre es necesario y depende además ampliamente de la fase y localización anatómica de la enfermedad; así, por ejemplo, en casos en que resultan dificultados el ordeño y el coito, cuando hay un empeoramiento del estado general del animal, o cuando las lesiones adquieren aspecto repulsivo. A pesar de las diversas posibilidades hoy existentes, el tratamiento es todavía problemático. Como método terapéutico más seguro se recomienda la extirpación radical. En casos aislados y en las primeras ocasiones en que la enfermedad aparece en una explotación, constituye el método de elección. Sin embargo, cuando la diseminación de los papilomas en un animal y en la explotación es muy amplia, este procedimiento no es practicable. Por tanto, sólo pueden extirparse los palomas de gran tamaño, y posteriormente suele producirse la desaparición progresiva de los restantes. No obstante, este hecho no debe darse como general. Tras la extirpación quirúrgica se utilizan agentes cáusticos localmente u otros por vía parenteral (por ejemplo, colchicina, monosulfato de índigo, extractos de órganos fetales, hormonas sexuales). En algunos casos se recomienda la utilización de citostáticos y novocaína, aunque los resultados son dudosos.

Con la aplicación repetida de diversas vacunas preparadas se produce la regresión de los papilomas y, por tanto, un acortamiento de la duración de la enfermedad. La curación, según la fase de la papilomatosis, se produce en el 35 al 95 % de los casos.

Estas vacunas se preparan a partir de papilomas frescos ó de un virus cultivado en embrión de pollo. Después de triturar o suspender, por lo general en solución salina fisiológica, se procede a la inactivación (formalina, fenol, glicerina, etc.), conservación y aplicación lo antes posible a partir de la preparación.

Profilaxis. Las vacunas citadas pueden utilizarse también profilácticamente en animales todavía sanos de explotaciones en que haya aparecido la enfermedad. Ha dado buenos resultados la vacunación subcutánea en 2-3 aplicaciones separadas por un intervalo de 14 días. Durante 6-8 meses después de la vacunación la presentación de la enfermedad es muy rara o, de darse, su curso es muy leve.

15.2. Papilomatosis genital del cerdo

(Al.: *Genitalpapillomatose des Schweines;* ruso: *Папилломатоз свиней*; ingl.: *Genitale papillomatosis of swine;* fran.: *Papillomes chez le porc).*

La papilomatosis se observa raramente en el cerdo; cuando aparece, puede tener un carácter local o generalizado. Su importancia práctica es escasa. La presentación de papilomas infecciosos en el saco prepucial se describió en 1961 por vez primera. Los papilomas son transmisibles a las hembras, si existen excoriaciones en la vulva y en la mucosa vaginal. Los papilomas aparecen 8 semanas después de la infección; después de ocurrida la regresión, existe inmunidad. Anatomopatológicamente, las lesiones equivalen a los papilomas de otros animales.

15.3. Papilomatosis del caballo

(Al.: *Papillomatose des Pferdes;* ruso: *Папилломатоз лошадей*; ingl.: *Cutaneous papilloma of the horse;* fran.: *Papillome chez les équidés*).

Cook y Olson (1951) describieron por vez primera la aparición espontánea, y también experimentalmente transmisible, de papilomas en la piel, región nasal y labios de los équidos.

Síntomas clínicos. Los papilomas cutáneos que aparecen en équidos jóvenes afectan predominantemente a la región nasal y labial; sin embargo, en algunas ocasiones aparecen también en las orejas y en otras partes del cuerpo. Raramente hay alteración del estado general de los animales. Tras la regresión de los papilomas, los caballos son inmunes.

Anatomía patológica. Los papilomas constituyen tumores múltiples, de un tamaño que puede llegar hasta el de una judía, filiformes o fungiformes y que sólo muestran escasa tendencia a la diseminación. Histológicamente son iguales a otros papilomas.

Tratamiento. Es sólo necesario en raros casos, puesto que tras un periodo variable los papilomas regresan. El tratamiento se limita a la extirpación quirúrgica de las neoformaciones de mayor tamaño, así como a la aplicación de una vacuna (15.1.).

15.4. Papilomatosis de la mucosa bucal del perro

(Al.: *Mundschleimhautpapillomatose des Hundes, Orale Papillomatose der Hunde;* ruso: *Папилломатоз собак*; ingl.: *Orale papillomatosis of dogs;* fran.: *Papillomatose buccale du chien).*

A finales del pasado siglo se describió la presencia de papilomas en la mucosa bucal del perro (Penberthy, 1898; McFadyean y Hobday, 1898) y se descubrió la posibilidad de provocar su aparición en perros jóvenes por escarificación de la mucosa oral y fricción posterior con extractos. Friccionando con material que contenga virus en la mucosa vaginal, la conjuntiva y por aplicación subcutánea, no se consigue la formación de papilomas.

Epizootiología. Síntomas clínicos. La transmisión de la enfermedad ocurre probablemente sin receptores intermediarios entre los perros jóvenes; generalmente enferman camadas enteras. Pasados 30-35 días, aparecen en la mucosa bucal papilomas similares a las verrugas humanas, que frecuentemente persisten durante algunas semanas (aproximadamente 6) y luego desaparecen en el curso de 2-3 semanas. Sólo en raras ocasiones resulta afectado el estado general de los animales. Una vez desaparecida la enfermedad, los animales quedan inmunes contra una posible infección posterior.

Anatomía patológica. La mucosa bucal muestra en la región de los labios, lengua, carrillos, paladar, faringe y epiglotis un gran número de neoformaciones del tamaño de un cañamón al de un guisante, de forma redondeada, ásperas, con aspecto de coliflor y pediculadas o no. Histológicamente los tumores son papilomas típicos.

Tratamiento. Un tratamiento específico sólo es necesario en rarísimas ocasiones.

Bibliografía

Rüting, E. (1969): Die Papillomatose der Rinder. In: H. Röhrer, Handbuch der Virusinfektionen bei Tieren. Bd. V/2, 821. VEB Gustav Fischer Verlag, Jena.

Schäfer, M., u. Mix, H. (1970): Zur Therapie und Prophylaxe der Papillomatose der Jungrinder. Mh. Vet.-Med. **25**, 859.

Wittmann, W., u. Krieg, K. (1969): Durch Papovaviren bedingte Tumoren. In: H. Röhrer, Handbuch der Virusinfektionen bei Tieren. Bd. V/2, 687. VEB Gustav Fischer Verlag, Jena.

16. Infecciones por adenovirus

(A. Bartha)

Los adenovirus del hombre y de los animales se incluyen taxonómicamente en la familia *Adenoviridae*. Se caracterizan por las siguientes notas principales: El virión contiene DNA en doble cordón como ácido nucléico esencial, tiene simetría cúbica y forma de icosaedro, con un diámetro medio de 75 nm; carece de envoltura, y su cápsida está compuesta por 252 capsómetos (fig. 87).

Los adenovirus de los mamíferos se diferencian de los de las aves en ciertas propiedades biológicas y físico-químicas. Con arreglo a esto, la familia **Adenoviridae** se clasifica en dos géneros: **Mastadenovirus** y **Aviadenovirus** (tabla 13).

El peso molecular del DNA es en las especies de Mastadenovirus de 24 x 10^6 Dalton, y en las especies de Aviadenovirus de 30 x 10^6; la fracción de los ácidos nucléicos en el peso del virus es por consiguiente de un 12-17 %. En todas las especies de un género existe un antígeno común, soluble y fijador del complemento. Por contra, falta en las especies del otro género. Dentro del género varía, sin embargo, cuantitativamente el antígeno común de una especie tipo a otra. El antígeno común de los Mastadenovirus se encuentra en los adenovirus del perro (adenovirus caninos) en muy escasa cantidad; en ciertas especies-tipo de adenovirus bovinos está prácticamente ausente. El agente causal del síndrome "egg-drop" sólo contiene vestigios del antígeno común de los Aviadenovirus. La identificación del antígeno común se lleva a cabo con la RFC, RAGP y RIF.

Dentro del género, antiguamente se diferenciaban los adenovirus con la RN como tipos o serotipos, y en la actualidad como especies-tipo. Ciertas especies-tipo tienen capacidad hemoaglutinante. Aun cuando los adenovirus humanos han sido clasificados de acuerdo con esto en los subgrupos I, II, III y IV, la propiedad hemoaglutinante de los aislados de adenovirus obtenidos de diversas especies animales carece en la actualidad de importancia taxonómica.

El repertorio de hospedadores de los adenovirus es muy limitado. Los tipos propios de una especie animal apenas desarrollan acción patógena en otra, si bien se conocen también algunas excepciones. Con adenovirus del perro pueden enfermar mortalmente v. gr. zorros y osos en condiciones naturales, y con adenovirus de los bóvidos pueden infectarse las ovejas. El espectro de hospedadores de las especies de Aviadenovirus es más amplio: adenovirus de las gallinas se han detectado en diversas especies de aves, y el síndrome "egg-drop" de las gallinas ha sido producido por un adenovirus de los patos que no era patógeno para estos mismos. Hasta ahora no se ha informado sobre la presencia de Mastadenovirus en aves, ni de Aviadenovirus en mamíferos.

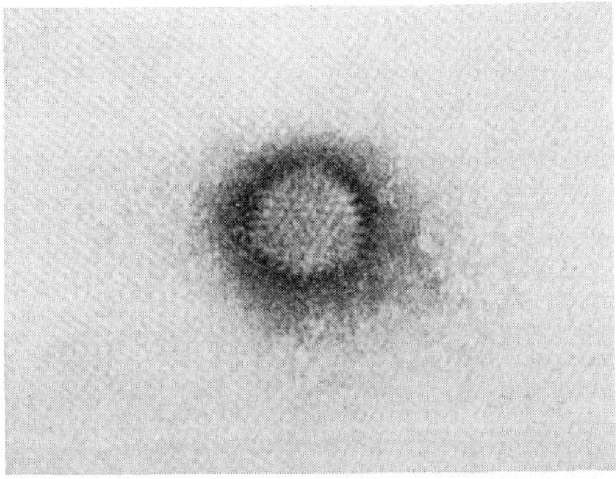

Fig. 87. Adenovirus; 160.000:1, contraste negativo (Solisch, P.).

El repertorio de células hospedadoras para la multiplicación en cultivos de los adenovirus es bastante extenso, pero los Aviadenovirus no se multiplican en cultivos celulares de mamífero, ni los Mastadenovirus en cultivos de células aviares. Algunos tipos de adenovirus, como todos los adenovirus aviares y los tipos 4, 5, 6, 7 y 8 de adenovirus bovinos, se pueden multiplicar, sin embargo, sólamente en determinados cultivos celulares. Para aislar los adenovirus, es mejor utilizar cultivos celulares homólogos. El desarrollo intracelular de los adenovirus comienza y termina en el núcleo. El efecto citopático se caracteriza por redondeamiento y agrupación de las células y por formación de cuerpos de inclusión intranucleares.

El virus se obtiene principalmente de órganos y secreciones de animales enfermos, pero también puede encontrarse frecuentemente en los tejidos adenoides, contenido intestinal, heces, secreciones conjuntivales y riñones de animales clínicamente sanos.

El primer aislamiento de adenovirus se realizó a partir de personas en el año 1954. Sin embargo, la hepatitis contagiosa del perro había sido ya descrita

Tabla 13
Clasificación de los adenovirus más importantes
Familia: *Adenoviridae*

Nombre común	Abreviatura	Nombre científico de los serotipos (especies-tipo)	Número de serotipos (especies-tipo)
Género: **Mastadenovirus**			
Adenovirus humano, human adenovirus	No se usa	Adenovirus h-1···h-33	33
Adenovirus bovino, bovine adenovirus	BAV	Adenovirus bos 1···bos 9	9
Adenovirus ovino, ovine adenovirus	OAV	Adenovirus ovi 1···ovi 5	5 (7)?
Adenovirus porcino, porcine adenovirus	PAV	Adenovirus sus 1···sus 4	4 (5) ?
Adenovirus canino, canine adenovirus	CAV	Adenovirus can 1	1
Adenovirus equino, equine adenovirus	EAV	Adenovirus equ 1	1
Género: **Aviadenovirus**			
Adenovirus de las gallinas, fowl adenovirus	FAV	Adenovirus gal 1···gal 9	9 (12)?
Adenovirus de los gansos, goose adenovirus	No se usa	Adenovirus ans 1···ans 3	3
Adenovirus de los pavos, turkey adenovirus	TAV	Adenovirus mel 1, mel 2	2
Adenovirus de los patos, duck adenovirus	No se usa	Adenovirus ana 1, ana 2	2

por Rubarth en 1947, y, por su parte, Kapsenberg comprobó en 1959 que el agente causal de esta enfermedad pertenecía a los adenovirus. En el año 1949, a partir de huevos de gallina embrionados e inoculados con virus de la peste bovina aisló Van den Ende un virus que más tarde fue identificado como adenovirus aviar. Evidentemente, la cepa vírica citada por Van den Ende procedía de huevos de gallina que contenían en estado latente una infección por virus CELO. A partir de 1957 comenzaron a aislarse con mayor frecuencia adenovirus aviares, que muchas veces han venido desingnándose erróneamente hasta ahora como virus CELO. Adenovirus de los bóvidos fueron aislados primero por Klein y col. (1959), del cerdo por Haig y col. (1964), del ganso por Csontos (1967), del caballo por Todd (1969), de la oveja por McFerran y col. (1971), de los pavos por McFerran (1972), y de los patos por McFerran y col. (1978). Entre tanto, se han obtenido aislados de varias especies de aves.

A juzgar por los resultados de las investigaciones serológicas y de aislamiento de virus, las **infecciones por adenovirus** parecen estar difundidas por todo el mundo. De gran importancia resultan actualmente en los mamíferos la hepatitis contagiosa del perro (16.4.), la enfermedad neumoentérica vírica del ternero (16.1.), del cordero (16.2.) y del potro (16.3.). La mayor parte de los adenovirus porcinos (4 serotipos) fueron aislados preferentemente de cerdos en apariencia sanos o de células renales de cerdo sin inocular; sólo unos pocos aislados procedían de animales con encefalitis (Kasza, 1966). La mayoría de las cepas aisladas se manifiestan apatógenas, incluso en lechones criados sin calostro. No obstante, algunas provocaron síntomas encefalíticos o respiratorios tras ser aplicadas por las vías i.cu. ó i.n.

El papel patógeno de los adenovirus aviares ha venido siendo controvertido durante largo tiempo, y en ciertos cuadros de enfermedad no siempre se evidencia o acepta por entero. Sin embargo, durante las últimas décadas se ha ratificado su participación etiológica primaria en diversas enfermedades, y precisamente en el síndrome "egg-drop" (16.6.), en la hepatitis con cuerpos de inclusión de las gallinas (16.5.), en la enteritis hemorrágica de los pavos (12.7.), así como en la enfermedad del bazo marmóreo de los faisanes (16.8.). (Su importancia etiológica es objeto todavía de controversia en las dos últimas afecciones citadas).

Se sabe ya desde hace mucho tiempo que el virus CELO (*chicken embrio lethal orphan*), perteneciente al FAV 1 (adenovirus de las gallinas tipo 1), mata o inhibe el desarrollo de los embriones de pollo en que es inoculado. La participación etiológica de los adenovirus de las gallinas en enfermedades respiratorias de curso entre suave y grave de estas aves se da como segura y confirmada. De los datos existentes en la bibliografía se desprende inequívocamente el papel patógeno del FAV 1 en la bronquitis de la codorniz (16.7.).

Determinados tipos de adenovirus del hombre, gallinas y bóvidos son capaces de originar tumores.

Bibliografía

Bartha, A. (1969): Proposal for subgrouping of bovine adenoviruses. Acta vet. hung. **19**, 319.
Norrby, E., u. Mitarb. (1976): Adenoviridae. Intervirology **7**, 117.

16.1. Enfermedad neumoentérica de los terneros producida por adenovirus (A. Bartha)

(Neumoenteritis)

Se trata de una enfermedad contagiosa de los terneros con síntomas respiratorios e intestinales, que en la forma aguda se caracteriza por inflamación catarral de las mucosas o que cursa bajo la forma de una neumonitis crónica ocasionada por diversas bacterias. Es producida por adenovirus bovinos.

Historia. La neumoenteritis de los terneros fue separada por Murányi (1951) como enfermedad etiológicamente independiente de las "bronquitis y bronconeumonías infecciosas de los bóvidos". El papel etiológico de los adenovirus bovinos en esta enfermedad fue puesto en claro por Bartha, Áldásy y Csontos (1964).

Presentación. Se tienen noticias de la presencia de la enfermedad en numerosos países europeos, USA, Japón y Australia. El resultado de las investigaciones serológicas efectuadas indica que la infección de los bóvidos por adenovirus está extendida a escala mundial.

Etiología. En la actualidad se conocen 9 serotipos de adenovirus de los bóvidos. De acuerdo con ciertas propiedades biológicas y culturales, los adenovirus bovinos pueden clasificarse en dos subgrupos. El subgrupo I comprende los tipos 1, 2, 3 y 9; el subgrupo II, los tipos 4, 5, 6, 7 y 8. Los tipos del subgrupo I pueden multiplicarse en cultivos celulares bovinos de todas las clases, así como en células de epitelio renal de varias especies de mamíferos. En cambio, los tipos del subgrupo II sólo prosperan en cultivos de epitelio pulmonar de ternero y de testículo de ternero, es decir, ni en epitelio renal bovino, ni en cultivos celulares de otras especies animales.

Los tipos del subgrupo I disponen del antígeno soluble común, característico del género *Mastadenovirus;* los del subgrupo II disponen de otro antígeno común. Ciertos tipos (3 y 8) se caracterizan por sus propiedades oncógenas sobre el hámster dorado.

Los adenovirus bovinos son bastante resistentes ante las influenzas exteriores.

Ciertas cepas se han aislado de animales sanos y otras de animales enfermos. La inoculación experimental con cepas aisladas de animales sanos se ha realizado con resultados positivos; una parte de los terneros inoculados enfermaron presentando manifestaciones respiratorias y entéricas; por otra parte, las cepas víricas aisladas de animales enfermos no han mostrado poder patógeno en algunas experiencias realizadas. Debe admitirse, por tanto, que para que se presente la enfermedad se necesitan una serie de causas coadyuvantes. Junto a los adenovirus bovinos corresponde también un papel en la etiología de la enfermedad a distintas especies bacterianas que residen normalmente en la mucosa bronquial, que, como agentes secundarios, podrían empeorar las alteraciones producidas por el virus. Entre estas bacterias, las más frecuentes son estreptococos, Corynebacterium, pasterelas y *Escherichia coli.*

Junto con los adenovirus bovinos, también diversas especies bacterianas, evidentemente huéspedes normales de las mucosas bronquiales, desempeñan papel en la etiología de la enfermedad, toda vez que, como gérmenes patógenos secundarios, son capaces de agravar el moderado proceso patológico provocado por el virus. Entre ellas, actúan con particular frecuencia estreptococos, corinebacterias, pasterelas y *Escherichia coli.*

Receptividad. La enfermedad afecta generalmente a terneros en edades comprendidas entre 4 semanas y 4 meses; raramente se presenta en animales de 2-3 semanas ó de más de 6 meses. Según Tanaka y col. (1968), los bóvidos adultos pueden también enfermar con manifestaciones entéricas. Según Belák y col. (1975), los corderos son también receptibles al tipo 2 de los adenovirus bovinos.

Epizootiología. Inmunidad. En las explotaciones libres de la enfermedad, ésta se introduce en la mayoría de los casos a través de terneros infectados de manera latente o de animales adultos en las mismas condiciones. La transmisión del virus de animal a animal se produce generalmente por aspiración de gotitas de secreciones producidas al toser. A veces el virus se ingiere con el pienso o con el agua de bebida, que han sido contaminados con heces, secreciones conjuntivales u orina. La enfermedad no muestra carácter estacional; sin embargo, durante los meses de verano no se observa con tanta frecuencia como en la estación más fría. En la presentación de la enfermedad juegan un importante papel la capacidad de resistencia de los animales, así como la cantidad y tipo de virus.

La epizootiología de la enfermedad depende del estado inmunitario de los terneros. Si el virus se introduce en una colectividad libre de la afección, enferman la mayoría de los terneros, independientemente de la edad de los animales en ese momento. Estos terneros carecen de inmunidad pasiva y activa. En explotaciones donde la enfermedad es enzoótica, enferman sólo los terneros de más de 6-8 semanas, porque las vacas han pasado la infección antes del parto y, por tanto, transmiten inmunidad a sus terneros a través del calostro. La enfermedad ocasiona grandes pérdidas económicas sólo en las grandes explotaciones. Las pequeñas explotaciones resultan mucho menos afectadas.

Patogenia. Desde el punto de entrada en el organismo, el virus pasa a la corriente sanguínea y produce una septicemia. El virus ocasiona hiperemia e inflamación catarral de las mucosas de los órganos respiratorios y digestivos. La septicemia se manifiesta por un aumento poco significativo de la temperatura corporal, que desciende pasados unos días si, al desaparecer la septicemia, el proceso tiende a la curación. Con mucha frecuencia, después de un corto periodo sin fiebre se establece un acceso febril de más larga duración y una neumonía catarral y purulenta. Esto pone de manifiesto la incidencia de procesos secundarios, que se desarrollan principalmente por la acción de distintas bacterias de acompañamiento (estreptococos, Corynebacterium, pasterelas).

Síntomas clínicos y pronóstico. La enfermedad cursa en dos fases. La primera fase, de carácter agudo, es producida por el virus sin la colaboración de bacterias. Las enfermedades producidas por distintos tipos de adenovirus bovinos adoptan un curso similar. Tras un periodo de incubación de 2-6 días, la enfermedad se establece con un aumento de la temperatura de 40-40,5 °C, abatimiento, pérdida del apetito, flujo nasal y conjuntivitis. Simultáneamente o incluso antes aparece una diarrea de corta duración, que no suele ser muy intensa y que puede pasar desapercibida. Los síntomas iniciales se transforman tras un breve espacio de tiempo en tos, polipnea y disnea. La mayoría de los animales se recuperan en algunos días pero las condiciones generales y el peso disminuyen.

La inoculación intratraqueal, intranasal e intravenosa del virus provoca en los terneros receptibles que no han tomado calostro un aumento de la temperatura hasta de 40,5 °C, y flujo nasal y ocular de tipo seroso, a lo que siguen transcurridos algunos días manifestaciones entéricas y respiratorias de carácter leve.

Si los animales resisten la fase aguda, puede iniciarse la curación. Pero una parte de los terneros aparentemente curados enferma de nuevo transcurridas algunas semanas. En la segunda fase de la enfermedad aparecen síntomas de una neumonía purulenta subaguda o crónica. Además se observa flujo nasal purulento, mucosas cianóticas, y más raramente diarrea y meteorismo. La intensidad de los síntomas clínicos, así como el porcentaje de casos mortales, dependen de factores predisponentes. La letalidad en el primer estadio de la enfermedad fluctúa de acuerdo con las condiciones higiénicas y el estado inmunobiológico del efectivo; por lo general asciende aproximadamente a un 1 %.

La enfermedad crónica cursa con rápido adelgazamiento y termina con la muerte en 2-6 semanas o haciendo al animal inadecuado para su posterior recría. En pocos casos es posible la curación completa.

Anatomía patológica. En los terneros que mueren durante la fase septicémica se observan en el pulmón pequeños focos atelectásicos y enfisematosos del tamaño de un guisante a una nuez. No se comprueba en ese momento en el pulmón la presencia de bacterias patógenas. En algunos casos se han apreciado en las células del epitelio bronquial cuerpos de inclusión intranuclear, que, sin embargo, poseen poca importancia para el diagnóstico. Además, la mucosa del intestino delgado presenta una inflamación catarral aguda.

En casos crónicos pueden observarse neumonías de distinto carácter. De las partes afectadas del pulmón pueden aislarse estreptococos, corynebacterias, pasterelas u otras especies bacterianas en cultivos puros. En las membranas serosas y en los riñones aparecen hemorragias.

Diagnóstico. Los síntomas clínicos y las lesiones anatomopatológicas carecen de valor para establecer un diagnóstico correcto. Para esto deben realizarse análisis serológicos y virológicos de laboratorio.

La identificación del virus se logra durante la fase septicémica a partir de muestras nasales y conjuntivales, y postmortem a partir de todos los tejidos. La RN realizada con el tipo de adenovirus correspondiente posibilita un diagnóstico adicional, si se dispone de pares de suero. El resultado puede considerarse positivo cuando el segundo suero contiene un título de 1:2 en anticuerpos neutralizantes.

Tratamiento y profilaxis. Teniendo en cuenta la gran importancia de la predisposición para que se presente la enfermedad, debe tratarse en primer lugar de eliminar todos los factores ambientales desfavorables. Una vez aparecida la enfermedad, no deben introducirse animales receptibles en los comportimientos destinados al cebo de terneros.

El tratamiento con antibióticos de amplio espectro y sulfamidas es indispensable en los estadíos iniciales de la enfermedad, para evitar los procesos secundarios que suelen presentarse posteriormente. Si aparecen complicaciones, debe elevarse la dosis en un 50 a 100 %.

En explotaciones en que se haya introducido la enfermedad, es recomendable aplicar a las vacas gestantes una vacuna inactivada que haya sido preparada con los tipos de virus que suelen ser frecuentes en aquella región. Eventualmente pueden vacunarse así mismo los terneros (véase también 9.2.2.1.).

Bibliografía

Aldásy, P., Csontos, L. u. Bartha, A. (1965): Pneumo-enteritis in calves caused by adenoviruses. Acta vet. hung. **15,** 167.

Darbyshire, J. H., Jennings, A. R., Dawson, P. S., Lamont, P. H., u. Omar, A. R. (1966): The pathogenesis and pathology of infection in calves wiht a strain of bovine adenovirus type 3. Res. Vet. Sci. **7,** 81.

16.2. Enfermedad neumoenterica del cordero causada por adenovirus (A. Bartha)

La enfermedad, que se caracteriza por la simultánea presentación de síntomas respiratorios y entéricos, aparece por lo regular en corderos sometidos a cría intensiva. Está producida por adenovirus ovinos.

Presentación. Hasta ahora se han aislado adenovirus ovinos en Gran Bretaña, Hungría, Australia y Nueva Zelanda.

Etiología. Hasta el presente se conocen 5 tipos distintos de adenovirus ovinos, que exhiben las características generales de los adenovirus. En algunos tipos se ha evidenciado virulencia, pero no en todos. Belák y col. (1976) comprobaron que también el tipo 2 del adenovirus bovino puede ser agente patógeno para los óvidos (corderos).

Epizootiología. La afección cursa de manera semejante a la enfermedad neumoentérica del ternero causada por adenovirus. Sobrecargas como densidades de población elevadas, alta humedad relativa ambiental y continuado mantenimiento de la cadena infecciosa por introducción de animales receptibles, favorecen el proceso epidémico.

Síntomas clínicos. Después de un plazo de latencia de 3-5 días de duración, aparece un aumento discreto de la temperatura, diarrea poco intensa y síntomas respiratorios, que primero cursan con flujo nasal seroso y luego mucoso, y con inflamación de la conjuntiva. A esto sigue tos y no es rara una neumonía consecuente a complicaciones bacterianas, que aporta síntomas respiratorios.

La letalidad puede llegar a ser del 50 %.

Anatomía patológica. El cuadro anatomopatológico estriba en una neumonía secundaria con enteritis. En el aspecto histológico, aparecen CoI nucleares característicos de los adenovirus en las células epiteliales respiratorias y ganglios linfáticos.

Diagnóstico. Se basa en el aislamiento del virus y en análisis serológicos semejantes a los realizados en los bóvidos (ver 16.1.).

Tratamiento y profilaxis. El proceso patológico apenas puede ser influido por tratamiento quimioterápico.

Como la enfermedad puede impedirse en los corderos mediante transmisión de la inmunidad materna con el calostro, se recomienda vacunar las hembras madres con una vacuna inactivada, preparada a partir de una cepa vírica adecuada.

Bibliografía

Belák, S., Pálfi, V., u. Palya, V. (1976): Adenovirus infection in lambs. I. Epizootiology of the disease. Zbl. Vet.-Med. B. **23**, 320.

16.3. Neumonía del potro provocada por adenovirus

(A. Bartha)

Se trata de una neumonía catarral-purulenta de los potros jóvenes, que está provocada por un adenovirus de los équidos y se complica con infecciones bacterianas secundarias.

Presentación. Se ha diagnosticado en USA, RFA y Australia, Japón y Gran Bretaña. Según los estudios serológicos, la enfermedad debe estar difundida a nivel mundial.

Etiología. Hasta ahora sólo se conoce un tipo de adenovirus equino con todas las características de los adenovirus. En potros jóvenes criados sin calostro, la enfermedad puede producirse artificialmente mediante contagio experimental.

Inmunidad. Epizootiología. Los potros enferman por lo común a la edad de 6-12 semanas, y excepcionalmente antes o después. Ante todo se presenta en potros de raza árabe; sin embargo, muchas veces enferman también potros purasangre.

El decaimiento de la inmunidad calostral ejerce importante papel en la presentación dependiente de la edad de la neumonía causada por adenovirus. En animales en los que está debilitada la constitución de la inmunidad, la enfermedad se presenta en una forma más grave. La descendencia de tales yeguas muere por lo regular durante varios años seguidos.

Síntomas clínicos. Pronóstico. Tratamiento. La enfermedad comienza con una elevación térmica de 40-41 °C, que se acompaña de flujo nasal seroso y depresión. Los potros respiran con dificultad y tosen con frecuencia; el flujo nasal seroso es primeramente mucoso, para hacerse más tarde purulento como indicio de una complicación bacteriana que puede caracterizarse por una neumonía catarral-supurada o crupal. Puede delimitarse mediante percusión y auscultación.

Los potros sin tratar mueren en el curso de 10-14 días. La mayor parte de los animales tratados con antibióticos de amplio espectro mueren también al cabo de un mes; los que sobreviven, se ven retrasados en su desarrollo.

Bibliografía

McChesney, A. E., England, J. J., u. Rich, L. J. (1973): Adenoviral infection in foals. J. Amer. Vet. Med. Ass. **162**, 545.

16.4. Hepatitis contagiosa canina, encefalitis del zorro

(Gisela Baumann)

(Al.: *Ansteckende Leberentzündug der Hunde, Fuchsenzephalitis, Rubarthsche Krankheit;* lat.: *Hepatitis contagiosa canis, Hepatitis infectiosa canum, Encephalomyelitis enzootica vulpis;* ruso: *Инфекционный гепатит собак* ; ingl.: *Contagious canine hepatitis, Infectious canine hepatitis, Canine viral hepatitis, Rubarth's disease, Foxencephalitis;* franç.: *Maladie de Rubarth)*

La hepatitis contagiosa canina (H.c.c.) es una enfermedad vírica aguda de curso septicémico que afecta predominantemente al perro, pero también a otros cánidos.

Historia y presentación. Los agentes productores de la H.c.c., denominada por Rubarth (1947) Morbus sui generis, y de la encefalitis del zorro, evidenciada por ver primera en 1928 por Green y colaboradores en granjas de zorros plateados y descrita por diversos autores en años posteriores, son idénticos (Siedentopf y Carlson, 1949).

Esa enfermedad se presenta en todas las partes del mundo con frecuencia diferente.

Etiología. El agente productor de la H.c.c. pertenece por sus características estructurales y biológicas al grupo de los adenovirus. Las cepas víricas aisladas en distintos países resultan ser idénticas.

El diámetro del virus, que contiene DNA, es de 70-80 nm, según los datos de la microscopía electrónica. El cultivo del virus puede realizarse en embriones de pollo y en cultivos celulares (células epiteliales renales y de otros órganos de perros jóvenes, epitelio renal de hurón, cerdo joven, mono, cobayo y hámster dorado, así como tejido pulmonar de cerdos jóvenes). Es característico el efecto citopático con formación de corpúsculos de inclusión intranucleares. El paso del virus por embrión de pollo o por cultivos celulares reduce su virulencia para el perro.

Diversas cepas del virus de la H.c.c. tienen potencialidad oncogénica para el hámster dorado recién nacido.

La resistencia del virus a los agentes físicos es relativamente elevada. Se observa pérdida de actividad a 37 °C después de 26-29 días, y a 60 °C después de 3-5 minutos.

A la temperatura del frigorífico el virus conserva hasta 9 meses su contagiosidad. Sometido durante 2 horas a los rayos ultravioleta, el virus se vuelve avirulento, aunque conserva su capacidad inmunógena. El intervalo de pH óptimo se sitúa entre 6,0 y 8,5. Valores superiores e inferiores inactivan el virus después de 5 y 10 días.

Receptividad. El virus es patógeno para el perro y el zorro, siendo mayor la receptividad de los animales de edades comprendidas entre 8 semanas y 1 año. Se ha observado también la enfermedad en condiciones naturales, aunque en casos aislados, en lobos, gatos y osos. En coyotes se ha demostrado la existencia de anticuerpos contra la H.c.c.

Para llevar a cabo la inoculación experimental de la enfermedad por distintas vías parenterales, sólo resultan adecuados cachorros de perro y de zorro de 2-15 días de edad que no hayan tomado calostro.

Inmunidad. Cuando los animales superan una infección por virus de la H.c.c., la inmunidad adquirida persiste durante 1 año. Los contactos posteriores con el virus elevan el título de anticuerpos. Los anticuerpos maternos transmitidos con el calostro protegen a los animales jóvenes hasta las 12 semanas de vida como máximo.

Epizootiología. La enfermedad está ampliamente extendida en las poblaciones caninas de los distintos países. Reacciones serológicas positivas se han observado en el 25-55 % de los perros examinados. Si se compara con el escaso número de animales clínicamente enfermos, este porcentaje indica el destacado papel de las infecciones inaparentes. Son raros los brotes epizoóticos de la enfermedad; casos esporádicos pueden aparecer en cualquier época del año.

En la fase inicial de la enfermedad el virus se encuentra en la sangre y es eliminado con todas las secreciones o excreciones tanto por animales clínicamente enfermos, como por los que padecen la enfermedad de forma inaparente. La orina contiene virus hasta aproximadamente 4 meses después de la infección. Constituyen un reservorio del virus los animales convalecientes, curados e infectados de forma inaparente. El contagio se produce generalmente por vía oral con el pienso, o a través de objetos contaminados.

Patogenia. Los puntos de multiplicación y el efecto citopático caracterizan al virus de la H.c.c. como endoteliotropo, reticulotropo y hepatotropo. El virus penetra a través de las tonsilas y epitelio del intestino delgado, difundiéndose a continuación por vía linfohemática. En los estadíos iniciales, la multiplicación del virus se realiza en el SRH y en el endotelio vascular, caracterizándose morfológicamente por lesiones proliferativas y regresivas y por la aparición de cuerpos de inclusión intranucleares. Las lesiones endoteliales van acompañadas de graves trastornos de la permeabilidad y circulación. En el hígado las alteraciones de los sinusoides tienen como consecuencia la presentación de procesos distróficos en el parénquima, que inicialmente se deben a trastornos locales de la circulación, pero que posteriormente responden a la acción directa del virus, con formación de corpúsculos de inclusión intranucleares.

Síntomas clínicos. Dependiendo del estado inmunológico del animal, el cuadro clínico de la

H.c.c. es muy variado. En no pocas ocasiones se observa la enfermedad en perros adultos, de curso leve en tal caso y caracterizada por presencia de fiebre no muy alta, apatía e inapetencia. Sin embargo, en perros jóvenes se observan también casos de muerte repentina. La forma aguda de la enfermedad tiene por lo general una duración de 2-7 días, con un periodo de incubación de 2-5 días. A un aumento de la temperatura a 40-41 °C y apatía manifiesta siguen inapetencia, sensación creciente de sed, con vómitos y frecuentemente diarrea que en ocasiones puede ser sanguinolenta. Un síntoma casi constante es el dolor abdominal en la región xifoidea. En algunos casos existe flujo nasal y ocular y en la mayoría de ellos enrojecimiento y tumefacción de las tonsilas. Raramente se observan edemas subcutáneos y síntomas nerviosos. El tiempo de coagulación está casi siempre aumentado. El nivel de glucosa en sangre desciende en el curso de la enfermedad. En el período de convalecencia puede aparecer una opacidad o enturbiamiento edematoso de la córnea, generalmente unilateral, que remite casi siempre espontáneamente. En el curso subagudo puede haber iridociclitis y queratitis parenquimatosa.

La mortalidad alcanza el 25-40 %. Si el animal sobrevive las primeras 48 horas críticas, puede esperarse el restablecimiento.

El periodo de incubación en los **zorros** es de 6-7 días, y la duración de la enfermedad de 5-6. Además de los síntomas clínicos, que son comparables a los del perro, el cuadro patológico está casi siempre dominado por síntomas nerviosos. Las bajas en las granjas de zorros oscilan del 2 a 50 %.

Anatomía patológica. El hígado, que puede estar poco o nada tumefacto, y que según el contenido en sangre y el grado de alteración del parénquima tiene un color marrón claro o rojizo, muestra superficie granulosa y un claro dibujo lobulillar, así como consistencia muy reducida. En la mitad de los casos existe una ligera tumefacción pulposo-hiperémica del bazo.

Aparecen también edemas serosos o hemorrágicos, con mayor regularidad y muy marcados en la subserosa de la vesícula biliar e hígado, en los ganglios linfáticos corporales y satélites de los distintos órganos y en sus alrededores, así como en el tejido intersticial del timo en perros

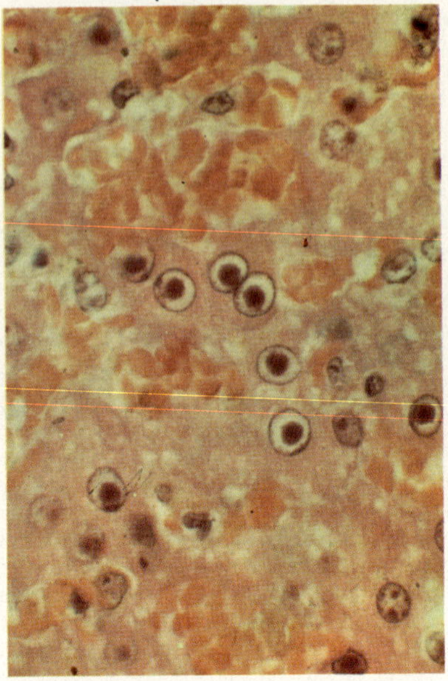

Fig. 88. H.c. Corpúsculos de inclusión intranucleares, hiperemia, alteración regresiva del parénquima hepático.

jóvenes. En algunos casos, el tejido conjuntivo subcutáneo exhibe un infiltrado seroso. A veces se observan colecciones de líquido rico en proteínas, frecuentemente mezclado con sangre, en las cavidades serosas, y depósitos de fibrina sobre el hígado e intestino. Muchas veces existen petequias subserosas y equimosis, así como salida de sangre en la mucosa o a la luz del tubo digestivo y de la vejiga de la orina.

Histopatológicamente son características las lesiones vasculares, a las que suelen ir unidas alteraciones regresivas y en menor medida inflamatorias de los órganos, sobre todo del hígado, una activación generalizada del SRH y la aparición de cuerpos de inclusión intranucleares con destrucción celular consecutiva. La imagen histológica del hígado está dominada por graves trastornos circulatorios, con sus correspondientes consecuencias sobre el parénquima (atrofia por compresión, vacuolización y necrosis de coagulación o hepatocelulosis), lesiones vasculares con formación de exudado seroso en el espacio de Disse, y por manifestaciones de la acción directa del virus sobre las células hepáticas, consistentes en aumento de volumen y retracción de los núcleos y formación de CoI intranucleares. En el proceso inflamatorio predomina la alteración frente a una exudación rara vez marcada intensamente, y la proliferación de las células estrelladas. Los cuerpos de inclusión, del tipo A de Cowdry (fig. 88), homogéneos o granulosos, Feulgen positivos y con preferencia eosinófilos, en los que se ha comprobado inmunohistológicamente y con microscopía electrónica su contenido en antígeno vírico, aparecen en el perro y el zorro, además de en los hepatocitos, células de Kupffer y células sinusoidales hepáticas, en los endotelios de muchos órganos, en ocasiones en los epitelios de la vesícula biliar, bronquios y túbulos renales, y casi ubicuitariamente en las células del SRH. Lesiones del SNC (coincidiendo en perros y zorros con extravasación de líquido, más raramente con lesiones hipoxémicas de las células ganglionares y reacciones inflamatorias escasas) sólo se observan en ocasiones. Se considera implicado al virus de la H.c.c. en la génesis de algunos casos de nefritis focal intersticial.

Mientras Kull (1969) sólo ha encontrado en la necropsia de zorros azules ligeras alteraciones orgánicas en forma de pequeñas hemorragias, Meteleva y col. (1961) señalan en estos animales la presencia de un cuadro lesional que corresponde ampliamente al observado en el perro y que frecuentemente se completa con una ictericia.

Diagnóstico. El diagnóstico de la H.c.c. no es fácil de establecer, a causa de la variabilidad de la sintomatología clínica, que además es poco característica. Los casos de curso rápido y carácter mortal apenas se reconocen en vida como debidos a H.c.c. También presenta grandes dificultades el diagnóstico diferencial entre las formas de curso leve de esta enfermedad y el moquillo (9.3.2.). Para asegurar el diagnóstico en el animal vivo, se han probado varios métodos con la intención de identificar anticuerpos específicos o del virus mismo:

La RFC es inadecuada para realizar un diagnóstico precoz, porque los anticuerpos fijadores del complemento aparecen 3 semanas después de la infección. El valor de la RAGP es parecido al de la RFC. Tienen mayor interés la RN en cultivo de tejidos y la reacción de aglutinación con carbón animal, puesto que 7 días después de la infección están ya presentes anticuerpos neutralizantes. El resultado conseguido con la HA indirecta y la RHAI directa es comparable al obtenido con la RN. Se pueden también detectar anticuerpos con la RIF indirecta.

Otras posibilidades de diagnóstico precoz se basan en la demostración del antígeno por medio de anticuerpos fluorescentes en improntas obtenidas de las tonsilas, la inoculación de material sospechoso en cultivos de tejido renal de perro o en la cámara anterior del ojo de perros o zorros jóvenes (opacidad de la córnea y formación de cuerpos de inclusión), así como la demostración histológica de inclusiones nucleares en material de biopsias hepáticas.

En la mayoría de los casos de H.c.c. el diagnóstico se realiza generalmente sólo después de la muerte. Las observaciones hechas durante la necropsia ofrecen generalmente criterios y datos suficientes para establecer un diagnóstico probable, que necesita ser confirmado histológicamente demostrando con ayuda de colorantes nucleares la presencia de cuerpos de inclusión intranucleares en las células hepáticas y endoteliales, o bien por medio de la RIF directa.

Tratamiento. El tratamiento específico con un antisuero carece de sentido en el estadío inicial febril para inhibir la diseminación del virus por el organismo, poniéndose también en duda su valor en fases posteriores de la enfermedad. Otras medidas terapéuticas tienen carácter sintomático y se dirigen principalmente a combatir la insuficiencia vascular y los trastornos funcionales circulatorios y hepáticos.

Profilaxis. El suero o gammaglobulina inmunes homólogos o heterólogos preparados con valor bivalente o trivalente (simultáneamente contra el moquillo y leptospirosis) ejercen un efecto protector inmediato limitado a 2 semanas. Para la inmunización a largo plazo existen diversos procedimientos de vacunación. Entre ellos está la suerovacunación, que hoy apenas se utiliza por entrañar cierto peligro. La aplicación de virus inactivado en forma de vacuna formolada como tal o a la que se añade un adsorbato, preparada a partir de extractos de órganos o de cultivos de tejidos, debe repetirse con intervalos de medio año o de un año, a causa del rápido descenso del título. Las vacunas vivas, en las que el virus atenuado por pases sucesivos por cultivos de tejidos o embriones de pollo confiere una protección inmunitaria de larga duración, han adquirido una gran difusión A veces ocasionan reacciones hiperégicas transitorias en la córnea e iris 1-3 semanas p.i. Las vacunas inactivadas y vivas se han combinado con virus del moquillo modificado mantenido por pases sucesivos en embrión de pollos o en cultivo de tejidos, y con vacunas inactivadas contra *Leptospira canicola* y *Leptospira icterohaemorrhagiae,* con lo que la utilización de un componente inactivado de H.c.c. parece ser ventajoso con respecto al resultado total de la vacuna, potenciando los efectos. El momento más favorable para llevar a cabo la primera vacunación es la 7ª-9ª semanas de edad. En el empleo de vacunas inactivadas no se observa la anulación de la constitución de la inmunidad por anticuerpos maternos.

Bibliografía

Rubarth, S. (1968): Hepatitis contagiosa canis. In: H. Röhrer, Handbuch der Virusinfektionen bei Tieren. Bd. III/2, 557. VEB Gustav Fischer Verlag, Jena.

Stützer, H. (1966): Die Staupe und die ansteckende Leberentzündung der Hunde im Schrifttum von 1948–1963. Vet.-med. Diss., Leipzig.

16.5. Hepatitis de corpúsculos de inclusión de las gallinas (A. Bartha)

(Al.: *Einschlusskörper-Hepatitis des Huhnes;* ingl.: *Inclusion body hepatitis, Hepato-myelopoietic disease, Haemorrhagic-aplastic anaemia syndrome*).

La hepatitis de los cuerpos de inclusión (HCI) es una enfermedad infecciosa de los pollitos provocada por adenovirus de las gallinas, que se caracteriza por lesiones a nivel del hígado y otros órganos internos, así como de la médula ósea.

Historia y presentación. La enfermedad fue descrita por primera vez por Helmbold y Frazier (1963) en USA. Desde entonces se ha diagnosticado en diversos países.

Etiología. De acuerdo con sus propiedades morfológicas y biológicas, el agente causal se incluye en el género *Aviadenovirus.* Las cepas hasta ahora aisladas de gallinas enfermas con síntomas característicos se agrupan en 6 tipos diferentes de adenovirus de las gallinas (FAV 1, FAV 2, FAV 3, FAV 4, FAV 5, FAV 8). Su diferenciación se realiza con la RIF, pero no es posible con la RAGP.

El virus se multiplica bien en cultivos de células hepáticas y de epitelio renal de gallina, desarrollando un peculiar efecto citopático. También puede aislarse mediante inoculación en el saco vitelino de embriones de pollo de 5-8 días. Ninguna de las cepas aisladas hasta ahora posee propiedades hemoaglutinantes.

Receptividad. Mediante contagio artificial con cepas aisladas de animales con HCI pudieron instaurarse en pollitos de 1-28 días de edad manifestaciones patológicas, si bien los síntomas y las lesiones eran bastante más suaves que en la enfermedad natural. Cepas del mismo tipo que no fueron aisladas de casos de HCI no llegaban a provocar la enfermedad.

Epizootiología. La enfermedad se difunde con rapidez en la población afectada; también se evidencian reacciones serológicas en aquellos animales que no aparecen clínicamente enfermos. El nivel de anticuerpos se conserva durante toda la vida con sólo pequeñas disminuciones.

La transmisión del agente causal de la HCI a través de los huevos fue presumida por Fadly y Winterfield (1973), pero hasta ahora no ha sido comprobada.

En gallinas infectadas con el virus de la enfermedad de Gumboro (5.4.) se presenta la HCI en forma bastante más grave, ya que la acción supresora de la inmunidad de este agente causal anula los mecanismo de defensa del organismo (Rosenberg y col., 1975).

La HCI se presenta en la inmensa mayoría de los casos en pollos de cebo sometidos a mantenimiento intensivo. Ocasionalmente pueden enfermar también otros efectivos.

Síntomas clínicos. Pronóstico. En los brotes epidémicos aparecen síntomas clínicos en breve plazo, dependientes de la edad, en el 2-20 % de los pollos jóvenes de 4-8 semanas. En el contagio artificial, el plazo de incubación dura entre 2 días y 3 semanas, de acuerdo con la raza, edad y vía de contagio. Los síntomas consisten en depresión, debilidad y diarrea. Los animales enfermos tienen el plumaje erizado, cresta y barbillas pálidas y anémicas, y la piel con hemorragias petequiales, especialmente en la parte inferior de las alas.

Más de la mitad de los animales enfermos mueren tras un curso de la enfermedad de 10-20 días de duración.

Anatomía patológica. En la necropsia destaca ante todo el engrosamiento y la coloración pálida, entre amarilla clara y amarilla castaña del hígado. Se advierten hemorragias tanto en el parénquima como en la superficie del órgano. El tejido conjuntivo subcutáneo exhibe tonalidad amarillenta. También se observan hemorragias en la mucosa y en la pared del intestino, así como en el parénquima y superficie de otros órganos. La médula ósea está pálida, y muchas veces con color claro. En algunos brotes epidémicos dominan las lesiones del hígado, y en otros las de la médula ósea. El bazo aparece infartado y los riñones están aumentados de volumen y pálidos. En el pericardio se encuentra un líquido seroso rojizo.

En el terreno histopatológico, se aprecia en el hígado necrosis fibrinoide. La presencia de CoI nucleares anfófilos en las células hepáticas se considera lesión microscópica característica. Las células epiteliales de los conductos biliares, las células de Kupffer, así como las células epiteliales de los canalículos renales, aparecen hiperplásicas. La misma lesión se aprecia también en las células reticuloendoteliales del bazo. En este órgano hay sólo pocos linfocitos maduros. La bolsa de Fabricio aparece degenerada.

Diagnóstico. Se emite identificando los CoI nucleares en el hígado y con el subsiguiente aislamiento del virus.

La inoculación de material infeccioso en el saco vitelino de embriones de pollo de 5-8 días provoca en el curso de 3-10 días detención del desarrollo, hemorragias, así como la presentación de los peculiares CoI nucleares en el hígado del embrión.

El análisis serológico no tiene carácter decisivo, ya que un resultado serológico positivo también puede producirse sin haber síntomas de la enfermedad.

Todos los casos en que prevalezcan los síntomas de la anemia deben someterse a **diagnóstico diferencial** para distinguirlos de una eventual afección provocada por otros agentes causales (coccidios, espiroquetas, plasmodios).

Profilaxis. Aun cuando, según Fadly y Winterfield (1975), los pollos jóvenes inmunizados con la cepa Tipton no enferman después de ser contagiados artificialmente, la vacunación protectora sigue siendo todavía un problema sin resolver, habida cuenta del gran número de cepas participantes en la etiología.

Bibliografía

Helmbolt, C. F., u. Frazier, M. N. (1963): Avian hepatic inclusion bodies of unknown significance. Avian Dis. 7, 446.

McFerran, J. B., McCarcken, R. M., Connor, T. J., u. Evans, R. Z. (1976): Isolation of viruses from clinical outbreaks of inclusion body hepatitis. Avian Path. 5, 315.

16.6. Trastornos de la puesta de las gallinas causados por adenovirus (A. Bartha)

(Al.: *Adenovirusbedingte gestörte Legeleistung beim Haushuhn;* ingl.: *Egg drop syndrome 76*)

El conocido como "egg-drop syndrome-76" (EDS) es una enfermedad que se presenta en las gallinas ponedoras en forma de disminución transitoria y más rara vez permanente de la puesta, con irregular constitución de la cáscara de los huevos. Está producida por un adenovirus aviar originariamente procedente de los patos, que se caracteriza por contar con propiedades especiales.

Historia y presentación. El EDS se diagnosticó por primera vez en Europa Occidental en 1975 (Van Eck y col., 1976; McFerran y col., 1977); en 1976 se diferenció de las demás enfermedades víricas de la gallina doméstica. El síndrome se presentaba con preferencia en establecimientos dedicados a la cría a escala industrial, en los que afectaba por igual a efectivos reproductores que a broilers.

Según Baxendale (1977), la mitad de los efectivos reproductores de la Gran Bretaña deberían estar infectados. Se han encontrado anticuerpos específicos en Inglaterra en el 80 % de las poblaciones con bajo rendimiento de puesta, y en los Países Bajos en el 90 %. También se ha diagnosticado la enfermedad en Francia, RFA, Italia, Irlanda del Norte y Hungría.

Etiología. De acuerdo con sus características morfológicas y biológicas, el agente causal del EDS pertenece al género *Aviadenovirus.* Si bien de acuerdo con los conocimientos actuales sólo enferman las gallinas domésticas, por su procedencia es un adenovirus que tuvo su origen en los patos (McFerran, 1977). No tiene ningún parentesco serológico con los adenovirus conocidos de las gallinas, pavos, gansos y patos; el virus del EDS se diferencia en ciertas propiedades tanto de estos virus, como también de los Mastadenovirus. El virus aglutina los eritrocitos de gallinas, patos, gansos y pavos con altos valores de títulos, y carece del antígeno precipitante común tanto de los Aviadenovirus, como de los Mastadenovirus. Sin embargo, con la RIF se puede reconocer la presencia de un antígeno común indicativo de los Aviadenovirus.

Al microscopio electrónico se caracteriza el virus del EDS por no poderse diferenciar claramente sus capsómeros (McFerran y col., 1978).

El virus del EDS puede aislarse sin dificultad en la cavidad alantoidea del embrión de pato y cultivarse. Es capaz de adaptarse a las células de hígado y de riñón, así como a cultivos de fibroblastos de embriones de patos o gallinas. En los cultivos celulares se forman los característicos CoI nucleares y placas.

Aun cuando Berry (1969) y Cook (1972) han observado también un descenso aproximado del 10 % de la puesta en gallinas infectadas artificialmente con adenovirus de las gallinas del tipo 1 (FAV 1), no se trataba en ese caso del EDS.

Receptividad. En condiciones naturales pueden infectarse gallinas, patos y pavos. Baxendale (1978) descubrió anticuerpos específicos en el 80 % de los efectivos de patos de Inglaterra, informando también del aislamiento del virus del EDS en patos chinos y patos mudos sanos. Presumiblemente, el virus también es capaz de multiplicarse en otras especies de aves.

Epizootiología. Patogenia. El contagio de las gallinas puede producirse lo mismo en sentido vertical que horizontal. Según McFerran (1977), el agente se transmitiría preferentemente de un efectivo a otro a través de los pollitos nacidos de huevos infectados. Las gallinas ponedoras infectadas pueden transmitir el virus a través del huevo a su descendencia. De una parte de tales huevos nacen pollitos con capacidad vital, que, como portadores del virus inaparentemente infectados, incluso parecen sanos, no amenazando a sus compañeros de pollada sin infectar hasta la instauración del periodo de puesta. Si bien en tales animales puede haber anticuerpos, su fracción en el efectivo es tan pequeña que en los habituales estudios en serie no suelen detectarse.

Una vez instaurada la puesta, la receptividad de las aves aumenta presumiblemente por razones hormonales, así como por modificaciones del metabolismo. Las aves que ya con anterioridad eran portadoras del virus eliminan éste en abundancia, por lo cual se difunde en horizontal e infecta la mayor parte de la población. La puesta se altera de inmediato.

La progresión de la infección se ve intensamente influida por las condiciones de manejo imperantes en cada caso. Se difunde muy rápidamente en la cría sobre el suelo, y con más lentitud si la explotación se hace en pequeños grupos o en batería. La capacidad de difusión del virus no es particularmente marcada. Los efectivos de gallinas receptivas mantenidas en naves vecinas pueden permanecer libres de la enfermedad sin mudarse de alojamiento. No parece imposible la transmisión con el esperma o con la jeringa.

Síntomas clínicos. Pronóstico. Los estudios efectuados sobre contagio indican que el plazo de incubación dura 6-8 días. En el curso de una semana aparecen anticuerpos inhibidores de la hemoaglutinación, neutralizantes y precipitantes, cuyo nivel en la sangre puede mantenerse durante toda la vida con sólo un ligero descenso.

Los síntomas del EDS aparecen por lo regular en el punto máximo de la puesta, a la edad de 26-32 semanas. En una parte de los casos, v. gr. cuando la población ya era serológicamente positiva a la edad de 10-20 semanas, a partir del momento en que se inicia la puesta se registra una merma en los rendimientos que impide alcanzar el promedio programado de los mismos. En otras ocasiones, inmediatamente después de llegarse al punto máximo de la producción de huevos, la puesta sufre un súbito descenso. La capacidad ponedora se ve disminuida alrededor de un 30 %, y muchas veces incluso un 50 %;

la normalización sólo se consigue pasadas 3-10 semanas. A veces la merma en la puesta queda como definitiva.

A la vez que el descenso de la puesta de huevos, o ya con anterioridad a esta disminución, se advierte una merma en la calidad de aquéllos. Los huevos que originariamente son castaños se hacen más claros, en la superficie de la cáscara se forman grumos de cal, lo que les presta notable aspereza, a la vez que la cáscara se torna más delgada y quebradiza. Al cabo de unos días las gallinas ponen huevos aplanados por un lado, rugosos y deformes; luego la cáscara se adelgaza y acaba por faltar. También el contenido de los huevos exhibe defectos de calidad. La proteína pierde su viscosidad y se hace en parte acuosa; la porción que todavía se conserva viscosa se enturbia ligeramente. Así mismo se advierte una significativa modificación del pH de la proteína; el valor normal de 8,5-8,8 desciende a 7,2-8,0. La alteración de la calidad de la cáscara obedece en opinión de Van Eck (1978) a las modificaciones del medio químico orgánico que prevalecen en ese estado. En el útero de las gallinas ponedoras enfermas se registra un pH de 6,0 en lugar del valor normal de 6,5. También pueden producirse alteraciones de la calidad del contenido de los huevos de gallinas enfermas, con formación normal de la cáscara.

Con la merma de la puesta, o ya con anterioridad, coincide en la mayoría de los animales la presentación de diarrea. Algunas veces sufren anemia; entonces vagan decaídos de acá para allá sin apetito. Tales síntomas desaparecen en el curso de una semana. No se registran bajas.

Anatomía patológica. Como queda dicho, el EDS no tiene por lo regular desenlace mortal. En las gallinas ponedoras sacrificadas no existen lesiones anatomopatológicas características.

En la propria de la mucosa uterina se descubren procesos inflamatorios patológicos. A la edematización y degeneración iniciales del tejido glandular segregador de la cal sigue infiltración de células mononucleares, así como formación de folículos linfáticos. Estas últimas formaciones también aparecen en el hígado y riñones. Con el microscopio electrónico se advierten en el contenido intestinal numerosas partículas icosaédricas de 70 nm de diámetro.

Diagnóstico. Apenas resulta posible sin recurrir a los análisis de laboratorio. De aquí que la etiología del EDS sólo pueda esclarecerse aislando el virus o sometiendo a encuesta serológica a la población.

A partir de las heces de las gallinas que muestran diarrea se puede aislar el virus utilizando embrión de pato. El aislamiento en cultivo celular o en embrión de pollo es mucho menos efectivo. Al registrarse mermas en la puesta, pueden evidenciarse anticuerpos inhibidores de la hemoaglutinación ya en el 20-25 % del núcleo de aves afectadas, cifra que sube hasta el 80 % unas semanas más tarde. Se consideran positivos los títulos superiores al 1:8. La emisión de un diagnóstico en poblaciones de pollitos con la enfermedad latente apenas resulta posible, ni recurriendo al aislamiento del virus, ni tampoco con el análisis serológico.

En el **diagnóstico diferencial** hay que señalar que la bronquitis infecciosa (12.6.), enfermedad de Newcastle (9.2.1.) y la encefalomielitis aviar (4.6.) también pueden cursar con disminución de la puesta. Sin embargo, mientras que estas enfermedades exhiben síntomas respiratorios y/o nerviosos, el EDS se caracteriza por la diarrea.

Tratamiento. No se puede influir sobre el curso de la enfermedad utilizando productos quimioterápicos.

Profilaxis. Por presentarse en abundancia el EDS únicamente después de la 20ª semana de vida, existe una cierta esperanza de poder atenuar mediante inmunización activa las consecuencias de la difusión en horizontal que tiene lugar más tarde. El momento de la aplicación de la vacuna inactivada debe elegirse necesariamente antes de la difusión en horizontal del agente causal, pero tampoco demasiado pronto. Por ello, la época óptima para la vacunación está en las 14-18 semanas de edad, si se tiene en cuenta que la aplicación de vacuna por una sola vez puede reducir considerablemente el descenso de la puesta.

Bibliografía

Baxendale, W. (1978): Egg drop syndrome 76. Vet. Rec. **102**, 285.

Van Eck, J. H. H., u. Mitarb. (1976): Dropped egg production, soft shelled and shell-less eggs associated with appearance of precipitins to adenovirus in flocks of laying fowls. Avian Path. **5**, 261.

McFerran, J. B., u. Mitarb. (1978): Studies on a depressed egg production syndrome in Northern Ireland. Avian Path. **7**, 35.

16.7. Bronquitis de la codorniz
(A. Bartha)

(Al.: *Wachtelbronchitis;* ingl.: *Quail bronchitis*).

La bronquitis de la codorniz es una inflamación de los pulmones y sacos aéreos de estas aves provocada por adenovirus de las gallinas del tipo 1.

Historia. La bronquitis de la codorniz fue observada por primera vez por Olson (1950) en la raza de codornices conocida con el nombre de "bobwhite quail".

Etiología, síntomas clínicos y anatomía patológica. El agente causal es el adenovirus de las gallinas tipo 1 (FAV 1). Todas las cepas aisladas hasta el presente muestran parentesco serológico con la cepa CELO (Dutta y Pomeroy, 1967). Tomado de órganos lesionados, el virus puede multiplicarse en embrión de pollo y de pavo.

La enfermedad se difunde con gran rapidez.

Tras un plazo de latencia de 2-7 días, las aves enferman con síntomas agudos, consistentes en depresión y estornudos, acompañados en ocasiones de manifestaciones nerviosas e inflamación de las conjuntivas. Las bajas dependen de la edad de las codornices; entre las jóvenes, la mortalidad puede llegar a ser del 100 %.

La imagen anatomopatológica consiste en edema pulmonar, así como en inflamación de pulmones y sacos aéreos.

Tratamiento y profilaxis. No se puede influir sobre la sintomatología utilizando productos quimioterápicos. Hasta ahora no se han creado medidas de lucha específicas.

Bibliografía

Olson, N. O. (1950): A respiratory disease (bronchitis) of quail caused by a virus. Proc. 54th Ann. Meet. US Liv. San Ass., 171.

16.8. Enfermedad del bazo marmóreo del faisan
(A. Bartha)

(Al.: *Marmomilzkrankheit des Fasans;* ingl.: *Marble spleen disease of pheasants).*

La enfermedad del bazo marmóreo del faisán es una afección contagiosa aguda, presumiblemente producida por un Aviadenovirus, caracterizada por necrosis en el bazo y otros órganos internos.

Historia y presentación. La enfermedad fue descrita por primera vez en Italia (Mandelli y col., 1966), y más tarde también en USA, Canadá y Gran Bretaña.

Etiología. El virus responsable de la enfermedad no se ha podido aislar hasta el presente, ni en cultivo celular, ni en embrión de pollo. El examen con el microscopio electrónico permite descubrir en las células de animales enfermos viriones de tamaño y simetría semejantes a los de adenovirus. Una preparación antigénica obtenida de bazo vehiculador de virus mostró con la RAGP un próximo parentesco con el adenovirus de los pavos tipo 1 (TAV 1), así como con el agente causal de la enteritis hemorrágica de los pavos.

Síntomas clínicos y anatomía patológica. La enfermedad cursa de manera muy similar a la enteritis hemorrágica de los pavos (12.7.). En general se caracteriza por una súbita presentación en faisanes de 3-8 meses de edad. Ocasionalmente enferman también animales más jóvenes. Los síntomas consisten en depresión, anorexia y trastornos respiratorios.

En la necropsia se encuentra estasis y edema en unón de algunos focos necróticos en los pulmones. El bazo aparece engrosado y también con focos de necrosis. Hay zonas amiloides o fibrinoides en torno a las células linfoides necrosadas, así como CoI en las células reticuloendoteliales del bazo e hígado, pulmones y corazón.

Profilaxis. Faltan todavía medidas de prevención específicas de esta enfermedad.

Bibliografía

Mandelli, G., Rinaldi, A., u. Cervio, G. (1966): A disease involving the spleen and lungs in pheasants. Epidemiology, symptoms and lesions. Clinica Vet. Milan. **89**, 129.

Iltis, J. P., Daniels, S. B., u. Wyand, D. S. (1977): Demonstration of an avian adenovirus as the causative agent of marble spleen disease. Amer. J. Vet. Res. **38**, 95.

17. Infecciones por herpesvirus
(A. Bártha)

En la familia *Herpesviridae* o *Herpetoviridae* (esta última denominación no se ha generalizado todavía) se incluyen diversos tipos de virus que se dan en el hombre y en los animales, caracterizados por tener las propiedades siguientes: El virión contiene DNA como ácido nucléico esencial, tiene simetría cúbica, posee una envoltura en torno a la nucleocápsida y su número de triangulación es 16. La cápsida consta de 162 capsómeros (fig. 89).

Las muy diferentes propiedades biológicas de las numerosas especies de la familia *Herpesviridae,* así como las diferencias fundamentales existentes entre las enfermedades provocadas por ellas en distintas especies animales, no han permitido crear hasta el presente ninguna clasificación taxonómica definitiva. La denominación de las diversas especies víricas de acuerdo con las enfermedades por ellas provocadas, sólamente se ha venido dando como válida hasta que fueron aisladas también otras especies que no se identificaban satisfactoriamente con el nombre de la enfermedad. Por haberse evidenciado en especies de hospedadores singulares varios virus herpes, se convino por último en denominar a éstos de acuerdo con la familia, subfamilia o, excepcionalmente, la especie del hospedador. Los distintos virus herpes aislados de la misma especie hospedadora se diferencian según esto entre sí por el número árabe que sigue al nombre; así, v. gr., el virus de la rinotraqueitis bóvina infecciosa (RBI) corresponde al herpesvirus bovino 1 (BHV 1), el virus herpes de la mamilitis bovina al herpesvirus bovino 2 (BHV 2), el virus herpes "orphan" bovino al herpesvirus bovino 3 (BHV 3), etc.

De acuerdo con la taxonomía actualmente en vigor, la familia **Herpesviridae** se clasifica en tres subfamilas, que se denominan **Alphaherpesvirinae, Betaherpesvirinae** y **Gammaherpesvirinae.** De momento no se han clasificado todavía las subfamilias en géneros de acuerdo con su constitución de ácido nucléico y según las relaciones genéticas de sus genomas. Por añadidura, dentro de una subfamilia existen ciertas similitudes biológicas y serológicas.

Los virus herpes contienen DNA lineal en doble cordón, cuyo peso molecular es en las especies de las subfamilias Alpha- y Gammaherpesvirinae de 9-10 x 10^7 Dalton, y, en el caso de la Betaherpesvirinae, de 1,5 x 10^8 Dalton. El ácido nucleico de las especies de Alphaherpesvirinae se caracteriza por la frecuente repetición, de ciertos segmentos en comparación con las especies de Gammaherpesvirinae (*tandem terminal repetition, inverted repetition).*

En la subfamilia *Alphaherpesvirinae* se incluyen actualmente el virus herpes simplex (HSV) (herpesvirus humano 1), el virus de la enfermedad de Aujeszky (herpesvirus porcino 1) y el herpesvirus de la

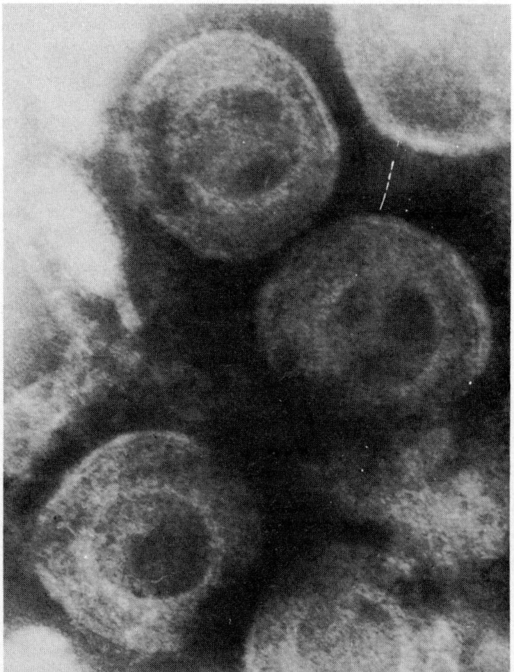

Fig. 89. Virus de la rinotraqueítis infecciosa bovina/vulvovaginitis pustulosa infecciosa (herpesvirus), cápsida con envoltura; 160.000:1, contraste negativo (Schulze, P.).

mamilitis bovina (herpesvirus bovino 2); a la subfamilia *Betaherpesvirinae* corresponden el virus de la citomegalia del hombre (herpesvirus humano 4); a la subfamilia *Gammaherpesvirinae* pertenecen el virus de Epstein-Barr (herpesvirus humano 5), así como los herpesvirus "ateles" y "saimiri" aislados de monos.

El *desarrollo intracelular de los herpesvirus* comienza en el núcleo, donde se forman nucleocápsidas desnudas (nucleoide y envoltura proteica), que tienen un diámetro de 70-110 nm, y termina en las vacuolas citoplásmicas, donde cada nucleocápsida está rodeada por una cubierta, constituyendo entonces una partícula vírica madura de 140-200 nm de tamaño.

Serológica e *inmunológicamente,* los herpesvirus son perfectamente diferenciables entre sí, aunque también puede observarse un cierto parentesco antigénico parcial entre determinados tipos de estos virus.

Debido a su considerable tamaño, el ácido nucléico del virus permite la codificación de unas 100 moléculas proteicas específicas, una parte de las cuales están presentes en las diversas especies de virus herpes. Si bien estas proteínas no son a todos los efectos iguales entre sí, pueden identificarse en base a su similitud antigénica mediante diversas reacciones serológicas o también con la RN cruzada. El parentesco antigénico de ciertas especies de herpesvirus ya puede comprobarse con la ayuda de tests serológicos sencillísimos (RAP, RN, RFC, RIF), como sucede v. gr. entre el virus de la enfermedad de Marek y herpesvirus de los pavos, HSV 1 y HSV 2 (herpesvirus humano 1 y herpesvirus humano 2), así como entre el virus Herpes simae (B) y el herpesvirus bovino de la mamilitis. Entre el virus de la enfermedad de Aujeszky y el herpesvirus simplex se advierte una relación serológica en ensayos de protección cruzada, o con la RAP y RIF. La relación serológica del agente causal de la RIB (BHV 1), de la rinoneumonitis (herpesvirus equino 1, EHV 1), así como del exantema coital del caballo (herpesvirus equino 3, EHV 3) se ha puesto de manifiesto con la RFC. Sin embargo, hasta ahora no se ha podido identificar ningún antígeno común que estuviera presente en todas las especies conocidas de herpesvirus.

Las relaciones serológicas arriba expuestas existentes entre muchos herpesvirus no influyen sobre el curso de las infecciones naturales provocadas por dichos virus.

Los herpesvirus pueden mantenerse en cultivos de tejidos, y algunos también en embriones de pollo y en animales de laboratorio. Para cultivarlos pueden utilizarse cultivos celulares homólogos y heterólogos. Algunas especies de virus no se multiplican en cultivos celulares heterólogos. Los herpesvirus son sensibles al calor y a los ácidos. Sus características citopáticas estriban en poder originar inclusiones intranucleares del tipo A (Cowdry) y en determinar la formación de células gigantes multinucleadas.

Los herpesvirus son patógenos para numerosos vertebrados y aves. Un mismo tipo de virus puede presentarse en la naturaleza con distinta virulencia y con diferente tropismo. La penetración del virus en el organismo suele producirse por las vías respiratorias o digestivas; la *infección* percutánea sólo se da en raras ocasiones. Son frecuentes las infecciones latentes. El virus es eliminado periódicamente por animales inaparentemente infectados y transmitido de manera directa o indirecta a animales receptibles.

Las **enfermedades** provocadas por un mismo tipo de herpesvirus son muy distintas. Pueden producir enfermedades febriles (enfermedad de Aujeszky [17.4], rinotraqueitis infecciosa bovina (RIB) [17.1. 1.], rinoneumonía de los équidos [17.6.], rinotraqueitis del gato [17.9.]. etc.), enfermedades respiratorias (RIB, rinoneumonitis de los équidos, enfermedad de Aujeszky, rinotraqueítis del gato, laringotraqueítis infecciosa aviar [17.11.], fiebre catarral maligna de los bóvidos [17.2.]), enfermedades del aparato genital (vulvovaginitis pustulosa infecciosa [17.1.2.], herpes simplex, rinoneumonitis de los équidos, rinotraqueítis del gato), meningoencefalitis (enfermedad de Aujeszky, RIB, rinoneumonitis de los équidos, herpes simplex, fiebre catarral maligna de los bóvidos, enfermedad de Marek [17.10.], rinotraqueítis del gato), abortos (rinoneumonitis de los équidos, herpes simplex, enfermedad de Aujeszky, RIB, rinotraqueítis del gato), lesiones cutáneas y de las mucosas (herpes simplex, varicela/zoster, mamilitis bovina [17.3.], RIB), conjuntivitis (casi todos los herpesvirus). De todas estas enfermedades parece desprenderse que los herpesvirus pueden adquirir nuevos tropismos, dependientes de factores ecológicos poco conocidos. La morbilidad y mortalidad muestran grandes oscilaciones. Estas diferencias en cuanto a virulencia, poder patógeno y tropismo de los herpesvirus están claramente en relación con las condiciones de manejo, la concentración de los animales y con otros factores de stress.

Después de una infección se forman en general *anticuerpos* específicos virusneutralizantes, precipitantes y fijadores del complemento, que, sin embargo, pueden no encontrarse en enfermedades de algunas localidades. A pesar de la presencia de anticuerpos virusneutralizantes, los herpesvirus pueden conservar durante largo tiempo su actividad en ciertos órganos, sobre todo en aquéllos en que no se produce *inmunidad* local o donde ésta desaparece rápidamente.

Los herpesvirus que afectan a los animales domésticos no son patógenos para el *hombre.*

17.1. Rinotraqueítis infecciosa bovina/vulvovaginitis pustulosa infecciosa de los bóvidos

(A. Bartha)

(Al.: *Infektiöse bovine Rhinotracheitis/Infektiöse pustulöse Vulvovaginitis des Rindes; Bläschenausschlag, Koitalexanthem;* lat.: *Exanthema coitale vesiculosum bovis;* ingl.: *Infectious bovine rhinotracheitis).*

La rinotraqueítis infecciosa bovina y la vulvovaginitis pustulosa infecciosa (RIB/VPI) es una infección específica de los bóvidos provocada por herpesvirus. Según la vía de penetración, edad de los animales, adaptación del virus a determinados aparatos u órganos y otros factores, el cuadro clínico puede corresponder a una enfermedad de las vías respiratorias altas, a una afección generalizada febril con síntomas respiratorios (RIB) ó a un síndrome genital (exantema coital, VPI). La enfermedad de carácter genital es una infección transmitida por el coito. Además pueden presentarse meningoencefalitis, aborto, y conjuntivitis. Las infecciones que presentan un curso distinto son diferentes formas de presentación de la enfermedad, producidas por el mismo agente etiológico.

Historia y presentación. De las enfermedades producidas por el virus de la RIB/VPI, el exantema coital era conocido en Europa desde hacía mucho tiempo como enfermedad infecciosa aguda, pero benigna, de los bóvidos (equivocadamente se describía también en los équidos). En 1954 se señaló en los Estados Unidos la presencia de una enfermedad vírica de las vías respiratorias altas de los bóvidos, que anteriormente se conocía con los nombres de "red nose" ó "dust pneumonia" y que posteriormente fue denominada por McKercher y col. (1957) rinotraqueítis infecciosa de los bóvidos (RIB). En 1958 Gillespie y col. comprobaron que ambas enfermedades eran causadas por el mismo virus. Desde entonces se habla del virus de la RIB/VPI.

Al comienzo de la década de los sesenta se comprobó que el virus de la RIB podía producir también otras enfermedades, desempeñando por tanto el papel de agente etiológico en la conjuntivitis (Abinanti y Plummer, 1961), en el aborto de las vacas (Robinson y col., 1961) y en la meningoencefalitis de los terneros (French, 1962). Posteriormente han demostrado Bartha y col. (1971) que el virus de la RIB puede ocasionar en terneros jóvenes una enfermedad generalizada febril no característica, con síntomas respiratorios.

Presentación. Los datos existentes en la bibliografía indican que las infecciones producidas por el virus de la RIB/VPI están extendidas por todo el mundo. Las enfermedades de los órganos respiratorios y el exantema coital son más frecuentes y, otras (encefalitis, aborto), más raras.

Etiología. El virus de la RIB/VPI ha sido incluido como herpesvirus bovino (BHV 1) en la familia *Herpesviridae.* En atención a sus propiedades biológicas, debe pertenecer a la subfamilia *Alphaherpesvirinae.* El virión exhibe las propiedades principales de los herpesvirus. Posee simetría cúbica; una envoltura le reviste en el núcleo y la segunda envoltura recubre el citoplasma. En el curso del ciclo de réplica salen viriones con capacidad infectante de las células hospedadoras.

Es de destacar la propiedad de este virus de adaptarse a determinados órganos. Aunque las cepas víricas aisladas en distintas formas clínicas de la enfermedad difieren en su afinidad por distintos órganos, serológica e inmunobiológicamente resultan uniformes. Mediante investigaciones electroforéticas se pueden establecer diferencias características entre cepas de virus de la RIB y VPI.

En el VPI y en casos de aborto, el virus puede evidenciarse fácilmente sólo en los órganos afectados, y en las formas respiratoria y encefalítica también en otros órganos; en cambio, se descubre con dificultad en los leucocitos de la sangre circulante. Puede multiplicarse bien lo mismo en cultivos celulares homólogos que heterólogos. Para su aislamiento dan los mejores resultados las células renales y testiculares de ternero. El EC se presenta ya en el primer pase. Células redondeadas y formación de sincicios se observan ya 2-3 días después de la inoculación. En preparaciones teñidas se registra la presencia de CoI de Cowdry, tipo A.

El virus exhibe escasa resistencia frente a las acciones físicas. Se inactiva a 56 °C en pocos minutos, y también a temperaturas de unos –10 °C. A + 4 °C ó por debajo de –40 °C se conserva, en cambio, con relativa facilidad. El virus extracelular puede destruirse en el medio ambiente con la mayoría de los desinfectantes de uso corriente.

En las formas respiratorias juegan importante papel, además del virus, bacterias patógenas facultativas, que empeoran el curso de la enfermedad y pueden ocasionar graves complicaciones.

(Para más detalles sobre el agente causal, ver punto 17.).

Receptividad. Inmunidad. Son receptibles los bóvidos de todas las edades. Los animales que han padecido la enferemedad, los que poseen inmunidad vacunal y los terneros lactantes hijos de éstos se comportan de manera extraordinariamente resistente, incluso contra la infección artificial. Son bastante menos receptibles otras especies de rumiantes (cabra, ciervo). En el ganado vacuno no se observa una receptividad especial dependiente de la edad, como la encefalitis, que se presenta en edades comprendidas entre 10 días y 5 meses, y las afecciones de las vías respiratorias altas, que aparecen en animales de más de 6 meses.

El virus de la RIB ha sido aislado de cabras enfermas con síntomas respiratorios, de antílopes con síntomas de vulvovaginitis, así como del prepucio de un búfalo sano. Se han evidenciado anticuerpos contra la RIB en diversas especies de rumiantes de vida salvaje. Según Saxegard y Onstad (1967), también el cerdo puede ser receptible. En algunos casos, los conejos infectados por vía intracutánea reaccionan con formación de pústulas. La idea antigua de que el exantema coital del caballo (17.7) era idéntico al exantema coital de los bóvidos, no es válida en la actualidad.

Epizootiología. En las explotaciones de ganado vacuno libres de la enfermedad, el virus se introduce en la mayoría de los casos por animales enfermos o infectados de forma latente; en este último caso, tanto más fácilmente cuanto que, al no presentar síntomas, no despiertan ninguna sospecha de posible contagio. De acuerdo con las dimensiones de la población, existen en creciente medida infecciones latentes o portadores de virus tras pasar la enfermedad en términos subclínicos, síntomas clínicos debilitados o manifestaciones patológicas inespecíficas, sin que puedan evidenciarse lesiones de la enfermedad. Estos llamados portadores de anticuerpos pueden llegar a constituir el 80 % de un rebaño. Por otra parte, después del contagio pueden presentarse diversas formas de la enfermedad con distinta intensidad. El tipo de enfermedad que se origina viene dado por la adaptación del virus a un aparato u órgano, y por la vía de penetración del virus en el organismo. En algunos casos depende de la edad de los animales afectados. Por estas razones, las distintas enfermedades aparecen en las explotaciones de la siguiente manera: RIB, en terneros de engorde y vacas; enfermedades febriles generalizadas con síntomas respiratorios, en terneros (raramente en animales adultos); meningoencefalitis, en terneros; abortos, en vacas gestantes; y conjuntivitis, en bóvidos de todas las edades. En circunstancias naturales, estas distintas formas clínicas de la enfermedad no aparecen simultáneamente en una explotación.

La infectación genital constituye como *enfermedad del coito* (41.) (VPI, exantema coital) un síndrome independiente desde el punto de vista epizootiológico y por lo que se refiere a la clínica, patología y lucha contra la enfermedad, siendo fácilmente diferenciable de las restantes formas clínicas que se desarrollan por contagio aerógeno. Por eso se tratarán separadamente en varios apartados.

17.1.1. Rinotraqueítis infecciosa bovina

Epizootiología. La infección se mantiene con frecuencia en forma latente (ver 17.1.). Por otra parte, cuando en un efectivo ingresa un virus adaptado a órganos del aparato respiratorio, la afección se presenta en su forma respiratorio (RIB). En terneros de engorde y vacas aparece una inflamación de las vías respiratorias altas o se desarrolla una enfermedad generalizada febril que no va acompañada de síntomas respiratorios característicos. Los terneros padecen en general esta segunda forma clínica. El virus experimenta un considerable aumento de su virulencia al pasar rápidamente por distintos animales dentro de la misma colectividad; de ahí que la enfermedad se presente con mayor frecuencia en explotaciones donde existe gran número de animales.

En una parte de los terneros que padecen la forma clínica de enfermedad generalizada y febril aparece excepcionalmente en algunos

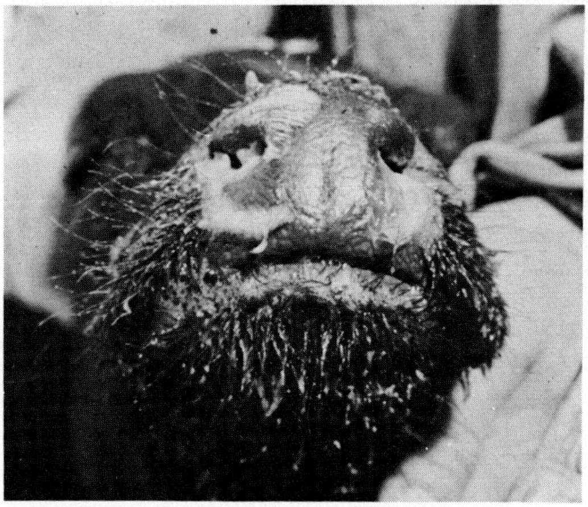

Fig. 90. Flujo nasal seromucoso de un ternero, resultante de un contagio experimental (Liebermann, H., Foto: Scharf).

brotes epizoóticos una meningoencefalitis, que suele producir la muerte de los animales afectados.

En algunos casos, la infección produce abortos en vacas gestantes. La enfermedad en estos animales puede transcurrir de forma tan leve, que pase desapercibida. El virus puede también no afectar al feto. En un cierto número de vacas, sin embargo, el virus puede llegar al feto y multiplicarse en sus tejidos, produciendo entonces graves lesiones, que conducen al aborto.

La afinidad orgánica del virus puede cambiar tanto más fácilmente cuanto mayor es la población animal. Un virus adaptado a los órganos genitales (véase 17.1.2) se adapta a los órganos respiratorios cuando la posibilidad de transmisión del virus de la mucosa vaginal a la mucosa nasal se da de manera rápida.

La superación de la enfermedad con este complejo de síntomas deja tras sí inmunidad. Por el contrario, el estado inmunitario con relación a la forma respiratoria no es influenciado por la enfermedad local de los genitales.

Patogenia. Todas las formas de presentación de la enfermedad se pueden explicar por el hecho de que son afectados por la infección diversos órganos. En el proceso de las vías respiratorias altas el virus se disemina intracanalicularmente desde el punto de entrada hacia las regiones vecinas y ocasiona una inflamación de las vías respiratorias altas o/y una conjuntivitis. Además, en la mayoría de los casos penetra también en la corriente sanguínea, produciendo septicemia. Según McKercher y col. (1964), el virus es transportado en la sangre por los leucocitos. En los casos benignos existe sólo una septicemia transitoria. En el curso de la fase septicémica el virus se asienta también en las vías respiratorias bajas, más raramente en el SNC ó en el feto, pudiendo producir entonces procesos patológicos que se traducen en sínto-

Tabla 14
Formas clínicas de la rinotraqueítis infecciosa bovina

Forma clínica	Presentación		Periodo de incubación	Morbilidad	Mortalidad	Respuesta serológica e inmunológica
	menos de 6 meses	más de 6 meses				
Afección de las vías respiratorias altas	nunca	en Europa raramente	3-9 días	7-100 %	2-10 %	+
Afección febril generalizada con síntomas respiratorios	frecuente	rara	3-9 días	50-100 %	5-30 %	+
Erupción de vesículas	muy rara	no rara en Europa	2-6 días	muy alta en el rebaño	0 %	±
Meningoencefalitis	muy rara	nunca	3-9 días	5-25 %	100 %	sin curación
Aborto	–	muy rara	3-9 semanas	casos aislados	0 %	+
Conjuntivitis	frecuente	no rara	2-6 días	30-100 %	0 %	–

mas clínicos correspondientes a afecciones generalizadas febriles con componente respiratorio, a meningoencefalitis o abortos.

Como en las mucosas inflamadas se multiplican fácilmente bacterias patógenas facultativas, pueden aparecer también procesos inflamatorios secundarios, principalmente neumonías.

Síntomas clínicos. Los síntomas clínicos en la *afección de las vías respiratorias altas* comienzan con una elevación de la temperatura hasta 42 °C, flujo nasal seroso, salivación y conjuntivitis. La mucosa nasal está intensamente enrojecida; el hocico está también a veces enrojecido (*red nose*). Hay además pérdida del apetito, respiración acelerada superficial, así como tos inicialmente seca y más tarde húmeda, como síntoma de traqueítis. En las vacas en lactación desciende la producción lechera. El estado general está más o menos afectado. En los casos leves se establece rápidamente una mejoría. En los casos graves aparece un flujo nasal mucopurulento (fig. 90) a veces con estrías sanguinolentas, pérdidas de peso, y en pocas ocasiones neumonía debida a infecciones bacterianas secundarias. En las partes visibles de la mucosa nasal aparecen erosiones y úlceras superficiales.

La *afección generalizada febril con síntomas respiratorios* cursa también con fiebre, apareciendo así mismo manifestaciones generales graves no características, flujo nasal seroso, conjuntivitis, hiperemia del hocico, insuficiencia respiratoria, cabeza mantenida en extensión, enfisema, tos seca y dolorosa, ruidos bronquíticos y síntomas de afección de las vías respiratorias bajas, así como diarrea en algunos casos. Con mucha más frecuencia que en la forma clínica anterior, en que la enfermedad se localiza en las vías respiratorias altas, en esta forma clínica se produce una neumonía crónica que llega frecuentemente a producir la muerte, ocasionada por bacterias patógenas facultativas.

La *meningoencefalitis* comienza en los terneros jóvenes con temblores musculares, aturdimiento, excitabilidad y movimientos violentos incoordinados. Inicialmente los síntomas nerviosos tienen una duración de 5-10 minutos, siendo seguidos por periodos sin manifestación de síntomas que duran varias horas. A partir del 5º día, las manifestaciones nerviosas son continuas, de tal manera que los animales no pueden permanecer en pié. Aparecen en decúbito lateral con opistótonos y mueren hacia el 5º-7º día.

Las vacas gestantes infectadas pueden *abortar* después de un periodo de incubación de 3-6 semanas, sucediendo esto con mayor frecuencia a los 5-8 meses de gestación sin manifestaciones aparentes. Sólo aproximadamente una hora antes de la expulsión del feto se pueden observar signos de intranquilidad en los animales. La placenta no suele quedar retenida, siendo expulsada junto con el feto.

En algunas explotaciones de ganado vacuno no se observan más síntomas patológicos que los de una *conjuntivitis.*

En la tabla 14 puede observarse que la morbilidad y mortalidad son claramente distintas en las distintas formas clínicas.

Anatomía patológica. En la afección de las vías respiratorias altas, las mucosas de las fosas nasales, laringe y tráquea presentan inflamación catarral y, a veces, también difteroide. Erosiones y ulceraciones superficiales se observan con frecuencia en dichas mucosas, pero raramente en la mucosa intestinal. Estas lesiones no aparecen en las otras formas clínicas.

En los terneros que han muerto en la fase aguda de la afección generalizada febril con síntomas respiratorios, las lesiones consisten en enfisema pulmonar, bronconeumonía ligera y enrojecimiento y tumefacción de las mucosas del aparato respiratorio. En la forma crónica se observa en los pulmones neumonía catarral-purulenta o crupal ocasionada por bacterias.

El cuadro macroscópico en la meningoencefalitis de los terneros no es característico. En el SNC se puede observar histológicamente una meningitis y encefalitis linfocitaria no purulenta, que afecta tanto a la sustancia blanca, como a la sustancia gris del encéfalo.

Las envolturas membranosas de los fetos abortados suelen aparecer normales. En las cavidades serosas de los fetos hay acúmulos de líquido seroso, bajo las membranas serosas hay hemorragias, y en el hígado se pueden encontrar focos necróticos, en cuya periferia y en los cortes teñidos con hematoxilina-eosina las células presentan cuerpos de inclusión intranucleares.

Diagnóstico. Entre las formas de la enfermedad, algunas son fácilmente reconocibles por sus síntomas clínicos, lesiones anatomopatológicas y curso epizootiológico, mientras que otras sólo pueden identificarse con seguridad recurriendo a los métodos de laboratorio. Sin embargo, las pruebas de laboratorio (aislamiento del virus, descubrimiento de éste con la RIF, identificación de anticuerpos, examen histológico) deben incluirse por sistema en el protocolo de diagnóstico.

Como material a estudiar para descubrir el virus en cultivos celulares o con la RIF sirven muestras obtenidas por frotación de ojos y nariz (torundas), así como mucosa nasal y traqueal de animales enfermos, u otras muestras de órganos correspondientes a los síntomas específicos.

En la mayoría de los casos el diagnóstico puede confirmarse por la identificación de anticuerpos específicos neutralizantes del virus. La demostración de un título bajo de anticuerpos (1:2) en animales convalecientes es ya concluyente. En procesos locales (VPI, conjuntivitis) no suelen aparecer anticuerpos identificables en el suero sanguíneo de animales que han estado anteriormente enfermos.

Diagnóstico diferencial. En la mayoría de las ocasiones, la enfermedad de las vías respiratorias altas provocadas por el virus de la RIB se puede diferenciar sin mayores dificultades por la formación de ulceraciones localizadas, que sólo aparecen en los contagios por virus de la RIB, de otras enfermedades respiratorias de origen vírico: infecciones por adenovirus (16.1.), infecciones por clamidias (21.4.), infección por virus Pl-3 (9.2.2.), así como de los estados bronconeumónicos bacterianos (34.2., 34.3., 36.2.). Son característicos los revestimientos difteroides claramente delimitados en las vías aéreas superiores, que cursan sin zonas necróticas en la mucosa sana. Por esto puede diferenciarse también la RIB de la peste bovina (9.3.1.) y de la fiebre catarral maligna (17.2.), ya que en estas enfermedades las úlceras están rodeadas por zonas de necrosis colicuativa. Otro punto de referencia para el diagnóstico es la naturaleza de las lesiones oculares. Se presentan como un enturbiamiento de la córnea, que se extiende desde el centro a los bordes de esta membrana, mientras que en la fiebre catarral maligna (17.2.) se instaura en casi todos los animales enfermos un enturbiamiento corneal difuso que parte de la periferia del órgano y se extiende progresivamente con gran rapidez. En la diarrea vírica/enfermedad de las mucosas (7.2.1.) se observan ulceraciones preferentemente en la cavidad bucal, y rara vez en la mucosa nasal.

La afección de las vías respiratorias superiores no se presenta, o sólo de manera excepcional, en animales jóvenes de menos de 6 meses de edad, mientras que las enfermedades respiratorias provocadas por adenovirus y clamidias atacan precisamente a los terneros jóvenes.

El reconocimiento e identificación de la enfermedad febril general con síntomas respiratorios es bastante más difícil, al no presentarse en este estado ningún síntoma característico que se diferencie de los propios de las otras enfermedades respiratorias causadas por virus. En ocasiones induce a la sospecha el enrojecimiento del hocico acompañado de salivación espumosa. Si la enfermedad de las vías respiratorias altas se presenta en bóvidos adultos, puede pasarse a considerar la participación del virus de la RIB en los síntomas respiratorios que se presenten simultáneamente en terneros jóvenes.

La encefalitis provocada por el virus de la RIB debe diferenciarse mediante pruebas de laboratorio de la encefalitis esporádica causada por clamidias (21.5.) y de las encefalitis de otros orígenes. La enfermedad provocada por el virus de la RIB ataca únicamente a terneros de menos de 6 meses de edad, mientras que la encefalitis esporádica también afecta a animales de más de 6 meses y la letalidad es notablemente menor. En la encefalitis del virus RIB, el cuadro de lesiones es muy expresivo, existiendo infiltraciones linfocitarias tanto en la sustancia blanca como en la gris del SNC.

En los abortos por virus RIB, las envolturas fetales aparecen intactas, lo que no sucede en el aborto brucelósico (40.1.). Los fetos, abortados con preferencia en la segunda mitad de la gestación, muestran a veces ictericia. Por añadidura, la coloración amarilla rojiza del suero existente en las cavidades serosas, las hemorragias de las membranas serosas y los focos necróticos del hígado, a cuyo alrededor se advierten histológicamente CoI, sirven como notas diferenciativas en la comparación con abortos por otras causas. La presencia de anticuerpos específicos en el suero sanguíneo de las vacas que abortaron no es absolutamente indicativa de que el virus de la RIB participe en el aborto, puesto que dichos anticuerpos pueden obedecer a una infección de curso latente.

La conjuntivitis provocada por el virus RIB se asemeja por completo a las inflamaciones conjuntivales debidas a otras causas, por lo que sólo puede conducir a su diagnóstico exacto el aislamiento del virus.

Tratamiento. Las sulfamidas y antibióticos no ejercen efecto alguno sobre los procesos por virus; sin embargo, por su efecto antibacteriano pueden limitar la acción de infecciones secundarias. En algunos casos es también necesario un tratamiento sintomático.

Profilaxis. Para proteger a los animales receptibles se han ensayado vacunas formoladas y vacunas vivas. Entre ellas, las más acreditadas son las vacunas preparadas con mutantes víricas termo-sensibles (ts) ó con otras líneas víricas débilmente virulentas y genéticamente estables, que también carecen de peligro en vacas gestantes. En la RDA se dispone de la vacuna Riems contra la RIB/VPI, que no provoca ninguna reacción clínica al ser aplicada en las mucosas de los órganos respiratorios y genitales, así como tampoco provoca abortos; proporciona una protección suficiente. Se recomienda aplicar a las vacas estas vacunas en la segunda mitad de la gestación, para dotar al recién nacido de la correspondiente inmunidad calostral. En las explotaciones o colectividades en peligro de padecer la enfermedad, los terneros deben vacunarse a las 6-8 semanas de edad, una vez que desaparece la inmunidad pasiva. La eficacia de la vacuna puede incrementarse repitiendo la inoculación. La inmunidad aparece ya 6-8 días después de la vacunación. Se citan plazos diferentes de conservación de la inmunidad (hasta 1 año). En los animales jóvenes se debe contar como mínimo con una duración de la protección de 4-5 meses.

En la vacuna Riems se inoculan en la primera aplicación 2 ml por vía i.n. con una cánula o spray, y otros 2 ml por vía i.m. El efecto booster se consigue aplicando 14 días más tarde 2 ml por vía i.m. Puede utilizarse tanto en efectivos clínicamente enfermos de RIB, como también para la eliminación de portadores de anticuerpos y con ello para sanear los núcleos de ganado joven infectados. Mientras que los animales infectados siguen albergando el virus por lo regular, en las reses vacunadas y todavía sin infectar se consigue una protección que impide el contagio. En el curso de un programa de saneamiento se recomienda revacunar al cabo de 4-5 meses.

17.1.2. Vulvovaginitis pustulosa infecciosa de los bóvidos

Epizootiología. Si la infección ingresa en una explotación con animales que padecen una infección genital con el virus de la RIB/VPI, o por el contagio de los animales con secreciones genitales infectantes, por ejemplo durante el coito o en el curso de la inseminación artificial, la enfermedad se presenta entonces con el cuadro de la VPI. La difusión de la VPI se produce por transmisión puramente mecánica del virus, en general durante la cubrición o la inseminación artificial, cuando el esperma procede de toros infectados. La VPI es por tanto una infección dependiente del coito (41.). Los machos juegan un importante papel en la difusión de esta enfermedad. El envío de esperma conservado es una posibilidad de difundir e introducir el virus fuera de los límites del territorio habitual en que se produce la inseminación o incluso fuera de las fronteras de un país. También puede transmitirse la enfermedad de un animal a otro a través de las manos de los cuidadores del ganado o de inseminadores, y por los instrumentos utilizados, por ejemplo, durante la recogida de semen en los toros en los centros o estaciones de inseminación. La enfermedad se observa raramente en hembras jóvenes que no han sido cubiertas todavía.

Sobre el peligro potencial de la transmisión al aparato respiratorio de otros animales de la explotación y, por tanto, del inicio de un proceso infeccioso bajo otra forma clínica, véase 17.1.1.

En un animal contagiado a través de la mucosa genital no aparecen síntomas ni manifes-

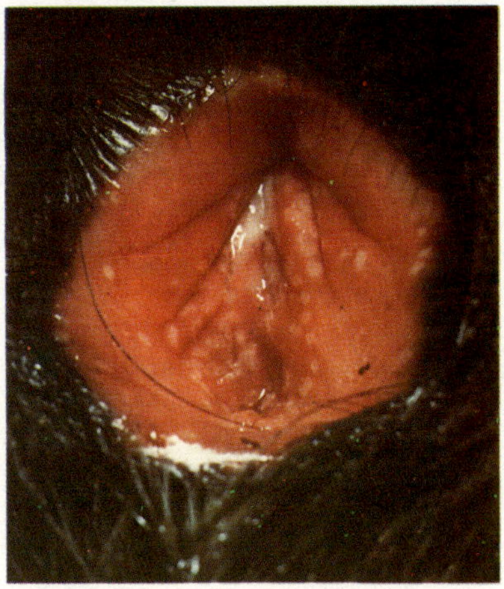

Fig. 91. VPI. Vesículas de pared fina y repletas de líquido en la mucosa vaginal enrojecida, tras contagio experimental (Liebermann, H.; Foto: Scharf).

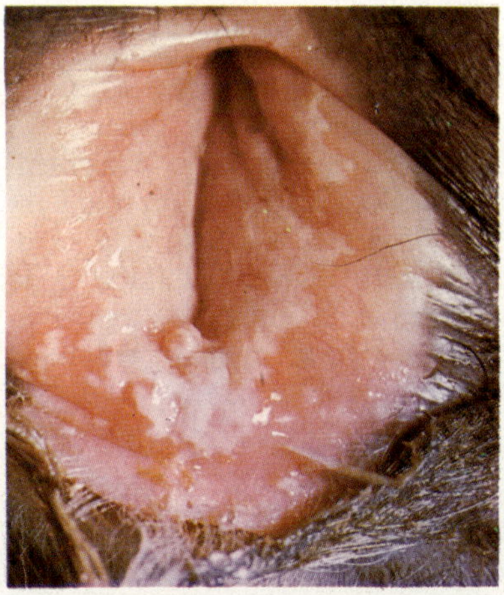

Fig. 92. VPI. Etapa avanzada; zona de la mucosa vaginal recubierta difusamente de moco gris-amarillento pálido tras la rotura de las vesículas (Liebermann, H.; Foto: Scharf).

taciones respiratorias o de otro tipo, a causa del carácter local del proceso. No existe tendencia a la generalización.

Mientras que antes se creía que el virus asentaba sólo temporalmente en la mucosa genital, nuevas investigaciones realizadas hablan en favor de la existencia de infecciones latentes en bóvidos clínicamente sanos o de la persistencia del virus en la mucosa prepucial del toro después de haberse curado aparentemente la enfermedad (Kokles, 1971). La eliminación del virus no se produce de manera continua.

Sobre el grado en que el proceso infeccioso puede resultar influido por fenómenos inmunológicos, no hay todavía datos absolutamente seguros. Anticuerpos neutralizantes en el suero sanguíneo pueden comprobarse en un cierto porcentaje de animales en las explotaciones afectadas por la enfermedad, pero no tan regularmente ni en las cantidades en que se observan tras la infección aerógena.

Síntomas clínicos y anatomía patológica. El periodo de incubación alcanza por lo general 2-6 días; pero hasta la aparición del exantema vesiculoso pueden pasar 11 días. Las manifestaciones clínicas se asientan en los genitales externos, resultando afectado sobre todo el vestíbulo vaginal en las hembras, aunque puede reultar lesionada toda la vagina.

En la inseminación intrauterina, el agente productor llega directamente al útero; Kendrick y McEntee (1967) observaron procesos inflamatorios necróticos en la mucosa uterina de vacas inseminadas artificialmente con esperma al que se le añadió virus de la VPI. Transcurridas 48 horas después del contagio, se pudieron observar cuerpos de inclusión característicos en el epitelio uterino.

Las mucosas genitales visibles de la hembra (vestíbulo vaginal) y del macho (membrana preputialis y membrana penis) están enrojecidas y tumefactas. Aparecen prominencias vesiculosas del tamaño de una cabeza de alfiler o de un grano de mijo, de color blanquecino y opacas, que luego se transforman en pústulas. Frecuentemente se forman membranas difteroides, sobre todo en la superficie de los cuerpos cavernosos del clítoris y del glande del pene. Las pústulas se convierten en erosiones ulcerosas planas (figs. 91 y 92). Todo el proceso se cura por completo al cabo de 10-14 días. El estado general de los animales no se ve afectado por lo regular.

La opinión existente durante decenios de que la VPI no tenía como consecuencia trastornos de la fertilidad, se ha revisado recientemente (Abshagen y col., 1971, entre otros). Debe comprobarse si la aplicación manual del semen en la inseminación artificial en el primer tercio del cervix o intrauterinamente, ofrece al virus la posibilidad de ocasionar lesiones en el útero y por tanto trastornos de la fertilidad.

Pronóstico. En las vacas es benigno. La enfermedad cura generalmente por sí misma y no deja secuelas. En los centros de inseminación, el saneamiento del rebaño puede acarrear gastos considerables.

Diagnóstico. El cuadro clínico y especialmente la aparición de las mismas o parecidas lesiones en varios animales subsiguientes a coitos o inseminaciones artificiales, aportan claros indicios sobre la etiología de la enfermedad. La identificación del virus puede realizarse examinando el moco vaginal y/o prepucial (muestras recogidas con torunda de algodón o lavado). El examen serológico (RN) permite, especialmente en determinaciones colectivas, aclarar la etiología. La identificación de anticuerpos es concluyente sobre la presencia de una infección por virus de la RIB/VPI. El número de animales positivos y la altura del título son, con un mismo porcentaje de morbilidad, inferiores a los observados en la infección aerógena. Esta última debe excluirse por la anamnesis.

En el **diagnóstico diferencial** se tendrá en cuenta la Colpitis granulosa. Cursa bastante más lentamente que la RIB, y los nódulos localizados en la mucosa vaginal son del mismo color o algo más rojos que el de la mucosa normalmente coloreada.

Tratamiento. La aplicación de antibióticos y quimioterápicos está indicada cuando existen infecciones bacterianas secundarias.

Profilaxis y lucha. El riesgo de las explotaciones de ganado vacuno a sufrir las infecciones por virus de la RIB/VPI, y las pérdidas económicas que conlleva la introducción de estas enfermedades en un establecimiento, hacen necesaria la práctica de una profilaxis activa. El punto más importante con relación a la VPI es el conocimiento y control de posibles infecciones en los animales destinados a la cubrición o producción de semen en los centros de inseminación. En estos centros los animales deben protegerse de infecciones por el virus de la VPI, prestando especial atención al cumplimiento de las medidas higiosanitarias generales en las actividades diarias y en la introducción de toros nuevos destinados a la inseminación. Los animales recién adquiridos deben someterse durante el periodo de cuarentena a un riguroso examen, realizando las pruebas de laboratorio necesarias (métodos virológicos y serológicos). Es también importante tener en cuenta el estado sanitario de la explotación de procedencia de estos animales.

Los machos infectados y las explotaciones afectadas deben aislarse. El saneamiento de un centro o estación de inseminación puede ser largo y bastante costoso. Los animales serológicamente positivos y negativos deben separarse estrictamente. La eficacia de las medidas de saneamiento puede controlarse con mayor seguridad por medio de pruebas serológicas repetidas (RN). El éxito no puede predecirse fácilmente. Esto destaca la importancia de las medidas preventivas. Hay varias referencias sobre la utilización de diversas vacunas contra el exantema vesiculoso en los centros de inseminación. La eficacia de las vacunas y la conveniencia de su aplicación, no pueden todavía enjuiciarse definitivamente.

En las explotaciones de vacas es de la mayor importancia profiláctica inspeccionar regularmente su estado sanitario en lo que corresponde a la esfera reproductora. En las poblaciones de vacas infectadas de VPI, una vez desaparecidas las manifestaciones clínicas se suspenderán las restriciones impuestas en el aprovechamiento de los animales. Como la infección sólo pasa en casos excepcionales de un animal a otro, las medidas a tomar pueden limitarse a la constitución de pequeños grupos de animales, separando estrictramente los animales enfermos o sospechosos de los animales sanos.

La VPI debe incluirse entre las infecciones del apareamiento, para lo cual en la RDA existe la obligación de dar un parte periódico, de acuerdo con la Disposición Complementaria 2 a la VO de Epizootías de 3.8.1973 (GBl. de la RDA I, 1973, pág. 469). El TGL 20.892 (legislación alemana) referente a utilización higiénico-sanitaria de toros sementales prescribe la ausencia de virus de la VPI del esperma.

Bibliografía

Abinanti, F. R., u. Plumer, G. J. (1961): The isolation of infectious bovine rhinotracheitis virus from cattle affected with conjunctivitis — Observations on the experimental infection. Amer. J. Vet. Res. **22**, 13.

Abshagen, H., Kokles, R., u. Schütze, Karola (1971): Ermittlungen über die zuchthygienische Bedeutung der IPV-Virusinfektion im Zusammenhang mit der künstlichen Besamung. Mh. Vet.-Med. **26**, 486.

Bartha, A. (1974): Immunization of cattle with an attenuated IBR vaccine. Develop. Biol. Standard. **26**, 5.

Bartha, A., Kisáry, J., u. Belák, S. (1974): The general febrile respiratory form of infectious bovine Rhinotracheitis in calves. Acta vet. hung. **24**, 77.

Conradi, H., Hubrig, Th., u. Wohanka, K. (1960): Untersuchungen und Beobachtungen zum Bläschenausschlag des Rindes. Berl. Münch. tierärztl. Wschr. **73**, 46.
French, E. L. (1962): A specific virus encephalitis in calves: Isolation and characterization of the causal agent. Austral. Vet. J. **38**, 216.
Kokles, R. (1971): Virologische Untersuchungen zur Infektion des Rindes mit dem Virus des Bläschenausschlages (IBR-IPV-Virus). Mh. Vet.-Med. **26**, 641.
McKercher, D. G., Moulton, J. E., Madin, S. H., u. Kendrick, J. W. (1957): Infectious bovine rhinotracheitis — a newly recognized virus disease of cattle. Amer. J. Vet. Res. **18**, 246.
Reed, D. E., Bicknell, E. J., u. Bury, R. J. (1973): Systemic form of infectious bovine rhinotracheitis in young calves. J. Amer. Vet. Med. Ass. **163**, 753.
Zygraich, N., u. Huygelen, G. (1974): Vaccination of calves against infectious bovine rhinotracheitis using a temperature sensitive mutant, Develop. Biol. Standard. **26**, 8.

17.2. Fiebre catarral maligna de los bóvidos (E. Benndorf)

(Al.: *Bösartiges Katarrhalfieber des Rindes, Bösartige Kopfkrankheit;* lat.: *Coryza gangraenosa, Rhinitis gangraenosa;* ruso: Злокачественная катаральная горячка крупного рогатого скота ; ingl.: *Malignant catarrhal fever of cattle, Bovine catarrhal fever;* franc.: *Coryza gangreneux, Mal de tête de contagion, Fièvre catarrhale maligne).*

La fiebre catarral maligna (FCM) de los bóvidos es una enfermedad infecciosa aguda, que se manifiesta predominantemente por una afección de las mucosas de la región de la cabeza y de los ojos, y que va acompañada generalmente de graves trastornos nerviosos.

Historia. La FCM apareció por vez primera en Suiza en 1877. Algunos investigadores la consideraron como enfermedad infecciosa bacteriana y otros como enfermedad metabólica no infecciosa o incluso como parasitosis. La FCM se considera enfermedad vírica infecciosa desde las investigaciones realizadas por Mettam (1923). Este autor inyectó por vía intravenosa sangre libre de bacterias procedente de un ñu salvaje clínicamente sano a un toro, que a los 14 días apareció enfermo y con fiebre y con cuya sangre, extraída durante un acceso febril, provocó en otro toro la fiebre catarral típica. Algunos años más tarde se logró en Europa transmitir la fiebre catarral de bóvidos enfermos a bóvidos sanos por aplicación intravenosa de sangre infectante (Götze y Liess, 1929). En 1936, Daubney y Hudson confirmaron en Africa Oriental las experiencias de Mettam. Estos autores consideraron enfermedades idénticas la fiebre catarral maligna observada en Europa y la "Snotziekte" africana. No existe relación etiológica entre la FCM y la enfermedad de Borna de los caballos.

Presentación. La FCM se presenta en todo el mundo. Ha aparecido en todos los países europeos, pero sobre todo en Suiza, Noruega y Finlandia. En el continente africano se ha citado su presencia en Sudáfrica, Kenia, Uganda, Tanzania y Gabón; en el continente americano ha aparecido en Canadá, Estados Unidos, Brasil y Uruguay. También se ha observado en Indochina, Japón, Australia y Nueva Zelanda.

Etiología. El agente productor de la FCM es un representante de la familia *Herpetoviridae* (17.).

No se ha logrado hasta ahora multiplicar directamente el virus en distintos sistemas de cultivo de tejidos (cultivos primarios de riñón y médula ósea, leucocitos, tejido renal embrionario de ternero y cordero, tejido testicular de ternero y cordero). Sin embargo, se multiplica en cultivos primarios de células tiroideas o de la corteza adrenal de bóvidos infectados; transcurridos 9 días produce un efecto citopático que se caracteriza por la formación de sincicios celulares y cuerpos de inclusión del tipo A de Cowdry. El virus aislado de esta manera es citopatógeno cuando se cultiva de nuevo en células de tiroides de óvido, testículo de ternero, adrenales de ternero, riñón de conejo y riñón de ñu. Se multiplica especialmente bien en células en cultivo permanente de riñón de ternero, donde conserva su elevada acción patógena para el ganado vacuno tras varios pases sucesivos.

El virus es muy poco resistente. Ni por congelación profunda a −60 °C, ni por liofilización, puede conservarse con capacidad infectante más de algunos días. Se conserva mejor en sangre citratada, a temperaturas entre 5 y −5 °C (Pieroy, 1953). Se puede aislar a partir de sangre, ganglios linfáticos y bazo de bóvidos enfermos o ñus salvajes sanos, y por pases sucesivos en ganado vacuno mediante aplicación intraglandular, subcutánea e intravenosa.

Receptividad. Son espontáneamente receptibles al virus de la FCM, además del ganado vacuno de todas las razas y tipos de producción, el búfalo, la cabra, cabra montesa, gamuza, caribú, alce y jirafa. En algunas ocasiones puede padecer también la enfermedad la oveja.

Por aplicación intravenosa puede contraer también la enfermedad el conejo, en el que tras un periodo medio de incubación de 15 días y una duración media del proceso de 5 días, se produce la muerte con manifestaciones encefalíticas. La inoculación experimental de la enfermedad se ha logrado también en la oveja, pero no en el embrión de pollo, ratones, ni cobayos.

Epizootiología. La forma de transmisión natural de la enfermedad no se ha aclarado todavía. La FCM aparece generalmente de forma esporádica. El 60-80 % de todos los casos corresponden a individuos aislados. En ocasiones enferman varios animales simultáneamente o unos después de otros, con breves intervalos. En algunas poblaciones la FCM es enzoótica, enfermando durante años animales aislados, a veces separados por largos periodos de tiempo. Puede aparecer la enfermedad con carácter epizoótico sobreagudo. La frecuencia de presentación de la enfermedad en el ganado vacuno de más de 2,5 años es mayor que en los animales más jóvenes; no existe una predisposición debida a la raza o al sexo. La transmisión directa de la enfermedad de un animal a otro no parece jugar papel importante; la transmisión por contacto entre el ganado vacuno o la transmisión por insectos no han podido comprobarse experimentalmente. En Europa la oveja desempeña un importante papel en la transmisión de la FCM. Aunque hasta ahora no se ha realizado la determinación del virus en las ovejas, en todos los casos en que ha aparecido repetidamente la FCM, se ha demostrado un contacto directo con ovejas. En la "Snotziekte" africana el ñu hace de vehiculador intermediario; él mismo no enferma, pero es un portador latente del virus. La infección latente y persistente con el virus de la FCM sospechada en las ovejas en Europa y comprobada en el ñu africano corresponde por lo demás al carácter general de las infecciones por herpesvirus.

En los últimos años se ha conseguido en repetidas ocasiones transmitir experimentalmente el virus de la FCM desde el ñu a terneros domésticos mediante secreción nasal y sangre íntegra. También es posible la transmisión diaplacentaria de las hembras madres a sus terneros (Plowright, 1972). La supuesta transmisión del virus por los conejos silvestres no se ha podido comprobar experimentalmente hasta el presente.

Síntomas clínicos. El cuadro clínico de la FCM no es único. Según los síntomas predominantes, se pueden distinguir una forma sobreaguda, una forma óculo-cefálica y una forma intestinal; a su vez, pueden presentar formas de transición entre sí.

El periodo de incubación en la infección natural es de 14-150 días. La enfermedad comienza con una elevación de la temperatura a 40 °C ó más y la aparición de manifestaciones orgánicas generales, como temblores musculares, escalofríos, aturdimiento, pérdida del instinto gregario, inapetencia, atonía de panza y falta de producción de leche. La respiración y la frecuencia cardíaca están aceleradas, el pulso es tenso al principio, posteriormente pequeño y débil, el hocico está seco y caliente. En los casos sobreagudos puede ya en esta fase sobrevenir la muerte.

En el 1º ó 2º días de la enfermedad se observa flujo lagrimal, tumefacción de los párpados, enrojecimiento e inflamación de las conjuntivas y dilatación de los vasos de la esclerótica, todo lo cual determina una intensa fotofobia y finalmente el cierre completo de los párpados. Con el avance de la enfermedad se produce iridociclitis y queratitis, que puede llegar a ulceración y perforación de la córnea con prolapso del iris. El flujo nasal es inicialmente seroso o mucoso, posterioremente purulento y maloliente, con hebras de fibrina y fragmentos epiteliales. La mucosa nasal está enrojecida e inflamada y posteriormente cubierta con pseudomembranas de color gris sucio (fig. 93). que sólo se desprenden con pérdida de materia y dejan tras sí úlceras sangrantes.

La tumefacción de las mucosas hace que se escuchen ronquidos al respirar, y si este proceso afecta a la mucosa faríngea, pueden producirse estados de asfixia. La inflamación se extiende más tarde a los senos cefálicos y provoca la prominencia de las partes superiores del cráneo; cuando afecta a la porción ósea del cuerno, lo hace más débil, pudiendo romperse o desprenderse al rozar con objetos duros, o incluso espontáneamente. La inflamación progresa con frecuencia hacia las vías respiratorias profundas y produce bronquiolitis y neumonía inicialmente catarral y luego crupal, que va acompañada de tos dolorosa. La mucosa bucal está tumefacta, enrojecida y seca. El rodete

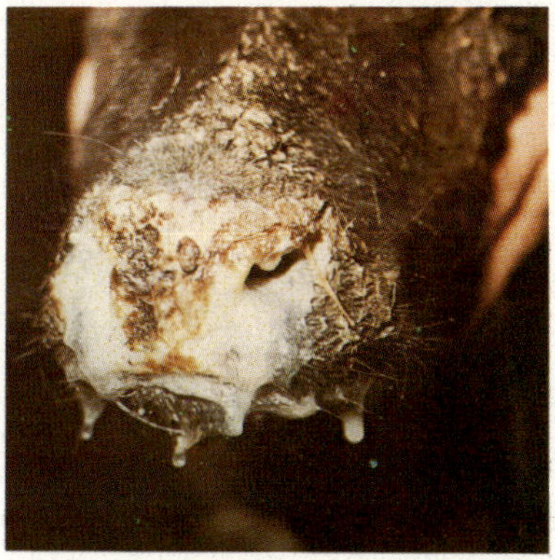

Fig. 93. FCM. Inflamación erosiva del hocico, con flujo nasal purulento (Foto de archivo: Departamento de Medicina Interna de la Sección de Producción Animal y Medicina Veterinaria de la Universidad Karl Marx, Leipzig).

dentario, labios y lengua, pero sobre todo la región de las encías, exhiben inflamación difteroide; al retirar las psedudomembranas, se hacen visibles erosiones enrojecidas con bordes irregulares. Los trastornos de la deglución, cólicos, obstrucciones ó diarrreas que se observan, aluden también a las lesiones producidas en la mucosa gastroentérica.

En un elevado porcentaje se observan también lesiones en la mucosa de los órganos genitales. Pueden existir cistitis o nefritis y en las hembras gestantes aborto. Los ganglios linfáticos palpables externamente están por lo general tumefactos y con frecuencia se desarrolla una erupción cutánea papulosa o vesiculosa con formación de escaras marrones, que puede afectar a todo el cuerpo o limitarse al cuello y dorso, ubre (fig. 94) o espacio interdigital. Frecuentemente aparecen alteraciones del sistema nervioso central, que se manifiestan en trastornos del equilibrio o síntomas de excitación, accesos epileptiformes clónicos y finalmente estados comatosos.

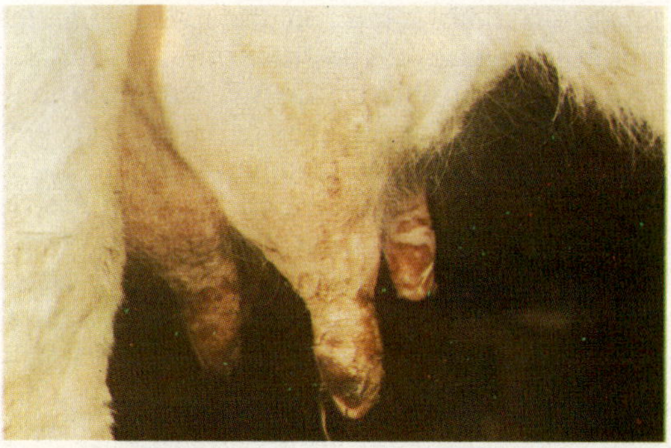

Fig. 94. FCM. Lesiones en la ubre de una vaca (Foto de archivo: Departamento de Medicina Interna de la Sección de Producción Animal y Medicina Veterinaria de la Universidad Karl Marx, Leipzig).

El cuadro hemático muestra paralelamente a la afección generalizada de los ganglios linfáticos una leucopenia, que se extiende a todos los tipos celulares, aunque destaca una mononucleosis relativa con grandes formas celulares primitivas.

Pronóstico. La mortalidad es muy elevada (hasta el 90 %). La forma intestinal tiene el curso más grave y termina siempre con la muerte. La forma céfalo-ocular va generalmente unida a trastornos del sistema nervioso central, siendo también su pronóstico desfavorable. En el cuadro sobreagudo la muerte aparece en los dos primeros días y, a veces, transcurridos 4-14 días. Cuando el cuadro es leve, se inicia la convalecencia después de algunos días. Estos animales tienden, sin embargo, a presentar recidivas, que terminan a menudo con la muerte.

Anatomía patológica. Las lesiones anatomopatológicas dependen del cuadro y del curso clínicos. En los casos sobreagudos faltan por completo o son muy poco marcadas. Suele observarse degeneración del músculo cardíaco, degeneración turbia del hígado y riñones, esplenomegalia, tumefacción de los ganglios linfáticos, e inflamación, en parte hemorrágica, de las mucosas digestivas, sobre todo de la mucosa del cuajar.

En la forma óculo-cefálica destacan graves lesiones mucosas difteroide-necróticas, que pueden afectar al periostio y al tejido óseo, sobre todo en la región de los cornetes nasales, el etmoides y la matriz del cuerno. Los pulmones muestran en los lóbulos apicales una bronconeumonía focal y en los lóbulos caudales edema intersticial agudo. Las lesiones oculares consisten en iritis y ciclitis exudativas; en casos graves se producen intensas lesiones de la córnea con coroiditis exudativa, desprendimiento de retina y degeneración del cuerpo vítreo.

En la forma intestinal destacan las lesiones de la mucosa del tracto digestivo. En la mucosa bucal existe una estomatitis que puede tender a la formación de erosiones o a adquirir carácter crupal o difteroide. Las mucosas del cuajar y del intestino muestran el aspecto de una inflamación hemorrágica con tendencia a la ulceración. Si el curso de la enfermedad es prolongado, exhiben también lesiones inflamatorias las mucosas del aparato urogenital, sobre todo en la pelvis renal y vejiga de la orina. Los grandes órganos parenquimatosos están generalmente poco alterados. El hígado y riñones muestran a menudo focos grises submiliares o miliares y pequeños infartos anémicos. En el sistema nervioso central se observan hiperemias y edemas difusos de las meninges.

Histopatológicamente se observan procesos infiltrativos en la propia de la mucosa y en la submucosa, sobre todo en los espacios linfáticos perivasculares, en las papilas del tejido conjuntivo y en el intersticio del tejido glandular. Los epitelios presentan la imagen de una degeneración vacuolar o reticular. El endotelio de los pequeños vasos está tumefacto y muestra procesos degenerativos en el núcleo y citoplasma de sus células. Los procesos ulcerativos y difteroides más profundos están demarcados de las porciones tisulares intactas inmediatas por tejido de granulación. En el hígado se produce una infiltración perivascular de carácter exudativo o proliferativo, sobre todo alrededor de los grandes vasos y conductos biliares. La musculatura esquelética y cardíaca presenta infiltraciones nodulares perivasculares de leucocitos y células linfoides, y las fibras musculares infiltración grasa.

Las lesiones del encéfalo consisten en leptomeningitis linfocitaria y encefalitis no purulenta. Se discute la especificidad de los corpúsculos de inclusión, a pesar de su frecuente aparición.

Diagnóstico. El diagnóstico se basa en los hallazgos clínicos y anatomo e histo-patológicos. En los casos típicos son tan claros, que permiten establecer un diagnóstico seguro, junto con la presentación esporádica de la enfermedad y la falta de contagiosidad. Son especialmente características las inflamaciones de las mucosas de la región de la cabeza, así como el intenso aturdimiento de los animales.

Diagnóstico diferencial. Deben tenerse en cuenta y diferenciarse de esta enfermedad la glosopeda (1.), la enfermedad de las mucosas (7.2.1.) y la peste bovina (9.3.1.) La FCM se diferencia de la glosopeda por la falta de aftas típicas en la región bucal y pezuñas, y por la afección del sistema nervioso central. En casos de duda puede aclararse el diagnóstico por métodos serológicos o virológicos. La enfermedad de las mucosas, a diferencia de la FCM, se presenta generalmente en animales más jóvenes; además, falta en ella la participación del SNC. La peste bovina se diferencia de la FCM por la difusión epizoótica en la explotación o colectividad y por la falta de lesiones oculares. También hay que pensar en la forma encefálica de la rinotraqueítis infecciosa bovina (17.1.1.), en la encefalomielitis esporádica bovina (21.5.) y en la listeriosis (29.).

Tratamiento y profilaxis. No se conoce un tratamiento específico contra la enfermedad. En casos de curso clínico leve puede favorecerse la convalecencia por medio de un tratamiento sintomático.

Las manifestaciones inflamatorias de los ojos y mucosas de la región de la cabeza pueden tratarse aplicando compresas frías sobre ésta, así como con varios lavados al día de las conjuntivas y de las mucosas nasal y bucal con manzanilla, astringentes suaves o soluciones antisépticas. Las pseudomembranas difteroides deben eliminarse cuidadosamente, cuando sea posible, para impedir el acúmulo de secreciones. En casos de asfixia está indicada la traqueotomía. Se recomienda además el tratamiento de los trastornos digestivos (obstrucciones, diarreas).

No existe posibilidad de una inmunoprofilaxis específica. Con vacunas de virus inactivado con formalina y con coadyuvante oleoso se pueden producir regularmente altos títulos de anticuerpos neutralizantes, pero no una inmunidad sólida (Plowright, 1975). Hasta ahora tampoco han proporcionado resultados aprovechables en la práctica los ensayos de inmunización hechos con virus atenuado. Las medidas higiosanitarias se limitan a la desinfección a fondo de los establos y a la eliminación de los animales muertos, evitando el peligro de contagio a otros animales. La importancia de la oveja como transmisora de la FCM hace necesaria la estricta separación del ganado vacuno y del ganado ovino en las explotaciones y en los pastos.

Bibliografía

Benndorf, E. (1968): Das bösartige Katarrhalfieber der Rinder. In: H. Röhrer, Handbuch der Virusinfektionen bei Tieren. Bd. III/2, 821. VEB Gustav Fischer Verlag, Jena.
Khater, A. R., Messow, C., u. Stöber, M. (1964): Der histopathologische Gehirnbefund als differentialdiagnostisches Hilfsmittel zur Abgrenzung von mucosal disease, bösartigem Katarrhalfieber und Rinderpest. Dtsch. tierärztl. Wschr. **71**, 127.
Selmann, I. E., Wieseman, A., Wright, N. G., u. Murray, M. (1978): Transmission studies with bovine malignant catarrhal fever. Vet. Rec. **102**, 252.

17.3. Mamilitis ulcerativa bovina (incluída la "pseudo-lumpy skin disease")[1]

(A. Bartha)

(Al.: *Bovine ulzerative Mamillitis, Bovine Mamillitis-Herpesvirus infektion*)

Se denomina mamilitis ulcerativa bovina a una enfermedad de los bóvidos, generalmente de curso agudo, que se caracteriza por la formación de grandes vesículas, edema y gangrena de la mama, especialmente en los pezones, y que está producida por el herpesvirus bovino (BHV) 2.

En ocasiones, el mismo agente causal provoca una afección cutánea generalizada benigna, conocida con el nombre de "pseudo-lumpy skin disease" (pseudo-dermatosis nodular de los bóvidos).

Historia. En el curso de las investigaciones etiológicas sobre la "lumpy skin disease" (18.4.) de los bóvidos, Alexander y col. (1957) aislaron en Africa, además de un agente causal ya conocido de la familia *Poxviridae,* por primera vez un herpesvirus. Después de comprobar que el herpesvirus aislado era capaz de provocar una enfermedad parecida al "lumpy skin disease", pero de curso bastante más suave, esta enfermedad recibió el nombre de "pseudo-lumpy skin disease" y su agente causal el de virus Allerton. Por los trabajos de Martin y col. (1964) se sabe que un herpesvirus llamado herpesvirus de la mamilitis bovina provoca una afección ulcerativo-edematosa de los pezones de la ubre en las vacas lecheras. Desde que se comprobó el parentesco o identidad de las cepas víricas aisladas de la "pseudo-lumpy skin disease" y la mamilitis ulcerativa bovina, se considera la "pseudo-lumpy skin disease" como forma generalizada de la infección por BHV 2, y la mamilitis ulcerativa como forma local.

Presentación. La enfermedad no sólo se ha diagnosticado en Africa, sino también en Gran Bretaña, USA, Italia, Austria y Bulgaria.

Etiología. El BHV 2 pertenece a la subfamilia *Alphaherpesvirinae* (17.). Las cepas aisladas de casos localizados y generalizados se consideran idénticas o estrechamente emparentadas.

El virus se multiplica en diversos cultivos celulares, provocando la aparición de células polinucleadas. Sterz y col. (1974) comprobaron la existencia de un parentesco serológico entre el virus BHV 2 y el virus Herpes simplex. Estimaron que ambos virus tienen como mínimo un antígeno común, evidenciable con la RN, RIF, RAGP y RFC.

El BHV 2 no es particularmente resistente. Resulta rápidamente inactivado a pH 3 y por los desinfectantes que contienen yodo orgánico; los desinfectantes clorados se manifiestan menos eficaces.

Receptividad. La enfermedad sólo se ha diagnosticado hasta ahora en los bóvidos, aunque pueden infectarse con éxito búfalos, ovejas y cerdos, así como pequeños animales de laboratorio (ratón lactante, hámster dorado, cobayo y conejo). Los resultados serológicos abogan por la posibilidad de infecciones latentes en algunas especies de vida salvaje en Africa.

Inmunidad. Con la aplicación parenteral de virus virulento se ha podido generar una inmunidad de 3 meses de duración.

Epizootiología. La mamilitis ulcerativa suele presentarse por regla general en ciertas zonas de suelo húmedo y pantanoso (generalmente, después de lluvias prolongadas) con diversa violencia. En otras regiones sólo se presenta ocasionalmente y por lo general de forma esporádica. La enfermedad tiene carácter estacional; sus síntomas aparecen mayormente en otoño o comienzos de invierno; por lo regular, no aparecen nuevos casos al sacar las reses a los prados en

[1] Pseudo-dermatosis nodular de los bóvidos

primavera. La tumefacción y edema de la mama y otros factores de stress favorecen la aparición de la enfermedad; su difusión dentro de una explotación se debe sobre todo al ordeño. Pepper y col. (1966) sospechan que en la transmisión del virus juegan también un papel los tábanos. En los terneros lactantes se produce la transmisión inmediata; en ellos se desarrolla una estomatitis localizada.

Cuando la infección es transmitida por insectos, se producen con preferencia lesiones cutáneas generalizadas. Es presumible que esta forma de la enfermedad aparezca cuando el agente causal conserva toda su capacidad invasora. Entonces el virus se encuentra en la sangre, semen, orina, secreción nasal, saliva y heces; en cambio, en la afección localizada en los pezones de la ubre (mamilitis) y en la estomatitis, únicamente puede aislarse de los procesos locales. Estas observaciones permiten suponer la adaptación del agente causal.

Síntomas clínicos. Transcurrido un periodo de incubación de 3-10 días, se puede observar en los casos de mamilitis ulcerativa la aparición de grandes vesículas, especialmente en la zona de transición del pezón a la ubre y más raramente sobre ésta o sobre el propio pezón. Dichas vesículas estallan enseguida, desprendiéndose la pared de las vesículas y produciéndose gangrena. La duración de la enfermedad es de 2-8 semanas y en los casos más graves se desarrolla una mamitis incurable. Pezones y ubre están enrojecidos y aumentados de volumen, exhibiendo dolorosas erosiones; en los casos graves aparecen cubiertos de úlceras con revestimientos necrosados. Es más raro que en unión de las lesiones mamarias se instauren otras en la región perineal y en la mucosa bucal. Son frecuentes las infecciones mudas. Ocasionalmente aparecen nódulos en la mucosa de la boca y en el hocico de terneros lactantes contagiados por la madre, lesiones que enseguida se convierten en erosiones de rápida curación.

En la dermatosis generalizada se forman en los 3-8 días siguientes al contagio nódulos redondos y duros. Su superficie se necrosa enseguida y se seca; los procesos benignos curan en 2-3 semanas.

Diagnóstico. Clínicamente sólo puede sospecharse la enfermedad.

El establecimiento del diagnóstico ofrece especiales dificultades, sobre todo en aquellos casos en que únicamente hay lesiones en la piel, hocico y boca.

Tabla 15
Diagnóstico diferencial de 4 enfermedades víricas que producen lesiones anatomopatológicas en los pezones del ganado vacuno

	Desarrollo de las lesiones cutáneas	Localización	Forma del borde de las lesiones	Formación de vesículas	Aspecto histológico	Patógeno para el hombre
Infección BHV-2						
a) Mamilitis ulcerativa	muy rápido	ubre, pezones, muy raramente en el hocico	irregular	macroscópicamente observable	sincicios, corpúsculos de inclusión intranucleares	–
b) Pseudo-lumpy skin disease	muy rápido	piel de la cabeza, nuca y dorso, hocico	regular	microscópicamente observable	sincicios, CoI intranucleares	–
Infecciones por virus del grupo de la viruela	lento	pezones, ubre, hocico	regular	microscópicamente observable	corpúsculos de inclusión intracitoplásmicos	+
Glosopeda	muy rápido	mucosa bucal, pezuñas, pezones	regular	macroscópicamente destacada	no hay cuerpos de inclusión	±

Los exámenes virológicos o serológicos hacen posible el diagnóstico. El aislamiento del virus puede conseguirse más fácilmente a partir del contenido de las vesículas. Títulos elevados de anticuerpos neutralizantes (1:100) aparecen 8-10 días después del contagio y pueden evidenciarse durante 8-12 meses.

Diagnóstico diferencial. Deben tenerse en cuenta infecciones con virus de la viruela (18.) y la fiebre aftosa (1.) (tabla 15).

Tratamiento y profilaxis. No se conoce tratamiento etiológico.

Para impedir infecciones posteriores, se recomienda ordeñar en primer lugar a las vacas jóvenes que no presenten síntomas, luego a las vacas de más edad carentes de síntomas, y por último a las vacas enfermas.

Las vacunas hasta ahora preparadas de virus inactivado o con la virulencia atenuada no generan ninguna reacción inmunitaria. La inmunización con virus virulento no puede realizarse en la práctica, por el peligro que revestiría de difusión del agente causal de la enfermedad.

Bibliografía

Dardiri, A. H. (1975): Similarities of bovine dermopathic herpes viruses from Africa, Europe und USA. Proc. 20th World Vet. Congr. Thessaliniki **2**, 1312.

Martin, W. B., Martin, B., u. Lauder, I. M. (1964): Ulceration of cow's teats caused by a virus. Vet. Rec. **76**, 15.

Rweyememu, M. M., Johnson, R. H., u. Tutt, J. B. (1966): Some observations on herpes virus mamillitis of bovine animals. Vet. Rec. **79**, 810.

17.4. Enfermedad de Aujeszky
(Ch. Kretzschmar)

(Al.: *Aujeszkysche Krankheit; Morbus Aujeszkyi, Herpesvirus-suis-Infektion, Pseudowut, Infektiöse Bulbärparalyse, Juckpest;* ruso: *Болезнь Ауески* ; ingl.: *Mad itch, Pseudorabies;* fran.: *Pseudorage)*

La enfermedad de Aujeszky (EA) es una enfermedad vírica con un espectro infeccioso muy amplio. El receptor principal es el cerdo, en el que la infección cursa como enfermedad generalizada febril, con el cuadro de una encefalomielitis, o también de forma latente. En la mayoría de las restantes especies animales, el intenso prurito en el punto de penetración del agente productor es el síntoma más destacado y la enfermedad termina casi siempre, después de un curso agudo, con la muerte.

Historia y presentación. La EA fue descubierta por Ausjeszky en Hungría en 1902, quien la consideró enfermedad independiente y la separó exactamente de la rabia. Pronto se cayó en la cuenta de que en algunos países había aparecido la enfermedad varas décadas antes. En un trabajo de Galloway (1938) se señala su difusión por casi todos los países europeos, Norteamérica, así como por algunos países de Sudamérica, el norte de Africa y Asia. (Pueden consultarse otros datos en Kretzschmar, 1970).

En todos los países en que la explotación del ganado porcino juega un papel destacado en la producción de alimentos, debe contarse con la presentación de la EA.

La difusión más intensa de la enfermedad se produce todavía hoy en los Estados Unidos, en el SE. de Europa, desde Eslovaquia y Hungría hasta el mar Negro, y en diversos territorios de la Unión Soviética; sin embargo, por las medidas de lucha llevadas a cabo contra la enfermedad en los países socialistas, puede producirse pronto un importante cambio.

Etiología. El virus de la EA es, por sus características morfológicas y bioquímicas, un representante de la subfamilia *Alphaherpesvirinae* de los herpesvirus, denominándose herpesvirus porcino 1 (PHV 1). Para conocer su relación con los demás herpesvirus, consultar el punto 17.

El virus de Aujeszky manifiesta en condiciones naturales una considerable resistencia al medio ambiente. Mientras que calentado a 55-60 °C se inactiva en unos 30 minutos, y a ebullición inmediatamente, se conserva a temperaturas de + 4 °C durante meses o años. El virus congelado parece ser sensible a temperaturas en torno a los –10 °C, mientras que a temperaturas por debajo de –20 °C vuelve a ser de nuevo muy estable. El virus de la EA también es poco sensible a las variaciones del pH; no se modifica con valores del pH comprendidos entre 4,5 y 11,5.

De los desinfectantes habituales, los preparados de cloro y de formaldehído son rápida y seguramente activos en las concentraciones usuales. El ácido peracético tiene una destacada acción, resultando adecuado tanto para la desinfección grosera, como para una desinfección más fina, inactivando con seguridad al virus en 1 minuto a la concentración del 0,1 %. Para la desinfección fina son también adecuadas las bases de amonio cuaternario en la concentración del 1-2 %. Los alcoholes y fenoles son insuficientemente activos.

(Otras propiedades del virus pueden consultarse en el apartado 17.).

Receptividad. Debe admitirse que son receptibles a la infección natural casi todos los mamíferos. No obstante, manifiestan una resistencia natural frente al virus los primates y los solípedos. En el hombre sólo se han descrito hasta ahora algunas infecciones leves producidas por heridas.

Experimentalmente se ha logrado también infectar algunas especies de aves y en una ocasión una rana, en casi todos estos casos por aplicación intracerebral del virus.

De especial importancia es la receptividad de los distintos mamíferos domésticos y roedores depredadores. En los carnívoros y omnívoros predomina en el contagio natural la vía alimentaria. Pero también la transmisión intranasal tiene sin duda su importancia, especialmente en el cerdo y quizá en ocasiones en la rata. En ambas especies se produce también la infección genital.

Por el contrario, los rumiantas son bastante resistentes al contagio por vía oral, mientras que por vía subcutánea e intramuscular la infección se produce ya con unas pocas partículas víricas. En estas especies se admite como forma natural de transmisión de la enfermedad la que se produce por medio de insectos chupadores (Kretzschmar, 1967, 1970).

En el cerdo la receptividad depende mucho de la edad. En otras especies la resistencia relacionada con la edad es mucho menos marcada.

Inmunidad. Epizootiología. La epizootiología de la EA se caracteriza por la especial importancia del cerdo como receptor principal de la infección y por la elevada resistencia del virus.

El **cerdo** elimina el agente productor en la primera infección durante un máximo de 3-4 semanas. La multiplicación más abundante tiene lugar en el espacio nasofaríngeo y en las mucosas respiratorias profundas, con lo cual no es raro alcanzar y eliminar títulos de 10^6-10^8 unidades víricas/gramo de tejido o de productos de secreción. Tras la multiplicación secundaria del virus, también puede encontrarse éste irregularmente y con títulos inferiores en la leche, orina y secreciones genitales. Esto últimmo explica la importancia epizootiológica de los centros de cubrición e inseminación para la difusión de la enfermedad (Akkermans, 1963). Por el intestino el virus no suele salir al exterior. La transmisión del virus a través de la placenta puede producirse en casos de gestación avanzada; los fetos así afectados sufren aborto o mueren a los pocos días del nacimiento.

A pesar de la diseminación septicémica del virus y de su intensa multiplicación, la patogenicidad está bastante limitada a la edad del animal correspondiente a la lactación. Los lechones de 3-4 semanas sobreviven a la infección; los animales de más edad no experimentan siquiera en la mayoría de los casos síntomas clínicos. Con ayuda de pruebas serológicas de grupo o manada se puede comprobar que, incluso en las grandes explotaciones dedicadas a la reproducción, se producen infecciones latentes aproximadamente en la mitad de ellas, mientras que en otras pueden morir cientos de lechones en pocos días. Tan variable como la intensidad de los síntomas clínicos es la magnitud o el porcentaje de infección, que puede oscilar entre unos pocos animales y casi el 100 % de los existentes en una explotación dedicada a la reproducción, según en qué zona de ella haya sido introducido el virus inicialmente y según las posibilidades de contacto directo que existan en la explotación para la transmisión de animal a animal.

La diseminación general del virus en el organismo estimula la rápida aparición de una inmunización, que protege al animal con seguridad contra la presentación de la enfermedad clínica, incluso ante infecciones experimentales intracerebrales. La tolerancia inmunológica no parece tener importancia práctica. Los lechones hijos de cerdas que han superado la infección están protegidos por anticuerpos calostrales frente al efecto clínico de una infección durante la edad de mayor receptividad a la enfermedad. Estos anticuerpos maternos pasivos desaparecen generalmente hacia la 8ª semana de vida, pero, según Achtzehn (1970), en casos excepcionales pueden persistir hasta las 14 semanas de vida. Los animales jóvenes que con posterioridad reaccionan serológicamente de forma negativa pueden considerarse libres de infección.

Debe tenerse en cuenta que la inmunidad adquirida activamente no excluye por completo una reinfección exógena con nueva multiplicación del virus en el espacio nasofaríngeo. Según Sabó y Blaškovič (1970), pese a la existencia de anticuerpos neutralizantes, la mayoría de los animales son ya receptibles a una reinfección a los 3 meses de la primera infección, sin que se lleguen a manifestar síntomas clínicos. Estas reinfecciones exógenas determinan nuevos aumentos del título de anticuerpos neutralizantes y se observan sobre todo en explotaciones de cebo intensivo, en las que el virus se multiplica muy activamente por el estrecho contacto entre tantos animales y, al haber nuevos animales receptivos, éstos vuelven a ingerirlo regularmente.

La multiplicación del virus en los casos de reinfección exógena fue interpretada durante mucho tiempo como expresión de la presencia de portadores latentes del virus, surgiendo de esta manera la analogía con la infección por H. simplex del hombre. En escrupulosos estudios experimentales, sólo se ha conseguido hasta el presente identificar un virus en explantados tisulares de los ganglios de Gasser, tonsilas, ganglios linfáticos cervicales y mucosa nasal, realizando el sacrificio 160-181 días después del contagio, en 5 de 6 cerdos de recría (Sabó y Rajčáni, 1976), virus que exhibía la resistencia y latencia del virus de Aujeszky. En secreciones y excreciones tampoco se evidenció virus en estas experiencias a partir del día 14 p.i.

Desde el punto de vista epizootiológico, al menos en el área de la RDA carece de importancia la transmisión por portadores latentes de virus, como indica el buen éxito del saneamiento. Es posible que en otros países existan cepas de virus con mayor tendencia a la latencia y también una mayor eliminación de virus.

A consecuencia de la eliminación del virus durante varias semanas tras la primera infección, de su resistencia y adaptación al medio ambiente y de posibles reinfecciones, la presencia del virus o de la enfermedad en una explotación puede prolongarse durante meses, según la intensidad de los contactos entre los animales. Incluso se repiten brotes tras pausas de año o año y medio por contagios-pases en sucesión lenta; también pueden producirse aquéllos por la nueva introducción de un reservorio masivo del virus. En el ingreso de la EA juega por último un importante papel el comercio con cerdos, que, por haber sido infectados por primera vez ó por una reinfección secundaria, eliminan el virus en grandes cantidades.

En todas **las demás especies de animales domésticos receptibles**, la infección por el virus puede llegar en casos excepcionales hasta producir la enfermedad con un carácter sobreagudo o agudo de curso mortal. La multiplicación y eliminación del virus, en comparación con el cerdo, son escasas; sólo en ocasiones sobrepasan títulos de 10^3-10^4 unidades víricas/g ó ml y generalmente se hallan limitadas a las zonas corporales correspondientes al punto de entrada del agente productor. Por estas razones, incluso tratándose de grandes colectividades, apenas tiene lugar la transmisión de animal a animal, tanto en poblaciones de animales de la misma especie, como de varias especies mezcladas.

Las **ratas emigrantes** actúan de intermediarias en el proceso epizootiológico de esta enfermedad, aunque la infección en estos animales termina por lo general con la muerte. Como las ratas suelen devorar a sus congéneres muertos, la infección se difunde dentro de su propia población. La enfermedad puede pasar a los cerdos que devoran ratas enfermas o muertas. Finalmente, la rata emigrante juega un papel en la propagación de la enfermedad a distancias de varios kilómetros, puesto que cuando se ha producido una gran multiplicación, y probablemente también cuando aparecen enfermedades en su propia población, una parte de las ratas abandonan la zona que ocupaban y buscan otros lugares de asentamiento, con lo que las que se encontraban en el periodo de incubación difunden la enfermedad. Este tipo de difusión, especialmente a partir de explotaciones de cebo intensivo afectadas, puede determinar que en el curso de unos años resulten alcanzadas por la enfermedad casi todas las colectividades de cerdos en un círculo de 6-8 km.

Las observaciones realizadas sobre la epizootiología de la enfermedad en condiciones naturales permiten sospechar que el virus eliminado con las secreciones mucosas puede conservar su poder infectante en lugares sombríos, por ejemplo en chozas para cerdos, desde el otoño hasta la primavera y en cantidades suficientes para provocar la infección de cerdos adultos. En los cadáveres se produce también la supervivencia del agente productor en tejidos con elevado título de partida, debiéndose contar incluso en verano con periodos de 3-4 meses. Por estas razones, existe particular peligro de contagio para especies animales receptibles que se alimentan con carne o residuos cárnicos, produciéndose en ocasiones gran número de bajas en explotaciones de animales de peletería.

No es nada raro que la presentación de casos aislados de esta enfermedad en gatos y perros lleve a descubrir la existencia de virus de la EA en efectivos porcinos. La introducción del virus en explotaciones de cerdos acompañando a los residuos alimenticios destinados a la nutrición de los animales puede evitarse con toda seguridad calentando tales residuos.

La escasa sensibilidad del virus a las variaciones del pH significa, por una parte, que cuando está presente en animales sacrificados, no resulta afectado por el proceso de maduración de la carne; y por otra parte, que no son desinfectantes óptimos ni los ácidos puros, ni los álcalis.

El virus se conserva durante bastante tiempo también en la orina de cerdo, purín y otros residuos. Sin embargo, por el escaso título de partida del virus, estas sustancias no desempeñan un papel importante en el contagio o introducción de la enfermedad. Lo mismo puede decirse en cuanto a las aguas residuales, ya que los cerdos raramente tienen acceso inmediato a conducciones de tales aguas. El tráfico directo de personas o mercancías desde explotaciones afectadas a otras no afectadas facilita la transmisión de la enfermedad.

Los establecimientos destinados al aprovechamiento de cadáveres en cuya zona de acción existan granjas infectadas, constituyen una amenaza nada despreciable para la diseminación de la enfermedad infecciosa. Esto sólo se puede contrarrestar de manera efectiva haciendo que los centros de producción de animales depositen y trasladen fuera los cadáveres en intachables condiciones y según el principio del blanco/negro.

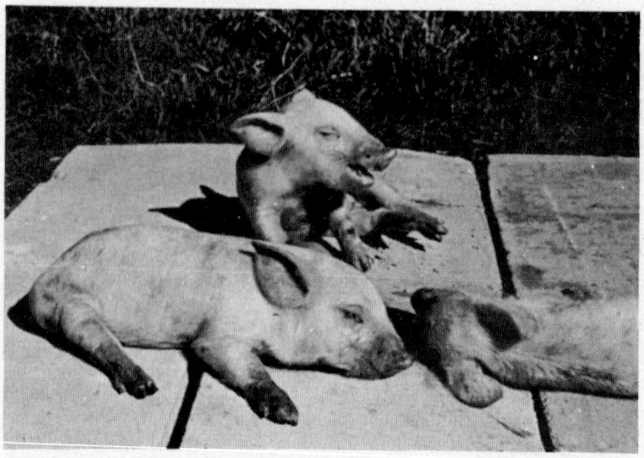

Fig. 95. Enfermedad de Aujeszky en lechones (Foto Bennewitz).

Patogenia. Los conocimientos sobre la patogenia de la EA obtenidos con las clásicas experiencias de Hurst (1934) han podido ser confirmados en investigaciones posteriores llevadas a cabo con los métodos más modernos. El virus se multiplica inicialmente en el punto de entrada en el organismo, y, en el cerdo sobre todo, tan rápida y masivamente, que en lechones jóvenes pueden alcanzarse ya al día siguiente del contagio títulos de 10^6-10^8 DI_{50} de cultivo/gramo de tejido en los epitelios del espacio nasofaríngeo (Sabó y col., 1968, 1969).

En todas las demás especies animales esta multiplicación primaria del virus en el punto de penetración es mucho más escasa, por ser aquél en ellas característicamente neurotropo. El virus llega al sistema nervioso central por vía nerviosa. Por multiplicación del virus en las células ganglionares y de la glía se desencadenan los peculiares síntomas clínicos nerviosos centrales. Hasta la llegada de la muerte, el virus no suele sobrepasar las áreas del organismo correspondientes al punto de penetración.

En el cerdo el virus tiene un carácter pantropo mucho más desarrollado. Por eso, paralelamente a la difusión neurógena, se produce también su diseminación linfohemática, que determina una multiplicación secundaria relativamente considerable del virus en los distintos órganos y tejidos, y a la vez produce clínicamente los síntomas generales de una enfermedad septicémica. A pesar de ello, pueden también reconocerse en el cerdo las características de una difusión neurógena del virus. Así, por ejemplo, las manifestaciones de una encefalitis aparecen antes y más intensamente por infección intranasal que por administración oral (Blaškovič y col., 1970). Tras infección en la región de la cabeza, los riñones contienen virus irregularmente, y rara vez las secreciones del tracto genital; por el contrario, en la infección genital, la presencia del virus es regular en ellas.

Por otro lado, en las restantes especies animales la vía de diseminación neurógena no es la única, aunque la difusión linfohematógena apenas produce manifestaciones clínicas, puesto que previamente, y a causa de las alteraciones del SNC, se produce la muerte.

Síntomas clínicos y pronóstico. El período de incubación oscila por lo general entre 1 y 8 días; excepcionalmente puede durar hasta 3 semanas. La duración del período de incubación depende esencialmente de la receptividad natural de la especie animal de que se trate, de la edad de los animales y de la diferente receptividad dependiente de ella, de la cantidad de virus que penetra en el organismo y que participa en el contagio, así como de la distancia existente por vía nerviosa entre el punto de penetración del agente productor y el SNC.

Por ello, se explica que los períodos de incubación más cortos se observen en lechones recién nacidos que sufren infección intranasal y oral. También los perros enferman no raras veces 1 día después del contagio.

Al igual que las características patogénicas, las manifestaciones de la enfermedad difieren también entre las distintas especies.

En el **cerdo** predominan en edades tempranas las formas mixtas, caracterizadas por meningoencefalitis y síntomas septicémicos, con elevadas morbilidad y mortalidad 1-2 días después del comienzo de la enfermedad (fig. 95). Falta en este caso, al contrario de lo que ocurre en la mayoría de las otras especies animales, la sensación de intenso prurito. Los síntomas generales son aumento de la temperatura a 41° C, falta de apetito, vómitos, abatimiento, sed intensa y rápida disminución del peso. La meningoencefalitis causa manifestaciones de excitación y también de parálisis, que se traducen en contracciones musculares en diversas partes del cuerpo, reacciones anormales y movimientos no fisiológicos. La multiplicación primaria del virus en el espacio nasofaríngeo y laringe produce una intensa inflamación, que es responsable de la emisión de sonidos anormales o de la pérdida de la capacidad de emitir los sonidos característicos de la especie.

Como, al aumentar la edad, se eleva rápidamente la resistencia natural, los síntomas clínicos son tan débiles, que a los pocos días se produce una curación completa, o bien gran parte de los animales pasan la enfermedad de forma muda.

No obstante, en determinadas situaciones la enfermedad puede afectar masivamente a los animales de cierta edad, produciendo gran número de bajas. En algunas ocasiones participan además otros gérmenes, agravando la enfermedad. Así, se observan en explotaciones de cebo intensivo algunas veces afecciones masivas debidas a neumonías catarrales o crupales graves, cuando intervienen además infecciones por virus de la influenza, *Salmonella cholerae suis*, pasterelas o gérmenes similares. En algunos casos se ha señalado pérdida de la vista en gran número de animales, a consecuencia de la presentación de la enfermedad en casi toda una explotación. En las cerdas se producen ocasionalmente abortos a partir del tercer mes de gestación, que pueden afectar a gran número de animales. Las cerdas infectadas

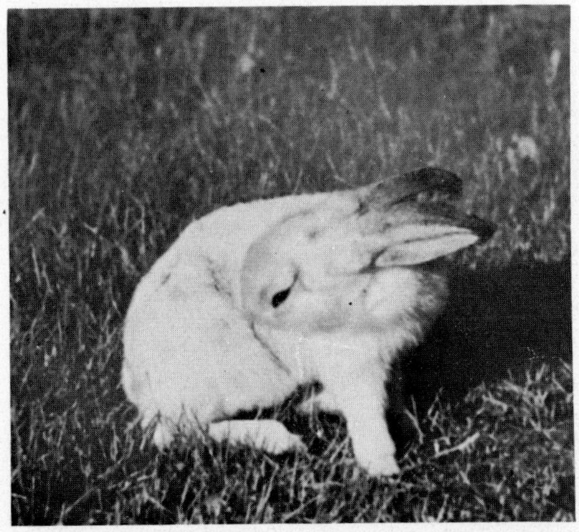

Fig. 96. Enfermedad de Aujeszky en el conejo. Lesión rezumante en el flanco tras contagio intracutáneo.

en momentos próximos al parto, antes o después manifiestan frecuentemente agalactia.

En todas **las demás especies animales** el neurotropismo del virus es tan marcado, que las manifestaciones nerviosas centrales determinan el cuadro clínico de la enfermedad. Entonces pueden distinguirse tres formas clínicas: la forma de excitación o irritativa, la forma paralítica y la forma de shock neurovegetativo.

La forma excitativa central es la presentación clínica predominante en casi todas las especies animales receptibles. El detalle más característico durante el curso de la enfermedad es el intenso prurito en la zona correspondiente al punto de penetración del agente productor (fig. 96); especialmente en el perro y oveja, por rascarse, lamerse o morderse continuamente, pueden llegar a producirse automutilaciones hemorrágicas.

Después de una apatía prodrómica, aparece intranquilidad. Convulsiones musculares locales, mirada angustiosa, respiración fatigosa y acelerada se presentan simultáneamente o poco después del comienzo del prurito. Rara vez existe fiebre. Los perros vomitan con frecuencia. En la infección por vía digestiva los animales presentan salivación intensa y trastornos de la deglución. Luego domina en el cuadro clínico el intenso prurito, que aumenta considerablemente, transformándose en ocasiones en hipersensibilidad generalizada. Los animales se rascan, muerden o restriegan la zona pruriginosa hasta el agotamiento completo. Los quejidos emitidos y el comportamiento intranquilo y temeroso completan la lastimosa impresión que ofrecen los animales enfermos. La enfermedad termina con la muerte tras un periodo agónico de 6-24 horas.

La forma paralítica central puede presentarse combinada con la forma excitativa. Pero cuando aquélla predomina, la enfermedad dura más tiempo y su curso se prolonga durante varios días hasta que se presenta la muerte; en este caso el pronóstico es algo más favorable que en la forma excitativa. Aproximadamente en el 10 a 20 % de estos casos se produce una curación espontánea. La forma paralítica aparece en el perro sólo excepcionalmente; en el ganado vacuno y en la oveja, en el 10 %; y en el gato, en el 30-50 % de los casos. También las ratas salvajes, al contrario de lo que ocurre con las ratas blancas de la estirpe Wistar, padecen con mayor frecuencia la forma paralítica, con lo que pueden ser matadas fácilmente a golpes. Finalmente, la paralítica es la forma clínica predominante en los solípedos poco receptibles y en las aves experimentalmente infectadas.

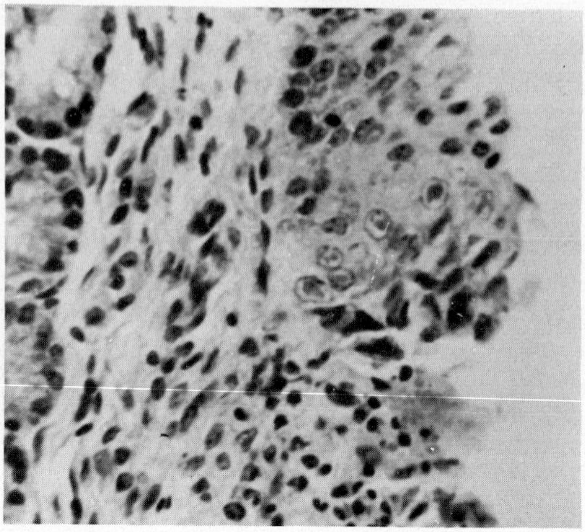

Fig. 97. EA. Corpúsculos de inclusión intranucleares en el epitelio faríngeo de un lechón.

La forma de shock neurovegetativo es una presentación clínica en la que la muerte se presenta de forma sobreaguda, aparentemente antes de establecerse siquiera la sensación de prurito, a consecuencia de la lesión de centros vitales de la médula oblongada. Es la forma más frecuente en el visón. En otras especies animales sólo se presenta en algunas ocasiones.

Anatomía patológica. Las lesiones anatomo e histopatológicas se corresponden con los síntomas clínicos a causa del pantropismo del virus en el cerdo, al menos cuando el animal es joven, y son múltiples, mientras que en las otras especies animales son escasas.

En el **cerdo** se pueden encontrar cuerpos de inclusión intranucleares aislados, que casi siempre se observan en el epitelio de las criptas de las tonsilas y en las zonas inflamadas de la mucosa faríngea, y que se consideran patognomónicos (fig. 97). Otras lesiones que permiten sospechar con seguridad la presencia de la enfermedad son focos necróticos submiliares o miliares sin reacción inflamatoria en distintos órganos y en los tejidos linfoides, incluidas las

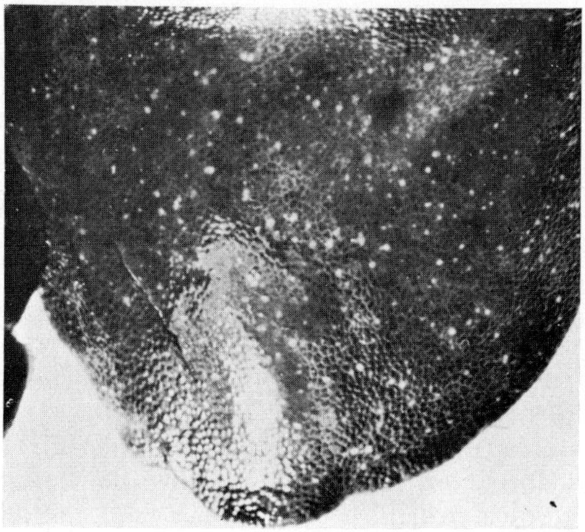

Fig. 98. EA. Hígado de un lechón con necrosis (Schulz, W.).

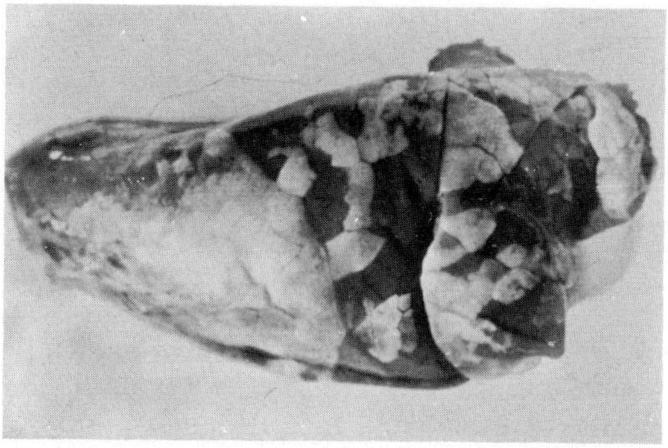

Fig. 99. EA. Pulmón de un lechón con neumonía lobular (Schulz, W.).

tonsilas, en los que a veces son confluentes (fig. 98). También hacen pensar en la EA un edema pulmonar agudo con neumonía intersticial lobulillar, presente sobre todo en los lóbulos principales (fig. 99), así como procesos inflamatorios fibrinosos o necróticos en las mucosas nasal, de las coanas, faríngea y eventualmente laríngea. Todas estas lesiones predominan, sin embargo, en los animales jóvenes, como puede verse en la tabla 16. La lesión más frecuente en todas las edades es una meningoencefalitis no purulenta, que en el examen histológico de diversas partes del encéfalo puede generalmente diferenciarse de otras meningitis y encefalitis del cerdo.

En todas **las demás especies animales**, las consecuencias macroscópicamente observables del prurito local y las lesiones inflamatorias en zonas segmentariamente correspondientes del SNC son por lo general las únicas alteraciones valiosas desde el punto de vista diagnóstico. Además debe despertar sospecha en los carnívoros la presencia de pelos propios o de paja o materiales similares en el estómago. Las consecuencuencias directas del prurito se localizan en los carnívoros y en la rata casi siempre en la región de la cabeza, especialmente en los carrillos; en los rumiantes, en la cabeza sólo en la mitad de los casos, y el resto en distintas partes del cuerpo revestidas por poco pelo, como por ejemplo en la región de la vulva o del periné, región mamaria y en las pezuñas, así como, en la oveja, en las paredes laterales del torax por detrás de la articulación del codo. En el ganado vacuno, gato y rata sólo suele estar inflamado y tumefacto el tejido subcutáneo; los pelos de la región suelen estar hirsutos, humedecidos y en parte cortados o arrancados. Por el

Tabla 16

Comparación de la frecuencia (en %) de lesiones anatómicas e histológicas de la enfermedad de Aujeszky del cerdo en distintos grupos de edades (Kretzschmar, 1970)

Grupo de edades	Necrosis (macroscópicamente observables en):						Pulmones:		Encefalitis
	Todos órganos	Hígado	Bazo	Pulmones	Riñones	Tonsilas	Edema	Neumonía típica	
Hasta 2 semanas	76	70	59	25	6	23	50	21	93
2-8 semanas	49	39	30	11	3	20	33	19	98
Más de 8 semanas	8	8	3	0	0	0	39	5	88

contrario, en el perro y en la oveja existen con mayor frecuencia heridas en la piel con salida de sangre y líquido tisular. Las lesiones del SNC están limitadas en general a las porciones segmentariamente correspondientes al punto de penetración del virus e incluso en parte limitadas al mismo lado del cuerpo. Se observan exclusivamente claras lesiones degenerativas de las células ganglionares, a veces con corpúsculos de inclusión intranucleares y neuronofagia y también reacciones radiales de la glía. Sólo cuando el curso de la enfermedad es prolongado, los procesos inflamatorios son más intensos y se extienden a otras zonas del SNC. Las lesiones meningíticas son de magnitud mucho menor. En el examen de rutina no se observa encefalitis en los carnívoros aproximadamente en el 15-20 % de los casos (Schulz, 1967).

Diagnóstico. Observando con precisión el proceso clínico de la enfermedad y las circunstancias enzoóticas, junto con el examen detallado de las lesiones anatómicas e histopatológicas, puede ya establecerse el diagnóstico de la EA en la mayoría de los casos. En los exámenes de rutina, la identificación histológica de los cuerpos de inclusión intranucleares patognomónicos consume demasiado tiempo, puesto que hace necesaria la obtención de cortes por inclusión en parafina. La identificación directa del agente productor por medio de la RIF es también posible en la EA, pero exige un contenido vírico aproximadamente de 10^3-10^4 DI_{50} de cultivo/g de tejido.

Como animal de experimentación ideal se emplea el conejo, desde la demostración por Aujeszky (1902) de su elevada receptividad y por manifestar el característico prurito al ser infectado subcutánea o intramuscularmente (fig. 96). También se emplean ratones blancos, a los que se inocula el material sospechoso por vía intracerebral.

Hoy se prefiere la multiplicación del virus en cultivos celulares, que por su sencillez se practica en la mayoría de los laboratorios de diagnóstico veterinario.

Se pueden utilizar para multiplicar el virus cultivos primarios de embrión de pollo, testículo de ternero, riñón de ternero, riñón de cerdo y riñón de conejo. Frecuentemente los cultivos del pase inicial muestran ya tras 1-2 días lesiones citopáticas características. Un periodo de incubación de los cultivos de más de 5 días, o la realización de pases sucesivos, son sólo necesarios en casos excepcionales. Parece que cada partícula vírica es capaz de provocar un foco citopático en los tipos de cultivos mencionados.

Para la identificación del virus se utilizan en el cerdo con buenos resultados las tonsilas, pulmones y encéfalo; en las otras especies animales se emplean tejidos correspondientes al punto de penetración del agente productor y las porciones segmentariamente correspondientes del SNC.

Con un mismo nivel de sensibilidad, la identificación del virus en cultivo de tejidos ofrece la ventaja de que el diagnóstico puede realizarse más rápidamente, y, debido a los menores costes, son posibles gran número de análisis.

Esto último es cierto especialmente por lo que respecta al diagnóstico serológico, que en ocasiones resulta absolutamente necesario para el saneamiento de grandes colectividades. Los anticuerpos, identificables aproximadamente a partir de los 10 días de producida la infección y que en el cerdo persisten generalmente durante toda la vida, pueden ponerse de manifiesto en cultivo de tejidos por la RN. Es una ventaja el hecho de que todas las cepas conocidas hasta ahora del virus de Aujeszky sean antigénicamente uniformes. La completa neutralización de 1.000 ID_{50} de cultivo por 0,1 de suero sin diluir se considera ya como positiva. Los títulos de neutralización están en la mayoría de los casos entre 1:2 y 1:32; sólamente poco después de pasar la enfermedad pueden alcanzar valores superiores en algunos grados de $\log_2$. Al contrario de lo que ocurre con los anticuerpos neutralizantes, los fijadores del complemento desaparecen totalmente en un plazo de 2 meses p.i., de tal manera que su identificación sólo puede ser útil a lo sumo para detectar una afección reciente.

A causa de la multiplicidad del cuadro de manifestaciones en el cerdo, desde el punto de vista del **diagnóstico diferencial**, deben tenerse en cuenta en el animal aislado la colienterotoxemia (32.2.1.), la intoxicación por sal, la peste porcina clásica (7.2.3.), la enfermedad de Teschen (4.2.), diversas meningitis y encefalitis de otra etiología, serositis y artritis fibrinosa (36.1.1.), la influenza porcina (9.1.1.), pasterelosis (34.4.), carbunco faríngeo (45.), mioclonia congénita, trastornos puerperales y otras enfermedades. Teniendo en cuenta el comportamiento enzoótico, es posible diferenciar por lo general estas enfermedades de la EA. En las otras especies animales, aunque también en ocasiones en el cerdo, en la forma clínica excitativa nerviosa central los puntos más importantes en el diagnóstico diferencial corresponden a la rabia (10.1.) y a la sospecha de envenenamiento.

Tratamiento y profilaxis. Las posibilidades terapéuticas contra la EA son, como en todas las enfermedades víricas, muy limitadas. Como sólo raramente se producen infecciones bacterianas secundarias, no es necesaria por lo general la aplicación de antibióticos. Con el tratamiento inespecífico de las manifestaciones de excitación pueden conseguirse en el cerdo algunos éxitos. También la vitamina B_1 tiene un efecto favorable.

La inmunización pasiva de los animales ya enfermos no tiene éxito y está, por tanto, fuera de lugar. En cerdas de vientre no inmunes que abortaron en la fase aguda del contagio del efectivo, según Drzemalla y col. (1977) puede reducirse decisivamente la pérdida de lechones inyectando por vía s.cu. a las hembras 100 ml de suero hiperinmune un día antes del previsto para el parto, y a sus lechones recién nacidos 5 ml de dicho suero en el primer día de vida. El suero hiperinmune debe contar por lo menos con título de neutralización del 1:512. Los lechones lactantes amenazados pueden protegerse contra la enfermedad con dosis profilácticas de 5-10 ml. Aplicando simultáneamente en lugar distinto 0,5 ml de vacuna viva contra la EA, puede conseguirse el paso desde la inmunidad pasiva a la inmunidad activa (Drzemalla y col., comun. perso., 1977).

Mediante inmunización activa con vacunas adecuadas se logra hacer desaparecer el proceso clínico en 8-14 días en explotaciones afectadas. El mejor resultado lo han dado líneas víricas avirulentas, genéticamente estables, obtenidas por purificación en placa, como por ejemplo la variante K de Bartha (1961), mientras que, según Žuffa y Dlhy (1964), con simples pases en serie y tampoco después de 800 pases por cultivo de tejidos puede obtenerse una población vírica homogénea avirulenta. La capacidad inmunógena de las vacunas inactivadas se considera francamente deficiente. El etanol y la saponina parecen resultar más adecuados para la inactivación que el formol.

La **lucha** contra la EA debería limitarse principalmente no a reducir las pérdidas económicas, sino al saneamiento en superficie de las explotaciones.

En la RDA, tras el intenso contagio de algunos distritos en los años 60, casi se ha logrado este objetivo en el transcurso de 8-10 años, después de adoptar y poner en práctica adecuadas medidas de lucha. El Apéndice Núm. 10 a la VO de Epizootias sobre "Prevención y lucha contra la enfermedad de Aujeszky en los cerdos" del 16.3.1976 (Bol. del Minist. de Agric., Bosques y Aliment. 1976, pág. 22) recopila todos los conocimientos epizootiológicos al respecto, asegurando con protocolos adecuados el saneamiento definitivo y liberación del territorio de la RDA de esta enfermedad infecciosa.

El primer requisito para lograr un saneamiento duradero es tener conocimiento de todas las explotaciones de cerdos afectadas. Esto puede conseguirse realizando pruebas y análisis colectivos o de población, para lo cual basta el examen serológico de una parte de los efectivos totales de los animales reproductores, incluidos todos los verracos. En las explotaciones de cebo intensivo infectadas es generalmente tan elevado el grado de difusión de la infección, que bastan los análisis de muestras obtenidas de los animales destinados al sacrificio.

Basándose en una vista de conjunto obtenida por los procedimientos mencionados, se puede regular el comercio de ganado porcino de tal manera, que se logre reducir al mínimo la introducción del virus en las explotaciones no afectadas.

La difusión del virus por ratas tiene lugar principalmente a partir de grandes explotaciones de cebo intensivo afectadas por la enfermedad, en las que, especialmente cuando utilizan el sistema de boxes para grandes grupos de animales con intervalos muy cortos, de sólo 1-2 semanas, entre las tandas, y descuido del principio del limpio/sucio en el llenado y vaciado de los alojamientos, la cadena infecciosa sigue sin interrumpirse y las cantidades de virus aumentan constantemente. En estos casos, la constante eliminación controlada de las ratas es de gran importancia para proteger el entorno.

Cuando se comprueba la existencia de un brote de la enfermedad en una explotación, lo primero que debe realizarse es intentar detenerlo tan rápidamente como sea posible. Esto se logra por lo general en el plazo de 6-8 semanas, cuando se han creado las condiciones necesarias para impedir la transmisión de la enfermedad de un animal a otro y evitar las infecciones que puedan venir del medio ambiente inmediato. Resulta de importancia decisiva a tal fin el aislamiento de prados y parques, evitar traslados innecesarios, mantener a los animales en pequeños grupos, realizar desinfecciones intermedias, disponer zonas de trabajo delimitadas y esmerarse en las tareas generales de orden y sanidad. En estos espacios de tiempo deben evitarse en lo posible las entregas. Las granjas de cebo deben organizarse para sus ingresos de ganado según el principio del limpio/sucio. En los brotes clínicos se puede recurrir inmediatamente a la inmunización activa del efectivo, debiendo incluirse su acción entre las medidas de saneamiento. A continuación de una doble vacunación activa, que es lo corriente, se forman anticuerpos neutralizantes por lo general con títulos bajos, pero que no pueden diferenciarse de los títulos consecuentes a infecciones, tampoco recurriendo al SNT con virus vacunal. Tras vacunaciones repetidas, el valor de los títulos alcanza también la cifra media de las infecciones con virus de campo.

Según esto, en una población vacunada, el valor medio del título permite sacar conclusiones sobre el grado de la inmunidad, pero no, en cambio, sobre si existe o no virus de campo. Como consecuencia, los núcleos vacunados deben considerarse como poblaciones infectadas hasta su evidente saneamiento.

Con ayuda de vacunas vivas adecuadas, como v. gr. la variante K de Bartha (1961) y la vacuna viva "Dessau" contra la EA corriente en la RDA, se consigue limpiar las poblaciones paulatinamente de virus de campo y anular sus posibilidades de difusión. Resulta, así mismo, decisivo el correcto empleo de las vacunas. Debe señalarse que la inmunización actualmente practicada protege con seguridad contra la viremia y la enfermedad, si bien el virus tomado por vía oral se fija inmediatamente después de la vacunación en el espacio faríngeo, donde puede multiplicarse (Blašković y col., 1970).

El saneamiento territorial debe tener en cuenta que en regiones con instalaciones de cebo infectadas sólo se consigue una limpieza duradera de la enfermedad en los efectivos reproductores circundantes cuando, paralelamente o un poco antes, se extingue la infección en los establecimientos de cebo.

El saneamiento de los efectivos es posible principalmente, de acuerdo con el grado de infección y otros factores, adoptando juntas o por separado las medidas siguientes:

– Sustitución de los animales del establecimiento infectado en régimen cerrado por animales de efectivos reconocidamente sanos. Debido a su elevado costo, este procedimiento sólo está justificado en brotes aislados en zonas que no conocían la enfermedad, o en poblaciones que debido a otras enfermedades infecciosas resultan antieconómicas. Pero también granjas de elevado nivel zootécnico e importancia económica optan frecuentemente por esta solución para poder volver a trabajar con animales reproductores.

– Separación de los animales con reacción serológica positiva y repetidos análisis de los que queden con reacción negativa a intervalos de unas 4 semanas. Este procedimiento se recomienda sobre todo en núcleos con la enfermedad muda, cuando la fracción de animales reaccionantes alcanza a ser hasta de un 25-30 %.

– Efectuar la recría de los animales propios separados de las madres después del destete, de manera en cierto modo similar a la descrita por Achtzehn (1970).

– Mediante progresivo desplazamiento del virus de campo con ayuda de vacunaciones ininterrumpidas, aseguradas a la vez con medidas concretas de higiene veterinaria.

Este método de saneamiento prevalece en las granjas de cebo infectadas, pero también en efectivos reproductores muy contaminados y particularmente grandes. En países donde es imposible obtener mediante pruebas serológicas una idea exacta de la amplitud real de la infección, puede decidirse incluso la inmunización en superficie de todos los cerdos para lograr sanear el territorio. En las granjas de cebo se consigue el saneamiento mediante protección vacunal en el curso de 1-2 años, siempre que quede asegurado el principio del limpio/sucio en el ingreso de los animales en las naves, que se mantenga reducida la población de ratas merced a una lucha adecuada, y que se reciban exclusivamente cerdos de recría inmunizados. Con la vacuna viva "Dessau" contra la EA pueden inyectarse también en los efectivos sin infectar los cerdos de 3 meses destinados al cebo, tras su reunión una vez desvezados. En estas condiciones, no se presentan reacciones serológicas en los animales reproductores sin contaminar debidas a la difusión del virus vacunal. La primera inmunización debe realizarse como mínimo 2 semanas antes del traslado al centro de cebo, en el cual se llevará a cabo la segunda vacunación coincidiendo con la entrega. Para mejorar la inmunidad resulta beneficiosa una tercera dosis de vacuna, aproximadamente a la mitad del periodo de cebo.

Unos meses después de haber desaparecido por sacrificio todos los cerdos existentes en el establecimiento al iniciarse la vacunación, se procede a comprobar si se logró el saneamiento, a cuyo fin se realizarán pruebas serológicas de control repetidas al azar sobre los cerdos de recría instalados sin vacunar.

Si se desea sanear efectivos reproductores con ayuda de la inmunización, resultan decisivas las siguientes condiciones:

- Inmunización de todo el efectivo en breve plazo, incluyendo todos los lechones de más de 10 días de edad.
- Ininterrumpida vacunación de acuerdo con las instrucciones vacunales al efecto, con regular revacunación de los lechones de más de 6 semanas. El nuevo ingreso de animales debe producirse lo más pronto 2 semanas tras su primera vacunación. Al menos en el primer año de vacunaciones, todos deben revacunarse cada 4 meses.
- Durante el saneamiento no deben utilizarse los prados, así como tampoco los parques y alojamientos sin cercar ni con posibilidad de ser desinfectados.
- La vacunación del efectivo requiere por lo regular 2-3 años.

Proporcionan buenos resultados las desinfecciones intermedias repetidas en los alojamientos llenos, v. gr. con soluciones al 0,2-0,4 % de ácido peracético, especialmente después de la segunda vacunación de todo el efectivo, con lo que se contribuye a hacer desaparecer los residuos de virus.

Las amenazas que suponen el nuevo ingreso de virus con cerdos infectados, los vehículos de transporte de cadáveres y los establecimientos dedicados al aprovechamiento de éstos, los residuos de cocina sin calentar y otros factores semejantes, deben tenerse en cuenta en general al proyectar el saneamiento de explotaciones y territorios.

En los efectivos reproductores que vengan siendo vacunados ininterrumpidamente durante 2-3 años, se considera que el saneamiento tiene éxito cuando los animales reproductores que fueron vacunados por última vez 5-6 meses antes sólo dan reacción en un 30-40 % y exhiben bajos títulos de neutralización, preferentemente hasta el 1:8. La comprobación exacta de la desaparición del agente causal puede llevarse a cabo luego en los animales que vayan a ser instalados sin vacunar y exentos de anticuerpos.

Una población dedicada a la reproducción sólo puede considerarse libre de EA cuando no existe entre los animales que la forman ninguno con reacción serológica positiva. Las explotaciones saneadas sólo pueden declararse libres de la enfermedad cuando, habiendo realizado dos controles en todos los animales reproductores con un intervalo de unas 4 semanas, los resultados de los análisis serológicos son en todos los casos negativos. De 6 a 12 meses después es conveniente realizar una vez más un análisis colectivo. En las poblaciones muy grandes de reproductores debe bastar con tomar controles al azar debidamente calculados. En las explotaciones de engorde, según demuestra la experiencia es suficiente con el resultado negativo de unos 10-20 animales por nave.

Bibliografía

Achtzehn, W. (1970): Sanierung eines größeren Schweineherdbuchbestandes von Aujeszkyscher Krankheit. Mh. Vet.-Med. **25**, 124.

Blašković, D., Sabó, A., u. Rajčáni, J. (1970): Experimentelle Pathogenese der Aujeszkyschen Krankheit beim Ferkel. Arch. exper. Vet.med. **24**, Sonderheft 9, 27.

Kretzschmar, Ch. (1970): Die Aujeszkysche Krankheit. VEB Gustav Fischer Verlag, Jena.

Kretzschmer, Ch. (1973): Zum Wert der aktiven Immunisierung mit Lebendimpfstoff bei der Sanierung der Bestände von Aujeszkyscher Krankheit. Mh. Vet.-Med. **28**, 927.

Sabó, A., u. Rajčáni, J. (1976): Latent Pseudorabies infection in pigs. Acta virol. (Praha) **20**, 208.

17.5. Adenomatosis pulmonar de la oveja (W. Seffner)

(Al.: *Lungenadenomatose des Schafes;* lat.: *Adenomatosis pulmonum;* hol.: *Jaagziekte)*

La adenomatosis pulmonar es una enfermedad infecciosa de la oveja, que se presenta predominantemente de forma enzoótica, de curso lento y poco manifiesto, caracterizada anatomopatológicamente por la aparición al principio de múltiples nódulos adenomatoides.

Historia y presentación. La existencia de la enfermedad se comprobó ya a finales del siglo pasado y desde entonces se ha descrito su presencia en la mayoría de los países europeos, así como en algunos asiáticos y suramericanos. Hacia finales del siglo pasado y comienzos del presente produjo cuantiosas bajas en Sudáfrica, donde recibe la denominación de "Jaagziekte". Su frecuente presentación en Islandia a partir de 1934 se achaca a una importación de ovejas procedentes de Alemania.

Etiología. El agente productor de la enfermedad es un herpesvirus que posee todas las propiedades físico-químicas de esta familia. En cultivos de tejido pulmonar fetal y en cultivos de células de pulmón de feto ovino y fibroblastos humanos produce efecto citopático. Con corpúsculos elementales obtenidos mediante filtrado por placas Seitz a partir de suspensiones de tejido adenomatoso, se puede transmitir la enfermedad a ovejas, cabras y cobayos por inoculación intratraqueal ó intranasal y realizar pases sucesivos.

Receptividad y epizootiología. Según los conocimientos de que disponemos hasta ahora, sólo es receptible a esta afección el ganado ovino. La enfermedad tiene carácter enzoótico.

Síntomas clínicos y pronóstico. El periodo de incubación en la inoculación experimental es de 3-7 meses. El curso de la enfermedad es extraordinariamente poco manifiesto. Aparece una disnea paulatina, que en el curso de semanas o meses va acompañada de abatimiento y caquexia.

La enfermedad se incluye entre las infecciones lentas ("slow infections", 20.). A causa del lento desarrollo de los síntomas clínicos, raramente se producen casos de muerte espontánea; las ovejas suelen ser sacrificadas antes de que lleguen a morir a consecuencia de la enfermedad. En las fases tardías de ésta aparece una tos húmeda como consecuencia de la mayor producción de secreciones bronquiales; si las secreciones se acumulan en las fosas nasales, en cada movimiento respiratorio se produce un ruido característico. La salida de las secreciones puede provocarse flexionando intensamente la cabeza y manteniendo elevada la nuca, lo cual es importante para el diagnóstico diferencial del maedi. La demostración de gran número de células epiteliales en la secreción nasal, especialmente si aparecen en forma de agrupaciones, puede ser típica. Además existe una hipergammaglobulinemia. En fases tardías de la enfermedad, las infecciones bacterianas secundarias pueden provocar una neumonía de carácter purulento, desencadenándose entonces un curso agudo y febril.

El **pronóstico** en el animal individual es siempre infausto. Los casos de enfermedad y las pérdidas se producen frecuentemente dentro de límites soportables, puesto que el ganadero o el pastor apenas prestan atención a la enfermedad. Algunas reses aisladas son destinadas por el ganadero al sacrificio a causa de la improductividad de su explotación y, por eso, raramente llegan a conocimiento del veterinario. Apenas se sobrepasan límites de un 2-5 % de casos mortales o de sacrificios de necesidad por año. Ciertamente, se han conocido casos relativamente recientes, en los que el número de animales enfermos o muertos era particularmente elevado. Enzootías devastadoras, como se produjeron en Islandia hace años o anteriormente en Sudáfrica, apenas se observan en la actualidad.

Anatomía patológica. Inicialmente se producen proliferaciones circunscritas primarias múltiples del epitelio alveolar. Se trata de adenomas redondeados sólidos (fig. 100), que macroscópicamente tienen el aspecto de nodulillos grisáceos de tamaño miliar. Estos confluyen al aumentar de tamaño, para constituir primero nódulos pequeños y luego más grandes de forma irregular. A partir de éstos, por confluencia con otros próximos y por la aparición de una inflamación inespecífica y fibrosis frecuentemente intensa, se originan zonas relativamente amplias de consistencia unas veces firme y otras lardácea.

Histológicamente se observa, además de estructuras adenomatosas simples, otras papiliformes. En los ganglios linfáticos pulmonares se producen repetidamente metástasis. En torno a los nodulillos y nódulos de mayor tamaño se observa generalmente una infiltración inflamatoria intersticial más o menos intensa, y también, con frecuencia, descamación del epitelio alveolar.

Diagnóstico. El diagnóstico clínico de los primeros casos en un rebaño es difícil de realizar con seguridad y, por ello, necesita la comprobación anatomopatológica macro y microscópica. La observación de grupos de células epiteliales en las secreciones nasales, así como la comprobación de una hipergammaglobulinemia, pueden tener valor desde el punto de vista diagnóstico.

Los intensos procesos inflamatorios inespecíficos y la fibrosis en los casos antiguos, que determinan la transformación completa del tejido pulmonar, pueden ofrecer dificultades a la hora de realizar el diagnóstico macroscópico, resultando éste más fácil cuando se observan nódulos y nodulillos miliares múltiples. En el primer caso deben tomarse muestras de los bordes de las lesiones de gran tamaño para realizar el examen histológico. En tales circunstancias puede no reconocerse la presencia de adenomatosis, sobre todo cuando existen además abscesos o zonas de necrosis.

Los datos publicados hasta ahora sobre el valor de la RFC para el diagnóstico de la adenomatosis necesitan ser más estudiados.

Lucha. Está indicada el rápido aprovechamiento económico de los animales clínicamente enfermos. En rebaños muy afectados debe procederse al sacrificio de todos los animales. En Islandia se logró hacer desaparecer la enfermedad por medio del sacrificio controlado de todos los rebaños afectados.

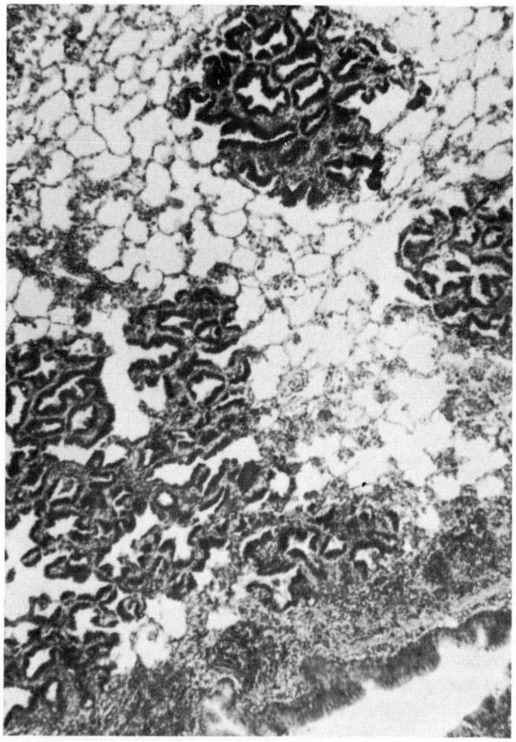

Fig. 100. Adenomatosis pulmonar de los óvidos. Pulmón con múltiples nódulos adenomatosos.

Bibliografía

Jakob, W., u. Krause, H. (1965): Zum Auftreten der enzootischen Lungenadenomatose in Schafbeständen. Mh. Vet.-Med. **20**, 217.

Encev, S. (1968): Experimentelle Lungenadenomatose (Jaagziekte) bei Schafen. Veterinarnomedicinski nauki, Sofija **5**, 13.

Nobel, T. A., Neumann, F., u. Klopfer, U. (1970): Clinicopathological investigations in sheep pulmonary adenomatosis. Zbl. Vet.-Med. B **17**, 958 u. **18**, 9.

17.6. Rinoneumonitis de los équidos
(E. Benndorf)

(Al.: *Rhinopneumonitis des Pferdes, Virusabort der Stuten;* lat.: *Herpes equi;* ingl.: *Equine virus abortion*)

La rinoneumonitis de los équidos es una enfermedad aguda, febril, fácilmente transmisible, caracterizada por inflamación catarral de las mucosas de la región de la cabeza y de las vías respiratorias superiores y que produce aborto en hembras gestantes.

Historia. Hasta la mitad del siglo XIX se reunían todas las enfermedades agudas, febriles y de carácter epizoótico de los équidos bajo el concepto de influenza. Sólo posteriormente se comenzaron a diferenciar clínica y etiológicamente formas catarrales (influenza) y formas que cursaban con profundas alteraciones de los pulmones (neumonía).

Además de la enfermedad de las vías respiratorias altas denominada influenza, tras las investigaciones de Dimock y Edwards (1933) se conoció también en Europa una infección vírica que en las yeguas gestantes sólo producía una ligera enfermedad, pero que ocasionaba abortos. Manninger y Csontos (1941) fueron los primeros en relacionar ambas enfermedades y en expresar la sospecha de que se podría tratar de dos formas distintas de una misma infección vírica. Como no se trata de una infección con un virus influenza, a propuesta de Doll y col. (1975) se introdujo la denominación de infección por virus de la rinoneumonitis.

Presentación. La rinoneumonitis está extendida por todo el mundo. En Europa se presenta en todos los países. Se conoce también en el SE. asiático, en Africa y en ambos subcontinentes americanos.

Etiología. El agente productor es un virus de la familia *Herpesviridae.* Se clasifica como herpesvirus equino 1 (EHV 1). Sobre sus relaciones con otros herpesvirus, ver punto 17. Mide 100-150 nm y es sensible al éter y termolábil. Se presenta en dos subtipos a los cuales pertenecen las numerosas cepas víricas aisladas. Típico representante del subtipo 1 es la cepa vírica de Kentucky, y del subtipo 2 las cepas RAC-H Army 183, Japan H 45, RAC-H.

Además de las cepas de virus EHV 1, se han aislado en los équidos numerosas cepas de herpesvirus equino cuya significación clínica permanece oscura. También se denominan virus equinos huérfanos (equine orphanviren). Otro tipo de herpesvirus equino (EHV 3) es el representado por el virus del exantema coital (17.7.).

El virus EHV 1 se puede cultivar en todos los sistemas de cultivos celulares primarios usuales; se multiplica también en cultivos celulares permanentes (células HeLa, L, carcinoma de cérvix de Gey y BHK 21). Produce en ellos alteraciones citopáticas características, típicas de un herpesvirus, determinando la formación de células gigantes y cuerpos de inclusión eosinófilos. También puede cultivarse sobre la membrana corioalantoidea de embrión de pollo.

A 56 °C el virus se inactiva en 10 minutos. Con valores de pH de 6,0-7,0 y temperaturas entre 20 y 40 °C conserva su capacidad infectante durante varios días. A pH inferior a 4,0 y superior a 10,0 se inactiva rápidamente. Congelado a bajas temperaturas (–20 a –70 °C) mantiene su infecciosidad hasta 20 meses. Desecado se conserva a temperatura de laboratorio (20-27 °C), sin recibir la acción de la luz, sobre vidrio, hierro galvanizado y paja durante 7 días; sobre madera y cáñamo de Manila o abacá 14 días, y en pelo de caballo hasta 42 días. En tejido pulmonar fetal a 4 °C conserva su infecciosidad hasta 6 días; sin embargo al producirse la putrefacción, se destruye con gran rapidez.

Receptividad. Son espontáneamente receptivos al virus de la rinoneumonitis, además del caballo, sólamente el mulo y el asno. La edad y el sexo no tienen ninguna influencia sobre la receptividad, pero sí en cambio la raza, puesto que los caballos de pura sangre son más receptivos que los cruzados y las razas pesadas.

De los pequeños animales de laboratorio, sólo es receptivo a la infección experimental (i.p.) el hámster dorado sirio lactante. Después de su adaptación, se logra la multiplicación del virus en hámster adulto (por vía intracerebral) y en ratones lactantes.

Inmunidad. Como todas las infecciones por herpesvirus tendentes a la persistencia, la enfermedad natural sólo deja tras de sí una inmunidad lábil y poco duradera, que ocasionalmente puede verse rota por recidivas o nuevos contagios a pesar de existir anticuerpos neutralizantes del virus. Según esto, la inmunidad protege únicamente a los équidos de un contagio por virus de la rinoneumonitis capaz de producir la enfermedad, pero no en cambio en las yeguas gestantes al embrión, que es absolutamente sensible al virus, de manera que yeguas inmunes pueden abortar, sin embargo.

Epizootiología. La infección natural se produce en la mayoría de los casos por contacto directo de animal a animal. El virus se encuentra en grandes cantidades en la sangre y en las secreciones nasales; se disemina directamente con éstas o por medio de la tos o de resoplidos a escasa distancia por vía aérea, pasando de un animal a otro. En las yeguas gestantes, los líquidos de las envolturas fetales contienen gran cantidad de virus, que se elimina súbitamente en casos de aborto, pero también en pequeñas cantidades por la orina antes de tales abortos. Otras fuentes de contagio para los restantes animales de una colectividad son los fetos abortados o partes de ellos, restos de la placenta, etc. Los sementales infectados pueden transmitir el virus al cabo de meses y años a yeguas sanas en la cubrición. Aunque no se han podido evidenciar hasta ahora verdaderos eliminadores permanentes, en razón al curso y forma de presentación de la enfermedad debe contarse con infecciones latentes o persistentes también en las yeguas. Pueden considerarse como otras fuentes de infección el agua de bebida, pienso, paja, cama, utillaje de las cuadras y explotaciones, etc., que estén contaminados.

En poblaciones sanas el virus es introducido por animales con la infección latente o que se encuentren en periodo de incubación. A causa de la gran receptividad de los caballos a este virus, en las explotaciones no afectadas aparecen brotes repentinos de la enfermedad, sufriéndola gran número de animales o incluso todos los de una misma colectividad (cuadras de caballos de carreras, explotaciones destinadas a la reproducción). Las yeguas de pura sangre están especialmente expuestas, y, cuando existe una elevada concentración de animales gestantes, pueden producirse gran número de bajas entre los potros por aborto. Los abortos pueden aparecer de forma explosiva en poblaciones no afectadas previamente, resultando infectadas el 40-60 % de las yeguas gestantes. En regiones de producción equina no afectadas puede producirse una difusión epizoótica de la enfermedad. En territorios con cría intensiva de caballos puede alcanzarse una gran difusión en breve período de tiempo, que suele paralizarse completamente con la aparición de abortos. Sólo con la compra de animales que no pasaron la enfermedad aparecen de nuevo espontáneamente los abortos.

Patogenia. La multiplicación primaria del virus tiene lugar en las mucosas de las vías respiratorias altas, en las que aparece predominantemente una inflamación catarral. A través de los sistemas capilar y linfático se produce una viremia y la diseminación del virus por todo el organismo. Por esta vía llega también la infección en las yeguas gestantes a la mucosa uterina, y al feto a través del coriolantoides. La disfunción de las envolturas fetales produce trastornos en el intercambio de gases y nutrientes entre la madre y el feto. El virus se multiplica en los tejidos fetales produciendo necrosis, predominantemente en el hígado, bazo y pulmones. En el curso de este proceso el feto muere y es expulsado al exterior al poco tiempo.

Síntomas clínicos. El período de incubación es de 3-7 días. Las primeras manifestaciones clínicas son un ligero catarro de las vías respiratorias altas con ascenso de la temperatura a 40 °C, que remite a los 2-3 días. La intensidad de los síntomas clínicos depende mucho de la constitución, edad, estado de nutrición, sobrecarga por trabajo, etc. En muchos casos la enfermedad adopta curso abortivo.

Las yeguas gestantes abortan en el 50-80 % de los casos 18-59 días después del contagio. Los abortos se producen sin complicaciones generalmente. La retención de secundinas es muy rara y la involución del útero es normal en la mayoría de los casos. Los fetos abortados aparecen generalmente frescos y envueltos por membranas fetales intactas.

En malas condiciones de manejo o en casos de constitución defectuosa, el curso clínico puede ser más grave. Se produce entonces decaimiento del estado general y enrojecimiento de las mucosas de la región de la cabeza, con tinte ictérico en la conjuntiva, así como eventualmente faringitis con tumefacción de los ganglios linfáticos faríngeos y laríngeos y edema de glotis, que puede ocasionar graves dificultades respiratorias. En raros casos aparecen inflamaciones serosas en los tendones de los flexores y vainas sinoviales de las extremidades, así como en el corion del casco. En casos de curso grave, que se presentan especialmente al final de algunos brotes de la enfermedad, se observan también trastornos del SNC e insuficiencias agudas del músculo cardíaco. La inflamación catarral de las mucosas respiratorias puede complicarse con infecciones bacterianas secundarias. Aparecen también artritis serofibrinosas, flebitis y, en los sementales, orquitis. El cuadro hemático exhibe leucopenia, que puede ser enmascarada por una leucocitosis en casos de infecciones bacterianas secundarias.

Pronóstico. El pronóstico es favorable, en caso de no existir complicaciones. Al cabo de 1-3 semanas, la curación es completa. La fertilidad de las hembras apenas resulta afectada por los abortos. Cuando surgen complicaciones por infecciones bacterianas secundarias, la curación requiere bastante más tiempo; pocos casos terminan con la muerte. En período muy avanzado de gestación, las yeguas pueden abortar a casusa de la infección y parir potros vivos. Estos animales están infectados por el virus, son débiles y poco resistentes a una infección bacteriana secundaria, de tal manera que no sobreviven más allá del tercer día después del nacimiento.

Anatomía patológica. En el cuadro anatomopatológico destacan lesiones septicémicas, enrojecimiento y tumefacción de las mucosas, degeneración parenquimatosa del riñón, del hígado y del músculo cardíaco, así como tumefacción aguda del bazo y ganglios linfáticos. Histológicamente muestra el hígado una degeneración grasa variable, hiperemia y necrosis focal, que puede afectar a unas pocas células, a lobulillos completos o a territorios hepáticos de mayor dimensión. Aparecen además hemorragias en las mucosas y membranas serosas.

En la tráquea, estómago e intestino se observan pliegues gelatinosos en las mucosas respectivas; en el intestino delgado, junto con una tumefacción de los folículos linfáticos solitarios y de las placas de Peyer, pueden encontrarse erosiones superficiales y úlceras. Los pulmones muestran además de hiperemia edema agudo y en algunos casos neumonía catarral; los epitelios alveolar y bronquial presentan proliferaciones, necrosis y descamación.

En los fetos abortados las envolturas no aparecen alteradas. Los fetos presentan tinte ictérico. El tejido conjuntivo subcutáneo y el localizado entre los fascículos musculares está edematoso; en la esclerótica y en la cara interna de la membrana nictitante se observan con frecuencia hemorragias petequiales. Bajo el epicardio y endocardio, y en parte también bajo otras membranas serosas, así como en el timo, aparecen hemorragias en forma de bandas, que en el epicardio llegan al vértice cardíaco y alcanzan en algunos casos el miocardio. Los pulmones están atelectásicos y presentan un amplio edema subpleural e interlobulillar, con hemorragias petequiales e incluso de mayor extensión. El hígado está tumefacto y exhibe focos necróticos miliares, gris amarillentos, nítidamente circunscritos. Los ganglios linfáticos periportales están edematosos. El bazo aparece normal, pero muestra algunas pequeñas hemorragias subcapsulares. Los riñones están muy congestivos y presentan hemorragias petequiales en la cortical, que también pueden encontrarse en la mucosa de la vejiga de la orina. En el tramo gastrointestinal se observa edema en el mesenterio, enrojecimiento de las mucosas y pequeñas hemorragias. Las meninges están frecuentemente edematosas e inflamadas; también se aprecian hemorragias subdurales en la región de la base del cráneo. El SNC muestra una encefalitis linfocitaria no purulenta. Se observan típicos corpúsculos de inclusión eosinófilos de Cowdry tipo A en los alrededores de los focos de necrosis hepáticos y pulmonares, en glomérulos renales alterados, en el epitelio de la mucosa intestinal y en el miocardio.

Diagnóstico. Provisionalmente puede establecerse un diagnóstico tomando como base las manifestaciones clínicas, cuando están enfermos varios animales de una población. En animales aislados el diagnóstico clínico es difícil o imposible. Por medio de la comprobación directa del virus en improntas o extensiones de la mucosa nasal en la fase inicial de la enfermedad, puede asegurarse rápidamente el diagnóstico. Si se producen abortos, el diagnóstico se establecerá atendiendo a las lesiones anatomopatológicas del feto, así como comprobando la presencia del virus, e identificando los corpúsculos de inclusión típicos.

El diagnóstico puede confirmarse también determinando la presencia de anticuerpos por medio de la RFC, RN y RHAI, si se trata de una explotación en la que la enfermedad aparece por primera vez. En otros casos, la identificación de anticuerpos tiene poco valor diagnóstico, a causa de su larga persistencia.

Debe realizarse el **diagnóstico diferencial** con afecciones de las vías respiratorias altas de otro origen, especialmente con el catarro de las vías respiratorias altas producido por el virus de la influenza (9.1.2.). En casos de aborto, deben tenerse en cuenta las infecciones por *Salmonella abortus equi* (31.7.) y *Streptococcus equi* (27. 5.).

Tratamiento y profilaxis. No existen medidas terapéuticas con influencia sobre la infección. En casos de curso clínico grave puede favorecerse la convalecencia de los animales por medio de un tratamiento sintomático. Si existen complicaciones bacterianas secundarias, se recomienda aplicar sulfamidas y antibióticos; cuando el estado general empeora considerablemente, está indicado aplicar tónicos cardíacos.

Puede practicarse una inmunización profiláctica. De acuerdo con las peculiaridades inmunitarias, se dirige a evitar el contagio por virus de la rinoneumonitis del animal adulto, protegiendo sólo indirectamente contra los abortos. Con las vacunas vivas obtenidas de cultivos celulares existentes en el comercio desde hace algunos años, aplicadas por vía parenteral, i.n. ó también intravaginal, se obtiene por lo regular una buena protección, aun cuando hay animales que ocasionalmente generan escasa o nula inmunidad al serles aplicadas las vacunas. Si no no es segura la prevención de los abortos vírico-específicos con la vacunación, éstos quedan reducidos en las yeguadas a casos aislados, sin producirse los temidos abortcs masivos.

La primera vacunación se realiza por lo regular mediante una doble aplicación en las edades de 3 y 9 meses. Para conseguir una protección ininterrumpida, se recomienda revacunar anualmente.

No se han registrado casos de enfermedad provocados por virus vacunal. Inclusive los potros de 14 días de edad y las yeguas en gestación muy avanzada (8-9 meses) soportan la vacuna sin reacción. El virus vacunal se elimina durante corto tiempo (2-4 días p.v.) y no es contagioso. No supone peligro para el hombre; tampoco se ha observado persistencia del virus vacunal (Mayr, 1975). Hasta ahora no han dado buenos resultados las vacunas inactivadas.

El punto más importante de la profilaxis consiste en la puesta en práctica de medidas sanitarias de protección contra la enfermedad. Los animales abortados o los potros nacidos que muestran notable debilidad deben considerarse infectados. Las yeguas que han abortado o cuyos potros aparecen enfermos, deben aislarse hasta realizar un diagnóstico seguro. Todos los fetos y envolturas fetales, así como líquidos y otros materiales del parto, deben eliminarse; se hará también una desinfección a fondo. Lo mismo debe hacerse con paja, cama y restos de alimento o piensos contaminados. Los boxes, cuadras, indumentaria de trabajo y equipo y utillaje diversos deben lavarse y desinfectarse bien. Hasta conocer con toda seguridad el diagnóstico o eliminar la enfermedad, las yeguas no deben trasladarse ni introducirse en otras explotaciones, ni se dará entrada en la explotación afectada a otras yeguas gestantes.

Bibliografía

Benndorf, E. (1968): Die Rhinopneumonitis der Pferde. In: H. Röhrer, Handbuch der Virusinfektionen bei Tieren. Bd. III/2, 755. VEB Gustav Fischer Verlag, Jena.

Petzoldt, K. (1974): Equine Herpesvirusinfektionen. In: Infektionskrankheiten und ihre Erreger. Bd. **15**. VEB Gustav Fischer Verlag, Jena.

Mayr, A. (1975): Erfahrungen mit der Schutzimpfung gegen Virusabort (Rhinopneumonitis) beim Vollblut. Vollblut, Zucht und Rennen **64**, 424.

17.7. Exantema coital de los équidos
(J. Beer)

(Al.: *Koitalexanthem des Pferdes, Bläschenausschlag, Equines Herpesvirus-Exanthem* ; lat.: *Exanthema vesiculosum coitale)*

El exantema coital de los équidos es una enfermedad vírica benigna de carácter agudo, que se caracteriza por la aparición de pápulas y erosiones predominantemente después del coito en la mucosa del vestíbulo vaginal, del pene y del prepucio. Las lesiones pueden aparecer también en la piel externa y, especialmente en el potro, en las mucosas bucal y nasal. En el aspecto epizootiológico, se considera enfermedad coital.

Historia y presentación. La enfermedad se observó ya en la primera mitad del siglo pasado en Europa Central y fue descrita por Haxthausen (1839). Sin embargo, el agente productor no se conoció hasta hace pocos años y, por su semejanza con el del exantema vesiculoso de los bóvidos, se pensaba que ambas enfermedades tenían la misma etiología. Tras el aislamiento del agente productor en los años sesenta de este siglo, ha quedado demostrada la independencia etiológica del exantema coital del caballo.

Desde que se aclaró definitivamente que el exantema coital de los équidos era enfermedad independiente, ha podido comprobarse que es una afección contagiosa extendida a nivel mundial, tanto por diversos países europeos, como en USA y Australia.

Etiología. Como agente causal se considera al herpesvirus equino 3 (EHV 3). Exhibe todas las propiedades de los herpesvirus (17.), pudiendo diferenciarse concluyentemente mediante la RN cruzada de los otros herpesvirus equinos (el de la rinoneumonitis [17.6.] y el EHV 2, cuya infección discurre de forma desconocida). Sin embargo, se han evidenciado también cepas intermedias o próximas al virus de la rinoneumonitis; así mismo, con una cepa clásica de virus de la rinoneumonitis se ha podido provocar un exantema genital. Según esto, los exantemas originados por herpesvirus en los équidos no parecen obedecer a una etiología única (Bürki y col., 1974). El agente causal no es idéntico al virus de la rinotraqueítis infecciosa bovina/vulvovaginitis pustulosa infecciosa de los bóvidos (17.1.).

El virus se multiplica en cultivos celulares de équido y también de otras especies animales, desarrollando EC en forma de placas, aparición de células gigantes y CoI intranucleares eosinófilos del tipo Cowdry A.

Receptividad. Sólo pueden contagiarse los équidos.

Los bóvidos no son receptivos, no pudiendo infectarse artificialmente ni siquiera con altas dosis de virus. Así mismo, este se comporta como apatógeno para el embrión de pollo y para los pequeños animales de laboratorio.

Epizootiología. El exantema coital es una infección de los équidos que se transmite por el acto sexual. En estos animales adopta un curso absolutamente similar al de la vulvovaginitis pustulosa infecciosa de la vaca (17.1.2.). Favorecen el contagio genital los traumatismos producidos por el coito y el palafrén. Sin embargo, se han registrado también contagios por vía naso-faríngea. Tras el contagio artificial de los genitales, puede comprobarse la presencia del virus en la mucosa nasal, y, a la inversa, tras un contagio i.n., se evidencia la aparición del virus en los genitales. No aparecen, sin embargo, lesiones en las mucosas secundariamente infectadas. Todavía se desconoce el mecanismo del asentamiento del virus y la significación epizootiológica de este hecho. También son posibles los contagios consecuentes a controles manuales del aparato genital.

Parece frecuente la existencia de infecciones latentes. Esto plantea dificultades a la hora de establecer la separación con la rinoneumonitis (17.6.). La presencia de pápulas y erosiones tanto en los genitales como en las mucosas nasal y bucal parece ser, sin embargo, específica de la infección con el virus del exantema coital.

Síntomas clínicos. Tras un periodo de incubación de 1-10 días, los genitales externos aparecen enrojecidos, tumefactos y con prurito. Luego se forman en la mucosa del vestíbulo vaginal o del pene y del prepucio pápulas del tamaño de una cabeza de alfiler a un guisante, que en ocasiones pueden aparecer también en la boca y fosas nasales. La secreción eliminada por ellas se deseca para formar costras, que al levantarse dejan erosiones irregulares. Por tanto, no se forman vesículas, por lo que resulta incorrecta la antigua denominación de erupción vesiculosa que se daba a esta enfermedad. Destaca el flujo muco-purulento. La curación se produce a los 10-21 días del comienzo de la enfermedad. En la piel exterior de la vulva y del pene (así como, en ocasiones, en la boca y fosas nasales) pueden persistir durante años zonas no pigmentadas. Se desconoce por qué esto sólo sucede en una parte de los casos. No se registran lesiones de otro tipo, en particular abortos.

Pronóstico. La importancia económica del exantema coital es escasa. El daño económico deriva de la posibilidad de que se suspenda la concepción, de que haya que interrumpir las cubriciones por razones sanitarias y, por consiguiente, no haya gestaciones durante un año.

Diagnóstico. Se realiza por los síntomas clínicos y datos epizootiológicos. Debe intentarse aislar el virus para más seguridad.

El análisis serológico de muestras de sangre puede hacerse con la RN y RFC. A tal fin se utilizará una cepa de virus del exantema coital. Debido a no estar del todo aclarada la etiología de esta enfermedad, en determinados casos puede resultar conveniente emplear una cepa de virus de campo aislada en la esfera del proceso clínico. Con la RN se obtienen títulos más altos y persistentes que con la RFC. Deben tenerse en cuenta los anticuerpos contra el virus de la rinoneumonitis (17.6.) que pudieran ponerse de manifiesto con la RN.

Tratamiento y profilaxis. No es necesario realizar tratamiento.

Las medidas profilácticas consisten en suprimir las cubriciones con caballos enfermos o sospechosos de padecer la enfermedad. La separación que suele practicarse al manifestarse clínicamente la enfermedad o ante una sospecha de contagio 2-3 semanas antes, resultan de indudable eficacia, lo mismo que las medidas de desinfección de alojamientos y objetos realizadas desde un punto de vista de higiene general, ya que es posible la persistencia del virus durante un plazo indeterminado.

Bibliografía

Bürki, F., Lorin, D., Sibalin, M., Ruttner, O., u. Arbeiter, K. (1974): Experimentelle genitale und nasale Infektion von Pferden mit dem Virus des equinen Coitalexanthems. Zbl. Vet.-Med. B. **21**, 362.

Petzoldt, K. (1970): Equines Coital-Exanthem. Berl. Münch. tierärztl. Wschr. **83**, 93.

Sibalin, M., Pichler, L., u. Bürki, F. (1973): Zwei ätiologisch geklärte Ausbrüche von equinem Koitalexanthem in Österreich. Wien. tierärztl. Mschr. **60**, 359.

17.8. Infecciones del perro por Herpesvirus canis (E. Benndorf)

La infección por *Herpesvirus canis* produce en los cachorros de perro una enfermedad de curso generalmente mortal. Se considera como la principal causa de pérdidas de cachorros en los primeros días de vida. En los perros adultos la enfermedad adopta curso inaparente o bien exhibe un cuadro con trastornos más o menos graves del aparato respiratorio y/o del tracto genital.

Historia. Presentación. Se descubrió por ver primera en 1965 en los Estados Unidos por Carmichael y col.; posteriormente fue descrita también en Inglaterra, Francia, Australia y Holanda.

Etiología. Las propiedades del agente causal permiten incluirlo sin duda alguna en la familia de los herpesvirus (17.). En cultivos celulares primarios a partir de células renales de perro se multiplica produciendo un característico efecto citopático y determinando la formación de células gigantes multinucleadas típicas de las infecciones por herpesvirus. Según Prydie y col. (1966), el virus puede multiplicarse también tras dos pases ciegos en cultivos primarios de riñón de mono, y según Percy (1970), en cultivos primarios de riñón de cobayo. Para multiplicar el virus con presentación de las alteraciones citopáticas típicas de las infecciones por herpesvirus, se recurre también a los cultivos celulares permanentes de tejidos de perro (líneas celulares NL-DK-1 y D (1) K(CLS 400), consiguiéndose aislar el virus exclusivamente a 33 °C, y los pases posteriores a 37 °C.

El aislamiento del virus se logra a partir de cerebro, pulmón, líquido pleural, hígado, riñón, bazo, pared intestinal y frotis faríngeos de cachorros infectados, así como de improntas vaginales y faríngeas de las hembras madres. En preparaciones de cultivos celulares teñidas con contraste negativo y en cortes ultrafinos de pulmón y riñón, pueden evidenciarse con ayuda del microscopio electrónico partículas típicas de los herpesvirus.

Receptividad. Sólo el perro es espontáneamente receptivo para el virus. La sensibilidad disminuye a medida que aumenta la edad de los animales. No se tienen datos sobre predisposición de razas en particular.

Hasta ahora no se ha conseguido transmitir el virus a embrión de pollo, ni a los pequeños animales de laboratorio.

Inmunidad. No se sabe hasta el presente si en los animales convalecientes se instaura una inmunidad genuina, si bien han podido evidenciarse regularmente anticuerpos neutralizantes. Los anticuerpos maternos pueden evitar en los cachorros recién nacidos la aparición de manifestaciones clínicas, a pesar de producirse la multiplicación del virus.

Epizootiología. La transmisión del virus tiene lugar por contacto con animales enfermos o con la infección latente a través de las vías respiratorias o digestivas, o bien por la mucosa genital y por vía diaplacentaria. En los cachorros ocupa el contagio aerógeno el primer lugar. Los animales convalecientes albergan el virus durante largo tiempo y lo van eliminando. Los cachorros de madres enfermas o infectadas pueden contaminarse al atravesar la vagina. En las perreras reproductoras serológicamente positivas, hasta el 80 % de las hembras madres son portadoras de anticuerpos. La identificación de anticuerpos neutralizantes en un núcleos reproductor de perros constituye un factor de riesgo para la recría de los cachorros.

Patogenia. En los animales infectados, el virus se multiplica primariamente en los epitelios de las mucosas de los aparatos respiratorio, digestivo y genital. Es presumible que se produzca precozmente una infección del encéfalo a partir de la mucosa nasal siguiendo las vías nerviosas. En los cachorros de menos de 2 semanas de edad se produce una diseminación general del virus por las vías sanguínea y linfática. En los perros adultos no suele producirse diseminación.

Síntomas clínicos. Pronóstico. Los síntomas clínicos comienzan en los cachorros recién nacidos con la falta de ganas de mamar, debilidad y gemidos o aullidos constantes. En ocasiones aparecen síntomas nerviosos, como movimientos de pedaleo de las extremidades y opistótonos. La muerte se produce 5-12 días después del contagio.

En los animales adultos se observan inflamaciones de las mucosas de las vías respiratorias altas o un exantema vesiculoso recidivante en las mucosas vaginal o prepucial, coincidiendo con abortos, animales nacidos muertos e infertilidad. Frecuentemente la enfermedad cursa sin manifestaciones clínicas generales, especialmente en las infecciones de la mucosa genital.

Mientras la infección en cachorros de menos de 2 semanas termina indefectiblemente con la muerte a los pocos días, en los animales adultos se produce con frecuencia sólo una enfermedad de carácter leve o inaparente.

Anatomía patológica. El cuadro anatomopatológico en los cachorros recién nacidos se caracteriza por hemorragias en la corteza renal, en la mucosa gástrica e intestinal, así como en el hígado, que además está sembrado de focos necróticos amarillentos, y por edema pulmonar. En las cavidades orgánicas el líquido seroso está aumentado y mezclado con sangre. Existe también tumefacción hiperplásica del bazo y linfoadenitis generalizada. En los animales adultos se observan edemas pulmonares difusos con zonas engrosadas rojizas, especialmente en los lóbulos apicales y cardíaco; los ganglios linfáticos mediastínicos están aumentados de tamaño e hiperémicos.

Histológicamente destacan en los cachorros recién nacidos necrosis y hemorragias focales en todos los órganos (riñones, hígado, bazo, adrenales, mucosa gastrointestinal, pulmones, páncreas y miocardio). El tejido pulmonar muestra la imagen de una neumonía fibrinoso-necrótica. En el SNC existe gliosis local con infiltraciones linfocitarias perivasculares y en ocasiones se observan cuerpos de inclusión eosinófilos intranucleares. En los animales adultos se observan necrosis epiteliales con cuerpos de inclusión eosinófilos intranucleares en los pulmones, así como focos bronconeumónicos.

Diagnóstico. No es fácil ni seguro realizarlo basándose sólamente en las manifestaciones clínicas. Sin embargo, el cuadro anatomopatológico e histológico es claro. El diagnóstico puede asegurarse con la identificación del virus a partir de todos los órganos lesionados, así como con la determinación de anticuerpos neutralizantes por la RN en cultivo celular.

Diagnóstico diferencial. Debe pensarse en una infección por *Herpesvirus suis* (enfermedad de Aujeszky; 17.4.), que se presenta ocasionalmente en perros en contacto con explotaciones porcinas, adoptando curso sobreagudo y, en casos excepcionales, también mortal. La diferenciación de ambas enfermedades queda reservada a los laboratorios especializados. Deben excluirse, así mismo, sobre todo el moquillo (9.3.2.) y Hepatitis contagiosa canis (16.4.).

Tratamiento y profilaxis. No se conoce un tratamiento específico. Por ello, sólo es posible un tratamiento sintomático.

Desde el punto de vista profiláctico, pueden vacunarse las perras 2-3 veces con vacunas inactivadas antes de la cubrición. Se recomienda además la aplicación de suero inmune a los cachorros recién nacidos.

Bibliografía

Huxsoll, D. L., u. Hemelt, I. E. (1970): Clinical observations of canine herpesvirus. J. Amer. Vet. Med. Ass. **156,** 1706.

Love, N. D., u. Huxtable, C .R. R. (1976): Naturally occurring neonatal canine herpesvirus infection. Vet. Rec. **99,** 501.

Wyler, R. (1978): Die canine Herpesvirus-Infektion. Wien. tierärztl. Mschr. **65,** 20.

17.9. Rinotraqueítis del gato
(H. Liebermann)

(Al.: *Rhinotracheitis der Katze, Katzenschnupfen, infektiöser Katzenschnupfen, Katzenstaupe;* ingl.: *Feline viral rhinotracheitis)*

La rinotraqueítis felina es una enfermedad vírica febril y altamente contagiosa, que se caracteriza por la presencia de flujo lacrimal y nasal, conjuntivitis, junto con constipado y estornudos.

Presentación y etiología. Fue descrita como enfermedad sui generis por vez primera en 1958. Desde entonces se ha comprobado su existencia en varios países, de tal manera que se considera mundialmente difundida.

Hasta donde se conoce actualmente, parece existir un sólo tipo de virus como agente productor de la enfermedad, que por su estructura y sus propiedades biológicas y fisico-químicas pertenece a la familia de los herpesvirus. Se multiplica en cultivos de células renales de gato y forma en las células infectadas cuerpos de inclusión intranucleares; también determina la formación de células gigantes y sincicios. No se conoce la transmisión del virus a otras especies animales.

Epizootiología. El virus es eliminado con las secreciones nasales y oculares, así como por la saliva – especialmente en forma de aerosol – por los animales enfermos. Son típicas la larga persistencia del virus y la escasa producción de inmunidad, es decir, que existe la posibilidad de una pronta reinfección.

Síntomas clínicos. La enfermedad comienza, después de un periodo de incubación de 3-14 días de duración, con estornudos y constipado acompañado de flujo nasal y ocular. Otros síntomas también apreciables son flujo salivar, abatimiento, inapetencia y fiebre (39,5-40° C). Posteriormente se observa una típica rinotraqueítis. El curso y la gravedad de la enfermedad son muy variables. Junto a casos inaparentes se registran otras formas de curso mortal. Pueden aparecer también complicaciones e infecciones bacterianas secundarias.

El **pronóstico** es favorable en gatos enfermos que viven en las casas como animales de compañía, por los cuidados especiales que reciben y por factores psíquicos. En el plazo de unas 2 semanas se produce generalmente la curación clínica.

Anatomía patológica. Las lesiones macroscópicas se limitan a reacciones inflamatorias de las mucosas del aparato respiratorio. Patognomónicamente se observan cuerpos de inclusión intranucleares típicos en estos tejidos, pero su presencia dura por desgracia poco tiempo.

Diagnóstico. El síndrome de la rinotraqueítis felina se puede distinguir con facilidad clínica y hematológicamente (presencia de leucocitosis en la rinotraqueítis) de la panleucopenia (13.1.)

El **diagnóstico diferencial** en el animal vivo de una infección por calicivirus (3.2.) o por clamidias (neumonía del gato) (21.7.) es sólo posible con métodos virológicos. El diagnóstico puede asegurarse identificando el agente productor en cultivos celulares.

Tratamiento y profilaxis. No existe un tratamiento específico. No obstante, pueden administrarse durante 3-5 días antibióticos de amplio espectro. El tratamiento de las manifestaciones clínicas es sintomático. A título profiláctico pueden utilizarse vacunas (vacuna viva atenuada y vacuna inactivada). Son inocuas y proporcionan una eficaz protección.

17.10. Enfermedad de Marek
(K. Vogel)

(Al.: *Mareksche Krankheit, Seuchenhafte Hirn-Rückenmark-Nervenentzündung der Hühner, Infektiöse, Ansteckende oder Mareksche Hühnerlähme oder Hühnerlähmung, Herpesvirus-B-Infektion des Huhnes (Marek);* lat.: *Polyneuritis interstitialis chronica, Polyneuritis gallinarum, Neuromyelitis gallinarum, Neurogranulomatosis infectiosa gallinarum;* ruso: *Болезнь Марека* ; ingl.: *Fowl or range paralysis, neural, ocular (grey or pearly eye) and visceral lymphomatosis, Marek's leukosis, Non-RIF-Leukosis, Type II form of lymphoide leukosis, Marek's disease;* fran.: *La maladie de Marek classique et aigue).*

La enfermedad de Marek (EM) es una afección de las gallinas incluída entre las neoplasias provocadas por virus (fig. 66), pero diferenciable etiológicamente de las infecciones por oncornavirus aviares (11.1.3.), especialmente de las leucosis (11.1.3.2.) y de las reticuloendoteliosis. En el aspecto morfo-patológico, la EM se caracteriza como enfermedad del sistema linfático timodependiente, con células proliferantes del tejido linforreticular, así como manifestaciones neurales, oculares, tumorales (linfomatosas, es decir, leucoides) o mixtas. La EM se presenta en forma clásica aguda y en forma subclínica latente; existe así mismo otra presentación denominada parálisis transitoria.

Historia. Marek describió por vez primera en 1907 los síntomas observados en pollos enfermos y las lesiones anatomopatológicas aparecidas en el sistema nervioso. Pappenheimer y col. (1926) describieron por primera vez en la EM que se presentó ya en 1925-1940 en muchos países como resultado de la introducción de la incubación artificial, de la cría con libros genealógicos y explotación intensiva, neoplasias de células linfoides en los órganos de las gallinas afectadas, que ya en aquella época se estimaron características de la "EM clásica". Además de la EM clásica, caracterizada predominantemente por alteraciones nerviosas y oculares, aparece desde 1949 una forma especial de la EM que cursa con alteraciones leucósicas y recibe las denominaciones de "leucosis muscular", "leucosis cutánea", y "leucosis aguda", entre otras. Esta fue denominada EM aguda por Biggs y col. (1955) en su primera aparición en forma epizoótica en Gran Bretaña. El herpesvirus (HV) descrito por vez primera como agente productor por Churchill y Biggs (1967) es reconocido sin duda ninguna como el agente causante de la EM. Dos años más tarde ya se consiguió vacunar con éxito a las gallinas contra la EM utilizando virus atenuado. Espe-

Tabla 17
Características comparadas de los agentes productores de la enfermedad de Marek y del complejo de la leucosis-sarcomatosis-osteopetrosis aviar

Propiedad	Enfermedad de Marek	Complejo de la leucosis-sarcomatosis-osteopetrosis aviar
Taxonomía	Herpesvirus	Oncornavirus aviares tipo C
Tipo de ácido nucléico	DNA	RNA
Lugar de duplicación dentro de las células receptibles	Núcleo	Citoplasma
Grado de virulencia	+ a +++	+
Propiedades citopáticas en cultivos celulares	+	–
Producción de virus infectante libre en epitelio de folículos plumas	+	–
Formación de corpúsculos intranucleares de inclusión	+	–
Propiedades patógenas para embriones de pollo receptibles	+++	–
Propiedades patógenas para pollitos receptibles de 1 día	+++	+
Grado de contagiosidad	+++	+
Grado de infecciosidad	+++	+
Grado de transmisibilidad aerógena	+++	?
Grado de transmisibilidad por portadores intermediarios	+++	?
Transmisibilidad por vectores (por ej. artrópodos) y grado de supervivencia en ellos	+	?
Grado de transmisibilidad transovárica	–	+++
Tenacidad	+++	±
Periodo de incubación	13-150 y más días	120-300 y más días
Mortalidad de las aves enfermas sobre todo a la edad de	4 semanas a 1 año	4 meses hasta 1 1/2 años
Enfermedades provocadas	Enfermedades de Marek (hiperplasias y neoplasias del tejido linforreticular)	Leucosis, sarcomatosis, osteopetrosis
Presentación de la enfermedad	Extraordinariamente frecuente	Relativamente frecuente
Lesiones anatomopatológicas producidas:		
Nervios	+	–
Ojos	+	–
Piel	+	–
Músculos	+	–
Estómago glandular	+	–
Pulmones	+	–
Bolsa de Fabricio	–	+
Hígado	+	+
Bazo	+	+
Riñones	+	+
Tipo de células presentes en las lesiones	Mezcla de células del sistema linforreticular (linfocitos, prolinfocitos, linfoblastos, células precursoras basófilos, histiocitos y células retículo-fibroblásticas)	Según la forma de la enfermedad, hay proliferación neoplásica de eritroblastos, mieloblastos, mielocitos, hemocitoblastos, fibroblastos, osteoblastos
Inmunidad (presencia de anticuerpos pasivos y activos)	+	+
Resistencia genética de las aves contra la enfermedad	posible	posible
Producción de antígenos	+	+
Reactividad del agente productor en la RIF y el COFAL-test	–	+
Producción de anticuerpos neutralizantes contra el virus del sarcoma de Rous	–	+
Vacunación de las aves contra la enfermedad	posible	hasta ahora inexistente

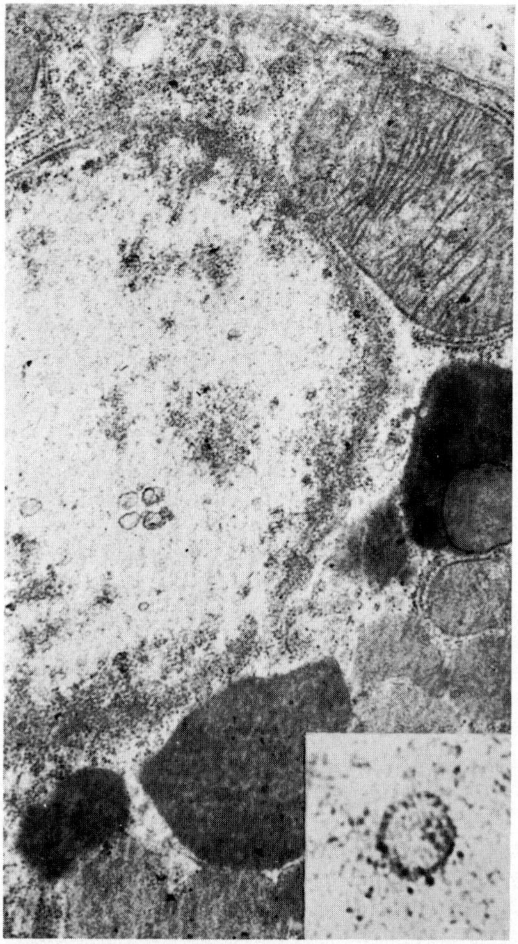

Fig. 101. Enfermedad de Marek. Cápsida de HV en el núcleo de una célula del estómago glandular; 20.000:1, corte ultrafino. Recuadro: corte del núcleo celular con nucleocápsida de HV; 100.000:1 (Solisch, P.).

cial importancia tuvo para la inmunoprofilaxis el hecho de que el herpesvirus de los pavos (PHV) aislado de estas aves sirva, como representante avirulento de los herpesvirus, como virus vacunal contra la EM.

Presentación. Hasta la introducción de las vacunas preparadas contra ella, la enfermedad de Marek ha estado apareciendo de forma creciente y ampliamente difundida en las explotaciones de todos los países con producción intensiva de aves. Constituía con ventaja la enfermedad más importante de la gallina y del pollo, sobre todo en su forma clínica aguda, que por sus devastadores efectos ponía en peligro la existencia de las grandes explotaciones y de la producción aviares.

En Estados Unidos, la frecuencia de la EM en broilers aumentó diez veces en el periodo 1960-1968 (dato calculado por el número de animales decomisados después del sacrificio). Hasta la implantación de una inmunoprofilaxis sistemática, originó en la producción industrial de gallinas grandes pérdidas económicas.

Etiología. El HV de la EM responde en todas sus características a un herpesvirus (17.). Se diferencia básicamente de los virus de la leucosis-sarcomatosis-osteopetrosis aviar y del oncornavirus aviar tipo D (tabla 17). El HV de la EM, inactivado por la muerte de las células afectadas por él y constituído por viriones inmaduros sin envoltura, puede identificarse en los cultivos celulares con él inoculados y en los tejidos y órganos de gallinas infectadas (fig. 101), escasamente en los animales enfermos con formaciones tumorales, y con máxima abundancia en los animales afectados de forma latente que no presentan lesiones visibles. En contraposición a este virus íntimamente ligado a las células, y, por tanto, estrechamente dependiente de las mismas, el epitelio de los folículos plumígeros de la piel de los pollos produce grandes cantidades de partículas víricas revestidas y muy resistentes a los efectos del medio ambiente, que son liberadas como partículas infectantes libres de células. El virus revestido o con envoltura se encuentra además en las porciones epiteliales queratinizadas desprendidas del organismo de los folículos de las plumas y en partículas de éstas.

El virus de la EM se ha podido aislar bajo formas distintas: desde intensamente virulentas, a débilmente virulentas, que se hallan simultáneamente en una misma población de gallinas. Las cepas fuertemente virulentas provocan la forma aguda de la EM, y las débilmente virulentas la forma clásica, mientras que las cepas avirulentas sólo provocan infecciones latentes y por tanto una EM clínicamente no manifiesta. Mediante pases sucesivos por embriones de pollo y/o cultivos celulares, pueden debilitarse irreversiblemente las cepas tanto débil como intensamente virulentas del HV de la EM, hasta tal punto que dejan de ser virulentas y pueden utilizarse entonces como cepas víricas naturalmente avirulentas a manera de virus vacunales. En las cepas

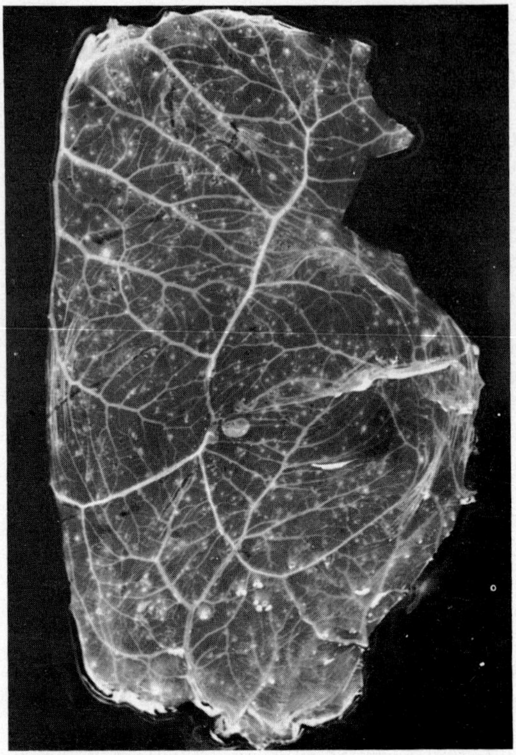

Fig. 102. EM. MCA de un embrión de pollo de 4 días de incubación y en cuyo saco vitelino se inoculó HV de la EM; exhibe los característicos focos varioloides generalizados (Foto: Scharf).

avirulentas y atenuadas faltan los llamados antígenos A de molécula corta. Lo mismo ocurre en el HV de los pavos que se presenta espontáneamente en estos animales, el cual resulta avirulento tanto para los pavos como para los pollos. Incluso con dosis masivas de virus inoculadas a pollitos de un día no se provocan ni antígenos cutáneos, ni lesiones morfopatológicas.

El HV de los pavos está íntimamente ligado a la célula, provoca nódulos varioloides en la MCA de embriones de pollo inoculados en ésta (fig. 102), y en cultivos de células renales pollo o de pato produce lesiones citopáticas (placas) que pueden distinguirse de las provocadas por el HV de la EM.

Receptividad. La EM aparece tanto en las gallinas domésticas mantenidas por procedimientos convencionales, como en las explotadas industrialmente, de todas las razas, estirpes y cruces. En los pavos también se han descrito casos de EM de presentación natural. Determinadas familias de la codorniz japonesa se han manifestado sensibles a contagios experimentales. Son muy raros los casos de EM en otras gallináceas. Las aves que no pertenecen a esta familia parecen ser poco o nada receptivas al virus de la EM. Existen comunicaciones, no obstante, sobre presentación de lesiones anatomopatológicas que inducen a sospechar la existencia de la EM en el avestruz, cisne de joroba, ganso de las tierras altas, pato, pintada, perdiz, paloma y lechuza. La infección experimental en los patos con HV de la EM produce la formación de anticuerpos precipitantes, pero no la aparición clínicamente manifiesta de la enfermedad.

A partir de la 8ª semana de vida disminuye considerablemente la sensibilidad a la enfermedad. Los más sensibles al virus virulento de la EM son los pollitos durante las primeras semanas de vida. Los pollos jóvenes y adultos, tras inyección intraabdominal de cepas fuertemente virulentas del HV de la EM, se muestran de 1.000 a 10.000 veces menos predipuestos que los pollitos de un día. Las hembras son significativamente más receptibles que los machos, tanto a la EM clásica, como a la forma aguda, y tanto si se trata de una infección natural, como experimental. Mientras en el terreno de la investigación no puede prescindirse de estirpes y líneas de aves altamente receptivas (Cornell S, línea 7, línea F, HPRS-RIR, Atenas, Canada, línea M-P), para la producción de huevos y de pollos para carne se necesitan animales lo más resistentes posible a la enfermedad, para evitar las pérdidas económicas ocasionadas por la EM.

Epizootiología. Según estudios realizados, el 100 % de las explotaciones de aves en las que se ha realizado la RAGP, así como casi el 90 % de los animales procedentes de ellas, aparecieron infectados con el HV de la EM, que es ubicuitario en los pollos. Al contrario de lo que ocurre con estos animales, apenas se ha podido demostrar la existencia espontánea de anticuerpos precipitantes contra el HV de la EM en otras gallináceas, y en ningún caso en aves no gallináceas. A causa especialmente del comercio que existe de pollitos de un día entre diversos países y continentes, el virus virulento de la EM está mundialmente difundido.

El HV de la EM se transmite tanto por contacto directo de animal a animal, como indirectamente por medio de portadores intermediarios. Son portadores intermediarios inanimados: las partículas de piel y de plumas, el polvo, la paja, el pienso, agua de bebida, heces, objetos existentes en las explotaciones de aves, jaulas y vehículos de transporte, cáscaras de huevos eclosionados, instrumentos, aparatos e instalaciones de incubación, corrales, naves y vehículos. Pueden ser portadores intermediarios vivos: los cuidadores de los animales y personal de las explotaciones, pájaros, ratones, ratas y ectoparásitos. El carácter de portadores o vectores se ha demostrado en artrópodos tales como el ácaro rojo de la gallina (*Dermanyssus gallinae*), la garrapatas de las aves (*Argas persicus*), la pulga de los pollos (*Ceratophyllus gallinae*) y otros insectos hematófagos, así como en el escarabajo del trigo *Alphitobius diaperinus* y mosquitos picadores (*Culices*).

El agente causal, que se expulsa en forma sin envoltura como virus infeccioso exento de células, se concentra en el polvo de los alojamientos. El virus es eliminado tanto con las excretas (especialmente epitelio tegumentario y plumas, es dudosa su presencia en las heces y orina), como en las secreciones (saliva y secreción nasal). Las porciones epiteliales descamadas y las partículas de plumas constituyen el material infectante y el reservorio del virus más importantes. El HV de la EM, que parece conservar su infecciosidad durante más de un año en el polvo y la paja o la cama de las explotaciones, se transmite especialmente por vía aerógena, según los estudios experimentales realizados. En cambio, otras vías de difusión o de contagio parecen menos importantes.

El HV de la EM no se transmite a través de ooquistes de coccidios. Las infestaciones y manifestaciones por coccidios en el pollo no afectan, en principio, a las tasas de morbilidad y mortalidad de la EM. En cambio, la EM manifiesta, como enfermedad del sistema linfático timodependiente, influye negativamente sobre la premunidad celular en la coccidiosis, fovoreciendo con ello la aparición de una coccidiosis clínica.

El HV de la EM no se transmite a través del ovario. Los embriones y pollitos de un día están libres del virus incluso si proceden de gallinas con altos títulos de viremia.

Hasta ahora no se ha conseguido aislar indudablemente con los métodos disponibles in vivo ni in vitro el HV de la EM a partir de embriones y pollitos de un día. En contra de la transmisión vertical del HV de la EM aboga el hecho de que los pollitos nacidos y recriados en aislamiento, procedentes de explotaciones infectadas o afectadas por el HV de la EM, se mantienen libres del virus si se evita la infección horizontal de estos animales con el HV de la EM mediante aislamiento (condiciones LPE).

Patogenia. Inmunidad. El HV de la EM penetra sobre todo por el aparato respiratorio, y así mismo a través de la piel y aparato digestivo en los animales receptivos. El virus se multiplica primero en el tejido linforreticular de la bolsa de Fabricio, timo, bazo y otros órganos, y posteriormente en el tejido epitelial del riñón, folículos plumígeros, etc. La multiplicación del HV de la EM se caracteriza por la formación masiva de antígeno vírico, citolisis, CoI intranucleares, hiperplasia de las células reticulares, linfocitos, macrófagos y granulocitos de infiltración. Luego remiten la multiplicación del virus y las infiltraciones celulares; en la sigente fase linfoproliferativa se originan infiltraciones nerviosas y linfomas.

A partir aproximadamente del día 14 p.i. no sólo se pasa a liberar de por vida virus infeccioso de la EM carente de células a través de la piel externa, sino también virus vehiculado por células de fragmentos de epitelio y plumas desprendidos; p.i. prosigue durante toda la vida la viremia, que puede permanecer latente o provocar la EM, lo que depende sobre todo de la resistencia genética, edad de los animales y momento en que se produce el contagio natural. Los efectos de los contagios con virus virulento de la EM dependen así mismo en buena manera de la existencia de anticuerpos maternos y formados p.i., así como de los factores patogenéticos mencionados.

En las aves infectadas con el HV de la EM puede comprobarse la presencia de anticuerpos precipitantes entre 19 y 40 días después del contagio, en mucha mayor cuantía en los animales clínicamente no sospechosos que en los manifiestamente enfermos. A través del vitelo se transmiten precipitinas como anticuerpos maternos a los embriones y a los pollitos eclosionados. Unas 2-3 semanas después del nacimiento, más del 70 % de los pollitos de un día procedentes de procreadores infectados poseen anticuerpos maternos no evidenciables ya con la RAGP. Los anticuerpos maternos protegen tanto más a los pollitos de una EM manifiesta, cuanto más resistentes son genéticamente y cuanto antes se contagiaron con virus herpes virulento de la EM bajo la influencia de tales anticuerpos. Ya en pollitos de 5-6 semanas se pueden evidenciar anticuerpos activos resultantes de la exposición al virus; el porcentaje se eleva a > 90 % en aves de 8-12 semanas. Los animales carentes de anticuerpos precipitantes suelen exhibir altos títulos de anticuerpos fluorescentes.

Las cepas aisladas de HV de la EM que provocan la forma aguda, son las más virulentas. Por consiguiente, provocan en un elevado porcentaje de los animales infectados la EM clínicamente manifiesta, como cepas productoras de la forma clásica. El periodo de incubación, la forma de distribución, así como la intensidad de las lesiones morfopatológicas, el curso de la enfermedad, la morbilidad y la mortalidad, son determinados por los factores siguientes:

– Virulencia y poder patógeno de las cepas de HV de la EM productoras de la infección,
– Momento, tipo e intensidad de la primera infección de los pollitos,
– Predisposición de los animales, que depende de la constitución genética, edad, sexo, estado inmunitario (importancia de los anticuerpos activos y pasivos), así como de otras circunstancias (por ejemplo, resistencia general de los animales sobre los que actúan factores de stress intensamente debilitantes, como cambios de alojamiento o de explotación, vacunaciones, deficiencias alimentarias, períodos de restricción, épocas de muda, influencias climáticas negativas en la explotación, o los tipos de alojamiento y otros efectos del medio ambiente).

Síntomas clínicos. El período de incubación oscila entre 13 y 150 ó más días. Es tanto más corto cuanto menos edad tengan los animales y genéticamente sean más sensibles al producirse la exposición, y cuanto más virulentas sean las cepas del virus que produzcan la infección.

El cuadro clínico de la EM es mũy variado, puesto que los animales afectados pueden presentar manifestaciones neurales, oculares, viscerales (leucósicas) y mixtas. Según criterios clínico-epizootiológicos, se distinguen en la EM cuatro formas:

– La forma clásica de curso crónico, que discurre predominantemente con procesos neurales y menos frecuentemente con lesiones oculares, viscerales o mixtas.
– La forma aguda de curso agudo o subagudo, caracterizada por la aparición de formaciones neoplásicas de carácter leucósico en los órganos, y por lesiones, por lo general sólo comprobables histológicamente, en el sistema nervioso.
– La parálisis transitoria (transient paralysis), también provocada por el HV virulento de la EM y caracterizada por manifestaciones paralíticas pasajeras en el cuello y patas, infiltraciones perivasculares en el SNC y atrofia de la bolsa de Fabricio, junto con escasa morbilidad y una mortalidad apenas existente.
– La EM provocada por el HV avirulento de esta enfermedad y que adopta curso subclínico/latente.

Entre la forma clásica en un extremo y la aguda en el otro, existen formas de transición. A veces, la forma clásica aparece cuando va remitiendo el cuadro clínico agudo de la enfermedad. La forma aguda de la EM se distingue de la forma clásica por las siguientes características:

– Presentación predominantemente en aves de 6-35 semanas, a veces de 4-6 semanas, pero más intensamente de 8-20 semanas.
– Un curso de la enfermedad en el animal aislado dependiente de los factores mencionados en el apartado "Patogenia", pero generalmente más corto en comparación con la forma clásica.
– Morbilidad y mortalidad considerablemente más elevadas.
– Una parte bastante más reducida de los animales con lesiones macroscópicamente observables en el sistema nervioso y en los ojos.
– Con frecuencia, presencia de lesiones sólo histológicamente observables en los nervios periféricos y del sistema nervioso autónomo.
– Número bastante más elevado de aves con neoplasias de "carácter leucósico" en los órganos y tejidos.
– En los broilers sacrificados se observa con frecuencia un marcado engrosamiento nodular de los folículos plumígeros, como manifestación de la forma cutánea de la EM.

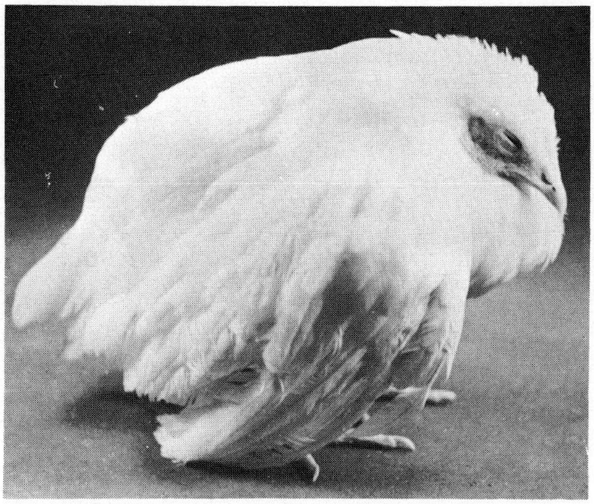

Fig. 103. Enfermedad de Marek aguda. Pollo enfermo (Foto: Scharf).

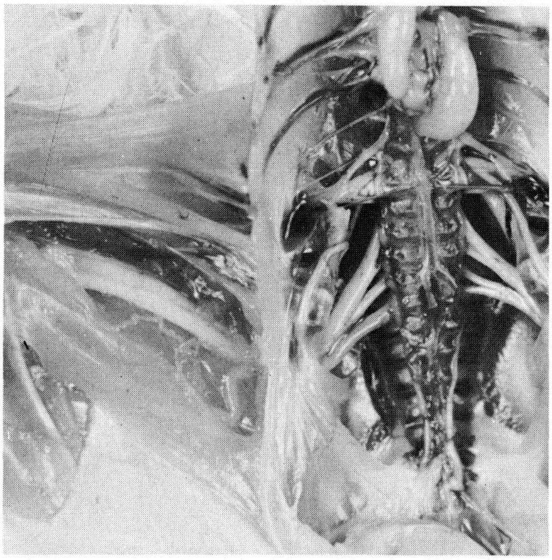

Fig. 104. Enfermedad de Marek aguda. Lesiones nerviosas (Pl. y Tr. ischiadicus, Pl. lumbalis, N. saphenus, Nn. intercostales, cordón limítrofe del simpático, Pl. pudendus) y testiculares de un pollo (Foto: Scharf).

Las *manifestaciones neurales* constituyen lesiones características del sistema nervioso (nervios periféricos y autónomos, ganglios espinales, encéfalo y médula espinal). Por consiguiente, según la parte afectada del sistema nervioso y el curso de la enfermedad, se pueden observar distintos síntomas clínicos. Cuando resultan afectados los nervios autónomos, destacan sobre todo los trastornos respiratorios y digestivos; en el caso de alteración de los nervios periféricos, aparecen paresias y parálisis uni o bilaterales, que cursan con o sin atrofia muscular. Resultan afectadas sobre todo las patas y las alas, más raramente la cola, cuello, cabeza y párpados. Los síntomas nerviosos aparecen sobre todo en la forma clásica.

Las *lesiones oculares,* manifestadas morfopatológicamente como iridociclitis, van acompañadas por coloraciones anormales del iris y/o deformaciones uni o bilaterales de la pupila. Pueden observarse en un número variable, generalmente escaso, de las aves afectadas por la forma clásica, y en las gallinas especialmente desde antes del comienzo de la puesta hasta el final de la misma.

Las *lesiones viscerales* aparecen bajo el aspecto de neoplasias de carácter leucósico, sobre todo en animales con la forma aguda de la EM (hasta un 100 %), siendo más escasas en la forma clásica (5-10 %). Las aves afectadas enferman bien de forma clínicamente inaparente, en cuyo caso mueren a consecuencia de la rotura de órganos parenquimatosos (hígado, bazo, riñones) o por otros trastornos, o bien muestran al menos en la fase final algunos de los síntomas siguientes (fig. 103): mal estado general, debilidad, adelgazamietno, deshidratación, dilatación abdominal, trastornos respiratorios, alteraciones del equilibrio y de la locomoción, así como manifestaciones de paresia o parálisis (caída de las alas o de la cola, apoyo de las articulaciones del tarso, movimientos anómalos, torsiones del cuello y buche).

Pronóstico. La *forma clásica* no suele aparecer generalmente antes de las 10-12 semanas de vida de los animales y lo hace de forma esporádica. Dura hasta los primeros meses del periodo de puesta o todo el periodo de explotación de los animales. La mortalidad alcanza generalmente el 1-10 % y más raramente el 10-30 % del número inicial de animales. Las aves afectadas pueden curarse espontáneamente, sobre todo si padecen la parálisis transitoria.

La *forma aguda* se caracteriza por su presentación inicialmente epizoótica, por lo general a los 2-3 semanas de edad y más raramente ya en en el primer mes de vida (forma temprana), por lo común en explotaciones de gallinas de selección, de producción de huevos para incubar y ponedoras de huevos para el consumo, y con mucha menor frecuencia en broilers, cuyo periodo de explotación alcanza sólo 7-8 semanas. En éstos son posibles brotes de la enfermedad a partir de las 3-4 semanas. El punto álgido en el que se producen más bajas en la forma aguda de la EM corresponde con frecuencia a las 12-20 semanas de edad de los animales y a veces cuando comienza la puesta, es decir a partir de las 20-22 semanas (forma tardía). En la *forma temprana* las bajas aumentan constantemente a partir de las 8-12 semanas de edad y alcanzan su punto culminante entre las 18 y 22 semanas. Con el comienzo de la puesta, las bajas se reducen, sobrepasando no obstante con frecuencia el 3 %. La *forma tardía,* de presentación menos frecuente, aparece generalmente unas 2 semanas después de la instalación de las gallinas jóvenes en las naves de puesta. En ella las bajas iniciales suelen ser menores que en la forma temprana, situándose en el 2-5 % al mes durante todo el periodo de puesta. Cuanto más jóvenes son los animales en el momento de aparición de la enfermedad, más elevadas son en general las bajas. La mortalidad total puede oscilar del 5 al 80 %; en las grandes explotaciones se eleva al 15-30 % por término medio. La existencia de la forma aguda de la EM influye sobre la mortalidad total, de tal manera que el mayor número de bajas por otras enfermedades (por ejemplo, coccidiosis, micoplasmosis) se producen en explotaciones donde la EM se presenta intensamente.

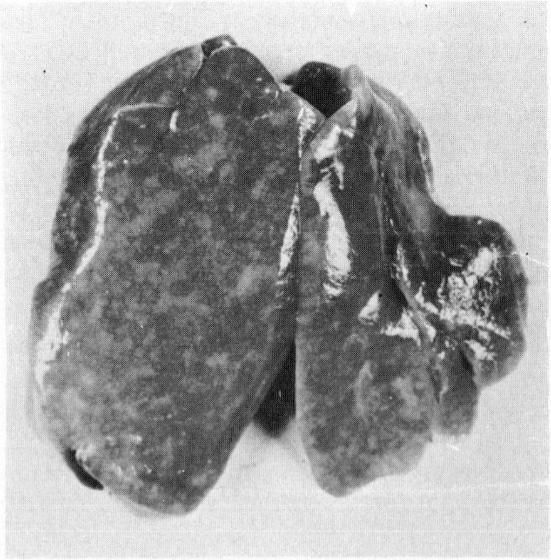

Fig. 105. Enfermedad de Marek aguda. Hígado engrosado, con marmorización granítica y decoloración castaña grisácea, perteneciente a un pollo con procesos tumorales entre submiliares y del tamaño de granos de arroz, en parte confluentes, mal delimitados, de color gris parduzco y carácter infiltrativo difuso (Foto: Scharf).

Anatomía patológica. En las aves con EM pueden producirse las siguientes lesiones anatomopatológicas:

– En los nervios periféricos y autónomos (manifestaciones neurales).
– En los ojos (manifestaciones oculares).
– En la forma de neoplasias leucósicas en los órganos y tejidos (manifestaciones viscerales).
– Combinaciones de las tres localizaciones mencionadas (manifestaciones mixtas).

En la forma clásica aparecen sobre todo lesiones neurales, y en menor grado oculares y viscerales. Son características de la forma aguda, en cambio, las formaciones neoplásicas de carácter leucósico (hasta en el 100 % de los casos), mientras que raramente aparecen lesiones macroscópicas en los nervios y ojos.

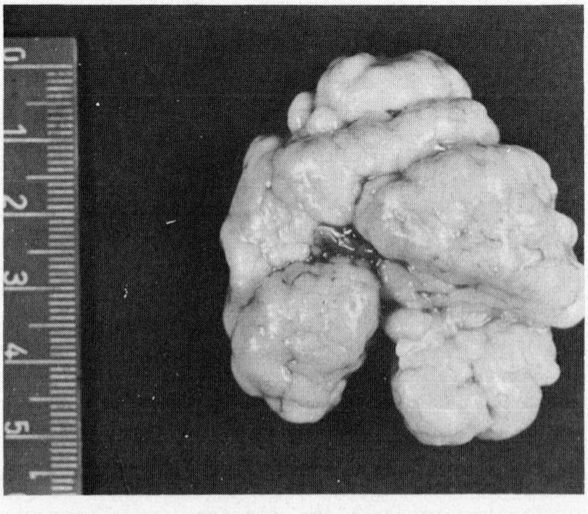

Fig. 106. Enfermedad de Marek aguda. Ovario de una gallina joven con tejido lardáceo con lóbulos blancos-grisáceos del tamaño de huevos y asiento de alteraciones neoplásicas difusas infiltrativas (Foto: Scharf).

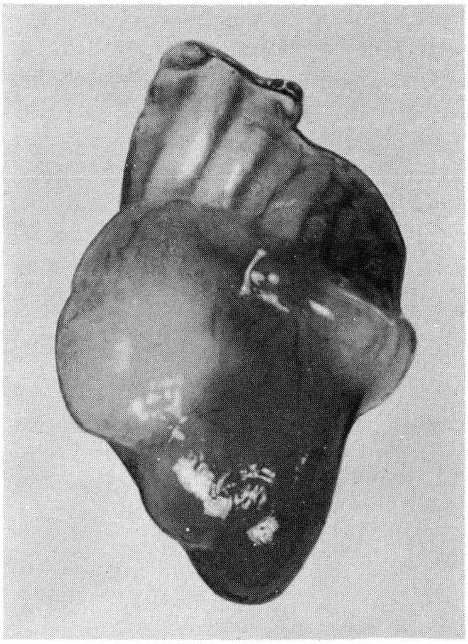

Fig. 107. Enfermedad de Marek aguda. Corazón de un pollo. El proceso tumoral nodular prominente, del tamaño de una cereza, alcanza hasta el endocardio y está compuesto por un tejido lardáceo castaño agrisado que alberga necrosis amarillentas. El núcleo, del tamaño de un guisante, sólo llega al miocardio (Foto: Scharf).

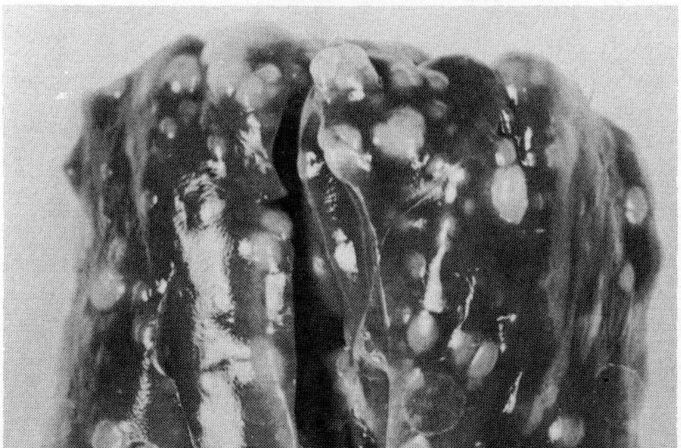

Fig. 108. Enfermedad de Marek aguda. Hígado de un pollo con tumores entre miliares y del tamaño de lentejas, redondeados, bastante delimitados, pero en parte confluentes y que hacen marcada prominencia en la superficie del órgano (Foto: Scharf).

Lesiones nerviosas. Los nervios con lesiones visibles (fig. 104) tienen generalmente color grisáceo y están engrosados por edema, con lo que se pierde su estriación transversal. A veces algunos nervios aislados o porciones de ellos muestran engrosamiento de aspecto tumoral. Los nervios periféricos y del sistema autónomo están afectados muy desigualmente y pueden presentar lesiones en sus raíces, en algunas ramificaciones o partes, o a lo largo de todo su trayecto.

Lesiones oculares. Aparecen en forma de pigmentaciones anormales del iris y deformaciones de la pupila (iridociclitis), pero son relativamente raras en comparación con las otras manifestaciones. Su presentación es tanto más frecuente, cuanto más edad tengan las aves.

Neoplasias de carácter leucósico. En las vísceras, musculatura esquelética, piel y tejido subcutáneo pueden existir lesiones leucósicas en forma de pequeños nódulos diseminados, infiltraciones difusas, o nodulares. Una parte de los animales presenta además lesiones nerviosas macroscópicas (denominadas manifestaciones neuroviscerales). Entre la intensidad de las lesiones leucósicas y las lesiones nerviosas existe correlación inversa. Las neoplasias leucósicas son más frecuentes en el ovario (fig. 106) o testículos (fig. 104), hígado (figs. 105 y 108), riñones, corazón (fig. 107), estómago glandular (fig. 111), bazo, pulmones (fig. 109) y serosas

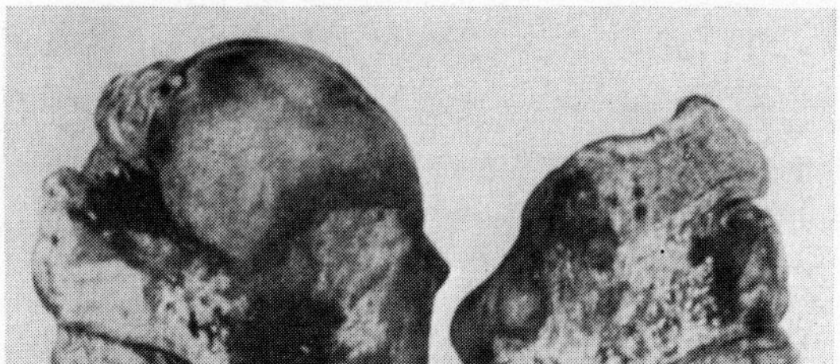

Fig. 109. Enfermedad de Marek aguda. Pulmones de un pollo con focos tumorales lardáceos entre miliares y como lentejas, mal delimitados, en parte confluentes, de color castaño grisáceo y aspecto pulposo cristalino.

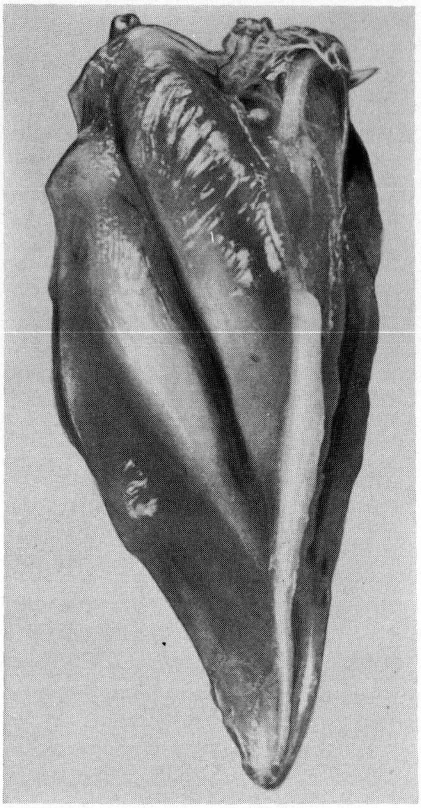

Fig. 110. Enfermedad de Marek aguda. Musculatura pectoral (pechuga) de un pollo con un proceso tumoral lardáceo gris castaño, difuso-infiltrativo y de profunda inserción (Foto: Scharf).

(fig. 109); son menos frecuentes en el páncreas, musculatura estriada (fig. 110), piel, intestino, tejido conjuntivo retrobulbar y timo. La bolsa de Fabricio está generalmente atrofiada. Pero puede estar también discretamente aumentada de tamaño, así como exhibir aspecto engrosado los pliegues de la mucosa y la pared, conservándose mayormente la estructura del órgano; a veces contiene en su luz un acúmulo fibrinoso-caseoso gris amarillento.

En los animales jóvenes que se encuentran justo antes de la maduración sexual, y en los adultos, se observan con frecuencia neoplasias leucósicas en el hígado, bazo, riñones y otros órganos, sin lesiones macroscópicas de los nervios. Las lesiones cutáneas aparecidas en forma de engrosamientos nodulares de los folículos de las plumas no son raras como única manifestación observable de la EM en los broilers sacrificados. Estas lesiones cutáneas regresan con frecuencia espontáneamente, pero las células afectadas contienen gran cantidad de HV de la EM, se cornifican y descaman.

Las manifestaciones más frecuentes son las neuro-viscerales y neuro-oculares, y las más raras las óculo-viscelares y óculo-neuro-viscerales.

Las lesiones morfopatológicas de la EM posibles en los órganos y tejidos se diferencian sólo cuantitativamente de las zonas reactivas linfoides (llamadas nódulos de células linfoides). Ambas contienen linfocitos pequeños,

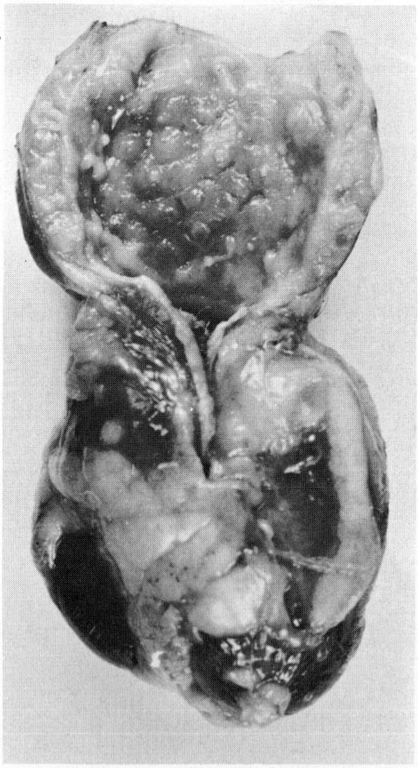

Fig. 111. Enfermedad de Marek aguda. Estómago de un pollo con tejido adiposo subseroso asiento de decoloración gris vidriosa y lesiones difusas infiltrativas, en unión de algunos procesos tumorales focales; la mucosa del estómago glandular aparece marcadamente engrosada y exhibe color rojo deslavado (Foto: Scharf).

medianos y grandes, así como células plasmáticas escasas o numerosas. Las lesiones morfológicas características del HV de la EM son de mayor tamaño y presentan más células linfoides con imágenes mitóticas, así como un mayor porcentaje de linfocitos medianos o grandes que los nódulos de células linfoides.

Las *lesiones histológicas* del SNC consisten en infiltraciones linfohistiocitarias perivasculares, proliferaciones focales de células de glía, degeneración de las células ganglionares y desmielinización.

En los nervios autónomos o periféricos pueden existir infiltraciones escasas o intensas, focales o difusas, de células linfoides e histiocitarias (parcialmente mezcladas con células plasmáticas), o bien lesiones degenerativas y edemas con escasa participación celular. Los infiltrados celulares hiperplásicos del sistema nervioso central pueden transformarse en proliferaciones neoplásicas.

En las lesiones oculares pueden observarse infiltrados en el iris y regiones limítrofes, constituidos principalmente por linfocitos, histiocitos y células plasmáticas. También pueden existir heterófilos, eosinófilos y células cebadas. Estas lesiones muestran la imagen de un proceso inflamatorio-proliferativo.

En los folículos de las plumas se aprecian degeneraciones celulares y cuerpos de inclusión intranucleares.

Las lesiones en los tejidos y órganos viscerales consisten en proliferaciones en parte hiperplásicas y en parte neoplásicas. Las zonas donde aumenta el número de células, tanto al comienzo como en fases más avanzadas, muestran generalmente la imagen de hiperplasias linforreticulares, presentando un carácter heterogéneo, compuesto por células linfoides en todas las fases de maduración (abundantes linfocitos y prolinfocitos, menor número de linfoblastos y células matrices basófilas), así como células reticulares. También pueden aparecer células plasmáticas. Las lesiones bien marcadas constituyen neoplasias.

Las neoplasias muestran diversos grados de malignidad. Junto a tumoraciones constituidas por células considerablemente maduras, se encuentran otras con marcada indiferenciación y destacada anaplasia celular. Aproximadamente en el 60 % de las neoplasias leucósicas originadas por el HV de la EM aparecen tumores mixtos linforreticulares (los tipos celulares son entre pequeños y medianos, o entre medianos y grandes), aproximadamente en el 25 % de los tumores linfoides, y en el 15 % de los reticulares.

Diagnóstico. Para demostrar la presencia de la EM, hay que recurrir a todos los criterios de diagnóstico y diagnóstico diferencial.

En el diagnóstico de la EM deben tenerse en cuenta los extremos siguientes:

– Edad de los animales afectados y síntomas clínicos.

– Curso de la enfermedad, morbilidad y mortalidad.

– Lesiones anatomopatológicas, incluyendo las manifestaciones orgánicas y tisulares y el tipo de distribución de los procesos neoplásicos (tabla 17).

– En casos de hallazgos histopatológicos dudosos, deben tenerse en cuenta, desde el punto de vista del diagnóstico diferencial, las importantes lesiones del sistema nervioso y de la bolsa de Fabricio en la EM y en la leucosis linfoide aviar (LLA).

– Para excluir en las gallinas adultas la LLA, así como infecciones mixtas de EM y de LLA, debe procederse a la demostración del agente productor y a la determinación de anticuerpos.

En aves con sospecha de EM o de LLA se recomienda seguir el siguiente protocolo de investigación (Beyer y Vogel, 1972):

– En casos en que se presenten lesiones macroscópicas nerviosas o/y oculares, no es necesario efectuar el examen histológico, incluso en presencia de procesos leucemioides, ya que en estos casos existe EM.

– Cuando existe sospecha de manifestaciones neurales de la EM, sin presencia de lesiones macroscópicas en los nervios autónomos y periféricos o en los ojos, debe realizarse el examen histológico de uno o varios nervios y del encéfalo para poder asegurar el diagnóstico.

– En casos de existencia de lesiones leucósicas sin alteraciones macroscópicas en los nervios autónomos o periféricos y en los ojos, se recomienda el examen histológico del nervio ciático y del plexo braquial, así como de una formación tumoral al menos (a ser posible, con alteraciones escasas y avanzadas), y, dado el caso, de una muestra de piel con numerosos folículos plumígeros.

Para la diferenciación histológica de lesiones leucósicas de la EM y LLA en el diagnóstico de rutina, basta con realizar cortes por congelación teñidos por flotación con hematoxilina-eosina, si el material procede de animales sacrificados o recientemente muertos de forma espontánea.

Existen distintos métodos específicos para el diagnóstico de infecciones por el HV de la EM.

Entre los *métodos de identificación del virus,* el más fácil de realizar es el test del saco vitelino embrionario, mientras que el más empleado es el test de los pollitos. En laboratorios que dispongan de los correspondientes medios, se recomienda la prueba del cultivo de tejidos.

Para la *demostración de anticuerpos* contra el HV de la EM o el HVP se utilizan sólo hasta ahora a efectos de diagnóstico la RPA y la RIF indirecta.

A causa de la similitud de las lesiones tumorales de la LLA (11.1.3.2.) de presentación bastante más frecuente, y de las manifestaciones viscerales de la EM sin lesiones nerviosas, oculares o cutáneas macroscópicamente observables, debe excluise la LLA en el **diagnóstico diferencial**. Al contrario de lo que ocurre en la EM, en la LLA no se observan lesiones en el sistema nervioso, ni en los ojos, y son raras – si es que siquiera aparecen – formaciones neoplásicas en la musculatura, tejido subcutáneo, corazón, estómago glandular, pulmones, tejido conjuntivo retrobulbar y en otras localizaciones (tabla 17).

De las enfermedades que cursan con paresias, parálisis y alteraciones oculares, deben diferenciarse la encefalomielitis aviar (4.6.), enfermedad de Newcastle (9.2.1.), sinovitis infecciosa (24.7.), infecciones por estafilococos (26.7), listeriosis (29.), botulismo (46.10.), toxoplasmosis, encefalomalacia, avitaminosis B_1 y B_2, raquitismo, parálisis de las aves enjauladas y perosis.

Tratamiento. Según Kaleta (1977), todavía no existe ningún tratamiento fiable y comprobado en la práctica para prevenir y curar la EM mediante productos quimioterápicos. Una quimioterapéutica eficaz, combinada eventualmente con antígenos de membrana (las células cultivadas cuya membrana se altera por infección con PHV exhiben un efecto protector contra el virus de la EM virulento), serían en una aplicación eficaz una alternativa para la vacunación de gallinas con virus vivo.

Profilaxis. Al contrario de lo que sucede con las vacunas vivas, las vacunas inactivadas hasta ahora fabricadas se manifestan como insuficientemente efectivas. Actualmente se basa la profilaxis de la EM en las siguientes medidas:

– Vacunación protectora de pollitos de un día con vacunas vivas de efectos óptimos.

– Observar las prescripciones higiénicas correspondientes para evitar el ingreso y difusión de HV virulentos de la EM.

– Reproducción de líneas y cruzamientos de gallinas resistentes a la EM.

Sólo la aplicación de estas medidas asegura dentro de lo posible el éxito de la profilaxis de la EM en la práctica.

Según los conocimientos de que disponemos hasta ahora, la vacunación de los pollitos de un día con vacuna viva del HVP libre de células constituye actualmente el único y más seguro procedimiento para conseguir una inmunidad suficiente en los animales vacunados, para proteger suficientemente las explotaciones amenazadas por la infección por HV virulento de la EM, y para combatir activamente la enfermedad. Sin embargo, debe tenerse en cuenta que:

– La aplicación i.m. de la vacuna antes de la exposición al HV virulento de la EM debe realizarse lo antes posible después de la eclosión de los pollitos.

– Las aves vacunadas están suficientemente protegidas ante la presentación clínica de la EM (no, sin embargo, ante infecciones con HV virulento de la EM) y tanto más, cuanto más higiénicas sean sus condiciones de manejo.

– La eficacia de la vacunación está determinada en gran medida por la concentración óptima del HVP en la vacuna, siempre que la producción, conservación y aplicación de ésta sean idóneas.

– La vacunación no siempre se traduce positivamente en la disminución de infecciones de las aves con HV virulento de la EM.

El objetivo de la vacunación protectora no es erradicar la EM, sino reducir en lo posible la morbilidad, mortalidad y pérdidas económicas por ella provocadas. Para la vacunación parenteral de pollitos de un día contra esta enfermedad, están indicadas las vacunas de virus atenuado de la EM, de virus de la glosopeda naturalmente avirulento, así como de PHV avirulento, bien ligado a células (conservable en nitrógeno líquido, es decir, en congelación profunda) o exento de células (liofilizado).

Según Kaleta (1977), a pesar de los extremos expuestos, existen los siguientes factores comprometedores del buen éxito de la vacunación:

– Anticuerpos maternos contra HV de la EM y PHV.

– Contagios indeseables, particularmente tempranos y/o masivos intercurrentes con HV virulento de la EM.

– Dependencia del inicio de la fase virémica vacunal de los pollitos vacunados de su constitución genética, de la dosis de virus vacunal, de la virulencia y dosis del virus de la EM de campo, así como de anticuerpos homólogos y heterólogos.

Higiene óptima durante la puesta, incubación, recría, manejo y alimentación. Para poder limitar exposiciones masivas al virus virulento de la EM, que determinan sobre todo la infección temprana en pollitos, son necesarios los siguientes requisitos:

– Obtención, conservación, desinfección e incubación de los huevos, así como eclosión y transporte de los pollitos, en condiciones higiénicas óptimas. Esto requiere sobre todo: aislamiento estricto de las incubadoras que trabajan según el principio "blanco y negro", vigilancia de la entrada de personas; ventilación controlada de las salas de incubación, con conducciones separadas para la penetración y salida del aire; desinfección adecuada de la cáscara de los huevos para incubar con formol después de la puesta, antes y durante la incubación; limpieza y desinfección de las salas de preincubación y de eclosión, así como de todos los instrumentos, aparatos y utensilios de las salas de eclosión después de cada tanda, empleando compuestos clorados y formol; eliminación en condiciones higiénicas de los residuos de la eclosión.

– Separación completa de las salas y naves, personas, utensilios y medios de transporte de los pollitos en primera fase de la crianza y broilers de engorde de los lugares ocupados por gallinas, para impedir la difusión del virus virulento de la EM por medio de portadores intermediarios vivos o inanimados. Como el HV de la EM se transmite sobre todo por vía aerógena, las distintas salas e instalaciones de la explotación, tales como incubación, cría y mantenimiento de animales destinados a la selección, reproducción o multiplicación y producción de huevos o de carne para el consumo, o destinadas a otros fines (centro de recogida y almacén de huevos, salas de sacrificio), deben estar suficientemente separadas entre sí, según el principio de la división y subdivisión del trabajo en los llamados macro y microstands.

– Cumplimiento constante del principio de llenado y vaciado de las naves siempre con grupos o manadas de la misma procedencia y edad.

– Puesta en práctica y mantenimiento en el programa de higiene y profilaxis de otras medidas y parámetros higiosanitarios de carácter veterinario, entre ellas las pausas de servicio suficientemente calculadas antes de llenar de nuevo las naves con animales.

– Vigilancia continua del personal y de la entrada de personas, cumpliendo todas las medidas higiosanitarias necesarias.

– Ventilación óptima de las salas y naves y reducción de la formación y acúmulo de polvo.

– Evitar o reducir al máximo todos los factores de stress que debilitan la resistencia de los animales y favorecen la aparición de la EM clínicamente.

Medidas para impedir la difusión de la EM a través de las operaciones comerciales con los animales. La EM se difunde por el comercio con los animales, aparte, naturalmente, de otras causas. Para evitar esto, deberían cumplirse en cada país y, a ser posible, internacionalmente, las siguientes disposiciones vinculantes:

– Comercio dentro de las fronteras de cada país únicamente con pollitos de un día.

– Comercio internacional fundamentalmente con huevos para incubar.

Selección de líneas e híbridos altamente resistentes contra la EM para la producción de aves ponedoras y de engorde. La resistencia genética del pollo contra la EM no se dirige contra la infección por el HV de la EM, sino contra la aparición clínica de la EM. Poco es lo que se conoce hasta ahora sobre el mecanismo de la resistencia genética contra la EM. Constituye un carácter más dominante que recesivo. Para crear poblaciones de aves altamente resistentes contra la EM, se considera como mejor método de exposición la inoculación a pollitos de un día de la población prevista de una dosis standard del correspondiente HV virulento de la EM, y, como mejor método de selección, la prueba de la descendencia. De esta manera, practicando una intensa selección – y cuando la resistencia contra la EM es el único carácter a seleccionar –, en un cierto tiempo pueden obtenerse poblaciones de aves altamente resistentes contra la EM.

Eliminación de la EM. La meta más deseable de la lucha contra la EM es naturalmente su erradicación. Actualmente parece demasiado pronto para señalar de forma resumida las posibilidades y límites de esta aspiración cuyo éxito depende de las condiciones siguientes:

– Inexistencia, según se ha demostrado, de transmisión transovárica de la EM.

– Limpieza y desinfección de todo aquello que resulta contaminado con el HV de la EM en las explotaciones aviares, con el objetivo de liberarlas completamente de este virus.

– Evitar a todo trance la introducción del HV de la EM.

El sistema de creación de explotaciones de aves libres de HV de la EM, comparable al mantenimiento de aves libres de gérmenes, actualmente todavía no realizable en la práctica, pero considerado como posible en el futuro por medio del control múltiple de las condiciones ambientales, se basa en los siguientes puntos:

– Ventilación forzada electrónicamente controlada de las explotaciones, y naves herméticamente separadas del medio externo, insuflando a presión aire filtrado libre de gérmenes.

– Protección total de los animales contra el ingreso desde el exterior del virus, por medio de unas condiciones de aislamiento suficientemente seguras.

Con estas prácticas, según las experiencias realizadas, las aves pueden mantenerse durante toda su vida libres de infecciones por el HV de la EM, así como de todos los demás agentes patógenos que se transmiten horizontalmente.

Bibliografía

Beyer, J., u. Vogel, K. (1972): Zur Diagnostik und Differentialdiagnostik der Marekschen Krankheit des Huhnes. 2. Mitteilung: Pathologisch-anatomische und -histologische Befunde. Mh. Vet.-Med. **27**, 72.

Biggs, P. M., Purchase, H. G., Bee, B. R., u. Dalton, P. J. (1965): Preliminary report on acute Marek's disease (Fowl paralysis) in Great Britain. Vet. Rec. **77**, 1339.

Churchill, A. E., u. Biggs, P. M. (1967): Agent of Marek's disease in tissue culture. Nature **215**, 528.

Vogel, K. (1973): Prophylaxe und Bekämpfung der Marekschen Krankheit in der industriemäßigen Geflügelproduktion. Fortschrittsbericht Landwirtschaft, Institut für Landwirtschaftliche Information und Dokumentation der AdL der DDR, Bd. **11**, H. 1.

Vogel, K., u. Beyer, J. (1971): Zur Diagnostik und Differentialdiagnostik der Marekschen Krankheit des Huhnes. 1. Mitteilung: Problematik, Ätiologie und Krankheitsformen. Mh. Vet.-Med. **26**, 900.

Vogel, K., Beyer, J., Werner, O., u. Urbaneck, D. (1970): Die akute Mareksche Krankheit des Huhnes (Literaturübersicht und eigene Untersuchungen). 1. Mitteilung: Krankheitsbegriff, Verbreitung, Ätiologie und Epizootiologie. Mh. Vet.-Med. **25**, 231.

Vogel, K., Beyer, J., Werner, O., u. Urbaneck, D. (1970): Die akute Mareksche Krankheit des Huhns (Literaturübersicht und eigene Untersuchungen). 2. Mitteilung: Pathologie, Diagnostik, Bekämpfung und Prophylaxe. Mh. Vet.-Med. **25**, 353.

17.11. Laringotraqueítis infecciosa aviar
(Ursula Schmidt)

(Al.: *Infektiöse Laryngotracheitis des Huhnes;* ruso: *Инфекционный ларинготрахеит птиц*; ingl.: *Infectious laryngotracheitis,* fran.: *Laryngotracheite infectieuse).*

La laringotraqueítis infecciosa aviar (LIA) es una inflamación generalmente hemorrágica de la laringe y tráquea de los pollos y faisanes. Al contrario de lo que ocurre en la bronquitis infecciosa, las lesiones típicas aparecen en el tercio superior de la tráquea.

Historia y presentación. La LIA fue descrita por vez primera en el año 1925 por May y Tittsler y por Gwatkin.

Poco tiempo después fue comprobada su existencia en diversas partes de los Estados Unidos, constituyendo allí una de las enfermedades aviares económicamente más importantes. Luego se descubrió su presencia en Holanda, Francia, Alemania, Australia, Inglaterra, Suecia, Hungría y Polonia. En años posteriores apareció también en Sudáfrica, India y la Unión Soviética. En la RDA no se ha podido demostrar hasta ahora su presentación con toda seguridad.

Etiología. El agente productor de la LIA pertenece a la familia de los herpesvirus (17.). Su forma es esferoidea y su tamaño se calcula en 80-100 nm.

En el interior del virión se encuentra la cápsida, que adopta una morfología esférica o vesicular y está compuesta, a su vez, por numerosos capsómeros que delimitan una cavidad hueca. La envoltura externa está formada por dos o tres membranas de 8-10 nm de espesor y de una capa interpuesta entre ellas de 14-16 nm. Sobre la superficie hacen prominencia proyecciones de 8-10 nm. En conjunto, este virus presenta una gran semejanza con el del *Herpes simplex.* Se puede admitir que entre ambos virus existe un estrecho parentesco.

Receptividad. El espectro de receptores naturales del virus de la LIA es muy limitado.

Son sólo receptivos los pollos y los faisanes de todas las edades, pero en especial las gallinas jóvenes de 10 semanas y las que se hallan en el primer periodo de puesta. Sin embargo, existen comunicaciones según las cuales enferman ya los pollitos de 10 días de edad.

Todos los intentos realizados para infectar con el virus a pavos, palomas, patos, pintadas y diversas aves de vida libre han resultado infructuosos. Tampoco animales de laboratorio como la rata, ratón, cobayo y conejo sufren la enfermedad por contagio experimental.

Inmunidad. Pasada la enfermedad, se instaura inmunidad. Se encuentran anticuerpos neutralizantes a partir del cuarto día p.i. Su título es máximo 14 días p.i., pudiendo evidenciarse estos anticuerpos a veces hasta durante 8 meses. El pollito recibe anticuerpos maternos con el huevo que le da ser.

Epizootiología. En la mayoría de los casos la LIA es introducida en una explotación por animales comprados en otras. El virus es muy contagioso y por tanto el peligro de transmisión de individuo a individuo o de una explotación a otra es muy grande. La penetración del virus se produce por la inspiración de polvo en el que se halla presente; también puede diseminarse la enfermedad por personas, aves silvestres y objetos diversos. Algunos autores han demostrado que las ratas y el perro pueden actuar como transmisores.

Diversas situaciones que reducen la resistencia de los animales predisponen para la aparición de la enfermedad. Entre aquéllas están, por ejemplo, el transporte, malas condiciones de manejo y la presencia de otras infecciones o enfermedades. La LIA puede presentarse en todas las estaciones del año, independientemente del tiempo y del clima. Una vez desaparecidos los síntomas clínicos y aparentemente curada la enfermedad, el virus de la LIA permanece durante meses en la tráquea de los animales conservando su capacidad infectante. Se han podido detectar eliminadores o portadores permanentes del virus durante 463 días ó 16 meses. Esto tiene como consecuencia que la enfermedad puede aparecer varias veces en una colectividad en la que existan algunos animales infectados, en cuanto entren en contacto de nuevo con animales receptivos. La presentación de la enfermedad suele ser repentina, difundiéndose muy rápidamente por toda la colectividad.

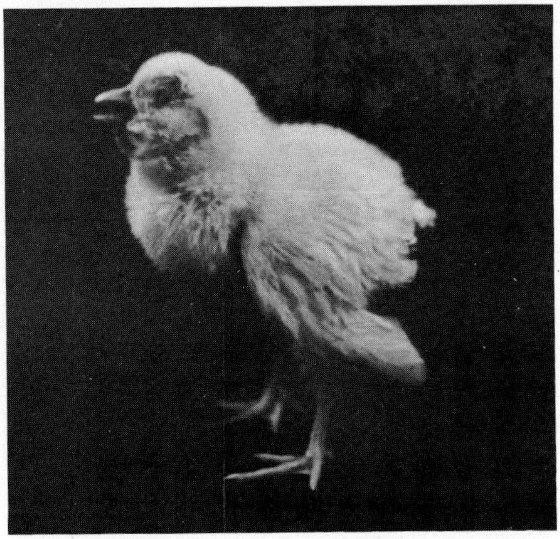

Fig. 112. LIA. Pollito enfermo con disnea (Foto: Scharf).

Pueden resultar afectados hasta el 90 % de los animales existentes en una nave o en una explotación.

Síntomas clínicos. Los síntomas clínicos de la LIA son muy diversos. Se presentan cuatro formas características:

– La forma sobreaguda (clásica), con morbilidad y mortalidad elevadas (50-60 %),
– Forma aguda, con elevada morbilidad, pero mortalidad más reducida (10-15 %),
– Forma crónica o leve, con mortalidad y morbilidad reducidas (2-5 %),
– Sin síntomas ni bajas.

Después de un periodo de incubación de 4-5 días, las formas agudas de la enfermedad se manifiestan sobre todo por insuficiencia respiratoria (fig. 112), ronquidos y tos. Una parte de los animales de la nave infectada aparecen sentados o acurrucados con las plumas erizadas y rehusan tomar alimento; otros se esfuerzan con el pico abierto y el cuello estirado por encontrar aire, emitiendo sonidos semejantes a quejidos. La espiración tiene lugar cerrando los ojos y bajando el cuello y la cabeza. A consecuencia de la acumulación de exudado y sangre en la laringe, tráquea y siringe, la muerte puede presentarse por asfixia a los 4-5 días de haber comenzado la enfermedad. Según la gravedad del cuadro clínico, en las explotaciones de gallinas ponedoras se produce una disminución de la puesta, que comienza al cuarto día de la enfermedad y alcanza su punto máximo a los 18 ó 30 días. En los casos más leves de la enfermedad aparecen ronquidos, dificultades respiratorias y en ocasiones tos. También existe rinitis, y conjuntivitis o tumefacción de los párpados. En las formas de la enfermedad que cursan con escasa mortalidad, los síntomas clínicos alcanzan su punto culminante transcurridos 7-8 días del comienzo de aquélla y se mantienen durante 21-27 días.

Anatomía patológica. La LIA se evidencia en el terreno anatomopatológico mediante las lesiones presentes en la laringe y en la tráquea. En los casos agudos ésta última está llena de moco sanguinolento, al igual que las cavidades bucal y faríngea. Patognomónicamente existe una laringotraqueítis hemorrágica. No pocas veces la tráquea está llena de un exudado amarillo caseoso, que la ocluye a modo de tapón. En los casos subagudos y leves puede observarse también traqueítis o conjuntivitis catarrales. Está especialmente alterado el tercio superior de la tráquea, mientras que las lesiones en los otros dos tercios son más ligeras o faltan por completo. Los bronquios y los pulmones sólo están afectados en casos excepcionales. Las mucosas de la cavidad nasal y senos paranasales, así como de los ojos, suelen estar afectadas con mayor frecuencia, en cambio, por el proceso inflamatorio.

Histológicamente se observa infiltración celular de la mucosa y submucosa; luego, desprendimiento de las partes más superficiales de la mucosa de la tráquea y laringe, y con ello hemorragias de intensidad diversa. El grado y la magnitud de las lesiones dependen de la virulencia del agente productor y de la duración de la enfermedad. En la fase inicial de la misma, mientras la superficie de las mucosas permanece intacta, se pueden observar los corpúsculos intranucleares de inclusión descritos por primera vez por Seifried en 1931. Estos se encuentran en las células epiteliales de la mucosa que todavía se conserva y, a veces, también en la de los párpados, vías nasales y bronquios. Estos corpúsculos son acidófilos y pueden observarse con las tinciones histológicas habituales.

Diagnóstico. Existen varios métodos de diagnóstico. En los casos agudos de la enfermedad, con rápida difusión de la misma y elevada mortalidad, así como con el cuadro clínico característico (insuficiencia respiratoria, ronquidos, tos, moco sanguinolento, etc), apenas existen dificultades para realizar el diagnóstico. Por el contrario, la forma leve o atípica apenas puede diferenciarse de otras enfermedades de los órganos respiratorios. En este caso, los exámenes anatomopatológico e histológico constituyen una valiosa ayuda. La traqueítis hemorrágica puede considerarse patognomónica; la identificación de corpúsculos de inclusión intranucleares en la fase inicial de la enfermedad (1-3 días después del contagio) apoya el diagnóstico.

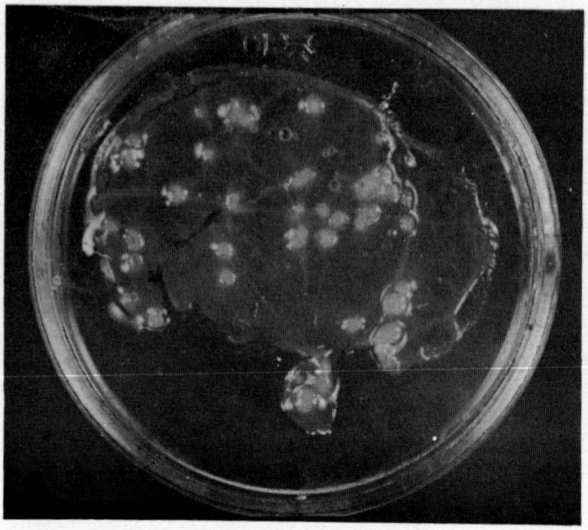

Fig. 113. Formación de pequeños focos grises en la MCA tras infectar el embrión de pollo (Foto: Scharf).

El procedimiento de diagnóstico más seguro es la identificación directa del virus en el animal o en el embrión de pollo.

Para la realización de pruebas de laboratorio en animales se utilizan simultáneamente pollos jóvenes receptibles e inmunes, a los que se inocula por vía intratraqueal una suspensión de raspado traqueal de un animal sospechoso de padecer LIA. Para realizar el diagnóstico se comparan entre sí el periodo de incubación, síntomas clínicos, hallazgos anatomopatológicos e histológicos y la identificación de cuerpos de inclusión.

La inoculación a embriones de pollo se lleva a cabo en huevos de 10 días de incubación, aplicándoles el mismo material sobre la MCA, según el método del triángulo tras haber añadido antibióticos. En los casos positivos se forman 3 días después de la inoculación nódulos grises de aspecto variólico sobre la membrana (fig. 113). Además, según la virulencia de la cepa vírica de que se trate, muere una parte de los embriones inoculados. Para la identificación específica del virus se utilizan la RAGP y la RN. Además, en la MCA pueden observarse corpúsculos de inclusión 3 días después de la inoculación.

La sueroneutralización y la RAGP pueden utilizarse también para determinar anticuerpos específicos como identificación indirecta del virus. Resulta en especial adecuada para ello la prueba del embrión de pollo, que es extraordinariamente sensible. En presencia de cepas del virus de la LIA adaptadas a cultivos celulares puede realizarse también la reacción de neutralización en placa.

Diagnóstico diferencial. Para realizarlo deben tenerse en cuenta la bronquitis infecciosa (12.6.), enfermedad de Newcastle (9.2.1.) y la micoplasmosis (24.6.). Después de haberse identificado en los últimos años en el pollo de forma creciente adenovirus aviares (virus CELO; 16.5.), que forman así mismo corpúsculos intranucleares de inclusión, deben también diferenciarse de la LIA en casos de sospecha.

Tratamiento y profilaxis. No se conoce un tratamiento específico eficaz de la LIA.

En primer plano está, por tanto, la profilaxis. La introducción de la enfermedad en una colectividad puede impedirse utilizando métodos de manejo impecables. La compra de animales o de huevos para incubar debe realizarse únicamente a explotaciones o incubadoras que estén libres de LIA de forma garantizada y comprobada. En animales de más edad se recomienda una cuarentena de 14 días, que debe realizarse en presencia de animales receptivos con los que entren en contacto; de esta manera pueden descubrirse eliminadores o portadores permanentes del virus.

En explotaciones pequeñas afectadas por la enfermedad debe intentarse por todos los medios eliminar ésta sin vacunación, para lo cual deben sacrificarse lo más pronto posible todos los animales sanos, y valorar económicamente si procede completar la explotación con nuevos animales o ampliarla. Al mismo tiempo es necesario llevar a cabo una limpieza y desinfección a fondo de las naves, pasillos y utensilios. Para eliminar la enfermedad e impedir su nueva aparición, sólo deberían volver a instalarse animales unas 8 a 12 semanas después de la desinfección.

Cuando la LIA aparece por vez primera en grandes explotaciones, deben sacrificarse inmediatamente los animales afectados y vacunar a los restantes. Para llevar a cabo la vacunación, se dispone sobre todo de vacunas con virus vivo, obtenidas en embriones de pollo o de cultivo de tejidos; se aplican en la cloaca, en la conjuntiva palpebral o en los folículos de las plumas. Entre 3 y 8 días después de la vacunación, aparece una reacción local en el punto de aplicación. Los animales que no muestran esta reacción pueden padecer clínicamente la enfermedad y, por ello, deben volver a vacunarse. Como el virus vacunal puede eliminarse y transmitirse, todos los animales deben ser vacunados simultáneamente; no debe realizarse la compra de animales procedentes de colectividades vacunadas hasta haber transcurrido por lo menos 2 meses. El momento más favorable para llevar a cabo la vacunación es a los 2-4 meses de edad. Se recomienda además una segunda vacunación en el plazo de 6 semanas. Sobre la duración de la inmunidad existen diferentes opiniones; oscila por término medio entre 3 y 8 meses. Serológicamente no existen relaciones directas entre el índice de neutralización comprobable en el suero y la inmunidad realmente existente de hecho, puesto que esta última se localiza presumiblemente en las células del epitelio del tracto respiratorio. Según esto, sólo puede esperarse una eficacia óptima de aquellas vacunas que posean un título de infecciosidad suficientemente elevado ($DI_{50}\,10^6$).

Bibliografía

Fritzsche, K. (1968): Infektiöse Laryngotracheitis der Hühner. In: H. Röhrer, Handbuch der Virusinfektionen bei Tieren. Bd. **II**, 992. VEB Gustav Fischer Verlag, Jena.

Ribarov, B., Stoicher, S., u. Todorova, R. (1969): Live vaccine against infections laryngottacheitis prepared from the Russian ,,TsN II P'' strain of Virus. Vet. Med. Nauki (Sofia) **6**, 8, 93.

17.12. Peste de los patos
(K. Vogel)

(Al.: *Entenpest;* ingl.: *Duck plaque, Duck virus enteritis;* fran.: *Peste du canard).*

La peste de los patos (PP) es una enfermedad enzoótica o epizoótica que se presenta en patos, gansos y cisnes con carácter preferentemente sobreagudo y agudo, aunque muchas veces adopta también curso subagudo.

Historia. La PP fue advertida por primera vez por Baudet (1923) en Holanda, si bien la consideró erróneamente como enfermedad de Newcastle. Bos (1942) no pudo establecer ninguna relación entre la PP y la enfermedad de Newcastle, por lo que aplicó a la primera su nombre de peste de los patos. Jansen y col. realizaron en el periodo 1949-1968 extensos estudios para su investigación.

Presentación. Hasta ahora se ha podido diagnosticar PP en Europa (Holanda, Bélgica, Italia, Francia, RDA), Asia (China, India), USA y Canadá. Parece presentarse en particular en establecimientos de patos y gansos en que se mantienen los animales en estanques naturales, que son frecuentados además por anátidas autóctonas o migratorias, a las que se atribuye el papel de reservorios naturales del virus de la PP.

Etiología. El virus de la PP no es hemoaglutinante, ni hemoadsorbente; pertenece a la familia de los herpesvirus (17.). Se citan las siguientes dimensiones: nucleoide 78 nm, nucleocápsida 92 nm, viriones maduros 160-220 nm. Las cepas de virus de la PP aisladas hasta el presente exhiben variable virulencia y son serológicamente idénticas, y por ello también les corresponde identidad inmunológica.

El virus de la PP se multiplica tanto en MCA de embrión de pato de 9-12 días, y, si está adaptado, también en embrión de pollo de 8-11 días, como en cultivos de fibroblastos de embrión de pato y, atenuado, de embrión de pollo. Origina sincicios, EC y corpúsculos de inclusión intranucleares, granulados y eosinófilos. En los cultivos celulares se encuentran títulos de $> 10^5$. La virulencia del virus de la PP se atenúa mediante series de pases por embrión de pollo y también por cultivos celulares de estos mismos embriones . El virus de la PP forma placas de tamaño entre diminuto y pequeño, o bien entre discretamente reducido y mediano.

Mantenido a temperatura ambiente, el virus de la PP pierde su capacidad infecciosa al cabo de 30 días. Tanto liofilizado como congelado profundamente (a $-20°C$) se conserva infeccioso prácticamente sin límite de tiempo.

Receptividad. A este virus son receptivos los patos y gansos domésticos, de la mayoría de las razas y cruces en todas sus edades, los patos y gansos silvestres con intensidad dependiente de la especie, y sobre todo los cisnes.

Ratón blanco, cobayo y conejo no se contagian.

Inmunidad. Superada la infección natural o experimental, queda inmunidad. Las hembras transfieren anticuerpos maternos a los pollitos. Estos anticuerpos proporcionan a los pollitos en las 3 primeras semanas de vida una considerable protección frente a infecciones con manifestaciones clínicas.

Epizootiología. Patogenia. Se consideran como reservorios naturales del virus las especies de la familia *Anatidea* que pasan la enfermedad sin síntomas y forman anticuerpos neutralizantes p.i. Aquí se incluyen, entre otros, el ánade silvestre y el pato enano de coloración silvestre. Esto explica la amplia difusión del virus de la PP tanto entre las poblaciones, como a largas distancias (naciones, continentes), precisamente transportado por anátidas infectadas que viven en libertad. En las especies receptivas de estas aves se registran también enfermedades masivas.

El virus de la PP puede transmitirse por contacto (cohabitación, gotitas respiratorias, aerosol) y también indirectamente mediante portadores contaminados. El agua desempeña el principal papel en el ciclo infeccioso del virus eliminado con excretas y exudados. El agente causal puede difundirse por vectores inanimados de toda clase, y también por portadores vivos (cuidadores, visitas, aves acuáticas infectadas, ectoparásitos hematófagos). A través de un medio ambiente contaminado, puede transmitirse de generación en generación.

Durante la fase de viremia se encuentra virus de la PP en todos los tejidos y órganos corporales, con los títulos más altos en hígado, bazo, riñones, esófago y cloaca. En los patos convalecientes puede aislarse todavía el virus 17-45 días p.i.

Síntomas clínicos. Las manifestaciones clínicas y las lesiones morfopatológicas dependen de la predisposición (edad, sexo, constitución genética, status inmunitario, resistencia natural) de los hospedadores afectados, virulencia del agente causal, así como del momento, intensidad y tipo de contagio.

Al cabo de un plazo de incubación de 5-12 días, los patos, cisnes y en parte también los gansos receptivos de todas las edades (desde pollitos a partir de los 8 días de edad hasta animales adultos) exhiben en la enfermedad manifiesta, por lo general de curso sobreagudo o agudo, al igual que cuando dura la enfermedad 1-5 (4-12) días, los síntomas siguientes: estado general muy alterado, plumaje erizado, inapetencia, sed intensa, heces líquidas que ensucian las plumas de las inmediaciones de la cloaca y parte posterior del abdomen y están compuestas casi exclusivamente de uratos con líquido envolvente; también hay aversión a los baños (hidrofobia), frecuente fotofobia, apareciendo entonces los párpados y plumas de las inmediaciones de los ojos húmedos o pegajosos con exudado seroso o mucopurulento que casi impide la visión; inflamación, enrojecimiento y formación de exudado en las conjuntivas, membrana nictitante y mucosa nasal, en ocasiones con respiración dificultada y acompañada de peculiares estertores. Los animales enfermos sólo permanecen en pie con dificultad, manteniendo las alas caídas y la cabeza apoyada en las patas. Si se les azuza, exhiben manifestaciones semejantes a temblores en cabeza, cuello, tronco y patas. En el estadio final destacan la deshidratación, pérdida de peso, falta completa de fuerzas y, como consecuencia de la intensa estasis sanguínea en los vasos, el pico y porciones del abdomen adoptan tonalidad azulada oscura.

Los animales adultos, por lo general bien nutridos, mueren con frecuencia de manera súbita y sin síntomas. Su capacidad de puesta puede disminuir hasta ser el 25-40 % de la cifra normal, o casi suspenderse por completo, para volver a alcanzar valores normales transcurridas unas 3 semanas. Los animales que sobreviven muestran manifestaciones clínicas transitorias (estado general alterado, flujo lagrimal y diarrea que dura 2-3 días).

Pronóstico. Especialmente cuando se trata de primeros brotes, pasan con frecuencia 3-5 semanas, o todavía más tiempo, hasta que la PP remite por completo. La morbilidad puede ser hasta del 100 %. La mortalidad oscila entre el 3 y el 10 % (particularmente cuando se repite la presencia de PP en establecimientos de multiplicación y cría de patos, así como en pollitos y aves jóvenes en las granjas de producción) y cifras extremas del 100 % en núcleos de reproductores y de cebo afectados por primera vez. En los establecimientos de producción y cría de patos, los brotes de PP originan graves pérdidas económicas en concepto de morbilidad y mortalidad, pérdidas en huevos de incubación y con ello de pollitos. En las poblaciones de cebo resultan las aves de sacrificio no aptas para consumo.

Anatomía patológica. Los procesos anatomopatológicos que discurren en la PP estriban en hemorragias petequiales y equimósicas, a veces también en grandes extravasaciones en diversos órganos (corazón, hígado, riñones, pulmones, páncreas, ovario, laringe y tráquea), resultando particularmente marcadas en las membranas serosas y mucosas del canal digestivo, con las lesiones degenerativas que se instauran luego como consecuencia de lo expuesto. Se consideran patognomónicos los corpúsculos de inclusión intranucleares del tipo A de Cowdry, presentes en las células de los tejidos afectados (fig. 114).

En los patitos jóvenes son más frecuentes las necrosis del tejido linforreticular de los órganos linfáticos, así como de los parénquimas (fig. 114), mientras que en patos jóvenes de más edad y aves adultas prevalecen las hemorragias. En el canal gastrointestinal pueden confluir las hemorragias, en cuyo caso provocan revestimiento necróticos difusos de color gris amarillento, sobre todo en el esófago y cloaca. Estas lesiones se hallan en el esófago particularmente en los pliegues longitudinales. En los patitos puede desprenderse la mucosa esofágica, conteniendo entonces la luz de este órgano una masa gris amarillenta viscoso-fibrinosa. Las bandas de 1 cm de anchura de tejido linforreticular de la mucosa del yeyuno e íleon (fig. 115) exhiben enrojecimiento difuso, contienen focos amarillentos, se tiñen de castaño oscuro y acaban por transformarse en membranas difteroides.

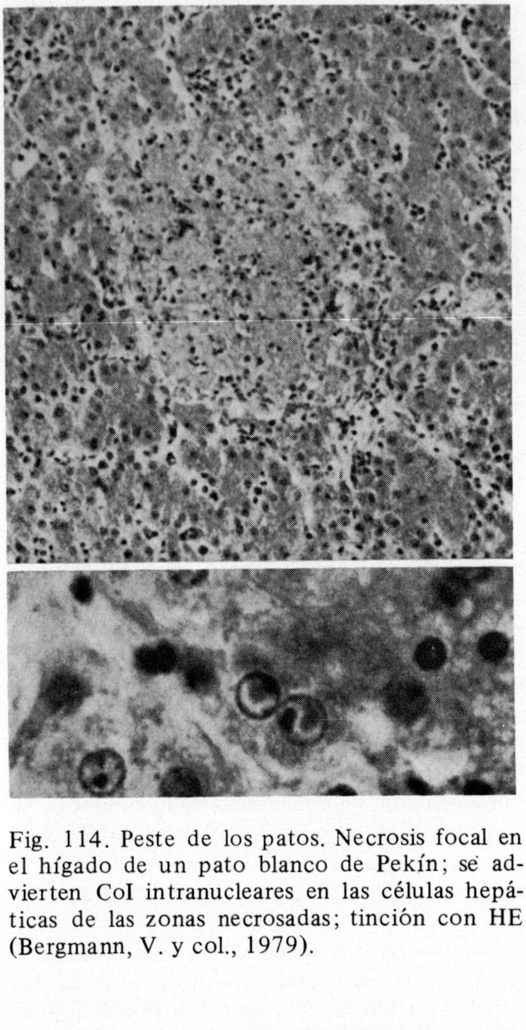

Fig. 114. Peste de los patos. Necrosis focal en el hígado de un pato blanco de Pekín; se advierten CoI intranucleares en las células hepáticas de las zonas necrosadas; tinción con HE (Bergmann, V. y col., 1979).

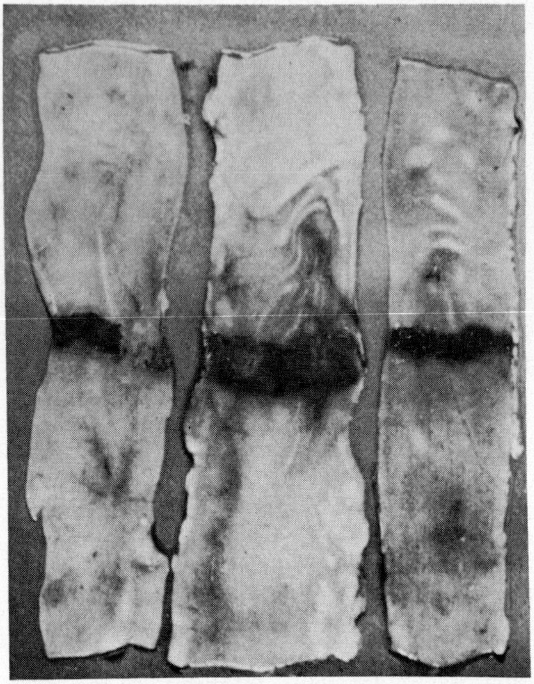

Fig. 115. Peste de los patos. Hemorragias y necrosis en las bandas circulares de tejido linforreticular del intestino delgado de un pato blanco de Pekín (Bergmann, V. y col., 1979).

Los folículos muestran por lo general intensa estasis sanguínea y masivas hemorragias difusas, que pueden provocar degeneración y ruptura folicular, así como desangramientos.

Diagnóstico. Para diagnosticar la PP hay que recurrir a todos los criterios disponibles (síntomas clínicos, curso de la enfermedad, morbilidad, mortalidad, lesiones morfopatológicas, que comprenden también los CoI intranucleares, e identificación directa e indirecta del virus de la PP). Para evidenciar el virus de la PP sirve también la RIF, así como la RAGP con antisueros específicos y extractos antigénicos de MCA de embriones de pato o pollo que contengan virus de la PP. Da buenos resultados aplicar por vía i.m. homogeneizados de hígado/bazo a patitos de un día de edad y/o la inoculación a huevos de pata en 8°-10° días de incubación, a fin de reproducir los procesos que son característicos del virus de la PP.

Cuando existe EC, mueren 3-6 días p.i. los patitos de un día que fueron infectados con 0,1 ml de homogeneizado tisular o de sangre de animales virémicos. Entonces aparecen típicas lesiones anatomopatológicas, que comprenden también los CoI intranucleares (fig. 114). La inoculación de 0,1 ml de homogeneizado tisular vehiculador de virus o de sangre en la MCA de embriones de pato de 9-12 días de incubación, mata a los embriones en 5-10 días p.i., que exhiben hemorragias y necrosis sobre todo en el hígado, con CoI en las células hepáticas. Para la identificación del efecto citopático provocado por el virus de la PP en cultivos de fibroblastos de embrión de pato y los corpúsculos de inclusión intranucleares, se recurre especialmente a inocular suspensión al 20 % de MCA de embriones de pato infectados con virus de la PP. Para asegurar la especificidad, se recomienda su neutralización con los antisueros correspondientes en el sistema embrión de pollo con huevos de esta especie incubados durante 8 días. La RN se realiza con la dilución constante del suero de 1:5 y diluyendo diez veces el virus. La identificación de anticuerpos debe hacerse al surgir el brote de PP y también 4 semanas después, para poder controlar las variaciones del título.

Un índice de neutralización de 1,5 $\log_{10}$ se considera como indicativo de PP en especies de anátidas.

En el **diagnóstico diferencial** deben distinguirse de la PP todas las enfermedades agudas infecciosas y no contagiosas que cursen con procesos hemorrágicos o necróticos; especialmente la infección por virus A de la influenza (9.), hepatitis vírica de los patos (4.5.), enterohepatitis de los gansos (13.4.), infección por *Chlamydia psittaci* (21.1.), contagios por micoplasmas, pasterelosis (34.8.) y salmonelosis (31.3.).

Tratamiento. Con medidas quimioterapéuticas puede influirse favorablemente sobre las infecciones bacterianas secundarias. Sobre un tratamiento específico de la PP no existen referencias, ni esperanzas fundadas de éxito.

Profilaxis. Lucha. Unas condiciones ambientales óptimas, la evitación de factores que disminuyan la resistencia y el empleo de vacunas eficaces son las premisas básicas para prevenir y combatir la PP.

Como medida más eficaz para prevenir y combatir los brotes de PP se manifiesta la inmunización activa. Las vacunas inactivadas no son tan efectivas como las de virus vivo de cepas adaptadas mediante pases por cultivos celulares o embriones de pollo. Con las vacunas vivas se pueden vacunar también de urgencia los animales clínicamente sanos de poblaciones con la PP manifiesta, puesto que la acción protectora basada preferentemente en el fenómeno de la interferencia se presenta ya entre pocas horas y 4 días p.v.

Además de las medidas orientadas a evitar la difusión del virus de la PP con las importaciones y exportaciones y cualquier otra actividad comercial, hay que cumplir sobre todo las medidas higiénicas decisivas para una buena reproducción, incubación, recría, manejo y alimentación, tan importantes en la producción industrial de patos y gansos. La PP puede evitarse cuando los animales a ella sensibles no se hallan en un ambiente contaminado. En particular, los efectivos de reproducción y multiplicación deben mantenerse libres de virus de la PP mediante medidas profilácticas. Entre ellas se cuentan sobre todo los programas de control estrictamente realizados, la vigilancia diagnóstica, higiénica y epizootiológico-profiláctica tanto de los establecimientos de aves acuáticas, como también de las poblaciones de anátidas de jardines zoológicos, parques y otras concentraciones de estas aves, incluidas las de criadores y aficionados.

Bibliografía

Bergmann, V., Heidrich, R., Ziedler, K., u. Sobanski, E. (1979): Zum Auftreten von Entenpest bei Moschusenten (*Cairina moschata*). Mh. Vet.-Med. **34**, 524.

Dardiri, A. H. (1978): Duck plague. In: H. Röhrer, Handbuch der Virusinfektionen bei Tieren. Bd. **VI**/2, 817, 1284. VEB Gustav Fischer Verlag, Jena.

17.13. Infección por herpesvirus de las palomas (K. Vogel)

(Al.: *Herpesvirus-Infektion der Taube, Ansteckender Schnupfen, Röchelschnupfen;* lat.: *Oesophagitis;* ingl.: *Nuclear inclusion disease, Smadel's disease;* fran.: *Infection herpéique du pigeon)*

La infección por herpesvirus de las palomas (IHP) es una enfermedad infecciosa que cursa en las palomas domésticas con disnea, conjuntivitis, rinitis, bronquitis y casos de muerte. Con frecuencia se considera todavía clínicamente como ornitosis.

Historia. Presentación. La IHP fue descrita por primera vez por Smadel y col. (1943, 1945). Está difundida a escala mundial.

Etiología. El herpesvirus de las palomas (THV), que tiene un tamaño aproximado de 100 mm, multiplica en embriones de paloma, pollo y pato, con formación de focos varioloides en la MCA, necrosis del hígado, bazo y riñones, y efecto embriopático. In vitro se manifiestan sensibles, además de los cultivos celulares de embrión de paloma, pollo y pato, líneas celulares de hámster lactante.

El THV actúa como agente patógeno primario, al cual pueden añadirse como gérmenes secundarios la *Pasteurella haemolytica, Escherichia coli* y bordetelas.

Receptividad. La IHP aparece preferentemente en palomas caseras de 4-16 semanas, y más rara vez en las de edad superior a los 5 meses; resultan afectadas todas las razas, al parecer con máxima frecuencia las palomas mensajeras. Sin embargo, se advierten diferencias en la predisposición tanto entre razas de palomas domésticas, como entre especies de palomas silvestres.

El THV se comporta también como patógeno para el papagayo tras aplicación i.n. Los animales afectados ofrecen estado general alterado e inapetencia. Las aves infectadas suelen morir a los 3-10 días p.i.

Epizootiología. El virus de la enfermedad es eliminado con las secreciones y excretas por animales infectados con la enfermedad clínicamente manifiesta, y por los afectados de manera subclínica o latente; también se transmite con el pienso y el agua contaminados, así como ingresa con el polvo o en forma de aerosoles por las vías respiratorias. Los padres pueden transmitir el THV a las crías alimentadas por ellos. No hay indicios de la transmisión vertical de la IHP. Esta enfermedad desempeña importante papel en la patogenia y epizootiología de enfermedades infecciosas del tracto respiratorio de las palomas.

Síntomas clínicos. Pronóstico. Después de un plazo de incubación de 5-7 días, pueden presentarse conjuntivitis y rinitis entre serosa y seromucosa, laringitis, traqueítis y bronquitis, en unión de trastornos más o menos marcados del estado general (fig. 116). Con frecuencia se registran recidivas tras mejorías transitorias. La morbilidad se estima en un 5-50 %, y la mortalidad, sobre todo cuando las condiciones ambientales son desfavorables, puede alcanzar la misma cifra.

Anatomía patológica. En la mucosa del esófago y también del pico, faringe, laringe, tráquea, bronquios y senos cefálicos se advierten revestimientos difusos, de tonalidad gris amarillenta y aspecto difteroide, mientras que hígado, riñones, bazo y páncreas aparecen con frecuencia sembrados de focos necróticos como puntas de alfiler o granos de mijo de color gris verdoso.

Diagnóstico. Es decisiva la identificación de las lesiones anatomopatológicas típicas y sobre todo de los trastornos histopatológicos (CoI intranucleares eosinófilos en células del hígado, bazo, riñones, páncreas, células epiteliales de los tractos respiratorio y digestivo superiores y proliferaciones de los conductos biliares). En los casos dudosos se identificará el virus mediante transmisión a embriones de pollo o fibroblastos de embrión de pollo.

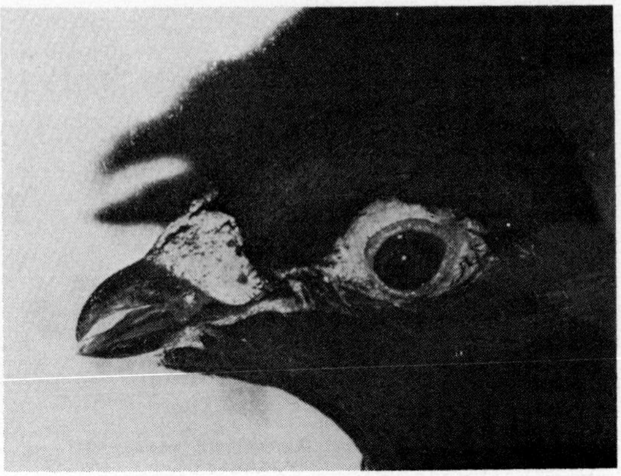

Fig. 116. Infección por herpesvirus de la paloma. Conjuntivitis serosa, rinitis y respiración dificultada (Vindevogel, H.).

En el terreno del **diagnóstico diferencial** hay que excluir la forma mucosa de la viruela de la paloma (18.10.), clamidiasis (21.1.), infecciones por *Pasteurella haemolytica* (34.) y la tricomoniasis.

Tratamiento y profilaxis. No es posible una terapéutica causal, si bien es conveniente el empleo de antibióticos de amplio espectro y de preparados multivitamínicos con objeto de anular las infecciones bacterianas secundarias y reforzar la resistencia general.

Con las medidas higiénicas que rigen en todo el establecimiento (observación de las prescripciones correspondientes en la cría, manejo, alimentación, cuarentenas, vuelos deportivos y demás actividades) se puede prevenir la IHP.

Bibliografía

Vogel, K., u. Lüthgen, W. (1980): Die Taube — Taubenkrankheiten, 3. Auflage. VEB Deutscher Landwirtschaftsverlag, Berlin.

18. Infecciones por virus de la viruela
(H. Liebermann)

La familia *Poxviridae* (virus de la viruela) comprende los virus de mayor tamaño y en su mayoría de máxima complejidad estructural. Tienen forma de paralelepípedo (aspecto de ladrillo) u ovoide, con 300-450 nm de longitud y 170-260 nm de anchura. Una envoltura exterior, que contiene lípidos y estructuras protéicas tubulares y globulares, rodea los 2 elementos, más rara vez un cuerpo lateral, y un cuerpo interior, que contiene el genoma. El virión alberga más de 30 proteínas estructurales y diversos enzimas víricos, incluída una RNA-polimerasa DNA-dependiente. El genoma se compone de una sola molécula de DNA en doble cordón, con un peso molecular de 130-240 x 10^6 Dalton. Dentro de los géneros se registra una recombinación genética. Todos los virus de la viruela, tanto en los géneros como entre éstos, exhiben la propiedad de la reactivación no genética (los virus de la viruela inactivados por el calor son reactivados por otros virus de la viruela activos).

En el virión están contenidos unos 10 antígenos grandes, uno de los cuales, el antígeno NP (antígeno nucleo-protéico, un activo componente del virus infeccioso en la RFC y RP), reacciona de forma cruzada con la mayoría de los virus de la viruela de los vertebrados. Dentro de cada género de virus de la viruela de los vertebrados tiene lugar una reacción serológica cruzada.

La *multiplicación* de los virus de la viruela se produce en centros de síntesis particulares de nueva creación en el citoplasma celular, con CoI del tipo B (puntos de formación vírica: *viral factory*) y del tipo A (acumulación citoplasmática) (figs. 117 y 118). Mientras que los CoI del tipo B son comunes a todas las cepas de virus de la viruela, los CoI del tipo A varían de una a ora cepa y entre uno y otro hospedador. Las partículas víricas maduras son liberadas por los microvilli en las superficies celulares o por destrucción de las células. La infecciosidad es en algunos géneros resistente al éter, y en otros éter-sensible. Las hemoaglutininas (subproductos de la réplica del virus) son partículas pleomorfas ricas en lípidos, con un diámetro de 50-65 nm, que sólo aparecen en los ortopoxvirus.

La familia **Poxviridae** comprende los siguientes géneros (ver tabla 18): *Ortopoxvirus, Avipoxvirus, Capripoxvirus, Leporipoxvirus, Parapoxvirus* y *Entomopoxvirus* (virus variólicos de insectos).

El género **Ortopoxvirus,** con el virus Vaccinia como especie típica, comprende los virus de la viruela de los mamíferos. Su infecciosidad no resulta modificada por el éter. Las diversas especies pueden recom-

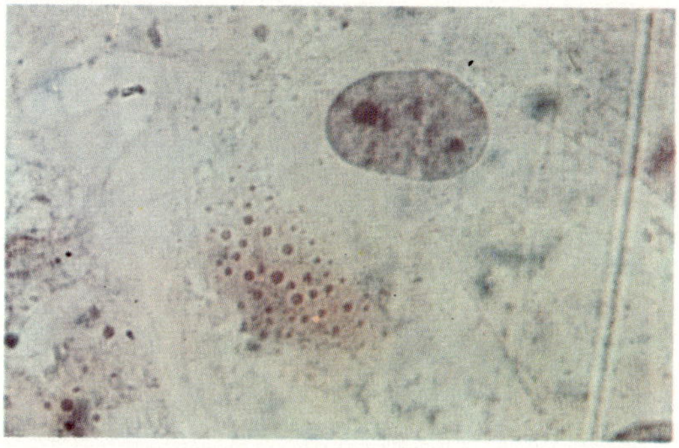

Fig. 117. Corpúsculos de inclusión tipo A en la infección por virus de la estomatitis papulosa de un cultivo de células renales de ternero. Se aprecian gránulos eosinófilos grandes con marcados halos claros (acumulación de corpúsculos elementales maduros).

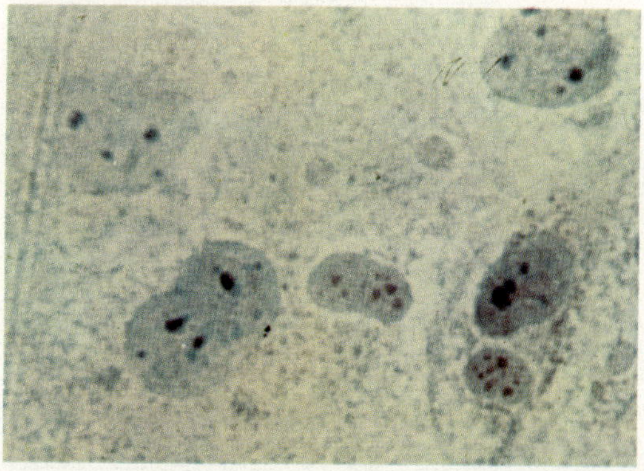

Fig. 118. Corpúsculos de inclusión tipo B en la infección por virus de la estomatitis papulosa de un cultivo de células renales de ternero. Se observan las zonas matrices basófilas débilmente teñidas (centros de síntesis vírica) con gránulos eosinófilos incluidos.

binarse genéticamente y exhiben una marcada reactividad serológica cruzada, junto con homología acidonucléica. La hemoaglutinina, que se forma en células infectadas, aglutina los eritrocitos de pollito, es serológicamente específica y separable del virión.

El género **Parapoxvirus** (especie típica: Orfvirus) – también denominado virus Paravaccinia, de la seudoviruela o varioloide – constituye una cierta peculiaridad dentro de los *Poxviridae*. Se diferencia de los restantes virus de la viruela ya en el terreno morfológico. El virión no tiene forma de paralelepípedo, sino ovoide, o bien adopta aspecto de coco achatado; con sus dimensiones de 220-300 x 140-170 nm resulta bastante más pequeño que los restantes virus varióli-

Tabla 18
Familia *Poxviridae* (virus de la viruela).

Género *Ortopoxvirus*	Género *Parapoxvirus*	Género *Capripoxvirus*	Género *Avipoxvirus*	Género *Leporipoxvirus*	Especies independientes, hasta ahora sin incluir en ningún género
Virus Vaccinia Virus Alastrim Virus Variola Virus viruela búfalos Virus viruela camellos Virus viruela vaca Virus de la ectromelia Virus viruela monos Virus viruela conejos	Orfvirus Virus estomatitis papulosa Virus ectima contagioso de la gamuza Virus viruela de la ubre (virus de los nódulos de los ordeñadores)	Virus viruela ovina Virus viruela caprina Virus *lumpy skin disease*	Virus viruela gallinas Virus viruela canarios Virus viruela paloma Virus viruela pavos Virus viruela gorrión Virus viruela estornino Virus viruela Junco Virus viruela codorniz	Virus mixomatoxis Virus fibromatosis liebre Virus fibromatosis conejo Virus fibromatosis ardilla	Virus molluscum contagiosum Virus original viruela cerdo Virus tumoral monos Yaba Virus viruela Tana (humano)

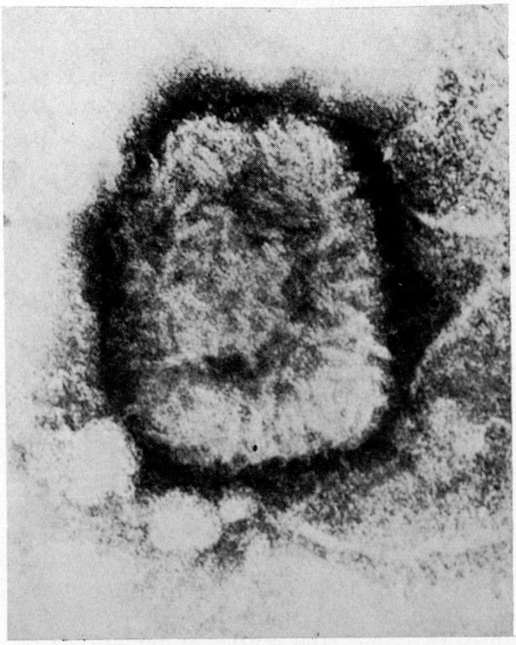

Fig. 119. Ortopoxvirus; 160.000:1, contraste negativo (Solisch, P.).

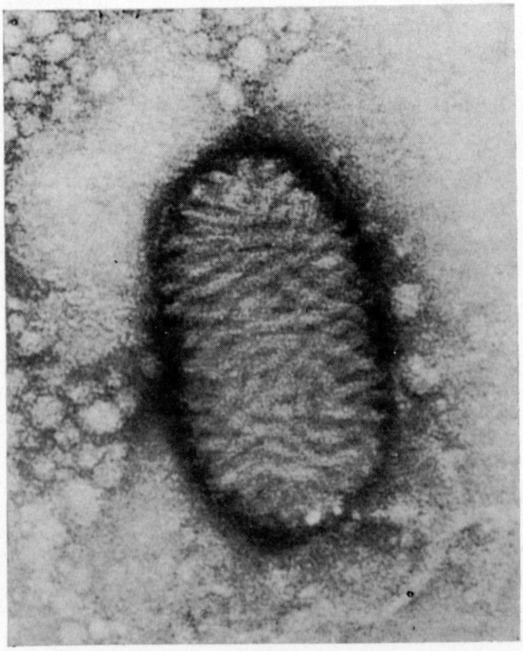

Fig. 120. Virus de la estomatitis papulosa (parapoxvirus); 160.000:1, contraste negativo (Solisch, P.).

cos. Además de una distinta proporcionalidad axial entre la longitud y la anchura (1:1,7 frente a 1:1,3 de las partículas de la vacuna), poseen los Parapoxvirus una envoltura exterior de mayor espesor, con filamentos más gruesos y marcados que los virus de la Vaccinia. Estos últimos se componen de un solo filamento y se disponen como ovillos espirales paralelos regulares (figs. 119, 120). El elemento doble y el cuerpo interno son más pequeños.

El género acoge a los virus de los ungulados, que, sin embargo, también son infeccioosos para el hombre. Los viriones son sensibles al éter y no se multiplican en embrión de pollo, ni en los animales corrientes de laboratorio. Todos los miembros del género están serológicamente emparentados (y presumiblemente también en el aspecto inmunológico). Las células infectadas no producen hemoaglutininas.

El virión de los representantes del género **Capripoxvirus**, con el virus de la viruela ovina como especie típica, es más largo y estrecho que el del virus Vaccinia. Su infecciosidad resulta anulada por el éter. Las especies muestran reacciones serológicas cruzadas, no forman hemoaglutininas y pueden ser transmitidas mecánicamente por artrópodos.

El género **Avipoxvirus** (especie típica es el virus de la viruela de las gallinas) comprende los virus de la viruela de las aves, que son resistentes al éter y cuyas especies están emparentadas serológicamente. Los CoI del tipo A de los Avipoxvirus contienen muchos lípidos. Las células infectadas no generan hemoaglutinina. Son transmitidos generalmente por artrópodos.

El género **Leporipoxvirus**, con el virus del mixoma (virus de la mixomatosis) como especie típica, es sensible al éter; reúne a los virus de la viruela de los roedores, emparentados entre sí serológicamente y que por lo regular son transmitidos por artrópodos.

La viruela aparece en todos los animales. Las más importantes son la viruela de la oveja, gallina, cerdo, ratón, ganado vacuno, búfalo, camello, caballo, mulo, asno, dromedario, cabra, liebre, conejo, mono y aves domésticas y salvajes. En los pequeños animales de laboratorio, como cobayo, ratones blancos, ratas y hámster dorado puede provocarse la viruela experimentalmente.

Tienen importancia económica la viruela aviar, la viruela de los ratones en las explotaciones dedicadas a la producción de estos roedores, y, en determinados países y regiones, la viruela ovina, porcina y caprina, así como la "lumpy skin disease" en el ganado vacuno.

La viruela en los animales se presenta bien como grave enfermedad general (por ejemplo, la viruela aviar, la viruela de los ratones, la ovina, caprina, porcina y la viruela del conejo) o bien como una afección local, que en forma de erupción se limita a determinadas regiones corporales (por ejemplo, en el ganado vacuno, équidos y camello). Según el curso y el *cuadro de manifestaciones clínicas,* pueden distinguirse en la viruela de los animales 4 formas principales:

- la forma generalizada,
- la forma tóxico-septicémica,
- la forma local y
- la forma latente.

En las enfermedades del tipo de la viruela registradas en los animales, debe distinguirse fundamentalmente la denominada **viruela animal originaria** y las **infecciones por el virus Vaccinia,** de presentación por lo común fortuita. Con la denominación, por ejemplo, de viruela porcina, viruela de la vaca, etc., se expresa sólamente, que ésta o aquélla especie están enfermas de viruela, pero no qué tipo de virus del grupo de la viruela ha ocasionado la enfermedad. Así, por ejemplo, la viruela de los cerdos es producida por el virus originario de la viruela porcina y por el virus Vaccinia, y la viruela de la vaca por el virus originario de la viruela vacuna, el virus Vaccinia o el virus de la viruela de la mama (virus Paravaccinia).

El más amplio *espectro de receptores* posibles corresponde al virus Vaccinia utilizado para la vacunación contra la viruela humana, que puede producir enfermedades del tipo de la viruela en todos los animales (incluídas las aves). El contagio se produce generalmente por introducción del virus durante la vacunación del hombre contra la viruela. Mientras que el tipo de viruela producida por el virus Vaccinia tiene una presentación generalmente local, por lo común innocua y sin tendencia a la difusión epizoótica, las viruelas animales originarias se caracterizan por el reducido espectro de especies afectadas, por un curso más grave, y frecuentemente por la tendencia a la diseminación epizoótica de la enfermedad. Los virus originarios de la viruela animal se limitan generalmente sólo a un receptor específico (por ejemplo, la viruela ovina a la oveja, la viruela porcina al cerdo), de tal manera que pueden distinguirse ya del virus Vaccinia por la especificidad del receptor. Además, es significativo el hecho de que entre el virus Vaccinia y los distintos virus originarios animales no existe inmunidad cruzada, de tal manera que el mismo animal puede enfermar dos veces de viruela, una vez por su virus originario y otra por el virus Vaccinia. Ejemplos de ello son la viruela porcina, ovina y caprina. Sólo existe inmunidad cruzada entre el virus Vaccinia y la viruela animal originaria (viruela vacuna, viruela de los ratones) dentro del subgrupo A de los virus de la viruela.

Son virus originarios de la viruela animal: el virus de la viruela de los ratones, de la viruela ovina, porcina, caprina, los virus de la viruela de las aves (gallina, paloma, canario, pavo), el virus de la viruela del ganado vacuno, el virus de la "lumpy skin disease", el virus del tumor de Yaba, los virus de la mixomatosis y fibromatosis y los Parapoxivirus.

Epizootiológicamente la viruela animal se distingue de la humana en que algunos virus de la viruela de los animales se transmiten preferentemente por insectos. Así, en la transmisión de la viruela de la gallina participan moscas y mosquitos, y en la de la viruela porcina colaboran piojos o chinches. La forma latente sólo se produce en determinadas viruelas. En la viruela de los ratones (ectromelia) constituye la forma de curso más importante.

La mayoría de las viruelas animales se combaten *profilácticamente* por medio de medidas higiosanitarias y por vacunación. Se utilizan vacunas vivas compuestas por tipos de virus heterólogos o por virus de la viruela homólogos atenuados artificialmente.

18.1. Viruela del ganado vacuno
(H. Liebermann)

(Al.: *Rinderpocken;* lat.: *Variola vaccina;* ruso: *Оспа коров* ; ingl.: *Cowpox;* fran.: *Vaccine*)

La viruela del ganado vacuno o viruela vacuna es una enfermedad vírica producida por el virus Vaccinia o por el virus originario (genuino) de la viruela vacuna, que se presenta generalmente en forma de erupción variólica local en la mama o en los pezones y raramente tiene el carácter de una enfermedad generalizada a todo el organismo.

Historia y presentación. La viruela vacuna se presentaba antiguamente en no pocas ocasiones a consecuencia de epidemias de viruela humana. Parece ser una enfermedad frecuente del ganado vacuno desde la Edad Media hasta la mitad del siglo XIX.

Actualmente esta enfermedad es de rara aparición en Europa y Norteamérica. Según datos de la FAO (1967), la enfermedad se presenta todavía en 67 países.

Etiología. La viruela vacuna no es una enfermedad etiológicamente única. Está producida por 2 virus distintos de la viruela: por el virus Vaccinia y por un virus originario o genuino de la viruela vacuna. Estos virus, inmunológicamente emparentados entre sí, se diferencian en una serie de características tales como estructura antigénica, receptores posibles, propiedades de cultivo y cuadro histológico de las lesiones producidas en el receptor (véase tabla 19, fig. 121).

Receptividad. El virus Vaccinia posee un amplio espectro de receptores, pudiendo afectar a todos los animales domésticos. A pesar del estrecho parentesco entre el virus de la viruela vacuna y el virus Vaccinia, el espectro de receptores posibles (hasta donde se conoce actualmente) es algo distinto. El hombre (probablemente también el búfalo, el camello y se sospecha que también el elefante) es igualmente receptivo al virus Vaccinia y al virus de la viruela vacuna. Están especialmente expuestas las personas no vacunadas contra la viruela, en las que se puede producir la forma generalizada de la enfermedad.

Al contrario de lo que ocurre con el virus Vaccinia, con el virus de la viruela vacuna no se logra la infección cutánea en el pollo; lo mismo ocurre en el cerdo. En el conejo, la infección con el virus de la viruela vacuna produce una enfermedad de carácter variólico, generalizada y con manifestaciones hemorrágica, hecho que no ocurre, en cambio, tras infección con el virus Vaccinia. También puede transmitirse al ratón blanco el virus de la viruela vacuna por inoculación subcutánea, cosa que no ocurre con el virus Vaccinia.

Inmunidad. Una vez padecida la enfermedad, queda una inmunidad duradera el resto de la vida; de ahí que no se produzca la enfermedad ante nuevas infecciones. Entre ambos virus de la viruela existe inmunidad cruzada.

Epizootiología. La viruela de los bóvidos puede ser introducida en poblaciones de animales sanos por vacas enfermas de viruela (viruela vacuna y viruela Vaccinia) o por personas recientemente vacunadas (viruela vacunal). Los terneros pueden infectarse a partir de la madre al mamar. Se admite también la transmisión mecánica por artrópodos. La enfermedad se extiende rápidamente por la colectividad, puesto que en general no existe ninguna inmunidad específica. La transmisión de la viruela vacuna y de la viruela Vaccinia tiene lugar principalmente en el momento del ordeño. Desde los pezones de las vacas infectadas pasa el virus al revestimiento epitelial interno de la cisterna del pezón, y de allí a la

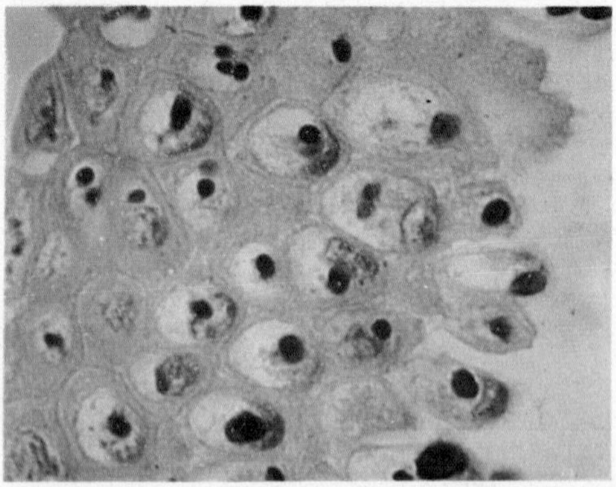

Fig. 121. Virus de la viruela de la vaca. CoI histológicamente apreciables en la córnea de conejo tras contagio experimental (prueba de Paul positiva).

Tabla 19
Métodos para diferenciar el virus Vaccinia del virus de la viruela vacuna (Mayr, 1967)

Clase de prueba	Criterios de valoración del virus Vaccinia	Criterios de valoración del virus de la viruela vacuna	Fiabilidad	Tiempo necesario para el diagnóstico
Inoculación en la MCA	No hay lesiones hemorrágicas; necrosis intensa en el centro y en los nódulos	Carácter proliferativo y hemorrágico de los nódulos primarios y secundarios	Pueden producirse fallos	3 días a 1 semana, generalmente son necesarios pases sucesivos
Identificación de corpúsculos de inclusión	Pequeños, irregularmente repartidos en el citoplasma, numerosos y granulosos	Grandes, compactos, sin estructura interna clara, menos numerosos	Buena	1 semana por lo menos
Inoculación en la córnea del conejo	Intensa necrosis de los focos variólicos, curso rápido, pequeños corpúsculos de inclusión	Focos más proliferativos, curso lento, corpúsculos de inclusión muy grandes (fig. 121)	Limitada	1-2 semanas
Inoculación cutánea del cerdo	Prende bien y puede mantenerse en pases sucesivos	En el 1er pase sólo aparecen vesículas rudimentarias; no se consiguen pases sucesivos	Buena	2-3 semanas por lo menos
Inoculación en cultivos celulares diversos	Se multiplica en todos los cultivos celulares; produce siempre lisis de los cultivos; título elevado	Espectro de receptores muy escaso; se multiplica con dificultad, título inferior; generalmente sólo determina formación de placas sin lisis total del cultivo	Buena a limitada	3-4 semanas
Prueba cutánea en el pollo	Formación variólica destacada en el punto de inoculación	Ninguna reacción	Buena	3-4 días

piel del pezón de los animales sanos, donde penetra a través de pequeñas lesiones y erosiones. La infección es diseminada a continuación por las manos del ordeñador. En las infecciones producidas por el virus originario de la viruela vacuna debe pensarse también en una transmisión del agente productor a través de las mucosas del aparato respiratorio. Existe tendencia a la diseminación epizoótica.

Patogenia y síntomas clínicos. Ambas enfermedades tienen un período de incubación medio de 5 días. En la fase inicial del desarrollo clásico de la viruela se puede observar fiebre prodrómica irregular y un dolor a la presión de los pezones o de la ubre. La viruela propiamente dicha comienza con un eritema circunscrito, al que sigue en dos días la formación de pápulas duras y prominentes con una base enrojecida. Al cuarto día se observa una vesícula generalmente amarillenta, que se torna purulenta y finalmente estalla. Como resultado se forma una escara dura y resistente de un diámetro de 1-2 cm. Las costras están firmemente adheridas y en la infección por virus Vaccinia se desprenden antes que en la producida por el virus de la viruela vacuna. Frecuentemente la viruela vacuna originaria tiende a adquirir carácter hemorrágico; por ello, las costras aparecen también más oscuras. La infección por el virus Vaccinia tiene un curso agudo, pero desaparece rápidamente. En la infección por virus de la viruela vacuna el proceso dura más tiempo.

Probablemente el proceso de la enfermedad resulta influenciado por el modo de contagio. En los casos de contagio aerógeno (forma grave de la viruela vacuna originaria) se produce corrientemente una enfermedad de carácter general con fiebre elevada.

Pronóstico. La infección por el virus de la viruela (viruela Vaccinia y viruela vacuna) dura en general en una explotación unas 3-10 semanas. Algunos casos pueden desaparecer en el

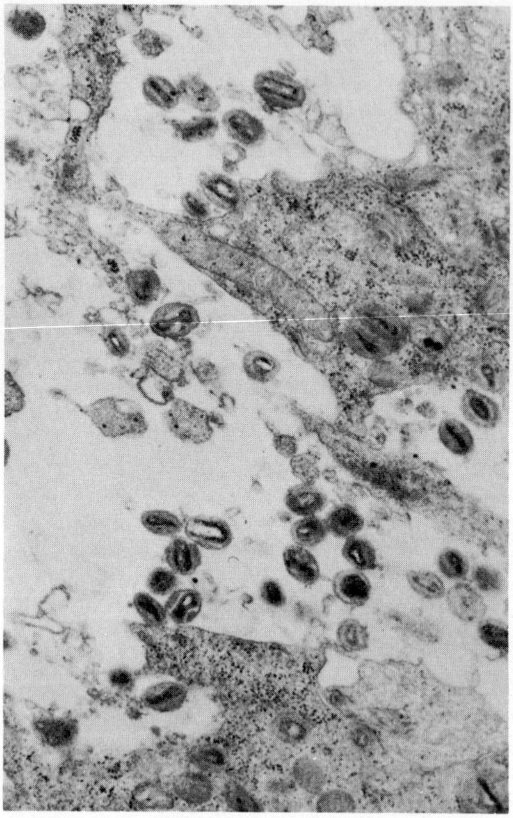

Fig. 122. Virus de la viruela de la vaca en cultivo celular de fibroblastos de gallina; 25.000:1, corte ultrafino (Schulze, P.).

plazo de 14 días, cuando se mantienen controladas las infecciones secundarias. Sin embargo, esto es raro. Suelen quedar pequeñas cicatrices variólicas.

Diagnóstico. El diagnóstico de la viruela en el ganado vacuno se realiza clínica e histopatológicamente (cuerpos de inclusión), evidenciando el agente productor (aislamiento y cultivo en embrión de pollo y en cultivos celulares), así como por identificación del virus serológicamente (RHAI) y al microscopio electrónico (fig. 122; véase punto 18.2.).

Un método sencillo y exacto para la diferenciación entre el virus Vaccinia y el virus originario de la viruela vacuna consiste en la prueba de inoculación cutánea al pollo (Mayr, 1966). Se inoculan pollos cutáneamente con virus vacunal por el método del folículo, desarrollándose entonces formaciones variólicas típicas primarias en el punto de aplicación. Las inoculaciones con virus de la viruela vacuna resultan, por el contrario, siempre negativas (véase también tabla 19).

Para investigar los anticuerpos específicos de los virus, se toman muestras de sangre durante la fase aguda de la enfermedad y 14 días más tarde.

Diagnóstico diferencial. Deben tenerse en cuenta en la viruela de los bóvidos la fiebre aftosa (1.), estomatitis vesiculosa (10.2.), la viruela mamaria (18.2.), la mamilitis bovina producida por herpesvirus (17.3.) y la "lumpy skin disease" (18.4.).

Tratamiento y profilaxis. En la presentación enzoótica de la viruela de los bóvidos (viruela vacuna e infección por virus Vaccinia) la vacunación de los animales receptibles con vacunas contra la viruela vacuna o la infección por virus Vaccinia (escarificación en el periné y frotamiento con linfa procedente de las formaciones variólicas, o inoculación intracutánea) produce inmunidad en el plazo de 5 días. La vacunación se realiza cuando surge el brote de la enfermedad o profilácticamente en las vacas gestantes, antes de introducirlas en colectividades infectadas. (Para más detalles, véase "Tratamiento" y "Profilaxis" de la viruela mamaria).

18.2. Viruela mamaria del ganado vacuno
(H. Liebermann)

(Al.: *Euterpocken des Rindes, Pseudo-, Stein,- Wind-, Spitz-, Wasser-, Warzenpocken, Paravakzine, Pseudokuhpocken, "Falsche" oder "unechte" Kuhpocken, Varizellen;* ingl.: *Pseudocowpox, False cowpox, Spurious cowpox, Natural cowpox)*

Se denomina viruela mamaria a una erupción de carácter variólica que se presenta frecuentemente en el ganado vacuno en la piel de los pezones y que está producida por virus de la falsa viruela o Paravaccinia.

Historia y presentación. La viruela mamaria o falsa viruela vacuna se conoce desde hace mucho tiempo. Ya en 1799 describió Jenner esta enfermedad de la piel como infección de tipo variólico transmisible de los bóvidos al hombre, que no protege contra la viruela humana. Sólo en años recientes se ha conseguido aislar su agente productor y determinar sus propiedades.

La viruela mamaria se presenta en todos los países en los que se explota el ganado vacuno.

Etiología. El virus de la viruela mamaria se clasifica junto con los del ectima contagioso y de la estomatitis papulosa en el género *Parapoxvirus* de los virus de la viruela (18.). Estos virus se diferencian morfológicamente de los otros componentes del grupo de virus de la viruela por su aspecto de capullo con filamentos protéicos en forma de espiral y por su tamaño de 280 x 160 nm aproximadamente. El virus es idéntico al productor de los nódulos de los ordeñadores que afecta al hombre. También está estrechamente emparentado con el virus de la estomatitis papulosa (18.3.), no excluyéndose la identidad de ambos virus.

La multiplicación del virus es posible en cultivos celulares (preferentemente células testiculares y renales de ternero). En los cultivos celulares infectados se forman cuerpos de inclusión intracitoplásmicos, que son idénticos en su patogénesis a los que aparecen en cultivos celulares infectados con el virus de la estomatitis papulosa. En cambio, el virus no se multiplica en el embrión de pollo. Tampoco produce hemoaglutinina. Tiñendo con naranja de acridina puede demostrarse la típica fluorescencia verde amarillenta de los DNA-virus en la zona correspondiente a los corpúsculos de inclusión. El virus es sensible al cloroformo, termoestable, y, al contrario de lo que ocurre con el virus de la viruela vacuna, arroja resultado negativo en la prueba ocular de Paul. No existen relaciones serológicas con los virus del género *Ortopoxvirus*.

Receptividad. Es receptivo al virus de la viruela mamaria el ganado vacuno. Es posible la transmisión del virus a la mucosa bucal de los terneros lactantes. Puede infectarse el personal que trabaja en las explotaciones de ganado vacuno. Las lesiones cutáneas en forma nodular que aparecen especialmente en las manos se denominan nódulos de los ordeñadores.

Inmunidad. No existen indicios de una inmunidad de larga duración contra un nuevo contagio. La inmunidad que se produce es escasa, de tal manera que la infección puede persistir durante mucho tiempo en una población o bien recrudecerse a intervalos cíclicos.

Epizootiología. La viruela mamaria ingresa generalmente en una explotación por medio de un animal infectado procedente de compra de otra explotación; otras veces se produce el recrudecimiento de un foco de infección crónico. Cuando aparece una infección primaria, se extiende rápidamente, de tal manera que en el plazo de 6 semanas enferman el 60-100 % de los animales. La diseminación de la enfermedad parece resultar favorecida por lesiones epiteliales de los pezones. Generalmente resultan afectadas las vacas que se encuentran en fase de lactación; rara vez padecen la enfermedad las vacas secas, y casi nunca los terneros de engorde o los toros sementales. La enfermedad se difunde mecánicamente la mayoría de las veces por el acto del ordeño (manos o máquinas ordeñadoras). Por ello, las lesiones se producen predominantemente en los pezones y con menos frecuencia en el resto de la ubre.

Patogenia. Síntomas clínicos. Pronóstico. Los síntomas clínicos son muy variables. No existe fiebre. El período medio de incubación es de 6 días. Inicialmente aparece un ligero edema o eritema, al que sigue la formación de una película de exudado brillante. Dentro de las 48 horas siguientes se forma una pápula, que al principio es de color naranja y luego se va oscureciendo lentamente. En la base de las pápulas pueden aparecer pequeñas hemorragias o eritemas. No se llega a la formación de vesículas

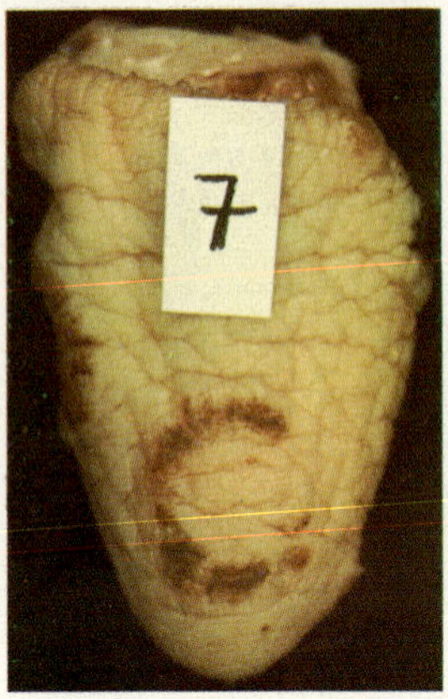

Fig. 123. Viruela de la ubre. Lesiones circulares de tonalidad castaña en la piel de los pezones (Foto: Scharf).

amarillentas, que luego se llenen de pus, como es el caso en la viruela vacuna verdadera. Las pápulas se desecan, formándose entonces finas escaras. La epitelización comienza en el centro, con lo que la escara se desprende. De esta manera se origina una lesión cutánea anular o en forma de herradura, que va cicatrizando lentamente desde el centro a la periferia en 3-4 semanas (fig. 123). Durante la fase de curación pueden aparecer lesiones recientes. Tras la recuperación no quedan cicatrices. Pueden observarse numerosas formas atípicas de viruela mamaria. Por efecto mecánico (ordeño), el curso de la enfermedad puede prolongarse durante 6 meses y, a veces, aparecen infecciones secundarias capaces de determinar mastitis, trastornos generales, ordeño dificultado y disminución o completa desaparición de la producción de leche, con grandes pérdidas económicas. La viruela mamaria adopta generalmente curso crónico. Las lesiones aisladas no complicadas se curan en 6 semanas.

Diagnóstico. El diagnóstico de la viruela mamaria puede realizarse clínicamente y a través de los datos epizootiológicos. Deben examinarse todos los animales de la explotación, puesto que ciertas lesiones no son típicas en algunas circunstancias y probablemente exista una doble infección con distintos tipos de virus en la misma explotación o incluso en el mismo animal. El diagnóstico clínico debe confirmarse con el examen virológico. Pueden utilizarse para asegurar el diagnóstico clínico los siguientes métodos de laboratorio:

– Aislamiento del virus en cultivos celulares. Para ello se utilizan las costras o escaras de la fase inicial de la enfermedad, junto con porciones tisulares (líquido) de la superficie de la herida por debajo de la costra, bien solas o sumergidas en solución salina fisiológica para su envío.

– Identificación del virus con microscopio electrónico. Para ello pueden enviarse costras con material desprendido de la superficie de la herida en un tubo de ensayo, tubitos de hematócrito o medios similares.

– Diagnóstico histopatológico. Se realiza una incisión tomando como muestra la escara y el tejido subyacente, enviándola al laboratorio en solución de formalina al 10 %. Son patognomónicos los cuerpos de inclusión intracitoplásmicos.

Diagnóstico diferencial. Deben tenerse en cuenta la viruela por virus Vaccinia y la viruela vacuna verdadera (18.1.), la mamilitis ulcerativa bovina (17.3) y raramente la glosopeda (1.; véase tabla 15); además, la papilomatosis (15.1.), estefanofilarioris, lesiones traumáticas no infecciosas (alambres, plantas punzantes, espigas de cereales) y lesiones cutáneas producidas por productos químicos, desinfectantes concentrados, plaguicidas pulverizables para las plantas, así como una posible fotosensibilización.

Tratamiento. Durante la presentación aguda de la enfermedad se recomienda terapéuticamente el uso de antibióticos en spray con solución incorporada de anestésicos locales, así como ungüentos o pomadas de zinc y aceite de hígado de bacalao con antibióticos y un anestésico local; debe procurarse un cuidadoso manejo de los animales.

Profilaxis. Aquí hay que considerar:

– Observación de los pezones durante un periodo de cuarentena de 14 días.

– Mantenimiento de los pezones en buen estado sanitario; esto se consigue sumergiendo la cisterna del pezón durante los intervalos entre dos ordeños en desinfectantes adecuados. La eliminación de factores predisponentes que produzcan heridas en los pezones, como espigas de cereales, alambres de espino o una excesiva cantidad de barro o cieno, y el empleo de baños con aceites suaves o parafina líquida.

– Las vacas lecheras sospechosas o enfermas deben ordeñarse en último lugar.

No existen todavía vacunas contra la viruela mamaria.

18.3. Estomatitis papulosa de los bóvidos (H. Liebermann)

(Al.: *Stomatitis papulosa des Rindes;* ingl.: *Bovine papular stomatitis)*

La estomatitis papulosa (EP) es una enfermedad infecciosa benigna del ganado vacuno, ampliamente difundida, que se manifiesta por lesiones proliferativas, erosivas o ulcerativas de la mucosa bucal. No tiene importancia económica, pero sí por su diagnóstico diferencial.

Historia y presentación. La primera descripción detallada de la EP, con la comprobación de la naturaleza vírica del agente productor, corresponde a Ostertag y Bugge (1906). Schaaf y col. demostraron por ver primera en 1940 los cuerpos de inclusión intracitoplásmicos característicos de los virus de la viruela. Liebermann (1966) fue el primero en evidenciar el parentesco serológico existente entre los virus de la viruela vacuna, de la dermatitis pustulosa, de los nódulos de los ordeñadores y de la EP.

En el pasado se han descrito estomatitis de los bóvidos con diversas denominaciones, todas las cuales pueden hoy asociarse por criterios de analogía a la EP: La stomatite papillaire ou papillomateuse (Degive, 1884), sporadische Maulseuche (Utz, 1891), pseudoaphtöse Stomatitis (Runge, 1951), sporadische Aphthenseuche (Deppe, 1899), MKS-ähnliche Krankheit (Tiarks, 1904; Kern, 1907), Pseudomaulseuche (Pusch, 1906), erosive Stomatitis der Rinder y Furry tongue (Mason y Neitz, 1940), Peeling tongue disease (Wheeler y col., 1945), proliferative Stomatitis der Rinder (Olson y Palionis, 1953), Parotido-Stomatitis bei Kälbern (Pande y Krishnamurty, 1955), Stomatitis papuloerosiva (Kötsche, 1961), ansteckende erosive Stomatitis der Rinder (Jivoin y col., 1966), Stomatitiden wenig bekannter Herkunft (Hutyra, Marek, Manninger y Mócsy, 1954).

La enfermedad se presenta en todas las partes del mundo. Raras veces se comprueba su existencia, porque los animales a pesar de las lesiones de la mucosa, no muestran síntomas clínicos. La amplia difusión del virus en la RDA se comprobó por vez primera con ocasión de la intoxicación del ganado vacuno por naftalinas cloradas.

Etiología. La EP es producida por un virus perteneciente al género *Parapoxvirus* (18.). La prueba de Paul realizada en el ojo del conejo arroja resultado negativo.

Receptividad. Inmunidad. Además de la infección en los bóvidos se han descrito también infecciones en el hombre. Especialmente receptibles a la enfermedad son los bóvidos de edades inferiores a 2 años.

Los pequeños animales de laboratorio, como el ratón, cobayo, conejo, así como la oveja, no son receptibles a la enfermedad.

La inmunidad formada a consecuencia de la enfermedad es escasa, de tal manera que pueden producirse reinfecciones.

Epizootiología, síntomas clínicos y anatomía patológica. El virus de la EP se transmite por contacto de individuo a individuo, así como por el consumo de pienso contaminado. La enfermedad aparece con especial frecuencia en primavera y verano. En particular después de la acción de factores de stress, disminuciones de la resistencia o intoxicaciones (naftalina clorada), se producen recidivas o procesos muy extendidos.

El período de incubación de la EP suele ser de 2-4 días. A partir de pequeños nódulos eritematosos se desarrollan cuadros de la enfermedad extraordinariamente variados. La EP aparece sobre todo como estomatitis erosiva y proliferativa y más raramente en forma ulcerativa. Son típicas de la EP las lesiones de la mucosa de forma anular o en herradura de color marrón, que en la fase aguda de la enfermedad pueden tener también un color rojizo (fig. 124). Nunca se forman vesículas. Suelen resultar afectadas sobre todo las mucosas de revestimiento de la

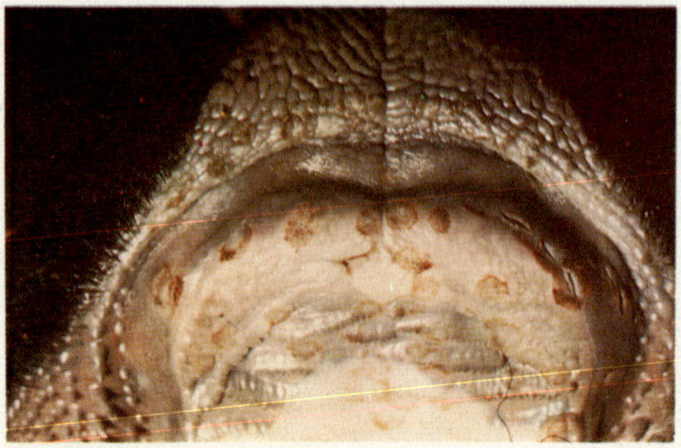

Fig. 124. Estomatitis papulosa en el rodete y labio superior. Erosiones superficiales en forma de placa, de tonalidad blanca grisácea, con fondo ulceroso afelpado y en parte rodeado por una estrecha cenefa enrojecida (Foto: Scharf).

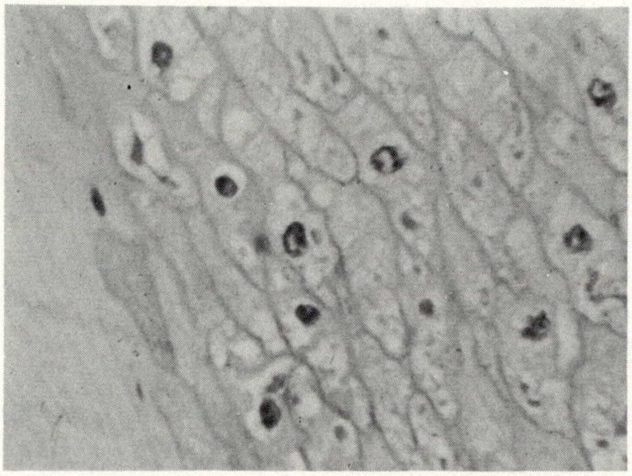

Fig. 125. Estomatitis papulosa. CoI evidenciables histológicamente en la mucosa infectada.

cavidad bucal (labios, lengua, paladar, rodete, mucosa interna de los carrillos, encías, y hocico); más raramente exhiben lesiones el esófago, panza y la piel revestida de pelo que rodea al escudo nasal.

No resulta afectado el estado general de los animales. Sólo en algunas ocasiones se observa una producción aumentada de saliva. La duración de las manifestaciones clínicas de la EP varía ampliamente (17-227 días). En las explotaciones afectadas, el proceso adopta generalmente forma enzoótica.

Histológicamente se pueden identificar los cuerpos de inclusión típicos de la EP (fig. 125) en las células epiteliales que muestran degeneración vacuolar.

Diagnóstico. Puede realizarse clínicamente. Es concluyente la identificación del agente productor (cultivos celulares, microscopía electrónica; véase también el punto 18.2.), así como la evidenciación histológica de los corpúsculos de inclusión. Los métodos serológicos (RN) para el diagnóstico de la enfermedad son inseguros.

Diagnóstico diferencial. Es importante tener en cuenta que faltan síntomas clínicos como fiebre, ausencia de apetito, depresión, flujo nasal, flujo lagrimal, opacidad o enturbiamiento de la córnea, conjuntivitis, diarrea y trastornos de las pezuñas.

Tratamiento y profilaxis. No son necesarios, por el curso leve que sigue la enfermedad.

18.4. Dermatosis nodular de los bóvidos
("Lumpy skin disease").
(H. Liebermann)

(Ruso: *Бугорчатка крупного рогатого скота* ; ingl.: *Lumpy skin disease;* fran.: *Dermatose nodulaire des bovides)*

La dermatosis nodular de los bóvidos (DNB) es una enfermedad vírica de curso agudo, subagudo o inaparente, que afecta a los bóvidos y que se caracteriza por fiebre y presentación repentina de nódulos cutáneos circunscritos duros, que frecuentemente experimentan necrosis. Lesiones similares pueden aparecer en la musculatura esquelética y en la mucosa de los aparatos digestivo y respiratorio. Son además características de la enfermedad la aparición de un edema subcutáneo en las extremidades y región ventral del tronco, así como una linfoadenitis generalizada. La enfermedad está producida por el virus "Neethling", que pertenece al género *Capripoxvirus* (18.).

Historia y presentación. La DNB fue observada por primera vez en 1943 en Ngamilandia (Africa). En años posteriores se comprobó su existencia enzoótica y epizoótica en Kenya y en todos los países africanos situados al sur de éste.

Etiología. El agente productor de esta enfermedad es morfológicamente similar al virus Vaccinia.

Puede multiplicarse en cultivos celulares (células de ternero, oveja y conejo), fibroblastos de pollo, diversas líneas celulares permanentes, como BHK 21 y AVK 58, y en el embrión de pollo (MCA). En las células infectadas provoca la formación de cuerpos intracitoplásmicos de inclusión eosinófilos. Se ha comprobado el parentesco antigénico existente entre el virus de la DNB y el de la viruela ovina.

El virus persiste en las lesiones cutáneas hasta 33 días y se conserva en las pieles desecadas al aire a temperatura de laboratorio durante 18 días. En los tejidos infectados conserva a 4°C su capacidad infectante durante 6 meses, y a –80°C durante 10 años.

Receptividad. Es receptivo a contagios naturales sólamente el ganado vacuno.

El conejo, oveja, cabra, jirafa y antílope negro muestran tras la infección experimental intracutánea una afección local, que en algunos pocos casos se convierte en enfermedad generalizada.

Epizootiología. El receptor natural del virus de la DNB es el ganado vacuno. Una parte de los bóvidos es resistente, sin embargo, a la infección natural. Se desconoce todavía la vía de transmisión, aunque se sospecha que pueda realizarse por insectos. El virus de la DNB se ha encontrado en diversos mosquitos picadores. Pero la DNB puede transmitirse también sin insectos y, en determinadas circunstancias, sin contacto directo ó indirecto entre animales infectados y receptivos.

Síntomas clínicos, anatomía patológica y pronóstico. El periodo de incubación suele durar por término medio 7 días en la infección experimental, y en circunstancias naturales 2-5 semanas. El porcentaje de animales enfermos y la intensidad de la erupción nodular en la piel y en las mucosas varían ampliamente en los distintos brotes de la enfermedad y en los diferentes individuos.

Los animales enfermos muestran una reacción febril de 4-14 días de duración, acompañada de inapatencia, salivación, flujo lagrimal y flujo nasal, que pasa a ser mucopurulento. La erupción de los nódulos en la piel se produce dentro de las 48 horas siguientes a la primera elevación de la temperatura. Los nódulos, que también aparecen en todas las mucosas, son blandos y de color marrón amarillento, se maceran y dejan paso a erosiones y úlceras. Las lesiones de la cavidad bucal van acompañadas por un intenso flujo salivar, y las de las fosas nasales por una cierta dificultad respiratoria. Las lesiones cutáneas, que pueden persistir durante años, se necrosan con frecuencia por completo. En las partes necrosadas de la piel aparecen muchas veces infecciones secundarias. Además se forman edemas, y, como característica constante, destaca el aumento de tamaño de los ganglios linfáticos superficiales.

La mortalidad registrada es del 1-10 %. Son de gran importancia económica las consecuencias de la enfermedad, consistentes en adelgazamiento, disminución o desaparición de la producción de leche, inutilidad de la piel para su transformación en cuero, etc. La curación puede tardar en producirse varias semanas.

Histológicamente pueden observarse corpúsculos intracitoplásmicos de inclusión en las células afectadas por el virus.

Diagnóstico. El diagnóstico se realiza por el cuadro clínico y las lesiones anatomopatológicas. Por no poder diferenciarse clínicamente las infecciones producidas por el virus Allerton ("pseudo-lumpy skin disease", 17.3.) son necesarios el aislamiento e identificación del virus. Para evidenciar de forma concluyente el virus de la DNB sirve la RN; ésta puede utilizarse también para el diagnóstico serológico de la DNB por comparación del contenido de anticuerpos del suero en la fase aguda y en la fase de convalecencia.

Diagnóstico diferencial. Una enfermedad parecida, que podría confundirse a veces con la DNB, es la producida por el virus Allerton, que pertenece al grupo de los herpesvirus y posee una estrecha relación con el virus de la mamilitis bovina (17.3.). La enfermedad fue diagnosticada en Africa. Recientemente se ha podido comprobar la presencia del virus Allerton en Europa y Norteamérica.

Tratamiento y profilaxis. Los intentos realizados para llevar a cabo un tratamiento han resultado infructuosos. Para luchar contra la DNB se han preparado vacunas con virus vivo atenuado por pases sucesivos en cultivo y en embrión de pollo. En Kenya se utiliza una cepa del virus de la viruela bovina como vacuna contra la DNB.

18.5. Viruela porcina
(H. Liebermann)

(Al.: *Schweinepocken;* lat: *Variola suilla;* ruso: *Оспа свиней* ; ingl.: *Pig pox;* fran.: *Variole du porc*)

La viruela del cerdo es una típica enfermedad contagiosa, aguda y febril, que se caracteriza por un exantema que aparece en la piel y en parte en las mucosas. Se desarrolla pasando de una forma maculopapulosa a otra pustulosa. Las enfermedades de carácter variólico de origen vírico que aparecen en el cerdo son causadas por dos agentes distintos: por el virus Vaccinia y por un virus originario o verdadero de la viruela porcina.

Historia y presentación. La viruela porcina fue ya mencionada por vez primera en la bibliografía en el año 1772.

Se presenta en distintos países de todo el mundo.

Etiología. El virus de la viruela originaria porcina es biológica y serológicamente independiente. Los sueros inmunes contra el virus Vaccinia no neutralizan el virus originario de la viruela porcina, y viceversa.

El virus de la viruela originaria porcina puede multiplicarse en cultivos celulares de cerdo (células renales, testiculares, pulmonares y nerviosas, las dos últimas procedentes de embriones), pero no, en cambio, en cultivos celulares heterólogos. Mediante pases sucesivos por cultivos celulares es necesario liberar el virus ligado a la célula (rotura celular con bolitas de vidrio, ultrasonidos, etc.) antes de llevar a cabo la siguiente inoculación. En las células infectadas por el virus se pueden observar vacuolas en el núcleo y cuerpos citoplásmicos de inclusión. En el embrión de pollo no puede cultivarse el virus por pases sucesivos. Es termoestable y resistente a la glicerina. El virus Vaccinia, al contrario que el virus de la viruela originaria porcina, aglutina los eritrocitos específicos de pollo. Además, los núcleos de las células infectadas por el virus Vaccinia permanecen siempre inalterados. Véanse otras propiedades del virus Vaccinia en 18.1.

El virus es muy resistente a las influencias del medio ambiente.

Receptividad. La infección con viruela originaria porcina se limita al cerdo.

La multiplicación óptima del virus se consigue por inoculación intracutánea e intravenosa en el cerdo. El virus no se multiplica en los pequeños animales de laboratorio, (conejo, pollo, etc.).

Epizootiología. Las dos enfermedades variólicas que padece el cerdo muestran diferencias en cuanto a su epizootiología.

La **viruela originaria porcina** puede difundirse rápidamente y en territorios muy amplios. Afecta generalmente sólo a los lechones (animales de 2-8 semanas de edad). Si, no obstante, el virus ataca a animales mayores, se trata generalmente de cerdas viejas en período de lactación.

El virus está presente abundantemente en las erupciones bucales, sobre todo en las costras, pero también en la saliva, secreciones oculares y, en la fase febril, en la sangre, en los órganos y en los ganglios linfáticos. Es eliminado ya durante el periodo de incubación. Vehiculado por la saliva y secreciones nasales y oculares, así como preferentemente por las lesiones variólicas de la piel, el virus pasa al medio ambiente y contamina las cochiqueras y otras instalaciones de las explotaciones.

Además de esta transmisión directa por contacto, el virus se disemina también de manera indirecta por vectores vivos e inanimados. Epizootiológicamente son en especial importantes los piojos parásitos del cerdo, que pueden transmitir la viruela porcina como vectores vivos. En las explotaciones donde abundan estos parásitos, la erupción variólica se extiende generalmente por toda la superficie corporal. En explotaciones libres de tales parásitos, la enfermedad es menos grave y el exantema variólico es más reducido. Probablemente las moscas actúan también como vectores del virus, puesto que la diseminación de la viruela porcina se reduce ostensiblemente con la aparición del tiempo seco y frío.

Se desconoce si existen infecciones clínicamente inaparentes y si la enfermedad puede ser difundida o introducida de manera inadvertida por el comercio con animales vivos. No en todos los casos puede demostrarse una relación entre la compra de cerdos y la aparición de la enfermedad en la explotación.

Por la extraordinaria resistencia del virus de la viruela porcina, lo que le permite conservarse durante meses en las costras desprendidas y en los piojos parásitos, el exantema variólico puede manifestarse reiteradamente después de cada época de partos en los lechones receptivos, sin que sea necesaria una nueva introducción del virus desde el exterior.

La **infección por el virus Vaccinia** aparece por lo general sólo esporádicamente y es introducida muchas veces por personas recién vacunadas contra la viruela. Afecta a cerdos de todas las edades.

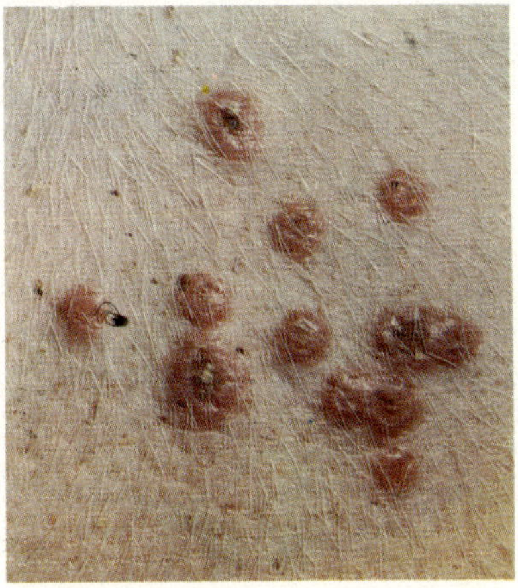

Fig. 126. Viruela porcina. Lesiones cutáneas (Foto de archivo: Departamento de Medicina Interna de la Sección de Producción Animal y Medicina Veterinaria de la Universidad Karl Marx, Leipzig).

Síntomas clínicos, pronóstico y anatomía patológica. Tras la infección artificial con el virus de la viruela originaria porcina, el periodo de incubación dura 4-14 días (por vía subcutánea 4-7 días y por vía intravenosa 10-14 días). En la infección natural el período de incubación puede ser más largo (12-24 días). Las primeras manifestaciones clínicas son una ligera fiebre, abatimiento, pérdida de apetito y erizamiento de los pelos. En la piel, especialmente en las partes corporales menos provistas de pelo (cara interna de los muslos, parte ventral del abdomen, orejas, jeta y a lo largo de la columna vertebral), aparecen pequeños puntos rojizos, que a los 2-3 días se transforman en pápulas inicialmente de consistencia firme, de tamaño comprendido entre el de una lenteja y el de una moneda pequeña, de color rojo intenso y recubiertas por una piel relativamente gruesa; las pápulas están rodeadas por un halo rojizo y posteriormente, sin pasar por una fase típica vesiculosa, se transforman en pústulas amarillas o marrón amarillentas (fig. 126). Cuando se desecan (en 6-8 días), se originan costras crateriformes de color marrón negruzco, que se desprenden pasadas algunas semanas y dejan una zona cicatricial apigmentada. Es típico el desarrollo por etapas de las erupciones variólicas, de tal manera que aparecen simultáneamente estadíos diversos de la viruela. Junto a formas de curso benigno, se observan otras de curso grave y generalizado, especialmente en animales muy jóvenes, anémicos y parasitados por piojos. Por la constante aparición de nuevas erupciones variólicas, el proceso se prolonga y afecta al animal de forma bastante más intensa que la infección por el virus Vaccinia. La viruela originaria porcina dura frecuentemente 6-7 semanas.

La mortalidad, cuando la enfermedad no se complica, es aproximadamente del 3 %. Por la larga duración de la enfermedad, los animales se retrasan en su desarrollo, de tal manera que las explotaciones productoras de lechones sufren considerables pérdidas económicas. Los lechones hijos de cerdas que pasaron la enfermedad 4-5 semanas antes del parto, ya no resultan afectados por ella.

La **enfermedad producida por el virus Vaccinia** tiene un periodo de incubación más corto (2 días), exhibe un curso impetuoso que dura pocos días, y desaparece luego rápidamente. Los animales se restablecen y prosperan con normalidad. El pronóstico es favorable.

En la viruela originaria porcina, además de los corpúsculos de inclusión citoplásmicos, aparecen en los núcleos de las células epidérmicas infectadas vacuolas de mayor o menor tamaño, que en la infección por Vaccinia no se presentan nunca.

Diagnóstico. A pesar de la peculiar erupción cutánea, el cuadro clínico no permite un diagnóstico definitivo, puesto que pueden presentarse enfermedades de la piel parecidas a la viruela (eczemas) que no son contagiosas. La etiología vírica de la viruela del cerdo puede comprobarse histológicamente, así como con ayuda del microscopio electrónico (véase punto 18.2.), identificando los cuerpos de inclusión intracitoplásmicos típicos de las infecciones por virus variólicos en las células epidérmicas lesionadas, y por medio de la transmisión experimental de la enfermedad al cerdo.

Un método rápido y seguro de diferenciación entre la enfermedad provocada por el virus Vaccinia y la viruela originaria porcina consiste en lograr la multiplicación del agente productor en cultivos celulares, en el embrión de pollo y en pequeños animales de laboratorio. Se recomienda utilizar material constituido por pústulas de la fase inicial de la enfermedad, obtenidas con una cucharilla de raspados (suspender las muestras en solución salina fisiológica en la proporción 1:10, centrifugar e inocular directamente tras haber añadido la cantidad correspondiente de antibióticos).

Mientras el virus Vaccinia puede multiplicarse y pasarse sucesivamente por cultivos celulares homólogos y heterólogos, produciendo ya un efecto citopático en el primer pase, la multiplicación del virus originario de la viruela porcina sólo se logra en cultivos celulares homólogos, necesitándose varios pases sucesivos para conseguir la presentación del efecto citopático de forma clara y reproducible.

Para la diferenciación de ambos tipos de virus variólicos en el embrión de pollo, se inocula la MCA de huevos de 10 días de incubación con el material a estudiar. El virus Vaccinia se multiplica inmediatamente en la MCA y pueden realizarse con facilidad pases sucesivos. Por el contrario, no se logra cultivar el virus de la viruela porcina en huevos embrionados mediante pases sucesivos.

Para diferenciar ambos tipos de virus pueden realizarse además la infección cutánea de conejos y pollos, así como la prueba ocular de Paul. El virus Vaccinia se multiplica en varias especies animales y provoca erupciones variólicas típicas en el punto de inoculación. Estas pruebas de infección experimental resultan negativas en el caso del virus de la viruela originaria porcina.

Un procedimiento serológico sencillo y seguro de diferenciación de ambos tipos de virus consiste en la demostración de anticuerpos inhibidores de la hemoaglutinación, que sólo aparecen en el caso del virus Vaccinia entre 6-7 días después del contagio.

El **diagnóstico diferencial** entre la viruela porcina y los eczemas cutáneos parecidos a la viruela se realiza por la identificación de los corpúsculos de inclusión intracitoplásmicos típicos de la infección por el virus de la viruela.

Tratamiento y profilaxis. No existe tratamiento etiológico de la viruela originaria porcina. Los animales enfermos y sospechosos de padecer la enfermedad deben separarse, hay que desinfectar los boxes y pasillos, así como combatir los piojos, moscas y mosquitos.

Como el virus originario de la viruela porcina no está emparentado inmunológicamente con otros virus variólicos, no es posible realizar una profilaxis con vacunas destinadas a estos otros virus. La vacunación con virus homólogo inactivado no ha dado buenos resultados. Para poder realizar una inmunoprofilaxis activa sólo podrían utilizarse cepas débiles del virus de la viruela porcina, de las que por ahora no se dispone. En brotes de la enfermedad especialmente graves, las explotaciones porcinas hasta entonces libres de ella sólo pueden protegerse por medio de una variolización. Para ello se inocula intracutáneamente virus virulento originario de la viruela porcina. Por tratarse de un contagio no natural, sólo se produce por lo general una infección abortiva, que no afecta a los animales tan intensamente como una infección natural. Sin embargo, este procedimiento sólo se utiliza en casos excepcionales, ya que debe contarse siempre con algunas bajas.

18.6. Viruela ovina
(H. Liebermann)

(Al.: *Schafpocken;* lat.: *Variola ovina;* ruso: *Оспа овец*; ingl.: *Sheep pox;* fran.: *Clavelée*)

La viruela ovina es una enfermedad vírica de los óvidos, febril, contagiosa y de curso agudo, que se caracteriza por la aparición de un exantema papuloso en la piel y las mucosas.

Historia. La viruela ovina fue ya mencionada en el siglo I en "De re rustica" (libro VII) de Columela, así como en "Mulo medicina Hironis" (siglo II). En Inglaterra se observó la viruela ovina en 1275, en Francia en 1460 y en Italia en 1691. Joubert y Rabelais la describieron detalladamente hacia fines del siglo XVI. Su carácter contagioso fue comprobado por Bourgelat en 1763. El mérito de la explicación de la etiología y patogenia de la enfermedad corresponde a Chaveau (1868), Bollinger (1878), Borrell (1902) e Iwanoff (1940).

Presentación. La viruela ovina está extendida por Asia y Africa. En América y Australia no ha aparecido hasta ahora. En Europa se produjeron grandes pérdidas económicas especialmente en el siglo XIX a causa de la disminución de la producción de lana y carne, y de reducirse considerablemente el número de animales. Así, por ejemplo, en 1805 murieron en Centroeuropa aproximadamente 1 millón de ovejas a causa de la viruela. La última aparición de la enfermedad en Europa se produjo en Checoslovaquia en 1950-51.

Etiología. La viruela ovina es producida por un virus originario de la viruela. No existe inmunidad cruzada con virus de la viruela ajenos al género *Capripoxvirus* (ver tabla 18). En cambio, existen muy probablemente relaciones inmunológicas con el virus de la viruela caprina (18.8.) y con el de la "lumpy skin disease" o dermatosis nodular de los bóvidos (18.4.). El virus de la viruela ovina es único inmunológicamente; sin embargo, existen grandes diferencias en cuanto a su virulencia.

Morfológica y estructuralmente presenta el virus las mismas características que los demás virus de la viruela (véase punto 18.).

Para conseguir la multiplicación del virus, pueden utilizarse cultivos celulares de cordero (células testiculares, epidérmicas, musculares o renales), de ternero (células testiculares y musculares) y de cabra (células renales). Para conseguir el cultivo en el embrión de pollo, son necesarios siempre pases alternativos entre células de oveja y MCA para obtener la adaptación del virus.

El virus es destruido en pocos minutos por la luz solar directa o la luz diurna difusa. Por el contrario, en recintos oscuros y fríos puede permanecer activo hasta 2 años. En el vellón de ovejas enfermas de viruela el virus se conserva infectante hasta 2 meses. Los desinfectantes corrientes, como solución de fenol al 2 %, formalina o formaldehído al 1 %, y NaOH al 2 %, inactivan al virus en pocos minutos. La putrefacción también lo destruye rápidamente.

Receptividad. Inmunidad. Como animal de experimentación sólo sirve la oveja.

La enfermedad deja tras sí una inmunidad de varios años de duración.

Epizootiología y patogenia. El contagio se produce por vía aerógena de animal a animal. Otros focos de infección son los establos o naves contaminadas, donde el virus puede conservar su virulencia hasta 6 meses. Los pastos infectados constituyen un foco de contagio durante 2 meses. No ha sido posible provocar la enfermedad por administración oral del virus con el pienso. El virus es eliminado del organismo con el aire al respirar, con las gotitas de saliva, por las erupciones variólicas y a través de la leche. En los territorios no afectados, la enfermedad suele ser introducida por ovejas infectadas.

Tras penetrar por vía aerógena, el virus llega por vía sanguínea a la piel y a los órganos internos. Ya antes de la aparición del exantema está presente en todos los órganos. La máxima concentración del virus se produce en la linfa y en las células epiteliales de las erupciones variólicas.

Síntomas clínicos. El periodo de incubación en la infección natural es de unos 8 días (2-14 días). La enfermedad comienza con abatimiento, falta de apetito, aumento de la temperatura (40-41,5 °C) y abundante flujo nasal y lagrimal. Las conjuntivas palpebrales están enrojecidas y los párpados tumefactos. Algunos días después aparecen las erupciones variólicas, inicialmente en las localizaciones de preferencia – regiones de la superficie corporal desprovistas de lana, región frontal de la cabeza, y ubre –; posteriormente resultan también afectadas otras zonas del cuerpo provistas de lana. La temperatura desciende entonces algo, para ascender de nuevo durante la fase de formación de pústulas. Al principio se originan manchas rojizas (Stadium erythematosum), luego nódulos consistentes (Stadium papulosum), cuya superficie se vuelve fláccida y ondulada entre el sexto y séptimo días (Papulae pelliculatae). Las formaciones variólicas se necrosan y desecan para convertirse en costras (Stadium crustosum). Por último, se desprenden (Stadium decrustationis). Son características y de máxima frecuencia las formaciones variólicas peliculadas.

Las infecciones bacterianas secundarias complican el curso de la enfermedad. Además de las típicas lesiones cutáneas, existen trastornos pulmonares y gastrointestinales.

A causa de la delicadeza del epitelio, en las formaciones variólicas de las mucosas no se constituyen como tales y por completo todas las fases descritas, faltando algunas. El curso es, por tanto, atípico. Son características en este caso las pequeñas erosiones y úlceras. Con frecuencia aparecen mastitis. Los corderos padecen la enfermedad con un carácter más grave que los animales adultos. La duración de la enfermedad es de 3-4 semanas.

Pueden distinguirse los siguientes cursos de la enfermedad:

– Formas de curso normal: viruela ovina confluente,
– Formas de curso leve: viruela ovina sin exantema, y viruela verrugosa,
– Formas de curso grave: viruela ovina hemorrágica, pustulosa o negra y viruela grangrenosa.

Pronóstico. Depende de la forma de curso de la enfermedad y de las complicaciones bacterianas secundarias. El pronóstico es favorable en la forma de curso leve, desfavorable en la forma de curso normal y muy malo en la forma de curso más grave. Parece existir una relación con la estación del año a este respecto (la forma leve aparece en verano y la grave suele presentarse en invierno).

La mortalidad alcanza el 2-50 % (en los corderos es posible hasta el 80 %).

Anatomía patológica. Además de las lesiones que pueden ya observarse en el animal vivo, existe en los pulmones inicialmente una neumonía catarral y posteriormente crupal. En el tracto digestivo se evidencian con frecuencia necrosis y abscesos. En el hígado, corazón y riñones existen degeneraciones parenquimatosas.

Diagnóstico. Puede realizarse por los datos de la sintomatología clínica y de la epizootiología, con ayuda del microscopio óptico y electrónico (corpúsculos elementales, véase 18.2.), histopatológicamente (corpúsculos de inclusión) y evidenciando el agente causal.

Diagnóstico diferencial. Deben diferenciarse de esta enfermedad la dermatitis pustulosa (18.7.) y la sarna.

Tratamiento. A causa del peligro de difusión de la enfermedad, en el caso de brotes de la misma el tratamiento es improcedente.

Profilaxis. Las poblaciones ovinas pueden inmunizarse eficazmente contra la viruela. Como especialmente adecuadas se consideran las cepas del virus de la viruela ovina modificadas en cultivos celulares, que ya no desencadenan la enfermedad en los animales vacunados. Estas vacunas con virus vivo atenuado proporcionan una inmunidad de 24 meses de duración. También se ha utilizado con fines vacunales el virus de la viruela ovina debilitado por pases sucesivos por cabras y por la MCA. También se utilizan adsorbovacunas formoladas al hidróxido de aluminio, en parte procedentes de la viruela caprina, para combatir la viruela ovina.

Debe vigilarse la entrada o importación de ovejas o de sus productos procedentes de países afectados por la enfermedad.

En los países libres de viruela ovina está prohibida la vacunación profiláctica contra la enfermedad. El método de elección ante la introducción y aparición de la viruela ovina en un país hasta entonces libre de la enfermedad, consiste en el sacrificio controlado de los animales enfermos y sospechosos.

18.7. Ectima contagioso (Dermatitis pustulosa) (H. Liebermann)

(Al.: *Dermatitis pustulosa, Lippengrind, ansteckender Lippengrind;* lat.: *Ecthyma contagiosum;* ruso: *Контагиозная эктима* ; ingl.: *Contagious pustular dermatitis, Orf, Sore mouth)*

El ectima contagioso (EC) es una enfermedad de la piel, de carácter transmisible, papuloso y costroso, que afecta a las ovejas, estando producida por un virus Paravaccinia (pseudoviruela).

Historia y presentación. Con la denominación de tiña de la boca ("Maulgrind"), el EC fue ya descrito en 1787 por Steeb. La denominación del EC fue muy distinta en las diversas épocas y en diferentes regiones y países. Nürnberg (1942) señaló la existencia de 84 denominaciones diferentes, con las que se describe en la bibliografía el EC. La etiología vírica de la enfermedad fue puesta de manifiesto en 1921 por Aynaud. Simultáneamente fue el primero en conseguir la inmunización activa de animales sanos por inoculación en la piel de la cara interna del muslo. En distintas experiencias realizadas con animales comprobó que el virus del EC no es idéntico al virus Vaccinia. Grey (1957) fue el primero en lograr la multiplicación del virus en cultivos celulares.

El EC se presenta en todos los países del mundo en que se explota el ganado ovino.

Etiología. El EC está producido por el virus Orf de la viruela, perteneciente al género *Parapoxvirus* (ver tabla 18) (fig. 120). Está emparentado serológicamente con el virus de la viruela mamaria (18.2.) y con el de la estomatitis papulosa (18.3.).

Para lograr la multiplicación del virus del EC son adecuados cultivos celulares de oveja y bóvido. El efecto citopático (corpúsculos de inclusión intracitoplásmicos) es comparable al de otros virus del grupo Paravaccinia. No ha podido multiplicarse este virus en huevos embrionados de pollo.

El virus puede conservar su virulencia durante años incluido en el material formado por las costras y escaras; sin embargo, por la acción de la luz se inactiva en pocas semanas. El virus del EC se desnaturaliza por la acción del cloroformo, formalina, fenol, ácidos y lejías en las concentraciones corrientes.

Receptividad. Inmunidad. Pueden enfermar óvidos de todas las edades. Son especialmente receptivos los corderos de 3-6 meses, así como las cabras y gamuzas o rebecos. También en el hombre puede aparecer la infección.

Los intentos de contagiar experimentalmente pequeños animales de laboratorio no han tenido éxito.

El EC deja una inmunidad que dura por lo menos 2 años.

Epizootiología. La transmisión de la enfermedad tiene lugar por contacto con animales infectados. El virus es eliminado por los exudados de las pústulas y vesículas, así como con las costras ya secas. A causa de su extraordinaria capacidad para conservarse en las costras, el virus puede permanecer virulento en los lugares de pasto y en las explotaciones y establos durante años. Especialmente durante el tiempo seco, la infección se disemina rápidamente en las explotaciones y en los pastos. Por lo general enferma más del 50 % de la colectividad. Las ovejas madres con infecciones mamarias ocasionadas por el virus del EC pueden transmitir la enfermedad a los corderos que todavía maman, y viceversa.

Patogenia. Los puntos de penetración del virus son especialmente la piel o la mucosa, según el caso, de los labios, extremos de las patas y genitales. El virus se multiplica en los epitelios ocasionando proliferación, degeneración (vacuolización y aparición de cuerpos de inclusión intracitoplásmicos) y licuefacción. De esta manera se forman vesículas, que por la afluencia de leucocitos se transforman en pústulas. El epitelio superficial se necrosa y se constituye un coágulo de fibrina, dando lugar a la formación de costras. Bajo éstas la piel se regenera sin formar cicatriz en el plazo de 2 semanas.

Síntomas clínicos. El periodo de incubación es de 3-8 días. Clínicamente se distingue una forma labial, una forma podal y una genital.

En la *forma labial* las primeras manifestaciones aparecen con mayor frecuencia en el borde de los labios y en las comisuras de la boca. Inicialmente consisten en pequeñas manchas rojizas, que se transforman en nódulos y luego en vesículas, pústulas y, una vez estalladas, en costras de color marrón rojizo (fig. 127). Al continuar la exudación, las costras aumentan de tamaño, se secan cada vez más y se desprenden después de 2 semanas. En su lugar aparece de nuevo la piel normal. También pueden producirse lesiones cutáneas en otros puntos de la

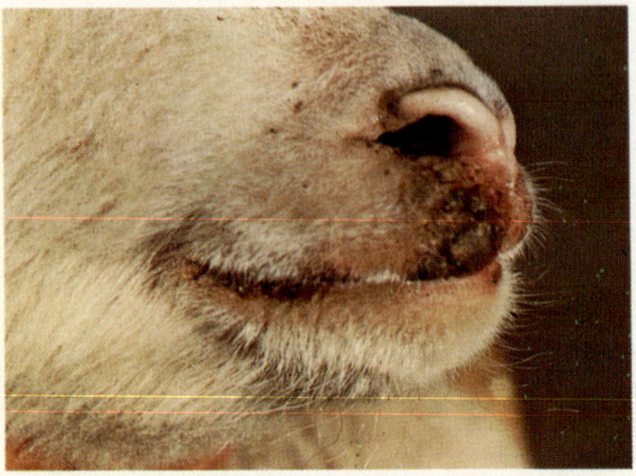

Fig. 127. Dermatitis pustulosa de la oveja (Foto de archivo: Departamento de Medicina Interna de la Sección de Producción Animal y Medicina Veterinaria de la Universidad Karl Marx, Leipzig).

cabeza (orejas, párpados, orificios nasales, carrillos, etc.). Las erosiones de los labios dificultan la toma de alimentos especialmente en los corderos, por lo que en ocasiones los animales jóvenes se debilitan tanto que pueden llegar a morir. El curso de la enfermedad puede verse complicado por infecciones secundarias, en particular con bacterias productoras de necrosis.

En la *forma podal,* que puede aparecer simultáneamente o independientemente de la forma labial, se observan lesiones cutáneas similares en el borde coronario de las pezuñas, a nivel de la articulación del menudillo y en el espacio interdigital. En las partes distales de las extremidades, calientes y dolorosas, se foman vesículas y costras, que por infecciones bacterianas secundarias pueden transformarse en panadizos y pododermitis necrótica.

En la *forma genital* aparecen pústulas, erosiones y costras especialmente en la mama. También pueden resultar afectados la cara interna de los muslos, los labios de la vulva y el prepucio.

El **pronóstico** es generalmente favorable. En época de lactación puede aparecer mamitis gangrenosa, y, si las condiciones higiénicas y de manejo son malas o la resistencia de los animales está considerablemente disminuída, pueden registrarse numerosas bajas en los animales jóvenes afectados.

Diagnóstico. El diagnóstico se realiza clínicamente; en casos excepcionales puede hacerse por identificación del agente productor (al microscopio electrónico [véase punto 18.2.], en cultivos celulares o por inoculación experimental).

La identificación del agente causal, realizable en corto tiempo (aproximadamente 2 horas) con ayuda del microscopio electrónico, puede utilizarse sobre todo para el **diagnóstico diferencial** de la viruela ovina (18.6.). Además, deben diferenciarse del EC la glosopeda (1.) y las micosis podales (44.2.).

Tratamiento y profilaxis. Sólo se recomienda desprender las costras cuando se observe un considerable trastorno en la toma de alimentos. Las erosiones pueden tratarse con solución de glicerina yodada, con solución de alcohol yodado al que se añade un 3 % de tanino, o con otros desinfectantes suaves. Además pueden hacerse unas aplicaciones previas con salicilatos o pomada que contenga ácido salicílico, para reblandecer las costras. Si el curso de la enfermedad se complica, especialmente en corderos jóvenes, se recomienda realizar un tratamiento parenteral con un antibiótico de amplio espectro.

En los rebaños infectados o en peligro de serlo, puede realizarse la inmunización activa con una vacuna viva preparada en cultivos celulares. Los animales vacunados desarrollan en el punto donde se ha realizado la escarificación (cara interna del muslo o zonas desprovistas de lana de las paredes laterales del tórax) una reacción vacunal de carácter local. No se produce la generalización del proceso a causa de la vacunación.

Las ovejas recién compradas o importadas se aislarán durante 4-6 semanas; los animales vacunados deben separarse de los restantes.

18.8. Viruela caprina
(H. Liebermann)

(Al.: *Ziegenpocken;* lat.: *Variola caprina;* ruso: *Оспа коз*; ingl.: *Goat pox;* fran.: *Variole ou clavelée de la chèvre)*

La viruela originaria caprina es una enfermedad generalizada y febril que ataca a la cabra. Se caracteriza por su gran contagiosidad y por la aparición de una erupción variólica que afecta preferentemente a la boca y ojos, ubre, pezones, escroto y cara interna de los muslos. Pueden presentarse formas de la enfermedad de curso predominantemente leve, pero también a veces grave, con elevada mortalidad.

Presentación. La viruela caprina aparece en muchos países, especialmente en los Balcanes y en Oriente .

Etiología. Está producida por un virus variólico independiente, que, excepto en el caso del virus de la viruela ovina y se cree también que en el de la "lumpy skin disease" o dermatosis nodular bovina, no posee relaciones de parentesco con ningún otro de los virus de la viruela. Además pueden presentarse en la cabra infecciones producidas por el virus Vaccinia, y, más frecuentemente, por el virus (Orf) del EC (18.7.).

El virus originario de la viruela caprina se parece a los otros virus de la viruela en su morfología y en sus propiedades físico-químicas. Se puede multiplicar en cultivos celulares de cabra, oveja y bóvido, al igual que el virus de la viruela ovina, produciendo efecto citopático.

Receptividad. Inmunidad. El único animal adecuado para llevar a cabo la infección experimental es la cabra.

Excepto por vía oral, el contagio se produce aplicando el virus por cualquier otra vía. Siempre se origina una enfermedad de carácter generalizado. Por inoculación intracerebral, se produce una encefalitis mortal. En las ovejas y renos infectados se desarrolla sólo una reacción local.

La superación de la enfermedad natural sólo deja tras de sí una cuestionable inmunidad.

Epizootiología. La viruela es una enfermedad muy contagiosa entre las cabras. La introducción del virus en una explotación o colectividad se produce generalmente por la compra de animales infectados. Los animales jóvenes son especialmente receptivos. La transmisión de la enfermedad tiene lugar por contacto directo, o indirectamente en instalaciones o pastos contaminados. El virus de la viruela caprina puede conservarse infectante largo tiempo, a veces durante varios meses. Es eliminado por los animales infectados a través de las lesiones variólicas de la piel y las mucosas (se sospecha que también por las vías respiratorias).

Síntomas clínicos. El periodo de incubación puede durar en condiciones naturales 14-17 días; por infección experimental se reduce a 3-8 días. Al principio hay fiebre de 40 y 41 °C. Pocos días después aparecen pápulas de unos 3-4 mm de diámetro en los labios y en la ubre, que se transforman sucesivamente en vesículas y pústulas. Estas últimas se secan rápidamente y se desprenden después de unas 5-8 semanas, o se originan erosiones exudativas y úlceras. Después de la curación persisten cicatrices apigmentadas. Además pueden producirse erupciones variólicas en otras partes del cuerpo. Como complicaciones se describen infecciones secundarias, especialmente en la mama, así como abortos en las hembras gestantes.

La infección de las cabras por el virus Vaccinia tiene un curso parecido al de los bóvidos, generalmente de localización focal y sin producir trastornos en el animal.

Diagnóstico. Se puede realizar clínicamente, con el microscopio electrónico y por identificación del agente productor. Histopatológicamente es significativo el hecho de que en la viruela originaria caprina sólo se observen raramente corpúsculos de inclusión en el tejido epidérmico infectado por el virus.

Diagnóstico diferencial. La infección por virus Vaccinia puede diferenciarse fácilmente de la viruela originaria caprina por su amplio espectro de animales receptivos (véase punto 18.). El ectima contagioso (18.7.) se puede diferenciar fácilmente con ayuda del microscopio electrónico de la viruela caprina.

Profilaxis. La lucha contra la viruela caprina es aún problemática en la actualidad, puesto que no se conocen todavía cepas víricas atenuadas de este virus que puedan utilizarse con fines vacunales. Se han utilizado vacunas de virus de la viruela caprina adsorbido con $Al(OH)_3$.

18.9. Viruela equina (H. Liebermann)

(Al.: *Pferdepocken, Ansteckende pustulöse Mundentzündung;* lat.: *Stomatitis pustulosa contagiosa, Variola equina;* ruso: *Оспа лошадей* ; ingl.: *Horse pox, Grease disease;* fran.: *Variole équine)*

La viruela de los équidos es una enfermedad infecciosa producida por el virus Vaccinia, que se manifiesta por la inflamación preferentemente de la mucosa bucal o por una erupción cutánea pustulosa en la articulación del menudillo (ambas formas son típicas de la viruela de los équidos), y que, en casos aislados, puede presentarse en forma de exantema vesículo-papuloso repartido por toda la superficie corporal.

Historia y presentación. La inflamación de la articulación del menudillo fue ya reconocida por Jenner como infección por el virus de la viruela. En cambio se consideró durante mucho tiempo a la estomatitis pustulosa contagiosa como enfermedad independiente.

La viruela equina parece que fue frecuente en el siglo pasado. En la actualidad es una enfermedad rara.

Etiología. Está producida por el virus Vaccinia (ver puntos 18. y 18.1.).

Epizootiología. Generalmente la viruela de los équidos procede de niños vacunados o de personas que han tenido contacto con otras vacunadas. Otra fuente de infección está constituída por ganado vacuno o porcino infectado con virus Vaccinia. El exantema variólico de la articulación metacarpo-falangiana es transmitido sobre todo a través de las manos de los herradores cuando proceden a herrar los caballos. La transmisión posterior en una colectividad se produce por contacto de los animales enfermos con los sanos o a través de portadores intermediarios. El pienso, agua, arneses e instrumentos de limpieza de los animales, todos ellos contaminados, pueden también difundir la enfermedad.

La penetración del agente causal se produce a través de la piel y de las mucosas; la eliminación del virus tiene lugar por las erupciones cutáneas, saliva infectada, costras y secreciones de los ojos, si estos últimos están afectados. Las lesiones aparecidas en los genitales son indicio de contagio coital. Desde los caballos infectados la enfermedad puede pasar al personal cuidador y a otros animales domésticos.

Síntomas clínicos. En el exantema variólico de la articulación del menudillo se observa inicialmente ligera tumefacción y sensibilidad de la región, unida a un ligero aumento de la temperatura corporal. Algunos días después aparecen nódulos y vesículas del tamaño de una lenteja o un guisante, que finalmente revientan y se secan formando costras, que más tarde se desprenden.

En la inflamación de la mucosa bucal, mucho más frecuente, después de un periodo de incubación de 5-8 días aparecen en la mucosa de la boca (especialmente, labio superior, labio inferior, encías, lengua, zonas de transición de las mucosas bucal y nasal a la piel) nódulos, vesículas y pústulas, que se acompañan de fiebre. Resultan afectados particularmente los potros de 2 y 3 años. A veces se pueden producir infecciones secundarias de las úlceras por bacterias piógenas. La infección por virus de la viruela, que frecuentemente puede presentarse de forma simultánea en los ojos, cursa con una considerable tumefacción de los párpados, apareciendo una secreción algo viscosa, fácilmente coagulable y amarillenta. Existe flujo salivar y pérdida del apetito. Si la enfermedad se manifiesta intensamente, los animales pierden bastante de peso y necesitan con frecuencia semanas para recuperarse. Las yeguas gestantes pueden abortar. En algunos casos aislados se producen muertes, especialmente en potros.

El **pronóstico** es generalmente favorable.

Diagnóstico. Se realiza como en el apartado 18.1.

Profilaxis y tratamiento. No es necesario llevar a cabo un tratamiento especial. Los animales enfermos y sospechosos deben separarse del resto y ser bien cuidados.

Los caballos sanos de la explotación deben vacunarse contra la viruela, lo cual se lleva a cabo con la vacuna variólica destinada al hombre y con la misma técnica de aplicación, es decir, realizando 3-4 pequeños cortes (mejor en el cuello). La protección vacunal está tan desarrollada a los 9 días, que ya no aparecen nuevos animales enfermos y se extingue la enfermedad.

18.10. Viruela aviar
(H. Liebermann)

(Al.: *Vogelpocken, Geflügelpocken* y *Geflügeldiphtherie;* lat.: *Variola avium, Epitheliosis contagiosa cutis et mucosae avium, Epithelioma et diphtheriae avium;* ruso: Оспа птиц ; ingl.: *Fowl pox, Bird or chicken pox and avian diphtheria;* fran.: *Variole aviaire)*

La viruela aviar constituye un grupo de enfermedades de las aves causadas por distintos tipos de virus del género *Avipoxvirus,* que en su forma típica se conocen como exantema variólico de la piel y de las mucosas de la cabeza de las gallinas, y más raramente aparecen en forma septicémica (viruela de los canarios).

Historia y presentación. La viruela aviar se conoce desde hace más de 100 años. Como en aquel tiempo la viruela humana estaba todavía bastante difundida, se consideró la viruela aviar similar a la del hombre y se creía que podía transmitirse a éste. También Jenner admitió la existencia de estrechas relaciones entre los diversos tipos de viruela de los animales domésticos, incluidas las aves, y la viruela humana. La forma de la viruela aviar que afecta a las mucosas (= difteria aviar), caracterizada por la aparición de pseudomembranas difteroides sobre las mucosas de la región de la cabeza, fue relacionada antaño también con la difteria humana (van Heelsbergen, 1929). La difteria aviar se consideró durante mucho tiempo como enfermedad distinta. Hoy sabemos que la viruela y la "difteria" de las aves están producidas por el mismo virus y ambas formas muestran también una gran coincidencia histológica.

La viruela aviar aparece especialmente en los meses de otoño e invierno en todos los países con explotación aviares. Los brotes de viruela tienen generalmente carácter regional y una forma de presentación enzoótica.

Etiología. La viruela aviar está ocasionada por diversos virus variólicos originarios independientes (virus de la viruela de la gallina [HPV], virus de la viruela de la paloma [TPV], virus de la viruela de los canarios [CPV], virus de la viruela de los pavos [PPV], virus de la viruela de la codorniz, etc; ver tabla 18). Aunque no descrito hasta ahora como agente productor de

Tabla 20
Repertorio de receptores de los virus de la viruela aviar

Nombre del virus	Gallina	Pavo	Paloma	Pato	Canario	Codorniz
Viruela de las gallinas	+++	+++	(+)	–	–	?
Viruela de los pavos	+++	+++	+++	+++	–	?
Viruela de las palomas	(+)	(+)	+++	–	–	?
Viruela de los canarios	(+)	(+)	++	(+)	+++	?
Viruela de las codornices	(+)	(+)	(+)	–	–	++

– Ninguna reacción tras contagio cutáneo
(+) Sólo "viruela vacunal" localizada
++ Reacción local y generalización
+++ Reacción local y generalización con elevada mortalidad
? Sin investigar

la viruela aviar, el virus Vaccinia, a causa de su amplio espectro de receptores, puede considerarse también como tal en determinadas condiciones (Mayr, 1967).

Entre las especies de virus del género *Avipoxvirus* existen estrechas *relaciones de parentesco*. Sin embargo, pueden diferenciarse bien entre sí. Aunque recientemente se han evidenciado virus de la viruela aviar también en mamíferos (rinoceronte), el espectro de hospedadores es una importante característica diferencial. No existe inmunización mutua ni neutralización cruzada de los virus de la viruela aviar con los virus de la viruela de los mamíferos. Los virus de la viruela aviar pueden diferenciarse no sólo por su repertorio de receptores, sino también por su comportamiento en el embrión de pollo, en cultivos celulares de fibroblastos de embrión de pollo con ayuda de la técnica de las placas, mediante análisis estructural con la técnica de coloración negativa en el microscopio electrónico, por determinaciones de termorresistencia y por métodos serológicos.

Como componentes que son del grupo de virus de la viruela, los virus de la viruela aviar se parecen a aquéllos en lo que respecta a su tamaño, constitución, estructura y ciclo de desarrollo. Los virus de la viruela aviar son algo mayores que los restantes virus variólicos. En cortes ultrafinos se han podido observar en el caso del HPV unas dimensiones de 284 x 252 x 164 nm (forma madura) y en el virus de la viruela del canario 320 x 260 x 176 nm (forma madura).

Los corpúsculos elementales pueden ponerse de manifiesto con la tinción de Giemsa o con azul Victoria y, de acuerdo con sus descubridores, se denominan corpúsculos de Paschen o de Borrel. Pueden evidenciarse en frotis de las pseudomembranas que revisten las mucosas. El ciclo de multiplicación de los virus de la viruela aviar discurre más lentamente que el de los virus de la viruela de los mamíferos. En las células epiteliales infectadas los virus de la viruela aviar provocan la formación de corpúsculos de inclusión redondos u ovales, que se denominan corpúsculos de Bollinger, en honor a su descubridor. Estos últimos contienen aproximadamente 6.000-20.000 corpúsculos elementales y constituyen por ello colonias víricas. Los corpúsculos de inclusión de la viruela aviar se tiñen con los colorantes de las grasas (Sudán III, etc.), lo que indica el alto contenido lipídico existente en su superficie. Esta característica falta en los corpúsculos de inclusión de la viruela de los mamíferos. Al contrario de lo que sucede en estos últimos virus, en los de la viruela aviar no se han puesto de manifiesto hasta ahora propiedades hemoaglutinantes.

El *cultivo* de los virus de la viruela es posible en la MCA del embrión de pollo, en cultivos celulares y en animales de experimentación. Sobre la MCA de huevos embrionados los virus de la viruela aviar determinan la formación de nódulos variólicos gris blanquecinos opacos, especialmente en el ectodermo. Para obtener la multiplicación de los virus de la viruela aviar en cultivos celulares, los más apropiados son los fibroblastos de embrión de pollo. También pueden utilizarse cultivos de células renales embrionarias y adultas de pollo, así como (según el tipo de virus) cultivos de fibroblastos de embriones de paloma, pato, pavo y canario. El método de elección para obtener la multiplicación de los virus de la viruela aviar en animales de experimentación es la inoculación cutánea (que se realiza, según el tipo de virus, en pollitos, gallinas, palomas, pavos, canarios, gorriones, patos, etc.). Con frecuencia sólo se produce una erupción variólica local en el punto de inoculación, sin generalizarse a otros lugares del organismo. Para comprobar la inocuidad y eficacia de las vacunas contra la viruela aviar, para determinar el grado de virulencia de las cepas de HPV y para diferenciar cepas de HPV y de TPV, resulta muy adecuada la inoculación intravenosa de pollitos de un día (Mayr, 1960).

Los virus de la viruela aviar son muy resistentes a las influencias del medio ambiente. En las regiones afectadas por la enfermedad, pueden conservarse durante meses con capacidad infectante. Contenidos en las células epiteliales, no resultan destruidos por desecación completa, ni por la acción de la luz diurna difusa durante varias semanas. A –15 °C y en forma liofilizada pueden conservarse durante muchos años. Son desinfectantes adecuados la lejía sódica o potásica al 1-2 %.

Receptividad. Inmunidad. Con respecto a la receptividad de las diversas especies de aves para los diferentes miembros del género *Avipoxvirus,* ver tabla 20.

Las aves que superaron la viruela – aun cuando fuese en una forma suave – quedan inmunizadas para un segundo contagio.

Epizootiología. La enfermedad es introducida en explotaciones no afectadas por animales enfermos, infectados de forma latente o que se encuentran en periodo de incubación. En la infección natural el virus se transmite generalmente de forma directa de animal a animal. Indirectamente los virus de la viruela aviar son introducidos por vectores animados e inanimados. Entre los primeros se encuentran el pienso y el agua contaminados. Son vectores vivos las moscas, mosquitos y otros insectos. Los ácaros y piojos de las plumas no desempeñan papel en la transmisión de la enfermedad. También el hombre puede introducir los virus de la viruela aviar. El punto de penetración está en las mucosas de la región de la cabeza y piel recubierta por plumas. El rascado y picoteo mutuo entre los animales favorecen la infección. La eliminación del virus tiene lugar a través de las erupciones variólicas, por las secreciones oculares y al estornudar (flujo nasal). La eliminación del virus por las heces no tiene significado epizootiológico.

Patogenia. Desde el punto de entrada, el virus de la viruela se difunde por el organismo de dos maneras: desde el foco primario inmediatamente hacia los tejidos adyacentes, y por medio de la circulación sanguínea. La diseminación del virus por el torrente circulatorio se produce de acuerdo con lo que se denomina enfermedad infecciosa cíclica. Se caracteriza por dos fases virémicas. Desde el punto de entrada llega el virus con la sangre (1ª fase virémica) a los órganos primarios afines (SRH, sobre todo hígado y médula ósea) y se multiplica en ellos todavía durante el periodo de incubación con diversa intensidad, según la virulencia de la cepa vírica de que se trate.

Cuando la multiplicación del virus ha alcanzado en estos órganos un determinado nivel, el virus se reparte (2ª fase virémica) por todo el organismo; al final del periodo de incubación, con un aumento de la temperatura, se produce la generalización de la enfermedad.

Con las cepas débilmente virulentas, al contrario de lo que ocurre con las cepas muy virulentas, la infección termina en los órganos afines primarios; donde el virus o no se multiplica o lo hace escasamente. No suele presentarse la viruela en forma generalizada. En el caso de inoculación cutánea del pollo con TPV, se desarrollan sólo focos primarios en los puntos de inoculación.

Síntomas clínicos. En la *viruela de la gallina, del pavo y de la paloma* aparecen tres formas de la enfermedad (cutánea, mucosa y mixta).

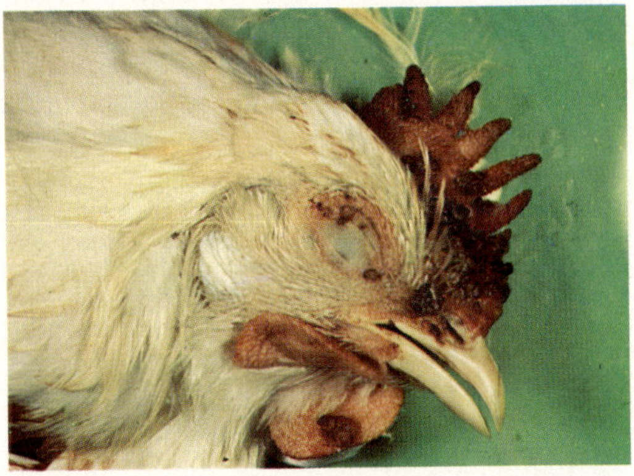

Fig. 128. Viruela de la gallina. Ave gravemente enferma, con lesiones en las porciones desprovistas de plumas de la cabeza.

El periodo de incubación es de 4-20 días. Los síntomas clínicos son esencialmente similares en todas las especies de aves.

En la *forma cutánea* aparecen inicialmente pequeñas manchas o nódulos rojizos que hacen ligero relieve en torno al pico, en la cresta, alrededor del orificio auditivo, en las barbillas y en torno a los orificios nasales. Poco tiempo después aparecen también lesiones en la mandíbula inferior, en el borde de los párpados y en las extremidades. De 1 a 2 días más tarde se forman pequeñas pápulas, que poseen un brillo nacarado y que rápidamente se transforman en grandes formaciones variólicas costráceas (fig. 128). A veces el comienzo de la enfermedad va acompañado de flujo ocular y diarrea. Los animales presentan estado general alterado. Los enfermos muestran erizamiento de las plumas, marcha tambaleante, aparecen acurrucados, sufren disnea y consumen menos pienso. La puesta disminuye intensamente durante varias semanas.

La *forma mucosa* de la viruela aviar se caracteriza por alteraciones de las mucosas de las vías respiratoria y digestiva altas. Comenzando por un enrojecimiento y tumefacción de dichas mucosas, se forman pseudomembranas difteroides que no se desprenden fácilmente; su color es blanco amarillento, debido a procesos bacterianos secundarios. Estas pueden alcanzar el tamaño desde un grano de mijo a una alubia. Su presencia dificulta la toma de alimentos, y en las vías respiratorias pueden llegar a impedir el paso del aire.

La *forma mixta* aparece con frecuencia. En ella resultan afectadas simultáneamente la piel y las mucosas.

En la **viruela de los canarios** se distingue una forma cutánea y una forma septicémica con escasa o ninguna producción de lesiones variólicas. En la segunda forma los animales bostezan mucho (enfermedad del jadeo). A veces es característica la presentación de neumonía. En el tejido subcutáneo se forma un intenso edema, en el que se acumula gran cantidad de virus.

Además de hacerlo en la piel y en las mucosas, los virus de la viruela aviar se asientan en casi todos los órganos, en los que se multiplican. El exantema variólico aparece en ondas repetidas. En los países cálidos la viruela de los pollos cursa también de forma septicémica, hecho que se observa sólo excepcionalmente en las zonas templadas. Esta forma clínica se inicia con graves trastornos del estado general de las aves (abatimiento, falta de apetito, insuficiencia respiratoria). Más tarde puede presentarse una enteritis. Los animales mueren por lo general rápidamente, o bien la enfermedad se prolonga con diarrea, para terminar también con la muerte.

Pronóstico. El pronostico depende de la forma de la enfermedad, de la virulencia del virus, de la edad de los animales afectados, de factores climáticos y de las condiciones de manejo. La presencia de la enfermedad se prolonga frecuentemente durante semanas. Los animales que padecen la forma que afecta a las mucosas y la forma mixta, suelen morir. En cambio, sobreviven los afectados por la forma cutánea pura. Las lesiones variólicas se desecan, se forma una costra y finalmente se desprende. Las gallinas de más de 2 años enferman raramente (resistencia debida a la edad). Los animales jóvenes sucumben a la enfermedad más fácil y rápidamente que los de más edad. En invierno el curso de la enfermedad puede prolongarse durante meses, especialmente si surgen complicaciones.

Anatomía patológica. Por el reducido consumo de alimento, los animales muertos suelen estar considerablemente delgados. Son predominantes las lesiones cutáneas y mucosas descritas. Si se desprende la pseudomembrana de las mucosas, se producen pérdidas de sustancia, quedando superficies planas enrojecidas (erosiones y úlceras).

En la forma septicémica falta la erupción variólica. Con frecuencia existe degeneración del hígado y músculo cardíaco. El bazo está algo tumefacto. En fases más avanzadas de la enfermedad pueden existir procesos inflamatorios en la mucosa intestinal.

Histológicamente, los cuerpos de inclusión presentes en las células epidérmicas degeneradas son característicos y patognomónicos de la viruela aviar. En las preparaciones teñidas con Sudán presentan un color rojo intenso. Por el cuadro histopatológico es posible diferenciar entre sí la viruela aviar de la viruela producida por el virus Vaccinia y otras viruelas de los mamíferos, así como los distintos tipos de viruela aviar. En la especie aviar homóloga se forman en la epidermis corpúsculos de inclusión. En cambio los virus heterólogos, es decir. típicos de una especie, pero que en un determinado momento afectan a otra, sólo producen, en general, reacciones inespecíficas del corion, incluso cuando existen también lesiones macroscópicas cutáneas de carácter variólico.

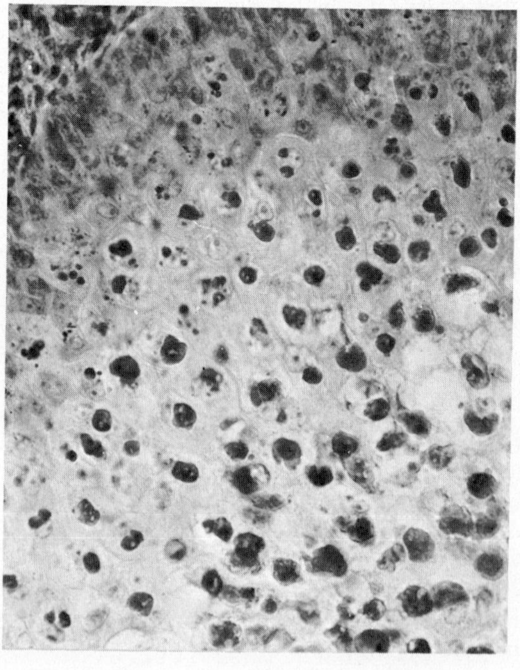

Fig. 129. Viruela de la gallina. Piel con degeneración globosa y corpúsculos de Bollinger; tinción con Sudán (Rittenbach, P.).

Diagnóstico. El diagnóstico de la viruela aviar no presenta dificultades cuando aparecen las eflorescencias típicas en la piel desprovista de plumas de la región de la cabeza; también puede realizarse clínicamente en la forma mixta. En presencia de la forma mucosa pura, el examen histopatológico para identificar los corpúsculos de Bollinger (corpúsculos de inclusión) (fig. 129) puede aclarar rápidamente las cosas. Está indicado en todos los casos poco claros.

Para la identificación biológica del agente productor, se recomienda el cultivo del virus en la MCA del embrión de pollo. Con la RAGP es posible un diagnóstico serológico de población. También aparecen anticuerpos neutralizantes. Con los microscopios óptico o electrónico pueden identificarse los corpúsculos elementales.

Diagnóstico diferencial. Para realizarlo deben tenerse en cuenta el coriza contagioso (36.3), laringotraqueítis infecciosa (17.11.), bronquitis infecciosa (12.6.) y otras enfermedades de curso parecido, como, por ejemplo, la avitaminosis A.

Tratamiento. No existe un tratamiento medicamentoso específico de la viruela aviar. Se han descrito buenos resultados con cloranfenicol (pomada de cloranfenicol al 6 % y vitamina A para el tratamiento externo, y 100-200 mg para el tratamiento oral). También puede recomendarse intentar una terapia de estimulación inespecífica (suero del mal rojo, mezcla de yodo y leche, sangre y albúmina de huevo). Los animales enfermos deben alojarse en naves bien ventiladas y templadas, que no esten superpobladas. La alimentación será ligera y rica en vitaminas.

Profilaxis. Las acciones inmunógenas y patógenas de las vacunas de TPV, HPV y PPV son muy variables. El virus TPV innocuo para las gallinas no parece ser eliminado por las aves vacunadas. Las vacunas de TPV confieren a las aves vacunadas sólo una inmunidad relativa y de duración limitada, calculándose ésta en 3-5-9-12 meses, y, en caso de vacunar pollitos de un día (método de la punción), sólo se extiende a 8 semanas.

En las vacunas de HPV, que muchas veces provocan indeseables efectos secundarios y conllevan la amenaza de una viruela generalizada, la protección vacunal se considera en parte como absoluta y de duración para toda la vida (pollitos de un día, 12 ó 4 meses). Las vacunas de PPV originan una "sólida y duradera inmunidad".

En la RDA, para la lucha contra la viruela de la gallina, pintada, faisán y paloma se utiliza sólamente el virus de la viruela de la paloma tras varios pases sucesivos (Neo-Avisan T "Dessau").

La vacunación puede realizarse por el método de punción en el ala (wing-web methode) o por el procedimiento del folículo de las plumas (método de escarificación).

En el método de punción en el ala se inserta una aguja doble en la piel tensa del ala, después de haber impregnado aquélla en la vacuna resuspendida.

En el método de los folículos de las plumas se deposita una gota de la vacuna (por ejemplo, "Neo-Avisan-Suspensión") en una zona de la piel del muslo o de la pierna de la que se han arrancado previamente con cuidado las plumas y se fricciona con una fina espátula de vacunación en los folículos de las plumas. Para las vacunas con el HPV se emplea exclusivamente el método de punción. En las vacunas con HPV debe evitarse totalmente la inoculación superficial de la piel provista o desprovista de plumón.

La protección vacunal está completamente instaurada 4 semanas después de la aparición de las formaciones variólicas en el punto de aplicación y dura unos 6 meses con las vacunas de TPV. Además de estos dos métodos existe la vacunación por inhalación para pollitos de grandes explotaciones aviares, y la inmunización oral.

En la lucha contra la viruela aviar se distinguen la vacunación profiláctica y la vacunación de necesidad ante la presentación de la enfermedad.

En la *vacunación profiláctica* con HPV y TPV – como mejor forma de lucha – son de particular importancia para tener éxito:

1. La elección del momento más favorable para la vacunación.
2. La selección de los animales a vacunar.

Con respecto al primer punto, el periodo principal de presentación de la enfermedad, en el caso de la viruela de la gallina, dura desde octubre hasta el comienzo de la primavera. Por ello, la vacunación debe realizarse antes del comienzo del tiempo húmedo y frío, es decir, en los meses de junio a agosto, con lo cual los animales llegan a la época de peligro con una protección vacunal completamente desarrollada, a la vez que se evitan al máximo los fallos de la vacunación. De esta manera, el desarrollo de la protección vacunal tampoco resulta alterado por la influencia del mal tiempo o por posibles enfermedades leves, de tipo enfriamiento, que puedan padecer los animales a consecuencia del frío. Además, es recomendable vacunar a las pollitas al menos 4-6 semanas antes del momento previsto para el comienzo de la puesta.

Con respecto al segundo punto, sólo deben vacunarse animales sanos y suficientemente alimentados, con una edad comprendida entre 6 y 12 semanas. En animales de menos de 6 semanas pueden presentarse reacciones violentas unidas a elevada mortalidad después de la vacunación (HPV), y, a veces, un retraso en el crecimiento. Si en la explotación se vacunan todos los años las pollas jóvenes, los animales adultos son ya inmunes por estas vacunaciones anteriores y no necesitan vacunarse.

Vacunaciones de urgencia en explotaciones afectadas por la enfermedad. Cuando la viruela aviar se presenta en explotaciones donde los animales no están vacunados y en las que las aves están alojadas en varias naves, tras asegurar el diagnóstico puede llevarse a cabo la vacunación de urgencia en las naves donde se sospecha que ha habido contagio, pero en las que los animales no muestran aún clínicamente la enfermedad. La vacunación de urgencia es siempre peligrosa, puesto que toda vacunación durante el periodo de incubación puede tener consecuencias graves. Sin embargo, por medio de la vacunación de urgencia puede evitarse la eliminación total de una población de aves. Además, con la vacunación de urgencia puede obtenerse un rápido restablecimiento de la puesta de huevos. Mientras para la vacunación profiláctica pueden utilizarse vacunas a base de cepas de HPV o TPV, para la vacunación de urgencia se utilizan sólo vacunas de cepas de TPV. Para la elección de los animales a vacunar en caso de urgencia deben seguirse unas reglas estrictas. Deben eliminarse los animales enfermos o sospechosos de estarlo, los que estén delgados, los que muestren retrasos en el crecimiento, aves con síntomas de diarrea, etc. Durante los primeros 9 días después de la vacunación, la colectividad debe observarse con atención diariamente y separar todos los animales que aparezcan enfermos.

Pueden combinarse en el tiempo las vacunaciones contra la viruela aviar y la enfermedad de Newcastle (9.2.1.). Bien puede realizarse la vacunación contra la enfermedad de Newcastle (en una sola aplicación) simultáneamente con el control de las reacciones vacunales de la viruela, o bien realizar la vacunación contra la viruela aviar simultáneamente con la segunda aplicación de la vacuna contra la enfermedad de Newcastle.

Para prevenir la **viruela de los pavos** puede llevarse a cabo en colectividades sanas una inmunización activa con virus de la viruela de la gallina que haya sido sometido a varios pases sucesivos. Una sola vacunación anual puede impedir el brote de la viruela. Deben vacunarse todos los animales sanos de más de 8 semanas. Las vacunaciones se realizarán desde el mes de julio a mediados de septiembre.

Para la vacunación de urgencia de pavos sanos en explotaciones donde acaba de presentarse la enfermedad se recomienda el virus de la viruela de la paloma (Neo-Avisan T "Dessau").

La vacunación contra la **viruela de la paloma** es problemática y peligrosa, puesto que no se conoce ningún virus variólico heterólogo que resulte adecuado para la inmunización de las palomas, por lo que éstas sólo pueden vacunarse entonces con el virus homólogo vivo. Por circunstancias todavía desconocidas, las vacunas a base de TPV pueden volverse en las palomas intensamente virulentas y ocasionar bajas.

Contra la **viruela de los canarios** se realizan vacunaciones de urgencia en explotaciones donde ha aparecido la enfermedad. Los animales sanos pueden ser vacunados por el método de punción en el ala, utilizando para ello la vacuna creada por Mayr y col. (1965) a base de CPV atenuado en cultivo de tejidos. Las formaciones variólicas que aparecen a consecuencia de la aplicación de la vacuna son pequeñas y apenas van acompañadas de manifestaciones inflamatorias. Sin embargo, es necesario controlar la marcha de las formaciones variólicas vacunas 8-10 días después de la vacunación. No se han observado hasta ahora complicaciones tras la vacunación en animales sanos. Se recomienda retirar durante 2-3 semanas después de la vacunación los recipientes con agua destinados al baño de los animales, para evitar infecciones en el punto de inoculación. Como en la viruela del canario pueden aislarse a partir de los órganos alterados con cierta frecuencia agentes bacterianos secundarios (especialmente *Escherichia coli*), en casos de vacunación de urgencia debe administrarse simultáneamente con la vacuna un antibiótico (por ejemplo, tetraciclina: 250 mg/100 ml de agua, ó cloranfenicol: 250 mg/100 ml de agua) y vitamina A (500 UI/100 ml de agua). De esta manera las muertes disminuyen rápidamente.

18.11. Viruela de otros animales domésticos (H. Liebermann)

18.11.1. Viruela del búfalo y del camello

Etiología. Tanto la vacuna del búfalo como la del camello tienen estiologías distintas. Presumiblemente están causadas por virus independientes originarios de la viruela del búfalo o del camello, que están emparentados serológicamente con los virus del género *Ortopoxvirus.* Sin embargo, deben intervenir también en estos animales infecciones por virus de la viruela bovina y Vaccinia.

Epizootiología. La transmisión de la enfermedad se realiza regularmente por contacto inmediato de los animales sanos con los enfermos. En el curso de una enzootia, el producto infectante se transmite también de manera mediata, v. gr. a través de los encargados de cuidar a los animales, por objetos, y mediante los pastizales contaminados con material desecado portador de virus.

Síntomas clínicos. El curso de las viruelas del búfalo y el camello es por lo regular benigno, asemejándose mucho al de la viruela vacuna. Los procesos patológicos se limitan generalmente en la hembra del búfalo a los pezones y a la ubre, mientras que en los camellos se circunscriben esencialmente a los labios y mentón. En los casos graves, acompañados de manifestaciones generales febriles, la erupción cutánea se extiende a todo el cuerpo.

El **pronóstico** es por lo común benigno, no resultando preciso ningún tratamiento específico.

El **diagnóstico** se realiza clínicamente observando el típico exantema de la viruela (formación de pápulas, vesículas, pústulas y costras).

La viruela del búfalo y del camello puede transmitirse al hombre.

18.11.2. Viruela del conejo

Etiología. La viruela del conejo está producida por un virus variólico estrechamente emparentado con el virus Vaccinia (¿o es idéntico?). El agente causal puede cultivarse en embrión de pollo.

Epizootiología. La viruela del conejo se presenta tanto esporádica como epidémicamente. Es muy contagiosa. El contagio tiene lugar por el tracto respiratorio.

Síntomas clínicos. Después de un periodo de incubación de 5-9 días, los animales infectados pierden el apetito, presentan diarreas y sufren blefaritis uni o bilateral. Entre 1-2 días más tarde aparecen manchas en la piel de las orejas, del tronco (porciones ventral y dorsal) y en el escroto, que se trasnforman en pápulas consistentes, rojizas y poco destacadas, aproximadamente de 1 cm de diámetro. Además de lesiones en las mucosas, puede aparecer edema genital y orquitis. El exantema cutáneo nunca se transforma en vesículas o pústulas. La mortalidad en los animales jóvenes puede llegar al 70 %, y en los adultos al 30-40 %.

18.11.3. Viruela del elefante

Etiología. La enfermedad está producida por un virus del género *Ortopoxvirus* con típica morfología variólica (fig. 119), que puede multiplicarse en el embrión de pollo y en diversos cultivos celulares de cerdo y bóvido.

Síntomas clínicos. La viruela del elefante se caracteriza por la aparición de múltiples nódulos cutáneos, así como de erosiones y úlceras en las mucosas visibles (orificios nasales, boca, vulva, pene y prepucio).

Después de desprenderse el epitelio de revestimiento de las lesiones, se forman úlceras crateriformes.

El **pronostico** debe emitirse con cautela. En la viruela del elefante pueden presentarse junto a formas clínicas extraordinariamente leves otras muy graves y mortales.

Anatomía patológica. En la necropsia pueden observarse erosiones y úlceras en todo el tracto digestivo, en los conductos nasales de la trompa y en las partes del aparato genital recubiertas por epitelio plano poliestratificado.

Histológicamente se puede observar desde la degeneración vacuolar del epitelio de revestimiento, hasta una necrosis tisular superficial con posterior desprendimiento de porciones de tejido y formación de úlceras en la piel y en las mucosas, constituyendo fases de diversa intensidad de un proceso degenerativo. En las células epiteliales degeneradas puede comprobarse la existencia de corpúsculos de inclusión intracitoplásmicos, acidófilos, de distinto tamaño y número, generalmente homogénos, pero también finamente granulosos.

Tratamiento. Se hará una terapéutica sintomática, tratando de evitar las infecciones secundarias.

18.11.4. Viruela de los ratones (ectromelia infecciosa)

La viruela de los ratones fue descrita por primera vez por Marchal (1930) como enfermedad infecciosa, muy contagiosa y productora de gran número de bajas. La denominó "ectromelia infecciosa" a causa de las amputaciones que aparecen durante la enfermedad. La viruela está extendida por todo el mundo en los ratones de laboratorio y en los silvestres. Muchas explotaciones de producción de estos animales están infectadas de forma latente. A causa de la importancia de la enfermedad y del incremento de las instalaciones de producción de estos animales, trataremos de ella.

Etiología. El agente causal pertenece al género *Ortopoxvirus* de los virus de la viruela, y en su constitución, estructura y ciclo de desarrollo es similar al virus Vaccinia. Tiene un estrecho parentesco con los virus de la viruela humana, Vaccinia y de la viruela del ganado vacuno. Una importante característica desde el punto de vista del diagnóstico diferencial consiste en que el virus de la ectromelia aglutina los eritrocitos de ratón. Se multiplica en diversos cultivos de células de ratón, pollo, rata, bóvido y conejo. El mejor método de cultivo se consigue sobre la MCA de embriones de pollo incubados a 35 °C. Los corpúsculos de inclusión intracitoplásmicos producidos por el virus son de mayor tamaño que los del virus Vaccinia. Experimentalmente pueden infectarse ratas y cobayos utilizando dosis elevadas de virus.

Epizootiología. Tienen importancia las formas latentes y de curso clínico inaparente. El virus se transmite principalmente por animales infectados de forma latente de camada en camada, estableciéndose de esta forma en una explotación. El virus se conserva desecado durante mucho tiempo en objetos de todo tipo o en el pienso, lo que arroja como consecuencia el contagio constante de los animales nuevos instalados en un determinado recinto. Por disminución de la resistencia, factores de stress, etc., pueden activarse las infecciones latentes. Las poblaciones de ratones silvestres infectadas de forma latente constituyen un reservorio del virus a tener en cuenta.

La infección natural se produce a través de mordeduras o por arañazos y heridas en la piel, así como por las vías respiratorias (contagio aerógeno) y digestiva.

Síntomas clínicos. La clínica y el curso de la ectromelia son muy variables, dependiendo de muchos factores. En brotes repetidos con formas agudas y sobreagudas de la enfermedad con el 90 % de casos de muerte, ésta se presenta generalmente antes de la aparición de las reacciones clínicas típicas. Posteriormente la mortalidad disminuye y predominan las lesiones cutáneas. De forma resumida, pueden presentarse las siguientes formas y cuadros clínicos:

– Formas en las que no aparecen reacciones clínicas ni inmunológicas (formas de curso latente).
– Formas en las que no hay manifestaciones clínicas, pero sí existen reacciones inmunológicas (por ejemplo, formación de anticuerpos) (formas de curso subclínico o clínicamente inaparentes).
– Casos en los que los animales jóvenes padecen de forma grave la enfermedad y los animales adultos sólo muestran ligeros síntomas de la misma.
– Todos los animales de cualquier edad padecen la enfermedad de forma grave y generalizada.
– Algunos animales mueren repentinamente sin síntomas previos.
– Los animales jóvenes no padecen la enfermedad, mientras que los adultos exhiben formas de curso crónico.

En la enfermedad de carácter agudo, que también puede cursar septicémicamente sin síntomas externos, son característicos la tumefacción, retracción y pérdida de las extremidades, de las orejas y de la cola, tumefacción de la cabeza, especialmente en torno al hocico y de la mandíbula. Se dice que los animales "parecen tener paperas". En ratones que han sobrepasado la forma aguda de la enfermedad y en aquéllos en que se establece un curso crónico, aparecen, sobre todo en una o varias extremidades, tumefacciones limitadas de la piel de aspecto edematoso vítreo. Estas pueden regresar o bien se produce una cicatrización o necrosis con amputación subsiguiente de un dedo o de toda la pata (ectromelia), sin que muera el animal.

En la forma aguda el **pronóstico** es desfavorable.

Diagnóstico. Se puede realizar clínicamente, con ayuda de los microscopios óptico y electrónico (corpúsculos elementales), histológicamente (corpúsculos de inclusión), serológicamente (RN, RFC, RHAI) y por aislamiento del virus.

En la **necropsia**, además de las lesiones ya descritas se aprecian pequeñas hemorragias, tumefacción del bazo e hígado, y especialmente focos necróticos y corpúsculos de inclusión en los distintos órganos.

En el **diagnóstico diferencial** deben tenerse en cuenta las heridas por mordedura y septicemias bacterianas.

La **lucha** contra la ectromelia estriba en sacrificar las poblaciones afectadas y crear colectividades libres de ectromelia en instalaciones aisladas. Es posible también llevar a cabo una vacunación profiláctica con vacunas a base de virus Vaccinia.

Enfermedades del hombre producidas por virus de la viruela de los animales domésticos

La viruela del hombre puede tener su origen tanto en personas afectadas, como también en animales. En primer lugar puede transmitirse bilateralmente la infección por virus Vaccinia, al que el hombre es receptible, como todos los animales domésticos. Menos frecuentes son las infecciones con el virus originario de la viruela del ganado vacuno, que proceden, naturalmente, de bóvidos infectados. Los virus de la viruela del conejo, equina y también del elefante son igualmente transmisibles al hombre. Las correspondientes enfermedades producidas apenas se diferencian de la provocada por el virus Vaccinia. No se conocen infecciones en el hombre producidas por los otros virus originarios de viruela en animales (por ejemplo, viruela porcina y viruela aviar).

Virus del género *Parapoxvirus,* llamados también tradicionalmente virus de la seudoviruela o Paravaccinia (virus de la estomatitis papulosa, dermatitis pustulosa y viruela mamaria) pueden provocar en el hombre lesiones cutáneas benignas. Una forma especial son los llamados nódulos de los ordeñadores.

Los **nódulos de los ordeñadores** son formaciones bastante consistentes, semiesféricas, que pueden alcanzar el tamaño de una cereza; su color es gris blanquecino o rojo azulado, apareciendo generalmente aislados o en escaso número, sobre todo en las manos de los ordeñadores. Se diferencian etiológicamente dos tipos distintos de nódulos de los ordeñadores: los nódulos producidos por el virus Vaccinia o virus de la viruela del ganado vacuno, de presentación más bien rara, y los originados por virus del género *Parapoxvirus,* más frecuentes (nódulos de los ordeñadores en sentido estricto). Los nódulos producidos por el virus de la viruela mamaria (18.2.) se desarrollan después de un periodo de incubación de 5-7 días a partir de un punto rojizo, formándose un nodulillo redondeado, escasamente o nada doloroso, que exhibe con frecuencia una estructura en zonas parecida al iris. Los nódulos producidos por virus Paravaccinia están limitados de su entorno por un delgado ribete rojizo y se establecen en la piel sin producir reacción alguna. El revestimiento epitelial está generalmente intacto, a veces también algo abultado en forma de vesícula. El estado general del paciente no resulta afectado. Los nódulos involucionan y desaparecen a las pocas semanas. Histológicamente se observa en la epidermis paraqueratosis e hiperqueratosis, degeneración reticular, acantosis y en algunos casos corpúsculos de inclusión. Las mismas o parecidas lesiones son producidas también por los virus de la estomatitis papulosa (18.3.) y de la dermatitis pustulosa (18.7.). Sólo pueden diferenciarse por la anamnesis.

En el diagnóstico diferencial deben tenerse en cuenta los callos o durezas del ordeño y las úlceras con tejido de granulación.

Bibliografía

Hiepe, Th. (1970): Schafkrankheiten. VEB Gustav Fischer Verlag, Jena.
Iwanow, X. (1967): Schafpocken. In: H. Röhrer, Handbuch der Virusinfektionen bei Tieren. Bd. II, 485. VEB Gustav Fischer Verlag, Jena.
Liebermann, H. (1967): Untersuchungen über die Stomatitis papulosa unter Berücksichtigung der Differentialdiagnose. Arch. exper. Vet.med. **21**, 1253.
Mayr, A. (1967): Die Pocken der Tiere. In: A. Herrlich, Die Pocken. Georg Thieme Verlag, Stuttgart.
Mayr, A., Neubrand, K., u. Mahnl. H. (1966): Seuchenhaftes Auftreten der orginären Schweinepocken in Bayern. Tierärztl. Umschau **21**, 124.
Potel, K. (1967): Pocken. In: H. Röhrer, Handbuch der Virusinfektionen bei Tieren. Bd. II, 417. VEB Gustav Fischer Verlag, Jena.
Rolle, M., u. Mayr, A. (1966): Mikrobiologie und allgemeine Seuchenlehre. 3. Aufl. Ferdinand Enke Verlag, Stuttgart.
Schmidt, D. (1967): Die Dermatitis pustulosa des Schafes. In: H. Röhrer, Handbuch der Virusinfektionen bei Tieren. Bd. II, 713. VEB Gustav Fischer Verlag, Jena.
Weiss, K.-E. (1968): Lumpy skin disease virus. Virology Monographs. Springer Verlag, Wien, New York.

18.12. Mixomatosis del conejo
(C.-H. Becker)

(Al.: *Myxomatose des Kaninchens;* lat.: *Myxomatosis cuniculi;* ruso: *Миксоматоз кроликов*; ingl.: *Infectious myxoma of rabbits;* fran.: *Myxome infectieux de Sanarelli)*

La enfermedad se caracteriza por la aparición de tumefacciones mesenquimatosas locales en la submucosa y el tejido conjuntivo subcutáneo, sobre todo en torno a las aberturas naturales del organismo. Se presenta en los conejos silvestres y domésticos del género *Oryctolagus* y excepcionalmente también en la liebre, estando producida por un virus perteneciente a la familia de los virus de la viruela.

Historia. Sanarelli descubrió la enfermedad en Sudamérica en conejos importados de Europa. En aquel territorio no alcanzó importancia alguna, puesto que el conejo salvaje sudamericano puede considerarse como un reservorio del virus bastante resistente al mismo. Tras el intento, inicialmente inútil, de combatir las plagas de conejos en Europa y Australia con el virus, se logró finalmente la casi completa exterminación del conejo salvaje australiano gracias a unas favorables condiciones meteorológicas en los años 1952-1955. Sin embargo, al cabo de unos años los animales supervivientes se multiplicaron, generando una descendencia resistente con tanta rapidez, que hoy se ha perdido prácticamente la esperanza del virus de la mixomatosis como medio para solucionar el problema del conejo en Australia.

Presentación. La enfermedad produjo primero considerables pérdidas económicas con su aparición incontrolada en Europa, donde en junio de 1952 fue difundida voluntariamente por un particular a unos 100 km al SO. de París, por medio de dos conejos silvestres capturados. En 1954 la panzootía, con una velocidad de avance de unos 450 km/año, había afectado, con la excepción de Escandinavia, a casi todos los países de Europa Occidental, y en 1955 a la RDA, Checoslovaquia y Austria; un año más tarde a Polonia, y en 1961 llegó a Dinamarca y el sur de Suecia. Después de 1956 hubo un periodo de relativa calma, que fue interrumpido en Europa Central por epizootías explosivas en 1961 y 1967, procedentes de enzootías que afectaban a conejos salvajes. En la actualidad parece haberse establecido en la RDA un curso más enzoótico, con etapas de 4-7 años de relativa calma, y brotes graves de 0-2 años de duración.

Etiología. El agente productor forma junto con las especies de virus de la fibromatosis el género *Leporipoxvirus* de la familia *Poxviridae*, (18.), a los que se parece considerablemente por su morfología, concretada en tamaño (290 x 230 x 80 nm) y estructura (forma de paralelepípedo, con membrana trilaminar y corpúsculo interno denso de DNA resistente a la pepsina). Su inclusión en el grupo correspondiente (véase punto 18.) está justificada también por tener un antígeno común con los virus de la viruela, por su capacidad de reactivación de virus de la viruela inactivados por el calor, así como por la formación de cuerpos de inclusión y por la patogenia.

En cultivo de tejidos, el virus de la mixomatosis se comporta de manera variable. Preferentemente se emplean células renales de conejo y fibroblastos de corazón de la misma especie, pero también, por ejemplo, células nerviosas de animales resistentes. Es posible el contagio artificial de embriones de pollo de 10-12 días inoculados en la membrana corioalantoidea. El virus no produce hemoaglutinación y es sensible al éter etílico.

Además del representante principal de estos virus, es decir, el tipo sudamericano, se conoce el mixovirus californiano. En Australia fue introducido el primero; también es el responsable de la panzootía europea.

El virus de la mixomatosis es termolábil (lo inactiva el calentamiento durante 1 hora a 37 °C o el calor húmedo de 55 °C actuando durante 1 minuto), mientras que resiste en general las acciones químicas. Así, es estable a un pH comprendido entre 4 y 12. El ácido bórico, fenol, sublimado y permanganato potásico no afectan al virus en las concentraciones corrientes, pero sí, en cambio, la solución de formalina al 2 %. En forma desecada (pieles de conejo no tratadas) se conserva con capacidad infectante más de 220 días, y en los cadáveres en putrefacción hasta 7 días.

Receptividad. Una de las características principales del virus es su gran especificidad por un hospedador concreto, que es el conejo europeo y las razas de conejos domésticos que de él derivan. Las especies de conejo americano del género *Sylvilagus*, conocidas como reservorio natural del virus, o son resistentes o bien padecen la enfermedad de forma inaparente o con muy escasos síntomas. Sólo aproximadamente el 1 % de las liebres controladas (*Lepus lepus*) se muestran receptivas; todas las demás especies animales son refractarias al virus.

Inmunidad. En los conejos que superaron la enfermedad se puede evidenciar con la RN, RFC y RAGP la formación de anticuerpos contra el agente causal hasta 18 meses después del contagio.

Epizootiología. La transmisión de la enfermedad es llevada a cabo en primer lugar por mosquitos picadores de los géneros *Aedes*, *Anopheles*, *Culex* y *Simulium*, así como por el tábano *Stomoxys calcitrans.* La aceptación, al menos en Europa Central, de una importancia todavía mayor de la pulga (*Spilopsyllus ctenopsyllus*), así como de los piojos (*Haemodipsus),* ácaros *(Cheiletiella)* y garrapatas (*Ixodes*) es menos verosimil, a causa del cambio de hospedador más frecuente que realizan los mosquitos y las moscas. De todos modos, estos artrópodos no voladores podrían resultar de considerable importancia para la difusión del agente causal en las madrigueras de los conejos y para su supervivencia en el invierno. Los mosquitos pueden transmitir el virus hasta 36 días después de haber picado por vez primera a un animal infectado. Las pulgas lo transmiten aunque pasen un período de ayuno de 3 meses. No se excluye el hecho de que en los artrópodos pueda producirse la multiplicación del virus. De los rápidos saltos de la enfermedad a grandes distancias (500-1.000 Km en 1-2 semanas) son responsable vectores sobre todo como las aves, pero también el hombre (comercio de animales y de pieles, vehículos), mamíferos depredadores y liebres. La penetración oral del agente causal sólo juega papel en poblaciones muy densas de conejos en condiciones de libertad; en cambio, es importante en el conejo doméstico en el caso de consumir forraje o pienso infectados. Esto explica que las epizootías más graves aparezcan predominantemente en los veranos húmedos, más bien que fríos, en los que el virus termolábil puede permanecer activo durante un tiempo relativamente largo y los mosquitos, que son los vectores principales, encuentran buenas condiciones para multiplicarse. La época más propicia es la que discurre entre final de julio y septiembre. Debido al aumento de la resistencia genética entre los animales y a la atenuación de la virulencia del virus, la tasa de mortalidad, generalmente elevada, puede descender del 50 % en el curso de 6-8 años, cuando la duración de la epizootía se prolonga.

Patogenia. Después de la primera multiplicación del virus en el punto de penetración, es decir, en el contagio natural por lo regular en las mucosas de la cabeza, se produce la difusión por vía linfógena hacia los ganglios linfáticos regionales, donde tiene lugar una multiplicación secundaria 48 horas después del contagio. Simultáneamente se producen ya en ambas localizaciones reacciones hiperplásicas del SRH. Sólo transcurridos 3-4 días se produce viremia y aparecen lesiones anatomopatológicas. El endotelio y la íntima de los capilares y precapilares venosos participan activamente en la multiplicación del virus y en la patogenia de la enfermedad (aparición de trastornos de la permeabilidad a partir del 4º día después del contagio). Es característico el intenso estímulo favorecedor de la proliferación que, además de su acción lesiva celular, ejerce el agente productor sobre las células mesenquimatosas (formación de policariocitos). En las células mixomatosas puras aparecen corpúsculos citoplásmicos de inclusión a partir del 5º día después de la infección (fig. 130).

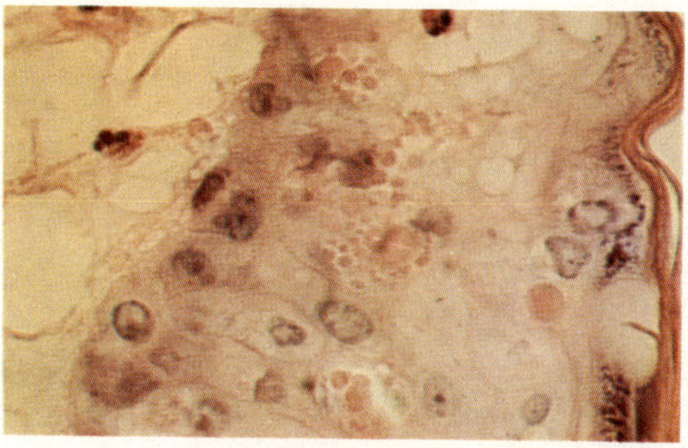

Fig. 130. Mixomatosis. Corte de una proliferación nodular cutánea; degeneración epitelial globosa, formación de abundantes gránulos querato-hialinos en el Stratum spinosum; arriba a la izquierda: célula mixomatosa con CoI; tinción con HE.

La máxima cantidad de virus se evidencia en los mixomas gelatinosos de la piel, y luego en los ganglios linfáticos, pulmones, bazo y sangre; en esta última aparece el virus más ligado a los linfocitos que a los granulocitos.

Síntomas clínicos. Entre los síntomas de la enfermedad destacan las tumefacciones locales o difusas, que aparecen generalmente después de un periodo de incubación de 4-10 días con un tamaño hasta de una nuez en las mucosas de la cabeza (fig. 131) y anogenitales, así como los nódulos que brotan en la piel y tejido subcutáneo del dorso, orejas, escroto y extremidades posteriores. Las lesiones aparecidas en las mucosas van acompañadas además por inflama-

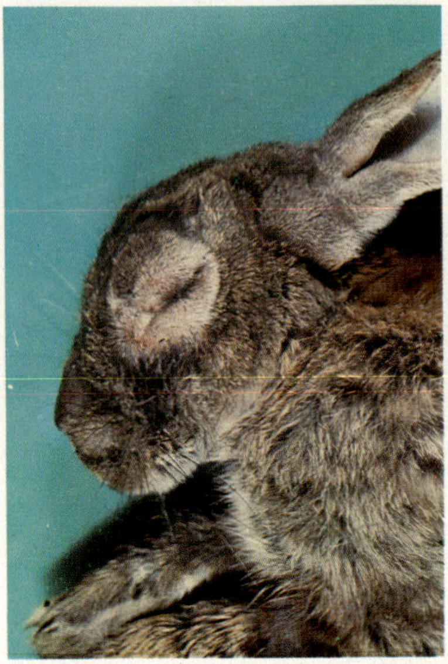

Fig. 131. Mixomatosis. Conejo enfermo con abultamientos y proliferaciones nodulares en las aberturas bucal y nasales, en torno a los ojos y en las orejas (Foto de archivo: Departamento de Patología de la Sección de Producción Animal y Medicina Veterinaria de la Universidad Karl Marx, Leipzig).

ciones serosas, posteriormente mucopurulentas por las complicaciones bacterianas. Con una fiebre moderada (hasta 41 °C) y más tarde ligera, y con dificultades respiratorias y de deglución crecientes, desaparece casi por completo el consumo de alimentos; los animales caquécticos mueren por completo debilitamiento entre 8 y 14 días después del contagio. El período de incubación y el curso de la enfermedad resultan influidos por la vía de penetración del agente productor, su virulencia, la cantidad de virus, la resistencia racial y el estado inmunitario de los animales. Así, en el *Oryctolagus cuniculi* la enfermedad producida por el virus de tipo californiano cursa de forma tan sobreaguda, que no da tiempo siquiera a que se desarrollen los síntomas típicos. Por otra parte, en 1964 se observó en los alrededores de Basilea una forma de curso atípico, cuya característica formación de nódulos se curaba sin enfermedad propiamente dicha de los animales (Werffeli, 1967).

Pronóstico. La curación de la enfermedad se produce en raros casos. Especialmente al comienzo de una epizootía, la mortalidad y morbilidad son superiores al 90 % (mortalidad alcanzada en la primera onda epizoótica en Australia en 1952: 99,4-99,8 %). Esta elevada tasa de bajas es responsable de la inestabilidad y periodicidad del proceso epizoótico. Además, durante las epizootías predominan las cepas víricas debilitadas por la larga duración de la enfermedad en algunos conejos, las cuales son difundidas preferentemente por los vectores mencionados a causa de la larga supervivencia de los animales (Fenner, 1955). Así, la mortalidad puede descender en los años favorables al 30 %.

Anatomía patológica. Los procesos hiperplásicos que aparecen en las localizaciones de predilección se deben al crecimiento de un tejido mixomatoso formado por mucina metacromática de las células mixoides mesenquimatosas. Estas células estrelladas multipolares grandes, con prolongaciones citoplásmicas que miden hasta 50 μm y un núcleo pobre en cromática (de unas 9 x 14 μm), poseen un citoplasma granuloso, en el que pueden encontrarse corpúsculos de inclusión acidófilos de 0,3-2 μm de tamaño, compuestos por corpúsculos elementales víricos y porciones celulares fagocitadas. Corpúsculos elementales maduros e inmaduros se aprecian con el microscopio electrónico libres en el citoplasma de las células epidérmicas, mientras que en las células mixoides se observan sobre todo en el interior de los corpúsculos de inclusión, junto con los detritus que asociadamente constituyen la estructura de éstos últimos. Además aparecen células mixoides más pequeñas, con núcleos más ricos en cromatina y citoplasma de menor tamaño. Se observa gran cantidad de granulocitos pseudoeosinófilos. Los trastornos de la permeabilidad pueden llegar a determinar la salida de numerosos eritrocitos de los vasos.

Los tejidos conjuntivo y adiposo están alterados por la proliferación de células mixoides, así como los vasos y el tejido muscular (tumefacción de las células endoteliales, endoarteritis, trastornos de la permeabilidad e infiltración intersticial, atrofia por compresión de las fibras musculares y miolisis), mientras que el tejido nervioso y la epidermis no suelen resultar afectados. Especialmente en los ganglios linfáticos regionales y en el bazo es muy marcada la hiperplasia de las células reticulares; también en el intersticio del miocardio, de los pulmones y testículos no es raro hallar infiltrados específicos de células mixomatosas. Las lesiones proliferativas y regresivas frecuentemente descritas en otros órganos son procesos inespecíficos que pueden desarrollarse también como defensa contra las complicaciones bacterianas.

Si la infección es producida por un virus débil, se forman entonces numerosos "nódulos secos", en los que falta el típico entorno edematoso con que cursa la enfermedad, debido a las lesiones de los capilares.

Diagnóstico. El cuadro clínico y la anatomía patológica pueden determinar en presencia de una cepa vírica de reducida virulencia la confusión de la mixomatosis con la fibromatosis del conejo (18.13.), de más rara presentación.El catarro contagioso (ausencia de nódulos) y las blefaritis e infecciones por estafilococos (sin brotes epidémicos) se excluyen sin dificultad. En frotis conjuntivales puede comprobarse la presencia del virus con la coloración de azul Victoria; en los cortes histológicos teñidos con hematoxilina-eosina pueden observarse células mixomatosas y alteraciones epiteliales (fig. 130). Por medio de la RN, RFC y RAGP puede comprobarse el padecimiento de la infección incluso 18 meses después de haberla superado.

Tratamiento y profilaxis. Los intentos de tratar la enfermedad no han tenido hasta ahora éxito o, en todo caso, han proporcionado resultados poco destacables, debiendo renunciarse a ellos por prolongar la eliminación del virus. Vacunando con el virus de la fibromatosis o con un virus vivo (cepa MSD, tipo California) atenuado en cultivo celular, se obtiene una inmunidad de 6-9 meses de duración. Sin embargo, su efectividad es variable (la protección alcanza al 40-90 % de los animales). Los procedimientos utilizados para la inactivación del virus de la mixomatosis se han mostrado hasta ahora inseguros. La utilidad del virus del fibroma para la inmunización contra la mixomatosis pone de manifiesto el estrecho parentesco existente entre ambos virus, que se demuestra también en la capacidad de reactivación del virus de la mixomatoxis inactivado por el calor por parte del virus del fibroma en estado activo. Aunque es posible, por tanto, llevar a cabo medidas profilácticas (vacunación en superficie en Francia, con el 70-80 % de inmunidad), la Oficina Internacional de Epizootías desaconseja la vacunación contra la mixomatosis con virus vivo, puesto que con este procedimiento hay que contar con portadores que eliminan el virus y con focos de la enfermedad de carácter enzoótico.

Lucha. Tras la derogación de la orden de sacrificio vigente en la RDA de 21.11.1955, que había fracasado sobre todo por la supervivencia de conejos silvestres y por diversos factores económicos, de acuerdo con la Disposición Complementaria 2 a la VO de Epizootias de 3.8.1973 (GBl. de la RDA I, 1973, pág. 469) es obligatorio dar parte periódico sobre la mixomatosis. Igual que antes, la existencia de la enfermedad debe comunicarse dentro de las 24 horas. Qué animales deben sacrificarse sin derramamiento de sangre (todos los enfermos y los conejos que hayan estado en contacto directo con ellos) lo decide ahora, en cambio, el veterinario de la granja en cuestión, tomando en consideración las particularidades locales. El propietario debe eliminar el estiércol y pienso contaminado; la población animal se considerará como objeto de epidemia. Los animales muertos se entregarán en sacos de plástico al Servicio de Destrucción de Cadáveres. La entrada, salida y cualquier tipo de traslado de conejos vivos están prohibidos en un círculo de 500 m; en caso de extenderse la epidemia, este área de seguridad comprenderá la totalidad del municipio. Las cubriciones sólo se permitirán en el propio efectivo. La venta de grandes partidas de conejos para carne se acelerará en lo posible. La repoblación de los alojamientos desinfectados sólo está permitida 21 días después de la desaparición del último caso de la enfermedad, siempre que después del vaciado de las conejeras se haya realizado una desinfección final a fondo (solución de formalina al 5 %).

La lucha se realiza en el extranjero de manera semejante a como se hace en la RDA, si bien los resultados conseguidos son variables.

Por percibirse una idemnización estatal por los animales con edad superior a las 8 semanas, en las regiones con la enfermedad no sólo es remunerativo practicar las medidas obligatorias de protección de los alojamientos con gases e insecticidas, sino también las operaciones realizadas en gran escala contra los mosquitos. No puede afirmarse todavía si podrá conseguirse la desaparición de la enfermedad reduciendo estos importantes portadores intermediarios en combinación con el método del "stamping out", medida que sólo afecta a los conejos domésticos.

Bibliografía

Dieckmann, W. (1969): Die Myxomatose der Kaninchen. Dtsch. tierärztl. Wschr. **76**, 245.

Kötsche, W. (1967): Kaninchenmyxomatose. In: H. Röhrer, Handbuch der Virusinfektionen bei Tieren. Bd. **II/1**, 559. VEB Gustav Fischer Verlag, Jena.

Kötsche, W., u. Gottschalk, M. (1977): Krankheiten der Kaninchen und Hasen. 2. Aufl. VEB Gustav Fischer Verlag, Jena.

Schindler, W., Bredereck, G., u. Raetz, M. (1970): Zweijähriges Experiment zur Prophylaxe und Bekämpfung der Myxomatose durch Mückenbesprühung und besondere hygienische Maßnahmen. Arch. exper. Vet.med. **24**, 661.

18.13. Fibromatosis del conejo (C.-H. Becker)

(Al.: *Fibromatose des Kaninchens;* lat.: *Fibromatosis infectiosum cuniculi;* ingl.: *Shopes fibroma)*

Esta enfermedad se presenta en los conejos domésticos y silvestres. Es producida por un virus muy próximo al de la mixomatosis, que determina proliferaciones del tejido conjuntivo subcutáneo y submucoso.

El agente causal de esta enfermedad, cuya etiología vírica fue demostrada por Shope en 1932 en los conejos silvestres americanos "cotton tail", mide 125-200 nm y se destruye en pocos minutos a 55 °C. El virus puede cultivarse en encéfalo de ratón, en embrión de pollo y en cultivos de células de conejo. Se han descrito presentaciones espontáneas de la enfermedad con carácter benigno producidas por agentes serológicamente muy próximos en ardillas, liebres y venados.

La transmisión natural se produce por mosquitos picadores. La proliferación inflamatoria del tejido conjuntivo determina la aparición de nódulos del tamaño de una nuez, que muestran necrosis inflamatoria y se reabsorben y cicatrizan en el plazo de unas 4 semanas. Estas lesiones del tejido conjuntivo (células fibroblásticas) se pueden diferenciar histológicamente de las proliferaciones celulares que aparecen en la mixomatosis. La enfermedad, que no adopta carácter epizoótico, deja una inmunidad permanente y tiene interés científico como modelo de la transición entre granulomas inflamatorios de carácter infeccioso y neoplasias de origen vírico, así como por la posibilidad que ofrece este virus para inmunizar contra la mixomatosis.

Bibliografía

Pulley, L. T., u. Shiveley, J. N. (1974): Naturally occurring infectious fibroma in the domestic rabbit. Vet. Path. **10**, 509.

Wittmann, W., u. Krieg, K. (1969): Fibromatosen. In: H. Röhrer, Handbuch der Virusinfektionen bei Tieren. Bd. **V/1**, 299. VEB Gustav Fischer Verlag, Jena.

19. Infecciones provocadas por virus todavía sin clasificar

19.1. Paraplejia enzoótica de la oveja (Scrapie)
(P. Schulze)

(Al.: *Traberkrankheit des Schafes , Gnubberkrankheit, Wetzkrankheit;* lat.: *Paraplegia enzootica;* ingl.: *Scrapie;* fran.: *Tremblante)*

La paraplejia enzoótica de la oveja es una enfermedad transmisible y de curso lento del SNC, que afecta primordialmente a los óvidos. Ha ganado importancia creciente como enfermedad modelo de las infecciones "slow"(20.) y encefalopatías especiales del hombre. En el campo de la investigación experimental se conoce exclusivamente con el nombre de "scrapie".

Historia. Presentación. La paraplejia enzoótica de la oveja se conoce desde mediados del siglo XVIII en muchos países de Europa, conservándose todavía con carácter enzoótico especialmente en Gran Bretaña. Desde allí se ha difundido a distintas naciones de la Commenwealth, aunque ha sido dominada en buena medida.

Etiología. La naturaleza del agente causal de la paraplejia enzoótica (agente de la "scrapie") permanece todavía oscura. Cuenta con una serie de propiedades desacostumbradas en los agentes infecciosos convencionales.

Las particularidades son las siguientes: El agente es resistente al formaldehído, β-propiolakton, proteasas, nucleares, y calentamiento a 100 °C; discretamente sensible al fenol (90 %), cloroformo, éter, acetona, urea (6 m), peryoduro (0,01 m a pH 3,5), permanganato potásico (0,002 m), así como al hipoclorito; es inactivado por la acción del autoclave (120 °C, 30 min.), el calor de 100 °C y enzimas proteolíticos, si previamente fue tratado con sustancias destructoras de la membrana, como la acetona o carbón flúor. Es bastante resistente a las radiaciones ionizantes (los cálculos correspondientes asignan a este agente un peso molecular de $1{,}5 \times 10^5$ Dalton) y a las radiaciones UV de longitudes de onda superiores a 250 nm, pero en cambio es sensible a las de 237 nm. Otras peculiaridades frente a los demás virus estriban en que hasta ahora no existe ninguna evidencia de la identificación del virus con el microscopio electrónico, no cuenta con ácidos nucléicos del tamaño de un ácido nucléico vírico, plantea una contradicción entre el tamaño por filtración (mayor de 25 nm) y menores dimensiones por radiación, no exhibe inducción de interferona ni ningún tipo de respuesta inmunitaria, y no provoca ninguna reacción inflamatoria. Especialmente en los óvidos existe un control genético de la receptividad. Las notas comunes con los virus se refieren al repertorio específico de hospedadores (aquí se registra un acortamiento del plazo de incubación con la adaptación a nuevos hospedadores [ratón, hámster]), a una genuina réplica en los tejidos (son posibles pases en serie) y a la presentación de diversas cepas con variable virulencia.

En virtud de las propiedades desusadas del agente "scrapie", se excluye la participación de un virus clásico como causa de la enfermedad. Al principio se pensó en una enfermedad genética. Sin embargo, sólamente la resistencia y la receptividad son heredables.

Una de las hipótesis recientes vuelve la vista de nuevo a un gene: Si un gene normalmente anulado fuese activado, e inclusive producido, por una proteína, se podría pensar en un mecanismo de transmisión y patogenia; el agente podría ser una histona, la cual actuaría sobre la transcripción y con ello sobre la expresión genética. También se ha apuntado la posibilidad de que el agente fuese un polisacárido, y no una proteína.

Según la teoría de la membrana, el agente "scrapie" sería parte integrante de la membrana celular. El agente, de pequeño peso molecular, se hallaría ligado a un soporte membranoso celular, sobre todo en la parte exterior de dicha membrana, facilitando la entrada en la célula receptible.

De máxima actualidad es la teoría del viroide. Los **viroides** son agentes infecciosos de vegetales superiores, que sólamente constan de un RNA muy pequeño y de bajo peso molecular. Tienen propiedades semejantes a las del agente "scrapie", si bien al contrario que éste son refractarios al fenol. Esta contradicción podría explicarse mediante combinación con la teoría de la membrana. Sin embargo, ninguna de estas hipótesis se ha podido comprobar hasta el presente.

Receptividad. Las ovejas, y en ocasiones las cabras, enferman de manera natural. La infección es transmisible al ratón, hámster, rata, visón y mono. En el visón provoca la típica encefalopatía de esta especie (19.2.).

El contagio experimental de los óvidos y animales de laboratorio se consigue preferentemente por vía i.c.; también es posible, aunque con plazos de incubación más prolongados, por otros métodos parenterales o por la vía oral. Como material infeccioso sirven las suspensiones de órganos, mejor de encéfalo y bazo, así como el líquido cerebroespinal y sangre. El plazo de incubación en ratones sometidos a contagio experimental es de unos 4 a 7 meses. El ratón enferma con síntomas parecidos a los de la oveja, preferentemente con debilidad del tercio posterior y somnolencia. Se considera patognomónico un pliegue de las patas posteriores que aparece cuando el ratón se levanta súbitamente sobre la cola. La enfermedad clínica dura unos días o varias semanas. Cobayos y conejos son refractarios. Los trabajos experimentales se refieren en su inmensa mayoría a la "scrapie" de los ratones.

Epizootiología. La transmisión vertical de la paraplejia enzoótica desde las hembras madres a los corderos tiene máxima importancia práctica. La placenta es altamente infecciosa. También hay que considerar la transmisión horizontal. Así, es posible igualmente el contagio oral por ingestión de envolturas fetales de otras hembras paridas, así como a través de erosiones cutáneas infectadas en ovejas con prurito. La enfermedad ingresa y se difunde al importar o comprar ovejas reproductoras que se encuentran en el largo período de incubación o que soportan una infección latente.

Patogenia. No está todavía clara. La "scrapie" forma un grupo nosológico común con el síndrome de Creutzfeldt-Jakob y el kuru del hombre , así como con la encefalopatía transmisible del visón. Tienen sintomatología similar e idénticas lesiones histopatológicas. El agente experimenta primero en el tejido linfático (especialmente bazo y timocitos) un aumento del título. A esto sigue luego la réplica del virus en el encéfalo. Síntomas y lesiones histopatológicas son exclusivamente de tipo nervioso. Las alteraciones bioquímicas son muy escasas, incluso en la fase clínica, y se circunscriben casi sólo al encéfalo. Ya en el periodo de incubación exhiben algunos enzimas una actividad aumentada. La actividad de las glucotransferasas está incrementada. El agente induce modificaciones en el metabolismo de las glucoproteínas del encéfalo. Los enzimas lisosómicos están relacionados con las alteraciones celulares degenerativas.

Síntomas clínicos. Las ovejas enferman generalmente a la edad de 1,5 a 4,5 años. El periodo de incubación tras la inoculación experimental en la oveja es de 4 meses hasta 2 años o más; en la cabra es de 12 meses por término medio.

La enfermedad transcurre de forma lenta y progresiva, dura varias semanas hasta meses y termina siempre con la muerte. Por eso se incluye también dentro de las infecciones víricas lentas (véase 20.). Se caracteriza por diversos trastornos sensoriales y locomotores. Los primeros síntomas son prurito ("scrapie") y/o excitabilidad, comportamiento asustadizo, temblores, movimientos anormales de la cabeza, rechinar de dientes (" la tremblante du mouton") o también abatimiento. Posteriormente aparece una marcha anormal o incoordinación de movimientos con debilidad del tercio posterior. Es característica la debilidad progresiva. Finalmente existe parálisis de la deglución, afonía y ceguera. La temperatura corporal no está elevada. Faltan alteraciones químico-clínicas y hematológicas. Enferman sólo algunos animales del rebaño. El periodo clínico de la enfermedad dura en la cabra 2-5 meses.

Anatomía patológica. Faltan lesiones macroscópicas o son inespecíficas. Las lesiones específicas observables histológicamente y con el microscopio electrónico están limitadas al SNC. No son de naturaleza inflamatoria y consisten en una degeneración focal o difusa de la sustancia gris del encéfalo, frecuentemente con simetría bilateral. En las células ganglionares, sobre todo en las grandes células motoras, se forman en el citoplasma espacios o cavidades huecas claramente delimitados. Estas vacuolas son en general específicas, pero se encuentran en pequeño número también en ovejas y cabras sanas. Las degeneraciones neuronales tienen su localización preferente en la médula oblongada, en el tronco del encéfalo y en la médula espinal; queda respetada la corteza cerebral, excepto en los ratones. De esta manera se produce la vacuolización de la sustancia fundamental, que adquiere aspecto esponjoso. Una característica muy destacada es la gliosis, especialmente la proliferación de los astrocitos, considerada con frecuencia la lesión más precoz. Sobre todo, en los casos avanzados, hay claras alteraciones de la mielina. Tales alteraciones están relacionadas con procesos de envejecimiento prematuro.

Diagnóstico. El diagnóstico provisional se realiza clínicamente y por la anamnesis, teniendo sobre todo en cuenta las compras de animales efectuadas. La comprobación de tal diagnóstico se lleva a cabo con el examen histológico del encéfalo y eventualmente realizando inoculaciones en animales de laboratorio.

Tratamiento y profilaxis. No existe tratamiento alguno. Los animales reproductores deben adquirirse sólo en explotaciones libres de la enfermedad durante años y de forma comprobada. Varios países han conseguido eliminar esta enfermedad desechando los rebaños afectados.

Bibliografía

Gajdusek, D. C. (1977): Unconventional viruses and the origin and disappearance of Kuru. Science **197**, 943.
Hunter, G. D. (1974): Scrapie. Progress in Medical Virology **18**, 289.
Kimberlin, R. H. (1976): Experimental scrapie in the mouse: a review of an important model disease. Sci. Prog. **63**, 461.
Schulze, P. (1969): Traberkrankheit der Schafe (Scrapie). In: H. Röhrer, Handbuch der Virusinfektionen bei Tieren. Bd. **IV**, 695, VEB Gustav Fischer Verlag, Jena.

19.2. Encefalopatía infecciosa del vison (H. Zimmermann)

(Al.: *Infektiöse Enzephalopathie des Nerzes;* ingl.: *Scrapie like disease, Transmissible mink encephalopathy*).

Debido a la semejanza de las manifestaciones clínicas y anatomopatológicas con las de la paraplejia enzoótica (19.1.), es frecuente utilizar en la bibliografía americana la denominación "scrapie-like disease". Hanson y col. (1977) lograron infectar visones con material encefálico de una oveja con la paraplejia enzoótica.

Historia. Presentación. La enfermedad se diagnostico por primera vez en 1947 en USA, y a partir de 1967 ha aparecido ocasionalmente en varios países de Europa.

Etiología. El agente causal se incluye entre los virus. Atraviesa el filtro de Seitz, con poros de 0,5 µm. Suspensiones de tejidos que estuvieron expuestas durante 15 minutos a 100 °C o durante 12 horas a la acción de formalina al 0,3 %, conservan todavía su capacidad infectante.

Receptividad. Epizootiología. Se consideran receptibles en condiciones naturales los visones estandard y mutacionales, si bien debido a los largos plazos de incubación sólo enferman los animales de más edad. La enfermedad puede transmitirse al visón mediante administración oral o parenteral de suspensiones de encéfalo, hígado y bazo. En circunstancias naturales, el contagio tiene lugar a través del pienso. Hasta ahora no se ha observado un contagio de animal a animal; tampoco se ha logrado transmitir la enfermedad a los cachorros de hembras infectadas.

Síntomas clínicos. El plazo de incubación dura entre 7 y 9 meses, y la enfermedad 1-6 semanas; la letalidad es del 100 %. Los primeros síntomas de la enfermedad estriban en deficiente ingestión de pienso y pérdida de peso; las heces no son depositadas, como es habitual, en un rincón del alojamiento. Los animales introducen el hocico en el pienso, pero no lo tragan, sino que los esparcen por todo el comedero. Junto con manifestaciones de excitación y deambulaciones sin meta fija, es frecuente advertir una postura de la cola semejante a la adoptada por la ardilla, así como el mordisco mantenido largo tiempo de la tela metálica u otros objetos.

Anatomía patológica. El cuadro de la necropsia no proporciona ninguna lesión típica. Histológicamente destacan las alteraciones de un edema cerebral, que se caracteriza por la disgregación vesiculosa del neuropilo, con marcada intensidad en la corteza cerebral, astas de Ammon y tálamo, para luego irse amortiguando paulatinamente en dirección caudal a través del mesencéfalo y médula oblongada. También se observan lesiones degenerativas en numerosas neuronas con vacuolización de células ganglionares, por lo común en asociación con enturbiamiento del núcleo y plasma.

Diagnóstico. La sospecha de existencia de la encefalopatía surge al comprobar que, debido a la larga duración del plazo de incubación, la afección sólo aparece en los animales de más edad. El diagnóstico puede llevarse a efecto en base al característico cuadro clínico y al lento curso de la enfermedad.

En el **diagnóstico diferencial** se tendrán en cuenta el moquillo nervioso (9.3.2.) y la avitaminosis B, en cuyas enfermedades, sin embargo, resultan también afectados siempre animales jóvenes.

Tratamiento y profilaxis. No se conocen medidas terapéuticas ni profilácticas.

Bibliografía

Hartung, J., Zimmermann, H., u. Johannsen, U. (1970): Infektiöse Enzephalopathie beim Nerz. 1. Mitteilung: Klinisch-epizootiologische und experimentelle Untersuchungen. Mh. Vet.-Med. **25**, 385.
Johannsen, U., u. Hartung, J. (1970): Infektiöse Enzephalopathie beim Nerz. 2. Mitteilung: Pathologisch-morphologische Untersuchungen. Mh. Vet.-Med. **25**, 389.
Hartung, J., Johannsen, U., u. Zimmermann, H. (1975): Infektiöse Enzephalopathie beim Nerz. 3. Mitteilung: Ergebnisse weiterer Praxiserhebungen und Übertragungsversuche. Mh. Vet.-Med. **30**, 23.

19.3. Enfermedad de Borna
(A. Heinig)

(Al: *Bornasche Krankheit;* lat.: *Meningo-encephalomyelitis simplex enzootica equorum, Encephalomyelitis enzootica;* ingl.: *Encephalomyelitis of equine, Borna disease;* fran.: *Encephalomyelitis du cheval, Maladie de Borna)*

La enfermedad de Borna (EB) es una inflamación vírica, no purulenta, del encéfalo y médula espinal del caballo y de la oveja, excepcionalmente del conejo, en la que histológicamente se observan sobre todo infiltraciones linfocitarias perivasculares, proliferaciones de las células de la glía, lesiones degenerativas de las células ganglionares, así como cuerpos de inclusión específicos en los núcleos de éstas últimas células. Son síntomas característicos las alteraciones del carácter, estados de excitación y depresión, movimientos dificultados, convulsiones y por último paresias. Esta enfermedad infecciosa, que aparece todos los años estacionalmente con carácter enzoótico en determinadas regiones de la RFA y de la RDA, dependiendo de factores endógenos y exógenos, cursa generalmente de forma aguda o subaguda y suele terminar con la muerte. Se diferencia bien etiológica y epizootiológicamente de las encefalitis de los caballos producidas por togavirus (7.1.1. y 7.1.2.).

Historia. La enfermedad de Borna se presenta en Württemberg desde hace más de 200 años, denominándose "Kopfkrankheit" o "hitzige Kopfkrankheit". En la antigua provincia de Sajonia y en el distrito de Eckartsberga (actualmente Kölleda) se conoce desde 1870 con el nombre de "Nervenfieber". En los anales veterinarios sajones puede leerse que la "cerebromeningitis epidémica" apareció sobre todo en los años 1883-1886 intensamente en el SO. del territorio, con tendencia a desplazarse hacia el norte. En el distrito de Borna apareció sólo aisladamente en 1891 a 1893, según Walther (1899), adoptando aquí un carácter epizoótico en 1894. Desde esa fecha se denomina "enfermedad de Borna" y desde entonces se vienen realizando incesantes trabajos científicos sobre ella.

Las primeras investigaciones sistemáticas sobre la causa de la EB corrieron a cargo de Siedamgrotzki y Schlegel (1896). En el mismo año, Kohl describió por primera vez el cuadro clínico de la enfermedad, confirmado y ampliado por los resultados publicados por Schmidt (1912) tras investigaciones clínicas sistemáticas sobre aproximadamente 500 caballos que padecían la enfermedad en Borna. De gran importancia para el conocimiento de la enfermedad y para su diagnóstico postmortem fueron los resultados de los estudios histológicos realizados por Joest y Degen (1909, 1911). Zwick y Seifried (1925) pudieron comprobar por primera vez que la causa de la EB era un virus neurotropo.

Sobre la presentación de la EB en ovejas, los primeros datos se deben a Prietsch (1896) y Walther (1899). Sin embargo, no parecía tener importancia la enfermedad en esta especie,, ya que la primera publicación científica sobre la EB en ovejas apareció bastantes años después (Spiegl, 1922).

Presentación. La EB predomina desde hace décadas en determinadas regiones de ambos Estados alemanes. Sin embargo, por razones hasta ahora desconocidas, parece tender a difundirse hacia otras regiones. En la RDA se presenta especialmente en las regiones de Leipzig, Halle, Erfurt y Gera. En la RFA, aparece sobre todo en Württemberg, Baden, Baviera y Hessen.

La EB se presenta enzoóticamente en las ovejas de las mismas regiones mencionadas y afecta a animales de todas las edades, aunque sin establecerse con exactitud las áreas de difusión. En los últimos años se ha demostrado científicamente la existencia de la EB en ovejas en Suiza. La presentación de la EB en otros países no es del todo segura.

Etiología. El virus de la EB todavía no ha podido ser clasificado. Su tamaño es de 85-124 nm. Todas las cepas víricas ensayadas en experiencias de inmunidad cruzada se manifiestan idénticas antigénicamente. Por tanto debe excluirse la pluralidad del virus. Pero existen cepas del virus de Borna con patogenicidad y virulencia diferentes. Mediante pases sucesivos por ovejas se reduce considerablemente la virulencia del virus para los caballos.

En el aspecto biológico se distinguen también en el virus de la EB entre antígeno infeccioso, antígeno fijador del complemento y antígeno inmunizante. El antígeno infeccioso se caracteriza por la propiedad de desencadenar la enfermedad. El antígeno fijador del complemento está ligado a las partículas víricas, por una parte; por otra, puede identificarse como antígeno soluble con un tamaño de 15-30 nm. El antígeno inmunizante se caracteriza ciertamente por las propiedades inmunizantes que confiere al virus. Debe estar unido a la partícula infecciosa de éste, aunque ambas partículas muestran una estabilidad diferente a temperatura de frigorífico.

Es posible en principio el cultivo del virus de Borna en tejidos de embrión de pollo; sin embargo, el éxito depende de la duración de la subsiguiente incubación y de la temperatura aplicada.

Los esfuerzos por cultivar el virus in vitro dieron fruto en 1972 en el círculo de trabajo de Mayr. Primero proporcionaron éxito los intentos de multiplicar el virus en explantados tisulares que sobrevivieron a conejos y hámsters infectados. Después dió feliz resultado también la multiplicación del virus en cultivos celulares de riñón y cerebro de fetos de corderos. Sirven de manera óptima para el cultivo directo a partir del material de conejo, así como para la titulación del virus de Borna de cultivos celulares. Con la RIF puede evidenciarse el antígeno del virus de la EB ya 4 días p.i. en los cultivos celulares, mientras que el virus infeccioso sólo aparece después. El contagio de cultivos celulares y la identificación serológica fluorescente del antígeno del virus de Borna aventajan al contagio experimental del conejo, en opinión de Mayr y Danner.

El virus es destruido por efecto de temperaturas de 57 °C en 30 minutos, ó de 70 °C en 10 minutos, así como por una sola ebullición. Desecado el virus de Borna con cloruro cálcico en vacío a 5 °C y mantenido en frío y en ausencia de aire, conserva su infecciosidad durante 17 años. En glicerina al 50 % se conserva durante 6 meses, pero sus propiedades inmunizantes pueden desaparecer en estas condiciones después de 14 días. La resistencia al pH del virus de Borna es considerable; la acción de medios con pH entre 5 y 12 es soportada durante 30 minutos sin disminución de la virulencia. En cambio, el virus de Borna resulta más afectado por agentes químicos que desprenden cloro y por la formalina al 1 %. Por el contrario, el fenol y la lejía de sosa afectan al virus sólo en concentraciones elevadas y tras un periodo más prolongado de acción; por ello ambos productos resultan inadecuados como desinfectantes en la EB. En agua potable, el virus de Borna conserva su capacidad infectante a temperatura de laboratorio al menos 30 días, y en leche de vaca unos 100 días. Su resistencia ante la putrefacción es considerable; una putrefacción de 22 días de duración en orina de caballo no le afecta.

Receptividad. La enfermedad natural se da en el caballo, oveja y excepcionalmente en el conejo, así como en el corzo. Las llamas y alpacas, así como asnos y burdéganos, de los parques zoológicos de las comarcas con EB, resultan también afectados. El virus puede transmitirse por vía intracerebral a la cabra, rata, conejo, cobayo y mono. La infección se logra en los bóvidos, ratón, gallina y gato excepcionalmente. No son receptivos el perro, el hurón y la paloma. El virus persiste en el encéfalo del hámster adulto infectado experimentalmente.

El animal de experimentación de elección es el conejo, en el que la infección se provoca con mayor seguridad por vía intracerebral. También puede infectarse por las vías i.n. y s.c. A veces se logra también el contagio por vía digestiva y por contacto. Los síntomas de la enfermedad en conejos infectados artificialmente se asemejan a los que aparecen en los propios conejos que padecen la enfermedad espontáneamente, y en caballos y ovejas. El período de incubación en el conejo es de 3-4 semanas por término medio, y la duración de la enfermedad de 8-14 días.

Epizootiología. Las investigaciones realizadas en los últimos años sobre la forma de difusión de la enfermedad y el mecanismo de contagio natural no han aportado conocimientos fundamentales nuevos, puesto que se ignora el reservorio del virus, y las infecciones persistentes por virus de Borna no se reconocen ni clínica ni serológicamente. Así, todavía no está claro si basta sólo con la entrada del virus en el organismo para que se desencadene la enfermedad, o si es necesaria para ello la colaboración de factores endógenos y exógenos predisponentes. Probablemente la presentación clínica de la enfermedad dependa de una dosis infecciosa mínima y del estado inmunitario individual; de lo contrario sólo se produce una forma leve de la enfermedad con curación espontánea, o bien se produce una infección persistente. Está comprobada la precoz e intensa eliminación del virus con la secreción nasal, saliva, orina y leche, así como la posibilidad de provocar la EB experimental por las vías intranasal, oral e intestinal, así como por cohabitación. Tampoco tiene ninguna importancia la propagación de la enfermedad por piensos contaminados por el virus.

La EB en el caballo posee un carácter marcadamente enzoótico. Se presenta siempre de nuevo, aunque con interrupciones, en los mismos territorios previamente afectados, y, dentro de éstos, en determinardas localidades e incluso sólo en ciertos lugares y granjas. Generalmente enferman sólo algunos caballos de explotaciones agrícolas. La raza, sexo y edad no tienen influencia alguna en la presentación de la EB. Se desconoce la causa de la aparición estrictamente local y repetida, así como el cambio anual del proceso epizootiológico en la EB. En las ovejas también aparecen fuertes oscilaciones en los distintos años; sin embargo, no existe coincidencia entre la magnitud anual de los caballos y ovejas afectados. Además de las oscilaciones anuales en el curso de la enfermedad se puede observar, tanto en el caballo como en la oveja, un ciclo dentro de cada año. La curva que representa el número de animales afectados asciende constantemente de enero a mayo, llega a su punto culminante en mayo-junio y desciende de nuevo de julio a octubre. En noviembre y diciembre se alcanza por lo general el punto más bajo de incidencia anual. La constitución de una sólida inmunidad natural después de pasar la enfermedad es muy improbable, a la vista de las repetidas recidivas observadas.

Patogenia. En los animales que padecen la enfermedad espontáneamente, el virus aparece en todo el SNC y en el líquido cefalorraquídeo, así como en la saliva, secreción nasal y mucosa nasal. En la sangre se encuentra sólo temporalmente y en escasa concentración. En animales de laboratorio experimentalmente infectados el virus se pudo demostrar en el líquido de la cámara anterior del ojo y en el cuerpo vítreo, y además en la parótida, páncreas, hígado, bazo, riñones, adrenales, ovarios, testículos, orina y leche, de tal manera que puede admitirse que también en los animales espontáneamente enfermos el virus se halla en los líquidos orgánicos y órganos mencionados.

El paso del virus al SNC se produce desde la mucosa nasal a través de los vasos linfáticos que acompañan al nervio olfatorio, que constituyen una despejada vía de comunicación entre la superficie de la mucosa nasal y la porción blanda del rinencéfalo. También debe tenerse en cuenta la entrada del virus desde el intestino a través de los nervios viscerales. La diseminación del virus en el organismo se produce con rapidez, generalmente por vía nerviosa, tanto centrípeta como centrífugamente. La identificación muy temprana del virus en la sangre, así como la comprobación de que en los animales infectados por vía intranasal se evidencia la presencia del virus en las distintas porciones del encéfalo y en la médula lumbar con los mismos títulos siempre el mismo día, abogan por la diseminación virémica del virus de Borna. La fase virémica de la enfermedad tiene una corta duración y ocurre en el estadio prodrómico. En el aspecto patogénico, la EB se considera "slow"-infección (20.).

Síntomas clínicos. La duración del periodo de incubación en la enfermedad natural se sospecha que alcanza 2-3 meses. También en experiencias de transmisión artificial de la enfermedad oscilaba entre amplios límites, viniendo a ser por término medio de 6-7 semanas. El cuadro clínico es muy diverso y desde luego no único; por ello, el diagnóstico clínico no puede establecerse con seguridad, siendo fácil incurrir en equivocaciones.

Los **caballos** aparecen abatidos, perezosos, indiferentes y se fatigan rápidamente en el trabajo. Frecuentemente mantienen la cabeza en una posición más baja de lo habitual e incluso reclinada o apoyada. Casi siempre se observan bostezos a intervalos regulares y masticación con la boca vacía. La toma de pienso y de líquidos está generalmente disminuída. Además la prensión del pienso es lenta y la deglución del alimento retardada. De cuando en cuando se observan ligeros accesos de cólico, o la defecación es irregular, alternando el estreñimiento con diarrea. Puede presentarse también ligera excitabilidad, leves movimientos o contracciones rítmicas nerviosas del labio superior, vibraciones y desplazamientos rítmicos de la piel en torno a los ollares, posiciones anormales de las orejas y aumento de la sensibilidad cutánea y del impulso sexual.

Estos síntomas van intensificándose paulatinamente y, sin una transición bien marcada, transcurridos 2-5 días se establece el cuadro clínico propiamente dicho, que se caracteriza esencialmente por acusados trastornos de la conciencia, movimientos claramente atáxicos y disminución o falta completa de consumo de alimentos. Los animales, completamente indiferentes y muchas veces en posturas no fisiológicas (fig. 132), ya no reaccionan a los estímulos externos. Es difícil desplazarlos de la posición que adoptan, o bien realizan movimientos en círculo incansablemente en torno a las extremidades anteriores que se desplazan muy poco, de tal manera que la paja aparece formando grandes ovillos. Cuando se ponen en movimiento, destaca el paso vacilante o a tientas que realizan, tropezando y andando en diagonal hasta que se encuentran con un obstáculo. Este comportamiento somnoliento puede alternar con estados de excitación, que degeneran en furia y frenesí; otras veces los animales se desploman de repente repetidas veces. En lugar

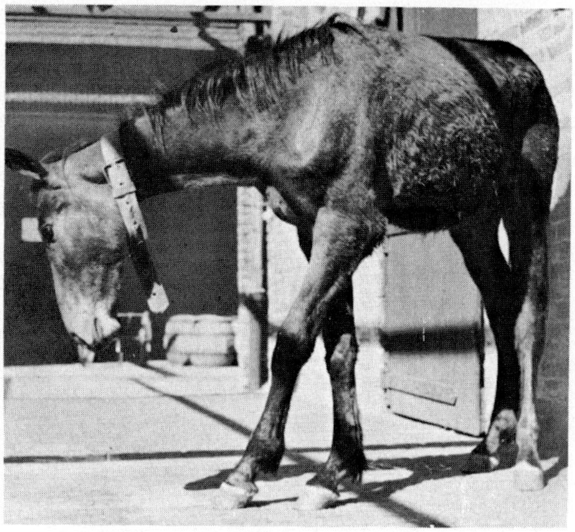

Fig. 132. Enfermedad de Borna. Caballo enfermo.

de hiperestesia aparece hipoestesia y en parte también anestesia. Además pueden presentarse manifestaciones de excitación motora, tanto en forma de contracciones de grupos de fibras musculares, como de espasmos más generalizados. Se observan contracturas en los músculos masticatorios, rechinar de dientes, dilatación de las aberturas nasales, inclinación lateral de la cabeza y cuello y rigidez cervical y de la nuca.

Al avanzar la enfermedad, pero también repentinamente después de una mejora aparente, aparecen manifestaciones de parálisis, que pueden ser uni o bilaterales. La parálisis de la lengua y los trastornos de la deglución impiden casi por completo la toma de alimentos y ocasionan, junto con la aparición de ictericia, una rápida pérdida de la fuerza corporal, o son la causa de una neumonía por deglución desviada, generalmente mortal. Las modificaciones de la temperatura corporal, pulso y respiración son poco marcadas y no características. La duración de la enfermedad es de 1-3 semanas. Rara vez es más corta, aunque en casos aislados puede prolongarse considerablemente.

También los síntomas de la enfermedad en la **oveja** son muy diversos. En la fase inicial destaca especialmente la modificación del comportamiento. Los animales enfermos ya no se someten al orden del rebaño, se quedan rezagados al sacarlos al pasto y una vez allí se separan del grupo, muestran también indiferencia frente al perro pastor e interrumpen la toma de alimento generalmente sin motivo aparente. Muchas veces puede comprobarse una hiperestesia, especialmente en la región lumbar. Con el avance de la enfermedad se establece por lo común una completa inapetencia y predominan marcados trastornos de la conciencia. Los animales se mantienen con frecuencia indiferentes en un rincón oscuro del aprisco, apoyando la cabeza en algún soporte o simplemente contra la pared (fig. 133). Por lo general se oye rechinar de dientes y se aprecian movimientos masticatorios en vacío, sin alimento en la boca. Posteriormente aparecen movimientos violentos, desplazándose los animales generalmente en círculo. A veces se presenta parálisis faríngea. Trastornos destacados de la vista se aprecian raramente en la oveja. En una parte de los animales se observa marcha titubeante y a tientas o tambaleante. En libertad, los animales corren de forma vacilante y sin meta precisa, a veces en círculo, y sólo se detienen ante la presencia de obstáculos. Finalmente los animales aparecen tumbados, inclinando la cabeza hacia los lados y realizando movimientos de pedaleo. La duración de la enfermedad es por término medio de 4 días, con oscilaciones entre 1 y 20 días.

Los **conejos** muestran inicialmente síntomas de depresión, como laxitud e indiferencia, que

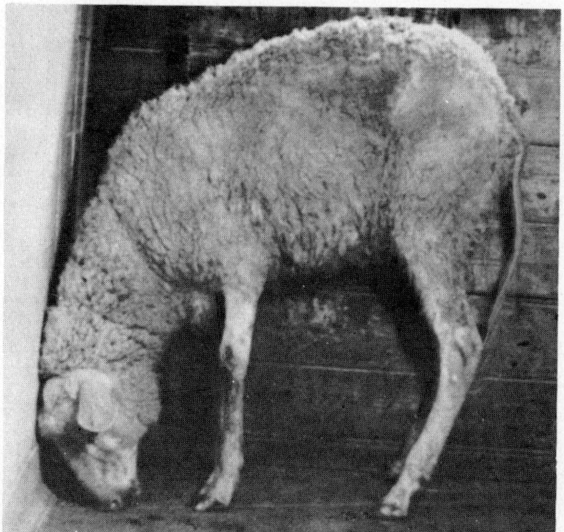

Fig. 133. Enfermedad de Borna. Oveja enferma.

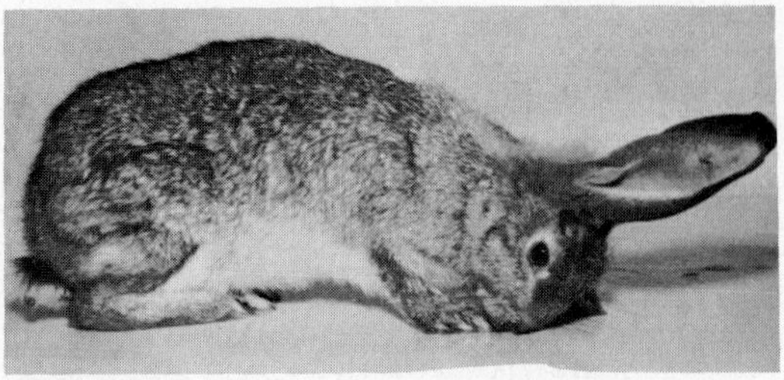

Fig. 134. Enfermedad de Borna. Conejo enfermo.

pueden alternar con una excitabilidad aumentada. Los animales se sientan con el dorso muy incurvado e inmóviles en la jaula, dejan péndula la cabeza y se apoyan con las fosas nasales o con la frente sobre el suelo o contra la pared (fig. 134). Frecuentemente pueden observarse parálisis de los pabellones auriculares y posiciones anormales de la cabeza, así como trastornos de la visión. Muchos animales realizan movimientos en círculo. Al avanzar la enfermedad aparecen parálisis de las extremidades, de tal manera que los animales son incapaces de levantarse. A consecuencia de la falta completa de consumo de alimento, los animales enfermos adelgazan hasta la caquexia y mueren en coma por debilitamiento generalizado.

Pronóstico. Es desfavorable. La mortalidad en los caballos y ovejas llega al 75-95 %. Gran parte de los caballos que superan la enfermedad exhiben secuelas, como Hydrocephalus internus, debilidad de la cruz, ceguera y trastornos motores. Pueden producirse también recidivas.

En los rebaños de ovejas afectados enferman generalmente varios animales, de tal manera que en un solo hato pueden producirse considerables pérdidas, llegando a un tercio de los animales.

Anatomía patológica. En la necrosis de animales muertos o sacrificados por padecer la EB no se observan en el encéfalo ni en los demás órganos alteraciones macroscópicas características. En todo caso se aprecia una hiperemia más o menos marcada y un edema de las meninges. También puede estar aumentada la cantidad de líquido cefalorraquídeo y exhibir éste xantocromatismo.

Histológicamente, la EB refleja una encefalomielitis aguda diseminada no purulenta que

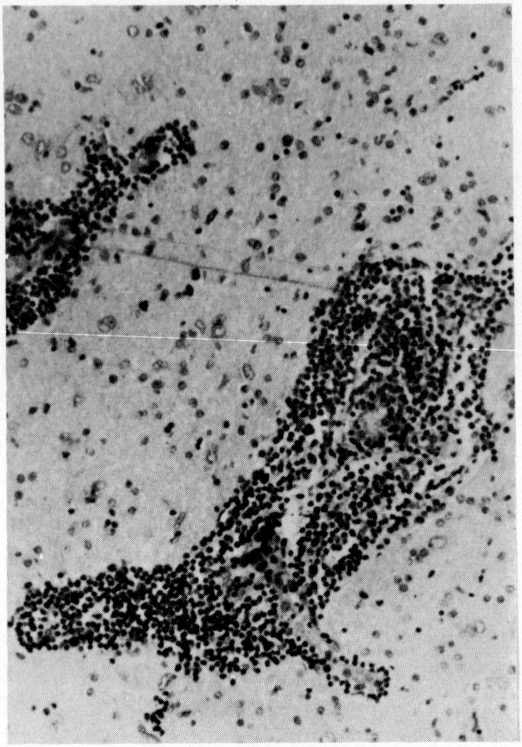

Fig. 135. EB. Infiltrado vascular linfocitario en la sustancia gris del SNC de un caballo (Foto: Scharf).

afecta con preferencia a la sustancia gris, y en la que, además de lesiones inflamatorias en forma de infiltrados vasculares y perivasculares (fig. 135), aparecen también lesiones degenerativas más o menos marcadas en las células ganglionares con el cuadro de neuronofagia. La neurología presenta alteraciones tanto progresivas, como regresivas. En los núcleos de las grandes células ganglionares polimorfonucleares pueden aparecer corpúsculos de inclusión (corpúsculos de Joest-Degen).

Las lesiones son generalmente más marcadas en el bulbo y lóbulo olfatorio, núcleo caudado, astas de Ammon, pero también en el cuerpo estriado, tálamo y tubérculos cuadrigéminis; en cambio, están menos afectados la médula espinal y los nervios periféricos y viscerales. Las lesiones inflamatorias son más claramente visibles en torno a los vasos. Independientemente de una hiperemia de todos los vasos del encéfalo, destacan en especial los infiltrados vasculares y perivasculares de los precapilares venosos y pequeñas venas. Las células que componen los infiltrados son principalmente linfocitos y algunas células plasmáticas. En los infiltrados pueden participar también histiocitos y algunos escasos leucocitos eosinófilos. Los infiltrados vasculares se localizan exclusivamente en el espacio linfático intraadventicial (espacio de Robin-Virchow). Además, en las mismas zonas afectadas aparecen pequeños infiltrados tisulares, consistentes en proliferaciones de células de la glía y en parte también de células de Hortega en forma de células granulosas y de células bastonadas.

Diagnóstico. El muy variado cuadro clínico de la EB, y los síntomas no siempre claros que aparecen al comienzo de la enfermedad, dificultan el diagnóstico. Aun cuando en regiones en que la EB es enzoótica en los caballos y ovejas existan animales con estados depresivos y de excitación, así como con trastornos sensoriales, motores, cerebrales y bulbares que induzcan a la sospecha, no puede establecerse con seguridad el diagnóstico clínico, sino simplemente expresar dicha sospecha. Los métodos de laboratorio son, por tanto, valiosas ayudas para realizar el diagnóstico y excluir otras enfermedades del SNC.

El análisis de sangre demuestra por lo general clara linfopenia y neutrofilia, con valores normales de la relación eritrocitos/leucocitos. Casi regularmente existe disminución de la velocidad de sedimentación. En el líquido cefalorraquídeo de caballos que padecen la EB se puede observar un considerable aumento del número de células (principalmente linfocitos), que no sigue curso paralelo con la gravedad de las manifestaciones clínicas de la enfermedad.

La RFC no sirve para diagnosticar en vivo la EB, ya que tanto en la sangre de los caballos y ovejas enfermos, como también en la de los curados y vacunados, sólo se evidencian excepcionalmente y durante cortos espacios de tiempo escasas cantidades de anticuerpos fijadores de complemento. Falta por completo la formación de anticuerpos neutralizantes. En los sueros de conejos, ratas y cobayos infectados es frecuente, aunque no con carácter regular, comprobar con la RFC la existencia de bajos títulos.

Con ayuda de la RIF indirecta es más frecuente – en el conejo regularmente y con títulos más elevados – descubrir anticuerpos en el suero. Con la misma técnica se encuentran habitualmente en el encéfalo de conejos infectados los llamados anticuerpos del SNC. También el líquido cerebroespinal de conejo, encéfalo de ovejas y caballos con enfermedad de Borna, así como los liquores de caballos sospechosos de sufrir la EB, arrojan resultados positivo, aun cuando con títulos bajos. Según esto, también los caballos con la EB parecen producir en conjunto pocos anticuerpos.

En conejos infectados por vía i.c. parece que la multiplicación del virus que se produce una semana p.i. en el encéfalo (posiblemente en los núcleos de las células ganglionares) tiene como consecuencia en primer lugar la formación de anticuerpos séricos; una semana más tarde permite la identificación de anticuerpos del SNC en encéfalo y liquor. Estos anticuerpos aumentan hasta producirse la muerte, a la vez que descienden notablemente los contenidos de virus infeccioso y anticuerpos séricos. Todavía se desconoce el origen de los anticuerpos del SNC, así como el papel que desempeñan en la patogenia; es posible que se generen en el SNC de manera local y autónoma. Permanece aún oscuro a qué clase de globulinas pertenecen. De acuerdo con lo expuesto, en el encéfalo puede haber simultáneamente anticuerpos, virus infeccioso y antígeno fijador del complemento.

También parece posible diagnosticar en vida la EB investigando muestras de líquido cefalorraquídeo con ayuda de la RIF indirecta.

El diagnóstico post mortem se logra con seguridad mediante análisis histológico, animales de laboratorio, RFC, RIF o con la RIF indirecta. También puede recurrirse a la inoculación de animales y a la multiplicación en cultivos tisulares. Estos dos últimos métodos están particularmente indicados cuando hay interés también en aislar el virus.

La heterogeneidad de los síntomas de la EB no siempre permite diferenciar esta afección por su cuadro clínico de otras enfermedades del SNC. A efectos de **diagnóstico diferencial** deben tomarse en consideración, por tanto, todas las enfermedades contagiosas y no contagiosas del encéfalo y médula espinal, así como meningitis, lesiones traumáticas del SNC, insolación y golpe de calor, pero también los tumores del SNC e intoxicaciones. De las enfermedades infecciosas que cursan con parálisis y trastornos de la conciencia, pueden dificultar el diagnóstico en la fase inicial especialmente la rabia (10.1.), tétanos (46.9.) y listeriosis (29.). En los óvidos inducen además a confusión la infestación por *Coenurus cerebralis*, "louping ill" (7.1.3.) y la paraplejia enzoótica (19.1.).

Tratamiento. Desde hace años se recomiendan los más diversos productos para el tratamiento de la EB, que se utilizan y pasan luego a ser olvidados. Tampoco influye sobre el desarrollo de la EB la aplicación de suero inmune a los animales enfermos. Como también se dan en la EB un cierto número de curaciones espontáneas, debe realizarse en primer lugar un tratamiento sintomático y de sostenimiento para mantener las funciones orgánicas adecuadamente. Es favorable alojar a los animales en la semioscuridad de un recinto tranquilo. Si la sospecha de la enfermedad es lo bastante sólida, procede el sacrificio.

Profilaxis. Es posible la inmunización activa de caballos y ovejas mediante la inyección s.c. por una sola vez de suspensión de encéfalo de conejo que contenga virus (recién preparada a partir de la vacuna desecada "Dessau"). La protección vacunal no aparece hasta 4 semanas después, y sólo está completamente desarrollada a los 3 meses. La duración del periodo de inmunidad es por lo menos de un año. El número tan variable de animales enfermos en los distintos años dificulta la valoración objetiva de los resultados de la vacunación, sobre cuyo éxito en el caballo existen puntos de vista muy distintos. Por el contrario, los resultados de la vacunación en ovejas se consideran buenos; esta vacunación se ha mostrado útil incluso en rebaños ya afectados por la enfermedad.

Prescripciones veterinarias legales. En la RDA, las pautas epidemiológicas legales vienen contenidas en el Apéndice Núm. 8 "Prevención y lucha contra la enfermedad de Borna en équidos y óvidos" de 27.2. 1975 (Bolet. del Minist. de Agric., Bosques y Aliment. 1975, pág. 29), según lo expuesto en el punto § 18 de la Disposición Complementaria 2 de 3.8.1973 a la VO de Epizootias del 11.8.1971. Según esto, en los territorios en que sea frecuente la presentación de la EB se vacunarán anualmente en diciembre y enero todas las ovejas. Si resultan afectados los caballos, se vacunarán todos aquellos que están amenazados por la enfermedad. Estas vacunaciones serán dispuestas por el Jefe Provincial de Veterinaria. Cuando aparezca la EB por primera vez en una zona, para vacunar los efectivos de caballos y ovejas hace falta la autorización del Director del Departamento de Veterinaria del Ministerio de Agricultura, Bosques y Alimentación (RDA).

Bibliografía

Altmann, D., Kronberger, H., Schüppel, K.-F., Lippmann, R., u. Altmann, I. (1976): Bornasche Krankheit (Meningo-Encephalomyelitis simplex enzootica equorum) bei Neuwelthylopoden und Equiden. Erkrankungen der Zootiere. Akademie-Verlag, Berlin.

Anzil, A. P., Blinzinger, K., u. Mayr, A. (1973): Persistent borna virus infection in adult hamsters. Arch. ges. Virusforsch. **40**, 52.

Heinig, A. (1969): Die Bornasche Krankheit der Pferde und Schafe. In: H. Röhrer, Handbuch der Virusinfektionen bei Tieren. Bd. **IV**, 83. VEB Gustav Fischer Verlag, Jena.

Lüthgen, K. (1977): Untersuchungen uber Nachweis, Bildung und Vorkommen von Bornavirus-Antikörpern. Vet.-med. Diss., Munchen.

Mayr, A. (1972): Borna virus: a new model for slow virus research. Ann. Just. Pasteur **123**, 545.

Mayr, A., u. Danner, K. (1974): Züchtung und Titrierung von Bornavirus in Zellkulturen aus Organen fötaler Lämmer. Zbl. Vet.-Med. B **21**, 131.

Metzler, A., Frei, U., u. Danner, K. (1976): Virologisch gesicherter Ausbruch der Bornaschen Krankheit in einer Schafherde der Schweiz. Arch. Tierheilk. **118**, 483.

19.4. Encefalomielitis infecciosa de los caballos de la URSS
(A. Heinig)

Bajo la denominación de "encefalomielitis infecciosa de los caballos" (EMI) se entiende una enfermedad que se presenta desde hace tiempo en diversas regiones de la Unión Soviética, con un curso clínico sobreagudo o agudo y cuya etiología no corresponde a un solo agente. Como los agentes productores de la encefalomielitis de los caballos se reúnen muchas veces y según costumbre en un grupo, es especialmente importante la separación de la EMI de la enfermedad de Borna.

Etiología. En la EMI que se presenta en los distintos países y repúblicas autónomas de la URSS se han aislado numerosos agentes víricos, que hasta ahora no habían podido ser clasificados definitivamente, pero que comprenden al menos dos tipos distintos, el virus Kasachstan y el virus Moscú-Woronesch. El tamaño del virus de la EMI alcanza los 80-130 nm y es resistente en medios con un pH de 4,5-8,5.

El virus de la EMI es muy fácil de multiplicar en huevos embrionados de gallina y en cultivos celulares de fibroblastos de embrión de pollo o de riñón.

Todavía no está claro si existe parentesco cierto con los agentes productores de las encefalomielitis (7.1.1. y 7.1.2.) que se presentan en los caballos de América.

Receptividad. El virus de la EMI puede transmitirse a gatos jóvenes por vías i.c., s.c., i.m., intradérmica, así como por ingestión de cerebelo e hígado de caballos infectados, o por cohabitación. Con el virus Kasachstan no se ha logrado infectar a cobayos, ovejas ni ratas; en cambio, con el virus Moscú-Woronesch, además de gatos, se han podido infectar también conejos, cobayos y ratones albinos. El período de incubación siguiente al contagio es de 3-5 días, y la duración de la enfermedad de 2-48 horas, según la especie animal.

Epizootiología. La EMI es enfermedad estacional. Comienza principalmente en mayo y alcanza su punto culminante en septiembre y octubre. En diversas zonas o establecimientos predomina enzoóticamente. En los grupos de animales afectados la enfermedad se extiende epizoóticamente en el transcurso de 2-6 meses, de tal manera que pueden padecer la misma varios caballos y resultar afectados el 7-9 % de los caballos de la manada. La transmisión de la EMI tiene lugar especialmente por insectos y garrapatas, en los que el virus también se multiplica. La infección por contacto es menos probable. El virus parece estar bastante difundido en el medio ambiente; se ha podido demostrar su presencia en el agua, en los alimentos y en productos de origen animal.

Síntomas clínicos. La enfermedad adopta curso sobreagudo o agudo y suele terminar con la muerte, generalmente 1-3 días después de manifestar los animales estados de excitación y depresión profunda, trastornos de la coordinación de movimientos y del equilibrio.

El cuadro hemático muestra 12.000-16.000 leucocitos y 8-10 millones de eritrocitos por mm^3. En las extensiones de sangre se observa aumento de los neutrófilos, aparición de formas juveniles y presencia de alteraciones degenerativas en los núcleos.

Anatomía patológica. La EMI se caracteriza en la necropsia por la existencia de hemorragias en la mucosa del estómago y en el SNC, así como en los ganglios linfáticos, capa subserosa de los pulmones, hígado, bazo y riñón. La imagen histológica que presenta el SNC en la EMI es poco característica y nada útil para el diagnóstico; también faltan corpúsculos de inclusión.

Diagnóstico. En situaciones epizootiológicas los síntomas clínicos apuntan hacia el diagnóstico de la EMI. Después de la muerte, el diagnóstico puede asegurarse con las observaciones realizadas en la necropsia e inoculando animales de experimentación. En los animales que han padecido la enfermedad puede demostrarse la presencia de anticuerpos durante meses con ayuda de la RFC y la RN.

Profilaxis. La inmunización activa con distintas sustancias vacunales no ha proporcionado resultados terminantes. En territorios sin la enfermedad es recomendable combatir las garrapatas y tábanos, así como los roedores . Los caballos mantenidos en praderas formarán pequeños grupos y se procederá al aislamiento de los animales enfermos. Para las desinfecciones se utilizarán la lejía de sosa al 2 % o la solución de creolina al 3 %.

Bibliografía

Heinig, A. (1969): Die infektiöse Enzephalomyelitis der Pferde in der UdSSR. In: H. Röhrer, Handbuch der Virusinfektionen bei Tieren. Bd. IV, 154. VEB Gustav Fischer Verlag, Jena.

Zotov, A. P. (1954): Die biologischen Besonderheiten des Erregers und Materialien zur Epizootiologie der IEM der Pferde. Diss., Moskau.

19.5. Adenopapiloma de la mucosa olfativa de la oveja (W. Wittmann)

(Al.: *Adenopapillome der Riechschleimhaut des Schafes;* ingl.: *Enzootic nasal adenocarcinoma in sheep;* fran.: *Adénopapillome de la muqueuse pituitaire chez la chèvre)*..

Los adenopapilomas de la mucosa olfativa de los óvidos son neoformaciones transmisibles sin células y de presentación endémica, cuya estructura es preferentemente adenomatosa, pero en parte también papilomatosa. En el curso del desarrollo provocan estos procesos un grave cuadro clínico con elevada mortalidad.

Historia. Presentación. A la primera descripción de Nieberle (1940) siguieron más de una década más tarde de informes sobre cuadros patológicos similares procedentes de Alemania Occidental y Francia; en años posteriores se diagnosticó en USA, RDA y Polonia. Puede suponerse que en todos los casos se trataba del mismo proceso, pero esto no es seguro.

Etiología. Epizootiología. Cohrs (1952, 1953) enunció la etiología vírica de la enfermedad, si bien otros autores informaron con posterioridad sobre el resultado negativo de sus experiencias de transmisión.

Sin embargo, el cuadro enzoótico indica la existencia de transmisión entre las ovejas, contagio que probablemente tenga lugar por vía i.n. mediante gotitas suspendidas en el aire. La enfermedad puede ingresar en rebaños sanos llevada por ovejas infectadas.

Síntomas clínicos. Anatomía patológica. Enferman óvidos de todas las edades, de ambos sexos y de distintas razas. Las lesiones son poco específicas; se traducen en un flujo nasal seroso mantenido largo tiempo y formación de un surco de fluxión carente de pelo y con costras a veces fuertemente adheridas y sólo en raras ocasiones sangrantes. Pocas semanas más tarde (a veces meses, sin embargo) se advierten lesiones del hueso etmoides que provocan resoplidos. A pesar de ingerir el pienso normalmente, los animales exhiben mal estado de carnes. En este estadio se observan hipertrofias tumorales en diversos puntos del cráneo. Se trata en tal caso de tumoraciones preferentemente bilaterales y de crecimiento expansivo, situadas en la porción proximal de las fosas nasales. Al extenderse, los tumores desplazan en parte a los cornetes y desvían las fosas nasales, creciendo también en la cavidad faríngea. Histológicamente constituyen proliferaciones de glándulas tubulosas de la mucosa faríngea que recuerdan un adenocarcinoma de limitada malignidad. En parte de los casos se aprecia a la vez formación de papilomas.

Diagnóstico. Por no ser el cuadro clínico particularmente característico y diferenciarse poco de las afecciones pulmonares de naturaleza bacteriana y parasitaria, así como tampoco de las infecciones de la mucosa faríngea, el diagnóstico seguro sólo es posible identificando las lesiones tumorales.

El **tratamiento** es inútil.

Bibliografía

Krieg, K., u. Wittmann, W. (1969): Adenopapillome der Riechschleimhaut beim Schaf. In: H. Röhrer, Handbuch der Virusinfektionen bei Tieren, Bd. V/2, 769. VEB Gustav Fischer Verlag, Jena.

20. Infecciones lentas ("Slow infections").
(P. Schulze y W. Seffner)

(Al.: *Slow-Infektionen;* ingl.: *Slow infections, Slow virus infections).*

Las infecciones lentas, como afecciones crónicas y latentes que son, constituyen una forma de infecciones persistentes. Pueden estar producidas por virus de diferentes especies o también por agentes todavía desconocidos en buena parte (por ello, es mejor evitar la expresión así mismo utilizada de "slow virus infections"). En la actualidad no existe una definición exacta y acorde de las infecciones lentas. Bajo este concepto se reúnen esencialmente algunas enfermedades con ciertas peculiaridades patogénicas comunes, pero de distinta etiología. Las características en cuestión son las siguientes:

– Largos períodos de latencia (plazos de incubación), que duran meses o años, mientras tiene lugar la progresiva multiplicación del agente causal.

– Incapacidad por parte del hospedador para impedir la replicación del agente causal (persistencia del virus). A este respecto desempeñan papeles muy variables factores inmunológicos. En algunas infecciones lentas no se registra ninguna reacción inmunológica en absoluto.

– Curso progresivo y siempre de terminación mortal.

Algunos autores añaden la característica de que el agente estimula en vivo la proliferación de determinadas células, cuya excesiva multiplicación ocasiona el posterior proceso patológico. Esta nota no es aplicable, sin embargo, al agente "scrapie". Muchas infecciones lentas se convierten en enfermedades del SNC, lo que no quiere decir que los agentes causales exhiban por necesidad carácter primariamente neurotropo. Las enfermedades del SNC cursan variablemente con o sin reacción inflamatoria.

Los agentes causales de infecciones lentas son:

– Virus convencionales:

Retrovirus: Maedi y visna de la oveja y de la cabra (11.2.).

Virus de Borna (19.3.)

Paramixovirus (virus del sarampión); panencefalitis esclerosante subaguda del hombre.

Papovavirus: leucoencefalopatía multifocal progresiva del hombre.

– Agentes similares al "scrapie":

"Scrapie" de los óvidos (19.1.)

Encefalopatía infecciosa del visón (19.2.)

Kuru del hombre

Síndrome de Creutzfeldt-Jakob del hombre

– Agentes completamente desconocidos:

Esclerosis múltiple del hombre.

– A las enfermedades de los animales domésticos hay que añadir además:

Adenomatosis pulmonar de los óvidos (17.5.).

Enfermedad aleutiana del visón (13.3.).

En el grupo precedente (19.) de enfermedades de los animales domésticos provocadas por virus todavía sin clasificar, se hallan contenidas tres infecciones lentas, que son precisamente la enfermedad de Borna (19.3.), "scrapie" de los óvidos (19.1.) y encefalopatía infecciosa del visón (19.2.).

Bibliografía

Eklund, C. M., u. Hadlow, W. J. (1969): Pathogenesis of slow virus infections. J. Amer. Vet. Med. Ass. **155**, 2094.

Hotchin, J. (1974): Slow virus diseases. Progr. Med. Virol. **18**.

Ter Meulen, V., u. Katz, M. (1977): Slow virus infections of the central nervous system. Springer, New York/Heidelberg/Berlin.

21. Infecciones por clamidias

(J. Beer y J. Wehr)

Las clamidias (sinónimos: miagawanelas, bedsonias, neorrickettsias, pararrickettsias, agentes del grupo psitacosis-linfogranuloma o del grupo psitacosis-linfogranuloma-tracoma) se incluían antes entre los virus. Hoy, en virtud de los nuevos conocimientos adquiridos sobre su biología, se consideran bacterias. En el Manual de Bergey (1974) se incluyen taxonómicamente en las rickettsias, constituyendo el género *Chlamydia* de la familia *Chlamydiaceae*, dentro del orden de las *Chlamydiales*. Atendiendo a las peculiaridades metabólicas (formación de glucógeno, sensibilidad a las sulfonamidas) y a las diferencias morfológicas de las microcolonias intracelulares, en la actualidad se distinguen dentro del género citado las dos especies *Chlamydia (Chl.) trachomatis* y *Chl. psittaci*. Como correspondientes a estas especies se citan los agentes causales aislados de las siguientes enfermedades.

Chl. trachomatis: Tracoma, linfogranuloma venéreo, conjuntivitis de corpúsculos de inclusión, bronconeumonía del ratón. *Chl. psittaci:* Psitacosis-ornitosis de las aves y del hombre (21.1.), aborto enzoótico de la oveja (21.2.), aborto epizoótico bovino (21.3), bronconeumonía de los óvidos y bóvidos (21.4.), encefalomielitis esporádica bovina (21.5.), poliartritis de óvidos y bóvidos (21.6.), conjuntivitis del cobayo, etc.

Las clamidias son microorganismos esféricos inmóviles (fig. 136). La estructura de su pared celular se asemeja a la de otras bacterias gramnegativas. Se multiplican en vacuolas intracitoplásmicas (microcolonias), donde siguen un ciclo todavía sin explicar del todo, pero que se caracteriza esencialmente por la transformación de las formas pequeñas (200-400 nm) infecciosas de gruesa pared (CoI) en otras formas no infectantes, de mayor tamaño (800-1.500 nm) y de pared delgada (corpúsculos iniciales). Los corpúsculos iniciales se multiplican mediante división continuada, se reorganizan y condensan para volver a formar por último CoI, que, una vez liberados, pueden infectar otras células hospedadoras. Además de los CoI y corpúsculos iniciales se han descrito formas intermedias y otras que los diversos autores incluyen de manera diversa en el ciclo evolutivo. La duración de un ciclo de desarrollo viene a ser de unas 40 horas.

Por advertirse también dentro de ambas especies diferencias en las propiedades inmunológicas y bioquímicas, así como en la virulencia para hospedadores naturales y experimentales de cepas distintas, es de esperar que se diferencien más especies, subespecies o serotipos.

Con ayuda de una micro-RIF (Wang y Grayston, 1970) se distinguen actualmente 15 serotipos (A-L) dentro de la especie *Chl. trachomatis*. Estos serotipos pueden agruparse en tres complejos de enfermedades: 1, el tracoma de presentación endémica (A-C); 2, conjuntivitis de corpúsculos de inclusión (D-K); 3, linfogranuloma venéreo (L_{1-3}).

Entre las cepas de la especie *Chl. psittaci* se han advertido también significativas diferencias, especialmente con la RN practicada con antisueros de gallina. Las clamidias aisladas de enfermedades de bóvidos y óvidos pueden distribuirse en dos inmunotipos (Schachter y col., 1975). Al tipo 1 pertenecen las cepas que provocan en ambas especies animales aborto, infec-

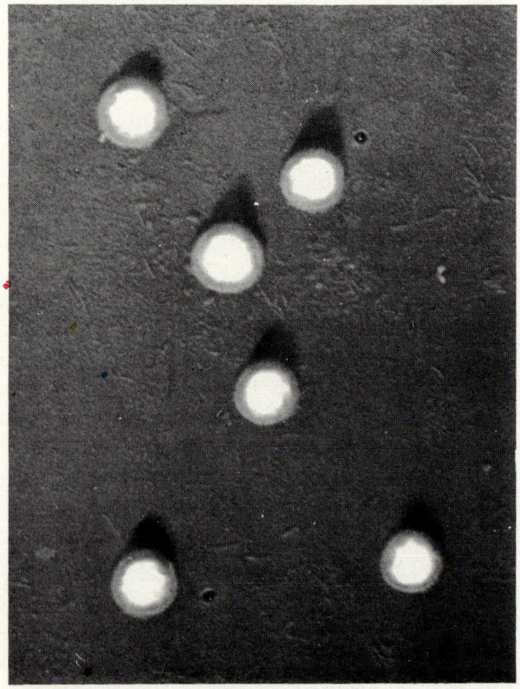

Fig. 136. *Chl. psittaci;* 19.000:1, tratamiento con tripsina y vaporización con paladio (Roots, E. y Rott, R., 1957).

ciones genitales e intestinales. Las cepas que tanto en óvidos como bóvidos originan encefalomielitis, poliartritis o conjuntivitis se incluyen en el tipo inmunitario 2. No se han apreciado reacciones cruzadas de estos dos inmunotipos con cepas aviares. Las cepas aviares procedentes de pavos, psitácidas y colúmbidas pudieron diferenciarse entre sí en buena manera con la RN. Sin embargo, algunos aislados exhibieron reacciones cruzadas (Banks y col., 1970).

En investigaciones propias hemos podido diferenciar cepas de clamidias bovinas aisladas de terneros que sufrían enfermedades respiratorias y de las heces de un ternero, y cepas del aborto ovino y de la ornitosis in ovo con la RN.

Debido al amplio repertorio de hospedadores y a problemas de método, las investigaciones para conocer la estructura antigénica de las cepas de la especie *Chl. psittaci* se han limitado hasta el presente a un número relativamente escaso de cepas. Se necesitan más estudios y protocolos estandarizados para poder deducir conclusiones de validez general referentes a la presentación de los diversos serotipos.

Además de la presencia de DNA y RNA, se han podido evidenciar en las clamidias *procesos metabólicos* autónomos (síntesis protéica y lipídica, desdoblamiento de la glucosa y ácido glutámico con liberación de anhidrido carbónico). Compuestos particularmente ricos en energía (adenosintrifosfato) y también sustancias estructurales se atribuyen, sin embargo, a las células hospedadoras. Hasta ahora no se ha logrado el cultivo extracelular de estos agentes.

La multiplicación de las clamidias se ve anulada por los antibióticos de amplio espectro (tetraciclina, cloramfenicol) y por altas dosis de penicilina. Las cepas de la especie *Chl. trachomatis* son también sensibles a las sulfamidas. Esta sensibilidad está relacionada con la síntesis de folatos evidenciada en esta especie.

Las clamidias no son muy *resistentes* a los agentes externos. En especial la putrefacción las destruye rápidamente. En estado desecado sobreviven en el medio ambiente como máximo algunas semanas, con un límite de 5; a temperatura ambiente y a la luz solar resisten 6 días; en el agua, 17 días. A + 4 °C se conservan vivos los agentes más de 2 meses en el bazo e hígado del ratón. Descongelando y volviendo a congelar se inactiva el material aproximadamente en un 50 %. Las clamidias se conservan bien en estado de liofilización. Resultan destruídas en 24 horas con soluciones de fenol al 0,5 % o de formalina al 0,1 %.

Para realizar el *diagnóstico,* las clamidias pueden teñirse por el Giemsa, Castañeda, azul Victoria de Herzberg, Macchiavello o según Stamp y col. (fig. 137) a fin de realizar su examen al microscopio convencional. El método de tinción últimamente citado se está implantando en la actualidad cada vez con más fuerza. Se comienza por fijar al calor la extensión desecada al aire, se tiñe durante 10 minutos con solución al 1:5 de carbol-fucsina, se lava, se contrasta brevemente con ácido acético diluido, se vuelve a lavar y se tiñe con verde malaquita. En la preparación aparecen los CoI de intenso color rojo, destaca sobremanera su tamaño y resaltan muy bien sobre el fondo

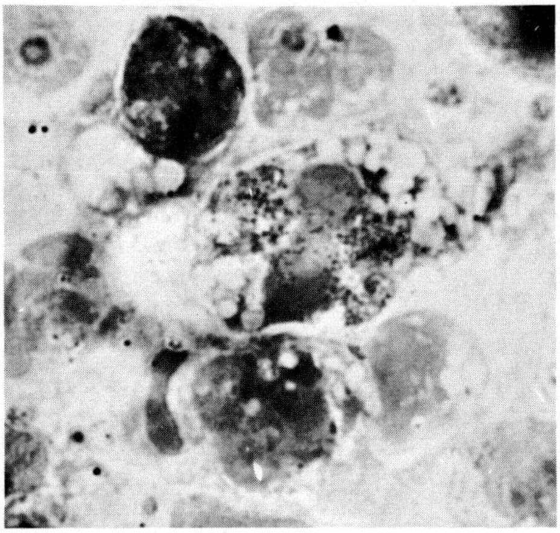

Fig. 137. *Chl. psittaci;* extensión peritoneal de un ratón; 1160:1, tinción de Stamp.

verde. La multiplicación del agente causal puede realizarse en huevo de gallina incubado (MCA, amnios, alantoides, saco vitelino) y en cultivo celular (cultivo primario de células mesenquimatosas, conjuntivas, de epitelio epidérmico y hepáticas, tejido embrionario de pollo, así como diversas líneas celulares permanentes). Parece ser que el saco vitelino ofrece las mejores condiciones como medio.

Como pequeños animales de laboratorio se utilizan el ratón blanco y con menos frecuencia la paloma y el cobayo, infectándose los animales por las vías i.p., i.n. ó i.c. De acuerdo con la clase u origen del agente causal, se preferirá uno u otro animal de experimentación y tal o cual modo de contagio.

Las clamidias tienen una compleja *estructura antigénica.* La mayor parte de los antígenos se localizan en la pared celular. Hay antígenos específicos del género (antígeno fijador del complemento, aglutinógeno, precipitógeno, hemoaglutinina, alergeno), así como antígenos propios de la especie o del tipo. Cepas de ambas especies forman también una endotoxina. En antígeno fijador del complemento se desdobla en dos componentes, uno termoestable y otro termolábil. Este último es propio de la especie y resulta destruído por temperaturas superiores a los +60 °C; es acusadamente sensible y dispone de escasa capacidad de conservación. La fracción antigénica termoestable es específica del género; es soluble en éter, la destruye el peryoduro y resiste la permanencia de 30 minutos a 135 °C.

La identificación del antígeno fijador del complemento termoestable corresponde en la clasificación de nuevos productos aislados al género *Chlamydia.*

Para la identificación indirecta del agente causal se utilizan procedimientos serológicos, en especial la RFC con antígenos termoestables. Las diferencias inter e intraespecíficas en la constitución antigénica pueden ponerse de manifiesto con la RN, RFC con antígenos termolábiles, RN-toxina, RIF y pruebas de protección cruzada. Debido al mucho trabajo que requieren estos métodos, no se ha generalizado todavía su empleo.

Estos hechos dificultan la valoración de la *situación epizootiológica.* Las clamidias son organismos ampliamente difundidos en la naturaleza. Producen enfermedades en el hombre y en diversas especies de mamíferos y aves. Es frecuente que las infecciones producidas tengan un curso latente. La manifestación clínica de las mismas se ve favorecida por la abundancia en un momento dado de dichos microorganismos en el ambiente. De esta manera, las enfermedades clínicamente manifiestas producidas por clamidias en los animales domésticos se ven favorecidas por la concentración de los animales en grandes explotaciones o colectividades. Muchos de los casos aislados descritos en la literatura deben clarificarse.

Las **infecciones por clamidias** de etiología suficientemente clara de los animales domésticos, se tratarán por separado en capítulos sucesivos (21.1.-21.7.). La participación de las clamidias en la queratoconjuntivitis de los rumiantes (43.1.) y en la neumonía enzoótica del cerdo (24.4.) es dudosa, comentándose ello al tratar en particular esas enfermedades. Además se han identificado clamidias en el tubo digestivo de bóvidos y óvidos clínicamente sanos, así como en casos de vulvovaginitis, vaginitis, endometritis, orquitis, esterilidad, hepatitis, nefritis, miocarditis, pleuritis fibrinosa, peritonitis y mamitis de los bóvidos. Experimentalmente ha podido provocarse con clamidias mamitis en el ganado vacuno y en la oveja, así como endometritis en los bóvidos. Además, en el perro, conejo y caballo existen hallazgos serológicos positivos y también algunos informes sobre enfermedades parecidas.

Desde el punto de vista epizootiológico pueden ser importantes las infecciones por clamidias observadas en el ratón (neumonía de los ratones), cobayo, rata almizclera, oposum, liebre americana y erizo. Los repetidos aislamientos de clamidias de ectoparásitos hematófagos de diversas especies de aves y mamíferos apuntan hacia la posible significación epizootiológica de los artrópodos. Las clamidias también han podido multiplicarse en cultivos de células embrionarias de artrópodos.

No se sabe todavía si un único agente causal puede provocar en condiciones naturales y en determinadas circunstancias distintas enfermedades y en qué medida puede transmitirse el agente productor de especie en especie. Así, por ejemplo, cabras mantenidas en contacto con ovejas resultan afectadas y se incorporan al proceso infeccioso. Con el agente causal del aborto enzoótico de la oveja pueden producirse experimentalmente abortos en los bóvidos; con el agente productor de la ornitosis puede provocarse aborto en la oveja, el cual no se diferencia del producido por la clamidia típica del aborto en esta especie. Tras la infección artificial de ovejas con el agente productor de la ornitosis, puede transmitirse la infección a pavos mantenidos en contacto con ovejas. Con cepas productoras de ornitosis se han podido inducir en bóvidos jóvenes las mismas alteraciones patológicas que se producen en la enfermedad natural en esta especie. La infección puede pasar también sin más de una especie de aves a otra.

Las clamidias son **agentes productores de zoonosis.** Las infecciones respiratorias procederían en el hombre casi exclusivamente de pájaros y otras aves. También pueden aparecer neumonías epidémicamente en el hombre sin intervención de los animales. Son, además, enfermedades independientes producidas por clamidias en el hombre el linfogranuloma inguinal o venéreo (enfermedad de carácter sexual), el tracoma y la conjuntivitis por corpúsculos de inclusión. Recientes estudios señalan que las clamidias podrían tener gran importancia como agentes causales de infecciones genitales y enfermedades articulares del hombre.

21.1. Psitacosis-Ornitosis

(Al.: *Psittakose-Ornithose, Papageienkrankheit, Färöer Krankheit;* ruso: Орнитоз-Пситакоз ; ingl.: *Psittacosis-Ornithosis, Parrot fever)*

La psitacosis-ornitosis es una enfermedad infecciosa de las aves y pájaros silvestres y de jaula u ornamentales, así como de las aves domésticas, que en general cursa de forma latente; sin embargo, cuando resulta en especial favorecida por factores externos, puede manifestarse clínicamente. La denominación "psitacosis" (de ψιττακός = papagayo) fue utilizada por Morange en 1895 por vez primera y se basa en la observación de que la enfermedad puede transmitirse desde las aves psitáceas al hombre. Cuando posteriormente se comprobó que una enfermedad parecida del hombre era transmitida por otras especies de aves, Meyer (1941) propuso la denominación de "ornitosis" (de *ορυις* = ave) para esta última. A veces las infecciones procedentes de las aves psitáceas se separan de la ornitosis. Esto resulta injustificado y ambas denominaciones pueden utilizarse como sinónimos.

Historia y presentación. Los primeros informes sobre presentación frecuente de la psitacosis en el hombre fueron aportados por Ritter en Suiza en el año 1879. Tres semanas después de la adquisición de aves exóticas, se presentó una epidemia familiar.

El primer brote infeccioso de mayor importancia se produjo en París en 1892. Posteriormente fueron sucediéndose de cuando en cuando casos más o menos numerosos de la enfermedad en el hombre, que, por lo general, estaban relacionados etiológicamente con la muerte simultánea de cantidades anormalmente elevadas de papagayos. En un brote de la enfermedad de carácter mundial en el invierno de 1929-30, aparecieron en Alemania 215 casos de la enfermedad, de los que 45 (21 %) fueron mortales. Como origen de las infecciones se declaró la presencia de papagayos, que habían difundido la enfermedad al ser introducidos en Europa con fines comerciales procedentes de Brasil.

Casi simultáneamente, pero con independencia entre sí, Levinthal, Coles y Lillis descubrieron el agente causal. Los denominados corpúsculos L-C-L en atención a sus descubridores, eran de pequeño tamaño y forma redondeada, apareciendo como corpúsculos elementales, es decir, como las partículas infecciosas más pequeñas de los agentes denominados en la actualidad clamidias.

Una enfermedad registrada desde 1930 en la población de las islas Feroe y que procedía de los albatros, se demostró que era una infección por clamidias. En 1940 se descubrió el agente productor de la psitacosis de las palomas, poco después el de la gallina y algo más tarde el de faisanes, patos y pavos, considerándose como fuentes de contagio para el hombre. Hasta ahora se han encontrado más de 130 especies distintas de aves que sufren la infección natural.

Desde que se practica la cría de aves domésticas en gran escala y en grandes colectividades, se han producido mayor número de casos de la enfermedad entre los trabajadores de estas explotaciones y entre el personal de los mataderos de aves. En Estados Unidos el problema principal está representado por las poblaciones infectadas de pavos, y en Europa por las explotaciones de patos.

La enfermedad está difundida por los cinco Continentes.

Etiología. *Chlamydia psittaci* (punto 21.). La virulencia de las cepas aisladas es diversa, tanto de las de una especie para ella misma, como también de las cepas que aparecen en distintas especies de aves para otras especies. Muchas cepas (especialmente de gallinas y pavos) no pueden identificarse en infecciones experimentales de ratones a causa de su escasa virulencia. También la vía de inoculación juega un papel.

Receptividad. El repertorio de receptores posibles incluiría prácticamente a todas las especies de aves. Existen diferencias en cuanto a receptividad se refiere. Así, el pollo es menos receptivo que otras especies de aves criadas en grandes colectividades. Los animales jóvenes son más sensibles que los adultos. La aparición de síntomas clínicos está favorecida por la presencia de otras infecciones, como por ejemplo salmonelosis, o factores externos que tienen una acción debilitante sobre el organismo (condiciones inadecuadas de manejo, alimentación insuficiente, transporte, apiñamiento). Todavía no está del todo claro hasta qué punto pueden contagiarse en condiciones naturales otros mamíferos además del hombre. Es posible la transmisión experimental del agente productor a diversas especies de mamíferos.

Inmunidad. La infección deja una inmunidad transitoria, que no es especialmente estable, ni de larga duración. Se sospecha que resulta influenciada por la persistencia del agente en el organismo.

Epizootiología y patogenia. El animal infectado elimina el agente productor a través de las mucosas de las vías respiratoria altas y de la porción anterior del aparato digestivo, así como con las heces, la orina y la secreción gástrica. Se ha comprobado esta eliminación entre los días 3 y 174 después del contagio artificial. El contagio natural se produce generalmente por inhalación de fragmentos fecales desecados (levantados del suelo por el aire al formarse remolinos) y de otras deyecciones de los animales enfermos, así como por pequeñas gotitas en forma de aerosol. Todavía no está clara la importancia de los huevos incubados en la transmisión de la ornitosis. El agente productor ha podido aislarse a partir de huevos de distintas especies de aves.

La psitacosis-ornitosis podría existir enzoóticamente en todas las regiones. Las infecciones latentes son siempre el eje en torno al cual se producen los brotes de la enfermedad. Según Terskich (1964), tienen gran importancia los focos naturales de ornitosis, es decir, las zonas recorridas o sobrevoladas por las aves de paso o en las que hacen la muda, invernan o ponen e incuban los huevos. A partir de estas áreas pueden producirse fácilmente focos infecciosos secundarios en explotaciones de aves. Entre las distintas especies de aves existen relaciones epizootiológicas, pudiendo producirse en diversos sitios y en determinadas especies y comunidades biológicas (grupos de aves ornamentales, palomas urbanas, explotaciones de pavos y patos) brotes aislados de la enfermedad.

Del hecho de que la cantidad de material

infectante influya decisivamente sobre el desencadenamiento de la infección y sobre sus consecuencias, resulta que la psitacosis-ornitosis se presenta predominantemente en aves que viven y se mantienen en comunidad. La humedad superior al 85 % favorece la infección. Los casos de enfermedad en el hombre procedentes de aves cautivas están en relación generalmente inmediata con la compra de las mismas a determinadas pajarerías. Las palomas domésticas y urbanas están muy infectadas, mientras que las silvestres y semisilvestres lo están menos. Las palomas mensajeras se contagian entre sí en las jaulas donde se encuentran muy apiñadas antes de emprender el vuelo. La ornitosis es una típica enfermedad de población especialmente en pavos y patos. En las palomas y patos está asociada sobre todo con la salmonelosis. La gallina constituye rara vez un foco de contagio para el hombre.

Síntomas clínicos. La infección cursa en las diversas especies animales de forma latente con distinta frecuencia; en los patos, por ejemplo, casi exclusivamente. El período de incubación más corto que se conoce es de 3 días (en la infección artificial) y el más largo de 106 días (en la infección natural). A partir de los síntomas clínicos raramente se obtienen indicios claros y seguros de la presencia de la enfermedad. En las aves psitácidas puede distinguirse una forma serosa o respiratoria, una digestiva y una forma mixta. Cada una puede adoptar curso agudo, subagudo o crónico. Según la forma de que se trate, existe somnolencia, debilidad, falta de apetito, erizamiento de las plumas y diarrea con intensidad diversa. Tras un adelgazamiento progresivo y caquexia, los animales mueren frecuentemente con síntomas de parálisis en el plazo de 1-2 semanas. Se producen también muertes súbitas sin síntomas destacados previos de la enfermedad.

En la paloma se observa generalmente también conjuntivitis uni o bilateral, adherencia entre sí de las plumas de la cabeza con secreciones secas, y respiración estertorosa. Los constipados contagiosos de las palomas mensajeras (17.13.) y la ornitosis aparecen juntos con frecuencia. Las palomas jóvenes presentan desarrollo retrasado y mueren frecuentemente después de un intenso adelgazamiento. Se observa pérdida de la capacidad de volar, mortalidad de los pichones entre los 14 y 21 días de edad a consecuencia de una inflamación purulenta de los sacos aéreos, y disminución de la fertilidad. En las palomas de razas selectas destaca más la forma intestinal. En los patos, los síntomas clínicos, agudizados por salmonelas y condiciones de manejo o alojamiento no higiénicas, se manifiestan sobre todo en los animales jóvenes. Consisten en retraso en el crecimiento, trastornos del equilibrio, abatimiento, parálisis, diarrea acuosa, queratoconjuntivitis y caquexia. En los gansos se describe sobre todo una mortalidad embrionaria y bajas entre los animales jóvenes. En la gallina pueden observarse posturas de pingüino. En las explotaciones afectadas se registran persistentemente bajas, pero en escaso número. En los pavos, las muertes suelen presentarse en animales de menos de 2 semanas; los de más edad pueden presentar eventualmente los síntomas descritos.

Pronóstico. Una vez que una colectividad resulta infectada, persiste como tal. Un animal enfermo puede curarse, pero continúa siendo portador y eliminador del agente causal durante meses. Dependiendo de la edad y factores externos, la mortalidad puede llegar al 90 %, o bien no producirse siquiera casos de muerte.

Anatomía patológica. Las lesiones más importantes se observan en las membranas serosas de las cavidades orgánicas y de los sacos aéreos. Consisten en zonas turbias u opacas de intensidad diversa, frecuentemente con una inflamación fibrino-caseosa y con revestimientos de exudado considerablemente gruesos (fig. 138). Sólo excepcionalmente se presentan neumonías. El bazo puede ver aumentado hasta diez veces su tamaño normal; el hígado está tumefacto y con focos escasos o numerosos, bien de necrosis o proliferativos, de tamaño que puede ir desde el de una cabeza de alfiler hasta el de un grano de mijo. El color del bazo es rojo oscuro y el del hígado muchas veces amarillo azafranado; el hígado puede presentar también bandas verdosas o grisáceas. Los riñones están tumefactos y exhiben color gis. En el páncreas, que está aumentado de tamaño, se observan a veces pequeños focos necróticos. La mucosa intestinal puede estar enrojecida e inflamada. Histológicamente destaca una reticuloendoteliosis de los órganos parenquimatosos y procesos proliferativos y necróticos de carácter focal.

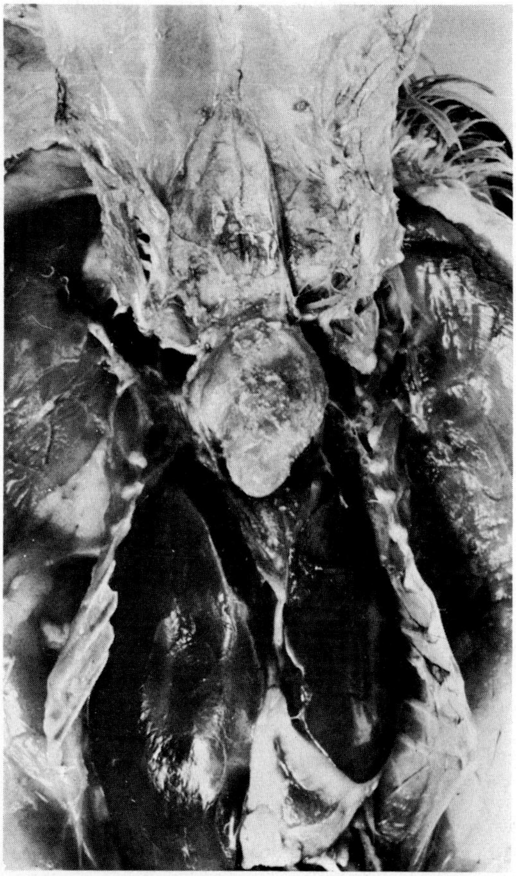

Fig. 138. Ornitosis. Cavidades corporales y bolsa cardíaca abiertas de un patito muerto; se aprecia serositis fibrinosa.

Los elementos monocitarios son el tipo celular prevalente en los exudados inflamatorios.

Diagnóstico. Puede realizarse por identificación del agente productor o de los anticuerpos específicos.

En una parte de los casos se observan inmediatamente corpúsculos elementales en improntas o frotis de los órganos lesionados (por ejemplo, hígado y bazo), teñidos por el método de Stamp o por otros procedimientos (fig. 137). También es posible descubrir el agente productor utilizando métodos serológicos de fluorescencia. Como animal de laboratorio se emplea el ratón blanco. Tanto la infección por vía intraperitoneal, como intracerebral o intranasal, pueden ofrecer ciertas ventajas en determinados casos. Lo más frecuente es realizar el contagio experimental en ratones por vía intraperitoneal; los animales se sacrifican a los 7 días de la infección. En la necropsia se presta especial atención a la tumefacción esplénica y al aumento de líquido peritoneal de aspecto filante; también se examinan preparaciones, obtenidas por impronta del peritoneo y teñidas luego. Si el examen resulta negativo, deben realizarse 1-2 pases sucesivos. Otros autores dan la máxima importancia a la inoculación del saco vitelino de embriones de pollo, mientras que la inoculación de cultivos celulares no se ha impuesto prácticamente todavía en casi ningún sitio para realizar el diagnóstico. Si existe contaminación bacteriana del material a examinar, se recomienda desde hace poco la adición de vancomicina, tirotricina, bacitracina, etc. Al material con alto contenido de gérmenes se le puede añadir, junto con 50 mg de estreptomicina, que resulta inactiva para las clamidias, hasta 1000 UI de penicilina por ml. La ventaja de la inoculación experimental del ratón consiste en que no requiere eliminar completamente la flora acompañante.

El diagnóstico serológico de la ornitosis se realiza generalmente con la RFC, que en las palomas, pavos, patos y aves psitácidas puede emplearse tanto para el diagnóstico colectivo en una explotación y, excepto en el pato, junto con los hallazgos clínicos y eventuales análisis repetidos también para el diagnóstico de la infección por clamidias. En los patos debe esperarse por lo general una reacción sólo en las diluciones más bajas. En la gallina debe utilizarse la RFC indirecta, aunque también se ha recomendado la RAGP. Se emplea un antígeno específico de género obtenido a partir de bazo, hígado, exudado peritoneal de ratones infectados, de envolturas fetales de fetos abortados de oveja, o a partir de líquido alantoideo o saco vitelino de embriones de pollo infectados. El más empleado actualmente es el antígeno obtenido del saco vitelino. En la RDA se utiliza el antígeno miagawanela "Dessau". Otras reacciones serológicas (por ejemplo, la reacción de microaglutinación) y pruebas alérgicas no han podido tener hasta ahora una aplicación práctica generalizada.

Diagnóstico diferencial. No se conocen enfermedades que deban tenerse en cuenta desde el punto de vista del diagnóstico diferencial en las reacciones serológicas de los pájaros y aves. No obstante, se prestará atención a la influenza de los patos (9.1.3.), infección por herpesvirus de la paloma (17.13.), micoplasmosis de los pavos (24.8.) y del pollo (24.6 y 24.7.), enfermedad de Newcastle (9.2.1.), salmonelosis (31.3., 31.4., 31.5.) y otras enfermedades infecciosas de las aves.

Tratamiento. Se utilizan preferentemente la clortetraciclina y oxitetraciclina, siendo la primera más activa que la segunda. Para el tratamiento colectivo de patos de engorde se recomienda el empleo de 400 g de clortetraciclina/Tm de pienso durante 5 días y sacrificio inmediato; para la curación de animales enfermos son necesarios 500 g/Tm de pienso ó 0,1 g/lit. de agua de bebida durante cuatro días seguidos. Para eliminar completamente el agente productor del organismo, se recomienda administrar durante 3 semanas 200 g/Tm de pienso. Meyer y col. (1958) proponen, en el caso de loros y papagayos, administrar una mezcla de semillas descascarilladas con 0,5-1 mg de antibiótico por gramo y pienso para canarios. Es cuestionable que se logre la desaparición total de la enfermedad y del agente causal en una colectividad. Se ha señalado muchas veces que el agente puede persistir en el organismo. No obstante, el peligro de infección para el hombre resulta bastante reducido. Para el tratamiento individual, la dosis es de 100 mg por kilo de peso vivo. Weyer (1959) recomienda en cotorras administrar durante 15 días 0,5-1 mg de aureomicina, haciendo una pausa de 2 días cada 3 de tratamiento. Bussel y Pollard (1958) administran, en el caso de papagayos, 10 mg en dos dosis, con un intervalo de 3 días. Meyer y Eddie (1955) recomiendan, en el caso de palomas, la administración parenteral de 3 mg en 2-3 dosis diarias durante 14-25 días. Según Derzsy (1958), las palomas enfermas se recuperan pronto tras dosis diarias de 50 mg/kg de peso vivo de terramicina, administrada en aceite ó repartida en dos tomas por vía oral. También se han mostrado eficaces el cloranfenicol y la eritromicina.

Profilaxis. En diversas ocasiones se recomienda aplicar también profilácticamente los antibióticos mencionados. Según Davis y Delaplane (1958), la administración, por ejemplo, de 100 g por Tm de pienso, protege a los pavos de la infección.

La inmunización activa es teóricamente posible; sin embargo, todavía no se ha utilizado.

En la actualidad, las medidas profilácticas consisten esencialmente en evitar los factores que disminuyan la resistencia de los animales, es decir, lograr una alimentación óptima, buenas condiciones de manejo e higiene de las jaulas o corrales, y, durante la puesta, incubación y eclosión, evitar la concentración excesiva de los animales, separación de los animales destinados al engorde y a la reproducción, impedir los contactos con aves terrestres o acuáticas, así como eliminar los animales clínicamente enfermos. Es necesaria la vigilancia veterinaria regular de las explotaciones y poblaciones aviares mediante controles serológicos, así como del sacrificio de las aves e instalaciones al efecto.

Estas medidas constituyen también la profilaxis más eficaz para evitar la transmisión de la enfermedad al hombre, que en la RDA puede producirse sobre todo a partir de los patos. El máximo peligro reside en el momento del sacrificio. Sobre todo debe evitarse la producción de polvo y aerosoles altamente infecciosos. Sólo podrán sacrificarse animales sanos. Las explotaciones afectadas deben someterse según Fritzsche (1960) a un tratamiento de antibióticos durante 14 días, que concluirá 5 días antes del sacrificio. Los animales con lesiones orgánicas no deben destinarse al consumo humano. Debe evitarse la larga espera de las aves antes del sacrifio en los locales correspondientes de los mataderos de aves. Debe utilizarse fundamentalmente un sistema de desplumado en condiciones húmedas. Se recomienda fijar la temperatura de escaldado en 60 °C. Para las operaciones de sacrificio, escaldado, desplumado y envasado debe disponerse de locales especiales. Se debe exigir una vestimenta higiénica y habitaciones para cambiarse de ropa. Debe darse especial valor a las explicaciones e indicaciones de los médicos y veterinarios.

En distintos países existen disposiciones legales de carácter sanitario que prohiben o limitan la importación de papagayos y cotorras. También en Alemania se prohibieron tales importaciones en 1930. Además, estas disposiciones suelen referirse también a la prevención y la lucha contra dichas enfermedades, así como a la necesidad de disponer de autorización para la cría, explotación y comercio de papagayos y cotorras, obligación de anillar e inscribir o registrar los animales en los libros al efecto en los organismos correspondientes, declaración obligatoria de los casos de la enfermedad o de muertes que pudieran presentarse, control por las autoridaes veterinarias, así como posibilidad de examinar los animales sospechosos, realizar análisis y determinaciones y practicar el sacrificio controlado de las poblaciones infectadas. Se han expresado opiniones autorizadas contrarias a las limitaciones de importación, basadas en los nuevos conocimientos epizootiológicos. Se discute la posibilidad de someter las aves psitácidas importadas por los parques zoológicos a un tratamiento con antibióticos de carácter profiláctico durante una cuarentena de 4 semanas. Estas medidas de prevención y lucha no pueden extenderse a las aves explotadas en grandes colectividades, a causa de la elevada contaminación existente. Se recomienda el sacrificio controlado en las explotaciones cuyas aves hayan sido motivo de forma comprobada de la aparición clínicamente manifiesta de la enfermedad en el hombre, puesto que en tal caso se trata de grupos de animales que albergan cepas del agente productor altamente virulentas.

Según la Disposición Complementaria 2 de 3.8. 1973 de la VO de Epizootías de 11.8.1971, la cría y el comercio de papagayos y cotorras están sometidos al control e inspección veterinarios. Estos animales sólo pueden ser librados a otros comercios o personas con las marcas, distintivos o anillas correspondientes, y los documentos deben conservarse por lo menos durante 2 años después de la última formalización. La psitacosis-ornitosis es una enfermedad de declaración obligatoria.

La enfermedad en el hombre. El contagio se produce generalmente por inhalación de polvo que contiene el agente causal y que se levanta en las jaulas o naves de animales infectados o durante el sacrificio de éstos; también se origina al manipular desperdicios, plumas, etc. Las personas que trabajan en tiendas de pájaros, explotaciones y mataderos de aves están por eso muy expuestas al contagio, y el peligro es máximo para los trabajadores de los mataderos de aves. También puede producirse la infección por picotazos de papagayos infectados y al poner en práctica la extendida costumbre de darles alimento con la boca. El consumidor apenas corre peligro de infectarse por aves sacrificadas que albergan el agente productor. No existe ninguna predilección de presentación de la enfermedad de acuerdo con la edad o el sexo; sin embargo, se ha informado de la presentación de abortos por clamidias.

Todas las especies de pájaros pueden ser el origen de la enfermedad. No obstante, las psitácidas suelen dar lugar a las formas más graves.

Es raro el contagio entre las personas. Después de un período de incubación de 7-14 días, se produce un aumento de temperatura hasta 40 °C. Pronto aparecen fuertes dolores de cabeza, pinchazos en el tórax, tos irritativa y dolorosa, dolores lumbares y en las extremidades, sudoración, inapetencia y decaimiento. Generalmente se desarrolla una neumonía con infiltrados densos, bilaterales y amplios, demostrables radiológicamente. Además pueden presentarse estados excitativos nerviosos de origen central, alteraciones circulatorias tóxicas y – más raramente – erupciones cutáneas. Los casos leves de la enfermedad tienen un carácter parecido a la gripe o consisten en una simple indisposición. Frecuentemente la infección cursa de forma latente y sólo se pone de manifiesto por medio de la positividad de las pruebas serológicas, La mortalidad, que antaño podía alcanzar el 40 %, se ha reducido considerablemente gracias al tratamiento con antibióticos y a disponer de mejores medios para realizar el diagnóstico. La curación y convalecencia pueden ser prolongadas. El diagnóstico puede realizarse en le primera semana de la enfermedad evidenciando la presencia del agente causal en los esputos, y, a partir de la segunda semana, por medio de exámenes serológicos repetidos.

En la RDA, según la Disposición Complementaria 1 de 5.10.1956 de la VO de Protección contra Enfermedades Transmisibles de 18.5.1955, es obligatoria la declaración de cualquier caso que pueda presentarse "de psitacosis y todas las demás ornitosis", incluida la sospecha de la enfermedad y, por supuesto, los casos de muerte en el hombre.

21.2. Aborto enzoótico de la oveja

(Al.: *Enzootischer Abort des Schafes, Virusabort der Schafe;* ruso: *Энзоотический аборт овец* ; ingl.: *Enzootic abortion in ewes;* fran.: *L'avortement de la brebis)*

El aborto enzoótico de la oveja es una infección producida por clamidias en la que el asentamiento y multiplicación del agente productor en las membranas fetales, especialmente en los cotiledones, determina procesos inflamatorios a consecuencia de los cuales el feto es expulsado prematuramente.

Historia y presentación. La enfermedad fue diagnosticada por Stamp, McEwen y Nisbeth en 1949 por vez primera en Escocia y descrita en la literatura especializada en 1950. En 1956 informó Beer sobre la presencia de esta enfermedad en la RDA. Entretanto, su presencia ha sido señalada también en numerosos países.

Se puede decir que está difundida por todos aquellos países donde existe una explotación intensiva de ovejas en grandes rebaños. Probablemente el aborto enzoótico de la oveja existía ya desde mucho tiempo antes de ser reconocido como tal. Desde que esta enfermedad se diagnostica en la oveja, apenas se observan ya los numerosos casos de aborto que antes aparecían y cuya etiología se atribuía a factores de manejo y de alimentación.

Etiología. *Chlamydia psittaci* (ver 21.).

Receptividad. Todos los bóvidos, independientemente de la edad y del sexo, son totalmente receptivos. En las hembras no gestantes la infección sólo puede ponerse de manifiesto por procedimientos serológicos. Las cabras que conviven con rebaños de ovejas resultan generalmente infectadas. El agente productor puede transmitirse al ganado vacuno y, como en la cabra, producir abortos. El peligro para el hombre es escaso; hasta ahora se ha descrito un solo caso de contagio en el laboratorio.

Entre los pequeños animales de laboratorio, el ratón blanco es el más sensible.

Inmunidad. Epizootiología. El ingreso del agente causal tiene lugar por vía oral. Su eliminación se produce en cantidad suficiente para permitir el contagio de otros animales por lo general sólo en abortos o nacimientos con las membranas y líquidos fetales o con la secreción puerperal (determinaciones máximas hasta mes y medio después de la expulsión del fruto de la concepción). El contagio de un rebaño se produce generalmente por la introducción de hembras infectadas (corderas, ovejas de un año u ovejas adultas). El contagio del rebaño por contacto con otro infectado, ambos mantenidos, por ejemplo, en zonas vecinas, suele ser relativamente raro, ya que los rebaños infectados sólo esparcen de forma temporal el material infectante en concentración suficiente para desencadenar masivamente la infección. De secundaria importancia parece ser la difusión de las clamidias en las transacciones comerciales con jóvenes machos procedentes de rebaños infectados. Al valorar la situación epizootiológica debe tenerse en cuenta, sin embargo, que se han aislado de corderos con bronconeumonía o infección intestinal latente cepas de clamidias que no eran diferenciables de las cepas del aborto enzoótico. Así mismo, los moruecos sufren infecciones genitales que motivan la secreción de clamidias con el eyaculado. Estas infecciones pueden presentarse también después del coito en machos que cubrieron a hembras infectadas.

Desde la introducción de animales infectados en el rebaño hasta la aparición de manifestaciones clínicas pueden pasar meses e incluso años. Esto viene determinado entre otras cosas por la edad del animal, el momento de la primera gestación en el nuevo rebaño y por la eliminación del agente productor que tiene lugar al final de la misma y que sólo determina la aparición de síntomas clínicos en el periodo de partos siguiente. El número de períodos de gestación y parto en que pueden producirse numerosos abortos es probable que dependa sólo de la rapidez con que se produzca la diseminación de la enfermedad, lo que depende a su vez de circunstancias individuales. En rebaños mixtos sólo se producen abortos numerosos por lo general durante 1-2 períodos de gestación y partos.

La infección deja una inmunidad que dura años – por lo común para toda la vida – en lo referente a padecimiento de abortos. Debido a irse atenuando de año en año la inmunidad originada por la infección, ésta se hace latente y se producen abortos aislados. Son reservorios del agente causal animales de todas las edades. Con la introducción de nuevos animales, cambios, reorganizaciones, transporte o alojamiento en otras instalaciones y por diversos factores externos, puede producirse la reaparición de gran número de abortos. En varios países se ha podido demostrar por medio de exámenes serológicos que el grado de difusión de la infección llega a alcanzar al 70 % de los rebaños.

Las **cabras** incluidas en rebaños de óvidos son muy sensibles al agente causal del aborto de las ovejas, participando plenamente en el

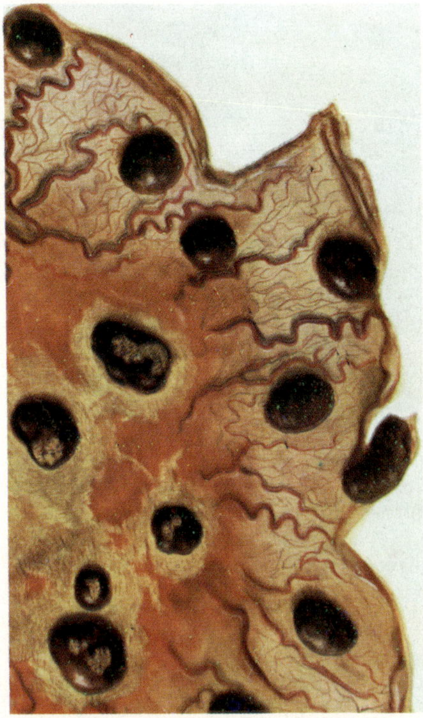

Fig. 139. Aborto enzoótico de la oveja. Fragmento de secundinas; imbibición edematosa-gelatinosa, áreas necróticas en los cotiledones y revestimiento amarillo entre éstos (Mitscherlich, E., 1955).

proceso abortivo. Cuando las cabras se mantienen en rebaños, se registran frecuentes abortos consecuentes a infecciones por clamidias. Las lesiones se asemejan en todos sus extremos a las de las ovejas.

Patogenia. Como, independientemente de la gestación, edad y sexo, todo animal reacciona serológicamente de la misma manera después de la infección artificial, puede considerarse como primaria una infección generalizada del organismo. Se desconoce el punto en que el agente productor se multiplica tras su penetración en el organismo y dónde se localiza durante las primeras fases de la infección, hasta que coloniza las membranas fetales. Durante la gestación se localiza en estas membranas y determina lesiones patológicas. Secundariamente puede también penetrar en el feto.

Síntomas clínicos. Los fetos son expulsados generalmente 2-3 semanas antes de finalizar el período normal de la gestación; excepcionalmente puede ocurrir hasta 6 semanas antes, pero con frecuencia la expulsión se hace más tarde, hasta poder llegar a término el plazo de la gestación normal. Raramente se observa una discreta disminución del consumo de alimentos. Además existe ligero flujo vaginal. Los fetos suelen estar bien desarrollados con respecto al periodo de gestación correspondiente. Con frecuencia nacen vivos, pero débiles y suelen morir a los pocos días de ser expulsados. La placenta se expulsa por lo regular a la vez que el feto y la madre supera el aborto sin resultar aparentemente afectada. En la literatura se habla de una mortalidad que puede llegar al 10 % en las ovejas. Ello puede deberse a la aparición de infecciones bacterianas secundarias con metritis y retención placentaria, a consecuencia de manipulaciones obstétricas inadecuadas. No suelen aparecer abortos repetidos en la misma hembra. La tasa de abortos en rebaños donde la enfermedad aparece por vez primera se sitúa entre el 20 y 30 %, aunque aumenta a veces hasta el 40 % o su porcentaje es muy escaso. En los periodos de parto siguientes puede observarse el nacimiento de gran número de animales muy débiles. En colectividades afectadas crónicamente el número de abortos y de corderos nacidos con acusada debilidad puede ser del 0-5 %. Tras la infección experimental de hembras gestantes, el periodo de incubación hasta la presentación del aborto es de 39-60 días.

Anatomía patológica. Los cotiledones están parcial o totalmente necróticos, de color rojo oscuro o marrón achocolatado y su consistencia es a veces firme, pero generalmente untuosa. Partiendo de los cotiledones existen zonas más o menos amplias del corion parcialmente engrosadas, de aspecto turbio y enrojecidas, en parte edematosas; mantenidas al aire adquieren una consistencia parecida al cuero o al pergamino. Sobre las partes inflamadas existen revestimientos o pseudomembranas amarillentas o amarillo grisáceas (fig. 139). Estas se aprecian también en cantidades variables en el amnios y sobre el feto. Los fetos abortados presentan edemas del tejido conjuntivo subcutáneo, especialmente en las regiones umbilical e inguinal, en el dorso de la región nasal y parte posterior de la cabeza. En las cavidades corporales existe un trasudado de color rojo vinoso. Frecuentemente se observan petequias subserosas en el corazón y en los pulmones.

Histológicamente, las porciones alteradas de la placenta se caracterizan por la presencia de una necrosis en cuyas proximidades existen acúmulos focales y difusos de polinucleares neutrófilos y células plasmáticas, con núcleos que pueden encontrarse en lisis o rexis en el tejido edematoso. Los vasos parecen haber perdido su estructura y presentan un aspecto hialino. Las lesiones de los órganos de los fetos se caracterizan por la dilatación de los capilares, con repleción de células hemáticas y extravasaciones sanguíneas en distintos puntos; se observan infartos aislados en el bazo, así como edema tisular y activación del SRH.

Diagnóstico. En los fetos abortados y corderos nacidos muy debilitados, el diagnóstico se realiza por identificación de los corpúsculos elementales en frotis obtenidos de material correspondiente a los cotiledones alterados y teñidos por el método de Stamp (fig. 140). Además pueden examinarse las pseudomembranas del corion y amnios o de la superficie corporal de los fetos, que están constituidas por material con células que contienen gran cantidad de corpúsculos elementales. Frecuentemente la demostración de corpúsculos elementales se logra también en el contenido gástrico, que para realizar las extensiones o frotis necesarios debe centrifugarse previamente.

Para cultivar el agente productor, lo mejor es realizar inoculaciones en el saco vitelino de embriones de pollo; como animal de laboratorio se utiliza el ratón, inoculando por vía intranasal 4 animales y sacrificándolos pasados 7 días, si no mueren antes. Los animales positivos presentan una neumonía.

El diagnóstico se realiza serológicamente por medio de la RFC utilizando antígeno específico del género *Chlamydia* (antígeno Miagawanela "Dessau"). La reacción es específica de las infecciones por clamidias. Es cuestión de criterio el título que se considere límite para establecer la positividad. En la literatura se estiman positivos los títulos 1:4, 1:10 y 1:32. En rebaños en los que predominan los abortos desde unos 14 días antes, al realizar exámenes de muestreo que incluyen animales que han abortado se observan títulos de 1:80 en una parte considerable de las muestras. En rebaños infectados crónicamente, los títulos de una

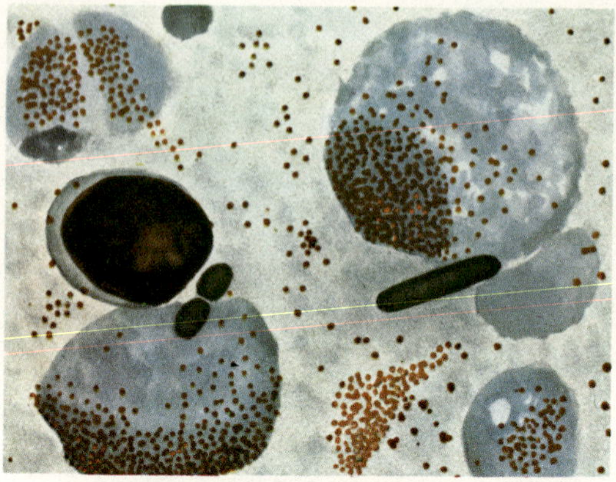

Fig. 140. Aborto enzoótico de la oveja. Extensión de lesiones necrosantes de las secundinas; numerosos corpúsculos elementales de color rojo, bacterias aisladas, un linfocito, células placentarias destruidas; tinción de Stamp (Mitscherlich, E., 1955).

parte más o menos grande de animales se sitúan entre 1:10 y 1:80. Las pruebas alérgicas no se han introducido en el diagnóstico de rutina.

Otras causas de aborto de carácter infeccioso y no infeccioso a tener en cuenta desde el punto de vista del **diagnóstico diferencial** (*Salmonella abortus ovis* [31.6.], *Campylobacter fetus* [42.2.], *Toxoplasma gondii,* fiebre transmitida por picadura de garrapata [22.3.], enfermedad de Wesselsbron [7.1.6.]) son claramente diferenciables por los inequívocos hallazgos microscópicos y serológicos existentes por lo general en el aborto enzoótico. Al valorar los resultados serológicos deben tenerse en cuenta otras infecciones por clamidias (poliartritis [21.6.], neumonía [21.4.]) y las clamidias saprofíticas existentes en el intestino.

Tratamiento. Aunque el agente productor es sensible a numerosos antibióticos y sulfamidas, el empleo de éstos para evitar los abortos tiene poco sentido. El coste de tales medicamentos excluye la utilización profiláctica de dosis elevadas para el tratamiento del rebaño durante un cierto periodo de tiempo. En casos de infecciones secundarias de origen bacteriano, está indicado el empleo de antibióticos y sulfamidas.

Profilaxis. Poco después del descubrimiento de la enfermedad, McEwen y col. elaboraron vacunas inactivadas para llevar a cabo la inmunización activa, especialmente vacunas inactivadas con formol y precipitado de alumbre, preparadas a partir de membranas anejas de fetos de oveja abortados que contenían el agente causal o a partir del saco vitelino de embriones de pollo inoculados. Como adyuvante se empleaban aceite y parafina líquida. Como consecuencia de la vacunación se desarrollaba un elevado título de anticuerpos fijadores del complemento. La protección vacunal después de una sola aplicación subcutánea de 1 ml de vacuna dura 3 años y si se aplica con adyuvante debe durar durante el resto de la vida. Otros procedimientos de inmunización son a base de adsorbovacunas inactivadas con formol y con hidróxido de aluminio, o vacunas a las que se añaden sales de plata. Con estos procedimientos no pueden detenerse los abortos que se están ya produciendo en un rebaño. Es cuestionable la aplicación de vacunas a lo largo de todo el año, puesto que los abortos van disminuyendo progresivamente en un rebaño con la inmunidad que se va originando durante la infección. El título vacunal oculta la situación epizootiológica.

Mitscherlich (1965) ha descrito resultados alentadores con vacunas a base del agente productor vivo y convenientemente debilitado, así como Schoop y col. (1968) y Nevjestic y col. (1970); sin embargo, Yilmaz y Mitscherlich (1973) han tenido posteriormente algún fracaso.

La vacuna preparada a base de cepas de *Chl. psittaci* aisladas de fetos de oveja abortados y convertidas en apatógenas por pases sucesivos por el saco vitelino de embriones de pollo, es abosolutamente inocua y al menos en lo que se refiere a poder inmunógeno, resultan equivalentes a las vacunas inactivadas, si bien no dan lugar a la formación de anticuerpos fijadores del complemento. En una vacunación realizada durante la presentación de los abortos, la tasa de éstos debe reducirse considerablemente a partir de 9 días después de realizada la vacunación. Se considera posible que, por vacunación planificada y repetida antes de la época de cubriciones, los rebaños pueden ser saneados considerablemente.

La introducción del agente productor en colectividades no afectadas y la presentación de un brote agudo de abortos en casos de existir infecciones crónicas puede prevenirse evitando cambios innecesarios de ovejas de rebaño en rebaño. La reunión de animales procedentes de distintos orígenes para formar rebaños más amplios conduce con frecuencia a la presentación de manifestaciones clínicas, si la infección existía antes más localizada y latente. Resulta de gran valor el asegurar un buen estado inmunitario en el rebaño. Antes de trasladar animales a otros rebaños deben examinarse y controlarse serológicamente las colectividades de procedencia y de destino, para ver si existe una situación similar en ambas poblaciones de animales. Los rebaños sanos deben mantenerse alejados de los infectados. La época de partos debe durar en un rebaño sólo unas pocas semanas. En la actualidad no es todavía posible combatir la enfermedad tomando como base la legislación veterinaria.

21.3. Aborto epizoótico de la vaca

(Al.: *Epizootischer Abort des Rindes;* ingl.: *Fetale Hepatopathie, Epizootic bovine abortion)*

El aborto epizoótico de la vaca es una infección por clamidias que provoca aborto preferentemente en el último tercio de la primera gestación.

Historia. Presentación. Schoop y Kauker (1956) fueron los primeros en relacionar las clamidias con los abortos. Más tarde ser aislaron clamidias de las envolturas de tales fetos. En USA (California) se registró durante varios años una ola epizoótica de abortos en la cual los fetos abortados mostraban con frecuencia hepatopatías características (Howarth y col., 1956). La explicación etiológica corresponde a Storz y col. (1960), que aislaron las clamidias.

La presentación de estos abortos en las vacas se ha podido comprobar a partir de entonces en casi todos los países europeos y diversas naciones de fuera de Europa. En la RDA, Beer y Martin (1959) observaron hepatopatías fetales. En recientes estudios se ha logrado aislar el agente causal a partir de fetos abortados en diversas poblaciones vacunas.

Etiología. *Chlamydia psittaci* (ver punto 21.).

Receptividad. Inmunidad. Las vacas de todas las edades son receptivas a sufrir por primera vez el aborto epizoótico. En los territorios con la presencia epizoótica de la enfermedad abortan especialmente las hembras en su primera gestación y las procedentes de áreas sin esta enfermedad. No parecen presentarse abortos repetidos por clamidias en las mismas hembras. De esto se deduce que, superado el aborto, queda constituida una duradera inmunidad.

Epizootiología. En las comarcas de USA infectadas con carácter epizoótico se registran tasas de abortos del 25-75 % en focos de la enfermedad que aparecen por primera vez. La presentación es más numerosa especialmente en las hembras mantenidas en praderas de cordilleras y promontorios. En otras zonas de difusión del mundo aparecen los abortos esporádicamente.

En relación con el gran número de hembras que arrojan reacción positiva en el análisis serológico, los abortos parecen ser relativamente escasos. La interpretación de este hecho es difícil, ya que también otras infecciones por clamidias motivan elevaciones en los títulos. Por otra parte, se ha realizado la identificación del agente causal sin que existiera aumento del título después del aborto. En las condiciones de la producción escalonada con elevadas concentraciones de animales se aislan clamidias en gran cantidad a partir de fetos abortados. La importancia de este hecho debe estudiarse mejor.

La vía de contagio natural del agente causal no se conoce todavía con exactitud. En comarcar en las que el aborto adopta curso epizoótico, la transmisión del agente causal se presume que corre a cargo de garrapatas y otros artrópodos picadores durante el período de pastos. Los resultados de la RN cruzada con cepas aisladas de fetos abortados y de artrópodos, así como los abortos provocados con cepas aisladas de artrópodos, refuerzan esta hipótesis. Pero como tales abortos se presentan así mismo en efectivos que no tuvieron contacto, como pudo comprobarse, con dichos vectores, hay que suponer la existencia de otras vías de transmisión. Se consideran fuentes de contagio la activación de infecciones intestinales y genitales latentes, así como los toros y el esperma infectados.

Patogenia. Experimentalmente se pueden provocar abortos en vacas mediante contagio parenteral (i.v., i.cu., subc., i.m. e intracisternal) con cepas de clamidias de origen diverso. Las investigaciones indican que la infección de la placenta y de los fetos se produce por el torrente sanguíneo. Mientras que el agente causal es eliminado con relativa rapidez del aparato circulatorio de la hembra madre, prosigue el desarrollo de la infección de la placenta y del feto, acabando por provocar la muerte y expulsión de éste.

Síntomas clínicos. Uno o dos días después de producirse el contagio experimental, se instaura durante 24-48 horas fiebre alta. El plazo transcurrido entre el contagio y el aborto depende principalmente de la vía seguida por aquél, pudiendo variar entre 1-2 semanas y varios meses. Las hembras abortan con máxima frecuencia entre el 7º y 9º meses de gestación, y raras veces ya a partir de los meses 4º y 6º. Además de los abortos se observa el nacimiento de terneros con debilidad vital, que mueren frecuentemente en los primeros días de vida. Las manifestaciones patológicas anteriores y posteriores al aborto son escasas. El puerperio y la siguiente concepción suelen discurrir sin problemas. Esporádicamente se ha informado sobre trastornos de la fecundidad relacionados con infecciones genitales por clamidias.

Anatomía patológica. Las secundinas aparecen muy edematosas y con lesiones necróticas en los cotiledones. Los hallazgos principales en el feto consisten en acusada edematización del tejido subcutáneo y órganos, acúmulo de líquido amarillo ambarino y a veces con tinte hemorrágico en las cavidades corporales, hemorragias focales subserosas y en diversos órganos, degeneración del miocardio y riñones, y en las características lesiones hepáticas. El hígado aparece consistente y aumentado de tamaño, e invadido por múltiples núcleos de color amarillo grisáceo que hacen prominencia en la superficie del órgano, al que dan aspecto noduloso (fig. 141). Este marcado cuadro de lesiones sólo se encuentra en una pequeña parte de los fetos abortados. Es frecuente que, presumiblemente debido en particular al corto plazo de incubación, las lesiones macroscópicas se limiten a algunas alteraciones morfológicas poco marcadas, que sólo se descubren si el reconocimiento es muy cuidadoso.

Histológicamente se advierte degeneración y zonas hepáticas con grandes extravasados sanguíneos causantes de necrosis, que se organizan

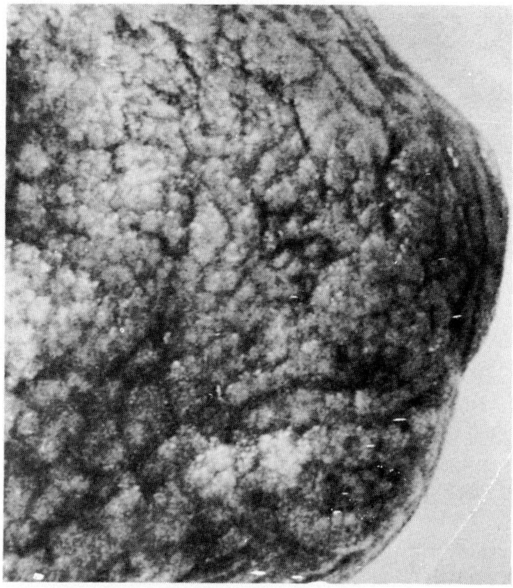

Fig. 141. Hepatopatía fetal bovina. Porción del hígado de un feto.

con tejido joven de granulación. En otros órganos aparecen procesos inflamatorios con infiltración de granulocitos neutrófilos y macrófagos. En el bazo y ganglios linfaticos existe hiperplasia del SRH. Junto con meningitis y procesos inflamatorios focales del encéfalo, se advierten lesiones degenerativas, por lo general poco marcadas, en riñones, páncreas y pulmones.

Diagnóstico. Las lesiones anatomopatológicas sólo permiten emitir un diagnóstico de sospecha, debido a la irregularidad de su presentación en brotes esporádicos. El diagnóstico puede ratificarse efectuando el estudio histológico del feto, si bien la seguridad total sólo se adquiere identificando al agente causal. Si se dispone de un material de estudio escasamente contaminado, puede realizarse el cultivo directo en saco vitelino de embrión de pollo. En otro caso es recomendable hacer un pase previo por cobayo (inoculación i.p.).

Según enseña la experiencia, la frecuencia con que se logra el aislamiento en fetos con lesiones marcadas es menor que en los fetos poco alterados. Al contrario de lo que sucede en el aborto enzoótico de la oveja, en frotis de placenta (tinción de Stamp) sólo se descubren CoI en raras ocasiones.

La identificación indirecta del agente causal puede llevarse a cabo con ayuda de la RFC con antígeno miagawanela "Dessau". Al enjuiciar los resultados de las pruebas serológicas, hay que tener en cuenta otras infecciones por clamidias (21., 21.4., 21.5., 21.6.). Se consideran positivos los aumentos del título cuatro veces mayores producidos en el curso de 21 días después del aborto.

En el **diagnóstico diferencial** debe considerarse que pueden presentarse infecciones mixtas de clamidias y otros agentes bacterianos causantes de aborto (brucelas [40.1.], *Corynebacterium pyogenes* [28.1.2.], listerias [29.], salmonelas [31.1.] y estreptococos [27.]).

Tratamiento. Profilaxis. Una profilaxis de larga duración a base de antibióticos no procede por razones económicas, máxime si es esporádica la presentación del aborto epizoótico.

McKercher y sus colaboradores (1975) han informado favorablemente sobre ensayos de vacunación i.cu. en dos aplicaciones con una vacuna inactivada, o bien con 2 aplicaciones subcutáneas de una vacuna inactivada que contenga coadyuvante.

21.4. Bronconeumonía por clamidias de bóvidos y óvidos

(Al.: *Chlamydien-Bronchopneumonie des Rindes und Schafes, Atypische bzw. interstitielle Pneumonie)*

La bronconeumonía que se presenta en terneros y corderos se caracteriza por intensas exudaciones neutrófilas a nivel de los bronquios y alvéolos, así como por proliferaciones de las células epiteliales y del tejido linforreticular. La enfermedad adopta preferentemente curso subagudo, pero a veces también agudo o subclínico. El cuadro clínico puede complicarse con infecciones secundarias provocadas por otros agentes víricos y bacterianos.

Historia. Presentación. Las primeras comunicaciones sobre aislamiento de clamidias relacionadas con afecciones respiratorias en bóvidos y óvidos se deben a McKercher (1952) y Matumoto (1955). Con posterioridad pudieron comprobarse estos resultados en numerosos informes sobre aislamiento del agente causal y con la reproducción experimental de la enfermedad.

Las bronconeumonías por clamidias se han diagnosticado en casi todos los países con explotaciones intensivas de bóvidos y óvidos.

Etiología. *Chlamydia psittaci* (ver punto 21.).

Receptividad. Inmunidad. Las bronconeumonías por clamidias se observan sobre todo en animales jóvenes. Sin embargo, especialmente en los primeros brotes pueden enfermar también animales adultos.

No es segura la instauración de inmunidad natural tras superar una bronconeumonía causada por clamidias.

Epizootiología. Patogenia. En los efectivos de animales jóvenes que exhiben síntomas respiratorios, hasta ha edad de 10-12 meses se aprecia por lo común un 10-30 % de animales con título positivo a la RFC. La interpretación de los resultados serológicos es difícil, porque también otras infecciones por clamidias (21.2., 21.3., 21.5., 21.6.), y en especial también infecciones intestinales latentes ampliamente difundidas, pueden provocar los correspondientes títulos séricos (Storz, 1968). Estas últimas constituyen presumiblemente, en unión de los terneros y corderos infectados intrauterinamente y nacidos a veces con debilidad vital, los reservorios de la enfermedad. Los agentes causales aislados en casos de aborto del tracto gastrointestinal y de bronconeumonías muestran gran similitud en sus propiedades biológicas, induciendo a pensar en una relación epizootiológica. Por añadidura, con aislados vehiculadores de clamidias aviares se han podido reproducir bronconeumonías en terneros y corderos. Todavía no han podido evidenciarse eventuales relaciones epizootiológicas, debido a las dificultades que ofrece la diferenciación de los aislados. Parecen ejercer influencia los factores ambientales (transporte, cambios de alimentación, clima de los alojamientos, etc.) y una elevada concentración de los animales. Tras series de pases por terneros infectados, se produce una estimulación de la virulencia del agente causal. El cuadro de la bronconeumonía por clamidias puede complicarse con infecciones secundarias por *Pasteurella multocida* (34.3.), micoplasmas (24.) y otros microorganismos (ver punto 9.2.2.1.).

Las lesiones primarias y los síntomas clínicos se presentan al concluir el primer ciclo de desarrollo, lo que suele acontecer unas 40 horas p.i. Al diseminarse el agente causal por las vías hematógena y linfógena, se originan alteraciones patológicas en otros órganos. Los terneros que superaron la enfermedad eliminan el agente productor con las heces durante largo tiempo.

Síntomas clínicos. Unas 48-72 horas después del contagio i.t. se observa elevación de la temperatura corporal, así como frecuencia acelerada de la respiración y pulso. En el curso de 5-7 días aparecen flujo nasal seroso, mucoso o mucopurulento, tos, disnea, arritmia cardíaca, diarrea y abatimiento.

En la mayoría de los casos cursa la bronconeumonía por clamidias con carácter subagudo, elevada morbilidad y escasa mortalidad. No obstante, se han descrito formas de curso agudo y también subclínico.

Anatomía patológica. En la parte cráneo-ventral de los pulmones aparecen condensaciones parenquimatosas lobulares, de color rojo-gris oscuro, con tendencia a confluir. Los ganglios linfáticos pulmonares y mediastínicos están infartados en su porción medular con intensidad entre escasa y mediana. Bronquios y bronquiolos exhiben las paredes engrosadas y contienen frecuentemente un exudado filante.

En el aspecto histológico, las lesiones pulmonares se caracterizan por intensa exudación neutrófila a nivel de los bronquios, bronquíolos y alvéolos, además de proliferación del epitelio alveolar y del tejido linforreticular. En la luz de los bronquiolos y alvéolos hay leucocitos neutrófilos, células de descamación epitelial y macrófagos. Como consecuencia de la hiperemia, edematización e infiltración leuco-histiocitaria, aparecen engrosados los tabiques interalveolares. A medida que progresa la enfermedad, se forman acúmulos de células linfo-histiocitarias y reticulares a manera de manguitos peribronquiales y perivasculares.

Además puede haber. enteritis, degeneraciones del hígado y miocardio, nefritis focal intersticial y encefalitis.

Diagnóstico. Rara vez se consigue la identificación microscópica de las clamidias en extensiones directas de porciones pulmonares alteradas. Para descubrir el agente causal es preciso por lo general recurrir a la inoculación de animales de laboratorio, con subsiguiente cultivo en saco vitelino de embrión de pollo. Como animal de ensayo para inocular el material problema de la oveja sirve el ratón, y, para investigaciones en bóvidos, el cobayo. En la posterior multiplicación en el saco vitelino pueden resultar necesarios varios pases ciegos. Para la identificación del material aislado sirve la RFC.

La identificación indirecta del agente causal se efectúa con la RFC, en la que se utiliza antígeno específico del género (antígeno miagawanela "Dessau"). El aumento del título se produce 8-14 días después del contagio, para alcanzar su máximo 4 semanas después de éste. La interpretación de los resultados se ve dificultada por los títulos existentes en los animales no enfermos.

En el terreno del **diagnóstico diferencial**, deben excluirse otras enfermedades respiratorias (ver en especial el punto 9.2.2.1.).

Tratamiento. Está indicado el empleo de antibióticos de amplio espectro (tetraciclina, cloramfenicol). El tratamiento debe durar por lo menos 5 días.

Profilaxis. Los ensayos de inmunización llevados a efecto en diversas especies animales han proporcionado resultados contradictorios. Ello hace que las medidas profilácticas tengan carácter general, orientándose a evitar los factores ambientales debilitantes de la resistencia y predisponentes.

21.5. Encefalomielitis esporádica de los bovidos

(Al.: *Sporadische Enzephalomyelitis des Rindes;* ingl.: *Buss encephalitis).*

La encefalomielitis esporádica es una infección específica de los bóvidos a cargo de clamidias, caracterizada por alteración del estado general, con inmediata participación del SNC. Con máxima frecuencia enferman los animales jóvenes, en edades inferiores a un año.

Historia. Presentación. La enfermedad se describió por primera vez por McNutt en USA (1940) con el nombre de "Buss encephalitis". En 1953 pudieron Menges y sus colaboradores identificar las clamidias como agente etiológico.

La encefalomielitis esporádica bovina se ha diagnosticado en USA, Japón, Australia, Canadá, Italia, Francia, Hungría, Checoslovaquia y Austria.

Etiología. *Chlamydia psittaci* (ver punto 21.).

Epizootiología. Patogénesis. Los datos correspondientes a diversas poblaciones ganaderas de los Estados Unidos arrojan una morbilidad media del 12 % y una mortalidad del 30 %. Estas cifras oscilan mucho de unas granjas a otras. La morbilidad y mortalidad máximas se registran en bóvidos jóvenes de menos de un año de edad, aunque también pueden enfermar de encefalomielitis esporádica animales adultos. Se presume que la enfermedad sea difundida de una a otra población por animales convalecientes, que pueden eliminar las clamidias durante largo tiempo con secreciones y excreciones.

Síntomas clínicos. Consisten en fiebre, falta de apetito, aumento de la cantidad de saliva producida y flujo nasal, disnea, tos, diarrea, rigidez, flexión de las articulaciones del menudillo, movimientos de torneo, opistótonos, debilidad de las extremidades y parálisis.

Anatomía patológica. Además de la encefalitis, existe por lo general una inflamación fibrinosa de las serosas, que afecta especialmente al pericardio y produce un espeso revestimiento fibrinoso en los órganos abdominales. En estadíos iniciales de la enfermedad se observan colecciones de líquido acuoso amarillento en las cavidades corporales. En todas las partes del encéfalo se encuentran infiltrados inflamatorios. Se observa una vasculitis con degeneración hialina y lesiones regresivas de las paredes de los vasos, así como infiltrados de monocitos y ocasionalmente de polinucleares neutrófilos. Además existen degeneraciones de las células ganglionares. Los vasos meníngeos aparecen muy congestionados y cubiertos con filamentos de fibrina; las meninges a nivel encefálico están edematosas. El líquido cefalorraquídeo está considerablemente aumentado en cantidad y presenta aspecto turbio.

Diagnóstico. La identificación directa del agente causal puede efectuarse mediante aislamiento en cobayos por vía i. p. o bien en el saco vitelino de embriones de pollo. Dentro de los 14-21 días siguientes al inicio de la enfermedad, puede comprobarse un aumento de los anticuerpos fijadores del complemento.

En el **diagnóstico diferencial** deben excluirse otras infecciones del SNC (listeriosis [29.], rabia [10.1.], etc.) e intoxicaciones (botulismo [46. 10.], envenenamiento por plomo, por ésteres orgánicos del ácido fosfórico, etc.).

Tratamiento. Profilaxis. Al estallar un brote de clamidias de esta especie en la población bovina, puede ensayarse un tratamiento preventivo con antibióticos de amplio espectro. Esta terapéutica suele resultar ineficaz en los animales que en ese momento estaban ya infectados.

A efectos profilácticos, conviene evitar los traslados de reses procedentes de rebaños en que aparezcan encefalomielitis esporádicas.

21.6. Poliartritis de bóvidos y óvidos

(Al.: *Polyarthritis des Rindes und Schafes;* ingl.: *Stifflamb disease).*

La poliartritis clamidial es una enfermedad infecciosa aguda que ataca con preferencia a terneros y corderos. Se inicia generalmente con una bacteriemia, a la que sigue la multiplicación del agente causal en los tejidos sinoviales, para concluir con inflamación y cojera.

Etiología. *Chlamydia psittaci* (ver punto 21.).

Historia. Presentación. La enfermedad fue diagnosticada por primera vez en 1960 por Mendlowski y Segre en corderos, y en 1964 por Storz y col. en terneros.

Se presenta en óvidos y bóvidos preferentemente del Oeste de USA. También se diagnostica algunas veces en España y Austria. En estudios propios hemos podido aislar también clamidias en artritis de terneros y corderos.

Epizootiología. Patogenia. En los terneros es frecuente que la enfermedad proceda de crías nacidas con debilidad vital y que ya a los pocos días de nacer exhiben los primeros síntomas clínicos. En los corderos resultan afectados especialmente las reses de 2-4 meses de edad. La morbilidad oscila entre el 2 y el 80 %. La mortalidad suele ser escasa, sobrepasando rara vez el 1 %. Todavía no se conoce con claridad cuál es el modo de contagio. Parece resultar de importancia la ingestión oral del agente causal o la inhalación de aerosoles líquidos o secos que lo contienen.

Las conjuntivas pueden ser también puertas de entrada de las clamidias. Es frecuente detectar conjuntivitis como lesiones primarias anteriores a brotes de poliartritis. La enfermedad se ha podido transmitir experimentalmente mediante contagio conjuntival. También se logró en un caso la transmisión por garrapatas.

Síntomas clínicos. Los animales van perdiendo dinamismo gradualmente. Se presenta fiebre, diarrea y cojeras. Las articulaciones y vainas tendinosas están inflamadas y acusan dolor a la presión. Debido a la deficiente toma de pienso, resultan perjudicados los aumentos de peso corporal.

La mayor parte de los animales se restablecen al cabo de 2-3 semanas. Pueden producirse algunas muertes 2-10 días después de aparecer los primeros síntomas clínicos. En algunos animales se instauran artritis crónicas acompañadas de desmedro.

Anatomía patológica. Las lesiones se relacionan estrechamente con la duración de la enfermedad, apreciándose en particular en las articulaciones diartrodiales. Se observa hiperemia periarticular, edema y exudado entre gelatinoso y fibrinoso en las superficies articulares. La sinovia está turbia, exhibe color gris amarillento y en ella flotan grumos de fibrina.

Histológicamente existe infiltración de granulocitos neutrófilos, macrófagos y células linfáticas, que aparecen recubiertas por un exudado fibrinoso-purulento. Las células sinoviales pueden mostrar lesiones proliferativas-necrosantes. En la fase aguda de la enfermedad es frecuente la aparición de microcolonias de clamidias intracitoplasmáticas en monocitos de las articulaciones.

También se producen lesiones inflamatorias en los tejidos periarticulares y otros órganos (pulmones, hígado, riñones, páncreas, bazo y ganglios linfáticos).

Diagnóstico. Se basa sobre todo en la identificación directa del agente causal a partir de articulaciones lesionadas (inoculación i.p. a cobayos, o bien se inyecta el saco vitelino de embrión de pollo). En caso de existir poliartritis por clamidias, aparecen anticuerpos fijadores del complemento en el suero.

En el **diagnóstico diferencial** hay que excluir las artritis provocadas por *Erysipelothrix rhusiopathiae* (30.2.), estreptococos (27.2.), estafilococos (26.), *Corynebacterium pyogenes* (28.1.2.) y por trastornos metabólicos.

Tratamiento. En corderos se han utilizado a título terapéutico antibióticos de amplio espectro, logrando con ellos bastantes éxitos cuando se aplicaban a los efectivos animales al iniciarse el proceso patológico (Cutlip y col. 1972). El curso de la enfermedad resulta favorablemente influido con la aplicación parenteral de tilosina, clorotetraciclina y penicilina. La clorotetraciclina puede administrarse también con el pienso (150-200 mg/animal y día).

21.7. Neumonía del gato

(Al.: *Katzenpneumonie, Katzenpneumonitis;* ingl.: *Feline pneumonitis)*

Esta enfermedad producida por clamidias ha sido descrita hasta ahora sólo en los Estados Unidos y, allí, en los Estados del Norte. Es una enfermedad altamente contagiosa de las vías respiratorias, que frecuentemente termina con la muerte de los animales afectados. **Clinicamente** se observa conjuntivitis, pérdida de apetito y disminución de peso. La neumonía se descubre frecuentemente sólo al hacer la necropsia.

La **identificación del agente productor** puede hacerse al comienzo de la enfermedad analizando las secreciones de las vías respiratorias altas; en los animales muertos, a partir de los pulmones. Puede realizarse la inoculación intranasal de ratones blancos y la inoculación del saco vitelino de embriones de pollo. Para el dignóstico serológico puede emplearse la RFC.

Bibliografía

Beer, J. (1968): Psittakose-Ornithose. In: H. Röhrer, Handbuch der Virusinfektionen bei Tieren. Bd. III/2, 969. VEB Gustav Fischer Verlag, Jena.

Benndorf, E. (1968): Der enzootische Abort der Schafe. In: H. Röhrer, Handbuch der Virusinfektionen bei Tieren. Bd. III/2, 793. VEB Gustav Fischer Verlag, Jena.

Dungworth, D. L., u. Cordy, D. R. (1962): The pathogenesis of ovine pneumonia. I. Isolation of a virus of the PLV group. J. Comp. Path. 72, 49.

Haagen, E. (1964): Viruskrankheiten des Menschen. Bd. I, Kap. IV: Miyagawanellen, 802. Steinkopff, Darmstadt.

Harshfield, G. S. (1970): Sporadic bovine encephaloymelitis. J. Amer. Vet. Med. Ass. 156, 466.

Hoover, E. A., Kahn, D. E., u. Langloss, J. M. (1978): Experimentally induced feline chlamydial infection (Feline pneumonitis). Amer. J. Vet. Res. 39, 541.

McKercher, D. G. (1969): Cause and prevention of epizootic bovine arbortion. J. Amer. Vet. Med. Ass. 154, 1192.

Storz, J. (1967): Erreger der Psittakose-Gruppe als Ursache von Polyarthritis bei Rindern und Schafen. Vet.-med. Nachr. 127.

Storz, J. (1968): Psittacosis lymphogranuloma agents in bovine pneumonia. J. Amer. Vet. Med. Ass. 152, 814.

22. Enfermedades producidas por Rickettsias

(Christina Spieckermann-Ludwig)

El orden de las *Rickettsiales* comprende las familias *Rickettsiaceae, Bartonellaceae* y *Anaplasmataceae.* Por rickettsiosis en sentido estricto se designan las infecciones provocadas por la familia *Rickettsiaceae,* a la que pertenecen los géneros de más interés para nosotros, que son los *Rickettsia, Coxiella, Ehrlichia* y *Cowdria.*

Las rickettsias fueron descubiertas por Ricketts en 1907 en la fiebre de las Montañas Rocosas. La denominación de "rickettsias" fue introducida por Da Rocha-Lima, quien, en memoria de los investigadores Ricketts y Prowazek, muertos a consecuencia del tifus exantemático en 1910 y 1915, respectivamente puso el nombre de *Rickettsia prowazeki* al agente productor, descubierto por él en 1916, de una enfermedad febril transmitida al hombre por piojos.

Las **rickettsias** son microorganismos muy pequeños, polimorfos, gramnegativos, que sólo son capaces de multiplicarse en células vivas y que, por tanto, no son cultivables en los medios nutritivos destinados a las bacterias. En su constitución morfológica y en su tamaño se asemejan a las bacterias; en cambio, se diferencian de ellas por su comportamiento tintorial y por su forma de vida parasitaria intracelular. Poseen los enzimas necesarios para su metabolismo y son sensibles a los antibióticos. Pueden multiplicarse en el saco vitelino de embriones de pollo de 6-7 días y en distintos cultivos celulares. Ocupan, por tanto, una posición intermedia entre las bacterias y las grandes especies de virus. El grupo de las rickettsias no se comporta uniformemente en lo que respecta a sus propiedades biológicas. Son comunes a todas ellas la morfología característica, sus propiedades tintoriales y un pleomorfismo más o menos acusado. Se multiplican por división binaria y transversal, forman pequeños esporos, son aflageladas e inmóviles.

Las rickettsias parasitan a los artrópodos, teniendo cada especie su hospedador específico. En las garrapatas y chinches pueden pasar de generación en generación a través del huevo. El transmisor natural de la *R. prowazeki* (agente productor del tifus exantemático) que es el piojo, resulta muerto por la rickettsia. Los artrópodos son los transmisores de la infección, hecho que se produce en el momento de picar o succionar. Por adaptación a hospedadores secundarios, se originan reservorios de los distintos agentes causales de diversas enfermedades, que son de gran importancia desde el punto de vista epizootiológico.

Las enfermedades infecciosas producidas por rickettsias se denominan **rickettsiosis.** Se distinguen rickettsiosis que sólo se presentan en animales, otras que afectan a los animales y al hombre, que por tanto son antropozoonosis, y las que solamente afectan al hombre. Entre las primeras se cuentan la enfermedad del corazón de agua de los bóvidos, ovejas y cabras (22.2.), la queratoconjuntivitis de los bóvidos, ovejas, cabras y camellos (43.1.), así como el grupo de las rickettsiosis monocitarias; los agentes productores de estas últimas se diferencian en algunas propiedades de las demás rickettsias. También está la rickettsiosis del perro con el *Ehrlichia (E.) canis* (22.4.) como agente productor, y la fiebre por picadura de garrapatas de óvidos y bóvidos, con su agente causal *E. phagocytophila* (22.3.). A las antropozoonosis pertenece la fiebre Q (22.1.). La rickettiosis del hombre más conocida es el tifus exantemático.

El agente productor de la fiebre Q, *C. burneti,* ocupa una situación especial frente a las otras rickettsias, caracterizándose entre otras cosas por su gran resistencia a los agentes físicos y químicos, buena capacidad de conservación y estabilidad, así como paso por filtros de poro del tamaño bacteriano y por su negatividad a la prueba de Weil y Félix (aglutinación de Proteus X). El cuadro clínico de la enfermedad en el hombre se asemeja a una neumonía vírica atípica. Con respecto a su relación con artrópodos y su transmisión – su ciclo infeccioso no está absolutamente ligado a la transmisión por artrópodos –, se comporta también de forma distinta a las rickettsias "verdaderas". Por último, la fiebre Q se diferencia por la presentación sólo excepcional del exantema típico de otras formas de fiebre maculosa de las rickettsias clásicas. En el manual de Bergey (1974), su clasificación actual en sentido biológico corresponde a un género propio denominado "*Coxiella*". Este nombre fue propuesto por Phillip para el agente productor de la fiebre Q en 1943 en honor del investigador H.C. Cox.

22.1. Fiebre Q

(Al.: *Q-Fieber, Balkangrippe, Epidemische Bronchopneumonie, Schlachthausfieber, Siebentagefieber;* lat.: *Febris Q;* ingl.: *Q fever, Queensland fever, Query fever;* fran.: *Fièvre Q).*

La fiebre Q es una zoonosis que afecta a los animales domésticos, principalmente al ganado vacuno, ovejas y cabras, teniendo curso frecuentemente asintomático. En el hombre se manifiesta como una enfermedad infecciosa clínicamente similar al tifus y a la gripe viral, que posee una afinidad específica por el tejido pulmonar, sin que las lesiones pulmonares necesiten manifestarse de una forma clara. El nombre de fiebre Q (Query fever = fiebre con interrogante o de origen desconocido) se dió a esta enfermedad por desconocerse inicialmente su etiología.

Historia y presentación. La enfermedad fue descrita por vez primera en 1937 por Derrick en Australia (Queensland), donde se presentaba en trabajadores de mataderos, de bosques y de lecherías e industrias lecheras. El agente productor, aislado por Burnet y Freeman (1937) por medio de experiencias de transmisión artificial (cobayo, ratón, embrión de pollo), se denominó *Rickettsia burneti.* En los años siguientes, estos mismos autores comprobaron que numerosos roedores salvajes podían ser portadores de rickettsias y que podían constituir el reservorio natural del agente causal en Australia. Describieron además su forma de vida parasitaria en garrapatas y sospecharon la existencia de un ciclo natural del microorganismo en roedores salvajes, así como en los bóvidos y en las garrapatas que eran parasitadas por él. Indenpendientemente de esto fue aislado también el agente productor en 1938 en California a partir de garrapatas de escudetes y denominado inicialmente *R. diaporica* por pasar a través de filtros de poros del tamaño de bacterias.

En Europa se produjeron durante la Segunda Guerra Mundial desde 1941 entre las tropas estacionadas en los países balcánicos, en Italia, Ucrania, Crimea y también en regimientos de soldados suizos, epidemias más o menos grandes, generalmente localizadas en ciertas regiones, de una enfermedad que clínicamente se parecía a las neumonías víricas atípicas. La enfermedad se observó también en Egipto y Grecia. Herzberg (1946, 1947, 1948) pudo identificar el agente productor de esta enfermedad en Europa como *R. burneti.* En el invierno de 1947-48 aparecieron también epidemias en el sur de Alemania, y en 1949, 1950 y 1951 en la región de Eifel, en Baden y en el sur de Baviera.

Hasta 1955 la fiebre Q se había observado en todos los continentes y en un total de 51 países. Islandia y Escandinavia se consideran actualmente países libres de fiebre Q.

Etiología. El agente productor de la enfermedad es *R.* o bien *Coxiella (C.) burneti,* cuyos agentes transmisores son diversas especies de garrapatas. *C. burneti* es uno de los representantes de menor tamaño del orden *Rickettsiales.* Tiene 0,3-0,5 µm de longitud por 0,15-0,2 µm de anchura. Se puede evidenciar al microscopio óptico con las tinciones de Gram (gramnegativo), Giemsa, Macchiavello, Castañeda, Stamp o con azul Victoria (fig. 142). Con microscopía fluorescente se puede observar a partir de diversos materiales (frotis de sangre, de antígeno, saco vitelino y testículo de cobayo).

Al microscopio electrónico presenta una morfología elíptica y bacilar, y frecuentemente aparece en forma doble. *C. burneti* puede presentarse tanto intra como extracelularmente. Aparece en dos fases distintas: fase I y fase II. Además de diferenciarse en la composición antigénica, virulencia y capacidad inmunógena, la *C. burneti* en fase I se distingue de la fase II por exhibir capacidad de autoaglutinación, en las propiedades tintoriales y en lo referente a fagocitosis. Si bien se ha admitido hasta ahora que este germen está en la naturaleza en la fase I, capaz de convertirse en fase II tras un cierto número de pases por embrión de pollo, los estudios de Kordová y col. (1970) permiten presumir que la *C. burneti* se halla en la naturaleza

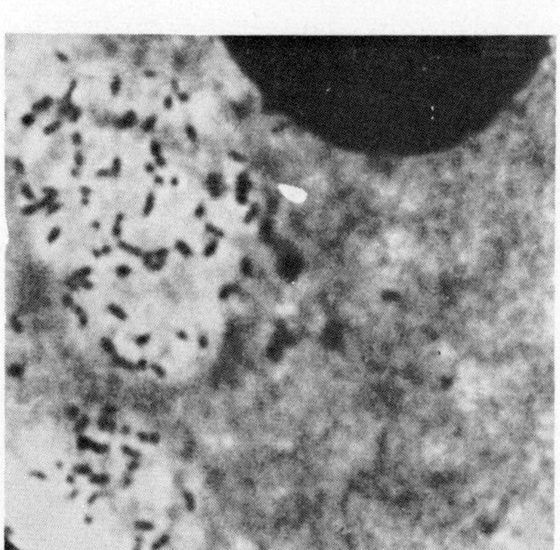

Fig. 142. *Coxiella burneti.* Preparación de pulmón de ratón; formas cocoides y diversos diplococos; 3.000:1, coloración Giemsa. (Herzberg, K., 1948).

en ambas fases. Entonces, el agente causal en fase I se considera "tipo silvestre", y la fase II como mutante. La "variación de fases" de la *C. burneti* obedecería según esto a la selección del mutante en la población afectada. Los pases por el saco vitelino de embrión de pollo provocan la pérdida progresiva del antígeno superficial de la fase I. El antígeno de la fase I es responsable del grado de virulencia. La capacidad inmunógena de la fase I es más alta que la de la fase II.

La *C. burneti* no se multiplica en medios de cultivo artificiales. Su multiplicación se logra en huevo de gallina incubado (MCA, saco vitelino, tejido endodérmico), en cultivos celulares (fibroblastos de embrión de pollo y ratón, células renales de cobayo, células de testículo de ternero y de riñón de lechón, células tumorales: HeLa, Kb, Hep-2, D-6, tejidos de garrapatas, células permanentes de riñón de mono) y en algunos animales de laboratorio (cobayo, ratón blanco, hámster y conejo).

Entre los microorganismos no formadores de esporos, la *C. burneti* es uno de los más resistentes. En heces de garrapata se conserva por lo menos 586 días; en orina seca puede mantener su capacidad infectante durante 49 días. En leche o esputos desecados permanece viva aproximadamente 30 días. *C. burneti* tiene una considerable resistencia al calor. Es resistente, por ejemplo, a temperaturas de 60 °C durante 60 minutos. A −20 °C permanece viva durante 2 años; desecada-congelada y guardada posteriormente en vacío a +4 °C, se conserva durante varios años (hasta un periodo de 10 años). La solución de formalina al 0,5 % la mata sólo al cabo de 3 días. Las modificaciones del pH no ejercen un efecto importante sobre su estado. Sólo después de la separación de fases, la dispersión depende mucho del pH.

Receptividad. El agente productor de la fiebre Q posee un amplio espectro de hospedadores posibles, tanto entre los artrópodos (especies de garrapatas de los géneros *Dermacentor, Amblyomma, Haemaphysalis, Hyalomma, Ixodes, Ornithodorus, Rhipicephalus),* como entre los mamíferos y aves. Son receptibles naturales a la fiebre Q los bóvidos, oveja, cabra, cerdo, caballo, perro, camello, búfalo, paloma, ganso, gallina y el hombre.

Inmunidad. Una vez superada la enfermedad, queda en los animales y el hombre una inmunidad que dura probablemente varios años. El mecanismo de la inmunidad se basa en factores humorales y celulares, pareciendo corresponder importante papel a la fagocitosis en la relación hospedador/agente causal. No existe inmunidad cruzada frente a otras rickettsiosis.

Epizootiología. Los artrópodos participan en el ciclo biológico del agente productor y en la difusión y transmisión de la enfermedad entre los animales salvajes (rata marsupial en Australia, ratón saltador en el norte de Africa) y en la transmisión desde los animales salvajes a los domésticos. Esto sólo es posible porque la mayoría de las garrapatas tienen dos o tres hospedadores, es decir, que en sus distintos estadios de desarrollo parasitan a hospedadores diferentes. En la infección de animal a animal, la picadura de garrapata juega un importante papel.

La fiebre Q está ampliamente difundida entre los animales domésticos, pudiendo mantenerse vivo el agente productor sin hospedador intermediario. La infección se extiende en los animales por contacto directo. Mediante pases sucesivos por animales de sangre caliente, se consigue atenuar la virulencia del agente, mientras que los pases por la garrapata y saco vitelino la exaltan. Los animales domésticos infectados pueden eliminar el agente productor con la saliva, leche, sangre, orina y heces. En las vacas el agente se ha encontrado en la leche, en la glándula mamaria, ganglios linfáticos, bazo e hígado. El líquido amniótico es especialmente rico en coxielas, de tal manera que las infecciones en el hombre se producen frecuentemente al asistir en el parto a vacas y ovejas. Los perros pastores constituyen una fuente de infección especialmente peligrosa. Se infectan cuando ingieren placentas y membranas fetales contaminadas; eliminan *C. burneti* con la orina y las heces. Los insectos que chupan sangre a estos perros difunden además el agente productor. Constituyen un gran peligro los microorganismos que llegan al medio ambiente, a causa de su resistencia a la desecación y rayos solares. Vehiculado por portadores intermediarios, el agente productor puede recorrer o extenderse a grandes distancias.

Las infecciones del hombre están en relación con la difusión de la fiebre Q entre los animales. Por lo general, sólo la presencia de infecciones en el hombre induce a pensar que existe esta enfermedad en animales. La mayoría de las infecciones en el hombre tienen lugar por inhalación de polvo contaminado. Sin embargo, en muchos casos juega también un papel el contagio por gotitas en forma de aerosol (por ejemplo, contagios de laboratorio durante la preparación de antígeno). Según Babudieri (1959), la infección oral es sólo posible cuando el número de coxielas es muy elevado en los alimentos; puede producirse en el hombre a través del tracto digestivo por consumo de productos lácteos y derivados y por ingestión de carne y órganos crudos ó semicrudos de animales infectados. La transmisión entre las personas es también posible; en este caso el agente causal se difunde a través de esputos, contagiando las gotitas y partículas de polvo infectadas. El contagio de animales por personas enfermas todavía no se ha observado. Sin embargo, se infectan las garrapatas aplicadas al hombre con motivos diagnósticos. La enfermedad en el hombre puede aparecer en las formas epidémica, endémica y esporádica. Frecuentemente la fiebre Q tiene el carácter de enfermedad profesional, por ejemplo en el personal que trabaja en los mataderos.

Patogenia y síntomas clínicos. Poco después del contagio puede producirse la generalización del agente productor en el organismo, observándose reacciones más o menos intensas en el SRH de distintos órganos. Luego se produce la localización en los pulmones, ubre, testículos y, en las hembras gestantes, en el útero y membranas fetales. También en la médula ósea y en los ganglios linfáticos superficiales puede identificarse el agente productor. A partir de los focos locales las rickettsias pasan a intervalos irregulares al torrente sanguíneo.

Se conoce poco sobre la sintomatología de la fiebre Q en los animales domésticos. Las manifestaciones de la enfermedad son tan poco características, que la sospecha de la presencia de la fiebre Q sólo en los casos más raros es resultado de la observación de síntomas clínicos. Los bóvidos, ovejas y cabras infectados muestran ocasionalmente, además de elevación de la temperatura, decaimiento general y pérdida o disminución del apetito, rinitis, conjuntivitis, bronconeumonía, tumefacciones articulares, pérdida de peso, mastitis y aborto. En perros con la infección natural pueden presentarse bronconeumonías y tumefacciones esplénicas.

Diagnóstico. Para realizar el diagnóstico deben utilizarse siempre métodos de laboratorio. El procedimiento más seguro es la identificación del agente productor, que puede hacerse directamente en preparaciones teñidas. Esto es relativamente posible de realizar con materiales como tejido placentario, sacos vitelinos y heces de garrapata, que generalmente son ricas en coxielas. En material de estudio con escaso contenido de *C. burneti*, la identificación directa del agente microbiano puede mejorarse bastante enriqueciendo mecánicamente la concentración de coxielas por medio de la centrifugación de pequeñas placas. El procedimiento sirve bien, entre otros, para descubrir el agente en aerosoles.

Para la identificación del agente productor mediante inoculación experimental de animales de laboratorio, el cobayo se considera el más adecuado.

También el ratón responde bien a la infección experimental. Sin embargo, en este último, a diferencia del cobayo, la infección sólo puede reconocerse por identificación del agente causal o por métodos serológicos, puesto que clínicamente no manifiesta síntoma alguno de la enfermedad. El conejo no es muy receptible a la fiebre Q. El hámster puede infectarse fácilmente y resulta muy adecuado para el mantenimiento de cepas.

En el diagnóstico de rutina, el papel predominante corresponde a las pruebas serológicas. En el suero de los individuos enfermos aparecen con gran regularidad anticuerpos fijadores del complemento entre los días 7 y 13 de la enfermedad. La RFC puede realizarse con suero sanguíneo y, además, con suero de leche y líquido cefalorraquídeo. Los títulos 1:8 se consideran dudosos, y los de 1:16 positivos.

En la mayoría de los casos puede comprobarse todavía la presencia de anticuerpos después de varios años. Existe siempre una correlación aproximada entre la duración y gravedad de la infección y la persistencia de anticuerpos, así como del nivel del título de anticuerpos en el suero. Tarasevich (1961) obtuvo en el cobayo, pollitos y aves mejores resultados con la reacción de inhibición de la fijación del complemento, que con la RFC. Los puntos de vista sobre el valor de la RA están divididos. En estudios de Sádecky y col. (1975), la micro-RA mostraba más sensibilidad que la RFC. Otros medios de diagnóstico son también la RIF directa e indirecta, la RN, RP, así como el test de los hemocitos (para la identificación de rickettsias en garrapatas), etc.

Se utilizan generalmente pruebas alérgicas,

siendo frecuente en los animales la reacción palpebral y en el hombre la prueba intracutánea. Pueden ser de interés en control de colectividades y en estudios epizootiológicos.

Tratamiento. No es recomendable el tratamiento medicamentoso de los animales enfermos, puesto que los antibióticos, que son eficaces en el tratamiento de la enfermedad en el hombre (cloromicetina, aureomicina, cloramfenicol, terramicina, biomicina y hostaciclina), no tienen ningún efecto sobre la especialmente abundante eliminación del microorganismo que se produce en los animales.

Profilaxis. Para llevar a cabo la lucha contra la fiebre Q es necesaria una estrecha colaboración entre médicos, veterinarios y microbiólogos.

El veterinario tiene la tarea de evitar la entrada y la difusión del agente productor. La introducción del agente por medio de animales procedentes del extranjero debe contrarrestarse sometiendo a un examen serológico a todos los animales importados, así como a un tratamiento con insecticidas de contacto. Los rebaños de ovejas trashumantes deben vigilarse serológicamente sobre todo en la época de partos; si aparecen reacciones serológicas positivas, deben mantenerse alejados de las poblacines y de las vías públicas de comunicación. En los países afectados es necesaria la formación sanitaria de la población agrícola. Las personas que lleguen a tener contacto con efectivos de ganado infectado deben vacunarse, y se prohibirá la venta de animales de tales rebaños.

En los territorios afectados, la leche debe pasteurizarse de forma particularmente intensa, puesto que la pasteurización corriente no basta para eliminar con toda seguridad a las coxielas. Alimentos como la mantequilla o el queso, en los que puede persistir el agente productor con capacidad infectante durante meses, deben únicamente ponerse a la venta después de mantenerse en cámaras frigoríficas durante 6 semanas.

Otra medida profiláctica consiste en la vacunación de los animales y del hombre. En este terreno se han obtenido resultados prometedores. Se han ensayado tanto vacunas inactivadas, como vacunas vivas.

La enfermedad en el hombre. Los síntomas de la enfermedad en el hombre pueden agruparse bajo distintas presentaciones clínicas, tales como la forma inaparente, la forma febril pura, la forma de localización pulmonar y formas con localización extrapulmonar. Además de la presentación normalmente aguda de la fiebre Q, pueden aparecer también, aunque más raramente, formas subagudas y crónicas, sobre cuyas manifestaciones clínicas se conoce todavía poco. Estas formas se caracterizan por la aparición de endocarditis subaguda y crónica y de lesiones vasculares cardíacas crónicas. En casi todos los casos tienen curso mortal. El pronóstico de la fiebre Q de curso agudo en el hombre es favorable. La mortalidad viene a ser aproximadamente del 1 %. Las muertes suelen ser consecuencia de la presentación de complicaciones.

Para asegurar un diagnóstico exacto y diferenciado de otras enfermedades con síntomas parecidos, se debe recurrir siempre a la identificación del agente causal o a métodos serológicos, además de tener en consideración el carácter epidemiológico del proceso y la sintomatología clínica. Existe obligación de declarar la sospecha de la enfermedad, la existencia de ésta y la sospecha de muerte por fiebre Q.

22.2. Hidrocarditis infecciosa (corazón de agua)

(Al.: *Herzwasser, Buschkrankheit;* lat.: *Aqua cordis;* ingl.: *Heartwater, Brainwater, Black gallsickness, Black lung;* hol.: *Malkopziekte, Veldtziekte;* fran.: *Péricardite exsudative infectieuse)*

Se denomina hidrocarditis ó corazón de agua a una enfermedad infecciosa septicémica, febril y generalmente de curso agudo, que afecta a los bóvidos, ovejas y cabras, producida por *Rickettsia ruminantium* ó *Cowdria (Cd.) ruminantium* y transmitida por garrapatas. Se presenta principalmente en Africa. La enfermedad recibe el nombre de "corazón de agua" a causa del hidropericardio generalmente mortal que aparece en los pequeños ruminates.

Historia y presentación. La enfermedad fue observada por vez primera en 1858 en Sudáfrica en ovejas y cabras, en las que se presentaba de forma epizoótica y ocasionaba gran número de bajas.

Actualmente se conoce en toda el Africa. En 1961 Butozan y Mihajlovitsch señalaron la presencia de algunos casos de corazón de agua en Yugoslavia.

Etiología. *Cd. ruminantium* (descubierta por Cowdry en 1926) es de forma cocoide y posee un diámetro de 0,2-0,5 μm. Es gramnegativa, se colorea de azul por el método de Giemsa y puede ponerse en evidencia con colorantes básicos de anilina.

No se ha logrado todavía cultivar el agente productor en medios nutricios inertes, en tejidos vivos, ni en el embrión de pollo. Su inoculación a animales de experimentación da resultados variables. Se han logrado pases alternantes entre ovejas y ratón. Sin embargo, los pases directos de ratón a ratón no han tenido éxito.

Fuera del organismo animal es muy limitada su capacidad de conservación.

Receptividad. Son receptivos al corazón de agua la oveja, cabra, bóvidos y camello. La resistencia de los animales a la infección disminuye con la edad. Los animales muy jóvenes poseen una elevada resistencia natural.

Inmunidad. El paso de la enfermedad deja una sólida inmunidad, aunque no absoluta, que es principalmente de naturaleza celular. Según Parrot (1937), la enfermedad deja al pasar únicamente una premunición. Los animales premunizados constituyen reservorios del agente causal, puesto que los animales son portadores del mismo durante unos 60 días. Otros autores admiten que el periodo de premunición va seguido de una inmunidad estéril y un periodo de inmunidad parcial.

Epizootiología. La presentación de la enfermedad se ve favorecida allí donde existen buenas condiciones climáticas para las garrapatas (zonas bajas templadas y húmedas). En Sudáfrica la transmisión de la enfermedad se produce sobre todo por la garrapata *Amblyomma hebraeum* y quizá también por otras especies del género *Amblyomma* (por ninfas y formas sexualmente maduras). Las garrapatas son capaces de transmitir la enfermedad durante toda su vida. No se produce en ellas una transmisión transovárica. Algunas especies de rumiantes salvajes (gacela saltadora, antílopes) parecen jugar papel como reservorios del agente productor. La enfermedad no se transmite por contacto inmediato de animales enfermos con animales sanos.

Patogenia. *Cd. ruminantium* afecta principalmente a las células endoteliales de los vasos sanguíneos, pero también al mesencéfalo y cerebelo; se ha encontrado así mismo en el músculo cardíaco, en ganglios linfáticos, glándulas salivares, bazo, adrenales, páncreas, ovario y cuerpo lúteo. No aparece en los pulmones e hígado. En las células afectadas forma generalmente cuerpos de inclusión intracitoplásmicos rodeados de un halo claro. En la sangre circulante las rickettsias deben transportarse adheridas a los eritrocitos.

Los resultados de recientes estudios llevados a cabo con los microscopios óptico y electrónico (Plessis, 1970, 1975) permiten presumir que la multiplicación de la *Cd. ruminantium* en células reticuloendoteliales es diferente de la peculiar de las rickettsias. Se observó que el agente causal realiza un ciclo de desarrollo en las células reticuloendoteliales del organismo de los rumiantes, para penetrar luego en los endotelios vasculares. Según Pienaar (1970), la multiplicación de la *Cd. ruminantium* en las células endoteliales se realiza principalmente por bipartición.

Síntomas clínicos y pronóstico. El periodo de incubación tras el contagio artificial en la oveja y cabra es de 11 días por término medio; en los bóvidos, de unos 14 días. El curso de la enfermedad puede ser sobreagudo, agudo, subagudo y crónico o abortivo. En la forma sobreaguda, tras una elevación de la temperatura hasta 41 °C se presenta colapso circulatorio seguido de muerte. En la forma aguda la enfermedad dura unos 3-8 días. Se caracteriza por aumento de la temperatura corporal, falta de apetito, disminución o rechazo del consumo de alimento, cese de la rumia y disnea por lo general acompañada de síntomas nerviosos; finalmente contracciones tónicas generalizadas con opistótonos, expulsión de espuma por la boca y fosas nasales, estreñimiento o diarrea, adelgazamiento, suspensión de la secreción láctea y estrabismo; tras 24 horas o más de periodo agónico, y después de descender la temperatura corporal a valores normales o subnormales, se produce la muerte. En casos subagudos o crónicos los síntomas de la enfermedad son menos marcados, la duración de la misma se prolonga y la curación se produce lentamente. Se registran bajas a consecuencia de complicaciones secundarias. La enfermedad tiene un curso abortivo en animales especialmente resistentes o al reinfectarse animales con inmunidad parcial. En este caso es característica una elevación de la temperatura corporal de 2-3 días de duración. La morbilidad y mortalidad presentan grandes oscilaciones, tanto en la infección natural, como en la artificial. La tasa de mortalidad media viene a ser del 50 %.

Anatomía patológica. Las lesiones anatomopatológicas coinciden ampliamente en la oveja, cabra y ganado vacuno. Siempre aparece una intensa exudación en las cavidades corporales. En la oveja y cabra, y más raramente en los bóvidos, el pericardio está regularmente ocupado por un exudado acuoso de color amarillo o rojo sanguinolento (en parte coagulado y en grumos) ("corazón de agua") y el músculo cardíaco presenta tumefacción turbia y degeneración grasa. Además existe edema pulmonar y un gran aumento del tamaño del hígado, que por añadidura contiene gran cantidad de sangre y presenta degeneración grasa del parénquima. Además de estasis biliar e intensa repleción de la vesícula biliar ("gallsickness"), pueden señalarse otras lesiones, como intensa hiperemia de los riñones, acusada tumefacción esplénica, engrosamiento de la mucosa del abomaso, que está muy enrojecida sobre todo en la región pilórica, y lesiones descamativas y ulcerativas. Estas últimas alteraciones se encuentran tambien en el intestino delgado, que exhibe manchas de tipo acebrado. El SNC presenta hiperemia de las meninges y mayor cantidad de líquido cefalorraquídeo. Todas las subserosas y mucosas muestran hemorragias más o menos abundantes. Especialmente en los endotelios capilares de los glomérulos renales y de la sustancia gris de la corteza cerebral, aunque también en otros órganos, se encuentran colonias de rickettsias intracitoplásmicas.

Diagnóstico. Se basa en las observaciones clínicas, el descubrimiento de las garrapatas trasmisoras de la enfermedad, la epizootiología, los resultados de la necropsia y la identificación del agente productor en las células endoteliales, así como, en ensayos de transmisión artificial de la enfermedad.

Diagnóstico diferencial. Deben tenerse en cuenta las parasitosis viscerales, la lengua azul (5.1.), enfermedades producidas por protozoos, como la fiebre de la costa "redwater" ("agua roja"), anaplasmosis (23.), fiebre catarral maligna (17.2.), peste bovina (9.3.1.), tétanos (46.9.), intoxicaciones por estricnina, arsénico y plantas venenosas, botulismo (46.10.), carbunco bacteridiano (45.) y enterotoxemia por *Clostridium perfringens* (46.7.). Hace falta tener un detallado conocimiento de las enfermedades tropicales de los rumiantes para poder diagnosticar clínicamente por vía de exclusión el corazón de agua.

Tratamiento. Se emplean con buenos resultados sulfamidas y antibióticos (por ejemplo, Uliron en dosis de 1 g/50 kg de peso vivo, con un máximo de 10 g en una cantidad 10 veces mayor de una solución de hidróxido sódico al 1,3 % por vía intravenosa). La producción de inmunidad en los animales no resulta por ello perjudicada. Bajo la protección de estos medicamentos puede inmunizarse a los animales con el agente productor de la enfermedad del corazón de agua totalmente virulento.

Profilaxis. Los corderos, cabritos y terneros, así como animales de más edad, pueden inmunizarse activamente por aplicación intravenosa de sangre íntegra infectante de oveja. Las reacciones clínicas que aparecen pueden combatirse o evitarse con sulfamidas (Uliron) y antibióticos. La profilaxis consiste también en la eliminación de las garrapatas y sometimiento a cuarentena de todos los animales que vayan a ser introducidos por vez primera en una colectividad (durante un período mínimo de 25 días), así como en el control médico veterinario de los traslados de animales.

22.3. Fiebre por mordedura de garrapatas

(Al.: *Zeckenbissfieber;* ingl.: *Tick-bite fever, Tick-borne fever, Ovine, bovine or caprine cytoecetosis, Pasture fever)*

La fiebre por mordedura de garrapatas es una rickettsiosis febril de los óvidos, bóvidos y cápridos cuyo agente causal, *Ehrlichia (E.) phagocytophila,* es transmitido por la garrapata *Ixodes ricinus.*

Historia. Presentación. La enfermedad fue descrita por primera vez por Gordon y col. (1932) en ovejas de Escocia; también reconocieron la transmisión del agente causal por la garrapata *Ixodes ricinus.* Gordon y col. (1940), así como Foggie (1961), lo clasificaron atendiendo a su morfología, naturaleza de la enfermedad provocada por él, y también por su transmisión a cargo de garrapatas, dentro de las rickettsias. Foggie dió al agente causal el nombre de *E. phagocytophila.* Hasta ahora la enfermedad se ha observado y descrito en Irlanda del Norte, Noruega, Finlandia, Países Bajos, Dalmacia, Kenya e India.

Se admite que la fiebre por mordedura de garrapatas, en particular la de los óvidos, existe de forma enzoótica en estos animales de todos los países en que hay asentadas garrapatas.

Etiología. El agente causal es el *E. phagocytophila,* parásito del protoplasma de los monocitos y granulocitos neutrófilos, en los que puede evidenciarse con la tinción de Giemsa. Tiene forma cocoide y en sus estadios de desarrollo exhibe tamaños muy distintos (0,5-4,0 μm). A partir de corpúsculos iniciales se desarrollan formas de aspecto morular, que se transforman en la tercera forma, que son los corpúsculos elementales. Un corpúsculo sanguíneo puede albergar 1-5 microbios.

En el embrión de pollo, cultivos celulares o medios nutricios bacterianos no se consigue la multiplicación del *E. phagocytophila.*

Receptividad. Son naturalmente receptivos al *E. phagocytophila* ovejas, vacas y cabras. El agente se ha podido aislar del ciervo común, gamo y corzo.

Se consigue la transmisión a conejos y cobayos esplenectomizados con cepas adaptadas mediante pases en serie. En estudios de contagio a ratones, pudo evidenciarse el agente causal en los leucocitos de los animales pero sin que se registrasen manifestaciones clínicas.

Inmunidad. Superada la enfermedad, queda una premunidad de duración variable, aunque por lo general corta (5-6 meses). Los animales adultos de las zonas con esta enfermedad suelen ser inmunes. Entre las diversas cepas (cepa de campo, ovina, bovina) del agente causal existen diferencias en la virulencia y en el comportamiento inmunológico.

Epizootiología. La difusión del agente causal entre sus hospedadores naturales se realiza por la picadura de la garrapata *Ixodes ricinus.* Estos parásitos adquieren el germen en fase de ninfa al morder a animales infectados, para transmitirlo luego en estado adulto. No se produce en ellos contagio transovárico. Los momentos cumbres de la enfermedad se registran en primavera y otoño, coincidiendo con la infestación por garrapatas. La enfermedad se presenta con preferencia en animales jóvenes y en reses procedentes de territorios exentos de garrapatas. La sangre de los animales curados se mantiene todavía infecciosa durante largo tiempo. Pueden producirse recaídas. Los animales salvajes actúan como reservorios del agente causal.

Síntomas clínicos. Pronóstico. El plazo de incubación siguiente al contagio por garrapatas en fase de ninfa es de 3-7 días, período que pasa a ser de 5-13 días si la enfermedad la transmiten garrapatas ya adultas. A continuación se instaura fiebre de unos 10 días de duración, en cuyo tiempo existe rickettsemia. Los animales muestran abatimiento, inapetencia y pérdida de peso. En los corderos es frecuente la presentación de un segundo acceso febril.

La mortalidad provocada por esta enfermedad es escasa. Abortos pueden presentarse hasta en el 30 % de las ovejas. La enfermedad se caracteriza en las vacas de leche por un rápido descenso del rendimiento. Los moruecos pueden sufrir esterilidad transitoria.

Anatomía patológica. Salvo el aumento de volumen del bazo, en la necropsia no se advierten lesiones especiales.

Diagnóstico. Para identificar los CoI de las rickettsias en los leucocitos polimorfonucleares sirve la tinción de Giemsa. Otro método de diagnóstico estriba en la transmisión del agente causal a los hospedadores naturales. Para investigaciones serológicas está indicada la RFA.

Tratamiento. Se han mostrado eficaces la oxitetraciclina y la tetraciclina. Una aplicación repetida de 900 mg de oxitetraciclina por vía i.m. al cabo de 12 horas, normaliza enseguida la producción lechera en las vacas.

Profilaxis. Debe procurarse que los animales no tengan garrapatas. Se evitarán los traslados incontrolados de animales. Inyectando sangre de animales que pasaron la enfermedad a ovejas primerizas, pueden evitarse los abortos.

22.4. Rickettsiosis del perro

(Al.: *Hunderickettsiose;* lat.: *Rickettsiosis canis;* ruso: *Рикетсиос собаки* ; ingl.: *Rickettsia infection of the dog;* fran.: *Rickettsiose du chien*)

La rickettsiosis del perro es una enfermedad de curso frecuentemente mortal de esta especie animal, que se presenta en las formas cutánea, septicémica y nerviosa, estando producida por el *Ehrlichia (E.) canis.* Como transmisor actúa el género de garrapatas *Rhipicephalus sanguineus* (garrapata marrón del perro).

Historia. Presentación. Los primeros informes sobre esta enfermedad procedieron de Argelia, Africa del Sur, Kenya y Rhodesia (1935-1938). Hasta el año 1962 se diagnosticó también por primera vez en otras zonas de Africa, en la India, Antillas Holandesas, Sri Lanka y USA.

La enfermedad del perro descrita como pancitopenia tropical desde el año 1957 en diversos territorios tropicales y subtropicales (SE. de Asia), así como en USA (país en el que ingresó llevada por perros), que también aparecía con los signos típicos de la rickettsiosis del perro, es idéntica a esta última de acuerdo con los conocimientos actuales.

Etiología. El agente causal es el *E. canis,* que preferentemente afecta a los monocitos, pero también a otros leucocitos de la sangre, en los que se descubre con las tinciones de Giemsa (color rojo), Leishman y Romanowsky. El *E. canis* tiene forma cocoide; su tamaño varía mucho en el transcurso del ciclo de desarrollo (oscila entre 0,5 y 10 μm). Los leucocitos albergan *E. canis* como inclusiones citoplásmicas, y precisamente en la primera fase de la enfermedad como corpúsculos iniciales; luego, en la forma llamada mórula, a partir de la cual se desarrollan los CoI, que constituyen la tercera forma.

Este agente no se multiplica en embrión de pollo, ni en animales de laboratorio.

Receptividad. Inmunidad. El perro es naturalmente receptivo al *E. canis.* El chacal y el mono se pueden contagiar artificialmente. Los animales convalecientes persisten como portadores de la infección en forma latente.

Pasada la enfermedad, no deja ésta detrás de sí ningún tipo de inmunidad.

Síntomas clínicos. El plazo de incubación dura 1-3 semanas. Salvo en perros jóvenes o debilitados, la enfermedad suele adoptar curso relativamente suave, a no ser que se complique con otros parásitos de la sangre, como babesias o leishmanias. Junto con flujo nasal seroso, que más tarde se hace muco-purulento, fotofobia acompañada de lagrimeo bilateral al principio seroso y luego purulento, se presentan vómitos, esplenomegalia y con bastante frecuencia trastornos nerviosos centrales. En los animales jóvenes aparece generalmente a los 11 días p.i. una fiebre recurrente de 41 °C. En la forma septicémica es característica, en unión de graves manifestaciones patológicas con fiebre alta, una intensa anemia. Los animales mueren por lo regular en coma profundo 4-5 semanas después del contagio.

Anatomía patológica. Se aprecia edema y enfisema pulmonares, ascitis, gastroenteritis, glomerulonefritis, así como aumento de volumen del bazo, hígado y ganglios linfáticos. En la corteza renal y en la mucosa de la vejiga urinaria e intestino se encuentran ocasionalmente hemorragias petequiales. Los ganglios linfáticos aparecen húmedos en la superficie de corte, pudiendo exhibir pigmentaciones. En la mucosa de los carrillos existen erosiones y úlceras. En cortes histológicos de los pulmones aparecen rickettsias.

Diagnóstico. Se basa en la identificación microscópica de rickettsias en extensiones de sangre y punciones pulmonares. También se ha recomendado la RIF indirecta.

Diagnóstico diferencial. Se tendrán en cuenta las babesiosis y leishmaniosis. También se excluirán las parasitaciones por vermes y las enfermedades carenciales. La forma cutánea de la rickettsiosis se parece a la forma exantemática del moquillo del perro.

Tratamiento. Se recomiendan la terramicina, tetraciclina y sulfapiridina. En las manifestaciones anémicas graves son de utilidad las transfusiones de sangre íntegra.

Profilaxis. Se procurará mantener a los perros limpios de garrapatas. Es aconsejable, así mismo, no adquirir perros procedentes de regiones amenazadas por esta enfermedad.

Bibliografía

Ewing, S. A. (1969): Canine Ehrlichiosis. Advanc. Vet. Sci. and Comp. Med. **13**, 331.

Falk, V. (1968): Die Hunderickettsiose. In: H. Röhrer,Handbuch der Virusinfektionen bei Tieren, Bd. **III**/2, 1199. VEB Gustav Fischer Verlag, Jena.

Foggie, A., u. Allison, C. J. (1960): A note on the occurrence of Tick-borne fever in cattle in Scotland with comparative studies of bovine and ovine strains of the organism. Vet. Rec. **72**, 767.

Huxsoll, D. L., Hildebrandt, P. K., Nims, R. M., u. Walker, J. S. (1970): Tropical canine pancytopenia. J. Amer. Vet. Med. Assoc. **157**, 1627.

Kokles, R. (1968): Das Herzwasser. In: H. Röhrer, Handbuch der Virusinfektionen bei Tieren, Bd. **III**/2, 1095. VEB Gustav Fischer Verlag, Jena.

Kordová, N., Burton, P. R., Downs, C. M., Paretsky, D., u. Kováčová, E. (1970): The interaction of *Coxiella burnetii* phase I and II in Earle's cells. Canad. J. Microbiol. **16**, 2, 125.

Ludwig, Ch. (1968): Das Q-Fieber. In: H. Röhrer, Handbuch der Virusinfektionen bei Tieren, Bd. **III/2**, 1033. VEB Gustav Fischer Verlag, Jena.

Marsh, H. (1958): Tick-borne fever. Advanc. Vet. Sci **IV**, 182.

Neitz, W. O. (1968): Tick-borne fever, Bull. Off. internat épizoot. **70**, 351.

Řeháček, J., Brezina, R., Kováčová, E., u. Župančičová, M. (1971): Haemocyte test an easy, quick and reliable method for the detection of rickettsiae in ticks. Acta virol. **15**, 237.

Sádecký, E., Brezina, R., u. Michalovič, M. (1975): Vaccination of cattle against Q-Fever. J. Hyg. Epid. Microbiol. Immunol. **19**, 2, 200.

Sádecký, E., u. Brezina, R. (1977): Vaccination of naturally infected ewes against Q-fever. Acta virol. **21**, 1, 89.

International symposium on rickettsiae and rickettsial diseases 1976. Abstracts of communications. Folia microbiol. **21**, 6, 497–511 und WHO Chronicle **30**, 12, 514.

23. Infecciones por anaplasmas
(J. Wehr y B. Köhler)

En el Manual de Bergey (1974) se incluyen en la familia *Anaplasmataceae* (del orden *Rickettsiales*) 5 géneros cuyos componentes provocan infecciones de los glóbulos rojos de diversos animales domésticos y salvajes. Hasta ahora no se ha observado su multiplicación en otros tejidos. El síntoma dominante en el curso de la enfermedad es una anemia. Los agentes causales son transmitidos principalmente por artrópodos. El contagio puede provocar la aparición de manifestaciones clínicas, o bien, lo que es más frecuente, una prolongada persistencia del microbio que origina la producción de resistencia a reinfecciones. En extensiones de sangre teñidas por el Giemsa aparecen los agentes causales como microorganismos de forma bacilar, esférica, cocoide o anillada, coloreados de violeta rojizo. Su diámetro es de 200-400 nm; pueden presentarse también como cadenas cortas o grupos irregulares en el plasma sanguíneo o en los eritrocitos. Poseen una membrana similar a la de las rickettsias y se multiplican por bipartición. Se ha comprobado su sensibilidad a las tetraciclinas. Hasta ahora no se ha conseguido su cultivo in vitro. Los microorganismos de la familia *Anaplasmataceae* están difundidos a escala mundial. Para diferenciar los géneros *Anaplasma, Paranaplasma, Aegyptianella, Haemobartonella* y *Eperythrozoon* se recurre a criterios morfológicos en el examen de las extensiones de sangre (tinción Romanowsky) (Ristic y Kreier, 1974).

Los representantes de los géneros *Anaplasma* y *Paranaplasma* forman en los glóbulos rojos CoI redondos de 300-1000 nm de diámetro. En un CoI puede haber varios microorganismos. Los CoI de los anaplasmas carecen de prominencias o apéndices, mientras que en los paranaplasmas existen dichas prominencias (se trata de estructuras de conglomerados de CoI). Los miembros del género *Aegyptianella* forman en los glóbulos rojos CoI de 300-3.900 nm de diámetro. Las hemobartonelas se sitúan entre los glóbulos rojos y sobre éstos. En las extensiones teñidas por el método Romanowsky es raro observar formas anulares. Los agentes causales incluidos en el género *Eperythrozoon* se hallan en la superficie de los eritrocitos y además en el plasma sanguíneo. En las tinciones por el Romanowsky aparecen por lo general con forma anular.

Al género *Anaplasma* (tabla 21) pertenecen las especies *Anaplasma (A.) marginale* subesp. *marginale*, causante de la anaplasmosis maligna de los bóvidos y rumiantes salvajes (23.1.), *Anaplasma marginale* subesp. *centrale*, responsable de la anaplasmosis benigna de los bóvidos, y el *A. ovis*, causante de la anaplasmosis de óvidos y cápridos (23.2.).

Las especies pertenecientes al género *Paranaplasma* llamadas *Paranaplasma (P.) caudatum* y *P. discoides* se descubrieron primero en contagios por *A. marginale*. Se pueden diferenciar del género *Anaplasma* morfológica e inmunológicamente con métodos especiales de investigación. Ambas especies son infecciosas para los bóvidos, aunque apenas provocan trastornos clínicos.

Al género *Aegyptianella* pertenece la especie *Aegyptianella pullorum*, causa de la egiptianelosis de las aves (23.6.). La enfermedad se presenta en

Tabla 21
Infecciones por anaplasmas de los rumiantes

Especie	Hospedador	Localización en los eritrocitos	Enfermedad
A. marginale, subesp. *marginale*	Bóvidos, rumiantes salvajes	Preferentemente marginal	Anaplasmosis aguda
A. marginale, subesp. *centrale*	Bóvidos	Preferentemente central	Anaplasmosis por lo común benignas
A. ovis	Ovidos, rumiantes salvajes, cápridos	Preferentemente marginal	Suaves afecciones agudas

zonas tropicales y subtropicales especialmente en gallinas, pero también en otras especies de aves, siendo transmitida por argas (*Argas persicus*).

Al género *Haemobartonella* corresponden las especies *Haemobartonella (H.) muris*, agente causal de la hemobartonelosis de los roedores, *H. felis*, responsable de la hemobartonelosis del gato, y *H. canis*, causante de la hemobartonelosis del perro. Aun cuando estas especies pueden considerarse primordialmente patógenas, sólo en animales esplenectomizados aparecen clínicamente enfermedades caracterizadas por anemia. Una excepción la constituye la hemobartonelosis del gato (23.5.).

Al género *Eperythrozoon* pertenecen las especies *Eperythrozoon (E.) coccoides*, agente causal de la eperitrozoonosis de los roedores, *E. ovis*, responsable de la eperitrozoonosis de óvidos, cápridos y rumiantes salvajes, *E. suis*, causante de la eperitrozoonosis maligna del cerdo, *E. parvum*, que motiva la misma enfermedad, pero con carácter benigno, en el cerdo, y el *E. wenyonii*, agente causal de la eperitrozoonosis de los bóvidos. Revisten importancia económica las eperitrozoonosis malignas provocadas por el *E. suis* en el cerdo (23.4.) y la eperitrozoonosis originada por el *E. ovis* en ovejas y cabras (23.3.).

23.1. Anaplasmosis de los bóvidos

(Al.: *Anaplasmose des Rindes, Anaplasmosis, Gallenkrankheite;* ingl.: *Gallsickness;* hol.: *Galziekte*)

La anaplasmosis de los bóvidos es una enfermedad producida por el *Anaplasma (A.) marginale* en los trópicos y regiones subtropicales, que se caracteriza por anemia, ictericia y trastornos digestivos.

Historia. La primera descripción del *A. marginale* la hicieron Smith y Kilborne (1893), que estaban estudiando la etiología de la fiebre de Texas. La identificación del germen, sin embargo, la llevó a efecto Theiler en Suráfrica sólo en 1910.

Presentación. La anaplasmosis de los bóvidos está ampliamente difundida en las regiones tropicales y subtropicales de todos los Continentes. La difusión de la enfermedad parece dirigirse hacia el Norte. En Europa se ha diagnosticado hasta ahora en Bulgaria, Francia, Yugoslovia, Portugal y URSS.

Etiología. El agente causal de la enfermedad de los bóvidos también llamada anaplasmosis maligna es el *A. marginale*, que se diferencia por la posición de los CoI en los glóbulos rojos de la subespecie *A. centrale* (tabla 21).

En el interior de los CoI existentes en los glóbulos rojos pueden descubrirse 1-8 subunidades o corpúsculos iniciales, que definen al agente causal propiamente dicho. Los corpúsculos iniciales tienen un diámetro de 300-400 nm y están rodeados por una doble membrana. Al penetrar los corpúsculos iniciales en los eritrocitos, se produce la invaginación de la membrana citoplásmica de los glóbulos rojos y luego la inclusión de los corpúsculos iniciales en una vacuola. En el interior de ésta se multiplican mediante bipartición, dando lugar a la formación de CoI, los cuales aparecen con máxima frecuencia en animales con la enfermedad aguda y en los convalecientes. En cualquier caso, sólo constituyen una fase determinada del ciclo intraglobular de desarrollo de los anaplasmas.

Los anaplasmas contienen tanto DNA como RNA. También se han podido evidenciar en ellos diversos procesos metabólicos (formación de catalasa, metabolismo protéico). Los eritrocitos infectados contienen un antígeno soluble y otro corpuscular. El primero es una lipoproteína y se evidencia, entre otros procedimientos, por la reacción de precipitación. El antígeno corpuscular es idéntico a los corpúsculos iniciales.

Acciones térmicas de 60 °C de más de 30 minutos de duración hacen desaparecer la infecciosidad.

El *A. marginale* subesp. *centrale* ocasiona en los bóvidos una afección de curso suave. La existencia de esta subespecie se comprobó principalmente en Africa. Además de antígenos propios de la especie, contiene otros antígenos comunes con el *A. marginale*. Transmiten el *Anaplasma centrale* las garrapatas de escudetes *Haemaphysalis cinnabarina punctata* y *Boophilus decoloratus*.

Receptividad. A las infecciones por *A. marginale* son sensibles los bóvidos de todas las razas. Las razas indígenas y primitivas exhiben una resistencia superior a la propia de las razas de alta producción. En Australia aparecen infecciones en razas de cebo (*Bos taurus*) y de leche con una frecuencia diez veces mayor que en el

Bos indicus. La acusada sensibilidad de los animales de elevado rendimiento frente a la anaplasmosis y parásitos hemáticos constituye un serio impedimiento para el desarrollo de la producción bovina en muchos territorios tropicales de Africa, Asia y América del Sur.

La enfermedad natural consecuente a contagios por *A. marginale* aparece también en el zebú, búfalo, dromedario, reno y jirafa. La mayoría de los rumiantes salvajes (antílope, alce, especies de ciervo), así como los óvidos y cápridos, enferman muy ligeramente o bien pasan una infección latente sin síntomas clínicos aparentes.

Los pequeños animales de laboratorio resisten las infecciones por *A. marginale.* Para los contagios experimentales se utilizan terneros esplenectomizados.

Inmunidad. Los bóvidos que pasaron la enfermedad adquieren una larga premunidad. Los descendientes de estos bóvidos no muestran ningún síntoma clínico de dicha infección.

En el curso de la enfermedad aguda, en la convalecencia y en la fase de infección crónica aparecen en los animales atacados anticuepos fijadores del complemento, aglutinantes y precipitantes de las clases de inmunoglobulinas IgG e IgM. Hasta ahora no se ha podido asignar ninguna importancia a los anticuerpos humorales para la inmunidad. Recientes estudios indican que, probablemente, las reacciones inmunitarias condicionadas por células sean de gran importancia para la inmunidad (Carson y col., 1977).

Así mismo se han evidenciado autoanticuerpos contra los glóbulos rojos, a los cuales se les atribuye una importancia parcial en la producción de la anemia (Cox y Dimopoullos, 1972).

Epizootiología. La transmisión del *A. marginale* desde un animal a otro se realiza principalmente por garrapatas de los géneros *Amblyomma, Boophilus, Dermatocentor, Haemaphysalis, Hyalomma* e *Ixodes.* Por aparecer en cada biotopo unas determinadas especies de garrapatas como transmisoras principales (en Africa Central y Oriental, por ejemplo, revisten máxima importancia las especies de *Amblyomma,* y en Australia la *Boophilus microplus),* el estudio de la ecología de estos artrópodos permite sacar conclusiones sobre las posibles áreas de difusión de la anaplasmosis.

Los anaplasmas se multiplican en las garrapatas, que frecuentemente transmiten la infección a través de los huevos a la siguiente generación. Las garrapatas y los animales salvajes con la infección latente constituyen, en unión de los animales domésticos, el reservorio del agente causal, lo que permite persistir a éste durante muchos años.

Entre la frecuencia de las infecciones en los bóvidos o las magnitudes del título (RFC, micro-RA) y la intensidad de la infestación de los animales por garrapatas existe una relación directa.

El hecho de que durante la época de lluvias y los períodos lluviosos invernales de los trópicos y subtrópicos se presenten brotes de la enfermedad con mayor frecuencia que en temporadas de escasas precipitaciones, también se halla relacionado con la población de garrapatas. En las zonas con la enfermed enzoótica aparecen casos de anaplasmosis como consecuencia de carencias de pienso y agua al final de la estación seca, de infestaciones parasitarias y de otras situaciones de stress.

Patogenia. Los anaplasmas pueden descubrirse en extensiones sanguíneas 3-6 días antes del primer acceso febril. El número de glóbulos rojos afectados puede alcanzar un 50 %, duplicándose la tasa de infestación en los primeros 7-11 días aproximadamente cada 24 horas; igual que aumenta la formación de anticuerpos, disminuye luego de manera constante. Si bien 10-60 días después del restablecimiento clínico no se evidencian en la sangre con el microscopio óptico CoI, los animales resultan portadores de gérmenes durante muchos años. Las causas de esto son los corpúsculos iniciales que persisten en la sangre. La premunidad puede verse rota por nuevos contagios y situaciones de stress, o bien dar lugar a recidivas como consecuencia de enfermedades intercurrentes.

Síntomas clínicos. El plazo de incubación de la infección hasta la primera aparición de CoI en los glóbulos rojos es de 15-45 días en el contagio experimental. Si el contagio fue a través de garrapatas, puede llegar a ser dicho plazo de 50-100 días de duración. Los síntomas dominantes en los bóvidos son fiebre alta, anemia intensa, bilirrubinemia, biliurinemia, aborto, debilidad y enflaquecimiento. Se distinguen formas de curso sobreagudo y agudo.

Con máxima frecuencia enferman bóvidos de edades superiores a los 3 años, mientras que los terneros cuentan con una resistencia juvenil. En terneros de menos de 1 año suele adoptar la enfermedad curso suave; en los bóvidos de más de 3 años, la forma sobreaguda resulta casi siempre mortal.

Lesiones anatómicas. Las lesiones de necropsia más importantes son ictericia con coloración amarilla del tejido conjuntivo subcutáneo y de las membranas serosas, edema gelatinoso a nivel del cuello, pecho y abdomen, y una tonalidad negra-verdosa en la vesícula biliar, que aparece repleta y que da a la enfermedad su nombre inglés (Gallsickness = enfermedad de la bilis). El hígado está aumentado de tamaño y coloreado también de amarillo castaño.

Diagnóstico. Se ratifica mediante el cuadro clínico y la identificación del agente causal en extensiones de sangre (tinción Giemsa y Romanowsky).

La identificación indirecta del anaplasma se puede conseguir con la RFC. El descubrimiento de los anticuerpos se logra también con la RA-"rapid card", así como con la micro-RA y la RP. Los títulos positivos pueden persistir durante años.

En el **diagnóstico diferencial** hay que excluir la infección por *A. centrale* y la parasitoris de la sangre por protozoos (piroplasmosis, theileriosis). En las formas de curso agudo hay que tomar también en consideración las infecciones bacterianas.

Tratamiento. Los mejores efectos terapéuticos se consiguen con las tetraciclinas, imidocarb (Roby, 1972) y dithiosemicarbazón (Kuttler y Adams, 1970). Son particularmente eficaces en la fase inicial de la enfermedad; la oxitetraciclina se administra durante varios días en la dosis de 10 mg/kg de peso vivo. Además se emplean preparados de arsenfenamina.

Oxitetraciclina, imidocarb y dithiosemicarbazón son capaces de eliminar infecciones latentes. A tal fin, la oxitetraciclina se administrará en las siguientes dosis (Richey y col., 1977; Magonigle y col., 1977):

Administración:	Duración:	Dosis:
Parenteral	10 días	11 mg/kg/día
Parenteral	5 días	22 mg/kg/día
Oral	30 días	11 mg/kg/día
Oral	120 días	1,1 mg/kg/día

La oxitetraciclina altera las membranas que rodean a los corpúsculos iniciales y provoca la aglutinación en grumos de los gránulos de nucleoproteína. Los CoI de los anaplasmas degeneran y se suspende la multiplicación de éstos (Simpson, 1975).

Profilaxis y lucha. Se orientan a la eliminación de los portadores de gérmenes existentes en el rebaño, en combatir metódicamente las garrapatas y en evitar contactos con animales salvajes infectados. Para eliminar las garrapatas en los territorios con la enfermedad enzoótica, los animales se bañan una vez a la semana en una solución de insecticida ("dip"), o bien se tratan con un spray. Para evitar recidivas, el baño de los bóvidos no debe interrumpirse en las épocas de lluvias.

La inmunoprofilaxis a base de anaplasmas muertos sólo proporciona una insuficiente protección. El empleo de productos vacunales vivos debe contemplarse con muchas precauciones, por razones de higiene epizootiológica.

Las vacunas vivas portadoras de agentes infecciosos originan una premunidad artificial que no protege a los animales frente a contagios de campo, sino que únicamente impide la aparición de síntomas clínicos. Con esto se producen infecciones latentes responsables de mermas en los rendimientos, especialmente en las razas importadas de elevada producción. No protegen ante contagios intensos por cepas de campo virulentas, pueden en cualquier momento convertirse en infecciones agudas por la acción de situaciones de stress, constituyen un reservorio incontrolable de la enfermedad y hacen que todos los animales inoculados den reacción positiva, todo lo cual contribuye a dificultar la erradicación de la anaplasmosis. En zonas enzoóticamente infectadas se utilizan las vacunas vivas sobre todo para proteger los bóvidos sensibles de nuevo ingreso. Como vacuna sirve la sangre de animales artificialmente infectados, que congelada a –80 °C conserva su capacidad infectante durante meses. La vacunación se efectuará a ser posible ya a la edad de 6 meses, puesto que la enfermedad, según demuestra la experiencia, cursa con más benignidad en animales jóvenes. Para la preparación de la vacuna se utilizan cepas de *A. marginale* de virulencia debilitada o bien la subespecie *A. centrale,* que en los bóvidos receptivos sólo provoca una suave afección.

En USA y en amplios territorios de Australia se han conseguido buenos resultados con el siguiente plan de lucha para la eliminación de los contagios por *A. marginale* en los bóvidos:

– Determinación del comienzo o presencia de la enfermedad mediante diagnóstico serológico.

– Separación, marcado, eliminación o tratamiento de los animales con reacción positiva.

– Eliminación o separación de los reservorios de la enfermedad constituidos por animales salvajes o domésticos infectados.

– Garantizar el eficaz control de los vectores de la enfermedad.

23.2. Anaplasmosis de óvidos y cápridos

Está provocada por el *Anaplasma (A.) ovis*, tratándose de una enfermedad de ovejas y cabras de curso entre suave y agudo.

Presentación. Las zonas más importantes de difusión son Africa, Asia y SE. de Europa.

Etiología. *A. ovis*, agente que no se distingue morfológicamente del *A. marginale* (23.1.). Ambas especies poseen antígenos comunes.

Epizootiología. Se sabe que actúan como transmisores de *A. ovis* varios géneros de garrapatas (*Rhipicephalus, Dermatocentor, Ornithodoros, Boophilus*, etc.). También es posible el contagio por agujas o instrumentos infectados.

Síntomas clínicos. Anatomía patológica. Los corderos resisten el contagio en sus primeros 3 meses de vida. La infección suele cursar con carácter subclínico y leves manifestaciones de anemia. Otros síntomas pueden ser fiebre intermitente, bilirrubinemia e ictericia.

Las lesiones anatomopatológicas consisten en esplenomegalia, coloración amarilla del hígado y enflaquecimiento general.

Diagnóstico. Se apoya en la identificación microscópica del agente causal en extensiones de sangre.

Tratamiento y profilaxis. Las medidas se corresponden con las citadas en la anaplasmosis de los bóvidos (23.1.).

23.3. Infección por Eperythrozoon de óvidos y cápridos

Como las demás anaplasmosis, esta afección exhibe el síntoma típico de una enfermedad infecciosa en la que resultan afectados los glóbulos rojos, es decir, anemia.

Presentación. El *Eperythrozoon (E.) ovis* fue descrito por primera vez (1934) en ovejas de Africa del Sur (Neitz, Alexander y du Toit). Además de presentarse en Africa, la enfermedad aparece en Europa, Asia, Australia y USA.

Etiología. *E. ovis*. Los microbios aparecen teñidos por el Giemsa como formas circulares o discoidales de color rojo pálido y 500-1.000 nm de diámetro; se encuentran situados en la superficie de los eritrocitos o en el plasma. Además aparecen formas irregulares. La porción externa del microbio está constituida por una membrana. Hasta ahora no se han evidenciado orgánulos celulares. La multiplicación tiene lugar presumiblemente por partición.

Epizootiología. La infección se transmite fácilmente por vía parenteral. Actúan como vectores numerosas especies de artrópodos.

Síntomas clínicos. Consisten en fiebre intermitente, anemia (reflejada en las mucosas visibles), descenso del número de eritrocitos, postración, pérdida de apetito, respiración acelerada, y ligera ictericia. Casos mortales sólo se han registrado ocasionalmente en animales jóvenes.

Anatomía patológica. Los animales sacrificados en el punto cumbre de la enfermedad exhiben lesiones edematosas del tejido conjuntivo subcutáneo de la nuca, hidropericardio, degeneración grasa del hígado e inflamación hiperplásica del bazo.

Diagnóstico. Se asegura identificando el agente causal en la sangre.

Tratamiento. Se recomienda el neosalvarsán. Una sola inyección i.v. de 5-7 mg debe eliminar de la sangre al agente causal en 48 horas.

La persistencia del agente causal no resulta impedida, sin embargo, por la quimioterapia.

23.4. Infección por Eperythrozoon del cerdo

La eperitrozoonosis del cerdo es una enfermedad maligna de esta especie, que cursa con anemia e ictericia.

Presentación. Se ha diagnosticado en diversas áreas de USA, Africa del Sur, Gran Bretaña y RFA.

Etiología. El *Eperythrozoon (E.) suis* aparece en las extensiones de sangre teñidas por el Giemsa como un microorganismo de forma bacilar, esférica o anillada. Corresponde máxima frecuencia a las formas circulares de 800-1.000 nm de diámetro. Pero también aparecen formas anilladas o discoidales de mayores dimensiones (hasta 2.500 nm). Según esto, el *E. suis* es la especie más grande dentro del género.

Epizootiología. La enfermedad se presenta en zonas de clima templado, especialmente en los meses de verano, afectando sobre todo a los animales jóvenes. Es transmitida por artrópodos hematófagos, instrumentos contaminados y por vía intrauterina.

Síntomas clínicos. El cuadro clínico se caracteriza por una aguda anemia hemolítica e ictericia diversamente marcada. En unión de fiebre alta se aprecia abatimiento, respiración acelerada, pérdida de apetito, enflaquecimiento y heces teñidas de bilis. La cifra de glóbulos rojos puede descender a 1-2 mll./ml.

La morbilidad y mortalidad son generalmente escasas.

Anatomía patológica. En el despiece aparecen marcadas las lesiones ictéricas (coloración amarillenta del hígado, vesícula biliar muy llena de un líquido gelatinoso, heces teñidas por el líquido biliar). Histológicamente puede evidenciarse destrucción de células hepáticas, infiltraciones de linfocitos y hemosiderosis.

Diagnóstico. Se ratifica evidenciando el agente causal en extensiones de sangre. Para identificar el agente causal de forma indirecta puede recurrirse a la RFC.

Diagnóstico diferencial. Debe distinguirse la especie apatógena *E. parvum.*

Tratamiento. Profilaxis. Se utilizan con preferencia neoarsenfenamina en la cantidad de 15-45 mg/kg p.v. y tetraciclina u oxitetraciclina en la dosis de 3-8 mg/kg p.v. de acuerdo con la edad. El tratamiento no impide la persistencia del agente microbiano en animales convalecientes.

Las medidas profilácticas consisten especialmente en combatir los ectoparásitos, practicar desinfecciones y utilizar instrumental estéril en los tratamientos.

23.5. Hemobartonelosis del gato

(Al.: *Hämobartonellose der Katze;* ingl.: *Feline infectious anemia)*

La enfermedad se denomina también anemia infecciosa del gato, aludiendo a la principal manifestación patológica.

Presentación. Se ha comprobado su existencia en Africa del Sur, USA, Australia, Gran Bretaña y RFA.

Etiología. La *Haemobartonella felis* adopta forma de bacilos cortos (200-500 x 900-1.500 nm) o cocos (100 a 800 nm de diámetro). Teñido por el Giemsa, aparece el agente coloreado de rojo oscuro, por lo general adherido a la superficie de los eritrocitos o inserto parcialmente en éstos. La multiplicación se ve anulada por el cloramfenicol, tetraciclina y derivados de la arsenfenamina.

Epizootiología. La infección puede transmitirse por las vías i.p., i.v. y oral. También se ha observado la transmisión intrauterina y el contagio por picaduras y arañazos. La difusión por artrópodos no se ha comprobado hasta el presente (Kreier y Ristic, 1974). En gatos que pasaron una hemobartonelosis parece persistir el agente causal largo tiempo.

Síntomas clínicos. En el curso de la enfermedad se instaura una septicemia, que va acompañada de fiebre (39-40 °C) y pérdida de apetito. En el punto más alto de las manifestaciones clínicas pueden verse infectados más del 50 % de los glóbulos rojos. La consecuencia es una anemia que provoca la muerte en algunos animales. Se registran infecciones secundarias y recidivas.

Tratamiento. Además de un tratamiento con antibióticos de varias semanas de duración (tetraciclina i.m. u oral), se recomiendan las transfusiones de sangre, así como la administración de preparados vitamínicos y glucosa.

23.6. Egiptianelosis de las aves

La egiptianelosis es una enfermedad infecciosa de la sangre de numerosas especies de aves caracterizada por diarrea, anemia, debilidad y enflaquecimiento.

Historia. Presentación. La enfermedad fue descrita por primera vez por Carpano en Egipto en 1929. En los eritrocitos de gallinas enfermas evidenció parásitos parecidos a piroplasmas, a los que bautizó con el nombre de *Aegyptianella (Ae.) pullorum.*

Se han observado casos de esta enfermedad también en diversos países tropicales y subtropicales de Africa, Asia y Europa.

Etiología. La *Ae. pullorum* aparece en las extensiones de sangre teñidas por el Giemsa con formas diversas (redondas-ovalada compacta, circular o fusiforme, poligonal o polimorfa) de color rojo-violeta y 0,3-3,9 μm de tamaño. En los grandes CoI se distinguen cuerpos de infiltración perfectamente delimitados y con un diámetro de 0,8 μm. Los cuerpos iniciales se multiplican por bipartición, pudiendo encontrarse hasta 26 egiptianelas en un CoI. Hasta ahora no se ha logrado cultivar el agente causal en medios exentos de células, ni el paso por embriones de pollo.

Receptividad. Se han observado infecciones naturales en ganso, pato, pavo, paloma, gallina de Guinea, codorniz y avestruz.

Experimentalmente pueden infectarse diversas especies salvajes. El microbio es infeccioso para los bóvidos y se multiplica en los óvidos (Kreier y Ristic, 1974).

Epizootiología. En condiciones naturales, la infección es transmitida a las gallinas por garrapatas (*Argas persicus*). Se logran infecciones experimentales aplicando por vía parenteral sangre infectada.

Síntomas clínicos. Anatomía patológica. Las manifestaciones patológicas se presentan sobre todo en animales con la resistencia disminuida; consisten en fiebre, diarrea, signos de parálisis y anemia, pudiendo tener terminación mortal.

En la necropsia, además de aumento de volumen del bazo y hemorragias en diversos órganos, se aprecia anemia y enflaquecimiento en los casos crónicos.

Diagnóstico. Se basa en la identificación microscópica del agente causal en extensiones de sangre (tinción Giemsa).

Tratamiento. Profilaxis. El agente causal es sensible a las tetraciclinas y ditiosemicarbazonas.

Las medidas de lucha deben incluir la aniquilación de las garrapatas vehiculadoras.

Bibliografía

Callow, L. L. (1975): Epizootiology, diagnosis and control of Babesiosis and Anaplasmosis in developing countries. Bull. Off. internat. épizoot. **81**, 825.

Gautam, O. P., Sharma, R. d., u. Bhop Singh (1971): Anaplasmosis. II. Clinical cases of anaplasmosis in cattle, buffaloes and sheep. Ind. Vet. J. **48**, 1013.

Kingsley, K., u. Hibbs, C. M. (1968): Eperythrozoonosis in swine: A review. Vet. Med. **63**, 971.

Mitscherlich, E., u. Wagener, K. (1970): Tropische Tierseuchen und ihre Bekämpfung. Verlag Paul Parey, Berlin-Hamburg.

Neitz, W. O., Alexander, R. A., u. du Toit, P. J. (1934): Eperythrozoon ovis (sp. nov.) infection in sheep. Onderstepoort J. Vet. Sci. **3**, 263.

Seifert, H. S. H. (1973): Vorschläge zur Strategie der Bekämpfung von Vektorenseuchen bei Rindern an tropischen und subtropischen Standorten. Dtsch. tierärztl. Wschrift. **80**, 348, 383.

24. Infecciones producidas por micoplasmas
(D. Schimmel)

Los micoplasmas (sin.: "pleuropneumonía-like organisms", PPLO) se incluyen en el sistema taxonómico dentro de la clase *Mollicutes,* perteneciente al orden de los *Mycoplasmatales,* familia *Mycoplasmataceae* y género *Mycoplasma* (M.). Otra familia de este orden es la de los *Acholeplasmataceae,* en la que se incluye el género *Acholeplasma (A.),* algunas especies del cual resultan de interés como causa de enfermedad en los animales. Dentro de la familia *Mycoplasmataceae* se encuentran dos géneros nuevos: el *Thermoplasma* y el *Spiroplasma.* Como patógeno para vegetales se ha evidenciado el *Spiroplasma citri.*

El tamaño de los **micoplasmas** oscila entre 150 y 600 nm. A causa de la falta de pared celular, su morfología es muy variable. Además de las formas cocoides predominantes, pueden también observarse formas bacilares pequeñas y formas con prolongaciones filamentosas. La forma del microorganismo puede resultar afectada por los medios nutritivos y la edad de los cultivos. Los micoplasmas son gramnegativos, pero pueden teñirse con facilidad por los métodos de Fogh, Giemsa, Klieneberger-Nobel, Pappenheim y Stamp.

Las *colonias de micoplasmas* presentan en medio

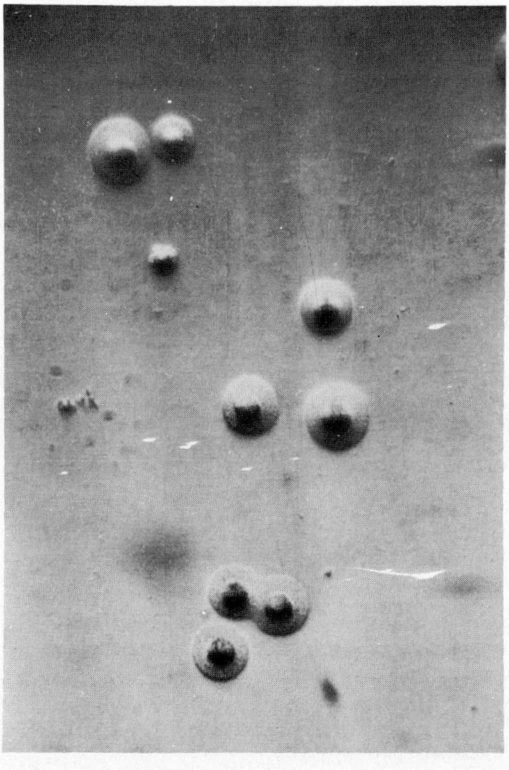

Fig. 143. Colonias típicas de micoplasmas (forma de huevo al plato); 200:1.

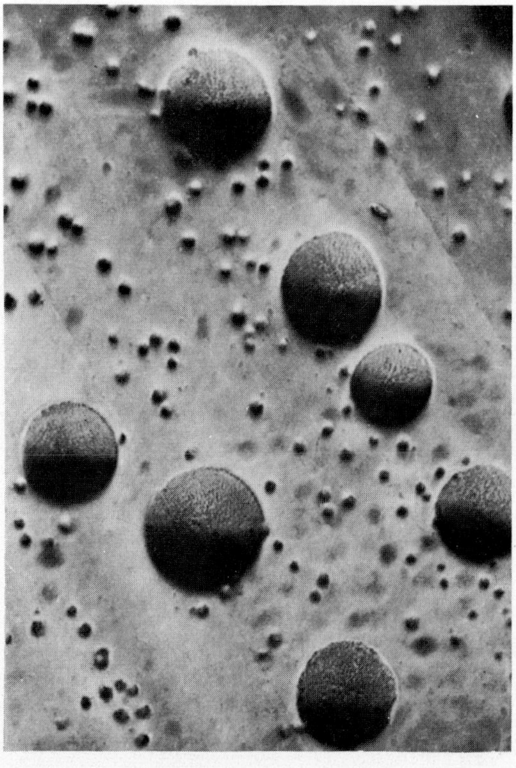

Fig. 144. Colonias de micoplasmas (forma granulosa) y colonias bacterianas; 200:1.

sólido morfologías peculiares; se caracterizan, bien por la existencia de una zona central granulosa y una zona periférica más lisa, que constituye la llamada forma de huevo al plato (fig. 143), o bien presentan una granulación uniforme sin distribución especial, sino homogénea en toda la superficie de la colonia (fig. 144). Algunas colonias en crecimiento alcanzan tamaños de 0,5-1 mm de diámetro y pueden observarse a simple vista. En general tienen un tamaño de 0,5-0,1 mm.

El ciclo de desarrollo comienza con el llamado corpúsculo elemental, que aumenta de tamaño, de forma similar a los grandes corpúsculos de las formas L de las bacterias; puede formar filamentos y se fragmenta de nuevo en corpúsculos elementales.

Los micoplasmas son muy exigentes en lo que respecta a *medios nutritivos.* Según los conocimientos actuales, son los microorganismos más pequeños capaces de cultivarse en medios artificiales libres de células. Estos medios contienen, además de extracto de músculo cardíaco y peptona, suero y extracto de levadura como suplemento nutritivo. Como los micoplasmas deben aislarse, casi sin excepción, a partir de material contaminado con bacterias, los medios primarios contienen acetato de talio y penicilina, para impedir el crecimiento bacteriano. Los micoplasmas son insensibles a ambas sustancias.

Los micoplasmas son muy sensibles a los *agentes externos.* Son destruidos por todos los desinfectantes ordinarios en las concentraciones y tiempos de actuación habituales. Su vitalidad en el medio ambiente depende de la temperatura, la humedad y los rayos ultravioleta. En objetos contaminados experimentalmente se han podido detectar micoplasmas, por ejemplo, a 5-10 °C y 75-80 % de humedad relativa durante 28 días, mientras que a 19-21 °C y 64-72 % de humedad relativa morían después de 17 días. En las camas hasta de 10 cm de espesor permanecen vivos 1-5 días; en zonas de más de 10 cm de profundidad mueren ya al cabo de 24 horas. A temperaturas de −20 °C los micoplasmas permanecen vivos durante meses; temperaturas de más de 50 °C los inactivan en unos segundos.

Para *diferenciar* los micoplasmas se utiliza como criterio sus necesidades en colesterina, resultando así dos géneros: el *M.* y el *A.* Las especies de estos dos géneros se diferencian serológicamente por pruebas de inhibición del crecimiento o de inhibición del metabolismo. Estas reacciones son generalmente muy específicas y permiten una inequívoca clasificación de las especies. Dentro de cada especie pueden detectarse distintos serotipos con la RA y la RP. Sin embargo, la determinación de la especie no expresa nada en cada caso sobre el poder patógeno de las distintas cepas. Por ello, es necesario

Tabla 22
Especies de micoplasmas más importantes conocidas hasta ahora y enfermedades producidas por ellas.

Especie	Hospedador principal	Relación etiológica con la enfermedad:
M. mycoides var. *mycoides*	Bóvidos	Perineumonía
M. agalactiae var. *bovis* ó *M. bovis*	Bóvidos	Mamitis
M. bovigenitalium	Bóvidos	Infecciones genitales
M. bovirhinis	Ternero, vacuno adulto	Afección de los órganos respiratorios
M. dispar	Ternero, vacuno adulto	Afección de los órganos respiratorios
M. suipneumoniae ó *M. hyopneumoniae*	Cerdo	Neumonía enzoótica
M. hyorhinis	Cerdo	Neumonía enzoótica, poliserositis, poliartritis
M. hyoarthrinosa	Cerdo	Artritis
M. hyosynovia	Cerdo	Artritis
M. hyogenitalium	Cerdo	Metritis, mamitis
M. mycoides var. *capri*	Cabra	Pleuroneumonía infecciosa
M. agalactiae	Cabra, oveja	Agalactia contagiosa
M. ovipneumoniae	Ovidos	Neumonía
M. gallisepticum	Gallina	Micoplasmosis
M. synoviae	Gallina	Sinovitis infecciosa
M. meleagridis	Pavo	Micoplasmosis
M. pneumoniae	Hombre	Enfermedad de Eaton, neumonía atípica primaria
A. laidlawii	Todos los animales domésticos	Neumonía, poliserositis, poliartritis
A. granularum	Cerdo	Poliartritis, poliserositis
A. axanthum	Vaca, ternero; cerdo	Mamitis vacuna
Micoplasmas T *(Ureaplasma urealyticum)*	Hombre	Infección urogenital

frecuentemente realizar la inoculación experimental en los animales de laboratorio más adecuados.

Con respecto a la *situación epizootiológica* puede decirse que los micoplasmas están repartidos por todo el mundo y en parte manifiestan una elevada especificidad de hospedador. Sin embargo, pueden encontrarse a veces especies de micoplasmas muy adaptadas a otras especies animales y también al hombre. Por eso debe tenerse en cuenta la posibilidad de una transmisión alternativa. Además de las especies ya mencionadas al principio del capítulo, se han aislado también micoplasmas en el perro, gato, ganso, pato, faisán, paloma, diversos animales de parque zoológico, pequeños animales de laboratorio y roedores salvajes. La diferenciación no ha podido realizarse en todos los casos, pero los pequeños roedores pueden considerarse como transmisores.

En la tabla 22 se resumen los representantes más importantes conocidos hasta ahora de los géneros *M.* y *A.* y las **enfermedades** por ellos producidas. Las siguientes enfermedades pueden considerarse etiológicamente sin lugar a duda como micoplasmosis: Perineumonía bovina (24.1.), micoplasmosis mamaria de la vaca (24.2.), agalactia infecciosa de ovejas y cabras (24.3.), neumonía enzoótica (24.4.), así como la poliserositis y poliartritis del cerdo (24.5.), enfermedad respiratoria crónica de las gallinas (24.6.), sinovitis infecciosa de esta misma especie (24.7.) y la sinusitis de los pavos (24.8.). La enfermedad de Eaton y diversas infecciones urogenitales son micoplasmosis del hombre.

También se han evidenciado micoplasmas en enfermedades cuyas causas permanecían desconocidas hasta ahora o de las que se responsabilizaba a los virus, como v. gr. afecciones de los órganos respiratorios del ternero (9.2.2.1.), inflamaciones de los órganos genitales de vacas y cerdas, así como la enfermedad de Reiter y afecciones ulcerativas del hombre.

No se conocen hasta ahora de forma segura **cadenas infecciosas entre el hombre y los animales**; sin embargo, se han aislado en el hombre especies adaptadas a los animales. También se ha observado lo contrario.

Bibliografía

Kovalenko, Ja, R., Sidorov, M. A., u. Jablonskaja, J.-Ja. (1969): Die Bedeutung der Mykoplasmen bei pathologischen Veränderungen der Tiere. Veterinarija (Moskau) **45**, Nr. 2, 18.

Schimmel, D. (1968): Mykoplasmen – „moderne" Forschungsobjekte der Mikrobiologie. Arch. Geschwulstforsch. **32**, 149.

Schramm, T. (1968): Mykoplasmen (PPLO) und Onkogenese. Arch. Geschwulstforsch. **32**, 166.

24.1. Perineumonía bovina

(Al.: *Lungenseuche des Rindes, Infektiöse Pleuropneumonie des Rindes;* lat.: *Pleuropneumonia contagiosa bovum;* fran.: *Peripneumonie contagieuse)*

La perineumonía es una enfermedad infecciosa de los bóvidos causada por el *Mycoplasma mycoides* var. *mycoides,* que cursa con neumonía crupal y pleuritis serofibrinosa.

Historia y presentación. La enfermedad es conocida desde el siglo XVIII y ha ocasionado gran número de bajas en los efectivos de ganado vacuno de distintos países europeos y de ultramar. Al final del siglo pasado se descubrió el agente productor y desde entonces se ha llevado a cabo una lucha intensiva contra la enfermedad, de tal manera que desde principios del siglo XX su incidencia en Europa ha podido eliminarse o reducirse de forma considerable.

Actualmente la enfermedad se presenta todavía en varios países de Africa, Asia, Sudamérica y Australia.

Etiología. El agente productor de la enfermedad fue descubierto en 1898 por Nocard y Roux. El agente pudo filtrase, pero su cultivo y conservación sólo se logró inicialmente en animales de experimentación. Posteriormente se consiguió también cultivarlo en medios libres de células, preparados a base de caldo de carne de bóvido al que se añadía suero. Se pudo comprobar ya muy pronto que las partículas más pequeñas capaces de multiplicarse crecían en forma de filamentos, que posteriormente se descomponían o fragmentaban de nuevo para dar lugar a las formas cocoides iniciales. El agente productor recibió numerosas denominaciones, tales como *Micromyces pleuropneumoniae bovis contagiosa, Bovimyces pleuropneumoniae, Borrelomyces peripneumoniae,* "pleuropneumonia organism" (PPO), *Mycoplasma peripneumoniae* y finalmente *Mycoplasma mycoides* var. *mycoides,* nombre con el que actualmente se le conoce. El agente productor de la perineumomía dió lugar a "nombres de transición" para toda una serie de microorgamismos: Durante mucho tiempo se denominó a todos los microorganismos parecidos a éste por sus propiedades morfológicas y de otro tipo "pleuropneumonia like organisms" (PPLO). Edward y Freundt introdujeron la denominación de micoplasmas, que hoy es universalmente aceptada.

De las especies de micoplasmas conocidas hasta ahora, parece ser el *M. mycoides* la menos exigente con respecto al medio nutritivo. El *M. mycoides* var. *mycoides* crece en agar-caldo de carne con suero, dando lugar a las colonias típicas de micoplasma ya descritas. Algunas colonias pueden observarse sin dificultades a simple vista. En medios nutritivos que contienen sangre, el *M. mycoides* produce hemólisis; diversos carbohidratos, como glucosa, maltosa, manosa y levulosa, son metabolizados produciendo ácidos.

El *M. mycoides* resulta afectado por los desinfectantes corrientes. Su capacidad de resistencia en el medio ambiente no es muy marcada. Temperaturas de más de 58 °C lo matan rápidamente; expuesto a la luz del sol, al aire e incluido en materia orgánica, sólo permanece vivo unos 10 días. A temperaturas más bajas (4-6 °C), el *M. mycoides* puede sobrevivir hasta 3 meses.

Receptividad. Inmunidad. Son receptivos al *M. mycoides* los bóvidos de todas las razas y edades. Las razas de ganado vacuno selecto son más receptivas que las razas rústicas. También otras especies bovinas próximas al ganado vacuno, como el búfalo, bisonte, reno y antílopes, son sensibles al agente productor de la perineumonía.

Los animales que sobreviven a la enfermedad adquieren una prolongada inmunidad.

Epizootiología y patogenia. La difusión de la perineumonía en colectividades libres se produce por animales enfermos, que introducen el agente productor, o por animales aparentemente curados, que después pueden ser portadores y eliminadores del microorganismo durante largo tiempo. El comercio de animales y su control juegan un papel primordial en la introducción y diseminación de la perineumonía bovina. Resulta especialmente difícil la detección de animales eliminadores y portadores permanentes después de la curación. A consecuencia de las características lesiones anatomopatológicas, pueden quedar inutilizados lóbulos pulmonares enteros o partes de ellos por oclusión del bronquio o bronquiolos correspondientes. En el proceso de curación pueden volver tales zonas a conectarse con la circulación del aire pulmonar, liberando entonces el agente productor, que hasta ese momento estaba retenido. Estos procesos aclaran la eliminación periódica de *M. mycoides* a lo largo de mucho tiempo y también la difusión de la perineumonía por las transacciones comerciales con animales aparentemente sanos.

El contagio de los animales se produce por las vías respiratorias en forma de infección por finas gotitas. El agente productor determina inicialmente alteraciones en los pequeños bronquios y a partir de ellos penetra en el tejido intersticial, en donde es posible también su paso a los vasos sanguíneos y linfático. Estas fases iniciales van acompañadas inmediatamente por la inflamación crupal del parénquima pulponar.

Síntomas clínicos. La enfermedad se manifiesta, después de un periodo de incubación de 2-4 semanas, por aumento de la temperatura y aparición de tos. Los síntomas respiratorios aumentan al avanzar la enfermedad. La tos es cada vez más frecuente y resulta dolorosa; la frecuencia respiratoria aumenta y aparece flujo nasal. En estas fases de la enfermedad el estado general de los animales comienza a alterarse; así, junto a un menor consumo de alimento, aparecen irregularidades en la rumia, y la producción láctea disminuye. El avance de la perineumonía intensifica esta sintomatología y los animales adelgazan considerablemente. Aparecen edemas, hacia el final de la enfermedad la temperatura corporal se eleva a 41-42 °C y las frecuencias circulatoria y respiratoria están notablmente aumentadas.

Pronóstico. El pronóstico respecto a la supervivencia de los animales debe establecerse con precaución, pues aproximadamente el 30-50 % mueren después de una duración más o menos larga de la enfermedad. Aunque no se observan con frecuencia casos mortales agudos, pueden aparecer algunos por sepsis generalizada. A veces, animales aparentemente curados pueden experimentar recaídas, que les llevan por lo general a la muerte. En el rebaño, el pronóstico depende de la legislación sanitaria veterinaria correspondiente. En países libres de perineumonía, el pronóstico para el rebaño es mortal.

Anatomía patológica. Las lesiones anatomopatológicas de los pulmones se caracterizan por el origen y la diseminación broncógena, dando lugar al cuadro típico de la marmorización jaspeada del pulmón. La expansión peribronquial del proceso inflamatorio determina un engrosamiento muy marcado del tejido intersticial, de tal manera que los lobulillos quedan separados por amplias bandas gelatinosas. El comienzo de las alteraciones se manifiesta por pequeñas condensaciones inflamatorias de los bronquios pequeños y también por la aparición de una neumonía serofibrinosa. La diseminación broncógena determina la posterior aparición de otras zonas alteradas inicialmente circunscritas; el tejido intersticial participa en la reacción inflamatoria. El curso crónico de la perineumonía permite que puedan observarse en casi todos los estadíos de la enfermedad áreas pulmonares con lesiones en diversas fases de desarrollo. Esta imagen se denomina marmorización jaspeada, pero no es exclusivamente característica de la perineumonía bovina. Todas las neumonías crupales del ganado vacuno muestran alteraciones similares. Junto con la afección pulmonar, están también alterados los ganglios linfáticos regionales, que manifiestan una tumefacción bastante pronunciada; la pleura pulmonar está también inflamada.

En la fase crónica el tejido pulmonar está recorrido por amplias bandas grises blanquecinas de tejido conjuntivo. Los lobulillos pulmonares están carnificados y necróticos, y más raramente calcificados. Con frecuencia se observan también porciones pulmonares completamente muertas, delimitadas por cápsulas de tejido conjuntivo. Las hojas pleurales en esta fase de la enfermedad están muy engrosadas y frecuentemente adheridas. La fase final de la enfermedad se completa con una pericarditis, peritonitis e infiltrados de líquido gelatinoso en el tejido conjuntivo subcutáneo.

Diagnóstico. El examen clínico y anatomopatológico no permiten un diagnóstico absolutamente unívoco de la perineumonía bovina. La identificación del agente causal a partir de tejido pulmonar lesionado, así como los métodos serológicos de identificación indirecta del mismo, permiten un diagnóstico más seguro. De los métodos serológicos, el más valioso es la RFC.

Según Stone, resulta especialmente adecuado como antígeno un extracto de dodecilsulfato sódico. Para prepararlo se procede de la siguiente manera: Cultivos en caldo se centrifugan, se lavan, se disuelve el sedimento en dodecilsulfato sódico, se agita con cloroformo y se centrifuga; así se obtiene un precipitado que se recoge en tampón 1 mol de carbonato sódico de pH 9 y se dializa con cloruro potásico 0,15 mol; el dodecilsulfato potásico precipita; centrifugar; lo que sobrenada es el antígeno.

Diagnóstico diferencial. Deben diferenciarse sobre todo de la perineumonía las neumonías crupales producidas por pasterelas (34.1. y 34.2.). La identificación directa o indirecta del agente productor permite conocer la etiología de la enfermedad en cada caso.

Tratamiento. El tratamiento de la perineumonía sólo tiene sentido en países donde no se ha podido hacer desaparecer la enfermedad con las medidas clásicas de lucha contra las epizootías. Debido a la sensibilidad del agente productor a la tilosina y antibióticos de amplio espectro, es posible llevar a cabo el tratamiento con estos productos. Sin embargo, la presencia de amplias lesiones en diversas partes de los pulmones no puede mejorarse, ni responde a ningún tratamiento medicamentoso.

Profilaxis. Debe prestarse especial atención al comercio realizado con los animales. No debería permitirse la importación de animales procedentes de países en los que todavía se presenta la perineumonía; los portadores y eliminadores permanentes del agente causal constituyen un gran peligro. En países en que la enfermedad tiene carácter enzoótico, conviene poner en práctica medidas de inmunización activa. Las vacunas existentes son constantemente mejoradas y se preparan tanto en forma de vacuna viva, como de vacuna muerta.

(Deben citarse los principios establecidos por Hussel (1962) para combatir la perineumonía bovina).

Bibliografía

Dommermuth, C. H., u. Gourlay, R. N. (1967): A solid medium test for measuring growth inhibition and neutralization of *Mycoplasma mycoides* by immune bovine serum. J. gen. Microbiol. **47**, 289.

Hussel, L. (1962): Die Lungenseuche, S. Hirzel Verlag, Leipzig.

Lindley, E. P. (1967): Contagious bovine pleuropneumonia and the problems associated with its control. J. Amer. Vet. Med. Ass. **151**, 1810.

24.2. Micoplasmosis mamaria de la vaca

La infección de la mama de la vaca por micoplasmas está provocada por diversas especies de estos microorganismos. Clínicamente se manifiesta por una mamitis aguda con atrofia subsiguiente del cuarterón afectado. Se está estudiando una posible relación con otras infecciones por micoplasmas de los órganos genitales y respiratorios, así como de las articulaciones.

Historia. Presentación. La infección de la ubre de la vaca por micoplasmas se conoce desde mediados de la década de los 50. Las primeras comunicaciones se limitaban a descubrir micoplasmas en muestras de leche alterada. Más tarde pudo evidenciarse mediante estudios de contagio la patogeneidad de las cepas aisladas para la ubre.

Hasta el presente se han diagnosticado mamitis micoplásmicas en USA, Canadá, Australia, Nueve Zelanda, Italia, Israel, Francia, RFA, Rumanía, Yugoslavia y RDA.

Etiología. Como agentes causales de la infección micoplásmica de las mamas de la vaca se han descrito hasta ahora el *Micoplasma (M.) agalactiae* var. *bovis* ó *M. bovis*, *M. bovigenitalium*, *Acheloplasma (A.) laidlawii* y *A. axanthum*. También se ha citado el *Ureaplasma urealyticum* (antes denominado estirpe T) como relacionado con la presentación de mamitis. Las especies mencionadas se han podido aislar de muestras de leche alterada procedentes de hembras enfermas, o bien de tejido mamario, ganglios linfáticos de la ubre y otros órganos, así como de los ganglios linfáticos de otras regiones corporales. Exhiben las características típicas de las familias *Myco-* y *Acholeplasmataceae*.

Receptividad. De acuerdo con los conocimientos actuales, son sensibles a una infección por *M. bovis* y *M. bovigenitalium* las vacas lecheras de todas las edades y niveles de producción. Parecen resultar particularmente amenazadas las hembras de elevado rendimiento lechero y en primera lactación que se encuentran en un ambiente infectado. El contagio con las *Acholeplasmataceae*, de distribución ubicuitaria, sigue las mismas directrices.

Epizootiología. Patogenia. El conocimiento que actualmente se posee sobre la epizootiología y patogenia de esta enfermedad está lleno de numerosísimas lagunas. Como puerta de la infección se considera la abertura del pezón, y como vía principal de difusión la galactógena, aunque también se cuenta con referencias alusivas a una diseminación linfógena-hematógena. No puede asegurarse todavía con plena certeza que existan también otras puertas de entrada, con difusión hematógena-linfógena y asentamiento de los micoplasmas en la ubre. Los contagios experimentales sólo han provocado mamitis hasta ahora si se utilizaba la vía galactógena. La identificación del *M. bovis* en el útero de hembras gestantes y vacías, en los fetos y envolturas fetales, en el aparato respiratorio de vacas y terneros y en la secreción mamaria de novillas sucita una serie de distintas relaciones que, sin embargo, precisan ser confirmadas. La presencia de *Acholeplasmataceae* en diversos órganos de terneros ha sido igualmente descrita, pero sin haberse aclarado su significación respecto a la etiología de determinadas enfermedades. También se han descrito infecciones de los ojos por *M. bovis*. Como fuentes de contagio actúan, según lo dicho, animales de cualquier edad y con diversas enfermedades en cuya génesis o mantenimiento participen micoplasmas. Es del todo segura la eliminación de grandes cantidades de micoplasmas con la leche o con la secreción de animales enfermos, que constituyen por ello un grave peligro para la difusión de la micoplasmosis en el rebaño. Es seguro que también las excreciones por las vías respiratorias juegan papel en la acumulación de micoplasmas en la población.

Síntomas clínicos. La mamitis causada por micoplasmas no exhibe ningún cuadro clínico característico. Las primeras manifestaciones de una infección se traducen en alteraciones de la leche ordeñada, que al principio adopta aspecto acuoso. La cantidad de leche disminuye con mucha rapidez en el curso de 1-2 días. Aparecen gránulos semejantes a la arena, con grumos y filamentos, hasta que por último se ordeña un líquido acuoso, amarillento-castaño, mezclado con flóculos y jirones groseros, que no se parece en nada a la leche. Los cuarterones enfermos están aumentados de volumen, pero se atrofian luego en el curso de la afección. La infección puede transmitirse desde un cuarterón a otro. También las vacas "secas" y las novillas pueden sufrir una infección por micoplasmas. Las manifestaciones clínicas consisten en alteraciones de la secreción láctea, que se torna amarilla, viscosa y flocular, con induración del cuarterón afectado. La enfermedad puede adoptar curso agudo, subagudo o crónico. También pueden observarse síntomas generales, como fiebre e inapetencia.

Pronóstico. El pronóstico es desfavorable en los casos agudos con intensas alteraciones de la leche, ya que se atrofian los cuarterones afectados. En las formas subagudas y crónicas se registran curaciones; sin embargo, no se recuperan los rendimientos lecheros primitivos. En la presentación aguda con síntomas generales e infarto ganglionar, el pronóstico debe ser siempre desfavorable.

Anatomía patológica. Los cuarterones mamarios enfermos exhiben aumento de volumen y de la consistencia. En la cisterna y canales lactóforos hay acúmulos fibrinosos. El parénquima glandular adopta color gris amarillento. Los lobulillos glandulares hacen notable prominencia en la superficie de corte. En los casos avanzados se observa atrofia y proliferación fibrosa. Histológicamente destacan infiltraciones perivasculares de la pared de la cisterna, infiltraciones intersticiales de granulocitos eosinófilos, células plasmáticas y linfocitos, y proliferaciones de las células del tejido conjuntivo de los tabiques intralobulares que motivan la involución de los lobulillos glandulares. La fase final se caracteriza por una galactoforitis proliferativa con atrofia glandular.

Diagnóstico. Por no conocerse una típica sintomatología clínica, ni existir lesiones anatopopatológicas o histológicas características, el diagnóstico debe basarse en la identificación directa de los micoplasmas. El aislamiento de éstos se realiza a partir de muestras de leche alteradas o de muestras de órganos de animales sacrificados. Para todos los métodos diagnósticos por identificación directa de los micoplasmas es válido lo siguiente: Cuanto más limpio y con mayor rapidez se introduzca el material a investigar en caldo para micoplasmas, mejores resultados se consiguen. Nada más extraída la secreción, se depositan con ayuda de una varilla de vidrio unas pocas gotas en el caldo, sistema que proporciona resultados óptimos. En los casos agudos es más probable el aislamiento que en las formas crónicas. Pese a observarse estas instrucciones, la diferencia cuantitativa entre animales enfermos e identificaciones positivas de micoplasmas es todavía muy alta. La explicación de esto puede estar en que todavía no se dispone de técnicas microbiológicas suficientemente exactas, o bien en que los micoplasmas son expulsados de manera periódica o irregular. Los métodos indirectos – es decir, serológicos – de identificación del agente causal no se han desarrollado todavía en la medida necesaria.

Tratamiento. Los micoplasmas son sensibles a los diversos antibióticos de amplio espectro, pese a lo cual no se han logrado hasta el presente efectos terapéuticos satisfactorios en las mamas. Para alcanzar un nivel eficaz de antibiótico en el tejido mamario hace falta un tratamiento general con dosis tan altas, que prácticamente no puede llevarse a efecto. Las aplicaciones intracisternales sólo han proporcionado éxitos esporádicos. La tilosina es muy eficaz, pero ejerce intensa acción irritativa sobre los tejidos, y por añadidura tampoco ha proporcionado hasta el presente éxitos curativos concluyentes. Otros antibióticos ejercen influencia sobre la flora bacteriana de acompañamiento, lo que permite explicar su eficacia.

Profilaxis. Por presuponer la acción clínica nociva la presencia de una determinada cantidad de microorganismos, en todas las infecciones por micoplasmas puede lograrse un efecto profiláctico con medidas higiénicas y desinfecciones. Debido a desconocerse todavía en buena parte cuáles son las fuentes de contagio y las puertas de entrada, la medida preventiva más importante resulta ser la desinfección. En una población con la enfermedad en fase aguda, deben separarse y sacrificarse inmediatamente todas las reses cuyo pronóstico sea desfavorable. Los animales clínicamente enfermos y los que eliminen microplasmas deben apartarse y ser alojados en unidades especiales para su ulterior aprovechamiento. Sometiendo los rebaños a investigación se descubren animales eliminadores de micoplasmas, que también deben abandonar la zona de producción del establecimiento. Además de estos espurgos deben cumplirse escrupulosamente todas las medidas de higiene de la leche. Se atenderá sobre todo a la desinfección de los útiles de ordeño, de la ubre, regueros de desagüe, de las manos y entorno del ordeñador, que deberá cambiarse diariamente de ropa. Otras medidas profilácticas son los reconocimientos clínicos cada 2 semanas de las vacas "secas" y el análisis bacteriológico de la secreción de novillas antes de su instalación en la explotación.

Bibliografía

Erfle, V., u. Brunner, A. (1977): Mastitis beim Rind durch *Acholeplasma laidlawii*. Berl. Münchn. tierärztl. Wschr. **90**, 28.

Hauke, H., Schönherr, W., u. Becker, U. (1967): Die Isolierung von Mycoplasmen (PPLO) aus Einzelmilchproben vom Rind. Mh. Vet.-Med. **22**, 22.

Pfützner, H. (1977): Untersuchungen zur Diagnostik der Mykoplasmen-Mastitiden des Rindes. Vet.-med. Diss., Akademie der Landwirtschaftswissenschaften der DDR, Berlin 1977.

Wehnert, Ch., Teichmann, G., Hauke, H., Schimmel, D., u. Lautzsch, Ch. (1977): Bericht über den Verlauf einer Mykoplasmeninfektion des Euters. Mh. Vet.-Med. **32**, 55.

24.3. Agalactia contagiosa de la cabra y de la oveja

(Al.: *Infektiöse Agalaktie der Ziege und des Schafes;* lat.: *Agalactia contagiosa caprarum et ovium)*

La agalactia contagiosa de la cabra y la oveja es una mamitis causada por micoplasmas, que se presenta principalmente en la cuenca mediterránea.

Historia y presentación. La enfermedad es conocida desde comienzos del siglo XIX y fue descrita por vez primera en Italia y Suiza.

Se presenta predominantemente en países del área mediterránea, como España, Francia, Italia, los Países Balcánicos, Argelia, Marruecos y Turquía. La agalactia contagiosa se ha observado también en zonas montañosas con gran cantidad de cabras y ovejas (Suiza, Tirol, Cárpatos). Según datos recientes, la enfermedad ha aparecido también en la India.

Etiología. El agente productor de la agalactia contagiosa es el *Mycoplasma (M.) agalactiae.* Puede aislarse a partir de la sangre cardíaca, ganglios linfáticos, articulaciones y leche de los animales enfermos. El microorganismo puede cultivarse en caldo-suero y en agar-sangre al 5 %. El *M. agalactiae* manifiesta las propiedades típicas de los micoplasmas (24.).

Receptividad. Son especialmente receptivos al *M. agalactiae* las cabras de todas las razas, edades y de ambos sexos. Las ovejas son más resistentes y padecen la enfermedad con menos frecuencia. La presentación de una infección por *M. agalactiae* en animales machos y en los que todavía no están sexualmente maduros podría sorprender, pero hay que tener en cuenta que la enfermedad cursa inicialmente en forma de sepsis, como manifestaciones orgánicas posteriores.

Epizootiología y patogenia. El *M. agalactiae* puede detectarse en distintos órganos y se elimina con la leche. Esto último ocurre también después de la curación de los animales, pudiendo eliminar los animales que han estado enfemos el agente productor durante meses o años. Esta eliminación permanente es una peligrosa fuente de contagio para otros animales y, en definitiva, para la difusión de la enfermedad al vender o comerciar con los animales. La agalactia contagiosa, como su propio nombre indica, es altamente contagiosa; un rebaño resulta totalmente afectado en 4-6 semanas y posteriormente no suelen aparecer más casos de la enfemedad.

La infección natural se produce generalmente por vía entérica, pero el microorganismo puede penetrar también a través de pequeñas heridas existentes en la piel. El *M. agalactiae* produce inicialmente una afección generalizada y febril y se disemina en el organismo por vía hemática. El agente asienta, después de la fase septicémica, en los ganglios linfáticos, en la glándula mamaria, en los ojos y en las articulaciones, en cuyas localizaciones se originan procesos inflamatorios.

Síntomas clínicos. Después de un período de incubación de 14 días, la enfermedad se manifiesta por una reacción febril repentina. La temperatura corporal aumenta a 41-42 °C.

Cuando desaparece el ataque febril, se reduce considerablemente la producción de leche, hasta anularse. No se presenta una mamitis aguda, pero la glándula mamaria se atrofia en el curso de la enfermedad. Después de esta súbita desaparición o descenso de la producción láctea, se observan también artritis y conjuntivitis, así como una queratitis parenquimatosa. Estos últimos síntomas aparecen básicamente en los animales jóvenes y en los machos. A consecuencia de la artritis, que afecta sobre todo a las articulaciones del carpo, de la rodilla y del codo, los animales presentan claudicaciones manifiestas. Posteriormente hay también inflamaciones de las vainas tendinosas.

Pronóstico. El pronóstico, en general, es favorable. Los animales se recuperan de nuevo en 1-2 meses; las opacidades de la córnea y las artritis desaparecen. La mama atrófica puede recuperar también completamente su función después de una nueva gestación. Si además de los síntomas mencionados aparecen complicaciones, generalmente en el aparato respiratorio y coincidiendo con otros factores agravantes secundarios, la mortalidad puede llegar a ser del 20 %.

Anatomía patológica. Se observan lesiones anatomopatológicas en la glándula mamaria (procesos de atrofia), en los ojos (conjuntivitis y queratiris), en articulaciones (artritis) y en las vainas tendinosas (tendovaginitis).

Diagnóstico. El diagnóstico puede establecerse a la vista del cuadro clínico y se confirma por identificación directa del agente causal a partir de la secreción mamaria y de muestras de distintos órganos (sangre cardíaca, ganglios linfáticos, articulaciones y vainas tendinosas). Los micoplasmas aislados deben corresponder serológicamente con el *M. agalactiae* para que el diagnóstico sea definitivamente válido.

Tratamiento. El *M. agalactiae* es sensible a la canamicina, novobiocina, estreptomicina, neomicina, polimixina B y tilosina. El tratamiento con estreptomicina y tilosina suele tener bastante éxito.

Profilaxis. Un diagnóstico de población sobre la base de análisis de muestras de leche puede ayudar a limitar la difusión de la enfermedad por el comercio de animales. En Rumanía se ha aplicado profilácticamente con bastante éxito una vacuna formolada adicionada de hidróxido de aluminio y otra vacuna atenuada.

Bibliografía

Bakshi, S. N. (1965): Artificial transmission of contagious agalactia in goats. Indian Vet. J. **42**, 240.

Popovici, J., u. De Simon, M. (1966): Vaccination against contagious agalactia of sheep and goats in Roumania. Archiva vet. **1**, 21.

24.4. Neumonía enzoótica del cerdo

(Al.: *Enzootische Pneumonie des Schweines; Ferkelgrippe, Zementhusten*).

La neumonía enzoótica (NE) del cerdo es una enfermedad infecciosa crónica de los órganos respiratorios.

Historia y presentación. La NE porcina se conoce desde hace varios años bajo las denominaciones de gripe de los lechones y tos del cemento, y, de acuerdo con las condiciones de manejo, ha producido considerables pérdidas. Las investigaciones realizadas por Waldmann y Köbe en los años 30 en la isla de Riems dieron un gran impulso al conocimiento de esta enfermedad. Con material pulmonar de animales enfermos pudieron transmitirla y experimentalmente demostrar a la vez su carácter infeccioso. A partir de tejido pulmonar de animales enfermos y por medio de cultivos en embrión de pollo, pudo aislarse un agente y reproducir experimentalmente la enfermedad a partir de extractos pulmonares filtrados por algodón, así como mantenerla a través de varios pases sucesivos. Con material filtrado libre de bacterias sólo se logró provocar ligeros síntomas clínicos, no acompañados de tos ni de lesiones anatomopatológicas. Por infecciones mixtas con *Haemophilus suis* y filtrados libres de bacterias apareció el cuadro completo similar a la enfermedad natural, con las manifestaciones clínicas y lesiones anatomopatológicas de bronconeumonía. El agente se describió y caracterizó como virus de la gripe de los lechones. Posteriormente se hacía responsable a este agente de casi todas las afecciones pulmonares del cerdo.

En 1954 Wesslen y Lannek dieron un giro nuevo a la investigación etiológica de este proceso al aislar y multiplicar un agente en cultivos celulares y en medios artificiales libres de células. Estos autores denominaron al agente descubierto agente SEP ("swine enzootic pneumonia agente" = agente de la neumonía enzoótica porcina), con el que lograron reproducir experimentalmente la enfermedad. Mediante estudios serológicos, Dinter pudo demostrar más tarde que la identidad del agente SEP correspondía al *M. hyorhinis.*

La NE porcina, que hoy se considera todavía denominación genérica para enfermedades del aparato respiratorio, corresponde a un cuadro clínico bastante claro a grandes rasgos y conocido en todo el mundo. La NE podrá diferenciarse etiológicamente todavía más, a medida que avancen las investigaciones, pero tanto el cuadro clínico como las lesiones anatomopatológicas macroscópicas y microscópicas apenas permiten la separación de procesos nosológicos distintos, ya que la forma de reacción del pulmón o de todo el aparato respiratorio frente a diversas noxas es bastante uniforme.

La enfermedad se presenta en todo el mundo y ha adquirido cada vez más importancia al crecer la concentración de las explotaciones de estos animales. También el hecho de que determinadas enfemedades se consideraran inalterables y que se calcularan a priori las pérdidas ocasionadas por ellas, ha variado bastante con el creciente desarrollo de la producción agropecuaria en el sentido de una más intensa industrialización de sus métodos de producción. Las pérdidas ocasionadas resultan claramente elevadas en la actualidad, haciendo necesaria una serie de medidas tendentes a reducirlas.

Etiología. Según los conocimientos actuales, la etiología de la NE no es única. Se han descrito varios agentes productores, que, al menos experimentalmente, han podido provocar siempre los estadios iniciales de la enfermedad natural. Independientemente entre sí, Wesslen, Lannek, Bakos y Dinter en Suecia, y Switzer en los Estados Unidos, han descrito una especie de micoplasma como agente productor. Posteriormente, Goodwin y Whittlestone, en Inglaterra, han señalado la existencia de una cepa, aislada en cultivos celulares a partir de pulmones de cerdos enfermos de neumonía y multiplicada a continuación en medios libres de células. Con esta especie de micoplasma, *M. suipneumoniae,* se ha logrado también provocar lesiones experimentalmente, que se corresponden ampliamente con las de la enfermedad natural. En los Estados Unidos se obtuvieron los mismos resultados simultáneamente con *M. hyopneumoniae,* mientras que en la RDA ha descrito Schimmel en ese campo las propiedades patógenas de distintos serotipos de *Acholeplasma laidlawii.* Según los conocimientos actuales, pueden considerarse como especies patógenas de micoplasmas el *M. hyorhinis, M. suipneumoniae, M. hyopneumoniae* y algunos serotipos de *A. laidlawii.*

Hasta el *A. laidlawii,* todas las demás especies necesitan medios con suero y algunas de ellas precisan además suplementos especiales. El *M. suipneumoniae* crece muy lentamente (7-10 días) y con colonias muy pequeñas (fig. 145). El aislamiento primario a partir de material orgánico es extraordinariamente difícil, ya que la flora de acompañamiento de bacterias y micoplasmas debe inhibirse en el crecimiento. Otras propiedades del *M. suipneumoniae* están contenidas en el capítulo 24.

Como agentes etiológicos se han considerado también las clamidias. Estos datos proceden fundamentalmente de Bulgaria, Francia, Rumanía y la Unión Soviética. En embriones de pollo se han podido cultivar a partir de material pulmonar con lesiones microorganismos que se corresponden con clamidias. Con los embriones infectados se ha provocado la enfermedad también en lechones. Las lesiones observadas corresponden a las de la NE.

Todavía no se conoce con seguridad hasta qué punto ambos tipos de agentes participan en el desencadenamiento de la enfermedad natural. Según los datos de la bibliografía, las clamidias juegan únicamente un papel secundario. Tampoco puede confirmarse con toda seguridad todavía la importancia de las distintas

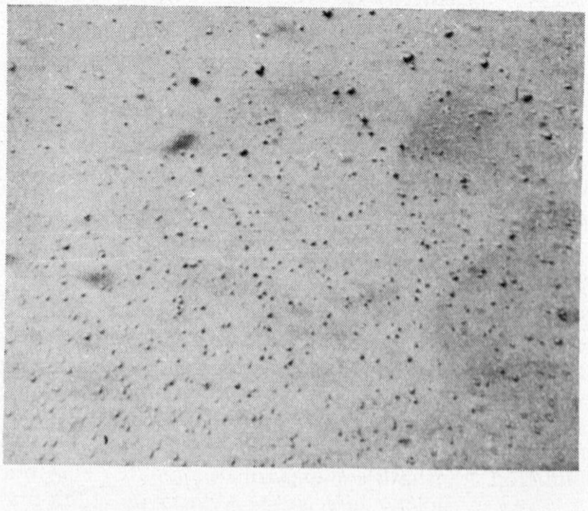

Fig. 145. Colonias de *M. suipneumoniae;* 200:1.

especies de micoplasma y de los serotipos de *A. laidlawii* en lo referente a su participación en la enfermedad natural, aunque está claro ya el papel predominante del *M. suipneumoniae* y del *M. hyopneumoniae.*

En el caso de los demás agentes, no se ha podido comprobar hasta ahora con absoluta certeza su papel etiológico primario. Como agentes secundarios o coadyuvantes tienen especial importancia las pasterelas (34.4.), adenovirus (16.), bordetelas (39.1.) y agentes piógenos (26., 27., 28.).

Los estudios realizados sobre *H. parasuis* y *H. parahaemolyticus* apuntan hacia su participación en enfermedades que son distintas (véase 36.1.).

Receptividad. Inmunidad. Son receptivos a los agentes productores de la NE principalmente los lechones y cerdos de engorde jóvenes. Los animales de edades superiores parecen haber desarrollado una inmunidad suficiente y enferman con menor frecuencia. Las cerdas transmiten anticuerpos con el calostro, de tal manera que los lechones enferman más raramente en las dos primeras semanas que a partir de las 3-4 semanas de edad. Son especialmente receptivos los cerdos LPE ("libres de agentes patógenos específicos"), en cuyos animales la edad no desempeña papel ninguno. Como no disponen de anticuerpos, enferman con extraordinaria frecuencia a cualquier edad. En estos animales los síntomas de la enfermedad resultan particularmente marcados, siendo desconocido por completo un cuadro con tales características en los animales convencionales. Los cerdos machos y hembras adultos LPE pueden morir a consecuencia de la enfermedad.

Epizootiología y patogenia. La enfermedad está bastante extendida, pudiendo darse por seguro que todas las explotaciones, con la excepción de las dedicadas a la obtención de animales LPE, están afectadas. La infección de los lechones procede de la madre y del contacto con otros animales enfemos. La enfermedad es también difundida por las prácticas comerciales, aunque a primera vista esta vía no parece ser de gran importancia, puesto que todas las explotaciones están prácticamente afectadas. No obstante, partiendo de las observaciones realizadas y de consideraciones teóricas, el comercio de animales juega un papel decisivo en la diseminación de los distintos tipos de agentes causales. Frecuentemente ocurre que en una explotación se logra reducir la manifestación clínica del proceso, hasta que la situación se modifica y empeora por la introducción de nuevos animales. Entonces enferman tanto los animales nuevos, como los ya existentes en la explotación. Las manifestaciones clínicas persisten hasta que los animales restablecen un equilibrio mediante producción de anticuerpos contra las cepas de nueva introducción, desconocidas para ellos.

Las explotaciones de engorde son las más afectadas por estas circunstancias, ya que la población se compone por lo general de animales procedentes de diversos establecimientos y ello determina siempre la reaparición del proceso ya extinguido. La amplitud del espectro de agentes productores debe considerarse también como razón de la presentación de neumonías de curso frecuentemente grave.

El estado de las colectividades no afectadas clínicamente debe considerarse, por tanto, extraordinariamente lábil. Otro problema importante es la cantidad presente de agentes causales. Las experiencias de Waldmann y Köbe mostraron algo ya confirmado posteriormente por otros autores, y es la gran importancia que reviste la cantidad de gérmenes a inocular para que resulte positivo un proceso infeccioso. Este hecho es particularmente importante para la lucha contra la enfermedad y su profilaxis, pero también tiene su interés desde el punto de vista de la patogenia. Cuanto menor es la cantidad de microorganismos que se administran en una sola vez a los lechones, más leve es el curso de la enfermedad. Cantidades pequeñas de agente productor estimulan la formación de anticuerpos y en el peor caso producen lesiones histológicas o alteraciones neumónicas de lobulillos pulmonares aislados. Las infecciones masivas, tal como se observan sobre todo en los cebaderos de cerdos cuando animales jóvenes entran en contacto con otros de edad algo más avanzada, desencadenan el cuadro típico de la NE. Además de estos factores cuantitativos, hay otros que juegan sin duda un papel con influencia sobre el cuadro clínico. Tanto los micoplasmas como las bedsonias son agentes obligados de infecciones, pero agentes patógenos causantes de enfermedad facultativos. Esto quiere decir que todo contacto de un animal receptor con estos gérmenes provoca una infección, que se evidencia por la producción de anticuerpos y por ligeras lesiones identificables macroscópica o histológicamente. Para que se produzca la enfermedad son necesarias, sin embargo, determinadas cantidades de agente causal, un estado inmunitario especial o la concomitancia de factores agravantes. De entre éstos últimos se han estudiado con detalle agentes secundarios tales como adenovirus y pasterelas. Las infecciones mixtas con la participación de los dos tipos de microorganismos que acabamos de mencionar determinan la aparición de la enfermedad. También deben tenerse en cuenta las malas condiciones de manejo, alojamiento o alimentación. Los factores climáticos de la explotación juegan un importante papel, sobre todo la humedad y el frío.

Síntomas clínicos. Las manifestaciones clínicas comienzan frecuentemente con estornudos y flujo nasal. A continuación aparece una tos seca, que se presenta sobre todo cuando se obliga a los animales a correr. Permanecen en pié con las extremidades abiertas, tosen enérgicamente varias veces y respiran con dificultad. Sobre todo en casos de complicaciones bacterianas secundarias, la neumonía determina síntomas mucho más pronunciados. Deben tenerse en cuenta a este respecto infecciones por *Pasteurella multocida, P. haemolytica* y *Corynebacterium pyogenes.* Estas infecciones mixtas, que aparecen sobre todo en explotaciones de engorde, producen las formas más graves de neumonía y ocasionan numerosas pérdidas.

Los animales experimentan un considerable retraso en su crecimiento y frecuentemente tienen que ser sacrificados. Estas infecciones por pasterelas, sobre todo por *P. haemolytica,* determinan síntomas agudos de la enfermedad, con aumento de la temperatura hasta más de 40,5 °C, pérdida de apetito, debilidad y muerte en algunos casos.

La NE en las explotaciones tradicionales de cerdos es una enfermedad de los animales jóvenes desde las 2 semanas hasta la pubertad. La enfermedad en los animales de engorde se debe por lo general a una infección incompletamente curada en la etapa de lactancia o en el periodo de recría. El curso de la enfermedad es crónico. Especialmente intenso y agudo es el curso del proceso en los cerdos LPE. Los animales presentan la enfermedad después de un periodo de incubación aproximadamente de una semana, teniendo el proceso un carácter generalizado febril, con dificultades respiratorias y casos mortales, de forma parecida a como ocurre en los cuadros de pasteurelosis.

Pronóstico e importancia económica de la enfermedad. El pronóstico en el caso de animales de cría convencional es favorable. Un tratamiento a tiempo o la oportuna corrección de los factores agravantes suelen evitar que la enfermedad adquiera carácter grave. Sin embargo, deben preverse constantemente las pérdidas causadas por la NE en la población. La enfermedad puede persistir con carácter enzoótico en las explotaciones durante mucho tiempo. Las pérdidas económicas dependen de la gravedad del cuadro clínico y de la influencia de factores agravantes, pero constituyen en cualquier caso una circunstancia reductora de la producción que puede ser atenuada constantemente, pero que, sin llevar a cabo medidas drásticas de saneamiento, nunca puede eliminarse por completo. Estos puntos de vista deben tenerse en cuenta sobre todo a la hora de decidir los procedimientos a seguir en la profilaxis y lucha contra la enfermedad.

En el caso de los cerdos LPE, en los que tal situación debe entenderse sobre todo a estar libres de micoplasmas patógenos, el pronóstico tiene que establecerse con cuidado. Estos animales enferman de una forma particularmente grave y pueden morir a pesar de someterlos a tratamiento. El pronóstico en explotaciones de cerdos LPE reinfectados es similar al de los animales convencionales. Según los conocimientos actuales, las reinfecciones de una colectividad de cerdos LPE no tiene efectos devastadores ni clínica ni económicamente. Es evidente que no bastan el espectro y la cantidad de gérmenes pára ocasionar graves pérdidas. Las consecuencias graves para estos animales aparecen cuando se instalan en un medio altamente contaminado o tienen íntimo contacto con animales convencionales.

A causa del traslado de animales desde las explotaciones de producción de lechones a las naves de recría y de cebo, así como entre las explotaciones de selección y producción de lechones, debe contarse con un alto nivel de infección en los diversos establecimientos. Las pérdidas producidas por la rinitis y la neumonía enzoótica se calculan actualmente en la RDA en unos 50 marcos por cada cerdo normalmente sacrificado. De ello resultan unas pérdidas económicas anuales en todo el país de varios millones de marcos. El déficit para los productores de cerdos se debe, según la gravedad del cuadro clínico, a la disminución del aumento de peso previsto, necesidad de sacrificar un cierto número de animales por su bajo rendimiento, casos mortales de la enfermedad, superior duración del periodo de engorde y mayor consumo de pienso y de medicamentos. Otras pérdidas se originan en el matadero por decomiso de órganos (pulmones, corazón, tórax, etc.) y escasa calidad de la canal, con todas sus consecuencias.

Anatomía patológica. El cuadro anatomopatológico de la NE depende de la fase de la enfermedad. Si se realiza la necropsia de animales con la enfermedad ya avanzada, se observa un cuadro anatomopatológico muy variado. Además de lesiones catarrales en amplias zonas pulmonares, resultando afectados predominantemente los lóbulos apicales, medio y accesorio, se observan zonas de bronconeumonía purulenta (fig. 146). Se aprecian también con frecuencia pleuritis y pericarditis de intensidad diversa. Los estadíos iniciales de la enfermedad se diagnostican generalmente sólo en relación con otras enfermedades, porque no determinan lesiones graves. Frecuentemente se observan en estos animales como hallazgo secundario pequeños focos neumónicos en los lóbulos pulmonares mencionados. También son hallazgo secundario las cicatrices conjuntivas detectadas en algunas zonas del intersticio pulmonar.

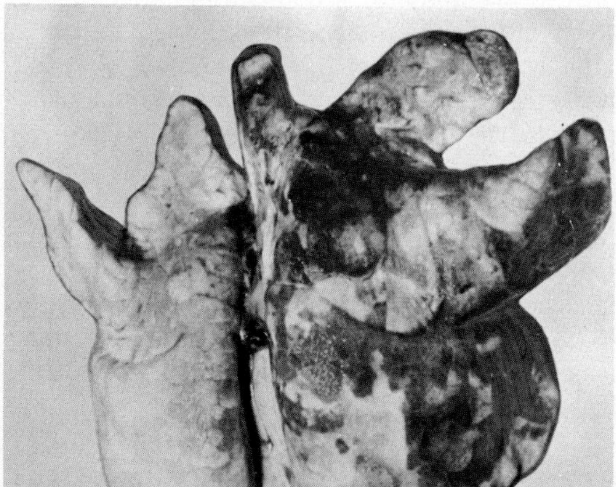

Fig. 146. Neumonía enzoótica del cerdo. Inflamación pulmonar catarral supurada.

Histológicamente la fase inicial se caracteriza por proliferaciones linfohistiocitarias en el intersticio interalveolar; a esto hay que añadir hiperplasia de los folículos linfoides y proliferaciones linfohistiocitarias en el tejido conjuntivo peribronquiolar. Estas lesiones no pueden considerarse características de la NE, porque reflejan el cuadro reactivo general del pulmón frente a diversas noxas. El estadío avanzado de la EN se manifiesta histológicamente por neumonía catarral o catarral-purulenta e inflamaciones fibrinosas o fibrinoso-supuradas del pericardio y de la pleura. Con mucha frecuencia se han comprobado también en la NE lesiones en la mucosa nasal y en los cornetes nasales (véase 39.2.).

Diagnóstico. El diagnóstico de la NE puede realizarse por medios anatomopatológicos o histológicos, bacteriológicos y serológicos.

Diagnóstico clínico. Los síntomas y el curso de la enfermedad son tan típicos, que puede realizarse el diagnóstico sencillamente a partir de ellos. El diagnóstico clínico resulta además facilitado porque la influenza porcina (9.1.1.), a tener en cuenta desde el punto de vista del diagnóstico diferencial, no se presenta en nuestro país (RDA).

Diagnóstico anatomopatológico. Los cuadros anatomopatológico o histológico dependen de la duración de la enfermedad y de posibles infecciones mixtas. Si bien las fases iniciales son poco típicas, porque los pulmones reaccionan frente a diversas noxas fundamentalmente de manera parecida, el conjunto de las lesiones constituyen en cambio un cuadro claro, sobre todo a efectos de diagnóstico diferencial.

Diagnóstico bacteriológico. El aislamiento del agente causal es la forma más clara e inequívoca de diagnósticar la enfermedad.

Para la identificación de los micoplasmas patógenos son necesarios laboratorios que dispongan de medios especiales, por lo que esta posibilidad diagnóstica sólo juega papel en casos excepcionales. El aislamiento de micoplasmas tampoco es suficiente por sí solo para realizar el diagnóstico, puesto que es necesaria además la diferenciación y clasificación serológica de las distintas cepas. También la comprobación de las propiedades patógenas de determinadas especies o tipos en los animales de laboratorio más adecuados forma parte importante del diagnóstico etiológico exacto.

La identificación por medio de tinciones del *M. suipneumoniae* en frotis o improntas es extraordinariamente difícil de conseguir.

El aislamiento de clamidias se puede realizar en embriones de pollo. Son necesarios varios pases para identificar y excluir claramente estos agentes. Para el aislamiento de ambos agentes causales debe partirse a ser posible de material de animales que hayan contraído recientemente la enfermedad. En animales enfermos desde bastante tiempo atrás y que han muerto de manera espontánea o han tenido que ser sacrificados, predomina muy frecuentemente la flora bacteriana secundaria. Esta flora microbiana, que siempre es responsable de la transformación de los procesos catarrales en purulentos, está constituida por *P. multocida, P. haemolytica, Bordetella bronchiseptica, Corynebacterium pyogenes,* estreptococos, *Pseudomonas aeruginosa, Proteus mirabilis* y *Escherichia coli.*

Diagnóstico serológico. Las infecciones producidas por micoplasmas pueden ponerse de manifiesto con la RA y la RFC, utilizando antígenos adecuados de las correspondientes cepas patógenas.

A partir de cultivos en caldo de cepas patógenas se prepara, después de centrifugar y lavar, una suspensión de antígeno y se mezcla una gota de esta suspensión con una gota de suero en un portaobjetos. Al cabo de un minuto puede observarse la reacción. La concentración de antígeno es de la mayor importancia; si es demasiado elevada, no puede valorarse la reacción por el excesivo enturbiamiento producido, y si es demasiado escasa, los grumos de aglutinación son tan finos que no pueden reconocerse. La RFC se emplea sobre todo para la demostración de anticuerpos en infecciones producidas por *M. suipneumoniae.* Se realiza con la técnica habitual a partir de antígeno obtenido en caldo de cultivo o de suspensiones lavadas y suero activo de cerdo.

Para el diagnóstico serológico de las infecciones producidas por clamidias pueden emplearse las RFC y RA.

Desde el punto de vista del **diagnóstico diferencial** deben tenerse en cuenta la peste porcina clásica (7.2.3.), enfermedad de Aujeszky (17.4.), influenza porcina (9.1.1.) e infecciones producidas por *H. parahaemolyticus* y *H. parasuis* (36.1.).

Tratamiento. Raramente se realiza un tratamiento de la NE, a no ser que se haga estrictamente necesario al aparecer brotes agudos por compra o traslado de animales LPE. Para llevar a cabo el tratamiento pueden utilizarse antibióticos activos contra los micoplasmas; este carácter lo posee sobre todo la tilosina, pero también pueden emplearse el cloranfenicol y oxitetraciclina. Las dosis son de 5-10 mg/kg de peso vivo y la administración se realiza por vía parenteral. En animales hasta de 4 semanas puede utilizarse también con éxito gammaglobulina porcina.

Profilaxis. Todos los procedimientos profilácticos y medidas de lucha contra la enfermedad, igualmente válidos tanto se trate de métodos viejos o nuevos, parten de interrumpir la cadena de infección, reducir la cantidad de gérmenes y utilizar métodos inmunológicos.

Los procedimientos preventivos de boxes separados de Waldmann y Köbe han permitido interrumpir la cadena de contagio de una camada a otra y reducir con ello simultáneamente la cantidad de gérmenes a la que están expuestos los lechones. Mediante el aislamiento de las cerdas madres con su camada en boxes separados, los lechones resultan infectados sólamente por los agentes de la propia madre, reciben con el calostro simultáneamente anticuerpos contra dichos agentes y superan la infección sin padecer la enfermedad. Medidas estrictas de control y aislamiento colaboran al buen resultado de este procedimiento. En un principio similar se basa el método sueco, consistente en formar una colectividad con las camadas de las cerdas viejas. Las madres viejas transmiten una cantidad suficiente de anticuerpos con el calostro, de tal manera que, después del aislamiento de las camadas de estas cerdas, puede alcanzarse un buen resultado. Ambos métodos tienen para nosotros sólo un interés histórico y un significado científico, porque fueron desarrollados para pequeñas explotaciones. En los grandes establecimientos modernos no pueden ya utilizarse estos métodos, puesto que desde el punto de vista organizativo son demasiado costosos y tampoco pueden introducirse en la explotación industrial del ganado porcino. Para el actual momento de la producción animal deben encontrarse nuevos procedimientos.

Con la creación de cadenas de producción organizadas, que van desde la población de animales reproductores y granjas suministradoras de cerdos para engorde, pasando por explotaciones de engorde o cebaderos hasta el matadero, deben arbitrarse nuevas medidas profilácticas y de lucha contra la enfermedad. El papel primordial de las explotaciones de animales reproductores con respecto al estado sanitario del conjunto de la cadena resulta cada vez más claro al tratar de asegurar técnicamente la ausencia de infecciones o contaminaciones bacterianas de los establecimientos. Al asegurar de manera eficaz todos los establecimientos de la producción frente a epizootias, se cuenta con que las enfermedades infecciosas para las que el cerdo vivo constituye la fuente de infección, y esto es aplicable principalmente a los agentes causales de enfermedades de los aparatos respiratorio y digestivo, proceden fundamentalmente de las explotaciones de animales reproductores.

En una gran explotación moderna deben llevarse a cabo a lo largo del proceso de producción las siguientes medidas profilácticas: Cercado de todo el terreno, acceso cerrado o vigilado con alfombrillas anticontaminantes, locales destinados al cambio de ropa, duchado y estancia del personal, entrada sólo permitida a personas autorizadas, rampas de carga y descarga del pienso y animales estrictamente separadas de las naves de explotación y del exterior, desinfección de todos los vehículos, depósito de cadáveres rigurosamente aislado del resto de la explotación, limpieza y desinfección periódicas de las naves de explotación de acuerdo con el ritmo de producción.

Las medidas de lucha contra la NE deben responder a los requisitos siguientes: rápida eficacia (el beneficio económico debe ponerse de manifiesto al cabo de un año) y posibilidad de realización sin interrupción del ciclo de producción.

Las medidas de lucha contra la enfermedad van dirigidas a reducir o eliminar el agente productor por los procedimientos siguientes:

– Realización de todas las medidas profilácticas de epizootias.
– Observación estricta del principio del "todo-limpio/todo-sucio" en las secciones y naves de destete, recría y cebo.
– Limpieza y desinfección de los alojamientos con formalina antes de cada llenado.
– Respetar en cada etapa de producción los correspondientes parámetros climáticos.
– Adquirir hembras reproductoras lo más jóvenes posible, a fin de que tengan tiempo suficiente para formar anticuerpos y acomodarse al nuevo medio ambiente.

Además de estos llamados métodos convencionales, el procedimiento basado en criar lechones LPE se ha incluido entre los medios practicados para luchar contra las enfermedades crónicas, y en especial contra la NE. Este método es el más eficaz, y también el que proporciona éxitos más duraderos observando determinados requisitos previos. El principio se basa en la total ruptura de la cadena infecciosa madre → lechón mediante parto quirúrgico y recría artificial de los lechones.

El método LPE (traducción del alemán SPF= "spezifish pathogenfrei" = libres de gérmenes patógenos específicos) fue creado en 1951 por Young y Underdahl en USA; desde entonces ha sido practicado con resultados variables sobre todo en los países de Europa Occidental. Los saneamientos, acometidos con carácter voluntario, provocan con mucha frecuencia reinfecciones que han dado lugar a juicios negativos. En los países europeos occidentales se han destinado también al cebo animales objeto de cría LPE primaria, con un elevado precio de compra y cuyos bastante mejores aumentos de peso no compensan, sin embargo, el superior precio a que resultan estos animales. Con estos antecedentes ha sufrido graves cortapisas la economía y con ella los argumentos para la difusión del procedimiento. Las condiciones de la producción en los países socialistas son premisas ideales para practicar este método en el saneamiento de todas las cadenas de producción. Poblar un establecimiento reproductor con cerdos LPE sienta las bases para sanear la producción de cerdos de recría y de los procedentes de ellos con destino a las explotaciones de cebo. Saneando la cadena que va desde el núcleo reproductor hasta la granja de cebo, resulta muy beneficiada la economía de críar animales sanos, pudiendo prolongarse las ventajas hasta el logro de unas canales de mejor calidad.

Los cerdos LPE vienen definidos por estar exentos de gérmenes patógenos determinados. Entre estos microbios se encuentran el *M. suipneumoniae.* La lista de gérmenes que no deben hallarse en tales animales puede aumentarse o reducirse a voluntad, pero en cualquier caso debe conocerse. Esta característica del animal

LPE no se refiere sólo a los cerdos, sino también a cualquier otra especie. La obtención de cerdos con un definido espectro de gérmenes – por tanto, animales LPE – se logra:

– Interrumpiendo la cadena infecciosa cerda madre → lechón.

– Interrumpiendo el contagio de los lechones obtenidos evitando su contacto con cerdos convencionales.

La interrupción de la cadena infecciosa cerda → lechón se consigue mediante parto estéril, Sectio caesarea o histerectomía. En tales métodos de obtención de lechones, sigue al nacimiento de éstos en la forma descrita la recría artificial completamente separados de la cerda madre. Los animales obtenidos de esta manera no deben tener contacto directo ni indirecto durante toda su vida con cerdos que no hayan sido recriados por uno de los procedimientos apuntados o con descendientes de animales así obtenidos. Estos otros animales reciben por lo general el nombre de cerdos convencionales. Los animales criados primariamente sin madre se denominan animales LPE primarios, cuando están exentos de los agentes patógenos definidos. Los animales LPE primarios pueden aparearse entre sí y multiplicarse, o bien las hembras se destinan a la multiplicación mediante inseminación artificial; este último medio es el más frecuentemente empleado. Los animales nacidos y criados naturalmente a partir de LPE primarios reciben el nombre de animales LPE secundarios, si están libres de los gérmenes determinados. Se añaden a éstas otras generaciones, que se llaman animales LPE tras sufrir pruebas diagnósticas. El contacto de los animales LPE con los cerdos convencionales debe evitarse siempre hasta el final del proceso de producción.

La histerectomía se ha generalizado internacionalmente en los últimos años para obtener animales LPE primarios. Las cerdas son intervenidas quirúrgicamente a los 112 días de gestación. Tras la extirpación del útero, las hembras operadas son sacrificadas para su aprovechamiento. El útero cerrado con los lechones se lleva a través de un circuito desinfectado hasta el local aislado de recría. Después de dispensar a los lechones nacidos los correspondientes cuidados umbilicales, pasan a criarse en cochiqueras independientes. Para su alimentación se recomiendan y utilizan diversos sustitutos de la leche de cerda, aunque eran tan altas las bajas en la recría provocadas por el *Escherichia (E.) coli,* a pesar de administrar antibióticos, que resultó imposible incluir tales animales en los planes de producción: la protección calostral no pudo ser sustituida por nada. La comprobación de la inactivación de diversas especies de *Mycoplasma* y *Acholeplasma,* así como de otras especies bacterianas, en la leche y en el calostro por la acción de radiaciones, hecho demostrado por Schimmel y col. (1974), sentó las premisas para utilizar sin peligro en la recría de lechones sin la madre calostro de cerda esterilizado por irradiación. Las bajas provocadas por el *E. coli,* debidas a serotipos ubicuitarios de este germen, disminuían considerablemente administrando una pequeña cantidad de calostro de cerda. Por la reducción que origina de las bajas registradas en la recría de animales LPE primarios, este método resulta de interés también en la práctica del saneamiento de poblaciones en la RDA.

Las ventajas económicas de la producción de animales LPE se traducen sobre todo en unos mayores aumentos diarios de peso, menores pérdidas en las etapas de recría y cebo, menos tiempo de engorde, menor consumo de pienso, disminución de los tratamientos y escasa cantidad de órganos decomisados en el matadero. Los resultados de la recría no se ven influidos.

Los animales LPE se someterán a una continua vigilancia diagnóstica. En los animales vivos se excluirá la presencia del *M. suipneumoniae* mediante la identificación indirecta por métodos serológicos; en los animales sacrificados o autopsiados se llevarán a cabo exámenes anatomopatológicos, así como investigaciones de laboratorio a fin de aislar micoplasmas eventualmente presentes.

Bibliografía

Goodwin, R. F. W., Pomeroy, A. P., u. Whitlestone, P. (1965): Production of enzootic pneumonia in pigs with a mycoplasma. Vet. Rec. **77**, 1247.

Gois, M., Valicek, L., u. Sovadina, M. (1968): *Mycoplasma hyorhinis*, a causative agent of pig pneumonia. Zbl. Vet.-Med. B **15**, 230.

Hubrig, Th. (1966): Mykoplasmainfektion der Schweine. Mh. Vet.-Med. **21**, 761.

Schimmel, D., Ahlendorf, W., u. Burger, E. (1974): Zur Strahlenempfindlichkeit von Mycoplasmen in Bouillon und Kolostralmilch. Z. Versuchstierk. **16**, 36.

Young, G. A. (1964): SPF-Swine. Adv. Vet. Sci. **9**, 61.

Young, G. A., u. Underdahl, N. R. (1951): A diet and technic for starting pigs without colostrum. Arch. Biochem. Biophys. **32**, 449.

24.5. Poliserositis y poliartritis del cerdo

(Al.: *Polyserositis und -arthritis des Schweines, Fibrinöse Serosen- und Gelenkentzündung des Schweines)*

Esta enfermedad se caracteriza por una inflamación generalizada de las membranas serosas, sobre todo de la región torácica, y la inflamación de diversas articulaciones.

Historia y presentación. Hasta la mitad de la década de los años 60 de nuestro siglo, todos los síntomas clínicos inflamatorios de las membranas serosas y articulaciones se consideraban reunidos en la enfermedad de Glässer (36.1.1.). Sólo con el aislamiento de clamidias y micoplasmas de los animales enfermos y con la reproducción experimental del cuadro clínico pudieron diferenciarse de la enfermedad de Glässer las serositis y artritis producidas por micoplasmas y clamidias, por tanto etiológicamente independientes. Estos agentes producen una enfermedad de carácter menos agudo.

La enfermedad está ampliamente difundida por todo el mundo. No se aprecian diferencias en la frecuencia de su presentación en los distintos países.

Etiología. La idea de una etiología única de la poliserositis y poliartritis fibrinosa, ya no puede mantenerse, como hemos señalado más arriba. Además de la infección por *Haemophilus parasuis,* tratada en otro lugar (36.1.1.) y que debe diferenciarse de esta enfermedad, participan diversas especies de micoplasmas y de clamidias; también pueden presentarse infecciones mixtas.

Mycoplasma (M.) hyorhinis, Acholeplasma (A.) granularum, M. hyoarthrinosa y *M. hyosynovia* se han descrito más recientemente como agentes causales.

Todavía hoy no está del todo clara la relación existente entre la poliserositis y poliartritis y la neumonía enzoótica (24.4.) y la rinitis (39.2.). Sin embargo, resulta sorprendente que en las dos últimas enfermedades se observen también con frecuencia las alteraciones clínicas y anatomopatológicas de la serositis y la artritis; la situación inversa también suele presentarse. Se sabe a partir de infecciones experimentales que con los agentes productores de la neumonía enzoótica *(M. hyorhinis* y diversos serotipos de *A. laidlawii)* y con diversas cepas de *A. granularum* pueden provocarse lesiones en las membranas serosas y articulaciones.

La participación etiológica de clamidias en la poliserositis serosa y serofibrinosa (pericarditis, pleuritis y peritonitis) ha sido señalada, entre otros, por Natscheff y col. (1965) en Bulgaria. Kölbl y col. (1970) demostraron la presencia de clamidias en 39 cerdos de matadero con poliartritis en forma de una sinovitis crónica no purulenta.

Receptividad. Son especialmente receptivos a la poliserositis y poliartritis los lechones lactantes y los cerdos de recría y engorde, aunque la enfermedad puede presentarse también en animales de edad más avanzada. Las serositis aparecen frecuentemente en unión de afecciones de los órganos respiratorios.

Epizootiología y patogenia. La enfermedad se presenta con frecuencia en explotaciones sin que pueda demostrarse claramente la forma de introducción del agente productor. Su presentación no va unida a condiciones especiales algunas. Existen también determinados agentes etiológicos, como por ejemplo el *A. granularum,* no específico del cerdo, que pueden considerarse ubicuitarios. Seguramente los agentes adaptados al cerdo son difundidos con las operaciones comerciales, aunque no existen datos claros a este respecto, ya que la presentación de la enfermedad en una explotación, así como su desaparición, tienen lugar de forma muy irregular.

Síntomas clínicos. Las manifestaciones clínicas de la serositis se observan muy raramente aisladas; más bien quedan comprendidas en el complejo de síntomas de las enfermedades de los órganos respiratorios. La artritis, por el contrario, se diagnostica fácilmente, a consecuencia de la marcada cojera que produce. Las artritis pueden aparacer incluso en animales de 14 días. Predominantemente resultan afectadas las articulaciones del tarso, pero pueden estarlo también otras articulaciones. Los animales se desplazan al principio penosamente, y después de 1-2 días apenas son capaces de dirigirse hacia los pezones de la madre para ingerir alimento. Los lechones padecen inanición y mueren en 2-3 días. Si se ayuda a los lechones enfermos a acercarse a la madre para mamar, las manifestaciones agudas de la enfermedad pueden desaparecer en el plazo de una semana. Los animales se recuperan muy pronto. La enfermedad se extiende en la explotación rápidamente después de la aparición de los primeros casos; animales de distintas camadas resultan afectados simultáneamente o sucesivamente.

Cuando la enfermedad se presenta en edades más avanzadas, después de la artritis aguda aparecen frecuentemente abscesos. Los animales muestran cojera al andar, consumen menos alimento y manifiestan retraso en el crecimiento.

Pronóstico. Si se establece el tratamiento apropiado y se asegura la toma de alimentos, el pronóstico en los lechones y cerdos de recría enfermos puede considerarse favorable. Si han aparecido abscesos, que muchas veces obedecen a una infección por *Corynebacterium pyogenes* (28.1.3.), el pronóstico debe ser reservado. Frecuentemente suele intentarse el aprovechamiento de la canal tras sacrificio de urgencia, pero a causa de los abscesos, que también pueden encontrarse en la musculatura, debe realizarse una cuidadosa inspección.

Anatomía patológica. Según el cuadro anatomopatológico, las lesiones pueden clasificarse en agudas, crónicas y residuales. Las lesiones agudas se caracterizan por una inflamación serofibrinosa del pericardio, de la pleura, del peritoneo y de las membranas sinoviales. En el pericardio, cavidad pleural, cavidad abdominal y en las articulaciones se encuentra una elevada cantidad de líquido, que puede tener carácter seroso o serofibrinoso.

El cuadro crónico se caracteriza por adherencias y sinequias, a la vez que los exudados se densifican y se convierten en masas viscosas, pudiendo aparecer procesos purulentos. Se consideran lesiones residuales de la enfermedad las adherencias y sinequias conjuntivas, es decir, organizadas y con carácter de tejido conjuntivo fibroso, que pueden aparecer en la cavidad torácica y en la cavidad abdominal.

Diagnóstico. El diagnóstico puede ser clínico, anatomopatológico, así como por identificación del agente productor.

Debe realizarse el *diagnóstico diferencial* de la enfermedad de Glässer (36.1.1.), que se distingue sobre todo por el curso agudo, su relación con el transporte, el aumento de la temperatura corporal, un mayor número de bajas y la presencia de meningitis purulenta.

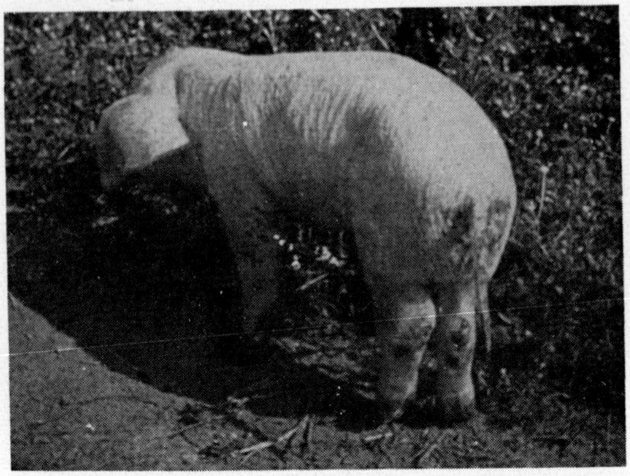

Fig. 147. Poliserositis y poliartritis del cerdo. Tumefacción con aumento de volumen de la articulación tarsiana izquierda.

Tratamiento. Se recomiendan tilosina o antibióticos de amplio espectro. La administración de estos preparados por inyección puede curar muy rápidamente la enfermedad en la fase aguda. Las formas crónicas con formación de abscesos responden muy mal a cualquier tratamiento.

Profilaxis. La limpieza y desinfección periódicas de las salas de partos, de cría y de recría son buenas medidas para reducir el espectro de agentes infecciosos en las explotaciones. El tratamiento profiláctico medicamentoso de todos los animales, por ejemplo con oxitetraciclina (0,05 g/lechón por vía i.m. entre la 1ª y la 2ª semanas de vida) es recomendable durante un periodo de 4-8 semanas tras la aparición de los primeros casos clínicos.

Bibliografía

Heinze, C. D., Morber, R. L., u. Tiffany, W. L. (1963): Association of pleuropneumonia-like organisms with polyserositis in adult swine. J. Amer. Vet. Med. Ass. **143**, 267.

King, S. J. (1968): Porcine polyserositis and arthritis — with particular reference to Mycoplasmosis and Glasser's Disease. Austr. Vet. J. **44**, 227.

24.6. Enfermedad respiratoria crónica de las gallinas

(Al.: *Chronische Atmungskrankheit des Huhnes;* ingl.: *Chronic respiratory disease, CRD)*

Se trata de una enfermedad de curso generalmente crónico, que afecta con preferencia a la gallina y al pollo, cursa con síntomas respiratorios y produce considerables pérdidas económicas.

Historia y presentación. Las afecciones respiratorias de la gallina se han subdividido desde el comienzo de los años 50 en varias enfermedades diferenciables etiológicamente. Del complejo de afecciones del aparato respiratorio pueden distinguirse hoy con toda seguridad la enfermedad de Newcastle, la viruela, la aspergilosis, la bronquitis infecciosa, la laringotraqueitis infecciosa y la micoplasmosis. Tras diversos estudios, Nelson describió en 1936 unos corpúsculos filtrables de 500 nm de diámetro, sólo cultivables en medios tisulares y en embriones de pollo, pudo aislar un agente productor de las enfermedades de los órganos respiratorios y caracterizarlo como una especie de micoplasma. También fue posible reproducir experimentalmente la enfermedad con el microorganismo cultivado. Por medio de estos estudios pudo separarse la micoplasmosis como enfermedad respiratoria crónica (CRD) del complejo de afecciones del aparato respiratorio.

La enfermedad se presenta en todo el mundo, pero no es absolutamente ubicuitaria; en las explotaciones intensivas de aves produce considerables pérdidas económicas. En general, se calcula que motiva un descenso de la producción del 10-20 %.

Etiología. Se considera como agente etiológico de la enfermedad al *Mycoplasma (M.) gallisepticum.* Esta especie de micoplasma se caracteriza por tener propiedades hemoaglutinantes sobre los eritrocitos de pollo. El *M. gallisepticum* crece en los medios de cultivo corrientes, pero para multiplicarse necesita suero. Otras propiedades coinciden con las señaladas en la introducción (24.).

Receptividad. Inmunidad. En principo son receptivos los animales de todas las edades. Constituyen una excepción los pollitos nacidos de madres serológicamente positivas. Estos animales están protegidos durante un cierto tiempo de la infección por anticuerpos pasivamente transmitidos por la madre.

La enfermedad afecta con preferencia a las gallinas ponedoras 4-8 semanas después del comienzo de la puesta, y a bróilers a partir de las 4 semanas de edad. Raramente enferman los animales más jóvenes. Los machos son más receptivos que las hembras. Aunque los animales pueden estar infectados de forma latente durante bastante tiempo, sólo manifiestan síntomas de la enfermedad, como por ejemplo formación de anticuerpos, generalmente cuando se les somete a una explotación superintensiva para forzar la producción. Esto podría explicar que la enfermedad no tenga ninguna importancia en las formas extensivas de explotación.

Epizootiología y patogenia. El *M. gallisepticum* se transmite por contacto directo con animales infectados de forma latente, animales que se hallen en periodo de incubación o que estén clínicamente enfermos, o bien a través del huevo. El contagio de un animal a otro se verifica por secreciones o excreciones contaminadas, en forma de aerosol y por las gallinas ponedoras a través del huevo.

La infección de los huevos tiene lugar en el ponedero por secreciones de los órganos respiratorios que contienen el microorganismo, o con las heces por secreciones respiratorias deglutidas.

También debe tenerse especialmente en cuenta el contagio de pollitos sanos por animales infectados en las salas de eclosión o de nacimiento.

La infección puede ser también transmitidas por el hombre, por otras aves, por gorriones, ratones, gatos, perros y otras especies animales, así como por vectores inanimados.

La micoplasmosis de las aves es una enfermedad multifactorial, en cuanto que todo contacto de los animales receptivos con el *M. gallisepticum* determina una infección con formación de anticuerpos, pero no determina generalmente la aparición de manifestaciones clínicas o de lesiones anatomopatológicas. La presentación de lesiones manifiestas requiere la participación de otras noxas. Una vez producida la infección, sólo suelen presentarse síntomas clínicos cuando los animales están sometidos a diversos factores de stress. Los cambios de alojamiento, el comienzo de la puesta, carencias nutricionales, malas condiciones de manejo (especialmente alto contenido de amoniaco en el aire de las naves de explotación), hacinamiento excesivo, tratamientos antihelmínticos, escasez de agua de bebida y vacunaciones, son ejemplos de factores de stress que favorecen el inicio o empeoramiento del curso de la enfermedad. De igual manera, las infecciones mixtas por *Escherichia coli,* klebsielas, *Haemophilus gallinarum* y diversos virus favorecen la enfermedad.

Síntomas clínicos. Los síntomas clínicos de la CRD son similares a los de las enfermedades a considerar en el diagnóstico diferencial. El período de incubación es de 5-21 días y el curso de la enfermedad puede durar semanas o meses. La enfermedad se extiende con relativa lentitud y puede quedar limitada en una explotación a determinadas naves o partes de ellas. La mortalidad oscila entre el 0,5 y 20 % y es menor en los animales de más edad que en los más jóvenes (5-50 %). La enfermedad se manifiesta en las gallinas ponedoras por estornudos y estertores con expulsión de secreciones, que inicialmente suelen ser serosas, luego fibrinosas y por último purulentas. A continuación se observa una disminución de la puesta, flujo nasal maloliente y, en la fase crónica, el aspecto llamado de "cabeza de lechuza" debido a una sinusitis infraorbitaria (fig. 148). De esta última fase son responsables también, además de los micoplasmas, el *Escherichia coli* y diversos microorganismos piógenos. Algunos animales enfermos se convierten en eliminadores permanentes del gérmen. En los broilers la micoplasmosis comienza con estornudos, flujo nasal seroso, insuficiendia respiratoria y conjuntivitis; posteriormente aparece flujo nasal maloliente, adelgazamiento y finalmente se produce la muerte (fig. 149).

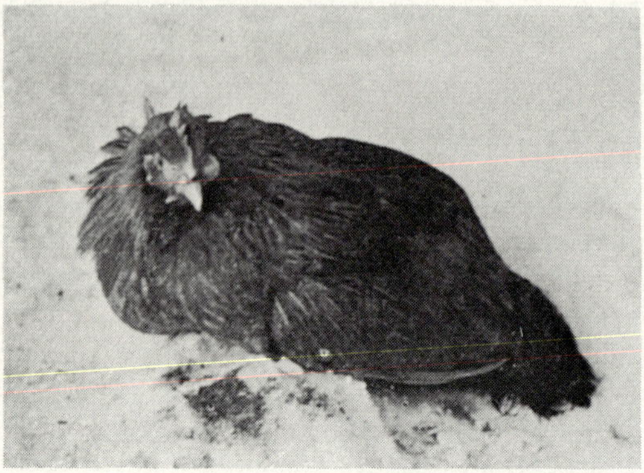

Fig. 148. Enfermedad respiratoria crónica de la gallina. Forma de "cabeza de lechuza" producida por sinusitis infraorbitaria.

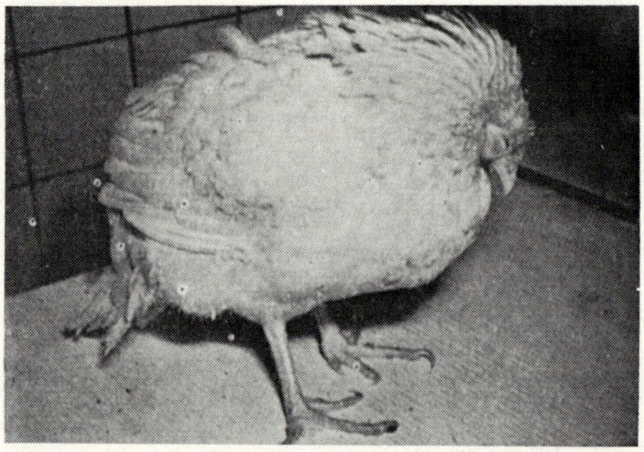

fig. 149. Enfermedad respiratoria crónica de la gallina. Fase final.

Pronóstico. El pronóstico en el animal individual, tanto con respecto a su vida, como a su capacidad productora, puede considerarse favorable con un tratamiento correcto. En la población también es favorable el establecimiento de una terapéutica adecuada. Sin embargo, debe tenerse en cuenta que en las explotaciones donde la infección se mantiene constantemente debe contarse con un considerable descenso de la producción y con un tratamiento medicamentoso prolongado y costoso. En las explotaciones dedicadas a la producción de reproductores debe realizarse un saneamiento, siendo también el diagnóstico favorable.

Anatomía patológica. Las lesiones anatomopatológicas que aparecen con carácter catarral o purulento, según la gravedad de la enfermedad, son rinitis, traqueítis e inflamación de los sacos aéreos, así como serositis, pericarditis y neumonía. Las mucosas de las vías respiratorias altas y del seno infraorbitario están tumefactas y edematosas, presentando petequias e infiltraciones subepiteliales de linfocitos y grandes fagocitos mononucleares. El epitelio, especialmente de las glándulas mucosas, está hiperplásico.

En los pulmones se observan frecuentemente focos neumónicos de color gris mate, producidos por complicaciones bacterianas. El cuadro microscópico está dominado por reacciones exudativas y proliferativas. Los sacos aéreos presentan sus paredes turbias, edematizadas y vascularizadas.

Diagnóstico. Las manifestaciones clínicas de las distintas enfermedades del aparato respiratorio son tan parecidas, que prácticamente es imposible un diagnóstico clínico exacto. Generalmente la observación del curso de la enfermedad en una colectividad proporciona más indicios diagnósticos que el examen del animal aislado; sin embargo, no puede establecerse un diagnóstico exacto sin los correspondientes análisis laboratoriales. Los métodos más seguros de diagnóstico son los serológicos. Por medio de la RA con suero o sangre, así como con el antígeno de *Mycoplasma gallisepticum,* puede establecerse un diagnóstico colectivo seguro. En casos dudosos procede utilizar la RHAI.

Diagnóstico diferencial. Deben tenerse en cuenta sobre todo la bronquitis infecciosa (12. 6.), la laringotraqueítis infecciosa (17.11.) y las infecciones por *Escherichia coli* (32.4.2.). Estas enfermedades pueden diagnosticarse por métodos serológicos o bacteriológicos. Muy rara vez se producen flemones subcutáneos a través de las heridas que se hacen los pollos mutuamente en la cabeza, la cual adquiere como consecuencia aspecto abultado asimétrico.

Tratamiento. Como tratamiento han resultado eficaces diversos antibióticos, que pueden ser administrados por vía oral o por vía parenteral. El más adecuado es la tilosina. Pero también pueden administrarse preparados de cloranfenicol y oxitetraciclina. En general, las dosis son de 25-50 mg/kg. Cuanto más tiempo dura el tratamiento, mejores son los resultados.

Profilaxis. Mejorando el manejo y alimentación y protegiendo a los animales de los agentes nocivos, puede prevenirse eficazmente la presentación clínica de la enfermedad. A pesar de existir infección, se pueden evitar las manifestaciones clínicas, y con ellas los perjuicios económicos anejos. Este proceder no requiere gastos especiales, puesto que la mencionada mejora del manejo y alimentación se incluye en las medidas generales orientadas a elevar la productividad de los establecimientos avícolas. Sin embargo, el equilibrio que se establece entre el microorganismo y el hospedador es muy lábil y susceptible de rotura ante diversas alteraciones. Entre las medidas zootécnicas actualmente dirigidas a elevar el nivel de rendimiento se cuentan pequeñas modificaciones del medio, que secundariamente son capaces de estimular el desarrollo de los agentes patógenos y provocar como consecuencia indeseable un brote clínico de la enfermedad.

La profilaxis más valiosa estriba en sanear los efectivos de micoplasmas. A tal fin contribuyen las siguientes medidas:

– Desechar la población infectada y comprar animales sanos, que se instalarán después de limpiar y desinfectar.

– Separar los animales con reacción positiva y negativa; intenso y continuado control serológico de los que arrojaron reacción negativa y de su descendencia. Las mejoras del manejo potencian considerablemente este proceder.

– Medidas medicamentosas encaminadas a evitar la eliminación del agente causal y transmisión por el huevo incubado, a lo que se une el alojamiento estrictamente separado de la descendencia de los procreadores tratados. Esto consiste en:

Recría y manejo en estricta separación de los pollitos y aves jóvenes.

Administración de Aviatrín con el agua de bebida a las gallinas ponedoras a intervalos de 4 semanas durante el periodo de recogida de los huevos para incubar; esto puede combinarse con tratamientos inyectables (ursociclina, tilosina, estreptomicina).

Trasladar las aves jóvenes a alojamientos desinfectados antes de que alcancen la madurez sexual. Para la desinfección sirve muy bien el formaldehído al 2 % ó los preparados a base de formalina.

Control serológico de todas las aves 4-8 semanas después de iniciarse la puesta, separación de los posibles animales con reacción positiva y control serológico (muestra al azar: 10-20 % de las aves) al cabo de 3-4 meses de actividad ponedora. Si en ambos reconocimientos de control no se descubre ningún animal con reacción positiva, la población puede considerarse como serológicamente negativa. Si aparecen reacciones positivas, debe repetirse el protocolo.

– Disminuir o hacer desaparecer los micoplasmas de los huevos para incubar bañando a éstos en solución de antibióticos o bien inyectando antibióticos en los huevos incubados. Este tratamiento debe ir seguido de una recría y manejo en aislamiento estricto de los pollitos nacidos de tales huevos y del control serológico de los mismos. El baño de los huevos en tilosina, espiramicina o solución de tilosina fue perfeccionado por Voeten introduciendo los métodos de variación de la presión y temperatura. Ambos procedimientos permiten una penetración más intensa de los antibióticos en el interior de los huevos y con ello una mejor acción sobre los micoplasmas.

Las poblaciones serológicamente negativas deben protegerse de reinfecciones mediante severas medidas de higiene epidemiológica.

Transcurridos 2 años desde la conclusión de las medidas sin que aparezcan en una población serológicamente negativa ningún caso positivo, dicha población puede calificarse como "efectivo zootécnico exento de micoplasmas".

El control serológico de las poblaciones negativas debe realizarse 2-4 semanas antes de iniciar la recogida de huevos para la reproducción.

Las medidas de saneamiento citadas no son necesarias en los establecimientos de multiplicación y producción. Estas explotaciones reciben animales limpios de enfermedad, procedentes de las granjas de reproducción una vez saneados.

Bibliografía

Fritzsche, K. (1966): Die Differentialdiagnose wesentlicher Krankheiten der Atemwege der Hühner durch serologische Untersuchungsmethoden bei der routinemäßigen Laboratoriumsdiagnostik. Berl. Münch. tierärztl. Wschr. **79**, 263.

Gordon, R. F. (1967): The economic effect of disease on the poultry industry. Vet. Rec. **80**, 101.

Hubrig, Th., u. Schimmel, D. (1965): Die Mykoplasmose des Huhnes. Arch. exper. Vet. med. **19**, 537.

Prokofeva, M. T., Gurova, E. I., Kipric, V. V., u. Ezova, O. I. (1966): Erfahrungen zur Unterdrückung aviärer Mykoplasmen. Veterinarija (Moskva) **43**, Nr. 8, 36.

Voeten, A. C. (1966): Die Behandlung von Bruteiern mit der Methode des direkten Druckunterschiedes in einer Lösung von Tylosintartrat zur Verhütung einer Anstekkung mit *Mycoplasma gallisepticum* bei Küken. Tierärztl. Umschau **21**, 227.

24.7. Sinovitis infecciosa de la gallina

(Al.: *Ansteckende Gelenkentzündung des Huhnes, Infektiöse Synovitis)*

Es una inflamación infecciosa de las articulaciones y bolsas serosas de las gallinas, que cursa con trastornos del desarrollo y enflaquecimiento.

Historia y presentación. La sinovitis infecciosa de la gallina, que también ha sido diagnosticada en pavos, fue descrita por primera vez en 1954.

Sobre su *presentación*, se sabe que existe en varios países de Europa, Norteamérica y Africa.

Etiología. Es hoy bien conocida. Inicialmente se consideraba como agente productor a un virus. Sin embargo, Lecce pudo demostrar en 1960 que el agente podía cultivarse en medios sin células y que correspondía a una especie de micoplasma (*M. synoviae*).

Receptividad. Epizootiología. Son receptivos animales de todas las edades.

El contagio se produce predominantemente a través del huevo y por contacto. También es posible la transmisión por insectos hematófagos. Los animales enfermos deben considerarse eliminadores del germen durante mucho tiempo.

Síntomas clínicos. Aparecen después de un periodo de incubación de 24-80 días en los animales infectados por contacto y consisten en decaimiento, indiferencia, palidez de la cresta y cojera. A los pocos días aparecen tumefacciones fluctuantes en las articulaciones del tarso y de los dedos, así como sobre la quilla del esternón. La tumefacción que aparece en ésta última región no produce por lo general trastornos del estado general de los animales. La morbilidad es extraordinariamente elevada; la mortalidad oscila alrededor del 1-10 %. En fases avanzadas de la enfermedad los animales presentan graves trastornos del crecimiento y adelgazan intensamente.

Pronóstico. En relación con la capacidad

productiva de los animales, debe establecerse con precaución. Sin tratamiento, la enfermedad puede prolongarse en una explotación durante mucho tiempo.

Lesiones anatomopatológicas. Se localizan en las extremidades y bolsas serosas, que aparecen considerablemente aumentadas de tamaño. El contenido está compuesto por un líquido acuoso o fibrinoso, y en fases avanzadas por masas caseosas.

Diagnóstico. Puede establecerse recurriendo al cuadro clínico y a las lesiones anatomopatológicas, pero, en cualquier caso, debe confirmarse con la identificación directa o indirecta del agente causal. Como métodos serológicos se dispone de la reacción de sueroaglutinación con antígeno de *M. synoviae* y *M. gallisepticum*. Los animales infectados por *M. synoviae* reaccionan positivamente tanto a antígeno de *M. synoviae*, como de *M. gallisepticum*; en cambio, los animales infectados por *M. gallisepticum* sólo reaccionan positivamente con el antígeno homólogo.

En el **diagnóstico diferencial** deben tenerse en cuenta infecciones por estreptococos, pasterelas (34.8., 34.9), *Escherichia coli* (32.4.2.) y *M. gallisepticum* (24.6.).

Tratamiento. Profilaxis. Los mejores resultados se han podido obtener con clortetraciclina. La tilosina, cloranfenicol y estreptomicina se han mostrado menos activos.

Sobre profilaxis y lucha contra la enfermedad, ver punto 24.6.

Bibliografía

Hinz, K.-H. (1969): Die infektiöse Synovitis beim Geflügel. Dtsch.tierärztl. Wschr. **75**, 410.

Hinz, K.-H., u. Lüders, H. (1969(: Auftreten der Infektiösen Synovitis (*Mycoplasma synoviae*-Infektion), kompliziert durch *Staphylococcus aureus* bei Hühnern in Norddeutschland. Dtsch. tierärztl. Wschr. **75**, 88.

24.8. Sinusitis de los pavos

La infección de los pavos por micoplasmas se denomina sinusitis por la aparición de una característica sinusitis infraorbitaria. La presentación más frecuente de esta enfermedad ha coincidido con la intensificación de la explotación de estos animales.

Como **agente productor** de la sinusitis se considera al *M. gallisepticum*. Otra especie que aparece en el pavo es el *M. meleagridis*, que se relaciona etiológicamente también con la inflamación de los sacos aéreos de los pavos.

Como **síntoma clínico** más característico destaca la inflamación de los senos infraorbitarios. La tumefacción y consiguiente aumento de tamaño de esa región uni o bilateralmente da lugar a que la cabeza de estos animales se asemeje a la de la lechuza. Los senos están por lo general llenos de masas caseosas o de líquido malolientes.

Para el **diagnóstico** serológico pueden utilizarse antígenos de *M. gallisepticum* y de *M. meleagridis*. Todas las demás características de la enfermedad se corresponden con las de la enfermedad respiratoria crónica (CRD) de la gallina (24.6.).

Bibliografía

Newnham, A. G., Ostler, D. C., u. Chu, H. P. (1965): Laboratory examination and eradication of a severe outbreak of infectious sinusitis (respiratory mycoplasmosis) in turkeys with evidence of egg-transmission. Res. Vet. Sci. **6**, 133.

Rhoades, K. R., Kelton, W. H., u. Heddlestone, K. L. (1965): Serologic, pathologic and symptomatic aspects of mycoplasmosis of turkeys. Can. J. Comp. Ned. Vet. Sci. **29**, 169.

25. Pleuroneumonía

(J. Beer)

(Al.: *Brustseuche des Pferdes;* lat.: *Pleuropneumonia contagiosa equorum;* ingl.: *Equine contagious pleuropneumonia;* fran.: *Pleuropneumonie infectieuse du cheval)*

La pleuroneumonía es una enfermedad contagiosa aguda de los caballos y otros solípedos que afecta a los órganos respiratorios y que cursa de forma típica como neumonía o pleuroneumonía crupal.

Historia y presentación. Falke (1862) separó por vez primera de la influenza, que en la primera mitad del siglo pasado era la denominación usual para las enfermedades infecciosas, agudas y febriles de los équidos, una determinada forma de afección de los órganos respiratorios, que Dieckerhoff denominó pleuroneumonía. El carácter independiente de esta enfermedad fue comprobado a comienzos de este siglo por estudios de transmisión experimental. Antiguamente estaba muy extendida; en cambio, no se cita prácticamente en la literatura de los tres últimos decenios. Bosnić y Ropić (1951) señalan la aparición de la enfermedad en Croacia en los años 1942-1946, Isaakov (1955) describe su presentación en caballos semisalvajes en Kirgisia. Tras el descubrimiento de la etiología de la influenza equina y de la rinoneumonitis, se demostró una vez más la independencia de esta enfermedad por lo que respecta a la epizootiología y a la clínica, caracterizándose por un rápido descenso de la fiebre de los animales enfermos tras la aplicación de neosalvarsán al comienzo de la enfermedad.

Etiología. No se conoce del todo. Las bacterias, especialmente *Streptococcus pyogenes animalis* y *Pasteurella equiseptica,* tienen seguramente una cierta importancia como agentes secundarios. La etiología vírica del proceso se considera probable. Sin embargo, es difícil de explicar la buena respuesta de la enfermedad al neosalvarsán. No se incluye por casualidad en este libro la enfermedad como apéndice del grupo de enfermedades cuyos agentes productores están entre los virus y las bacterias.

Receptividad. Inmunidad. Son receptivos los équidos de todas las edades. Enferman preferentemente los animales de más de un año de edad. Los caballos de razas pesadas parecen ser más sensibles y padecen la enfermedad con un carácter más grave que los demás tipos de caballos.

La enfermedad desarrolla una inmunidad permanente.

Epizootiología. El agente productor está presente en el moco bronquial de los animales infectados, es expulsado al toser y llega inmediatamente a las mucosas de la región de la cabeza de los équidos sanos (contagio por gotitas finas). La enfermedad puede propagarse también por pienso contaminado o por el agua de bebida, aunque esto sólo es posible durante un corto espacio de tiempo a causa de la escasa resistencia del agente. La aparición y diseminación repentinas de la enfermedad, que también pueden producirse, se explican por la presencia de infecciones latentes.

La pleuroneumonía es una enfermedad típica de grandes colectividades y también es frecuente en los establos y cuadras de tratantes de équidos. Durante la Primera Guerra Mundial la enfermedad estaba ampliamente extendida entre los caballos de los ejércitos. Son factores predisponentes los enfriamientos, catarro de las mucosas y malas condiciones higiénicas de manejo.

Síntomas clínicos y pronóstico. Después de un periodo de incubación de 3-5 y siempre menos de 7 semanas, pero, a veces, también de sólo 3-10 días, la enfermedad comienza con fiebre entre 40-41 °C, aceleración de los movimientos respiratorios y de la actividad cardíaca, coloración entre roja sucia o amarilla limón y ocre de las mucosas de la cabeza y disminución del apetito. Una pequeña parte de los animales muestan un curso abortivo de la enfermedad y se recuperan pasados 2-3 días. Sin embargo, en la mayoría de los casos aparecen procesos inflamatorios en los órganos respiratorios, que se manifiestan 2-3 días después del comienzo de los síntomas generales por una respiración dificultosa, tos y flujo nasal de color castaño. Se desarrolla una neumonía crupal, que generalmente cursa como la mayoría de las neumonías de este tipo. En esta fase intervienen agentes secundarios. Las lesiones neumónicas pueden transformarse en gangrenas, abscesos o cavernas, así como pasar a la cavidad pleural y producir una pleuritis. En la neumonía de curso típico se suceden los estadíos catarral, hemorrágico, de hepatización y de reabsorción. La enfermedad alcanza su punto culminante en 5-6 días. Luego la fiebre desciende rápidamente. Pasados 8-14 días, la curación es completa.

Como complicaciones pueden aparecer, entre otras, tumefacción edematosa del subcutis o de los tendones y vainas tendinosas, inflamación del corion de la región del casco, flemones, síntomas de gastroenteritis, de meningitis, neuritis, endocarditis y artritis, así como eczemas. Los animales no suelen estar echados y adelgazan considerablemente.

Si se prestan los cuidados necesarios a los animales, la mortalidad se sitúa en un 5-15 %; de lo contrario, puede ser considerablemente mayor.

Anatomía patológica. Existe neumonía fibrinoso-hemorrágica necrosante, que generalmente va unida a una pleuritis. Los ganglios linfáticos están tumefactos. Frecuentemente se presentan también gastroenteritis. Los órganos parenquimatosos, así como las serosas y mucosas, muestran manifestaciones de sepsis.

Diagnóstico. Puede establecerse sólamente a base de los datos epizootiológicos, clínicos y/o anatomopatológicos. La toma de la temperatura corporal de todos los caballos para descubrir o para excluir el carácter epidémico de la afección y los efectos de una aplicación de neosalvarsán, ayudan a asegurar el diagnóstico.

En el **diagnóstico diferencial** deben tenerse en cuenta la influenza (9.1.2.), rinoneumonitis (17.6.) y la arteritis infecciosa (7.3.), excluyéndose por medio de análisis virológico y serológico. Además debe tenerse en cuenta la neumonía crupal genuina.

Tratamiento. Consiste en la administración de neosalvarsán (i.v., 4,5 g en 10-100 ml de agua). La temperatura desciende hasta alcanzar la normalidad en 2-4 días. Si el medicamento se administra en los tres primeros días de la enfermedad, esto último se produce en 24 horas, quedando yugulado el proceso patológico. La neumonía ya existente resulta influida favorablemente, ya que el medicamento asegura el proceso de reabsorción. Establecido el tratamiento, tampoco suelen aparecer los trastornos secundarios. La infección secundaria no se impide por el tratamiento con neosalvarsán, por lo cual deben administrarse antibióticos. Además es necesario un tratamiento cardíaco. Como complicaciones de la administración de neosalvarsán pueden presentarse intranquilidad, tendencia de los animales a asustarse con facilidad y debilidad del tercio posterior.

Profilaxis. No es posible llevar a cabo una inmunoprofilaxis. El neosalvarsán sólo puede utilizarse terapéuticamente. Los animales enfermos deben separarse del resto; los sanos se mantendrán alejados de los ya infectados o sospechosos. Con ocasión de epizootía, los animales comprados han de someterse a una estricta cuarentena. Las cuadras deben desinfectarse. Seis semanas después de la desaparición del último caso de la enfermedad y tras la correspondiente desinfección, puede considerarse la población equina libre de la enfermedad.

Bibliografía

Bosnić, L., u. Ropić, S. (1951): Prinos poznavanju grudne zaraze konja. Veterinarski Archiv (Zagreb) **21**, 473.

INDICE ALFABETICO